常见肿瘤的治疗

与病理学诊断

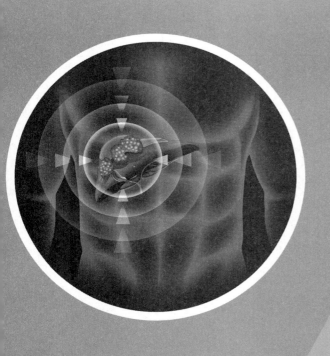

杨丽华　主编

云南出版集团公司

云南科技出版社

图书在版编目（ＣＩＰ）数据

常见肿瘤的治疗与病理学诊断 / 杨丽华主编. -- 昆明 ： 云南科技出版社，2018.4
ISBN 978-7-5587-1287-6

Ⅰ．①常… Ⅱ．①杨… Ⅲ．①肿瘤－诊疗 Ⅳ．①R73

中国版本图书馆CIP数据核字(2018)第079807号

常见肿瘤的治疗与病理学诊断
杨丽华　主编

责任编辑：王建明　蒋朋美
责任校对：张舒园
责任印制：蒋丽芬
装帧设计：庞甜甜

书　　号：978-7-5587-1287-6
印　　刷：廊坊市海涛印刷有限公司
开　　本：889mm×1194mm　　1/16
印　　张：42
字　　数：1344千字
版　　次：2020年7月第1版　2020年7月第1次印刷
定　　价：198.00元

出版发行：云南出版集团公司云南科技出版社
地址：昆明市环城西路609号
网址：http://www.ynkjph.com/
电话：0871-64190889

前　言

　　肿瘤学是一门涉及面广,发展、更新迅速的综合性学科。近年来,随着新药、新方法的不断涌现,肿瘤的治疗也迈进了一大步。为提高癌症治愈率、延长生存期和改善病人生活质量,也为促进肿瘤科治疗的发展和规范应用,我们特组织编写了这本《常见肿瘤的治疗与病理学诊断》。

　　本书在编写内容上,从各临床专业入手、将各系统常见肿瘤的病因学、病理学、诊断、治疗原则等各方面的最新研究成果做一深入浅出的介绍,以"最新"为基础,以"实用"为目的。理论与实际相结合,更注重其实用性,临床指导性。为在临床一线工作的临床医师在肿瘤学的观念及方法上提供概念性的、最新的、简便实用的指导。

　　尽管在本书编纂过程中,各位编者都付出了巨大的努力,对稿件进行了认真的修改,但由于编者经验不足,书中如存在疏漏之处,敬请广大读者提出宝贵的建议,以便改正。

目　　　录

病理篇

病理篇

第一章　肿瘤的病理学总论

　　肿瘤是一种严重威胁人类健康的常见病、多发病。近年统计资料显示:我国城市居民疾病死亡居第一位的是恶性肿瘤,在欧美国家癌症的死亡率也仅次于心血管系统疾病而居第二位。因此,研究肿瘤的发生、发展规律及防治措施是当今医学领域中一项重大的世界性课题。

一、肿瘤的概念

　　肿瘤是机体在各种致瘤因素作用下,局部组织的细胞在基因水平上失去对生长的正常调控,导致其异常增生而形成的新生物,常表现为局部肿块。

　　正常组织的细胞发生异常增生转变为肿瘤细胞后,即表现出了两大生物学特征:①不同程度地丧失了分化成熟的能力,瘤细胞停留在幼稚细胞的某一个阶段;②相对无限制生长,其生长方式和速度均失去了正常控制,即使在致瘤因素去除的情况下,肿瘤细胞仍可持续生长。

二、肿瘤的特性

(一)肿瘤的一般形态与组织结构

1.大体形态

肿瘤的大体形态多种多样,可在一定程度上反映肿瘤的良恶性。

　　(1)形状:肿瘤的形状与其发生部位、生长方式、组织来源和肿瘤性质等有关(图1-1)。发生于皮肤、黏膜的肿瘤常向表面突出,可呈息肉状、乳头状或菜花状等。生长于皮下或实质器官的良性肿瘤,常呈结节状、囊状或分叶状等。恶性肿瘤常呈不规则状,与周围分界不清,切面如树根状或蟹足状。

　　(2)大小:肿瘤的大小差异悬殊。小者仅在显微镜下才能发现,如原位癌,大者重量可达数千克或数十千克。肿瘤的大小与肿瘤的良恶性、生长时间和发生部位有一定关系。

　　(3)颜色:肿瘤的颜色与其起源组织、血液供应状况及有无出血、坏死等因素有关。如脂肪瘤呈黄色,血管瘤呈暗红色,黑色素瘤呈黑色或灰褐色。

　　(4)数目:肿瘤大多为单发,即在机体某部位仅长一个肿瘤。也可同时或先后发生多个原发肿瘤(多发),如多发性子宫平滑肌瘤,数目可达数十个甚至数百个。

　　(5)硬度:不同肿瘤硬度不相同。肿瘤的硬度取决于肿瘤的组织来源和瘤细胞与间质的比例。如骨瘤质坚硬,脂肪瘤质软,纤维瘤质韧。

2.组织结构

任何肿瘤的组织机构都由实质和间质两部分构成。

　　(1)实质:即肿瘤细胞,是肿瘤的主要成分。它反映了肿瘤的组织来源、性质和分化程度,决定了肿瘤的生物学特性及其对机体的影响,也是病理学诊断的主要依据。

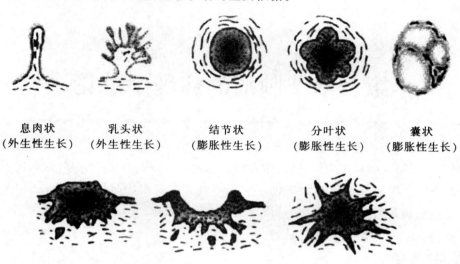

息肉状	乳头状	结节状	分叶状	囊状
(外生性生长)	(外生性生长)	(膨胀性生长)	(膨胀性生长)	(膨胀性生长)

弥漫性肥厚状	溃疡状	浸润性包块状
(外生伴浸润性生长)	(浸润性生长)	(浸润性生长)

图 1-1 肿瘤形状示意图

(2)间质:主要由结缔组织和血管构成,有时可有淋巴管,对肿瘤实质起支持和营养作用。肿瘤间质成分不具特异性,是肿瘤的非特异成分。

(二)肿瘤的异型性

肿瘤组织无论在细胞形态和组织结构上,都与其起源组织有不同程度的差异,这种差异称为异型性。肿瘤的异型性是区别良、恶性肿瘤的主要组织学依据。

机体组织的细胞从幼稚到成熟阶段的生长发育过程称为分化。肿瘤细胞分化程度是指肿瘤细胞在形态学上与起源的正常细胞相似程度。肿瘤细胞由于分化障碍,不同程度丧失了分化成熟的能力,从而呈现出不同程度的异型性。肿瘤的分化程度高,说明它与其起源的正常组织相似,异型性小;反之,肿瘤的分化程度低,说明它与其起源的正常组织差异大,异型性大。

1.肿瘤细胞的异型性

良性肿瘤细胞的异型性小,与其起源的正常组织细胞相似。恶性肿瘤细胞具有明显的异型性(图 1-2)。表现为以下三个方面:

(1)瘤细胞的多形性:肿瘤细胞通常比正常细胞大;肿瘤细胞的大小和形态很不一致,可出现瘤巨细胞。但是,有些分化很差的肿瘤,其瘤细胞很原始,体积不大,大小和形态也可以比较一致。

(2)瘤细胞核的多形性:肿瘤细胞核的体积大,胞核与胞质的比高。核的大小、形状和染色差别较大,可出现巨核、双核、多核。核深染,核仁明显,体积大,数目也可增多。核分裂象增多,出现病理性核分裂象(图 1-3)。

(3)胞质的改变:胞质多呈嗜碱性。

2.肿瘤组织结构的异型性

肿瘤组织与其来源的正常组织之间在空间排列上的差异,称为肿瘤结构的异型性。无论是良性肿瘤还是恶性肿瘤,在组织结构上均有不同程度的异型性。良性肿瘤一般异型性较小,恶性肿瘤异型性较大,肿瘤组织异型性在区别良恶性肿瘤上具有重要意义。

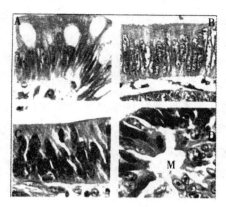

图 1-2　肿瘤细胞的异型性

A.正常黏膜　B.黏膜良性增生　C.高分化恶性增生　D.低分化恶性增生

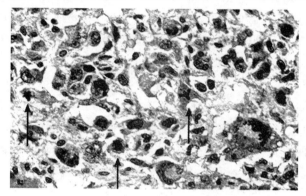

图 1-3　病理性核分裂像(如箭头所示)

(三)肿瘤的生长和扩散

1.肿瘤的生长

(1)生长方式:肿瘤的生长方式主要有三种。

1)膨胀性生长:实质器官的良性肿瘤多呈膨胀性生长,其生长速度较慢,随着体积增大,肿瘤推挤但不侵犯周围组织,与周围组织分界清楚,有完整的包膜。触诊时常常可以推动,手术容易摘除,不易复发。这种生长方式对局部器官、组织的影响主要是挤压。

2)浸润性生长:恶性肿瘤多呈浸润性生长。浸润性肿瘤没有包膜(或破坏原来的被膜),与邻近的正常组织无明显界限。触诊时,肿瘤固定,活动度小;手术时,需要将较大范围的周围组织一并切除,术后容易复发。

3)外生性生长:体表肿瘤和体腔(如胸腔、腹腔)内的肿瘤,或管道器官(如消化道)腔面的肿瘤,常突向表面,呈乳头状、息肉状、蕈状或菜花状。这种生长方式称为外生性生长。良性肿瘤和恶性肿瘤都可呈外生性生长,但恶性肿瘤在外生性生长的同时,其基底部往往也有浸润。外生性恶性肿瘤,由于生长迅速且快,肿瘤中央血液供应相对不足,肿瘤细胞易发生坏死,坏死组织脱落后形成底部高低不平、边缘隆起的溃疡(火山口溃疡)。

(2)生长速度:不同肿瘤的生长速度差别很大。良性肿瘤生长一般较缓慢,肿瘤生长的时间可达数年甚至数十年。恶性肿瘤生长较快,可在短期内形成明显的肿块。

2.肿瘤的扩散

良性肿瘤仅在原发部位生长扩大,但是恶性肿瘤不仅可以在原发部位呈浸润性生长、累及邻近器官和组织,而且还可以通过多种途径扩散到身体其他部位继续生长。恶性肿瘤扩散方式有以下两种。

（1）直接蔓延：肿瘤细胞可沿着组织间隙、淋巴管、血管或神经束侵入破坏邻近正常组织或器官,并继续生长,称为直接蔓延。这是恶性肿瘤的主要特征之一。例如,晚期子宫颈癌可向前、后蔓延侵犯膀胱或直肠,甚至造成膀胱阴道瘘或直肠阴道瘘。

（2）转移：恶性肿瘤独有的生物学特点。恶性肿瘤细胞从原发部位侵入血管、淋巴管或体腔,被带到其他处继续生长,形成与原发瘤相同类型肿瘤的过程称为转移。原发部位的肿瘤称为原发瘤,转移所形成的肿瘤称为转移瘤或继发瘤。转移途径包括以下三种。

1）淋巴道转移：是癌的常见转移途径。癌细胞侵入淋巴管后,被淋巴液带到引流区局部淋巴结,致使淋巴结增大、变硬,切面呈灰白色。如鼻咽癌,患者最早的临床表现常为颈部胸锁乳突肌上端内侧出现无痛性淋巴结肿大；乳腺癌可出现同侧腋窝淋巴结的肿大；胃癌可出现左锁骨上淋巴结肿大。

2）血道转移：是肉瘤的常见转移途径。肿瘤细胞侵入血管,被血液带到远处器官并形成转移瘤。肿瘤细胞在血液中运行的途径与栓子的运行途径相似。即侵入体循环静脉的肿瘤细胞经右心转移到肺,如乳腺癌、骨肉瘤的肺转移等。侵入门静脉系统的肿瘤细胞转移至肝,如胃癌的肝转移。肺内的原发性肿瘤和转移瘤的瘤细胞侵入肺静脉经左心可转移至全身各器官,如脑、肾及骨等处。在血道转移所累及的器官中,最常见的是肺,其次是肝。

3）种植性转移：发生于体腔内器官的肿瘤侵及浆膜面时,部分肿瘤细胞可脱落并像播种一样种植到体腔或体腔内其他器官的表面而形成转移瘤,称为种植性转移。种植性转移常见于腹腔器官的恶性肿瘤。如胃癌细胞穿透浆膜层,可种植到腹膜、大网膜或卵巢等处,常伴血性积液和癌性粘连。临床上应防止医源性种植性转移的发生。

（四）肿瘤的复发

肿瘤组织经过治疗后,残留瘤细胞又生长繁殖,在原发部位重新生长与原发瘤性质相同的肿瘤,称为肿瘤的复发。呈浸润性生长的肿瘤容易复发,绝大多数为恶性肿瘤及少数良性肿瘤都可复发,如血管瘤、神经纤维瘤。

三、肿瘤对机体的影响

肿瘤对机体的影响与肿瘤的良恶性、起源组织、所在部位及发展程度有关。一般早期多无明显症状。

（一）良性肿瘤对机体的影响

一般说来,良性肿瘤对机体影响较小,只有局部压迫、阻塞的作用。如子宫平滑肌瘤,压迫膀胱可出现尿频、排尿障碍等,压迫直肠可致便秘、排便不畅等。食管纤维瘤,向食管腔内生长,由于阻塞可有进食梗阻感。但若生长在重要部位,可引起严重后果,如生长于颅内或脊椎管内的良性肿瘤,压迫脑与脊髓,可引起颅内压升高及相应的神经系统症状,甚至危及生命。

（二）恶性肿瘤对机体的影响

恶性肿瘤对机体的影响较大,除对周围组织器官有压迫和阻塞作用外,还破坏周围组织器官,引起坏死、出血、感染、发热、顽固性疼痛、恶病质及副肿瘤综合征。恶病质见于晚期恶性肿瘤患者,常出现疲乏无力、极度消瘦、严重贫血和全身衰竭。由于肿瘤的产物或异常免疫反应等原因,少数患者出现内分泌、神经、消化、造血、运动等系统的临床表现,这些表现不能用肿瘤侵袭扩散或肿瘤所产生的激素来解释,故称副肿瘤综合征。

四、良性肿瘤与恶性肿瘤的区别

肿瘤包括良性与恶性肿瘤,正确区分良、恶性肿瘤对肿瘤的诊断与治疗具有重要意义。良性与恶性肿瘤的区别详见表1-1。

表1-1　良性肿瘤与恶性肿瘤的区别

	良性肿瘤	恶性肿瘤
分化程度	分化程度高,异型性小,核分裂少见	分化程度低,异型性大,核分裂多见,可见病理性核分裂
生长方式	膨胀性或外生性生长,常有包膜,边界清楚,可推动	浸润性和外生性生长,前者无包膜,边界不清,不易推动
生长速度	缓慢	较快
转移	不转移	常有转移
复发	很少复发	较易复发
对机体影响	较小,主要是局部压迫、阻塞	较大,除压迫阻塞外,还可破坏周围组织器官,引起坏死、出血、感染、发热、疼痛、恶病质和副瘤综合征等

五、肿瘤的命名与分类

(一)肿瘤的命名原则

1.良性肿瘤的命名

良性肿瘤的命名一般是在发生部位和起源组织名称后加一"瘤"字。如子宫平滑肌瘤。有时可结合一些形态特点来命名,如皮肤乳头状瘤。

2.恶性肿瘤的命名

恶性肿瘤的命名较复杂,主要包括以下几种:

(1)癌:来源于上皮组织的恶性肿瘤统称为癌。命名时在发生部位和起源组织名称后加一"癌"字。如来源于子宫颈鳞状上皮的恶性肿瘤称为子宫颈鳞状细胞癌,来源于乳腺上皮的恶性肿瘤称为乳腺癌。俗称的"癌症",习惯上泛指所有的恶性肿瘤。

(2)肉瘤:来源于间叶组织的恶性肿瘤统称为肉瘤。命名时在发生部位和起源组织名称后加"肉瘤"二字。如来源于纤维组织的恶性肿瘤称为纤维肉瘤,来源于骨的恶性肿瘤称为骨肉瘤。

3.特殊命名

(1)母细胞瘤:来源于幼稚组织的肿瘤称母细胞瘤,其中大多数为恶性,如神经母细胞瘤、视网膜母细胞瘤、肾母细胞瘤;也有良性的母细胞瘤,如骨母细胞瘤和脂肪母细胞瘤等。

(2)以"瘤"命名的恶性肿瘤:如精原细胞瘤、黑色素瘤等。

(3)在肿瘤名称前冠以"恶性"二字:如恶性淋巴瘤、恶性畸胎瘤等。

(4)以"人名"来命名的恶性肿瘤:如尤文瘤、霍奇金病等。

(5)以习惯命名的肿瘤:如白血病、葡萄胎等。

(二)肿瘤的分类

肿瘤的分类常以肿瘤的起源组织为依据,分为五类,每一类又按照肿瘤分化程度、异型性和对机体的影响而分为两大类,即良性与恶性(表1-2)。

表 1-2　常见肿瘤的分类

组织来源	良性肿瘤	恶性肿瘤
1.上皮组织		
鳞状上皮	乳头状瘤	鳞状细胞癌
基底细胞		基底细胞癌
移行上皮	乳头状瘤	移行细胞癌
腺上皮	腺瘤	腺癌
	囊腺瘤	囊腺癌
	多形性腺瘤	恶性多形性腺瘤
2.间叶组织		
纤维组织	纤维瘤	纤维肉瘤
脂肪组织	脂肪瘤	脂肪肉瘤
平滑肌组织	平滑肌瘤	平滑肌肉瘤
横纹肌组织	横纹肌瘤	横纹肌肉瘤
血管组织	血管瘤	血管肉瘤
淋巴管组织	淋巴管瘤	淋巴管肉瘤
骨组织	骨瘤	骨肉瘤
软骨组织	软骨瘤	软骨肉瘤
滑膜组织	滑膜瘤	滑膜肉瘤
间皮	间皮瘤	恶性间皮瘤
3.淋巴造血组织		
淋巴组织		恶性淋巴瘤
造血组织		白血病
		多发性骨髓瘤
4.神经组织		
神经鞘膜组织	神经纤维瘤	神经纤维肉瘤
神经鞘细胞	神经鞘瘤	恶性神经鞘瘤
胶质细胞	胶质细胞瘤	恶性胶质细胞瘤
原始神经细胞		髓母细胞瘤
脑膜细胞		恶性脑膜瘤
交感神经节		神经母细胞瘤
5.其他肿瘤		
黑色素细胞	黑痣	黑色素瘤
胎盘滋养叶细胞	葡萄胎	恶性葡萄胎
		绒毛膜细胞癌
生殖细胞		精原细胞瘤

续表

组织来源	良性肿瘤	恶性肿瘤
		无性细胞瘤
		胚胎性癌
三个胚叶组织	畸胎瘤	恶性畸胎细瘤

六、癌前病变、原位癌与早期浸润癌

（一）癌前病变

癌前病变是指某些具有癌变潜能的良性病变。早期发现并及时治疗癌前病变,对于预防肿瘤具有重要的意义。常见的癌前病变有以下几种:黏膜白斑、子宫颈糜烂、纤维囊性乳腺病、家族性多发性结肠息肉病、慢性萎缩性胃炎及胃溃疡、皮肤慢性溃疡,此外,肝硬化、慢性溃疡性结肠炎等都属于癌前病变,值得重视。

（二）原位癌

原位癌是指癌细胞已累及上皮全层,但尚未突破基底膜(图 1-4)。原位癌是一种最早期的癌,肉眼检查往往见不到明显异常,其诊断主要依赖于病理组织学检查。原位癌若能及时被发现并进行治疗,治愈率高。

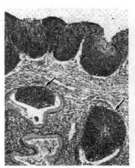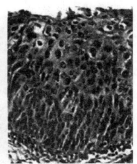

图 1-4　原位癌

（三）早期浸润癌

早期浸润癌是指癌细胞已突破基底膜并向下浸润,但浸润深度不超过基底膜下 3～5mm 或不超过黏膜下层,极少发生转移。此时若能及时发现并治疗,预后较好,5 年生存率接近 100%。

七、常见肿瘤举例

（一）上皮组织肿瘤

1.上皮组织良性肿瘤

(1)乳头状瘤:由被覆上皮发生,常见于皮肤、膀胱、喉、外耳道及阴茎等处。乳头状瘤呈外生性向体表或体腔面生长,常形成多个乳头状突起。镜下见乳头轴心为血管和结缔组织,表面被覆增生的瘤细胞。发生于外耳道、阴茎及膀胱的乳头状瘤易发生恶变。

(2)腺瘤:由腺上皮发生,常见于甲状腺、乳腺、胃肠道及卵巢等。黏膜腺瘤多呈息肉状,腺器官的腺瘤多呈结节状,包膜完整。腺瘤组织中的腺体与相应正常组织腺体结构相似,而且具有一定的分泌功能。根据腺瘤的组成成分与形态特点,可将其分为以下几种类型。

1)息肉状腺瘤:多发生于胃肠道黏膜,呈息肉状,有蒂与黏膜相连,可单发也可多发。其中结肠的多发性息肉常有家族遗传性,容易早期发生癌变,值得注意。

2)囊腺瘤:常发生于成年女性卵巢,也可见于胰腺及甲状腺等。多为单侧,肿瘤呈结节状,切面可见大小不等的囊腔。瘤细胞可向囊腔内呈乳头状增生,形成乳头状囊腺瘤,此类肿瘤由于易发生恶变,所以应引起注意。

3)纤维腺瘤:好发于女性乳腺,多为单个,结节状,有包膜,境界清楚,灰白色。镜下观察:肿瘤的实质是由增生的腺体及纤维结缔组织共同组成。

2.上皮组织恶性肿瘤

由上皮组织起源的恶性肿瘤称为癌,是最常见的恶性肿瘤,好发于中老年人。癌生长速度快,呈浸润性生长,与周围组织分界不清,发生于皮肤、黏膜的癌常呈菜花状、蕈伞状或息肉状,表面常有坏死及溃疡形成。癌组织质地较硬,切面灰白色,较干燥。癌细胞形成癌巢,实质与间质分界清楚。癌组织在早期多经淋巴道转移,晚期可发生血道转移。

(1)鳞状细胞癌:简称鳞癌,常发生于有鳞状上皮覆盖的部位,如皮肤、口腔、鼻咽、食管、阴道、外阴、阴茎及子宫颈等处,也可发生于正常无鳞状上皮被覆,但因出现鳞状上皮化生的部位,如支气管、胆囊和肾盂等处。肉眼观:多呈菜花状,也可发生组织坏死脱落而形成溃疡。镜下观:癌组织形成片块状、条索状癌巢。高分化鳞癌可在癌巢中出现层状或同心圆状的红染角化物,称为角化珠,细胞间可见细胞间桥(图1-5)。低分化鳞癌,癌细胞有明显异型性,不见角化珠与细胞间桥。

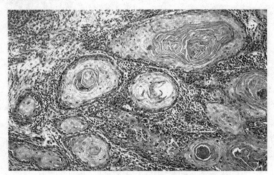

图1-5　鳞细胞癌(高分化)

(2)腺癌:起源于腺上皮,常发生于乳腺、胃肠道、肝、胆囊、子宫体及甲状腺等处。肉眼观察:呈息肉状、溃疡状及结节状等。镜下观察:结构较复杂。根据癌细胞分化程度及组织形态,可分为:①管状腺癌:癌细胞形成大小不等、形态不规则的腺管样结构,为分化较好的腺癌(图1-6)。②实性癌:癌细胞异型性大,形成实性癌巢,为分化较差的腺癌。若癌巢小而少,间质纤维结缔组织占优势,质地硬,称为硬癌;以癌巢占优势,间质少,质地软如脑髓,称髓样癌或软癌。③黏液癌:常见于胃肠道。腺癌分泌大量黏液,堆积在腺腔内。有时黏液聚集于癌细胞内,将核挤向一侧,癌细胞形似印戒,称印戒细胞癌。

(二)间叶组织肿瘤

间叶组织种类繁多,包括脂肪组织、平滑肌、横纹肌、纤维组织、脉管和骨组织等。

1.间叶组织良性肿瘤

(1)纤维瘤:起源于纤维组织的良性肿瘤,多见于躯干及四肢皮下。肉眼观察:呈结节状,有包膜,与周围组织分界清楚,切面灰白色,质地韧。镜下观察:胶原纤维排成束状,互相交织,其间有细长的分化好的纤维细胞。纤维瘤生长缓慢,手术切除后不复发。

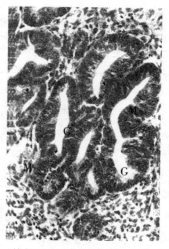

图 1-6　管状腺癌（M 病理性核分裂 G 腺腔）

（2）血管瘤：多为先天性，故婴幼儿常见。常发生于面部、颈部、唇、舌、肝等部位。肉眼观呈紫红色，平坦或隆起，边界不清，无包膜。常见类型为毛细血管瘤和海绵状血管瘤。血管瘤可随着身体的发育而长大，成年后停止发展，甚至可自然消退。

（3）脂肪瘤：是所有良性肿瘤中最常见的一种。常发生于四肢和躯干的皮下组织。肉眼，常呈分叶状，有包膜，切面淡黄色，质地柔软，似正常脂肪组织。镜下，由分化成熟的脂肪细胞构成，间质为少量纤维组织和血管。手术易切除不复发。

2.间叶组织恶性肿瘤

来源于间叶组织的恶性肿瘤统称为肉瘤。发生率比癌低，多见于青少年。肿瘤呈结节状或分叶状，可挤压周围组织形成假包膜，或有清楚的边界。体积较大，质软，灰红色，湿润，如鱼肉状。镜下见肉瘤细胞常呈弥漫分布，间质内纤维结缔组织少，但血管丰富，故肉瘤多由血道转移。

（1）纤维肉瘤：是肉瘤中最常见的一种，起源于纤维组织，发生部位与纤维瘤相似。肉眼见肿瘤呈结节状或不规则状，与周围组织分界清楚。切面粉红，均匀细腻如鱼肉状。镜下，瘤细胞大小不一，呈梭形或圆形，异型性明显，核分裂象多见（图 1-7）。

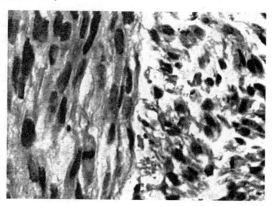

图 1-7　纤维肉瘤

（2）骨肉瘤：为高度恶性的骨肿瘤，多见于青少年。常发生于四肢长骨骨骺端，尤其是股骨下端、胫骨、腓骨和肱骨上端。肿瘤自骨内膜或骨外膜向周围呈浸润性生长，沿骨髓腔扩展，溶解破坏骨皮质，侵入周围的软组织形成梭形肿块。切面灰白色、鱼肉状，常见出血坏死。镜下见肿瘤细胞异型性明显，呈梭形或多边形，大小不一。肉瘤细胞直接形成肿瘤性骨组织或骨样组织，这是诊断骨肉瘤的重要组织学依据。骨肉瘤恶性程度高,发展迅速,早期即可发生血道转移(表1-3)。

表1-3　癌与肉瘤的区别

	癌	肉瘤
组织来源	上皮组织	间叶组织
发病率	较常见	较少见
好发年龄	40岁以上的中老年人	青少年
大体特征	质较硬、色灰白、较干燥	质较软、色灰红、湿润、鱼肉状
组织学特征	多形成癌巢,实质与间质分界清楚,常有纤维组织增生	肉瘤细胞弥漫分布,实质与间质分界不清,间质中血管丰富,纤维组织少
网状纤维染色	癌细胞间多无网状纤维	肉瘤细胞间有网状纤维
转移	多经淋巴道转移	多经血道转移

(三)其他组织肿瘤(畸胎瘤)

畸胎瘤是由多向分化潜能的生殖细胞发生的肿瘤。由两个胚层以上多种成分混杂构成,如同一个畸形的胎儿,称畸胎瘤。好发于卵巢和睾丸,可分为良性与恶性畸胎瘤。

八、肿瘤的病因及发病机制

(一)肿瘤的病因

肿瘤是在各种内外因素共同作用下,在基因水平上发生改变的结果,其原因复杂,至今也未完全阐明。

1.环境致瘤因素

(1)化学因素

1)多环芳烃类化合物:广泛存在于沥青、烟草燃烧的烟雾及烟熏和烧烤的食物中。小剂量即可引起局部细胞癌变。

2)芳香胺类及氨基偶氮染料:常用于纺织品、食品的着色剂,可诱发肝癌。

3)亚硝胺类:是具有强烈致癌作用的物质,与食管癌、胃癌和肝癌等多种器官癌症的发生有关。

4)黄曲霉毒素:主要存在于霉变的花生、玉米及谷类中。这种毒素主要诱发肝癌。

(2)物理因素

1)电离辐射:长期接触X线等放射性同位素可以引起皮肤癌、白血病及肺癌等。

2)紫外线:经阳光紫外线长期过量照射可以引起皮肤癌。

(3)生物因素:主要为病毒,如EB病毒与鼻咽癌和伯基特淋巴瘤有关,单纯疱疹病毒与宫颈癌有关,乙型肝炎病毒与肝癌有关。

2.内部因素

(1)遗传因素:与人类肿瘤的关系虽无直接证据,但研究证明,5%～10%的人体肿瘤有遗传倾向性,如家族性多发性结肠息肉病、乳腺癌及胃癌等。

(2)免疫因素:机体的免疫功能状态与肿瘤的发生、发展密切相关。如艾滋病患者易患恶性肿瘤。肾移植长期使用免疫抑制剂的患者,肿瘤发生率较高。

(3)内分泌因素:内分泌功能紊乱与某些肿瘤的发生、发展有关。如乳腺癌与雌激素和催乳素有关,子宫内膜癌也与雌激素有关。

（二）肿瘤发病机制

肿瘤的发生机制极为复杂，研究表明：肿瘤发生机制主要是癌基因的激活和抑癌基因的失活导致细胞增殖失控及凋亡缺陷。所以，肿瘤被视为一种基因病。

九、小结

肿瘤是机体在各种致瘤因素作用下，局部组织的细胞在基因水平上失去对生长的正常调控，导致其异常增生而形成新生物，常表现为局部肿块。可分为良性肿瘤和恶性肿瘤两大类，肿瘤源于正常机体组织，但不同于正常组织。源于正常组织的肿瘤一旦形成就具有两个生物学特征，即：生长相对不受限制和细胞分化不成熟。

（韩丽霞）

第二章　内分泌系统的病理学诊断

第一节　甲状腺疾病

一、异位甲状腺组织

异位甲状腺组织可发生在甲状腺下降沿线的任何部位（即从舌根到正常位置的甲状腺之间），有时可发生在纵隔内。异位甲状腺的部位有：舌、舌骨上、舌骨下、甲状舌管残留或囊壁内、气管内、喉内、食管内、主动脉、心包或心内等。90％的异位甲状腺组织位于舌底，舌甲状腺是由于中线甲状腺原基移位失败所致。舌甲状腺呈实性或囊性，位于舌底，常造成咽或喉堵塞，亦可发生严重出血。

二、甲状腺炎

（一）急性甲状腺炎

急性甲状腺炎是少见的一种甲状腺炎，常为急性咽炎和上呼吸道炎的合并症。多数由细菌引起，常见菌种有金葡菌、溶血性链球菌和肺炎双球菌。炎症由局部扩散或血行播散至甲状腺。

【诊断要点】

急性炎时甲状腺肿胀、压痛，但功能影响不大；甲状腺显一般急性炎改变，炎症一般较局限，但亦可扩散至纵隔或破入气管或食管或破至皮肤外。

（二）亚急性肉芽肿性甲状腺炎

亚急性肉芽肿性甲状腺炎有不少名称如假结核性甲状腺炎、亚急性甲状腺炎、肉芽肿性甲状腺炎和Quervain甲状腺炎等。病因不明，一般倾向于病毒感染，便电镜下未能找到病毒颗粒。患者主要为中青年女性。临床表现有发烧、甲状腺肿大和压痛等。病变可局限于甲状腺的一部分或累及一侧甲状腺或累及双侧甲状腺。

【诊断要点】

病变甲状腺肿大，结节状。边缘不规则。切面黄白或灰白色，质实，橡皮样。早期病变炎症活跃，部分滤泡破坏而被中性粒细胞替代，形成微小脓肿。随着病程进展，胶质从破裂滤泡中溢出，其周围有组织细胞和多核巨细胞包绕，形成肉芽肿，但无干酪性坏死。间质可含多量嗜酸性粒细胞、淋巴细胞和浆细胞。本病为自限性，常在数周至数月自然消退。愈合期的特点是滤泡上皮再生和间质纤维化。多核巨细胞和单核细胞逐渐消失。滤泡破坏最严重处有广泛的疤痕形成。

（三）自身免疫性甲状腺炎

1.乔本甲状腺炎

乔本甲状腺炎亦称乔本病，属于自身免疫甲状腺炎，多见于中年妇女，甲状腺无痛性肿大伴甲低。少数患者在病程中可出现甲亢。

【诊断要点】

典型的双侧对称性肿大，可较正常大 4～5 倍。表面光滑或结节状，质韧橡皮样，很少与周围组织粘连。切面灰白或灰黄色，分叶明显，无出血变性或坏死。甲状腺组织内有大量淋巴细胞、浆细胞和巨噬细胞浸润，形成许多生发中心，间质有广泛纤维组织增生。滤泡上皮转化为嗜酸性细胞滤泡。有丰富的嗜酸性颗粒状胞质，核异型性明显，但无核分裂。

乔本病的一种亚型称为纤维型乔本病，此型约占乔本病的 10%，患者血内抗甲状腺球蛋白滴度高。特点是肿大的甲状腺内有大量宽带状玻璃样变的纤维组织，淋巴细胞浸润不如上述明显，滤泡萎缩，上皮转化成嗜酸性细胞或显鳞化。

2.淋巴细胞性甲状腺炎

好发于儿童，临床为无症状性甲状腺肿大，病程短。可有一过性甲状腺功能亢进，但放射性碘摄入低。

【诊断要点】

光镜下除滤泡上皮无嗜酸性变外，其余与乔本病相同。

（四）木样甲状腺炎

木样甲状腺炎，罕见，约占切除甲状腺的 1/2000。男女比例为 1：3，年龄 30～60 岁。25%～50% 伴甲低。

【诊断要点】

大小正常或稍大，不对称，灰白色，石样硬。包膜与周围组织紧密粘连。甲状腺因粘连而固定加上质地极硬，致使患者的颈部像戴了一个铁的领圈样。病变甲状腺压迫气管造成呼吸困难。临床上与癌很难鉴别。

甲状腺组织显广泛纤维化，有少量到中等量淋巴细胞浸润。残留的滤泡显不同程度萎缩和变性。增生的纤维组织侵袭邻近组织，造成广泛而紧密的粘连。

【鉴别诊断】

纤维型乔本病与木样甲状腺炎的区别为前者的纤维组织为宽的胶原纤维带而且不侵出包膜，后者为增生活跃的纤维组织并能广泛侵袭甲状腺及甲状腺外组织。

三、甲状腺肿

是指由于增生和胶质储存伴甲状腺激素不正常的分泌而产生的甲状腺肿大。甲状腺激素正常的合成和分泌是通过垂体前叶的 TSH 来调节的。如不能维持正常甲状腺激素水平，不管什么原因，滤泡上皮细胞就增生，滤泡腔内胶质增多以应答 TSH 的刺激。

（一）非毒性甲状腺肿

不伴甲状腺功能亢进的甲状腺肿大称为非毒性甲状腺肿。

1.结节性甲状腺肿

亦称为结节状增生。可分为地方性和散发性。按 WHO 的标准地方性甲状腺肿是指该地区 10% 以上的人口显弥漫或局限甲状腺肿大。地方性甲状腺肿在世界许多地方均有发生，我国地方性甲状腺肿分布广,多见于内陆山区和半山区。全国各地均可见散发性甲状腺肿病例。结节性甲状腺肿的病因主要为缺碘。

【诊断要点】

结节性甲状腺肿的发展有 3 个时期:①增生期;②胶质储积的静止期,即弥漫性胶性甲状腺肿,甲状腺显著增大,对称,切面呈胶样。光镜下滤泡大小不等。腔内充满胶质。滤泡上皮萎缩,呈立方或扁平,但仍可见一些小滤泡内含增生的上皮乳头;③结节期,即结节性甲状腺肿。长时期交替发生的增生和退缩过程使甲状腺内纤维组织增生,小叶或一群充满胶质的滤泡周围有纤维组织包绕,从而形成结节。虽有单个结节的甲状腺肿,但典型的是多发结节不对称地分布在甲状腺内。结节周围的纤维化包膜可影响一些滤泡的血运,造成滤泡的退变坏死、出血、囊性变、疤痕形成和钙化。这样更加强了甲状腺的结节性。这种甲状腺被称为多结节性甲状腺肿或腺瘤样甲状腺肿。

2.内分泌障碍引起的甲状腺肿

由于先天性甲状腺代谢障碍,甲状腺激素量低,导致 TSH 持续升高和腺体代偿性增生。

【诊断要点】

形态像结节性甲状腺肿,但结节内细胞丰富,排列成小梁或小滤泡样,亦可形成乳头。胶质少或无,滤泡细胞异型性显著,核增大,深染,奇形怪状,可见多核细胞结节之间有宽的纤维带分隔。由于富于细胞,核异型性明显,可误诊为癌。

(二)毒性甲状腺肿

甲状腺功能亢进(简称甲亢)是一种代谢亢进的状态,多见于女性,是由于甲状腺激素 T_3 和 T_4 输出增加所引起。引起甲亢最常见的原因是弥漫性毒性甲状腺肿和毒性结节性甲状腺肿。甲亢的临床特点为神经质、心悸、脉快、易疲倦、肌肉无力、消瘦、食欲好、腹泻、多汗、皮肤湿润潮红、情绪不稳定、手震颤和月经不正常等。弥漫性毒性甲状腺肿的患者可合并突眼和皮肤局限性水肿。

1.弥漫性毒性甲状腺肿

又名 Graves 病,是一种综合征,大体病变甲状腺弥漫性对称性增大,为正常的 2～4 倍。包膜光滑。

【诊断要点】

切面红棕色肌肉样,质实,无结节,但小叶结构较正常明显。术前用碘治疗者因滤泡内胶质增多而无上述典型的大体改变。

未经治疗的 Graves 病的甲状腺组织学特点为弥漫一致性增生。滤泡上皮细胞为高柱状,核位基底,可有核分裂,但无不典型性,高柱状上皮形成许多无分地的乳头突入滤泡腔内。滤泡内胶质明显减少,稀薄色浅。胶质周围有许多空泡。间质血管充血,间质内有多量淋巴细胞浸润和具生发中心的淋巴滤泡形成,术前用碘治疗者甲状腺滤泡退缩,胶质储积和充血不明显;用硫脲嘧啶治疗者则滤泡上皮增生更明显。甲状腺供血更丰富。

伴突眼的患者眼球后结缔组织增多,眼外肌肉透明质酸增多而使肌肉水肿和体积增大,眶内软组织纤维化和淋巴细胞浸润,这些都导致眼球突出。后期因眼外肌肉的纤维化和收缩可造成眼活动不协调、复视和眼肌麻痹等。

皮肤病变表现为胫前或足背皮肤局限性水肿样增厚。病变处呈斑或结节样。真皮因透明质酸增多而水肿,胶原纤维分散断裂并有淋巴细胞浸润。

Graves 病不仅甲状腺内有大量淋巴细胞浸润,全身淋巴结、胸腺和脾内淋巴组织亦增生。此外心肌内可有淋巴细胞和嗜酸性粒细胞浸润伴轻度纤维化和脂肪性变,肝明显脂肪性变和急性坏死,以及骨骼肌变性和脂肪组织浸润等。

2.毒性结节性甲状腺肿

由于某种原因结节性甲状腺肿的一个或多个结节的滤泡上皮增生,合成和释放大量甲状腺激素,造成甲亢,这种结节性甲状腺肿即为毒性结节性甲状腺肿。由于这种功能亢进的结节能浓缩多量^{131}I,所以临床称之为"热结节"。毒性结节性甲状腺肿的患者年龄较大,病程长,症状较轻微,一般无突眼和皮肤病变。

【诊断要点】

毒性结节性甲状腺肿中功能亢进结节的形态与 Graves 病同,毒性结节性甲状腺肿的癌变率较一般结节性甲状腺肿的癌变率高,前者为 1%,而后者<0.2%。

四、甲状腺肿瘤

（一）良性肿瘤

1.甲状腺腺瘤

甲状腺腺瘤是常见的甲状腺良性肿瘤。

【诊断要点】

形态为单个有完整包膜的结节,直径一般在 4cm 以下,灰色或浅棕色,质软,肉样。大腺瘤常有出血、坏死、囊性变、纤维化和钙化。

组织学诊断标准为:①有完整的包膜;②腺瘤内滤泡及滤泡上皮细胞大小较一致;③腺瘤与周围甲状腺的实质不同;④压迫周围甲状腺组织。腺瘤与结节性甲状腺肿内单个的结节有时鉴别很困难。一般来说结节性甲状腺肿的结节常显包膜不完整,结节内滤泡大小不等和结节内外滤泡形态较一致。光镜下甲状腺腺瘤可分成滤泡性腺瘤和不典型性腺瘤。

(1)滤泡性腺瘤:绝大多数腺瘤为滤泡性腺瘤。由于腺瘤的种种组织学形态,曾有许多描述性的名称如胚胎性腺瘤、胎儿性腺瘤、小滤泡性腺瘤和大滤泡性腺瘤等;但多数腺瘤可同时有几种上述组织学形态,加上不同的组织学类型并没有特殊临床意义,所以这些名称已被废弃。

①许特莱细胞腺瘤:是在滤泡性腺瘤中唯一有形态和临床特点的亚型,亦称嗜酸性细胞腺瘤。许特莱细胞腺瘤多数表现为良性,但恶性的比例较一般滤泡性腺瘤为高,所以有些学者认为所有的许特莱细胞腺瘤均应看作潜在恶性。由大的嗜酸性细胞构成,核大,核异型性明显。瘤细胞排列成小梁状,偶尔可形成小滤泡,内含少量胶质。

②玻璃样小梁肿瘤(HTT):是另一种亚型。好发于中年妇女,直径 0.3～4cm,平均 2.5cm。21%～62% HTT 有 RET/PTC 基因重排,所有阳性病例均有 RET/PTC 融合基因。形态和遗传学方面 HTT 与乳头状癌有相似之处,但前者多数为良性。

光镜下由多角形、卵圆形或梭形细胞排列成小梁,有些肿瘤瘤细胞可形成实性的细胞团,像副节瘤的细胞球,故又称副节瘤样腺瘤。瘤细胞核内可有假包涵体,可见核沟。偶尔可见砂粒体。瘤细胞质内因富含中丝而成玻璃样。血管周围有玻璃样变的纤维组织包绕。

免疫组化:TTF-1 和 thyroglobulin 阳性,calcitonin 阴性。

③印戒细胞小滤泡性腺瘤:滤泡性腺瘤中含大量印戒样细胞。免疫组织化学显示印戒细胞胞质内充满甲状腺球蛋白。少数情况下,这些印戒细胞为黏液染色阳性。

④伴奇形怪状核的腺瘤:腺瘤内有散在或成簇巨大的核奇形怪状并深染的细胞,其余与典型的滤泡性腺瘤相同。

(2)不典型性腺瘤:腺瘤内细胞丰富,部分为梭形,不形成滤泡,可见核分裂和细胞核的异型性,但无包膜或血管浸润。

【鉴别诊断】

应与甲状腺髓样癌和甲状腺转移癌鉴别,可作 TTF-1、thymglobulin、EMA、calcitonin 和 keratin 等免疫组化染色,髓样癌为 calcitonin 阳性,转移癌为 EMA、keratin 等阳性。大多数甲状腺腺瘤为冷结节,少数可浓聚多量^{131}I 并伴甲亢。

2.其他良性肿瘤

有甲状腺脂肪瘤、畸胎瘤、皮样囊肿、颗粒细胞瘤、副神经节瘤和血管瘤等。所谓的甲状腺囊肿实质上均为囊性变的腺瘤或结节。

（二）甲状腺癌

1.乳头状癌

是甲状腺最常见的恶性肿瘤,根据肿瘤的大小和浸润范围可分为三个类型:①微小乳头状癌;直径＜1cm,平均 5～7mm。②甲状腺内;③甲状腺外。

【诊断要点】

①肿瘤灰白色、质实、常为多中心性。②复杂分支乳头状,含纤维血管轴心。表面被以单层柱状上皮。③乳头上皮核呈毛玻璃样,有核沟、核内假包涵体和核相互重叠。④砂粒体。组织学可分纯乳头状癌和乳头滤泡癌混合型。只有少数是纯乳头状癌,半数以上为混合型。其他类型还有滤泡型,弥漫硬化型,柱状细胞癌,嗜酸性细胞乳头状癌等。

乳头状癌的免疫组化 TTF-1、甲状腺球蛋白、CK19、RET、HMBE-1 和 galectin-3 阳性。

甲状腺乳头状癌的预后好,影响预后的因素有侵犯血管、核异型性、肿瘤侵至甲状腺外以及老年人。

【鉴别诊断】

主要与结节性甲状腺肿和腺瘤中的假乳头,特别是增生性乳头相鉴别。假乳头常位于扩张的滤泡腔或囊性变区,细胞没有乳头状癌细胞的形态特点如毛玻璃样核和核重叠等。用 CK19 和 RET 免疫组化有一定帮助,乳头状癌 CK19 和 RET 可呈弥漫或灶性阳性。

2.滤泡癌

占甲状腺癌的 20％～25％。多数患者在 40 岁以上,女性较男性多 2～3 倍。恶性度较乳头状癌高。血行转移率高,主要转移至肺及骨等处,淋巴结转移少。其 10 年及 20 年存活率在 30％以下。滤泡癌中非整倍体可高达 60％,而乳头状癌仅 28％。

甲状腺滤泡癌分二型:①有包膜,但有显微镜下血管和(或)包膜浸润,此型称为包裹性血管浸润型;②包膜不完整并明显浸润周围甲状腺组织,此型称为浸润型。包裹性血管浸润型滤泡癌肉眼观察像甲状腺滤泡性腺瘤。

【诊断要点】

浸润型滤泡癌切面灰白色,可侵占大部分甲状腺组织并侵出甲状腺包膜外,与周围组织粘连或侵入周围组织如气管、肌肉、皮肤和颈部大血管并常累及喉返神经。二型均可有出血、坏死、囊性变、纤维化和钙化。从分化极好像正常甲状腺的滤泡结构到明显恶性的癌,其间有种种过渡型。癌细胞排列成滤泡、实性巢索或小梁。滤泡内可含少量胶质。

免疫组化:滤泡癌 TTF-1、甲状腺球蛋白、低分子量 CK 和 Bcl-2 阳性,p53（－）,cyclinDl 低表达,p27高表达。Ki-67 指数＜10％。

亚型:①许特莱细胞癌。形态与许特莱细胞腺瘤相似,但有包膜、血管和(或)邻近甲状腺实质浸润或有卫星结节形成。预后较差,5 年存活率 20％～40％。②透明细胞癌。罕见。肿瘤由具有透明胞质的癌细胞构成。癌细胞界限清楚,胞质内富含糖原,核常中位,亦可偏位。

【鉴别诊断】

滤泡癌主要与腺瘤特别是不典型腺瘤相鉴别。滤泡癌有血管或包膜浸润。有说服力的血管浸润是癌细胞穿透血管壁伴血管腔被肿瘤堵塞。瘤栓应附于血管壁上而不是游离在血管腔内。包膜浸润是肿瘤性滤泡穿透和裂开,或破坏包膜的胶原纤维。包膜内有滤泡不能作为浸润的证据,因为在肿瘤发展过程中良性滤泡亦可被包裹在包膜内。细胞核的异型性无鉴别诊断价值。诊断甲状腺透明细胞癌必须先除外转移性肾透明细胞癌和甲状旁腺癌。可用免疫组化染色,甲状腺透明细胞癌为 TTF-1 和 thyroglobulin 阳性。

3.髓样癌

占甲状腺癌的 5%～10%。年龄高峰为 40～60 岁,亦可见于青少年和儿童。性别差别不大。髓样癌来自甲状腺的 C 细胞,能分泌降钙素。80%～90%的髓样癌为散发性,10%～20%为家族性。

【诊断要点】

肿瘤包膜可有可无,直径 1～11cm,界限清楚。切面灰白色、质实。散发性髓样癌多为单个结节,体积较大。家族性髓样癌常伴 C 细胞增生,为多结节性。分布在甲状腺二侧叶的中上部。癌细胞呈圆形、多角形或梭形。核圆形或卵圆形,核仁不显,核分裂罕见。肿瘤可呈典型的内分泌肿瘤样结构,或形成实性片块、细胞巢、乳头或滤泡样结构。如滤泡样结构中充有嗜酸性物质则与滤泡癌所含的胶质很难鉴别。梭形细胞常呈漩涡状排列或呈肉瘤样。髓样癌的另一特点是间质有淀粉样物质沉着。淀粉样物质的形成认为是与降钙素的分泌有关。现在越来越多的材料指出髓样癌的形态可像滤泡癌或乳头状癌而且没有间质淀粉样物质。这种肿瘤应作免疫组化及电镜观察,髓样癌为降钙素 calcitonin 阳性。

约 2/3 病例手术时已有颈淋巴结转移。其他转移部位有上纵隔、肺、肝、肾上腺和骨等。手术时无淋巴结转移者预后好,10 年存活率可达 60%～70%;有淋巴结转移者 10 年存活率为 40% 左右。癌组织中有坏死、核分裂多和以梭形细胞为主者预后差。

近来发现越来越多的滤泡上皮和 C 细胞混合型癌,称为髓样-滤泡混合型癌或髓样-乳头混合型癌。光镜下癌细胞排列成小梁或滤泡样或乳头状结构。临床表现恶性度较高。

【鉴别诊断】

髓样癌为 calcitonin 阳性,thyroglobulin 阴性。滤泡癌、乳头状癌和未分化癌均为 thyroglobulin 阳性,calcitonin 阴性。髓样-滤泡混合型癌和髓样-乳头混合型癌则 thyroglobulin 和 calcitonin 均为阳性。

4.岛状癌

多见于老年人。其生物学行为介于分化好的甲状腺癌(乳头状癌和滤泡癌)与未分化癌之间。淋巴和血行转移率高,预后差,平均 5 年存活率 50%,岛状癌可合并其他类型甲状腺癌甚至可出现 thabdoid 分化。WHO 2004 版"内分泌器官肿瘤分类"中将岛状癌归入低分化癌,低分化甲状腺癌有三种组织学类型即岛状、实性和小梁型。

【诊断要点】

细胞大小一致,排列成实性巢或小岛状结构,可夹杂有乳头和(或)小滤泡,血管丰富。有不等量的核分裂和凝固性坏死。

【鉴别诊断】

主要与髓样癌鉴别,前者 calcitonin 阴性,甲状腺球蛋白和 TTF-1 阳性,Bcl-2 80%阳性,40%～50%表达 TP53。

5.未分化癌

占甲状腺癌的 5%～10%。多见于 50 岁以上的妇女。高度恶性,很早发生转移和浸润周围组织。组织学形态变异较多,常见的类型为梭形细胞型、巨细胞型和二者的混合型。有一种小细胞未分化癌,现已证实多数甲状腺所谓的小细胞未分化癌实际上是非霍奇金淋巴瘤,由于瘤组织中包含残存的滤泡而误认为癌。还有一些"小细胞未分化癌"可能是不含淀粉样物质的髓样癌或岛状癌。未分化癌生长快,很快侵犯周围器官组织,引起呼吸吞咽困难和声音嘶哑。

【诊断要点】

肿瘤体积大,固定,石样硬。切面有出血、囊性变及许多坏死灶。癌细胞分化不良,正常和不正常核分裂多见,梭形细胞型有时很像分化差的肉瘤如恶性纤维组织细胞瘤、骨肉瘤和血管肉瘤等。巨细胞型中奇形怪状的单核和多核瘤巨细胞多见,亦可有破骨细胞样的多核巨细胞。但无论是哪一类型的未分化癌中都能找到分化较好的甲状腺癌如滤泡癌或乳头状癌成分,因此一般认为未分化癌是从已存在的分化较好的甲状腺癌转化而来。未分化癌的预后极差,一般均在诊断后一年内死亡。

【鉴别诊断】

主要与肉瘤、淋巴瘤、甲状腺髓样癌相鉴别,未分化癌为 thyroglobulin 和上皮细胞标记阳性,LCA 阴性,calcitonin 阴性。电镜亦证实这些癌的细胞为上皮性。

6.鳞癌

占甲状腺癌的 1% 以下。年龄高峰 40～60 岁。患者常有长时期的甲状腺炎史或甲状腺肿史。可能的组织发生为:①甲状舌管残留物;②鳞状上皮化生灶的肿瘤性转化。

(三)肉瘤和转移瘤

1.淋巴组织肿瘤

非霍奇金淋巴瘤主要为弥漫大 B 细胞和 MALToma,霍奇金淋巴瘤,浆细胞瘤和 Langerhans 细胞增生症等。

2.间叶组织来源的肿瘤

良性少见,有脂肪瘤,血管瘤,平滑肌瘤,神经鞘瘤和孤立性纤维性肿瘤。肉瘤有平滑肌肉瘤,脂肪肉瘤,纤维肉瘤,MPNST,软骨肉瘤,骨肉瘤和血管肉瘤等。诊断甲状腺肉瘤必须先除外癌,特别是梭形细胞未分化癌。

3.转移瘤

除转移性肾癌可在甲状腺内形成较大瘤结外,大多数转移瘤都很小,均为显微镜下水平,所以临床很难发现。最常见的转移瘤为来自头颈部的鳞癌,其次为黑色素瘤、乳腺癌和肺癌等。

(王振焕)

第二节   甲状旁腺疾病

原发性甲状旁腺功能亢进(原发性甲旁亢)是指由甲状旁腺增生、腺瘤或癌引起的甲状旁腺素分泌过多。实验室特点为高血甲状旁腺素(PTH)、高血钙及低血磷。原发性甲旁亢在西方国家发病率高,我国发病率较低。女性多见。各年龄组均能发生,以 40～50 岁多见。

一、甲状旁腺腺瘤

（一）典型腺瘤

原发性甲旁亢的患者中 80%～90% 以上是由甲状旁腺腺瘤，10%～15% 由甲状旁腺增生，1%～5% 由甲状旁腺癌引起。腺瘤一般累及单个腺体，偶尔可同时累及两个腺体。

【诊断要点】

腺瘤一般较小，平均重 0.5～5g，亦有重 10～20g 者，甚至达 100g 者。有包膜。腺瘤体积小时呈椭圆形，与正常腺体不同之处在于腺瘤色较暗，柔软性较差和边缘稍钝。大腺瘤可呈卵圆形、球形或泪滴状。质软、柔顺、包膜薄、灰色，切面均质肉样，常呈橘褐色，如腺瘤中含多量嗜酸性细胞则色暗呈巧克力色，可有灶性出血，囊性变或纤维化区。腺瘤包膜外常有一圈残留的正常甲状旁腺组织。瘤细胞排列成巢、索或片块，亦有形成腺泡或假腺样结构。间质血管丰富。多数腺瘤由增大的主细胞为主要成分。瘤细胞核大深染，核异型性较明显。10% 的腺瘤可见巨核细胞（直径可达 20μm）。核分裂极罕见。瘤细胞胞质略嗜酸，偶尔呈颗粒状或空泡状。瘤细胞中常有散在和成簇的嗜酸性细胞和（或）过渡型嗜酸性细胞。嗜酸性细胞直径约 12～20μm，具亮红色颗粒状胞质，核较小。过渡型嗜酸性细胞较嗜酸性细胞小，胞质浅红色。由过滤型嗜酸性细胞构成的功能性腺瘤约占 3%～5%；而完全由嗜酸性细胞构成的功能性腺瘤（嗜酸性细胞应占腺瘤的 90% 以上），较少见。由水样清细胞构成的功能性腺瘤极罕见。

免疫组化：腺瘤为 PTH、CgA、CK8、CK18 和 CK19 阳性。Ki-67 指数低，如 >5% 应考虑恶性的可能性。分子生物学技术检查在 PTH 染色阳性和阴性的部分均能检出 PTH mRNA。

（二）不典型腺瘤

是指一些腺瘤有癌的形态，但没有明确的浸润性生长。所谓癌的形态包括与周围组织粘连，有核分裂，纤维化，小梁状生长方式和包膜内有瘤细胞，但无明确的包膜、血管或神经浸润，这种肿瘤属恶性潜能不明确的肿瘤。

二、甲状旁腺癌

约占原发性甲旁亢的 2%～4%。诊断甲状旁腺癌的标准为：局部浸润或局部淋巴结转移或远处脏器如肺、肝、骨等转移。

【诊断要点】

大多数文献报道的甲状旁腺癌累及一个甲状旁腺。体积较小，最大直径 1.3～6.2cm，平均 3.3cm；重 0.8～42.4g，平均 12g。形态不规则，分叶状或有伪足，常与周围组织如甲状腺、颈部软组织粘连浸润，质地较腺瘤实。癌组织由纤维条索分隔成小梁，癌细胞体积较大，核染色质粗，核仁明显，有核分裂。大多数甲状旁腺癌的分化较好，给人以"良性"的错觉。

【鉴别诊断】

癌与腺瘤鉴别的要点是：①癌细胞呈小梁状排列，有厚的纤维条索分隔；②有包膜浸润；③血管侵犯；④有核分裂；⑤淋巴结和（或）其他脏器组织转移。核分裂在鉴别良恶性上最有价值，因正常甲状旁腺和甲状旁腺腺瘤中无或极少核分裂。癌的组织学形态与预后无关。

甲状旁腺癌患者的年龄较腺瘤为轻，平均 44 岁。男女发病率相等。67% 患者有典型的骨改变（囊性纤维性骨炎）、尿路结石和肾实质病变等。甲状旁腺癌的生物学行为与甲状腺乳头状癌相似，即 5 年存活率较高。甲旁亢症状的再现预示有复发或转移。死亡常常是由于甲旁亢的并发症如高血钙,而不是由于癌的广泛浸润和转移。

三、甲状旁腺原发性增生

甲状旁腺原发性增生是指不明原因的所有甲状旁腺均增生和功能亢进。原发性甲状旁腺增生约占原发性甲旁亢的 15%,其中主细胞增生约占 12%,水样清细胞(透明细胞)增生约占 3%。

(一)主细胞增生

曾被称为结节性增生、多腺体性腺瘤病或多腺体性累及。约半数增生的病例所有的腺体相等的增大,另半数中有 1 个腺体明显增大(假腺瘤样增生),而其余 3 个腺体仅稍大或几乎正常,最大的体积可超过其余 3 个的总和。这种增生称为不对称性增生。病程长的结节明显。腺体总重可达 0.15~10g,亦有报道重 15g 甚至 20g 者。增生的腺体呈黄褐色至红褐色,可含大小不等的囊腔,内含草黄色或棕色液。

【诊断要点】

增生的主细胞排列成条索、片块或腺泡样结构。间质有散在不等量的脂肪细胞。增生的腺体保存小叶结构。偶尔增生的腺体完全由嗜酸性细胞构成或由主细胞、嗜酸性细胞和过渡型嗜酸性细胞混合而成。

(二)水样清细胞增生

观察 4 个腺体均显著增大,总重均超过 1g,可达 65g,亦有报道重达 125g 者。上腺比下腺大,有的病例上腺每一个重 3~50g,而每个下腺仅重 0.1~1g。正常情况下下腺较上腺为大。增生的腺体有伪足从腺体主体伸出很长距离。腺体质柔软,红褐色至黑棕色,常含大小不等的囊腔。

【诊断要点】

增生细胞体积大,界限清楚,直径 10~40μm,平均 15~20μm。胞质水样透明,1μm 厚的半薄切片显示胞质内充满小的空泡。核为圆形或卵圆形,直径 6~7μm。核位于细胞的基底部。细胞排列成索、片块、巢或腺泡状。水样清细胞增生的组织学与肾透明细胞癌相似。增生的腺体内有大小不等的囊腔,囊内壁被覆单层水样清细胞,囊内常含清亮液和脱落的细胞。

【鉴别诊断】

主细胞增生与腺瘤的鉴别。原发性甲旁亢是 4 种病理实体的结果即 1~2 个甲状旁腺的腺瘤、主细胞增生、水样清细胞增生和甲状旁腺癌。甲状旁腺癌的大体和光镜下特点均已足以确诊,而且迄今为止还未见有多腺体累及的报道。水样清细胞增生总是累及所有的甲状旁腺,而且大体和光镜亦很典型。最困难和最常遇到的鉴别诊断问题是主细胞增生和腺瘤。目前的鉴别方法还是采用光镜下间质有无脂肪细胞、细胞内脂质多寡、与正常甲状旁腺有无移行过程和是否保留小叶结构。腺瘤间质内无脂肪细胞、细胞内脂质少、与正常甲状旁腺无移行过程和无小叶结构。

(周海燕)

第三章　乳腺疾病的病理学诊断

第一节　乳腺癌病理种类

一、普通型浸润性乳腺癌病理分类

（一）浸润性导管癌，非特殊型

1.定义

浸润性导管癌，非特殊型（IDC-NOS）是一组异质性很大的浸润性乳腺癌。由于缺乏足够的组织学形态学特征，它不能像小叶癌或小管癌那样被划分为一种特殊的组织学类型。

2.肉眼检查

IDC 没有明显的肉眼特征。这些肿瘤大小不等，可以小于 0.5cm，也可以大于 10cm；它的外观不规则，常常有星状或结节状的边缘；它的质地较硬，有沙砾感；切面一般呈灰白、灰黄色。

3.光镜观察

IDC 缺乏组织学上的特征，肿瘤细胞可以排列成腺样和非腺样（索状、簇状、小梁状、实性），有的可以有明显的中央性坏死。肿瘤细胞本身也是形态各异，有的细胞较大，有丰富的胞质；有的细胞较小，核/浆比例很高。肿瘤细胞核的异质性也十分显著，有的核大小一致，染色质均一；有的核与核质都有明显的差异。不同肿瘤的核分裂象差异也十分明显。肿瘤的间质多种多样。一般来说，高级别肿瘤含较少的间质或间质呈明显的纤维细胞增生和炎细胞浸润；低级别肿瘤的间质较多，没有明显炎细胞浸润或纤维组织呈明显的玻璃样变性。WHO 分类规定：IDC 需含有 50% 以上的非特异性成分时才能确定为 IDC。

4.分级

见表 3-1、图 3-1、图 3-2、图 3-3

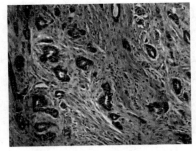
图 3-1　浸润性导管癌Ⅰ级

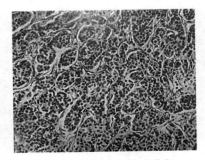
图 3-2　浸润性导管癌Ⅱ级

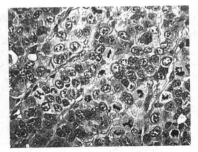
图 3-3　浸润性导管癌Ⅲ级

将三组数值加在一起,可得到 3～9 的积分结果。其相应的组织学级别如下:

Ⅰ级(grade 1)——高分化:3～5 分

Ⅱ级(grade 2)——中分化:6～7 分

Ⅲ级(grade 3)——低分化:8～9 分

表 3-1　乳腺癌组织学分级,半定量评估法(引自 Elston 和 Ellis)

形态特征	计分
腺管和腺体形成	
占肿瘤的多数(>75%)	1
中等程度(10%～75%)	2
少或无(<10%)	3
核多形性	
细胞小,形态规则一致	1
细胞中等增大,细胞形态中等变化	2
细胞形态变化显著	3
核分裂计数(/10HPF)	
0～5	1
6～10	2
>11	3

5.组织亚型

(1)混合型癌:对肿瘤切片进行全面仔细地观察,只有 50% 以上的区域都为 IDC 时,才能诊断为 IDC。如果只有 10%～49% 的肿瘤区为 IDC 模式,其他区域具有明确的特殊型特征,则需诊断为混合型癌。

(2)多形性癌:多形性癌是一种罕见的高级别 IDC 亚型,以怪异的瘤巨细胞为特征(占肿瘤比例>50%),而其背景应为腺样癌或腺样癌伴有梭形或鳞状细胞化生。患者的平均年龄为 51 岁,肿瘤平均大小为 5.4cm,核分裂象>20/10HPF。12% 以转移癌为首发症状,50% 有淋巴结转移。它们通常为 ER、PR 和 HER2 阴性。

(3)伴有破骨细胞样巨细胞的癌:此亚型自 1979 年被首次报道以来,目前已有大约 200 多例被报道。临床上此类肿瘤与 IDC 相似,多见于浸润性筛状癌。破骨细胞样巨细胞常出现在癌巢周边,其形成机制目前尚不清楚。有时此亚型可以有较多的梭形或鳞状细胞或骨质形成。有人认为它可能是化生性癌的一种亚型。

(4)伴绒毛膜癌特征的癌:为极罕见亚型,仅有个别报道。患者为 50～70 岁之间的女性。患者血中的 β 绒毛膜促性腺激素(β-HCG)可以升高。60% 的病例可以找到 β-HCG 染色阳性的肿瘤细胞。这种亚型具有侵袭性的生物学行为,常常导致局部复发、远处转移和患者死亡。

(5)伴黑色素特征的癌:伴黑色素特征的癌是另一个极罕见的亚型,它具有导管癌和恶性黑色素瘤的共同特征。最近一项研究表明,该肿瘤的所有组成成分具有同样的染色体缺失,提示不同形态的肿瘤细胞可能来自同一个细胞克隆。

(二)浸润性小叶癌

1.定义

浸润性小叶癌(ILC)于 1941 年由 Foote 和 Stewart 首次提出,是一种具有特殊生长方式的浸润性乳腺癌，与浸润性导管癌比较，ILC 在组织形态上主要有以下特点：①肿瘤细胞形态单一，缺乏黏附性，常有胞质内空泡；②在纤维性间质中呈单列方式浸润，也可围绕终末导管呈靶样浸润；③免疫组化 E-cadherin 阴性，P120catenin 胞质阳性；④分子遗传学常有位于 16q22.1 上的 E-cadherin 基因缺失。

2.肉眼检查

病变大小范围从肉眼无法辨认到弥漫性累及整个乳房。典型病例可见不规则肿块，常没有明显的界线，病变区质地硬，切面多呈灰色或白色，硬化区呈纤维状外观，通常无肉眼所能见到的囊性变、出血、坏死和钙化。部分病例没有明显肿物，可有沙砾感。富于细胞的病变质地较柔韧。有的没有肉眼改变，质地稍硬、揉面感或较软。许多时候 ILC 的肉眼观容易误诊为良性病变（如硬化性腺病等）。

3.光镜检查

ILC 在组织形态上有不同的类型，除了经典型外还有许多变异型：包括实性型、腺泡型、多形型和小管小叶型等。其中最多见的是混合型和经典型（占 70％以上），其次为小管小叶型，实性型、腺泡型和多形型较少见。

（1）经典型浸润性小叶癌

1）组织结构：经典型 ILC 具有不规则的浸润性边缘，常呈"跳跃"式多灶性分布，病灶间残存正常乳腺组织，或在小叶内浸润，保留小叶结构，癌细胞黏附性差，像撒石头子一样散布在纤维性间质中，常单层排列呈串珠状（列兵式、单列线样），或围绕残留导管呈同心圆（靶环状）浸润，也可排列成 1～2 层细胞的细小条索在间质内浸润，在局部区域内有一定的方向性。近半数病例可见小叶原位癌（图 3-4、图 3-5）。

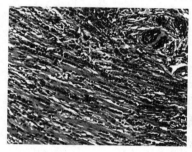
图 3-4　浸润的癌细胞中等大小，呈单列线样排列，有方向性

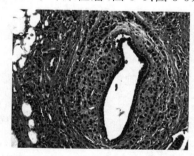
图 3-5　癌细胞在残存的终末导管-周围呈"靶样"浸润

2）细胞学特点：癌细胞小至中等大小，细胞界限清楚，形态均匀一致，胞质少，嗜酸性或淡染，常有胞质内黏液和（或）小空泡，甚至呈印戒细胞样，胞质空泡内常可见嗜酸性包涵体样小球，典型者呈"鸟眼"样（AB/PAS 染色阳性）；核较小常有偏位，呈圆形或卵圆形，有时可见核沟，染色质轻度增加，核仁不明显，缺乏异型性或只有轻度异型性，大多数病例缺乏核分裂，坏死少见（图 3-6、图 3-7）。

3）间质改变：间质常有纤维化或透明变，少数病例很少或没有纤维化，部分病例伴有显著的淋巴细胞、浆细胞浸润，少数可形成淋巴滤泡，有的亦可伴有肉芽肿性炎。神经浸润及淋巴管内癌栓少见。

少数病例癌细胞单列线样排列的结构不明显，癌细胞较少，呈分散杂乱的小灶状生长，这种类型的 ILC 一般不出现独立的肿块，绝大多数无明显大体改变。此时，在低倍镜下，病变易误认为是淋巴细胞质细胞或间质细胞。如果活检标本中存在小叶原位癌，应该在间质中仔细观察寻找隐蔽的浸润癌灶。

（2）浸润性小叶癌的组织学亚型：各种亚型均具有经典型 ILC 浸润方式和（或）细胞形态的某些特点及免疫组化表型，亦可有小叶原位癌存在。细胞学形态：癌细胞呈多样性，小至中细胞、大细胞、巨细胞、多核细胞、多形性细胞、透明细胞、黏液样细胞（空泡/印戒样细胞）、肌样细胞、组织细胞/泡沫样细胞等均可出现。组织结构：浸润的癌细胞可呈小管状、小梁状或腺泡状排列，或呈弥漫实性片状分布，或者在脂肪组织中广泛浸润，某些在硬化间质内只可见少数散在细胞。各种亚型的典型图像必须占优势。

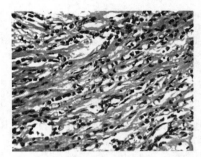
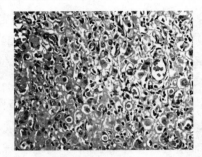

图 3-6　浸润癌细胞呈列兵样排列，可见较多印戒样及胞质　　图 3-7　许多浸润癌细胞的胞质空泡内含有"鸟眼"样小红球
内含有黏液性空泡的细胞，有的可见胞质空泡内小红球

1）腺泡型：浸润癌细胞排列呈腺泡状，腺泡由数十个细胞呈球状聚集在一起，之间被纤维间质束分割，其形态与小叶原位癌相似，但缺乏肌上皮细胞和基膜包绕，有时腺泡周围可见不规则的黏液样细胞，癌细胞通常类似于经典型细胞，小至中等大小，较均匀一致，胞质可淡染至透明状。

2）实体型（弥漫型）：癌细胞呈弥漫片状分布，常将正常组织"淹没"，或者在脂肪组织中广泛浸润。细胞缺乏黏附性，小到中等大，大小一致，也可出现更明显的多形性，胞质内可有黏液及空泡出现，空泡内可见小红球，核通常与经典型的类似，也可有比较明显的异型性，核分裂可比较多见。间质成分少，呈纤细束状。仔细检查，通常在病变的边缘可见到经典型呈"列兵样"排列区。

3）小管小叶型：1977 年首次由 Fisher 提出，名称一直沿用至今，但有学者认为此类型 ILC 癌更类似小管癌而非小叶癌。这种亚型的特点是由小管和经典型 ILC 组成，即总体上是经典型 ILC 的表现，但存在不同比例的小管状结构，腺管常较小，管腔通常开放，被覆立方至低柱状细胞。值得注意的是，ILC 的这种亚型不同于混合性的小管癌和 ILC，后者应该称为小管/小叶混合性癌。

4）多形型：癌细胞多形性和异型性均显著，可见有多核和瘤巨细胞，细胞核级常为高级别（按分级系统核计数为 3 分），核大不规则，染色质粗，核仁明显，核分裂易见，细胞质嗜酸性，可见胞质内空泡和（或）黏液，亦有印戒样细胞。部分可呈组织细胞样和（或）肌母细胞样（显示向大汗腺分化），细胞质丰富，可呈泡沫或嗜酸性颗粒状，核常偏位，有的呈肾形，有明显核仁，细胞形态与组织细胞和颗粒肌母细胞相似，有文献将其称为组织细胞亚型或肌母细胞样癌。许多病例具有经典型 ILC 的浸润特点，但更多的是混合性浸润方式，常在实性型和腺泡型中见到具有多形性核的细胞。

5）硬化型：间质有广泛纤维硬化透明变，癌细胞少，散在分布或呈毛细血管状。

6）印戒细胞型：主要由印戒样癌细胞组成，可见胞质内小红球。

7）小梁型：浸润的癌细胞呈小梁状，小梁细窄，由 1～2 层细胞组成，细胞形态与经典型类似。

8）混合型：在 ILC 中较为常见，经典型和上述一个或多个类型同时存在，尤其是与实性型、腺泡型混合存在，与多形型的成分混合也较常见。另外，ILC 中也可以有神经内分泌分化。

二、特殊类型浸润性乳腺癌病理分类

（一）乳腺少见类型癌

1.经典型髓样癌

(1)定义：乳腺髓样癌呈合体细胞生长方式，缺乏腺管结构，伴有明显淋巴浆细胞浸润，界限清楚。又称髓样癌伴淋巴细胞浸润和典型髓样癌。

(2)肉眼检查：肿物平均 2～3cm，呈结节状，界限清楚。切面灰白色、灰黄到红褐色，鼓胀饱满，与浸润性导管癌相比,其质地较软,肿瘤组织缺乏皱缩纠集感。尤其是体积较大的肿瘤,其内常见出血坏死,亦可出现囊性变。

(3)光镜观察:乳腺髓样癌有以下形态学特点:①肿瘤呈吻合大片、索状排列(宽度通常超过4～5层细胞),有膨胀推挤性边缘,境界清楚,缺乏对周围乳腺组织及脂肪组织内的浸润。②肿瘤内缺乏腺管状结构。③肿瘤细胞间界限不清,呈合体细胞生长方式,合体细胞至少占肿瘤的75%,瘤细胞有丰富的胞质,细胞核呈圆形空泡状,有明显异型性,染色质呈粗块状,核仁显著,一个或多个,核级属于高级别(2～3级),核分裂象多见,亦常见有退变固缩的细胞核,部分病例可出现非典型瘤巨细胞和鳞状细胞化生。④肿瘤缺乏间质成分,通常癌巢间有纤细的纤维结缔组织分隔。⑤背景内有明显的淋巴浆细胞浸润,其周围亦有大量淋巴浆细胞浸润,罕见有生发中心形成和(或)淋巴上皮样肉芽肿改变(图3-8、图3-9)。尤其在坏死和囊性变时,可以见到少量的中性粒细胞、嗜酸性粒细胞和组织细胞。

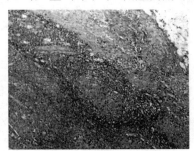 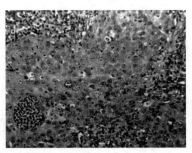

图3-8　低倍镜下肿瘤界限清楚　　　　　　　图3-9　肿瘤细胞呈大片状、合体状生长方式

2.分泌黏液的癌

分泌黏液的癌是指产生丰富细胞外黏液和(或)细胞内黏液的各类乳腺癌,包括黏液癌、黏液性囊腺癌、柱状细胞黏性癌和印戒细胞癌。

(1)黏液癌

1)定义:乳腺黏液癌是由细胞学相对温和的肿瘤细胞巢团漂浮于细胞外黏液湖中形成的癌,可以根据肿瘤成分的不同划分为单纯型和混合型。

2)光镜观察:①肿瘤组织内含有多少不等的细胞外黏液(一般占整个肿瘤组织的50%～80%),纤维组织分隔形成大小不等的黏液湖,其内漂浮有多少不等的肿瘤细胞,亦可见纤细的纤维血管间隔。少数情况肿瘤镜下几乎完全是细胞外黏液,很难找到细胞成分。部分病例在远离肿瘤的乳腺组织仍可见一些较小的黏液湖,其中含有肿瘤细胞。②黏液湖内的瘤细胞簇大小形状不一,可呈实性片状、巢状、筛状、梁索状、腺管或微乳头状,偶见含纤维血管轴心的乳头状结构。③癌细胞较小,均匀一致,圆形或多角形,边界不清,具有少量嗜酸性胞质,缺少细胞内黏液。胞核圆形或椭圆形,染色深或略呈泡状,无明显异型性,核分裂象少见。经典型黏液癌核级通常为低级别,高级别核者少见。偶见细胞有较明显异型性,核分裂象增多(图3-10、图3-11)。④相当一部分病例可见神经内分泌分化。⑤肿瘤罕见有坏死和血管侵犯,有时黏液湖和细胞簇内可见钙化和(或)沙砾体形成。⑥周边常见有导管内癌成分(微乳头状、筛状、实体型等)。

(2)黏液性囊腺癌和柱状细胞黏液癌

1)定义:乳腺原发性黏液性囊腺癌是由胞质富含黏液的肿瘤性柱状细胞衬覆囊肿壁形成的恶性病变,类似卵巢或胰腺的黏液性囊腺癌。

乳腺柱状细胞黏液癌是由胞质内含有黏液的柱状细胞构成的实体性癌,肿瘤细胞形成腺性结构,呈浸润性生长。见诸文献,乳腺黏液性囊腺癌只有不超过10例报道。乳腺柱状细胞黏液癌仅有个别报道。

2)光镜观察黏液性囊腺癌:①肿瘤形成大小不等充满黏液的囊腔,囊壁衬覆以富含黏液的肿瘤细胞,肿瘤细胞于囊腔内排列成分枝乳头状。②肿瘤细胞有不同程度的异型性,多数区域肿瘤细胞为形态学相对温和的单层柱状细胞,核位于基底部,胞质富于黏液。部分区域肿瘤细胞出现增生、复层化、形成细胞簇突向囊腔内,或形成含有纤维血管轴心的乳头状结构。可见局灶性分布、细胞异型大、胞质内黏液少的瘤细胞。亦可见有黏液柱状细胞向鳞状细胞样转化,表现为细胞有显著的异型性(核分裂象很少)、核深染、细胞极向消失、胞质丰富嗜酸性、黏液丧失,部分细胞的胞膜清晰。极少情况伴有肉瘤样成分。③有时黏液样物质可破入间质形成黏液湖,其内缺乏成簇的肿瘤细胞,类似于卵巢的假黏液瘤。这一现象还可见于乳腺黏液囊肿样病变、导管内实体型乳头状癌等。④多数病例于肿瘤周围的乳腺组织中可见有导管内癌成分,部分为乳头状导管内癌,由含有胞质内黏液的柱状细胞构成。⑤局部有嗜酸性粒细胞浸润。

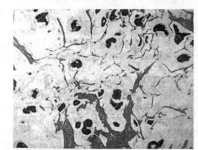

图 3-10　簇状肿瘤细胞漂浮在间质黏液湖中

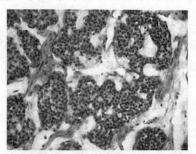

图 3-11　肿瘤细胞形态一致,异型性较小

柱状细胞黏液癌:可以单独出现或与浸润性导管癌伴发。镜下主要由疏松或致密排列的、圆形或不规则的腺体构成。腺体之管腔可呈闭塞状或形成微囊。腺体衬覆单层、胞质透明的柱状细胞,细胞核形态温和,核位于基底,核分裂象少见。肿瘤构型有些类似卵巢的 Sertoli 肿瘤。

(3)印戒细胞癌

1)定义:乳腺原发性印戒细胞癌是指主要或全部由印戒细胞(含有胞质内黏液)构成的浸润性乳腺癌。单纯性印戒细胞癌更为罕见。

2)光镜观察:印戒细胞癌有两种类型,一种与小叶癌相关,同经典的浸润性小叶癌形态类似,胞质内可见大空泡,空泡内常有嗜酸性小球,核被压于一侧。另一种与导管癌相关,形态与胃印戒细胞癌类似,核位于一侧,胞质内充满嗜酸性黏液物质,常见实体或筛状导管内癌内有印戒细胞出现。无论哪种类型,只要肿瘤的主要成分为印戒样细胞可被看作独立的实体。

3.小管癌

(1)定义:乳腺小管癌是指由分化好、内衬单层上皮细胞的腺管构成的浸润性乳腺癌,又称高分化腺癌。全部或绝大多数(>90%)的肿瘤组织由上述小管构成的小管癌为单纯型小管癌。

(2)光镜观察:其形态学改变主要有以下特点:①低倍镜肿瘤常呈星芒状,界限不清,浸润性生长。②肿瘤由小的腺管组成,杂乱无章分布,常呈圆形、卵圆形,管腔大小相对一致,也可见形状不规则形成棱角或拉长的腺管,腺腔开放,腔内分泌物少,腺管周围缺乏肌上皮细胞和基底膜。③腺管由单层上皮细胞构成,上皮细胞温和,形态相对一致,呈立方状或低柱状。细胞核呈圆形或卵圆形,深染,没有明显的异型性或仅有轻度的异型性,核仁不明显,核分裂象罕见。胞质常呈嗜酸性,偶尔呈透明状,约1/3病例细胞腔缘可见顶浆分泌胞突。④间质富于成纤维细胞,也可出现致密的胶原纤维束、丰富的弹性纤维或黏液样改变。⑤肿瘤周边可见不同程度的导管增生、柱状细胞病变、小叶内瘤及导管内癌(通常为微乳头型或筛状型)。⑥肿瘤坏死及神经浸润少见,亦可见有钙化(图 3-12、图 3-13)。

4.基底(细胞)样癌

(1)定义:基底样亚型乳腺癌是一组以基因表达谱确定的预后较差的高级别乳腺癌。其免疫组化常常为 ER、PR、HER2 阴性、CK5/6、EGFR 阳性。

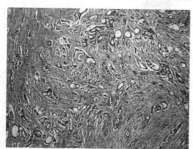

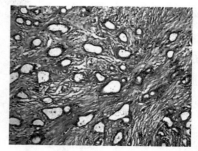

图 3-12　由杂乱分布的小管构成,腺管拉长,腺腔开放　　图 3-13　肿瘤细胞呈单层立方或柱状,形态温和一致

（2）光镜观察：与其他浸润性导管癌相比,基底亚型乳腺癌具有较为特殊的病理学特征。Livasy 等最近总结出基底亚型乳腺癌的 8 项基本形态学特征：①低分化高级别肿瘤（100%）；②高核分裂指数（100%）；③地图状坏死（74%）；④有推挤性边缘（67%）；⑤间质淋巴细胞浸润（56%）；⑥间质少,呈实体生长；⑦中心纤维化/无细胞区；⑧很少与导管原位癌共存(图 3-14、图 3-15)。研究表明 6%～8% 的导管原位癌具有基底亚型的免疫组化特征。多数人认为这些基底亚型导管原位癌可能是浸润性导管癌基底亚型的前驱病变。

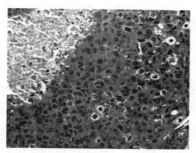

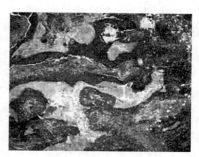

图 3-14　高级别肿瘤,高核分裂指数　　　　　　　图 3-15　地图状坏死

（二）乳腺罕见类型癌

1.浸润性筛状癌

（1）定义：浸润性筛状癌是一种具有明显筛状结构(类似筛状导管内癌)的浸润癌,有单纯型和混合型之分。单纯型：90% 以上的癌组织具有筛状结构。如肿瘤以明显的筛状结构为主（>50%）,同时伴有小管癌成分（<50%）时,也可归入单纯型浸润性筛状癌。混合型：10%～40% 的肿瘤组织为其他类型的癌(非小管癌)。单纯型浸润性筛状癌非常少见。

（2）光镜观察：浸润的癌细胞巢呈不规则岛屿状分布,巢内癌细胞围绕圆形腔隙排列成典型的筛孔状,与筛状导管内癌的圆而规整的筛孔相比,浸润性筛孔癌的筛孔略显不规则,呈圆形或卵圆形,大小不等,筛孔缘侧可有顶浆分泌胞突,其内有不同程度的黏液阳性的分泌物,也可见到微钙化。癌巢外侧无肌上皮细胞。癌细胞通常中等大小,而且形态单一,胞质较少,核小而圆,一般为低级别核级,核分裂象少见。癌巢周围的间质有不同程度的胶原化,常有明显成纤维细胞和肌纤维细胞的反应性增生。大多数病例见有低级别筛状导管内癌或微乳头状导管内癌成分,部分病例伴有小管癌成分。

2.神经内分泌癌

（1）定义：神经内分泌癌又可称伴内分泌特征的癌,是一种组织学、组织化学、免疫组织化学及电镜下具有神经内分泌特征的癌,免疫组化染色至少有 50% 以上的肿瘤细胞表达一种或多种神经内分泌标记物。乳腺神经内分泌癌占乳腺癌的 2%～5%,在形态和免疫表型上与胃肠道及肺的神经内分泌癌相似,组织学上可表现为乳腺浸润性癌的任何一种类型,常为浸润性导管癌。乳腺癌伴神经内分泌分化指只有散在肿瘤细胞神经内分泌标记物阳性,10%～18%浸润性导管癌中有神经内分泌分化,这类肿瘤尚无证据显示有预后意义,不包括在此组肿瘤之内讨论。

(2)光镜检查:①组织结构呈多样性,大多数呈实性片状、大小不等的巢状、腺泡状、索梁状(缎带样、条索样),细胞巢索周边瘤细胞可呈栅栏状排列,也可出现类癌样结构,亦可为浸润性导管癌的各种形态,结构特点不明显,少数情况有菊形团或菊形团样结构。②细胞学形态亦呈多样性,分化程度也各有不同,许多情况是多种类型细胞混合存在。大多数细胞温和均一,中等大小,圆形或卵圆形,多边形或浆细胞样,也可是短梭或梭形。胞质嗜酸性颗粒状,也可淡染、透明,有时可见细胞内黏液空泡。细胞核规则或轻度不规则,染色质细腻,核分裂一般比较少见。某些病例细胞多形性、异型性比较明显,核分裂增多。③肿瘤的间质多少不等,片状分布的肿瘤细胞内及紧密排列的瘤细胞巢之间有纤细的纤维血管间质,某些病例瘤细胞巢之间有宽的硬化性间质,有时可有细胞外黏液,甚至形成间质黏液湖。④许多病例见有导管内癌成分,可有器官样特点,亦可是导管内实性乳头状癌,其组织细胞学形态、特殊染色及免疫组化均和浸润性成分类似。

3.浸润性乳头状癌

(1)定义:浸润性乳头状癌从概念上是指一种表现为乳头状结构的浸润癌,乳头有纤维血管轴心。但乳头状导管内癌发生浸润时,通常表现为浸润性导管癌的组织学特征,常缺乏乳头状结构。见诸文献,有关乳头状癌的研究可能既包括了浸润性乳头状癌也囊括了导管内乳头状癌,而且没有明确强调浸润过程的乳头状癌的特征。真正涉及浸润性乳头状癌的研究报道不多,单纯型浸润性乳头状癌更为罕见。

(2)光镜检查:肿瘤界限常比较清楚。单纯型浸润性乳头状癌呈明显分枝乳头状,乳头钝性或纤细,具有多少不等的纤维血管轴心,有的乳头纤维血管轴心不明显,呈微乳头或簇状乳头状。部分病例腺性乳头融合成网状乳头状,局部亦可呈实性改变。其细胞学特点和导管内乳头状癌相似,细胞多呈假复层柱状,层数不等(1～4层),也可呈低柱状-立方状或呈多边形,细胞界限不清或清楚,胞质呈嗜酸性,也可淡染,常有大汗腺顶浆分泌样胞突。核级多数属2级,核常呈中度异型性和多形性,核分裂象不等,乳头之间可有多少不等的蛋白-黏液性分泌物、出血和(或)坏死,亦可见吞噬有含铁血黄素和(或)橙色血质的异物型多核巨细胞。极少数病例为鳞状上皮乳头,被覆数层鳞状上皮,细胞有比较明显的多形性和异型性。许多乳头状癌边缘有明显的纤维组织带,其内有慢性炎症细胞浸润、新鲜或陈旧性出血(含铁血黄素或橙色血质沉着)。肿瘤内部间质通常比较少,局部也可有比较多的纤维间质,少数可是黏液样间质,间质内可有多少不等的炎症细胞浸润。混合型乳头状癌亦可见筛状、粉刺样,小管状和(或)黏液癌成分,偶见有丰富的细胞外黏液。大部分病例可见导管内癌(乳头型、微乳头型和筛状型等),而且常有钙化。少数病例浸润及原位癌均具有乳头结构特征,部分病例可见淋巴管内癌栓,病变也可累及乳头或表面皮肤。

4.浸润性微乳头状癌

(1)定义:WHO乳腺肿瘤分类(2003)将乳腺浸润性微乳头状癌定义为在类似于脉管的间质裂隙中肿瘤细胞成小簇状排列的浸润性癌,形态与微乳头型导管内癌相似。微乳头状癌只是一种习惯性称法,其微乳头不是真乳头,没有纤维血管轴心。单纯型微乳头状癌非常罕见,占所有浸润性乳腺癌的2%不到,在浸润性导管癌中,有3%～6%的病例局部具有微乳头状结构,称为混合型微乳头状癌。

(2)光镜检查:全部为微乳头状癌形态的病例极少见,大多数情况微乳头状癌以不同比例与浸润性导管癌混合存在。单纯型浸润性微乳头状癌其微乳头状癌结构超过50%～75%,主要形态特点是在类似扩张的脉管腔隙内有癌细胞团,腔隙结构之间有多少不等的间质,癌细胞团排列呈簇状或桑葚状,其外缘常呈锯齿和(或)毛刺状,每个细胞团与周围间质之间有大小不等的腔隙,其内缺乏内容物,低倍镜形态类似于微小乳头,但细胞团中央缺乏纤维血管轴心。微乳头的另一种形态就是癌细胞簇中央有呈微囊状扩张的假腺腔,形态类似于腺管,又称为假腺管型微乳头。癌细胞呈立方或柱状,胞质较丰富、呈细颗粒状或均质红染。核常为中级别,也可为高级别,核较大,圆形或卵圆形,有一个或多个核仁,核分裂通常不活跃。间质内可见程度不同的淋巴细胞浸润、微小钙化或沙砾体,有的可见脉管内癌栓。部分病例可累及局部皮肤。淋巴结内转移灶形态和原发灶类似。混合型可见多少不等的浸润性导管癌,两者之间有移行过渡。多数病例可见到导管内癌,常为微乳头型,有时伴筛状结构,也可为实性导管内癌。

5.化生性癌

(1)定义:乳腺化生性癌以往又称肉瘤样癌、癌肉瘤和梭形细胞癌等,是指一组有别于腺癌、具有明显异源性成分的乳腺癌,其形态特点是浸润性癌中有占优势的鳞状细胞、梭形细胞和(或)间叶性化生的区域,也可完全是梭形细胞癌、鳞状细胞癌,而找不到任何腺癌成分。通常认为,只有化生成分超过肿瘤的50%时才能诊断化生性癌,当化生成分比较少时可称为"伴某种异源性成分的分化/化生",如浸润性导管癌伴骨、软骨肉瘤样分化/化生。大汗腺癌等虽然和化生有关,但并没有出现腺癌以外的异源性成分,所以不在化生性癌之内。

(2)光镜检查

1)伴有鳞状细胞分化的癌

①鳞状细胞癌:肿瘤完全或绝大部分(>90%)是由鳞状细胞(角化、非角化、棘细胞溶解型鳞状细胞或梭形细胞)组成的癌。乳腺鳞状细胞癌起源于鳞状化生的导管上皮,而不是来自乳房区的皮肤,也不是从其他部位转移而来。少数鳞癌起源于叶状肿瘤和纤维腺瘤。其组织学和其他部位的鳞状细胞癌类似,分为角化型、非角化型、棘细胞溶解型、梭形细胞型和混合型鳞状细胞癌。乳腺鳞状细胞癌多为分化好的角化型鳞状细胞癌,可为发生于囊壁的原位癌或浸润癌,具有典型的鳞状细胞特点,细胞多较大呈多边形或不规则形,可见细胞间桥和(或)细胞角化(单个细胞角化或角化珠)。癌细胞胞质丰富,呈均质嗜酸性。核呈泡状,核仁明显,可见较多核分裂。非角化型鳞状细胞癌缺乏细胞角化,但可见细胞间桥。棘细胞溶解型鳞状细胞癌,可形成假腺腔成假吻合血管腔样结构,腔隙衬覆立方-梭形-鞋钉状细胞,可类似于血管肉瘤。管内或囊内鳞状细胞癌有时可见和腺上皮移行。间质内浸润的鳞状细胞癌可失去鳞状细胞的特征变成梭形细胞,两者之间常有过渡。浸润癌有明显间质反应,有时有异物型巨细胞。乳腺鳞状细胞癌的分级和其他部位的类似,主要基于核的特征及有无角化间桥等。

②腺鳞癌:是一种具有明显腺/管状结构的癌与鳞状细胞癌混合组成的浸润性癌,两者之间可有移行过渡。鳞癌多则为腺鳞癌,腺癌多则为鳞腺癌。鳞状上皮分化程度不同,但常出现角化。

③低级别腺鳞癌:又称低度恶性腺鳞癌、汗腺样鳞状细胞肿瘤、浸润性汗腺样腺瘤等。是一种形态学和皮肤腺鳞癌类似的化生性癌。镜下表现:肿瘤由浸润性腺管状、实性上皮细胞巢及纤维化/硬化性间质组成。腺管分化好(有时难以与非肿瘤性腺体区分),杂乱无章地分布,浸润在小叶间,也可侵入小叶内。腺管呈不规则形,可呈逗号样和蝌蚪状,有的腺管外层可见立方状基底样细胞,腺管常有程度不同的鳞状上皮化生。此外还有实性小管状、条索状或巢状细胞团,其内也常有明显鳞状细胞化生。鳞化细胞分化好,可见到细胞间桥、角化珠和(或)单个细胞角化,可见有鳞状上皮囊腔(角囊肿)形成,囊腔内充满角化物,有时伴有钙化。间质或为"纤维瘤病"样,富于温和的梭形细胞,也可以是胶原性玻璃样变的间质,偶有钙化和(或)软骨、骨化。有时间质围绕上皮成分呈旋涡状排列,亦可有多少不等的炎症细胞浸润。有文献报道,低级别腺鳞癌常与放射状瘢痕、硬化性乳腺病、乳头状瘤、导管腺瘤、腺肌上皮瘤等并存,也有伴导管原位癌的报道。

2)伴梭形细胞分化的腺癌:是指富于梭形细胞的浸润性腺癌。肿瘤主要发生在绝经后的妇女。大体为界限清楚的、孤立性的肿物。梭形细胞具有腺上皮的某些特征,而不具有鳞状细胞或间叶细胞的特点。镜下表现:除浸润性腺癌呈巢状、腺/管状结构外,有显著的梭形细胞成分,两者之间可见形态上的移行过渡。腺管多为浸润性导管癌,梭形细胞可排列呈片状、束状、编织状,梭形细胞有轻至中度异型性,核分裂象多少不等。间质常有不同程度的胶原化,也可呈黏液水肿样。

3)梭形细胞癌:镜下表现:肿瘤由梭形细胞组成,常缺少明确的腺癌或鳞癌成分。梭形细胞排列比较疏松,常呈交错的波浪状、羽毛状、毛细血管状、车辐状、席纹状结构,亦可围绕残留腺管呈环状或同心圆样浸润。梭形细胞温和,异型性不明显,核分裂少,常见有鳞化。其另一个特点为常有纤维化、透明变区,间质也可出现血管瘤样或黏液样改变,亦可有炎细胞浸润。形态可类似于结节性筋膜炎、反应性肉芽组织、纤维瘤病、低级别的软组织肉瘤等。

4)上皮/间叶混合型化生性癌:上皮/间叶混合型化生性癌又称具有软骨、骨化生性癌、产生基质的癌、肉瘤样癌、癌肉瘤、伴有破骨细胞样巨细胞的化生性癌等,是指一组有异源性间叶成分的癌,间叶成分明显是恶性者亦可称癌肉瘤。镜下表现:常有浸润性癌灶,多为浸润性导管癌,少数为黏液癌、髓样癌、鳞癌等。同时见有异源性间叶成分,间叶成分呈多样性,从分化好的、产生基质的软骨和骨样分化,到软骨肉瘤、骨肉瘤、纤维肉瘤、恶性纤维组织细胞瘤、横纹肌肉瘤、脂肪肉瘤、血管肉瘤样成分等均可出现。最常见的是纤维肉瘤/恶性纤维组织细胞瘤样成分,也可是多种肉瘤样成分的混合。上皮成分可以占肿瘤的少部分或几乎找不到上皮成分,上皮与肉瘤样成分之间可有移行过渡。产生基质的癌可直接向软骨或骨样基质转化。某些病例间质内有多少不等的破骨细胞样巨细胞,其常围绕在出血区内外成群分布。多数病例间质中有慢性炎症细胞浸润。癌肉瘤中出血和坏死常见,大约一半的病例可以找到导管原位癌的成分。

6.大汗腺癌

(1)定义:乳腺大汗腺癌是指超过 90% 的肿瘤细胞具有大汗腺细胞的细胞学及免疫组化特征的乳腺癌。

(2)光镜检查:导管内大汗腺癌与浸润性大汗腺癌最显著的形态学特征表现在细胞学特点上,其组织结构与普通型导管原位癌、浸润性导管癌、浸润性小叶癌相同。

与良性的大汗腺细胞相比,大汗腺癌的细胞核增大并具有多形性,核膜深染,核形不规则。低核级的细胞,细胞核较小,常伴有致密的染色质而深染,并有轻微的多形性,核分裂象少见,核仁可以出现,但一般不明显。高核级的细胞核形态不一,多数细胞大,胞界清楚,呈多角形、不规则圆形或矮柱形,部分近腔缘细胞有胞质顶突,常见坏死,一些细胞核明显增大(核面积约为正常大汗腺细胞核的 3 倍以上),有一个或多个巨大的嗜酸性核仁,另一些高级别的核呈多形性、嗜碱性深染,以至于核内的细微结构难以识别。有时,核仁被粗糙、致密、深染的染色质遮盖而模糊不清。大汗腺癌的胞质更具特点,根据其胞质特点可以分为 A、B、C 三型。A 型:见于大部分病例中,细胞质显示嗜伊红着色,均质或颗粒状,其胞质颗粒呈 PAS 阳性(淀粉酶消化后),胞核从球形伴有显著核仁到深染核不等;B 型:红染胞质内有数量不等的细小空泡,泡多者胞质呈泡沫状;C 型:胞质淡染,呈细粉尘颗粒状,如细磨砂玻璃。三类胞质的细胞可混杂存在,常以一种为主。

7.富于脂质癌

(1)定义:乳腺富于脂质癌是一种绝大多数(约 90%)肿瘤细胞的胞质内有丰富中性脂肪的癌,又称脂质分泌性癌。

(2)光镜检查:肿瘤多显示为浸润性导管/小叶癌的组织学类型,常排列成片状、条索状或巢状。癌细胞胞质丰富透明,呈泡沫状或空泡状(为中性脂肪,缺乏黏液),某些病例亦可出现胞质呈均质嗜酸性的细胞。癌细胞核通常较一致,呈圆形或卵圆形,可有明显的核仁。可伴有导管或小叶原位癌。

8.分泌型癌

(1)定义:乳腺分泌型癌是一种罕见类型癌,其组织学特点是癌细胞胞质呈嗜酸性颗粒状,癌细胞内外有大量红染性分泌物,可发生在任何年龄。

(2)光镜检查:肿瘤边缘常呈膨胀性生长,局部也可浸润性生长,细胞呈片状、巢状、梁索状或乳头状分布,少数情况可以出现大囊腔。组织学上通常有微囊、实性和小管状 3 种主要结构,常以不同比例混合存在。①微囊型:细胞内、外有大小不等的微囊,微囊内均有丰富的嗜酸性分泌物,有些可和甲状腺滤泡类似;②实性型:肿瘤紧密排列成片状实性,瘤细胞胞质呈嗜酸性颗粒状,亦可含有某些分泌小泡,实性细胞区内有时可见少数含有分泌物的囊腺样腔隙;③小管型:由大量小管组成,管腔内含有分泌物,肿瘤细胞内外亦有充满分泌物的微囊;④囊肿型:形成大小不等充满黏液的大囊腔,其被覆细胞具有分泌型癌的特点,局部可见胞质内有微囊和分泌物的细胞团。肿瘤细胞通常温和、异型性不明显,核染色质细,核分裂象罕见。常有两种类型细胞:一种细胞胞质淡染-透明、粉染-无定形,内有大小不等的空泡,空泡可融合成微囊性腔隙,腔隙内充以丰富红染的分泌物,有的细胞核被分泌物挤压呈印戒样,也可为泡沫状胞质,这类细胞核圆,小至中等大小,可有小核仁,异型性不明显;另一种比较少见,细胞有丰富嗜酸性颗粒状胞质,圆形核具有明显的核仁。间质多少不等,常见有纤维化和透明变。肿瘤坏死罕见,少数情况可见淋巴结转移,肿瘤周围常可见分泌型或低级别导管内癌。

9.腺样囊性癌

(1)定义:腺样囊性癌又称癌性腺样囊肿病、腺囊性基底细胞癌、圆柱瘤样癌等,最常发生在唾液腺,也可发生在呼吸道、消化道、外耳道、泪腺、皮肤和宫颈等处。乳腺腺样囊性癌是一种组织学类似于唾液腺样囊性癌的低度恶性癌。此种类型的癌约占浸润性乳腺癌的 0.1%。

(2)光镜检查:肿瘤常见有三种构型:筛状、梁-管状和实体型构型,这些结构常混合存在呈囊腺样改变,也可呈实性片状排列。肿瘤可见多种细胞形态,但通常主要由三种细胞组成:腺上皮、基底样细胞及肌上皮细胞,此外可有鳞状细胞化生及皮脂腺细胞分化。①筛状(腺样)型:筛状结构是乳腺腺样囊性癌最有特征性的改变,有两种类型,其一是假腺腔型:其形状大小各异,通常为类圆形,由肿瘤的间质内折/内陷形成,又称间质腔隙,可以和周围间质相通。假腺腔内可以是嗜酸性基膜样物,也可以是带有毛细血管的胶原,或是黏液样变的间质。衬覆假腺腔的为基底样细胞,胞质少,核圆形或卵圆形,有小核仁。基底样细胞周围有肌上皮分化细胞,胞质双嗜性或透明,核可不规则。其二是真腺型:病变中比较少出现,为真性分泌性腺腔,腺腔通常较小,腺腔内常含有嗜酸/嗜碱性分泌物。真腺腔衬覆立方状腺上皮细胞,胞质较多呈嗜酸性,核圆形,可有小核仁。间质可有促纤维结缔组织增生、黏液样变、软骨样改变,也可出现脂肪组织。②梁-管状型:由基底样细胞构成上皮条索,更易见到假性腺腔和间质相通,真性腺腔也更明显,内层为腺上皮,外层为基底样细胞/肌上皮。周围间质纤维性透明变,可将小管挤压成小梁状。③实体型:肿瘤绝大部分呈实性分布,可有局灶性筛状、管状结构,细胞更丰富且有更大的异型性,核分裂较其他两型更多见,可有 5 个/10HPF 或以上。肿瘤内常可见有坏死。某些实体型腺样囊性癌具有基底细胞样特点,巢内细胞一致,无明显异型性,核分裂少见,周边细胞呈柱状栅栏样排列,上述三种结构常混合存在,特别是筛状型和梁-管状型常相伴存。部分病例有周围神经浸润,但罕见有脉管内浸润。

10.腺泡细胞癌

(1)定义:腺泡细胞癌多发生于唾液腺,乳腺原发腺泡细胞癌十分罕见。2003 年 WHO 乳腺肿瘤组织学和遗传学分类把乳腺腺泡细胞癌定义为一种组织学特点与唾液腺腺泡细胞癌相似,表现为腺泡细胞(浆液性)分化的浸润性癌。

(2)光镜检查:肿瘤呈浸润性生长,排列成实性巢状、腺泡状,也可呈微腺/微囊状。癌细胞通常具有丰富的颗粒状双嗜性胞质,胞质颗粒可比较粗大呈亮红色,也可为泡沫-空泡或透明状胞质。细胞核通常为中级别,圆形或不规则形,常见单个核仁,核分裂象多少不等。某些区域肿瘤细胞有明显异型性及高核分裂活性。肿瘤的微腺样区内,腔内有嗜酸性胶样分泌物,类似于微腺性腺病。间质常有纤维组织增生,有时可见较多炎症细胞浸润。有的病例有类似粉刺型导管内癌的肿瘤中央区坏死。

11.黏液表皮样癌

(1)定义:乳腺黏液表皮样癌非常罕见。其形态和生物学行为与涎腺黏液表皮样癌类似,2003年WHO乳腺肿瘤组织学及遗传学分类将其归在化生性乳腺癌中。

(2)光镜检查:肿瘤由黏液分泌细胞、表皮样细胞和中间细胞及多少不等的黏液组成。在高分化肿瘤中,黏液细胞和表皮样细胞丰富,黏液细胞占肿瘤的50%以上,中间细胞较少,瘤细胞可形成不规则的片状,但常形成大小不等、充满黏液的囊腔,囊壁衬里常见黏液细胞。黏液细胞可覆盖于表皮样细胞上,也可夹杂在表皮样细胞之间,较大的囊腔可有乳头突入,腔内有黏液。在低分化肿瘤中,主要为表皮样细胞和中间细胞,而黏液细胞较少,通常不足肿瘤的10%,瘤细胞异型性明显,核分裂象多见,实性团块多,囊腔少,并可见肿瘤向周围组织浸润。介于两者之间的也可称为中分化,三种细胞数量大致相同,表皮样细胞可有轻度异型性,偶见核分裂。

12.富糖原透明细胞癌

(1)定义:富糖原透明细胞癌是指90%以上的癌细胞胞质透明且富含糖原的癌,又称透明细胞癌、富糖原细胞癌,可发生于肺、唾液腺、卵巢、宫颈及乳腺等部位。

(2)光镜检查:常具有导管内癌和浸润性导管癌图像,也可以是浸润性小叶癌或其他类型癌的构型。导管内癌多为实性、粉刺样型,也可以是筛状、乳头状型。浸润性癌呈巢状、片状分布。癌细胞呈圆形、多边形或柱形,细胞界限清楚,绝大多数(>90%)的癌细胞胞质水样透明,少数也可呈淡染-嗜酸性颗粒状。细胞核卵圆形中位或偏位、深染,多数为高核级,核仁明显,有明显异型性和多形性,核分裂象多少不等。小叶型透明细胞癌细胞比较均匀一致,异型性亦可不显著。可有程度不同的坏死和间质纤维化硬化,有时可见多少不等的炎症细胞浸润。

13.皮脂腺癌

(1)定义:乳腺皮脂腺癌也称皮脂腺样癌,是指具有皮脂腺分化的原发性乳腺癌,皮脂腺分化细胞必须占优势才能诊断,否则只能诊断为具有皮脂腺分化的癌。其起源与皮肤皮脂腺无关,可能与乳腺上皮的分化和化生有关。肿瘤位于乳腺内,癌组织和乳腺腺管上皮有移行过渡是诊断乳腺皮脂腺癌的重要依据。

(2)光镜检查:肿瘤呈叶状或巢状分布。通常由两种细胞组成,一种是皮脂腺样细胞,界限清楚,胞质丰富,透明-泡沫状;另一种是皮脂腺样细胞外周的小的卵圆形或梭形细胞,胞质少呈嗜酸性,没有空泡,两种类型的细胞可排列呈类似皮脂腺小叶的结构。细胞核圆形或卵圆形,也可为不规则形或梭形,通常只有轻度异型性,核呈泡状,0~2个核仁,核分裂少见,局部核有明显异型性,核分裂多见。可有灶状桑葚样的鳞状细胞化生,也可出现角化鳞状上皮。小叶及细胞巢间有多少不等的纤维血管间质。有的病例有小叶原位癌成分。

14.淋巴上皮瘤样癌

(1)定义:淋巴上皮瘤样癌是一种在显著增生淋巴组织中有散在癌细胞的浸润性癌。

(2)光镜检查:低倍镜下肿瘤组织呈结节状或弥散分布,中间有多少不等的纤维组织,有的病例有宽大的透明变的纤维束。其显著的特点是有大量弥漫淋巴组织增生浸润,可有淋巴滤泡或淋巴滤泡样结节形成及血管内皮细胞增生。在密集淋巴细胞中散在分布着分化差的肿瘤细胞,肿瘤细胞体积大,呈圆形或多边形,胞质丰富、淡染或略呈嗜酸性,有突出的圆形泡状核,核仁明显,呈双嗜性,亦可见双核或多核细胞(类似于 H-RS 细胞),核分裂多少不等。根据肿瘤细胞的分布特点,常可见两种组织类型:①Regaud 型:肿瘤细胞比较多,表现为片状、巢状或条索状分布的上皮细胞,与周围的淋巴细胞的分界清楚;②Schminke型:肿瘤细胞比较少,在密集的淋巴细胞中呈单个散在或独立的小簇(2～3 个细胞)状分布,这两种类型常同时存在。淋巴滤泡样结节内可见残存的腺管,亦见有淋巴上皮病变,腺管上皮细胞内/间有淋巴细胞浸润。肿瘤可浸润周围脂肪组织,通常没有坏死。某些病例肿瘤周边乳腺终末导管小叶单位内外有明显淋巴细胞浸润,呈淋巴细胞小叶炎改变,部分上皮有增生,少数可见不典型小叶增生和浸润性小叶癌。

15.中心坏死性乳腺癌

(1)定义:中心坏死性乳腺癌,其特点是肿瘤大部坏死或纤维化透明变,周边只有少量癌组织。

(2)光镜检查:肿瘤中大部分为凝固性坏死组织,部分病例坏死组织中可有程度不同的纤维化或透明变,其中仍可见"鬼影"状坏死细胞。坏死组织周围有分化差的癌细胞浸润环绕,通常是 Ⅲ 级浸润性导管癌,呈狭窄带状、索条状排列,癌细胞异型性、多形性明显,具有高级别核级,核分裂易见。某些病例有梭形细胞分化和鳞状细胞化生,大部分病例伴有导管内癌,所有病例均无明显的炎症细胞浸润。

16.嗜酸细胞癌

(1)定义:乳腺嗜酸细胞癌又称乳腺上皮嗜酸细胞瘤、恶性嗜酸细胞瘤,是指癌细胞由 70% 以上的嗜酸细胞组成的浸润性乳腺癌。嗜酸细胞含丰富的线粒体,后者占细胞质的 60% 以上。

(2)光镜检查:嗜酸细胞癌的组织学基本类似,表现为:①癌细胞大,呈圆形或多角形,细胞界限清楚,无顶浆分泌突起。胞质丰富,含大量弥漫分布的嗜酸性小颗粒,颗粒无向腔面或基底部极化倾向。细胞核多数居中,呈圆形或卵圆形,中等大,大小较一致,可有轻至中度多形性,核仁明显,核分裂象少见,偶见多核瘤巨细胞。②组织学排列多样。癌细胞排列呈实性巢状、腺管状、乳头状、筛状。也可呈囊内乳头瘤状,乳头有纤维脉管束轴心,外衬柱状上皮细胞,胞质内含丰富嗜酸性颗粒。乳头可反复分支,充满导管腔,呈平行索状排列。③癌细胞呈浸润性生长,伴致密的纤维反应,或可有假包膜。④癌巢周围肌上皮消失。⑤偶见腺腔内及间质钙化。⑥特殊染色:细胞质内可有或无 PAS 阳性颗粒。如有,其分布无特殊极性。

三、非浸润性乳腺癌病理分类

(一)导管原位癌

1.定义

导管原位癌(DCIS)是一种肿瘤性导管内病变,特征为导管型肿瘤性上皮细胞明显增生,细胞有轻至重度异型,未突破导管/小管的基膜,无间质浸润。病变具有内在的进展为浸润癌的趋势,但并非必然会发展为浸润癌。

2.光镜检查

(1)基本形态:病变绝大多数发生于 TDLU 的终末导管(TD)和小管(DTL)内。TD/DTL 明显扩张,原有的腺上皮被不同程度异型的肿瘤细胞取代,并排列成不同的组织学构型,可有或无坏死。原有的肌上皮层可完整保存,或部分甚至完全缺失。原有的基膜保存无损,偶有灶性不连续,无肿瘤细胞突破基膜浸润间质。

(2)分级:见表 3-2。

表 3-2   各级别 DCIS 特点

DCIS 级别	核级别	坏死	细胞极化
低级别 DCIS(DINIC)	低级别核	无	常有
中间级别 DCIS(DIN2)	中间级别核	可无可有	可有
高级别 DCIS(DIN3)	高级别核	常有	无

（3）常见的导管原位癌（DCIS）

1）低级别（lowgrade）DCIS：相当于 DINIC。其特征为：①瘤细胞具低级别核的基本特征；②可呈筛状型、微乳头型、实体型等构型；③常有瘤细胞极化现象；④无坏死及粉刺型构型；⑤单管或少数小管病变是否附加量化标准有分歧；⑥实体型伴或不伴中央坏死者均应与小叶肿瘤的巨腺泡型和中央坏死型鉴别（图3-16、图 3-17）。

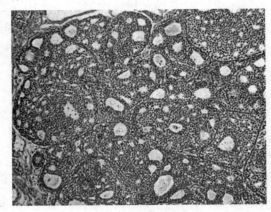

图 3-16   低级别导管原位癌(1)

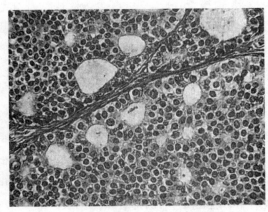

图 3-17   低级别导管原位癌(2)

2）中间级别 DCIS：相当于 DIN2。其特征为：①瘤细胞具中间级核的特征；②多呈实体型、筛状型、微乳头型及粉刺型等构型；③可有细胞极化现象；④可无坏死，或有点状坏死及中央带坏死，也可出现 50% 或以上管腔直径的中央带坏死（图 3-18、图 3-19）。

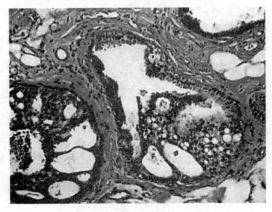

图 3-18   中级别导管原位癌(1)

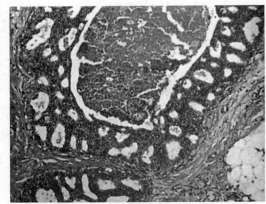

图 3-19   中级别导管原位癌(2)

3）高级别 DCIS：相当于 DIN3。其特征为：①瘤细胞具高级别核的特征；②多呈粉刺型、实体型，亦可为微乳头型、筛状型及平坦性贴壁型；③常见广泛的中央带坏死，但也可无坏死；④平坦型（贴壁型）DCIS，由单或数层具有高级别核的瘤细胞取代小管原有内衬上皮细胞，呈平坦型生长，不形成复杂构型。管腔空虚，或有颗粒状分泌物，但无瘤细胞碎屑性坏死（图 3-20、图 3-21）。

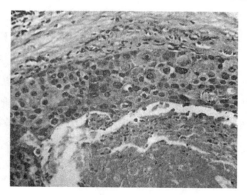

图 3-20　高级别导管原位癌(1)

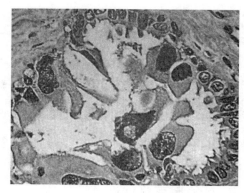

图 3-21　高级别导管原位癌(2)

(二)小叶性肿瘤/瘤变

1.定义

小叶性肿瘤(LN)又称不典型小叶增生(ALH)、小叶原位癌(LCIS)、乳腺上皮内肿瘤,小叶型、小叶性上皮内瘤变(LINl-3)、小叶原位肿瘤。

指发生于终末导管小叶单位(TDLU)内的、通常以体积较小、黏附松散的小叶型肿瘤细胞为特征的全系列性不典型上皮增生性病变,可伴或不伴有终末导管的 Paget 样扩展,是患者后来乳腺发生浸润性小叶癌或导管癌的危险因子。新近资料提示,它可能是浸润性小叶癌的前驱病变。

2.光镜观察

(1)经典性小叶性肿瘤(classicLN)或 LIN 或 LCIS

1)组织学特征:①病变位于 1 个或多个 TDLU 内;②病变小叶构型保存或大致保存;③病变小管(腺管)因细胞增生呈不同程度扩张;④增生的细胞均匀分布,充塞管腔,不形成微管或其他构型;⑤75%病例伴有终末导管的 Paget 样扩展。

2)细胞学特征:增生的细胞可分为 A 型和 B 型,它们取代小管(腺管)固有的(腺)上皮。A 型细胞,多为圆形、亦可为多角形或立方形,但在具体病例中,呈单形性。细胞较小,胞界欠清,细胞间黏附松散,甚至完全分离。胞质少、偏位、淡染、常有胞质内小腔(黏液小球)。核圆形,形态一致,体积为小淋巴细胞的 1~1.5 倍,染色质均匀分布,核仁缺如或不明显,核分裂象少见。偶见细胞相互紧贴,胞界清晰。胞质淡染,常有胞质内黏液小泡。胞核圆形,中位。B 型细胞,细胞较大,轻度大小不一。偶见较多颗粒状嗜伊红染胞质。核型轻度不一致,核体积较大,约为小淋巴细胞的 2 倍,染色质分布欠均匀,可见核仁。A 型和 B 型细胞也可混杂存在。LN 的肌上皮层常原位保存,或有少数肌上皮分化细胞混杂于上述瘤细胞间。病变小管的基膜通常无差(图 3-22、图 3-23)。

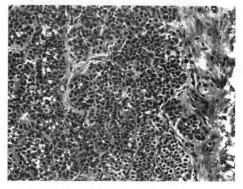

图 3-22　经典性小叶性肿瘤(1)

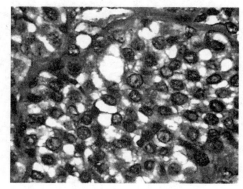

图 3-23　经典性小叶性肿瘤(2)

小管(腺泡)内的瘤细胞常扩展至小叶内/外终末导管。瘤细胞在导管壁原有的肌上皮与腺(腔)上皮之间蔓延,即 Paget 样扩展,此图像对诊断小叶性肿瘤有提示意义。经典性小叶性肿瘤内较少见坏死与钙化。

(2)多形性小叶性肿瘤:组织学特征基本同经典性 LN,以瘤细胞的明显多形性为特征。瘤细胞间黏附松散,常彼此分离。瘤细胞体积大,形态多样,可呈球形、多角形或不规则状。胞质丰富,嗜伊红染,细颗粒状或模糊的泡沫状。核大,约为小淋巴细胞的 4 倍或更大,核形不规则,常有凹陷,甚至呈分叶状,多数胞核深染,当其深染时,可见明显核仁,核分裂象较易见。可见癌细胞坏死,钙化少见。小叶内终末导管(ITD)常呈受压状态。

(三)乳头佩吉特(Paget)病

1.定义

乳头佩吉特病是乳头区表皮内存有不典型性明显(胞质丰富、核仁显著)的大细胞的恶性腺上皮细胞病变。几乎所有病例均伴有病变下方的导管内癌,通常累及一个以上输乳管和乳腺深部更远处的导管,病变可有浸润,也可无浸润。乳头 Paget 病约占全部乳腺浸润性癌的 1.1%;病变下方连接浸润性癌的占50.4%;有导管内癌的占 36.3%;不合并癌的占 13.3%。

2.光镜检查

乳头表皮内见 Paget 细胞,其体积大,呈圆形或卵圆形,胞界清楚,胞质丰富,淡染或透明。核大,圆形,染色质颗粒状,核仁清楚,核分裂象易见。Paget 细胞常聚集在病灶中央和表皮下部,呈小簇状分布;而在病灶外周和表皮上部则趋向于单个细胞散在分布的特点。病变早期 Paget 细胞主要位于表皮基底层,基膜完整;随着病变的发展,Paget 细胞可突破基膜并进入真皮层(图 3-24、图 3-25)。特殊染色证实,多数病例中 Paget 细胞含有黏蛋白。由于吞噬作用,Paget 细胞内偶尔也含有黑色素颗粒,需注意与类似于黑色素的胞质内脂褐素颗粒及恶性黑色素瘤鉴别。乳头 Paget 病下方的输乳管内常有高级别的导管内癌。如果取材充分,多数情况下,即使原位癌在深部乳腺组织中,通过连续切片总会找到乳头部病变与导管内癌的连接处并发现受累的输乳管。侵袭性癌中,雌、孕激素受体阴性者及高级别癌更容易侵犯皮肤。

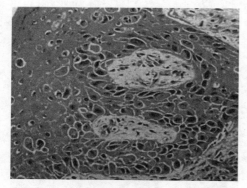

图 3-24　乳头表皮内见 Paget 细胞浸润

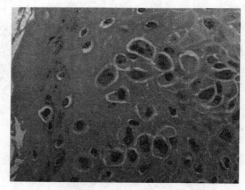

图 3-25　Paget 细胞体积大,圆形或卵圆形,胞界清楚。胞质丰富,淡染。核大,圆形,染色质颗粒状,核仁清楚,核分裂象易见

(周海燕)

第二节　乳腺癌常用免疫组化指标结果解读

一、ER/PR

其测定结果与乳腺癌的治疗和预后密切相关：ER/PR 阳性患者对内分泌治疗有效，预后好。大多数 ER 阳性的肿瘤 PR 也阳性，但也有少数例外。通常将 ER 与 PR 的检测结合起来以增加预示性：患者对内分泌治疗效果为 ER(＋)/PR(＋)＞ER(＋)/PR(－)＞ER(－)/PR(＋)＞ER(－)/PR(－)。在石蜡包埋组织中用免疫组化法检测 ER/PR，核染色为阳性，而细胞质染色不能作为阳性来判断。激素受体的免疫组化检查有两个指标，一是肿瘤细胞核染色阳性的数目，一是染色强度。前者表现为阳性细胞核占所有肿瘤细胞核的百分比，后者则分级为阴性、弱阳性、中度阳性和强阳性（图 3-26、图 3-27、图 3-28）。对 ER/PR 染色的强弱判定标准有很多方法，多家机构的研究结果表明，阳性细胞率具有较好的预测价值，而染色的强度可不加以考虑。国际乳腺癌组织根据对内分泌治疗的效果将 ER/PR 染色分为三类：无表达（0）、低表达（1％～9％）、高表达（≥10％），分别对应内分泌治疗无反应、反应不确定和有反应。

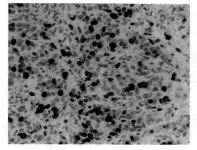 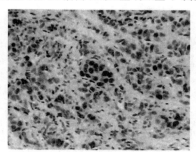 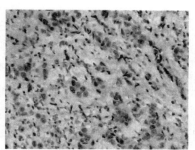

图 3-26　染色强阳性　　　　　图 3-27　染色中度阳性　　　　　图 3-28　染色弱阳性

二、HER2 基因

HER2 基因又称为 CerbB-2，是一种癌基因，属于表皮生长因子受体家族，其过表达与肿瘤的发生发展有关，与患者的预后和临床治疗的效果也极为密切：具有 HER2 基因过表达的患者总生存期和无病生存期较短，且患者就诊时的肿瘤负荷更大，淋巴结转移概率更高，激素受体阴性的比例更高，组织学分级更差，肿瘤的增殖指数更高。由于 2002 年美国 FDA 批准的一种新药 Herceptin/Trastuzamab 即针对 HER2 的人源化单抗的问世，使对 HER2 的检测成为常规病检不可缺少的项目。对 HER2 的免疫组化判定标准较严格，目前采用美国临床肿瘤协会（ASCO）和美国病理家协会（CAP）制定的"乳腺癌 HER2 基因临床检测指南"评分标准判定（表 3-3）。

表 3-3　HER2 免疫组化染色评分标准判定

染色类型	评分	HER2 表达评估
无胞膜染色或 10％以下的肿瘤细胞胞膜弱阳性或不完全胞膜阳性	0	阴性
超过 10％的细胞呈不完全胞膜阳性	1＋	阴性

染色类型	评分	HER2 表达评估
超过 10%、不到 30% 的肿瘤细胞呈弱至中度完全胞膜阳性	2+	可疑阳性
超过 30% 的细胞呈现强而完整的细胞膜着色	3+	阳性

　　如果免疫组化结果为 0 或 3+，可止于此，因为该基因的过表达或缺失与 FISH 检测结果几乎完全符合；如果免疫组化结果为 1+ 或 2+，则建议再做 FISH，检测其有无相关基因扩增（图 3-29、图 3-30、图 3-31）。

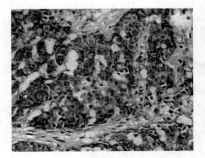

图 3-29　HER2 1+

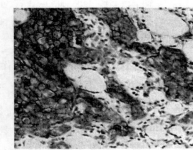

图 3-30　HER2 2+

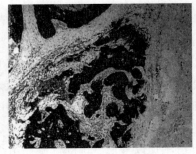

图 3-31　HER2 3+

三、Ki-67

　　主要用于判断细胞的增殖活性，表达在所有活动的细胞周期（G_1、S、G_2 和有丝分裂期）中，而在 G_0 期不表达。临床资料表明，Ki-67 增殖指数高低与肿瘤的分化程度、浸润转移以及预后密切相关，是评估肿瘤预后的重要参考指标之一。过去，不同医院或实验室采用的评判标准不一致，所得到的结果亦有不同程度的偏差。2011 年，"欧洲 Ki-67 工作小组"给出一推荐评估方案：若目测阳性比例明显大于 20% 或小于10%，则给出一个相对准确的阳性估计值；若目测阳性比例在 10%～20% 之间，则必须对染色的整张切片做整体评估，将阳性密集区域与阳性稀疏区域综合起来，至少计数 1000 个肿瘤细胞，计算其阳性比例。但专家组也承认，该方案缺乏循证医学依据。

四、E-cadherin 与 P120 连环蛋白

　　细胞黏附分子 E-cadherin 是区分导管癌与小叶癌有价值的标记物。绝大多数导管癌 E-cadherin 在肿瘤细胞膜上呈线性表达。相反，小叶癌通常是阴性。E-cadherin 在小叶癌中表达的丢失是由于 E-cadherin 基因突变引起的。

　　P120 连环蛋白是一种与 E-cadherin 有关的酪氨酸激酶蛋白。研究显示，P120 在导管癌和小叶癌中表达的部位不同：正常乳腺、乳腺增生病及导管癌细胞都有 E-cadherin 表达，P120 被结合固定在细胞膜上，所以上述情况 P120 在细胞膜上表达；在小叶性肿瘤（不典型小叶增生、小叶原位癌和浸润性小叶癌）E-cadherin 缺失，P120 解离聚集在细胞质中，因此，P120 在细胞质中表达。另外，P120 还可用于小叶增生与小叶肿瘤的鉴别，前者在细胞膜表达，后者在细胞质表达。

（王振焕）

第三节　HER2 的 ISH 检测

HER2 状态是乳腺癌临床治疗方案选择、曲妥珠单抗靶向治疗患者的筛选和预后评估的重要指标,所有浸润性乳腺癌均应评估 HER2 状态。免疫组化(IHC)和原位杂交(ISH)是检测 HER2 状态的推荐方法,ISH 可定量检测 HER2 基因扩增水平,具有准确性、重复性好等特点。下面就 ISH 检测原理与方法、检测流程、结果判断及需要注意的一些问题作一介绍。

一、ISH 检测的原理与方法

ISH 检测的基本原理是用特定标记的、已知序列的单链核酸为探针,根据碱基互补和核酸变性复性的原则,与组织或细胞中待测单链核酸进行特异性结合,形成可被检测的异源性杂交双链核酸。ISH 的特点是可结合组织结构和细胞形态;可对目标基因进行定性、定量及定位分析;敏感性高、特异性强、重复性好。根据标记探针不同,可分为荧光原位杂交(FISH)、显色原位杂交(CISH)和银增强原位杂交(SISH),前者在荧光显微镜暗视野下观察,后两者在普通显微镜亮视野下观察。FISH 和 CISH 是 2007 年美国临床肿瘤学会(ASCO)/美国病理学家协会(CAP)和 2009 年我国乳腺癌 HER2 检测指南所推荐的方法。SISH具有敏感、可在全自动免疫组化检测仪上检测和亮视野下观察的优点,已被欧盟 CE 和 SFDA 认证用于检测 HER2 基因状态。HER2 的 ISH 检测可采用 HER2 单探针分析 HER2 基因的拷贝数或采用 HER2 和17 号染色体着丝粒(CEP17)双探针分析两者的比值来评估,目前最常用的方法是双探针 FISH 法。

二、ISH 检测的流程

ASCO/CAP 和我国乳腺癌 HER2 检测指南中均推荐 IHC 和 ISH 相结合的检测策略,乳腺癌标本一般先进行 IHC 检测,对于 IHC 为 2+(HER 状态不确定)的病例需进一步应用 ISH 方法进行 HER2 基因扩增状态的检测。根据判断标准,ISH 的检测结果可分为:阳性(有扩增)、阴性(无扩增)和意义不确定三种情况,对于意义不确定的病例,需要计数更多的细胞,或更换蜡块重新检测,或重复 IHC 检测。ISH 检测应在符合标准的、具有一定检测量的实验室进行。

ISH 的检测由一系列的操作过程完成,包括标本的制备、切片的预处理、变性杂交、切片洗涤、结果判读等步骤,规范化的操作是准确 HER2 检测的质量保证,任何一个环节有问题都可能影响检测结果。标本来源主要为穿刺或切除后的乳腺癌组织,需采用甲醛(福马林)固定、石蜡包埋处理,在标本的制备中特别强调及时固定(应在 1h 内)、固定液的类型(磷酸缓冲液配制的 4% 的中性甲醛固定液)和固定时间(6～48h),不宜用微波炉快速固定组织,切片厚度以 4～5μm 为宜,置于涂胶的玻片上。切片预处理中最重要的环节是胃蛋白酶消化,不同实验室应摸索出最佳的消化时间,对特殊病例如蜡块保存时间较长的病例,消化时间需作一定调整。切片预处理后,将配制好的探针混合液加到组织上,用盖玻片盖上,并用橡胶水泥封住盖片四周,在 78℃下变性后 42℃杂交 14～18h,在含有 NP-40 的 SSC 洗涤液中小心洗涤后封片观察。每次检测最好选择 HER2 阳性和阴性的切片作为外对照,以组织中非癌细胞作为内对照,与癌细胞互为对照。杂交后组织细胞中 75% 或以上的细胞核显示双色信号为检测成功。检测后应尽快地在(荧光)显微镜下观察或于封闭盒内保存至 -20℃冰箱。

三、ISH 结果判断

ISH 结果判断只在乳腺癌的浸润性成分中进行,应至少找到 2 个浸润性癌区域,选择大小一致,胞核边界完整、细胞核无重叠、HER2 和 CEP17 绿色信号清晰,随机计数至少 20 个癌细胞核中的双色信号进行判断。ISH 结果报告中应包括评估的肿瘤细胞量、HER2 信号平均值/细胞核、CEP17 信号平均值/细胞核和平均 HER2 信号数/CEP17 平均信号数的比值,ISH 判断标准及其临床意义简述如下。

1.ISH 阳性

即 HER2 有扩增,其判断标准为双探针 HER2/CEP17 的比值＞2.2 或单探针平均 HER2 拷贝数＞6.01细胞核。若 HER2 和 CEP17 信号比值＞20 或众多成簇时可不计算,直接判为 HER2 基因有扩增。据研究,HER2 基因扩增是导致 HER2 蛋白过表达的主要原因,与乳腺癌快速增值、无病生存期和总生存期短有关,HER2 基因扩增的患者可得益于多柔比星为基础的治疗,适合接受曲妥珠单抗靶向治疗。

2.ISH 阴性

即 HER2 无扩增,其判断标准为双探针 HER2/CEP17 的比值＜1.8 或单探针平均 HER2 拷贝数＜4.01细胞核。与 ISH 阳性相反,ISH 阴性患者无病生存期和总生存期长,不能得益于增强多柔比星为基础的治疗,不适合接受曲妥珠单抗靶向治疗。考虑到曲妥珠单抗的治疗潜力,实验室应将假阴性控制在 5％以内,尽量降到接近 0。

3.ISH 意义不确定

判断标准为双探针 HER2/CEP17 的比值在 1.8～2.2 之间或单探针平均 HER2 拷贝数在 4.0～6.0 之间/细胞核。在最早美国 FDA 批准的 FISH 检测标准中只有阳性(比值＞2.0)或阴性(比值≤2.0)结果,2007 年 ASCO/CAP 设立了"意义不确定"或称"可疑"病例,目的是对这部分病例进行进一步的检测,以更准确地确定 HER2 基因状态。ISH"意义不确定"病例大多与 17 号染色体异倍体有关,目前尚没有足够证据证明这些患者是真阳性还是假阳性、是否必须进行靶向药物治疗。因 HER2/CEP17 在 2.0～2.2 者过去被判定为 HER2 扩增,ASCO/CAP 检测标准中指出对于 HER2/CEP17 比值≥2.0 的患者可进入曲妥珠单抗相关的临床试验。

为避免 ISH 判断结果的差错,原则上下列情况为 ISH 判断的排除标准:①浸润性乳腺癌细胞数量少,难以在紫外灯下界定的样品;②未用中性甲醛(福马林)液固定;③固定少于 6h 或多于 48h;④FISH 信号不均一,可计数细胞小于 75％;⑤出现背景弥散信号(＞10％信号位于细胞质);⑥不适宜的酶消化导致细胞核辨认不清或自发荧光过强;⑦对照片未出现预期结果等。对这些病例应更换蜡块或重复检测,但少数情况下由于蜡块存放时间过长或预先处理不规范,即使多次重复,仍无法得到上述肯定结果,这些病例为 ISH 无法判断。

四、存在的问题与争议

ASCO/CAP 和我国乳腺癌 HER2 检测指南统一了 HER2 判断的标准,强调了 HER2 检测流程,容易出现误差的重要环节及质量控制等,极大地提高了 HER2 检测的准确性、可重复性、不同实验室检测结果的一致性和可比性。但在实际工作中发现仍有一些问题在指南中并未涉及、有些问题尚缺乏足够的临床和实验室证据存在争议,在诊断和结果解释中具有一定挑战性,在临床工作中应引起注意。

1.HER2 的 ISH 检测是否比 IHC 检测更准确

在乳腺癌的 HER2 检测中,IHC 和 ISH 检测结果显著相关,但仍有小部分病例两者不一致,包括 IHC 为 3＋的病例而 ISH 为阴性、IHC 为 0 和 1＋的病例而 ISH 为阳性,究竟以哪个方法的结果为标准是临床工作中时常面临的问题。评估一个方法准确性的金标准是患者的治疗反应和疗效,目前两者都不能准确地筛选出所有 HER2 靶向治疗受益或不受益的患者。IHC 具有操作简便、快速、经济并且直接反映靶向蛋白水平的优点,是 HER2 状态检测的首选方法,但 HER2 蛋白抗原性受固定方法和固定时间影响较大,判断中有一定主观性,可能导致检测结果的偏差。而 ISH 检测受固定方法和固定时间影响较小,判断相对客观,在实验室之间可重复性好,大多数情况下可给予明确的结果。有研究报道,与曲妥珠治疗反应的相关性更好,因此 ISH 被普遍认为是确定 HER2 基因状态的"金标准"。也有研究和实验室推荐将 ISH 检测作为筛选 HER2 靶向治疗患者的首选方法。但实际遇到 IHC 和 ISH 检测结果不一致时,应仔细分析其可能的原因,一方面需排除是否在 IHC 或 ISH 检测和判断中存在问题,另一方面应根据结果分析其客观存在的原因,如是否存在 HER2 基因扩增的异质性、是否存在 17 染色体多体或单体,由于两种检测方法判断标准的不一致,上述因素均可导致两者结果的不一致。

2.HER2 基因扩增异质性的判断及其与临床治疗的关系

在实际工作中发现,在部分乳腺癌病例中存在 HER2 基因扩增的异质性,这些病例可能导致 IHC 和 ISH 结果的不一致或 ISH 结果不确定,对这一问题,CAP 专家委员于 2009 年发表文章专门对异质性的评价和报告作了阐述,作为 2007 年 ASCO/CAP 判断标准的补充和扩展。所谓 HER2 基因异质性是指仅 $5\%\sim50\%$ 的浸润性肿瘤细胞表现为双探针 HER2/CEP17＞2.2 或单探针 HER2＞6.01 细胞。结果判断时应选择 $2\sim4$ 个代表性区域随机计数,根据最终比值决定 HER2 为阳性、阴性或意义不确定。在报告结果的同时,需特别注明存在 HER2 基因扩增的异质性,扩增细胞的百分比和分布形式(散在分布或簇状分布),如果 HER2 扩增细胞呈簇状分布,应注明该区域内平均每个细胞的 HER2 及 CEP7 的信号数及两者的比值。英国国家实验室外部质控计划对 HER2 异质性扩增形式作了分类,分别推荐了计数、报告的方法和解释。但 HER2 基因扩增的异质性与临床预后是否有关、是否可从 HER2 靶向治疗中受益仍不明确,尽管有报道认为少量细胞的扩增并不意味 HER2 基因扩增,混杂或孤立性扩增细胞的比例小于 30% 并不影响预后。报告 HER2 基因扩增异质性的目的是为了将来能启动相关的临床实验来明确其临床意义,同时,临床医师在治疗方案选择时应考虑到对治疗效果的可能影响,对患者作必要的解释。如果是穿刺标本中存在异质性,应注明该结果不能代表肿瘤的整体,建议如有手术切除标本可再行 ISH 检测。

3.17 号染色体异倍体对 HER2 状态的影响及其与临床治疗的关系

乳腺癌中 17 号染色体异倍体是常见现象,包括染色体获得(多体)和缺失(单体)。17 号染色体单体较少见,17 号染色体多体较多见。据报道用染色体矫正的方法是判断 HER2 基因扩增与否的最佳方法,因为它可以调整由于 17 号染色体多体引起的假扩增,同时可作为内部阳性对照,以保证切片引起的截断细胞中检测到异常基因。17 号染色体多体或单体可能导致单探针与双探针判断结果的不一致,即 ISH 与 IHC 表达的不一致。关于 17 号染色体异倍体究竟是否影响 HER2 蛋白表达和基因扩增一直是个争议的问题,特别是在 HER2 基因无扩增的病例中 17 号染色体多体是否影响 HER2 蛋白表达。有大量相关的研究显示了完全不同的结果,有报道在无扩增的病例中,17 号染色体多体与 HER2 蛋白高表达密切相关,在 IHC2～3＋的病例中 17 号染色体多体的比率远高于 IHC0～1＋的病例;相反的报道是,17 号染色体多体与 HER2mRNA 和蛋白高表达均无关。17 号染色体异倍体与临床预后的关系也是个争议的问题,有报道 17 号染色体多体与临床预后差、淋巴结转移相关,17 号染色体单体也与淋巴结转移有关。关于 17 号染色体异倍体与 HER2 靶向治疗的关系,有研究提示,HER2 扩增(比值增高)而 17 号染色体为单体的患者并不能从曲妥珠单抗治疗中获益,因此,单用比值可能并不是反映这类患者 HER2 状态的可靠指标。但对 17 号染色体多体、HER2 基因无扩增而 HER2 过表达的患者研究提示,可能从曲妥珠单抗治疗获益,17 号染色体多体、HER2 基因有扩增的患者单用化疗的 5 年生存率高于 HER2 基因扩增 17 号染色体正常的患者,但这些结论尚待进一步证实。

4.疾病进展和新辅助化疗对 HER2 状态的影响及再检测价值

大部分乳腺癌患者在疾病进展(转移或复发)过程中 HER2 基因状态稳定,但也有小部分病例由于克隆性选择或 HER2 基因扩增异质性原因,HER2 基因状态发生改变,由阴性变为阳性或由阳性变为阴性。因此,在可能的情况下,建议在转移或复发性肿瘤中重复检测 HER2 状态。关于新辅助化疗对 HER2 状态影响目前报道尚不一致,有报道在新辅助化疗治疗前后 HER2 基因状态稳定,也有报道有小部分病例在治疗后发生了蛋白表达的改变,有报道基因状态与蛋白表达的一致性降低。由于新辅助治疗前 HER2 检测多采用乳腺穿刺组织,组织较小,如有 HER2 基因扩增异质性不能完全反映乳腺癌的整体情况,因此推荐新辅助化疗后的手术标本再行 HER2 检测,以准确了解 HER2 基因的扩增状态,更好地指导临床治疗决策。

(王振焕)

第四节　乳腺浸润癌的遗传学

遗传学在乳腺癌的研究中日趋重要。乳腺癌进展是由一系列基因的变异而引起,包括癌基因的激活(如基因扩增)和抑癌基因的失活(如基因突变和缺失)。

一、细胞遗传学

迄今还没有发现特异性的乳腺癌染色体标志,甚至没有任何乳腺癌亚型的细胞学标志物,这与乳腺癌的基因复杂性有关。然而,已经分出数百个原发癌的核型,可以分辨一些一般的肿瘤。乳腺癌的染色体数目呈多变性,2/3 的乳腺癌是 DNA 多倍体。复发性乳腺癌中染色体不平衡易位比较常见,尤其明显的是 i(1)(q10) 和 der(1;16)(q10;p10)。其他明显的改变为 i(8)(q10) 和亚染色体(p13,p22,q12,q42)、3p12~14 和 6q21 的缺失。未发现有特异性基因和这些变化有关。

1.DNA 扩增

细胞遗传学分析发现,双微体染色体和均一性染色区域时常发生乳腺癌,后来证实这些区域包含有增加扩增的癌基因。DNA 序列拷贝数目,包括 1q31q32、8q24、11q13、17q12、17q22-24 和 20q13。对于这些区域中的大部分还不能精确地知道哪些是重要的扩增基因。序列数目增加的染色体区域时常跨越了数十个碱基对,提示有多个基因的参与。CGH 发现染色物质的丢失与杂合子数据的丢失大致吻合。

2.癌基因

通过 Southenblot 分析和 Fish 染色以及后来的 CGH 和基因表达分析技术发现有些基因是 DNA 扩增的重要靶标。乳腺癌中通过点突变激活癌基因是比较少见的。按照染色体区域,下列基因扩增参与了乳腺癌的演进过程。

(1)1p13-21:在 2 个乳腺癌细胞系中发现有 DNA 扩增,但不确定是否是它促使了基因扩增。

(2)7q13 表皮生长因子受体基因(EGFR):编码一种细胞膜生长因子受体,在<3％的乳腺癌中有扩增。

（3）8p12 纤维母细胞生长因子受体 1 基因（FGFR1）：编码细胞膜纤维细胞生长因子受体，大约 10％ 的乳腺癌有扩增。

（4）8q24MYC 基因：编码一种调节生长和凋亡的核蛋白质，大约 25％ 的乳腺癌可出现此基因的异常扩增。MYC 蛋白半衰期很短，因此不能用于评价由于基因扩增而引起的蛋白过量表达。该基因的过度表达可能与缺乏雌激素受体和乳腺癌不良预后有关。8q 亚区的基因扩增比较复杂，可能至少有一个癌基因区域，但尚未证实。

（5）10q26 纤维母细胞生长因子受体 2（FGFR2）基因：编码纤维母细胞生长因子细胞膜受体，大约 12％ 的乳腺癌有扩增。

（6）11q13 细胞周期素 D1 基因（CCND1）：编码调节细胞周期的核蛋白。在 15％～20％ 的乳腺癌中有扩增，并伴有雌激素受体的表达。细胞周期素 D1 可与雌激素受体结合，从而独立激活受体。免疫组化显示细胞周期素 D1 在 80％ 的乳腺小叶癌有过度表达，但不一定伴有细胞周期素 D1 基因的扩增。

（7）17q12 人类表皮生长因子受体 2（ERBB2）原癌基因（即 HER2）：编码一种具有酪氨酸激酶活性的跨膜糖蛋白。20％～30％ 的乳腺癌有表达，ERBB2 的扩增及蛋白表达与乳腺癌的组织学分级、淋巴结转移度、病死率、复发率呈正相关。

（8）17q22-24：大约 10％ 的乳腺癌至少有 3 个基因（RPS6KBt、PAT1 和 TBX2）共同扩增和表达过度。进一步分析，在两个经常发生扩增的亚区内，RPS6KBI、MUL、APPBP2、TRAP240 和一个未知的基因都有过度表达。

（9）20q13：大约 15％ 的乳腺癌在这个区域可以发现 CSEIL/CAS 基因、NCOA3 基因或任何其他的基因，但尚不知这些基因是否有扩增，已经确认有 3 个独立的扩增区域，并且常共同扩增。

（10）细胞凋亡易感性：细胞凋亡易感性（CAS）受到一种蛋白控制，该蛋白在细胞凋亡和增殖中起作用。NCOA3 基因编码雌激素受体的一个共激活剂，而且它的扩增伴有雌激素受体的表达。高分辨率基因提示 ZNF217 和 CYP24（编码维生素 D24 羟化酶）可能有扩增，它们的过度表达使维生素 D 介导的生长控制失效。

（11）STK15（BTAK，AuroraA）：在 12％ 的原发乳腺癌中有扩增，在卵巢癌、结肠癌、前列腺癌等的细胞系中也可见类似扩增。STK15 基因编码一种中心相关的丝氨酸-苏氨酸激酶，在没有 20q13 扩增的情况下也可能过量表达。中心体不受控制的复制和分布导致染色体分离反常，从而出现许多癌细胞中都可见到的非整倍体，STK15 的高表达引起中心体的扩增，破坏了有丝分裂纺锤体合成的纠错机制，导致染色体不稳定。

3.杂合性丢失（LOH）

LOH 在乳腺癌中不同程度地影响着染色体臂，应用不同的方法和技术对 LOH 数据进行校对，从而绘制成连贯的染色体图非常复杂、工作量也非常巨大。肿瘤特殊的等位基因缺失、等位基因的不平衡性都叫作 LOH。LOH 经常被等同于基因缺失，但它也可能是体细胞重组引起的。乳腺癌 DNA 样品的等位基因缺失只能在没有正常细胞污染的样品中精确、可靠地测量，如果没有显微切割技术和流式细胞分离技术，在许多肿瘤组织中获得标本几乎是不可能的。等位基因的不平衡也可能由于染色体的非整倍体性（如三倍体），或某些染色体区域低水平的扩增引起的，从根本上有别于经典的 LOH。

LOH 可以用 Knudson'stwo-hit 模型解释抑癌基因的失活。许多研究尝试绘制染色体臂特定区域 LOH 基因图，这些区域精确标志抑癌基因的位置，有助于识别它们。

4.抑癌基因

一些发生 LOH 频率较高的染色体区域成为研究热点，其中可能有抑癌基因的参与，CGH 技术和细胞遗传学分析结果显示:这些染色体区域包括 1p32~36、3p14~21,6q25,7q31,8p12~21,9p21,13q12~q14、16q22、16q24、17p13 和 18q21。

一些潜在的抑癌基因有可能位于这些区域,如 16q24 的 FANCA、17p13 的 HIC1、8p21 的 PDGFRL、3p14 的 FHIT、9p21 的 CDKN2A 和 1p-36 的 TP73,但它们在乳腺癌中的作用还有待于继续研究。

抑癌基因主要功能为抑制肿瘤生长的基因,尽管没有达成共识,但细胞生物学、生物化学或基因遗传学都有它们存在的证据,例如体外将视网膜母细胞瘤基因 RB1 转染到乳腺癌细胞系中会改变它们的基因表型,但是在原发乳腺癌中可以有 RB1 基因的突变;RASSF1A 位于 3p21,在乳腺癌细胞中经常缺失,它可能是 RAS 基因的效应子,介导 RAS 基因的凋亡作用。在乳腺癌细胞系中,RASSF1A 的启动子高度甲基化,表达下调,在原发癌细胞中这种情况少见。在编码区没有发现失活性的基因突变,LOH 和启动子甲基化的关系尚不清楚。研究的重点应放在这些突变而失活的基因上,在部分原发癌细胞和细胞系中已经有所发现。在这个原则下,已发现并证实了少量抑癌基因,下面按染色体位置列举一下基因。

(1)6q26 IGF2R:M6P/IGFgR 基因编码胰岛素样生长因子 2(IGF2)/6 磷酸—甘露糖,常在肿瘤生长过程中失活。IGF2R 能够结合、降解有丝分裂 RTGF2,促进生长抑制因子 IGFJ3 活化,控制溶酶体酶作用靶标,因此认为它是抑癌基因。M6P/IGF2R 的错义突变干扰了 IGF2R、配体结合功能。约 6% 原发乳腺癌中可有错义突变。

(2)7q31 ST7:是一个功能未知的基因。把 ST7 转染进入 PC3(源于前列腺癌)使之在体内无法生长。有 3 个乳腺癌细胞系发现 ST7 移码突变,其中一个伴有 LOH。ST7 在乳腺癌中的作用还需进一步研究。

(3)8q11 RBICC1:RBICC1 蛋白是抑癌基因 RB1 的主要调解子,它位于核内,具有亮氨酸拉链系列和卷积结构,是一个转录因子。20% 的原发乳腺癌 RBICC1 有突变,包括 9 处大基因序列缺失,因此翻译出来的 RBICC1 蛋白明显缩短。所有 RBICC1 的等位基因都失活,突变发生在体细胞内。

(4)16q22 CDH1:细胞间黏附分子 E-cadherin 在肿瘤细胞系中表现出强烈的抑制肿瘤侵袭的作用。60% 的乳腺小叶浸润癌发生 CDH1 基因突变、失活,而导管浸润癌却没有此现象。大多数突变是翻译移码突变,形成分泌型 E-cadherin 蛋白片断。多数突变伴有 LOH。免疫组化方法可以检测 E-cadherin 蛋白是否表达,这可以解释为什么乳腺小叶浸润癌细胞呈分散性生长。小叶原位癌也有 CDH1 的突变。

(5)17q13 TP53:TP53 编码一个 53kD 的核蛋白,参与 DNA 复制和转录的调控。正常 p53 可诱导细胞周期静止或凋亡。20% 的乳腺癌有 p53 基因的突变、失活。p53 突变产物的出现,不仅是乳腺细胞癌变的特异性指标,而且可作为乳腺癌患者预后不良的一个非常重要的参考指标。TP53 的错义突变能通过免疫组化方法检测。

5.微卫星不稳定

微卫星不稳定(MSI)是错配修复基因(MLH1、MSH2、MSH6、PMSf 和 PMS2)突变引起的基因缺陷,表现为小串联重复序列或单核苷酸序列构成的复等位基因的存在。除源于 HNPCC 遗传结肠癌症候群的乳腺癌外,乳腺癌的微卫星不稳定可以忽略。Anbazhagan 等研究了 267 例乳腺癌的 104 个微卫星位点,没有 1 例有微卫星不稳定现象。

6.基因表达模式

表达模式的描绘依靠显微阵列技术同时对数以千计的基因表达进行分析。肿瘤基因表达呈多维变化,不同基因组的表达独立而不同。这些基因与细胞的增生、信号传递等生物学过程有关。然而肿瘤之间又有相似之处,这使学者有可能对肿瘤进行分类。ER 阳性和 ER 阴性的基因表达显著不同。有 BRCA1 突变的乳腺癌可以与散发病例及 BRCA2 阳性的乳腺区别。虽然这个领域刚起步,115 种肿瘤的 5 种基因表达模式已经可以分辨:盆腔样模式,ERBB2 过度表达模式,正常乳腺组织样亚群和两种空腔样模式,大约

25％的肿瘤不符合上述任何一种模式。空腔样模式的肿瘤表达角蛋白 8 和 18,并且高表达雌激素受体,其他组大部分不表达雌激素受体;盆腔样模式的肿瘤高表达角蛋白 5、6、17 和层粘连蛋白;ERBB2 组也表达在 ERBB2 扩增子上的其他基因,如 GRB7;正常乳腺组织样亚群高表达以脂肪和非上皮细胞为特点的一些基因。

二、乳腺癌转移的遗传学

上皮细胞到癌细胞演进过程中一系列基因改变的结果导致乳腺癌的发生。淋巴转移灶和远处转移比其来源的原发癌有更多的基因变异。原发乳腺癌存在广泛的 DNA 多倍体异质性,包括现存的 DNA 双倍体,多倍体和非整倍体,DNA 的倍体性可能在发生转移之前就已经出现。研究表明大部分乳腺癌细胞等位基因不平衡是在 DNA 倍体多样化过程中建立的,而且肿瘤的演进是线性的。在原发癌和转移癌中同时出现早期双倍体和中期的非整倍体,暗示瘤细胞转移性状的获得发生在早期。有研究发现,约 36％的乳腺癌患者骨髓中可以发现单个转移的瘤细胞,且这些单个转移细胞在临床上没有发现远处转移灶时就已出现,与原发灶癌细胞或转移灶癌细胞相比它们具有更少的染色体变异,而这种变异似乎是随机产生的。这与公认的观点恰好相反,乳腺癌细胞可能在其基因变化、演进的早期就已经转移,而不是当肿瘤细胞演进到非常高的水平、侵袭性克隆出现时才转移。这些发现具有重要的临床意义;第一,所有的不针对肿瘤发生遗传、基因特点的辅助治疗均不能根除剩余的肿瘤,因为扩散的癌细胞不一定和原发癌后来具有的基因突变特点类似;第二,扩散的癌细胞独立演进,因此以原发癌来推断其特点是不可能的。

(胡丽娜)

第五节　乳腺癌的病理学检查

根据乳腺疾病的临床表现,特别是有无可触及的乳腺包块,常采用不同的病理学检查。

一、可触及乳腺包块的病理学检查

1.细针吸取细胞学检查

目前国内常选用 6～8 号肌内注射针头,外径为 0.6～0.8mm。该法在乳腺包块的病理诊断中,能区别囊性或是实性病变。囊性病变的穿刺针吸物常表现为混浊的深绿色或琥珀色液体。穿刺抽吸后包块消失,多属于良性病变。对于实性包块特别是乳腺癌诊断中,细胞学检查也有较高的敏感性和特异性。在乳腺癌的诊断中其假阳性率一般低于 1％,但其假阴性率可高达 20％。另外,该法难以确定乳腺癌的组织类型,也无法区分导管内癌或浸润性癌,故其临床应用明显受限。对其他一些乳腺肿瘤,如纤维腺瘤、乳腺叶状囊肿瘤诊断的正确率约 90％。

2.核心穿刺(空芯针)活组织检查

针吸细胞学检查快速、简便,但是对细胞的诊断需要特别的专业培训,其诊断的准确率存在较大误差。因此,核心穿刺活组织检查受到越来越多的应用。由于活检枪的开发,能够获得一小块组织进行病理学诊断。该法具有细针吸取细胞学检查的许多优点,而且又能获得病变组织的结构特点,能对良性病变进行特异性诊断,并能鉴别乳腺癌中浸润性与原位癌。该法对乳腺癌诊断的敏感性达78%～94%,假阳性和假阴性率低于细针吸取细胞学检查。

3.切除活检

是确定乳腺肿块病变性质常用的方法,它能对肿块的大小、组织学特点做出完整的判断。由于近年来推广乳腺癌保乳手术,因此,一旦决定行肿块的切除活检,应尽量将整个肿块连同周围部分正常组织切除做病理学检查,以避免一旦病理诊断为恶性时再次手术。切除的肿块组织可以做常规石蜡切片或冷冻切片行病理诊断,也可以留存小块新鲜组织保存于−70℃冰箱或液氮中,用以做受体状况、增殖能力等免疫组织化学检查,还可以进行包括癌基因、细胞凋亡等分子生物学检查,为临床提供更全面的病理信息。

4.切取活检

对于较大肿块、不便切除的肿物,可从其周边部分切取一块组织,制成切片进行病理检验。切取活检的准确度优于细针吸取细胞学检查。敏感性为79%～94%。由于此法是部分切除,会造成较大肿瘤损伤面,增加了肿瘤扩散机会,影响患者预后。因此,临床多用于较晚期病例,以便为姑息性手术切除、化疗和放疗等提供诊断依据。

二、不能触及的乳腺疾病病理学检查

近年来,随着乳腺钼靶摄影及超声检查的普及,越来越多的不可触及的乳腺病变得以发现。极小的肿物即可检查出来。对于不可触及的乳腺病变,常用的检查方法如下。

1.结合钼检查的探查性活检术

当钼靶发现乳腺内有异常,临床不能触及肯定的肿块或病变时,可行探查性活检。在做病理检查前,先将乳腺行钼靶照相检查,找到病变部位,外科医生手术切取可疑病变,然后再对标本做钼靶检查。如果标本中发现异常,可以用金属标记定位,切取精确部位做病理学检查。在切除组织块或石蜡包埋的组织,还可再行钼靶检查,核实切除病变的准确性。如此反复将钼靶检查和病理检查相结合,常可以发现微小或是非常早期的病变。

2.立体定位计算机导向吸取活检

立体定位计算机导向穿刺活检技术是近年来应用越来越多的乳腺不可触及病变活检技术。这种技术通过系统内的X线设备可以获取乳腺病变的三维图像,并在计算机控制的立体活检设备对病变进行准确活检。有报道其敏感性为97%,特异性为99%。多数临床学者认为该技术可以取代传统的在影像学下用金属针标记的切开活检术。

3.纤维乳管镜检查

纤维乳管镜的临床应用极大地提高了乳头溢液患者的诊断准确率。对于黄色浆液或血性液体的患者、有乳腺疼痛和乳腺包块的患者,纤维乳管镜检查结合超声、细胞学或活检,也能做出准确诊断。对于乳管积液、乳管扩张患者,纤维乳管镜还可以作为治疗手段。

(胡丽娜)

第六节　乳腺腺病

又称乳腺增生症、乳腺结构不良。

【临床要点】

①乳腺腺病是一种与内分泌功能紊乱密切相关的以乳腺组织增生为主的瘤样病变,可发生于青春期至绝经期任何年龄的妇女,以21～40岁为发病高峰年龄。②主要表现为乳房包块,以双侧者多见,单侧发生者也较多。③包块可为单个结节,也可以是多个结节,结节多在1～5cm,还可以是界限不甚清楚的增厚变硬区或多数细颗粒样的病变区。④患者乳房局部可有胀痛感或触痛,疼痛多与月经有关。⑤少数患者有乳头溢液史,溢液可以是浆液性或是血性分泌物。

【病理变化】

1.肉眼

①乳腺腺病可以是弥漫性增厚肿块或局限性肿块,与正常组织界限不清,乳白或灰白色,质地硬韧或较软而韧。②切面上,增生的导管和小叶常突起于表面,呈小颗粒状。③如有囊肿病,可见大小不等的囊腔,囊内含清亮至淡棕色液体。一般将直径小于2mm的小囊称为微囊肿,大于2mm者称为肉眼性囊肿。如囊肿较大,在未切破之前,因充满棕色液体而呈黑色半球形突出,则称为蓝顶囊肿。④若有界限较分明的实性肿块形成,则称为乳腺腺病瘤。

2.镜下

组织学上乳腺腺病分为硬化性腺病、大汗腺腺病、盲管腺病、微腺性腺病、腺肌上皮腺病等亚型。放射状瘢痕/复杂硬化性病变是包括腺病在内的良性病变的组合。

镜下特点:①腺体成分明显增生,小叶和导管数目增多,常以一个低倍镜下5个以上小叶,或小叶内腺泡数增多致小叶增大,一个小叶内含30个以上腺泡为判断标准。②增多增大的小叶或仍保持轮廓,或互相靠拢以至融合而界限消失,呈腺瘤样构象。③小叶内外的纤维间质也有一定程度的增生。④按病变形态不同分为各种亚型。其中硬化性腺病常常是在腺病基础上纤维组织逐渐增多、胶原纤维透明变性,同时增生的腺体受压变形或拉长,纤维间质和腺体两种组织都明显增生,而且纤维增生超过腺体增生。大汗腺腺病伴有广泛的大汗腺化生,至少占腺泡的50%以上。盲管腺病有不同程度的扩张管腔。微腺性腺病为小圆形腺体弥漫杂乱性增生,腺体腔圆,腔内常含红染嗜酸性分泌物,无顶浆分泌。腺体上皮单层,缺乏肌上皮细胞,但基底膜存在。腺肌上皮腺病少见,病变存在局灶性明显增生的肌上皮细胞层。放射状瘢痕/复杂硬化性病变由良性病变混合构成,腺病是其主要成分,放射状瘢痕中央由致密玻璃样变胶原构成,疤痕中可有少许不规则小腺管。

有时乳腺增生症的晚期病变以纤维间质增生占绝对优势,而腺体萎缩甚至消失。表现为纤维组织高度增生,细胞成分少,胶原纤维多发生玻璃样变。在弥漫分布的纤维组织之间,仅残存有零星的萎缩的小导管,有时几乎难见到导管或腺泡。可诊断为乳腺纤维化(又称乳腺纤维硬化病)。残存导管的肌上皮细胞可不萎缩,甚至有一定的增生,形成梭形细胞并分泌胶原,参与纤维硬化。

3.乳腺腺病常伴发的主要病变

(1)囊肿病/囊肿形成:包括单纯囊肿、乳头性囊肿及大汗腺囊肿等。

(2)周围型乳头状瘤(乳头状瘤病):此种病变主要发生在小叶内外的小导管。表现为上皮细胞呈乳头状向腔内生长,称为乳头状增生。当增生的乳头吻合成网状结构时,称网状增生;也可呈筛状增生、腺样增生以至实性增生。以往把上述上皮增生形式统称为乳头状瘤病。

(3)纤维腺瘤样结节/纤维腺瘤样增生:分为管内型、管周型等,但无完整的包膜。

(4)大汗腺分化/大汗腺化生。

(5)泌乳腺结节形成。

(6)不同程度的导管增生性病变。

(胡丽娜)

第七节 乳腺瘤样病变

一、乳腺导管扩张症

【临床要点】

①乳腺导管扩张症(浆细胞性乳腺炎)多见于中年妇女绝经前后或妊娠后乳腺。患者常有授乳困难史。也可发生于男性。②多见于一侧乳腺,早期可无临床症状,部分病例可有乳头溢液史。③病程可持续多年。④部分病例则表现为急性炎症反应,局部红、肿、热、痛或脓肿形成。

【病理变化】

1.肉眼

①乳头及乳晕下形成质地较硬的肿块,直径常在 1～3cm。②切面黄白相间,有时可见明显扩张的导管,内含棕黄色糊状物。

2.镜下

①早期输乳管不同程度的扩张,有时可累及集合管的终末部分。②随病变的进展,扩张导管可位于乳腺小叶间质及皮下脂肪组织内。③扩张导管的内衬上皮萎缩变薄,腔内有脱落的上皮细胞及含脂质的分泌物,有时出现胆固醇结晶及钙化物质。④导管周围纤维组织增生伴有淋巴细胞浸润,后期导管壁增厚、纤维化、玻璃样变,导管周围出现脂肪组织坏死及大量浆细胞为主的炎性细胞浸润,并可见数量不等的泡沫样细胞、多核巨细胞或上皮样细胞形成的肉芽肿,但无干酪样坏死,故不同于结核结节。

【鉴别诊断】

①浸润性乳腺癌。②脂肪坏死。③乳汁潴留性囊肿。

二、乳腺脂肪坏死

【临床要点】

①多发生于成年人,特别是富有脂肪和乳腺下垂的妇女。②多累及单侧乳腺,约有半数病例有明显外伤史。此外,外科手术、炎症、肿瘤出血坏死也可伴发脂肪坏死。③通常于一侧乳房区的皮下形成肿块,边界不清楚,质地硬韧,有压痛,晚期约有 1/2 的患者其肿块与表面皮肤粘连,皮肤下陷,部分可出现乳头变形导致临床误诊为癌。

【病理变化】

1.肉眼

①早期病灶内可有出血,3～4 周后于脂肪组织内形成一圆形硬块,边界不清,质韧,表面带黄色。②切面红白相间,可见液体腔形成,腔壁可有钙化。③后期纤维组织明显增生,形成硬结节或放射状瘢痕,内有钙盐沉着。

2.镜下

①脂肪坏死时,先是脂肪细胞崩解,融合为较大空泡,空泡之间有成纤维细胞、脂肪母细胞和上皮样细胞增生,周围组织内有白细胞、淋巴细胞、浆细胞等炎性细胞浸润。②巨噬细胞吞噬脂质碎片后形成泡沫

状噬脂细胞。③后期形成噬脂细胞性肉芽肿,中间可见异物型多核巨细胞,周围有上皮样细胞,外周为增生的纤维组织。④坏死灶可完全纤维化伴胆固醇结晶和钙盐沉着。

三、乳腺汁潴留囊肿

【临床要点】

①一般见于哺乳期,由乳腺增生症、炎症或肿瘤等原因引起导管阻塞,乳汁淤积使导管囊状扩张。②常为单侧,双侧者少见。③肿物多位于乳晕区以外乳腺的周边部位。

【病理变化】

1.肉眼

①肿块圆形或卵圆形,表面光滑,界限清楚,多为 1～2cm。②囊肿单房或多房,囊内容物为稀薄乳汁或黏稠炼乳样物。

2.镜下

①囊肿壁由薄层纤维组织构成,内衬扁平上皮细胞。②囊内为淡红色无定型物质和泡沫状细胞,囊肿周围有多少不等的单核细胞、上皮样细胞、多核巨细胞、淋巴细胞或浆细胞浸润,可以有钙化。③可见扩张的小导管和授乳期小叶组织。④如继发感染可有急性乳腺炎或脓肿形成。

(李慧卿)

第八节　　乳腺炎症性疾病

一、乳头炎

【临床要点】

①乳头炎多见于授乳期妇女,特别是初次哺乳,由乳头皲裂和细菌侵入乳头引起。②多为双侧,也可以是单侧。③主要表现为乳头红肿、皲裂、疼痛,重者出现出血性分泌物。

【病理变化】

为急性炎症,组织明显水肿,中性粒细胞浸润。

二、急性化脓性乳腺炎

【临床要点】

①通常见于初产妇哺乳期,特别是在分娩后的最初 4 周内。②乳腺红、肿、热、痛,局部和腋下淋巴结可有肿大,可有全身症状和白细胞升高。

【病理变化】

1.肉眼

乳腺内的压痛性肿块可发展为脓肿,重者可穿破表皮或输乳管,也可向深部扩散形成乳房后脓肿。

2.镜下

乳腺急性化脓性炎症及脓肿形成,病变一般累及一个或几个相邻的小叶。

【鉴别诊断】

炎性乳腺癌。

三、淋巴细胞性乳腺炎

【临床要点】

①淋巴细胞性乳腺炎(硬化性淋巴细胞性小叶炎)是一种炎症性乳腺病变。②多见于年轻和中年妇女,部分患者有糖尿病。③常为双侧,也可为单侧性。④乳腺有质硬、不规则、可活动的疼痛性肿块。

【病理变化】

1.肉眼

肿块 2～6cm,灰白色,质硬,界限相对清楚。

2.镜下

乳腺小叶内有大量成熟的淋巴细胞、浆细胞浸润,但没有淋巴滤泡。腺泡及导管上皮层内亦可有淋巴细胞浸润。小血管周围有明显的淋巴细胞浸润。腺泡可萎缩,间质明显纤维化玻璃样变,可有多少不等的纤维母细胞或肌纤维母细胞散布在致密胶原纤维中。

【特殊检查】

免疫组化染色:乳腺小叶内浸润的淋巴细胞绝大部分为 B 细胞。

【鉴别诊断】

①淋巴瘤。②乳腺肥大症。

四、结核性乳腺炎

【临床要点】

①乳腺结核较少见,授乳期容易发生。②临床上表现为局限型(乳腺有一个或几个硬结)、弥散型(病变融合成大片坏死)、硬化型(乳腺硬化)。

【病理变化】

1.肉眼

结节性或弥漫融合性病变,灰棕色或黄白色,局部可有液化形成囊腔。硬化型病变纤维组织明显增生,坏死不明显。

2.镜下

病变内可见较典型的结核性肉芽肿,有时找不到典型的结核结节,仅见较多的上皮样细胞及多少不等的干酪样坏死,抗酸染色可见到结核杆菌。

【鉴别诊断】

乳腺许多病变都可出现肉芽肿改变,如脂肪坏死、乳腺导管扩张症、结节病、真菌病和寄生虫病等。乳腺癌也会出现巨细胞性肉芽肿反应,甚至伴有结核病。需注意鉴别。

五、乳腺丝虫病

【临床要点】

①本病并非罕见,在丝虫病流行区,成年妇女如果出现乳房结节应考虑到本病。②发病年龄以 30～49 岁多见,男性十分罕见。③多累及单侧乳腺,少数患者双侧乳腺同时受累。④病变多位于乳腺上象限区域内,可触及一个或多个疼痛性结节或肿块。⑤少数患者皮肤有橘皮样改变和同侧腋下淋巴结肿大。

【病理变化】

1.肉眼

乳腺实质内有不规则形肿物,直径 1～3cm,灰白色,其内可见有小囊,囊内有黄白色或胶冻状分泌物。

2.镜下

①成虫寄生于乳腺淋巴管中,早期病变主要为渗出性炎症,表现为乳腺淋巴管水肿,有嗜酸粒细胞和单核细胞浸润,管腔内有炎性渗出物。②随着病情发展,可出现以死亡虫体为核心的肉芽肿性淋巴管炎。③可见大片组织坏死和嗜酸性脓肿形成。④病变晚期,纤维组织增生、玻璃样变,虫体可钙化,淋巴管纤维性闭塞,小淋巴管扩张,乳腺萎缩,组织内有较多的嗜酸粒细胞、淋巴细胞和浆细胞浸润。

六、乳腺真菌病

【临床要点】

①乳腺各种真菌感染包括曲菌病、毛霉菌病、芽生菌病、隐球菌病、孢子丝菌病和组织胞质菌病等。②临床上由于乳腺真菌病可表现为脓肿,因此可被误诊为感染性囊肿。也可表现为真菌性假肿瘤,而被误诊为乳腺肿瘤。

【病理变化】

镜下病变多为慢性化脓性肉芽肿性坏死性炎,PAS、六胺银等组化染色有助于真菌的检出,因大多数真菌都具有自身荧光,故可用荧光显微镜观察其 HE 切片检查真菌。至于真菌的分类,必须进行真菌培养。

(胡丽娜)

第九节　纤维上皮性肿瘤

是一种由上皮和间叶(间质)两种成分组成的异源性肿瘤。两种成分均可有良性和恶性,形成不同的组合形式,主要有纤维腺瘤和叶状肿瘤两大类。

一、纤维腺瘤

是由上皮和纤维组织增生形成的乳腺良性肿瘤。多见于<30 岁的女性。完全切除不复发。

【诊断要点】

1.经典型

(1)肉眼:肿瘤直径多<3cm,通常有包膜;切面实性,分叶状,常有裂隙,可有黏液感。

(2)镜下:①腺管及间质均增生,有 2 种生长方式:管内型(间质增生呈叶状压迫导管)及管周型(间质增生围绕开放的导管）。前者增生的腺管受挤压拉长、弯曲，呈串珠或裂隙状，后者腺管呈开放式圆一卵圆形。②腺管被覆上皮、肌上皮2层细胞，上皮细胞呈扁平-立方-柱状，亦可有不同程度的增生，也可有鳞化等化生改变；肌上皮可有不同程度的增生。③间质为疏松结缔组织（富于酸性黏多糖），也可部分或全部为致密纤维结缔组织（缺乏弹力纤维），亦可有不同程度的黏液样变或透明变，可有营养不良性钙化（特别是在绝经后的妇女）；偶有间质巨细胞，软骨、骨、脂肪、平滑肌化生。④偶有小叶性肿瘤或导管原位癌。

2.组织学变型

①黏液变型：间质有显著黏液变性。②复杂型：伴有乳腺增生病的各种表现，如纤维囊肿病和硬化性腺病等。③坏死型：肿瘤大部分或全部出现出血梗死性坏死，可见肿瘤组织残影。④囊内型：纤维腺瘤位于高度扩张的导管内，囊壁衬覆立方上皮或柱状上皮。⑤分叶型：通常为分叶状巨大纤维腺瘤，间质细胞增生不明显。⑥细胞型：又称幼年型，多发于青春期女性，肿瘤生长快，间质富于细胞，上皮和（或）肌上皮增生显著，可见核分裂。体积巨大者（直径＞7cm）又称巨大型。⑦纤维腺瘤病：纤维腺瘤周围出现腺病、囊肿病，两者移行，界限不清。

免疫组化染色：上皮细胞表达 ERα，间质细胞表达 ERβ，PR 在两者均可表达。

【鉴别诊断】

①叶状肿瘤；②错构瘤；③纤维腺瘤癌变（多为小叶癌）；④间质肉瘤变；⑤管状腺瘤；⑥黏液腺癌；⑦浸润性癌；⑧Carney 病；⑨癌肉瘤；⑩化生性癌等。

二、叶状肿瘤

叶状肿瘤是一种由乳腺间质及上皮增生，常呈叶状的双相性肿瘤，又称叶状囊肉瘤。

【诊断要点】

1.经典型

(1)肉眼：肿瘤常比较大，边界清楚，但无明确包膜。表面呈结节状。切面实性分叶状，常见弯曲裂隙及囊腔。可有出血，坏死。

(2)镜下：①肿瘤由良性上皮及过度增生富于细胞的间质组成，呈明显管内型生长结构。裂隙状分布的腺管被覆腺上皮和肌上皮2层细胞，其周围间质细胞密集。可见增生的间质呈叶状突入扩大拉长的腺腔，形成分叶状结构。②间质细胞呈现由良性恶性的不同形态特征，出现多少不等的异源性间质成分，细胞有不同程度异型及核分裂活性。③上皮可呈不同程度的普通型增生（乳头状、筛状）、不典型增生和原位癌，亦可见鳞状上皮（较纤维腺瘤更常见）及大汗腺（少见有）化生。④具不同程度的浸润性边缘。

组织学分级：WHO（2003 年）及多数学者建议，根据肿瘤大小、间质细胞密度、细胞多形性、核分裂活性、间质过度生长和边缘情况，将乳腺叶状肿瘤分为良性、交界性和恶性。为了使分级准确，必须观察足够的切片（按肿瘤最大直径至少每1cm切1个蜡块），而且需在细胞增生最活跃的区域进行观测。

2.组织学变型

(1)良性：①膨胀性生长；②间质中度增生，较纤维腺瘤富于细胞；③间质细胞分布均匀，无明显多形和异型，核分裂少（<1～4 个/10HPF）；④通常无异源性间质成分，无出血和坏死；⑤一般无复发和转移。

(2)交界性：①边缘有浸润；②间质中度增生，富于细胞；③间质细胞中度多形和异型，核分裂较多（5～9 个/10HPF）；④罕见异源性间质分化，出血和坏死不明显；⑤可复发，一般无转移。

(3)恶性：①明显浸润性生长；②间质显著过度增生；③间质细胞显著多形和异型，核分裂多（＞10 个/

10HPF)；④可有软骨-骨肉瘤、脂肪肉瘤、肌源性肉瘤等异源性间质成分,出血坏死明显；⑤常复发,可血道转移。

少数学者认为,乳腺叶状肿瘤的生物学行为难以预测,即便是组织学良性的叶状肿瘤也可能复发,所以主张最好使用低级别叶状肿瘤(强调有复发潜能)及高级别(恶性)叶状肿瘤二级分类法,避免在乳腺叶状肿瘤的诊断中使用"良性"一词。

免疫组化染色:间质细胞 SMA、CD34、desmin 及 Vimentin 阳性,S-100 阴性。P53、c-kit(CD117)、Ki-67指数、CD10 及 SMA 等随肿瘤恶性程度增高,在间质细胞中表达阳性率亦增加。Ki-67、CD117 阳性率增加提示复发可能。

【鉴别诊断】

①原发或转形性肉瘤；②幼年性纤维腺瘤；③癌肉瘤；④化生性癌(特别是梭型细胞癌)；⑤囊内纤维腺瘤和显著黏液变的纤维腺瘤等。

三、错构瘤

是由紊乱排列的乳腺组织(导管、小叶、纤维结缔组织、平滑和软骨等)组成的良性病变,由于该病大多数含有腺体与间质两种成分,因而也属于纤维上皮性肿瘤范畴。

【诊断要点】

1.肉眼

肿瘤圆形或椭圆形,有薄而完整包膜；切面灰白至黄色(与纤维、脂肪组织含量有关)。

2.镜下

肿瘤主要由乳腺腺体(小导管及腺泡)纤维结缔组织及脂肪组织组成,有时可含透明软骨、平滑肌等,可有不同类型的畸型血管。

①小叶性错构瘤:由分枝状小导管和小叶组成,其背景为不同比例的纤维结缔组织及脂肪组织。

②腺脂肪瘤:脂肪组织占绝大部分者。

③软骨脂肪瘤:脂肪组织内含透明软骨岛,腺体成分少者。

④平滑肌错构瘤:间质平滑肌显著者。

【鉴别诊断】

①正常青春期乳腺；②纤维腺瘤；③处女乳腺增生；④男性乳腺发育；⑤腺病等。

(胡丽娜)

第十节　腺肌上皮肿瘤

是一种源于腺上皮及肌上皮细胞增生形成的双相性乳腺良、恶性肿瘤。

一、腺肌上皮瘤

乳腺腺上皮及肌上皮细胞增生形成的双相性乳腺良性肿瘤。

【诊断要点】

(1)典型病变:呈多结节、分叶状。其基本结构是腺管外周有明显增生的肌上皮,腺管圆-卵圆形,内衬的腺上皮呈立方—低柱状,其周围的肌上皮呈梭形或多边形,胞质透亮、嗜酸性或呈肌样细胞,在腺体间呈多层、片状、索梁状和(或)巢状分布,被基膜及纤维血管间质隔开。腺上皮深染胞质与肌上皮淡染胞质形成鲜明对比。

(2)梭形细胞型:以梭形肌上皮增生为主,呈巢片状分布,其中加杂少量腺腔。

(3)小腺管型:主要为外绕肌上皮、内衬腺上皮大小不等的小腺管组成。

(4)小叶型:周围的纤维组织向肌上皮结节内生长,将肿瘤分隔成小叶状。

(5)增生肌上皮核分裂罕见,通常<3个/10HPF。

(6)可有大汗腺、皮脂腺和鳞状化生。

免疫组化染色:腺上皮 CK8/18 阳性,肌上皮细胞 SMA、Calponin、SMMHC、p63、CD10 和 HCK 阳性。LCK、ER、PR、desmin 常阴性。

【鉴别诊断】

①恶性腺肌上皮瘤;②导管内乳头状瘤;③多形性腺瘤;④腺病;⑤腺管型腺瘤;⑥透明细胞癌;⑦化生性癌。

二、乳腺假血管瘤样间质增生

乳腺假血管瘤样间质增生是复杂的、相互吻合的由裂隙状假血管腔组成的良性病变,假血管腔无内皮被覆,但可被覆梭形间质细胞。

【临床要点】

①本病大多数见于绝经前的妇女,平均,37 岁。②通常在一侧乳腺发现无痛性、界限清楚的硬块。常为无痛性境界清楚结节,可活动。少数病例局部增厚,界限不清。

【病理变化】

1.肉眼

①肿块结节状,大小 1.2～12cm,质地硬,界限大都比较清楚,但没有包膜。②切面灰白色,有时可见小囊腔,没有出血、坏死。

2.镜下

乳腺小叶间有广泛的瘢痕样纤维组织增生,其内有不规则的裂隙样间隙(类似毛细血管),间隙腔是空的,其壁被覆内皮样梭形细胞(电镜和免疫组化证实为纤维母细胞),梭形细胞可有明显的增生和轻度异型性,但无核分裂象,也不呈丛状生长。病变常围绕乳腺小叶,也可长进小叶内,但小叶结构一般存在。病变周围常存在纤维囊性病变、纤维腺瘤或正常乳腺。

【特殊检查】

临近假血管腔的梭形细胞表达 CD34、Vim、SMA、calponin,不表达内皮细胞标记物 CD31 等,CK阴性。

【鉴别诊断】

①低级别血管肉瘤。②良性血管瘤和血管瘤样增生。

（胡丽娜）

第十一节　间叶性瘤样病变

一、间质巨细胞

是一种出现在间质的单核或多核奇异型巨细胞,可能是来自肌成纤维细胞的一种瘤样增生。可出现在正常乳腺、硬化性淋巴细胞性小叶炎、纤维腺瘤、叶状肿瘤、化疗后的乳腺组织和乳腺癌等情况的乳腺间质中。

【诊断要点】

①镜下见巨细胞散布于间质内,也可灶性聚集。②巨细胞具有单核或多核,核浓染、结构不清或空泡状,核仁清楚、包涵体样,胞质丰富、红染或嗜双色性、界限不清。③可见上皮样细胞或花环状细胞。④偶见核分裂。⑤可见良性病变(纤维腺瘤、男性乳腺发育等)和恶性病变。

免疫组化染色:Vimentin 阳性,SMA 不同程度阳性。

【鉴别诊断】

①浸润性乳腺癌;②间质肉瘤变;③肉芽肿病变等。

二、假血管瘤样间质增生

是一种乳腺间质肌纤维母细胞增生性瘤样病变,以形成相互吻合的假血管样腔隙为特点。

【诊断要点】

①镜下病变常围绕乳腺小叶,也可长入小叶内(小叶结构一般存在)。②间质广泛瘢痕样纤维组织增生,其中有复杂型吻合的假血管样裂隙。③裂隙内不含红细胞,被覆梭形细胞或无细胞被覆。④梭形细胞可明显束状增生,可轻度异型,但缺乏核分裂。⑤无坏死和浸润脂肪组织。⑥发生于正常乳腺,或伴有纤维囊性病变、纤维腺瘤、男性乳腺发育、硬化性腺病,也可出现于叶状肿瘤或浸润性癌中。

免疫组化染色:梭形细胞呈 CD34、Vimentin、Actin、Calponin 阳性,Ⅷ因子、CD31、S-100、CK、CD68 阴性,desmin 通常阳性(可见于梭形细胞束状增生性病变)。

【鉴别诊断】

①血管肉瘤;②良性血管瘤和血管瘤样增生;③错构瘤;④细胞性纤维腺瘤;⑤叶状肿瘤;⑥肌纤维母细胞瘤等。

(胡丽娜)

第十二节 乳头部肿瘤

一、乳头腺瘤

是一种乳头集合导管上皮局限弥漫性增生的良性肿瘤。

【诊断要点】

主要有以下 3 种组织学类型。

(1)腺病型(最常见类型):病变界限清楚,集合管受压和(或)囊性扩张,发芽增生的腺管具有腺上皮和肌上皮两型细胞。形成硬化性腺病、腺瘤、硬化性乳头状瘤和浸润性上皮病的各种图像。间质呈黏液样,可见粗大胶原束或弹力纤维增生。

(2)上皮增生型(乳头状瘤病型):集合管和增生腺管的上皮呈旺炽性增生,常呈复杂乳头状,可伴有不典型增生、坏死和出现核分裂。

(3)硬化假浸润型:纤维组织增生挤压腺管使之扭曲变形,类似于浸润性癌(假浸润)。

(4)可有鳞状上皮化生、大汗腺化生、角囊肿等。

(5)偶有导管内癌、浸润性导管或小叶癌。

(6)病变区表皮过角化,罕见有侵蚀性病变。

免疫组化染色:旺炽性导管增生,CK5/6 阳性,增生小管及假浸润腺管周围肌上皮 SMA、SMMHC、p63 等阳性,Ki-67 指数表面高于深部。

【鉴别诊断】

①乳头汗腺样腺瘤;②乳头派杰病;③导管内乳头状瘤;④导管内乳头状癌;⑤小管癌;⑥其他浸润性癌等。

二、汗管瘤性腺瘤

乳头的汗管瘤性腺瘤是一种显示汗腺导管分化、常呈浸润性生长,可复发,但不转移的头部良性肿瘤。

【诊断要点】

①肿瘤细胞呈汗腺样小腺管或条索状,杂乱无章排列,局限浸润性生长(可侵及乳晕下乳腺、平滑肌束和神经)。②小腺管形状不规则,常呈泪滴状、豆点状或分枝状。腔内常有分泌物。③瘤细胞与皮肤良性汗腺肿瘤类似,形态温和,胞质少量、嗜酸性,核圆形,缺乏核分裂;常见鳞状上皮分化及角囊肿形成。④间质富于细胞或水肿,可有黏液、软骨样变。⑤缺乏坏死。

免疫组化染色:CK5/6、p63 常阳性,SMA 多阴性。

【鉴别诊断】

①乳头腺瘤;②小管癌;③低度恶性腺鳞癌;④导管内癌等。

三、乳头 Paget 病

是一种乳头乳晕区表皮内出现异型性明显的恶性腺上皮细胞病变。

【诊断要点】

①表皮内弥漫分布单个或群集的 Paget 细胞,通常基底部数量更多。②Paget 细胞体积大,圆或卵圆形,界限清楚(可有固定组织收缩空晕),胞质丰富、淡染或呈双嗜性(常含有黏蛋白,也可有黑色素)。核级别高,核大、圆形,染色质呈颗粒状,核仁明显,核分裂易见。③大多数病变深部可检出导管原位癌,其中1/3有浸润性癌。

免疫组化染色:CK7、EMA、CEA、HER2 阳性,ER、PR、AR、GCDFP-15 及 S-100 可阳性,CK20 及HMB45 阴性。

组织化学染色:AB、PAS 和糖原染色可阳性。

【鉴别诊断】

①表浅浸润性恶性黑色素瘤;②Bowen 病;③表皮内胞质透明的良性细胞(角朊细胞及 Toker 细胞);④乳头腺瘤;⑤乳头湿疹等。

(胡丽娜)

第十三节　乳腺浸润性乳腺癌

乳腺浸润性乳腺癌是一组主要起源于终末导管小叶单位的恶性上皮性肿瘤,绝大多数为腺癌。浸润性导管癌为非特殊类型,此外均为特殊类型癌。

一、乳腺浸润性导管癌

乳腺浸润性导管癌是一组异质性浸润性乳腺癌,没有足够的特征归入特殊类型。占乳腺癌的40%～70%。

【诊断要点】

1.经典型

(1)肉眼病变:肿物多不规则,质硬脆,切面呈星状或结节状。

(2)镜下:①肿瘤细胞呈巢状、片状、小梁状、条索状或腺管状排列,间质多少不等。②瘤细胞的异型程度不同。③组织学依据腺管形成、核的多形性和核分裂计数三项指标分为 1、2、3 级(表 3-4)。

表 3-4　乳腺浸润性导管癌改良 Bloom-Richardson 半定量分级法

特征	计分
腺管形成	
＞75%	1 分
10%～75%	2 分
＜10%	3 分

续表

核多形性、异型性				
相当于正常导管上皮,规则,一致				1分
中间大小,中度多形和异型				2分
大于正常导管上皮2.5倍,明显多形和异型				3分
核分裂计数(个/10HPF)				
视野直径(mm)	0.44	0.59	0.63	
视野面积(mm²)	0.152	0.274	0.312	
	0～5	0～9	0～11	1分
	BH6～10	10～19	12～22	2分
	＞11	＞20	＞23	3分
组织学分级				
Ⅰ级,分化好				3～5分
Ⅱ级,中分化				6～7分
Ⅲ级,差分化				8～9分

2.组织学变型

(1)混合型癌:浸润性导管癌与特殊类型癌混合,非特殊类型癌的成分＞50%。

(2)多形性癌:于腺癌或腺癌伴梭形细胞、鳞状细胞分化背景中,多形性和巨大怪异形肿瘤细胞＞50%。

(3)伴破骨性巨细胞的癌:浸润性癌的间质中有破骨细胞样巨细胞,最常见于高、中分化的浸润性导管癌。

(4)伴有绒癌特征的癌:具有绒癌分化特征的浸润性导管癌,60%的病例可检见 β-HCG 阳性的瘤细胞,患者血清 β-HCG 可升高。

(5)伴有黑色素特征的癌:兼具浸润性导管癌和恶性黑色素瘤形态的浸润性癌.所有肿瘤成分都在同一染色体有杂合性丢失,提示两者的细胞来源于同一肿瘤性克隆。

(6)导管原位癌为主型:导管原位癌为主要成分,局部有浸润性导管癌(＜20%)。

免疫组化染色:常规行 ER、PR、HER2 及 Ki-67 检测。ER 和 PR 阳性(70%～80%),HER2 阳性(15%～30%),E-Cadherin 及 p120 常细胞膜阳性,Ki-67 指数不同,p53、S-100、CEA、Vimentin 和 GCDFP-15 不同程度阳性。

【鉴别诊断】

①腺病(硬化性腺病、腺管状腺病等);②放射状瘢痕;③特殊类型癌(浸润性小叶癌、小管癌、髓样癌、浸润性筛状癌和化生性癌等);④颗粒细胞瘤;⑤恶性淋巴瘤(转移性或原发性);⑥恶性黑色素瘤(转移性或原发性);⑦转移癌等。

二、浸润性叶癌

浸润性小叶癌是一种有特殊生长方式的浸润性乳腺癌,占浸润性乳腺癌的 5%～15%。

【诊断要点】

1.经典型

(1)肉眼病变:肿物常为不规则形,无明显界限;切面多呈灰色或白色;部分病例无明显肉眼病变。

（2）镜下：①癌细胞较小，界限清楚，黏附性差，呈散在，单行串珠状（列兵式，单列线样）和（或）围绕残留导管呈同心圆或靶环状浸润。②癌细胞胞质少，嗜酸性或淡染，常有小空泡或呈印戒细胞样，空泡内常见嗜酸性包涵体样小球（AB/PAS 阳性）；核圆形、卵圆形，核仁不明显，核分裂少见。③间质常硬化或透明变性。④常见小叶原位癌。

2.组织学变型

均具有经典型的浸润方式和（或）癌细胞的某些形态特点，各种变型的典型图像必须占优势。①腺泡型：癌细胞排列成圆形、卵圆形腺泡状；②实体型（或称弥漫型）：癌细胞一致性小至中等大，弥漫成片，缺乏黏附性，多形性可明显，核分裂较多，间质少；③多形型（组织组胞样）：癌细胞较大，较明显多形和异型，可呈大汗腺或组织细胞样分化，也可见印戒样细胞，常有小叶内病变；④小管小叶型：成于小管和经典型浸润性小叶癌。

免疫组化染色：E-Cadherin 通常阴性，p120 常胞质阳性，34βE12 通常阳性；ER（75％～95％）和（PR60％～70％）阳性，多形型者阳性率低；HER2、p53 多阴性，多形型者可阳性；Ki-67指数较低，多形型者较高。组织细胞样型常 GCDFP-15 阳性。组织化学染色：AB/PAS 常阳性。

【鉴别诊断】

①乳腺炎症及反应性病变；②淋巴造血组织肿瘤；③浸润性导管癌；④腺病（硬化性腺病和微腺型腺病等）；⑤特殊类型癌（神经内分泌癌、小管癌等）；⑥颗粒细胞瘤等；⑦转移瘤（如胃黏液细胞癌等）。

三、小管癌

小管癌是一种分化好、开放性、内衬单层上皮细胞小腺管构成的浸润性癌。＞90％的肿瘤组织具有小管结构。预后好。

【诊断要点】

①肉眼肿物直径多≤1cm，切面星状。②镜下小管杂乱无章分布，管腔开放，呈圆或卵圆形或不规则成角形。③小管被覆单层小而一致的上皮细胞，胞质常呈嗜酸性，可见顶分泌胞突，核圆-卵圆形，异型性不明显，核分裂罕见。④小管缺乏肌上皮，可见不完整的基膜。⑤常有促纤维反应性间质，也可出现致密胶原纤维，透明或黏液样变。⑥可见平坦上皮非典型性，小叶/导管原位癌（多为微乳头型或筛状型）。

免疫组化染色：ER、PR 阳性、HER2 阴性，Ki-67 指数低，小腺管周围无肌上皮（p63、SMMHC 等）阴性，S100 阴性。

【鉴别诊断】

①混合性小管癌；②小管小叶癌；③腺管型浸润性导管癌；④硬化性腺病；⑤微腺性腺病；⑥腺管状腺病；⑦乳头腺瘤；⑧管状腺瘤；⑨复杂硬化性病变等。

四、浸润性筛状癌

是一种具有明显筛状结构（类似筛状导管原位癌）的浸润癌。＞90％的癌组织具有筛状结构为单纯型。预后好。

【诊断要点】

①癌细胞巢呈不规则岛状，具有典型的筛孔结构。②癌细胞小而形态单一，胞质较少、可有顶浆分泌胞突，核小而圆、低或中度多形和异型，核分裂少见。③间质常明显纤维母细胞增生（促纤维反应）。④常

有低级别筛状导管原位癌。⑤可有小管癌成分。

免疫组化染色：ER 阳性、PR 多数阳性、HER2 阴性、Ki-67 指数低，肌皮标记（p63、SMMHC 等）阴性。

【鉴别诊断】

①腺样囊性癌；②筛状导管原位癌；③普通浸润性导管癌；④类癌、非典型类癌等。

五、髓样癌

髓样癌是一种呈合体细胞生长方式。缺乏腺管结构，伴有明显淋巴浆细胞浸润，界限清楚的癌。非典型髓样癌废用。

【诊断要点】

①肉眼肿物界限清楚，结节或分叶状，切面膨隆，常见出血、坏死。②镜下肿瘤边界清楚（挤压式边缘）。③＞75％的癌细胞为合体型细胞。④中或高级别核级，核呈空泡状、明显多形、异型，核仁一至多个，核分裂易见，可见奇异型多核巨细胞。⑤缺乏腺管状结构。⑥癌巢内、外有大量密集的淋巴细胞、浆细胞浸润。⑦间质仅少量疏松纤维结缔组织。⑧可有鳞状细胞、梭形细胞、骨或软骨化生。⑨缺乏导管原位癌。

免疫组化染色：ER、PR 及 HER2 通常阴性，Ki-67 指数高。

【鉴别诊断】

①伴显著淋巴细胞浸润的导管癌；②非典型髓样癌（目前多认为宜将其称为具有髓样癌特征的浸润性导管癌）；③化生性癌；④淋巴瘤；⑤淋巴结转移癌等。

六、产生黏液的癌

是指癌细胞内和（或）外生成黏液的癌，包括：①黏液癌（胶样癌）；②黏液性囊腺癌和柱状细胞黏液癌；③印戒细胞癌。

1.**黏液癌**　又称胶样癌，是由细胞学相对温和的肿瘤细胞团巢漂浮于细胞外黏液湖中形成的癌。全部为黏液癌成分者称为单纯型黏液癌；含有其他类型癌（主要是浸润性导管癌）的黏液癌称为混合型黏液癌，诊断时应注明类型及比率。单纯型年龄大预后好。

【诊断要点】

①肉眼肿物圆形或分叶状，境界清楚，切面胶样感。②镜下大量细胞外黏液，形成大小不等的黏液湖/池。③癌细胞聚成大小、形状不等的团巢状、梁带状、小乳头状、管状或筛状，漂浮于黏液池中。④癌细胞圆形，胞质较少、淡红染、少见黏液；多为低或中级别核级，核的多形、异型常不明显，核分裂罕见。⑤部分病例的癌细胞呈神经内分泌分化。⑥偶有钙化和砂砾体。⑦少细胞型：黏液湖内肿瘤细胞稀少。⑧富于细胞型：黏液湖内肿瘤细胞丰富。

免疫组化染色：ER 通常阳性、PR 多数阳性，HER2 通常阴性，Ki-67 指数低。内分泌标记物（如 Syn、CgA 等）可阳性。组化 AB、PAS 及黏液卡红染色阳性。

【鉴别诊断】

①纤维上皮肿瘤黏液变性；②良性黏液囊肿样病变；③其他产生黏液的癌；④隆乳黏液样充填物。⑤叶状肿瘤黏液变；⑥浸润性微乳头状癌。

2.**黏液性囊腺癌和柱状细胞黏液癌**　乳腺黏液性囊腺癌是由胞质富含黏液的肿瘤性柱状细胞衬覆囊

肿壁形成的恶性病变,类似卵巢或胰腺的黏液型囊腺癌。乳腺柱状细胞黏液癌是由胞质内含有黏液的柱状细胞构成的实体性癌,肿瘤细胞形成腺性结构,呈浸润性生长。

【诊断要点】

①肉眼肿瘤呈囊性或实性;切面有黏液感。②镜下两者基本病变:癌细胞高柱状,形态温和;胞质富含黏液;核居基底。③黏液性囊腺癌:具有大小不等的囊腔,腔内充满黏液;可形成大小不等的乳头;柱状黏液上皮细胞呈局灶性较明显异型和间质内浸润。④柱状细胞黏液癌:呈圆形、卵圆形腺管;分布疏密不等。

免疫组化染色:CK7 弥漫阳性,CK20 阴性或灶状阳性。ER、PR 通常阴性,Ki-67 指数不等。肌上皮标记物(如 p63、SMMHC 等)阴性。组化 AB、PAS 及黏液卡红染色阳性。

【鉴别诊断】

①乳腺黏液癌;②原发于卵巢、胰腺和胃肠道等的转移性黏液性囊腺癌。

3.印戒细胞癌　是指主要或全部由印戒细胞(含有胞质内黏液)构成的浸润性乳腺癌。

【诊断要点】

光镜病变:具有 2 种类型。①与小叶癌有关的印戒细胞癌:多为浸润性小叶癌;癌细胞胞质内较大空腔、核被压于一侧(印戒样细胞),腔内常有红染小球状物;呈经典小叶癌的的浸润方式。②与导管癌有关的印戒细胞癌:癌细胞核位于一侧,胞质内充满酸性黏液,与胃印戒细胞癌类似。

免疫组化染色:CK7 阳性,CK20 阴性。ER、PR 阳性,Ki-67 指数不等。GCDFP-15 及 MG(乳球蛋白)可阳性。组化 AB、PAS 及黏液卡红染色阳性。

【鉴别诊断】

①转移性印戒细胞癌(特别是原发于胃肠道者);②黏液癌;③印戒样组织细胞、噬脂性组织细胞和噬黏液性组织细胞增生;④印戒细胞样恶性淋巴瘤;⑤含有印戒样细胞的其他类型癌等;⑥分泌性/假分泌性乳腺。

七、神经内分泌癌

是一种组织学、组织化学、免疫组织化学及电镜下具有神经内分泌特征的癌,免疫组化染色至少有＞50％的肿瘤细胞表达 1 种或多种神经内分泌标记物。多发生在老年人。

【诊断要点】

①肉眼肿瘤呈浸润性或膨胀性生长;产生黏液的肿瘤呈黏液样外观。②镜下组织结构呈多样性,大多数呈实性片状、大小不等的巢状、腺泡状、索梁状。③细胞学形态亦呈多样性。大多数细胞温和均一,中等大小,圆或卵圆形、梭形、多边形、浆细胞样。胞质嗜酸性颗粒状,也可淡染、透明。核级多为低或中级别,染色质细腻。④肿瘤的间质多少不等,片状分布的肿瘤细胞内及紧密排列的癌细胞巢之间有纤细的纤维血管间质,某些病例瘤细胞巢之间有宽的硬化性间质,有时可有细胞外黏液,甚至形成间质黏液湖。⑤可见有导管内癌。⑥小细胞癌:与肺小细胞癌类同。

免疫组化染色:CgA、Syn 和 NSE 可不同程度阳性,部分病例表达 CD56。组化染色:亲银染色或嗜银染色可阳性。电镜:胞质含有神经内分泌颗粒。

【鉴别诊断】

①转移性神经内分泌癌(类癌和小细胞癌等);②嗜酸细胞癌;③浸润性小叶癌(腺泡型);④伴神经内分泌分化的癌(乳腺癌细胞中散在性神经内分泌标记物阳性者不属于神经内分泌癌);⑤其他类型的浸润性癌等。

八、浸润性乳头状癌

是指一种表现为真性乳头状结构(有纤维血管轴心)的浸润性癌。

【诊断要点】

①肉眼肿物多数界限清楚。②镜下癌细胞具有纤维血管轴心的乳头结构,也可呈微乳头、簇状乳头、网状乳头状。③细胞学与导管内乳头状癌类似,细胞呈柱状-复层柱状或多边形,界限不清或相对清楚,具有无定形胞质,嗜酸性也可淡染,常有胞突。核多为中级别核级,呈中度异型和多形性,核分裂多少不等。④肿瘤内部的间质常比较少,边缘常有明显的纤维组织带,其内有多少不等的炎细胞浸润及含铁血黄素沉着。⑤常见有乳头型、微乳头型和筛状型导管原位癌。

免疫组化染色:ER、PR 通常阳性,HER2 可阳性,Ki-67 指数不等。

【鉴别诊断】

①囊内乳头状癌;②黏液癌;③导管内乳头癌;④转移性乳头状癌。

九、浸润性微乳头状癌

指在类似于脉管的间质裂隙中肿瘤细胞成小簇状排列的浸润性癌,形态和微乳头型导管内癌类似。单纯型极少见,大多是浸润性导管癌的局部表现,诊断时应注明其占比率。此癌预后差,常有早期淋巴结转移。

【诊断要点】

①类似扩张的脉管腔隙内有癌细胞团,细胞团与围围间质之间留有多少不等的中空间隙,低倍镜形似微小乳头,但缺乏纤维血管轴心。②腔隙内癌细胞团排列呈簇状或桑葚状,其外缘常呈锯齿和(或)毛刺状。③癌细胞呈立方或柱状,胞质较丰富,呈细颗粒状或均质红染。核常为中级别,也可为高级别,核较大,圆形或卵圆形,有 1 个或多个核仁,核分裂通常不活跃。④间质内可见淋巴细胞浸润、微小钙化或砂砾体。⑤常浸润淋巴管、血管(癌栓)。⑥常伴有导管内癌(常为微乳头或筛状型)。⑦假腺管型:某些癌细胞团中央有呈微囊样扩张的假腺腔,类似于扩张的腺管。⑧黏液型:微乳头之间为黏液湖。

免疫组化染色:EMA 微乳头外缘阳性,E-Cadherin 及 p120 微乳头外缘阴性,ER 多数阳性,PR 近半数阳性,HER2 近 1/3 阳性,Ki-67 指数高。

【鉴别诊断】

①人为现象(癌巢周围出现腔隙);②黏液癌;③转移性卵巢浆液性乳头状癌;④浸润性导管癌;⑤脉管内癌栓等。

十、浸润性大汗腺癌

是指超过 90% 的肿瘤细胞具有大汗腺细胞的细胞学及免疫组化特征的乳腺癌。

【诊断要点】

①其组织学构型与浸润性导管癌等类似。②肿瘤细胞大,形状不一,界限清楚。胞质丰富,呈嗜酸性颗粒状、泡沫状及空泡状。核通常为中或高级别,核大(>正常核的 3 倍以上)、球形或多形、多为空泡状(少数可深染),核仁显著,1 个或多个,核分裂多少不等。③不同程度的坏死。④可伴发大汗腺型小叶性肿

瘤或导管原位癌。

免疫组化染色:GCDFP-15 及 AR 强阳性,ER、PR 常阴性,HER2 约半数阳性。组化染色 PAS(抗淀粉酶)阳性;AB 多阴性。

【鉴别诊断】

①非典型大汗腺化生增生性病变(非典型大汗腺腺病等);②嗜酸细胞癌;③分泌型癌;④富脂细胞癌;⑤非典型假分泌性增生;⑥皮脂性癌;⑦颗粒细胞瘤;⑧组织细胞样癌;⑨炎症及反应性病变;⑩转移癌等。

十一、化生性癌

是指一组有别于腺癌、具有明显异源性成分的乳腺癌,其形态特点是浸润性癌中有占优势的鳞状细胞、梭形细胞和(或)间叶性化生的区域,也可完全是梭形细胞癌、鳞状细胞癌,而找不到任何腺癌成分。

【诊断要点】

1.鳞状细胞癌

肿瘤完全或绝大部分(＞90%)是由鳞状细胞(角化、非角化、棘细胞溶解型)组成的癌。

2.腺鳞癌

是一种具有明显腺/管状结构的癌与鳞状细胞癌混合组成的浸润性癌,两者之间可有移行过渡。鳞癌多则为腺鳞癌,腺癌多则为鳞腺癌。

3.低级别腺鳞癌

是一种形态学与皮肤低级别腺鳞癌类似的化生性癌。镜下肿瘤由浸润性生长伴有鳞状上皮特点的腺管和实性上皮细胞巢组成。腺管分化好,不规则形,无序分布。可见有鳞状上皮角囊腔。间质呈"纤维瘤病"样,富于形态温和的梭形细胞,也可玻璃样变性。

4.梭形细胞癌

由温和梭形细胞构成的化生性癌。梭形细胞呈交错的车辐状、席纹状、毛细血管状浸润生长,常见有鳞化。间质常有胶原化透明变和有炎细胞浸润。

5.癌肉瘤型化生性癌

是指一组伴有明显异源性成分的化生性癌。常见浸润性导管癌成分(可很难找到),同时有异源性间叶成分,常为各种肉瘤样改变,如纤维肉瘤、骨-软骨肉瘤、脂肪肉瘤及多形性肉瘤等。

免疫组化染色:ER、PR 及 HER2 通常阴性,Ki-67 指数不同。AE1/AE3、CK5/6、p63 常阳性,EGFR、SMA、S-100 及 Vimentin 可阳性。

【鉴别诊断】

①间叶组织良性及恶性肿瘤;②叶状肿瘤;③伴有鳞状化生的病变和肿瘤;④医源性反应性病变;⑤腺肌上皮肿瘤;⑥其他类型癌;⑦乳头浸润性汗管瘤样腺瘤等。

十二、分泌性癌

分泌性癌是一种细胞内外微囊内含有丰富分泌物的癌。

【诊断要点】

①组织结构:有微囊型(成于大小不等的小囊泡,可融合成形似甲状腺滤泡的大腔隙)、实性型(瘤细胞密集)、小管型(由大量小管组成,腔内含分泌物),也可呈乳头状、不规则小梁状排列。②肿瘤细胞形态温

和,核为低级别,核分裂罕见;一种细胞:胞质丰富、颗粒状淡染(少数为泡沫状胞质),核圆形、有小核仁;另一种细胞:胞质含大小不等空泡并可融合成微囊,细胞内、外富有红染(乳汁样)分泌物。③罕见或无坏死。④可伴分泌型或低级别导管内癌。

免疫组化染色:EMA、α-乳白蛋白、S-100 蛋白常阳性;GCDFP-15 阳性或弱阳性;ER 一般阴性。

组织化学染色:分泌物呈 AB/PAS(抗淀粉酶)染色阳性。

【鉴别诊断】

①分泌性乳腺;②乳腺假分泌性增生;③妊娠或哺乳期乳腺癌;④乳腺癌伴假分泌性增生;⑤富脂细胞癌;⑥囊性高分泌癌;⑦大汗腺癌;⑧非典型大汗腺腺病等。

十三、富于脂质的癌

富于脂质的癌是一种绝大多数(约 90%)肿瘤细胞的胞质内有丰富中性脂肪的癌,又称脂质分泌性癌。

【诊断要点】

①肿瘤多显示为浸润性导管/小叶癌的组织学类型,常排列成片状、条索状或巢状。②癌细胞胞质丰富透明,呈泡沫状或空泡状(为中性脂肪,缺乏黏液);核通常为中-高级别,异型性明显。③可伴有导管或小叶原位癌。

免疫组化染色:多数 ER、PR 阳性,SMA、S-100 及 GCDFP-15 阴性。

组织化学染色:胞质呈苏丹Ⅲ或油红 O 染色阳性(冷冻切片苏丹Ⅲ染色的阳性率常较低),AB 染色常阴性。

【鉴别诊断】

①富于糖原的透明细胞癌;②组织细胞样癌;③脂肪坏死;④大汗腺癌;⑤皮脂腺样癌;⑥分泌型癌。⑦上皮样脂肪肉瘤。⑧转移性肾癌等。

十四、嗜酸细胞癌

是指主要(>70%)由嗜酸细胞(富含线粒体)组成的浸润性乳腺癌。

【诊断要点】

①癌细胞呈实性、筛管状或乳头状排列。②肿瘤性嗜酸细胞较大,圆形或多角形,胞界清楚;胞质丰富,呈均质弥漫嗜酸性颗粒状,无顶浆分泌型胞突;核一般为中级别,核中等大、较一致、圆-卵圆形,核仁较明显,核分裂少见。

免疫组化染色:①抗线粒体抗体弥漫强阳性,ER 和 PR 阳性或阴性,GCDFP-15 和 CgA 阴性。

电镜:肿瘤细胞胞质含大量弥漫分布的线粒体,缺乏内、外分泌颗粒、嗜锇酸颗粒和其他细胞器。

【鉴别诊断】

①大汗腺癌;②神经内分泌癌和伴有神经内分泌分化的癌;③颗粒细胞瘤;④嗜酸性肌上皮肿瘤。

光镜下,嗜酸性细胞癌有时难与上述肿瘤鉴别。

十五、腺样囊性癌

是一种组织学类似于涎腺腺样囊性癌的低度恶性的癌。一般认为预后好。

【诊断要点】

详见涎腺腺样囊性癌。①肿瘤常筛状、梁-管状和实体型构型,常混合存在呈囊腺样(真假腺腔)改变,也可呈实性片状排列。②肿瘤可见多种细胞形态,主要由腺上皮、基底样细胞及肌上皮细胞组成。③可有鳞状细胞化生及皮脂腺细胞分化。

免疫组化染色:ER、PR、HER2 通常阴性,CK8/18、CK5/6、CK14 阳性,CD117 常阳性,SMA、Calpoinin、p63 可灶性阳性,Vimentin、IV 胶原基膜样物阳性。

组织化学染色:假腺腔内黏液样变的间质 AB 阳性,真腺腔内的分泌物 PAS 阳性,AB 可呈弱阳性。

【鉴别诊断】

①胶原小体病;②浸润性筛状癌;③筛状导管原位癌;④小管癌;⑤微腺性腺病;⑥腺肌上皮肿瘤。

十六、腺泡细胞癌

为一种组织学特点与涎腺腺泡细胞癌相似,表现为腺泡细胞(浆液性)分化的浸润性癌。

【诊断要点】

详见涎腺腺泡细胞癌。

①呈实性巢状、腺泡状,也可呈微腺/微囊(腔内常有嗜酸性分泌物)状构型。②癌细胞通常具有丰富的双嗜性颗粒状胞质,也可为泡沫-空泡或透明状胞质,核圆形或不规则形,常见单个核仁,核分裂多少不等。③间质常有纤维组织增生,可见较多炎细胞浸润及中央区坏死。

免疫组化染色:ER、PR 阴性,HER2 可阳性,抗淀粉酶、溶菌酶、糜蛋白酶、EMA 和 S-100 阳性,CCDFP-15 可阳性。

电镜:肿瘤细胞胞质充满溶酶体样颗粒。

【鉴别诊断】

①微腺型腺病;②分泌型癌;③大汗腺癌;④嗜酸细胞癌;⑤伴神经内分泌分化的癌;⑥腺肌上皮肿瘤;⑦富于糖原的透明细胞癌;⑧转移性癌等。

十七、富于糖原的透明细胞癌

是指>90%的癌细胞胞质透明且富含糖原的癌,又称透明细胞癌。一般认为预后较差。

【诊断要点】

①具有浸润性导管(或小叶)癌构型。②癌细胞呈多边形或柱状,边界清楚;胞质水样透明(富含糖原)或颗粒状;中-高级别核级;核卵圆形、深染、核仁明显,核分裂多少不等。

免疫组化染色:类似于浸润性导管癌。

组织化学染色:糖原染色弥漫阳性,AB、黏液卡红、油红 O 等染色均阴性。

电镜:肿瘤细胞胞质内有大量(β)糖原颗粒。

【鉴别诊断】

①富于脂质的癌;②分泌型癌;③组织细胞样癌;④透明细胞汗腺瘤;⑤转移性透明细胞肿瘤(肾癌、恶性黑色素瘤等);⑥肌腺肌上皮肿瘤;⑦人为现象等。

十八、皮脂腺癌

是指具有皮脂腺分化的原发性乳腺癌,皮脂腺分化细胞必须占优势才能诊断。肿瘤位于乳腺内,癌组织和乳腺腺管上皮有移行过渡是诊断乳腺皮脂腺癌的重要依据。

【诊断要点】

①肿瘤细胞呈叶状或巢状分布。②肿瘤细胞具有皮脂样分化。①皮脂样细胞胞质丰富,呈小空泡状;②皮脂样细胞外周有小卵圆-梭形细胞,胞质少、嗜酸性,无空泡;③该两种细胞的核均为不规则形至圆形、泡状,核仁0~2个,核分裂稀少(有时灶性多见)。③可见灶性桑葚样鳞状细胞化生。

免疫组化染色:AE1/AE3 阳性,ER、PR 通常阳性,Vimentin、S-100 蛋白、CEA、GCDFP-15 阴性。

【鉴别诊断】

①大汗腺癌;②富脂细胞癌;③组织细胞样癌;④转移性皮脂腺癌。

十九、组织细胞样癌

是一种瘤细胞类似于组织细胞的浸润性癌。

【诊断要点】

①显示导管或小叶型癌的免疫组化表型,瘤细胞散布或片巢状分布。②瘤细胞胞质丰富,呈嗜酸性或泡沫样,或两者混杂。泡沫样细胞为主时,低倍镜下酷似纤维黄色瘤。嗜酸性大细胞为主时,形似颗粒细胞瘤细胞(肌母细胞瘤),胞质内可见红色小包涵体(AB/PAS 阳性)。核一般为中-高级别。③可见原位癌灶。

免疫组化染色:CK 阳性,ER、PR 常阳性,HER2 可阳性,Ki-67 指数较高,GCDFP-15 常阳性,CD68、Vimentin 可阳性。

【鉴别诊断】

①反应性组织细胞;②富于脂质的癌;③颗粒细胞瘤;④嗜酸细胞癌;⑤转移癌(如肾癌)。

二十、炎性癌

是一种由于真皮淋巴管内有广泛的癌栓,阻塞淋巴管引起淋巴回流障碍,导致受累乳房发红、发热、触痛及皮肤广泛水肿的乳腺癌。

【诊断要点】

①组织学上,常为Ⅲ级浸润性导管癌,也可为其他类型癌。②常见真皮淋巴管内和血管内癌栓。③常有明显的淋巴细胞、浆细胞浸润。④皮肤常呈与淋巴回流受阻相关的表现(水肿、胶原纤维分离)等。

免疫组化染色:多数病例 ER、PR 和 HER2 阴性。

【鉴别诊断】

①炎性病变;②血管肿瘤;③乳腺 Paget 病;④淋巴造血肿瘤累及;⑤乳腺癌区域皮肤溃破继发感染。

(胡丽娜)

第十四节　导管内乳头状肿瘤

包括一组异质性肿瘤性病变,其共同特征是具有乳头状、树枝状生长模式,其中央为纤维血管轴心,表面被覆不同增生状态的上皮,有或无肌上皮层。

一、导管内乳头状瘤

为导管内乳头状病变,纤维血管轴心被覆良性增生上皮,分为中央型(发生于大导管,常位于乳晕区)和周围型(发生于终末导管小叶单位)两种类型。

(一)中央型导管内乳头状瘤

【诊断要点】

(1)肉眼病变:乳头状的肿瘤位于囊状扩张的导管内,常有蒂与导管壁相连,瘤组织呈颗粒状软脆,红褐色。

(2)镜下:①肿瘤位于囊状扩大的导管腔内,呈乳头树枝状结构,具有明显纤维血管轴心。②乳头表面衬覆立方-柱状腺上皮和肌上皮两层细胞,有基膜。③可有大汗腺化生、鳞化和(或)柱状细胞变。④肌上皮可明显增生。⑤常有出血,少数发生梗死。⑥复杂型:可有不同程度乳腺增生病的形态表现(如上皮旺炽性增生等)。⑦硬化型:间质明显纤维化,埋于纤维组织内的腺管受压变形,呈硬化性腺病形态,形成假性浸润图像。

(3)免疫组化染色:肌上皮标记物染色肌上皮阳性,CK5/6 阳性。

【鉴别诊断】

①周围型导管内乳头状瘤;②不典型导管内乳头状瘤;③导管内乳头状癌;④乳晕区硬化性导管增生;⑤浸润性癌。

(二)周围型导管内乳头状瘤

【诊断要点】

①起源于终末导管小叶单位,常为多发性,可延伸至大导管。②形态与中央型导管内乳头状瘤类同。③常伴普通型导管增生、非典型导管增生、导管原位癌和浸润癌。④可伴发硬化性腺病、放射状瘢痕等增生性病变。⑤免疫组化染色:同中央型导管乳头状瘤。

【鉴别诊断】

①中央型导管乳头状瘤;②不典型导管内乳头状瘤;③导管内乳头状癌;④乳头瘤病型乳腺增生症;⑤乳头瘤病型复杂硬化性增生;⑥浸润性癌。

二、不典型导管内乳头状瘤

为导管内乳头状瘤的局部出现低级别核的不典型增生(形似低级别导管内癌)或肌上皮减少、缺失。

【诊断要点】

1.主要表现为两种形式

①表现为不典型柱状增生,局部(<1/3区域)有肌上皮减少或局部缺失。②局部(<1/3区域)类似不

典型导管增生或低级别导管内癌改变。两种类型病变可混合存在。

2.免疫组化染色

肌上皮标记物染色肌上皮存在、减少或局部缺失,不典型增生或低级别导管内癌区域 CK5/6 阴性。

【鉴别诊断】

①导管内乳头状瘤;②导管内乳头状癌;③乳头瘤病型乳腺增生症;④乳头瘤病型复杂硬化性增生。

三、导管内乳头状癌

为导管内恶性乳头状病变,纤维血管轴心被覆恶性腺上皮细胞,缺乏肌上皮。理论上讲此诊断名称是指纯导管内乳头状癌,与起源于导管内乳头状瘤的癌是不同的概念,因为其没有残存导管内乳头状瘤的证据。

【诊断要点】

1.其形态学诊断标准包括两个方面:①≥90%的肿瘤性乳头缺乏肌上皮,不论是否出现明显的上皮增生。②≥90%的区域表现为低级别导管内癌的形态改变(任何组织学类型)。

2.其乳头较导管内乳头状瘤更纤细,纤维血管轴更少见,缺少肌上皮。乳头被覆上皮可由 1 层或数层柱状上皮,细胞核多数为低或中级别,少数为高级别。乳头之间可充实有形态明显一致的增生细胞,排列呈实性、筛状或微乳头状。可存在有双态性肿瘤细胞(第 2 种细胞胞质丰富、淡染,位于基底部)。

3.免疫组化染色:乳头状癌内缺乏肌上皮(p63、Calponin、SMMHC 等阴性或局部有少数阳性),导管周围通常有肌上皮(p63、Calponin、SMMHC 阳性,少数缺失),CK5/6 阴性,ER、PR 呈单克隆性阳性表达。

【鉴别诊断】

①不典型导管内乳头状癌;②源于导管内乳头状瘤的癌;③乳头瘤病型乳腺增生症;④乳头瘤病型复杂硬化性增生;⑤乳头腺瘤;⑥浸润性乳头状癌。

四、包裹性(囊内)乳头状癌

通常认为是导管内乳头状癌的变型,现称为包裹性乳头状癌(包囊壁无肌上皮),其主要特征是在肉眼可见的囊内出现乳头状癌。目前认为至少某些可能是一种膨胀性生长的低级别浸润性癌。

【诊断要点】

1.肉眼病变

乳头状或圆形肿物位于囊腔内,常广泛附着于囊壁。

2.镜下

①囊内乳头状肿瘤,形态与导管内乳头状癌类似,常包绕厚层纤维性包膜(缺乏肌上皮)。②周围常见低级别导管原位癌(筛状、微乳头型)。③移行细胞型:乳头被覆数十层移行细胞,局部呈流水状排列。④可伴有浸润性癌。

3.免疫组化染色

瘤细胞及囊壁缺乏肌上皮,CK5/6 阴性。

【鉴别诊断】

①导管内乳头状癌;②浸润性乳头状癌;③不典型导管内乳头状瘤;④浸润性癌。

五、导管内实体型乳头状癌

认为是一种有明确临床（好发于老年女性）病理特征的导管原位癌变型，因常有神经内分泌分化，又称神经内分泌型导管原位癌。近年文献趋向使用实体型乳头状癌。

【诊断要点】

1.镜下

①病变为结节状，导管明显膨胀性扩大，呈圆-卵圆形或不规则形。②瘤细胞呈实性增生，其中有纤维血管轴心网（呈实性乳头状结构），其周围细胞常呈栅状排列或呈假菊型团。③细胞较温和，呈圆-卵圆形、梭形（流水状排列）或印戒样，胞质嗜酸性颗粒状、淡染或有黏液，核低-中级别，染色质细腻，可见小核仁。④细胞外黏液多少不等。

2.免疫组化染色

神经内分泌标记物及 ER、PR 常阳性，肌上皮标记物纤维血管轴心及导管周围有阳性肌上皮，部分病例阴性。肿瘤细胞 CK5/6、HER2 阴性，Ki-67 低增殖活性。组织化学黏液染色（AB/PAS）常见多少不等的阳性细胞。

【鉴别诊断】

①普通型导管增生（旺炽性）；②不典型导管增生；③复杂型导管内乳头状瘤；④导管内乳头状癌；⑤膨胀浸润性癌。

（胡丽娜）

第四章 女性生殖系统疾病的病理学诊断

第一节 外阴疾病

一、外阴囊肿性病变及瘤样病变

（一）外阴囊肿性病变

表皮样囊肿

【病理变化】

1. 肉眼

①大阴唇多见，呈圆形或卵圆形的结节。②切面呈囊性，囊内含灰白色豆渣样物。

2. 镜下

①囊壁被覆复层鳞状上皮，钉突变短或消失。②囊内充满层状角化物质。③囊壁不含皮肤附件。④囊壁破裂后可引起异物巨细胞反应。

前庭大腺囊肿

【病理变化】

1. 肉眼

单房或多房性囊肿，多见于单侧大阴唇后半部，与阴唇长轴平行，囊内物呈透明黏液样。

2. 镜下

①囊肿多由扩张的导管形成。②囊壁可被覆移行上皮或单层柱状、立方、扁平上皮或伴鳞状上皮化生。③囊壁内可见残留黏液腺泡。

皮脂腺囊肿

【病理变化】

1. 肉眼

大、小阴唇内侧质软的小囊肿，内含干酪样皮脂样物。

2. 镜下

①囊壁被覆薄层鳞状上皮，并可见皮脂腺。②伴发感染时，囊壁上皮可破坏消失，可见多量中性粒细胞浸润及异物巨细胞反应。

中肾管囊肿（午非管囊肿，Gartner 囊肿）

【病理变化】

1.肉眼

多见于处女膜、小阴唇近阴蒂处或尿道周围的薄壁半透明囊肿，囊内含清亮液体。

2.镜下

①囊壁被覆低柱状或立方上皮（无黏液分泌），典型时呈"鞋钉"样排列，有时可伴有灶性鳞状上皮化生。②囊壁内可有少量平滑肌纤维。

黏液囊肿

【病理变化】

1.肉眼

单发或多发的小囊肿，位于阴道前庭和尿道旁小阴唇内侧。

2.镜下

①囊壁被覆分泌黏液的单层高柱状或立方上皮，与肠黏膜或宫颈内膜的黏液上皮相似，可伴鳞状上皮化生。②囊壁内不含平滑肌组织。

尿道旁腺囊肿

【病理变化】

1.肉眼

为阴道前庭尿道口周围小于 2cm 的薄壁小囊肿。

2.镜下

①囊壁被覆单层立方或低柱状上皮。②囊壁内可见残余尿道旁腺腺体。

（二）外阴瘤样病变

外阴子宫内膜异位症

【病理变化】

1.肉眼

见于阴道口周围或手术侧切部位，呈紫蓝色或暗红色质硬结节或小囊，内含新鲜或陈旧血液。

2.镜下

①囊壁被覆上皮与子宫内膜相似，可见子宫内膜腺体及间质。②囊壁内可有含铁血黄素沉着。

外阴异位乳腺组织

【病理变化】

①多位于大阴唇，半数为双侧性。②镜下可见小叶结构。③可发生小叶增生和肿瘤等病变。

尿道肉阜

【病理变化】

1.肉眼

多见于尿道口内外侧，有蒂或无蒂的红色息肉样物，单发或多发。

2.镜下

①息肉表面被覆移行上皮或鳞状上皮，上皮可向下生长形成细胞柱或细胞团。②可表现为乳头瘤样型、血管瘤样型或肉芽肿型。③间质常伴炎症细胞浸润。

结节样淀粉样变性

【病理变化】

1.肉眼

多累及外阴皮肤,表现为外阴局限性溃疡性结节,边界不清。

2.镜下

①病变处表皮萎缩。②真皮内淡红染无定形淀粉样物沉着,周围伴多核巨细胞、淋巴细胞、浆细胞浸润。③淀粉样物刚果红染色阳性。

疣状黄色瘤

【病理变化】

1.肉眼

形成菜花状、疣状、乳头状新生物。

2.镜下

①表皮棘细胞增生,上皮脚延长。②真皮乳头内泡沫状黄色瘤样细胞聚集。

二、外阴良性肿瘤

（一）纤维上皮性息肉（软纤维瘤）

【病理变化】

1.肉眼

大阴唇或外阴皮肤的有蒂或无蒂的息肉样突起,质软,切面灰白。

2.镜下

①息肉表面被覆鳞状上皮,上皮无棘层肥厚和乳头状结构。②轴心为疏松结缔组织、胶原纤维、毛细血管和成熟脂肪组织。间质中有时可含有散在分布的奇异型多核巨细胞,核浓染且可出现核分裂象。

（二）前庭大腺腺瘤

【病理变化】

1.肉眼

大阴唇较多见,单发,直径约1cm。

2.镜下

①肿瘤较局限,有纤维性假包膜。②小簇状排列紧密的腺体和小管组成小叶状结构,上皮细胞柱状或立方。③腺体或小管内含有胶样分泌物。

（三）乳头状汗腺瘤

【临床要点】

外阴部最常见的良性腺体肿瘤。

【病理变化】

①来源于特化的肛周生殖道型乳腺样腺体。②多见于阴唇沟内或附近,肿瘤界限清楚,周围有纤维组织包绕。③由复杂的分支乳头和腺体构成。④乳头及腺腔被覆双层上皮,内层为柱状分泌上皮,外层为肌上皮。

（四）颗粒细胞瘤

【病理变化】

1.肉眼

肿瘤单发、质韧,直径 0.3～3cm。

2.镜下

①瘤细胞呈条索状,被细纤维分隔。②瘤细胞大,圆形或多边形,胞质内富含粗大嗜伊红颗粒。

【特殊检查】

S-100 蛋白阳性,PAS 组织化学染色阳性。

（五）血管肌纤维母细胞瘤

【病理变化】

1.肉眼

①息肉样肿物。②0.5～14cm。③界限清楚但无确切包膜。④色粉红或黄、棕黄。

2.镜下

①高度富细胞区与细胞少的间质水肿区相互交替存在。②有丰富的小到中等大小的薄壁血管,梭形或卵圆形肿瘤细胞围绕血管排列。③部分瘤细胞可呈上皮样或浆细胞样,可见双核或多核。④瘤细胞无明显异型,核分裂象<1/10HPF。⑤间质为疏松纤维组织,可有黏液样变,有时可见脂肪组织。

【特殊检查】

瘤细胞 SMA、MSA、Desmin 阳性。

【鉴别诊断】

侵袭性血管黏液瘤。

（六）侵袭性血管黏液瘤（深部血管黏液瘤）

【病理变化】

1.肉眼

①肿瘤具有浸润性生长方式,无明确界限。②白色,质地呈橡胶样或质软凝胶状。

2.镜下

①星状或梭形肿瘤细胞被包埋在疏松黏液样间质中。②小到中等大小的动、静脉血管常聚集成簇,常可见红细胞外渗。③瘤细胞常侵及骨骼肌及脂肪。

【特殊检查】

①电镜下瘤细胞具有纤维母细胞或肌纤维母细胞特征。②免疫组化:Desmin、SMA、肌红蛋白、Vim 呈灶性阳性,CD34、PR、ER 也常为阳性。

【鉴别诊断】

①黏液样神经纤维瘤。②肌肉内黏液瘤。③血管肌纤维母细胞瘤。④黏液样平滑肌瘤。⑤黏液样脂肪肉瘤。⑥胚胎性横纹肌肉瘤。

（七）其他良性肿瘤和瘤样病变

外阴的其他良性肿瘤和瘤样病变包括:①来源于外阴皮肤及附属器的脂溢角化症、汗管瘤、透明细胞汗腺瘤、外毛根鞘瘤、毛上皮瘤、皮脂腺腺瘤、血管角皮瘤、色素痣等。②纤维瘤、脂肪瘤、平滑肌瘤、横纹肌瘤、血管瘤、神经纤维瘤、富于细胞性血管纤维瘤、血管球瘤及手术后梭形细胞结节等。

三、外阴恶性肿瘤

（一）鳞状细胞癌及其癌前病变

鳞状上皮细胞增生及癌前期病变

非特异性鳞状上皮增生（增生性营养不良）

【临床要点】

外阴瘙痒。

【病理变化】

①外阴皮肤出现境界清楚的白色或暗红色散在斑片状病损。②鳞状上皮增生、角化亢进、角化不全。③棘层增厚、上皮角延长。④细胞分化成熟，核分裂象局限于表皮基底层或副基底层。⑤真皮浅层散在炎症细胞浸润。

硬化性苔藓

【临床要点】

外阴严重瘙痒、烧灼感或性交困难。

【病理变化】

1.肉眼

①病变主要累及大阴唇内侧、阴蒂及小阴唇。②双侧小阴唇病变向外扩展呈蝴蝶状，蔓延至会阴及肛周则呈"8"字形。③病变处皮肤变薄、平滑、光亮发白、弹性降低。④严重时大、小阴唇因萎缩而变形，小阴唇粘连。

2.镜下

①表皮萎缩变薄，仅由数层扁平细胞组成，但角化过度，常见角质栓。②钉突变短或消失，无真皮乳头。③基底细胞液化，空泡变性。④真皮浅层水肿，血管与细胞减少，形成一层淡红色无细胞均质化带，其下方见带状淋巴细胞浸润。⑤皮肤附件萎缩、减少或消失。⑥可出现上皮内瘤变。

外阴上皮内瘤变

外阴上皮内瘤变（VIN）包括外阴鳞状上皮从轻度非典型增生到原位癌的一系列病变。

【临床要点】

外阴瘙痒或刺激症状。

【病理变化】

1.肉眼

外阴斑疹或丘疹样病变，病变可呈白色或醋白上皮。

2.镜下

①细胞密集伴核异型，核分裂象增多，常见角化过度、角化不全及角化不良。②组织学类型包括 HPV 相关性与单纯性两种。③HPV 相关性 VIN 镜下可表现为湿疣状和基底细胞样两种，前者病变与湿疣相似，可见凹空细胞。后者增生细胞呈基底细胞样，凹空细胞不明显。两种均可见较多核分裂象，分级方式同 CIN。④单纯性 VIN（单纯性原位癌）与硬化性苔藓有关，细胞分化程度高，异型细胞仅局限于基底层和副基底层，有丰富的嗜酸性胞质和明显核仁，可见角化不良细胞、角化珠。

【特殊检查】

免疫组化染色：HPV 相关性 VIN 增生细胞 P16 和 Ki-67 弥漫阳性；单纯性 VIN 增生细胞 p53 阳性，

Ki-67 表达于基底层和副基底层,P16 阴性。

外阴鲍恩病(Bowen 病)

【病理变化】

1.肉眼

暗红色鳞屑样斑块。

2.镜下

①棘细胞层增厚,细胞密集,极向消失伴角化过度及角化不全。②出现巨细胞、多核细胞,以及特殊的胞质红染、核大浓染的角化不良细胞,即 Bowen 细胞。③核分裂象多见。

【鉴别诊断】

Bowen 样丘疹病。

鳞状细胞癌

微小浸润性鳞状细胞癌

【病理变化】

癌肿直径≤2cm。间质内浸润深度 1～3mm,当浸润深度≤1mm 时称浅表浸润性鳞状细胞癌。

疣状癌

【临床要点】

生长缓慢,易复发,不转移,忌放疗。

【病理变化】

1.肉眼

肿瘤呈乳头状或菜花状突起,酷似湿疣。

2.镜下

①鳞状上皮呈疣状或乳头状生长,或呈假上皮瘤样增生,伴角化过度与角化不全。②角化珠常在肿瘤深部,如上皮脚内角化珠。③肿瘤基底部可见瘤细胞团对间质呈推挤性浸润,边界清晰。④间质内重度慢性炎性细胞浸润。

【鉴别诊断】

尖锐湿疣。

角化及非角化鳞状细胞癌

【病理变化】

1.肉眼

肿瘤可呈斑块、溃疡、结节状、菜花状或蕈样乳头状。

2.镜下

同其他部位鳞状细胞癌。

湿疣状鳞癌

【病理变化】

①表面呈疣状。②癌细胞呈乳头状生长,角化亢进。③伴有核大、浓染、核膜皱缩、多核及挖空细胞样特征。

棘皮瘤样鳞癌

【临床要点】

棘皮瘤样鳞癌(角化棘皮瘤)生长迅速但有自限性。

【病理变化】

①发生于外阴有毛皮肤。②肿瘤中心部位似火山口状。③瘤细胞舌状浸润至真皮。

伴有巨细胞的鳞癌

【病理变化】

①具有高度侵袭性。②瘤组织内含有多量瘤巨细胞成分。

外阴基底细胞癌

【临床要点】

①老年妇女多见。②生长缓慢。③局部浸润,一般不转移。

【病理变化】

常见于大阴唇,多呈边界清楚的结节状隆起,可有色素,常形成侵蚀性溃疡。

【鉴别诊断】

①早期鳞癌。②分化不良性鳞癌。③黑色素瘤。④毛发瘤。⑤汗腺瘤。

(二)腺癌

外阴佩吉特(Paget)病

【临床要点】

①常见于老年妇女。②29%的患者伴身体其他部位(如泌尿生殖道、胃肠道或乳腺)的癌肿。

【病理变化】

1.肉眼

病变呈境界清楚的红色湿疹样病变,大阴唇多见。

2.镜下

①外阴表皮内可见散在或簇状大而圆的特征性 Paget 细胞。②Paget 细胞胞质丰富空泡状。核大,核仁明显。③部分患者伴有浸润癌。

【特殊检查】

PAS(+),免疫组化染色 CA125 和 Her2 可阳性,ER、PR 阴性。

前庭大腺癌

【病理变化】

1.肉眼

早期为深在的活动性结节,以后肿块生长,直径可达 10cm,病变固定,表面可溃破。

2.镜下

可表现为腺癌、黏液表皮样癌、鳞癌、腺样囊性癌、移形细胞癌、小细胞癌、腺鳞癌等。

(三)恶性间叶性肿瘤

近心型上皮样肉瘤(恶性横纹肌样肿瘤,成人型)

【病理变化】

①好发于外阴。②组织学表现似四肢上皮样肉瘤。

【特殊检查】

CK(+),Vim(+),半数病例 CD34(+)。

其他恶性间叶性肿瘤

包括葡萄状肉瘤、腺泡状软组织肉瘤、平滑肌肉瘤、脂肪肉瘤、皮肤隆突性纤维肉瘤,病变见软组织同名肿瘤。

（四）外阴恶性黑色素瘤

【病理变化】

1.肉眼:肿块好发于大、小阴唇和阴蒂,可形成溃疡,可有或无色素沉着。

2.镜下:组织学类型可分为结节型、表浅扩散型和黏膜/肢端雀斑型,按细胞形态可分为上皮样型、梭形细胞型、痣型与混合型。

（五）外阴其他罕见肿瘤

包括外阴内胚窦瘤、Merkel 细胞肿瘤、原始神经外胚层肿瘤、Ewing 肿瘤、外阴淋巴瘤、外阴朗格汉斯细胞组织细胞增生症等。

（六）外阴转移癌

1.泌尿生殖系统肿瘤转移

包括子宫颈癌、子宫内膜癌、阴道癌、尿道癌、卵巢癌等。

2.其他部位肿瘤转移

如肾细胞癌、肺癌、乳腺癌等。

四、外阴炎症性疾病

（一）尖锐湿疣

【临床要点】

①多发生于生育年龄的妇女,20～30 岁最多见。②由人乳头瘤病毒(HPV)感染引起,主要经由性接触传染。

【病理变化】

1.肉眼

①常呈多部位或一个部位多个病灶发生。②以小阴唇、阴蒂、处女膜周围最常见。③病变可呈细颗粒状、疣状、乳头状或菜花状突起,或融合成片状。

2.镜下

①鳞状上皮呈乳头状瘤样增生,乳头常尖细。②棘层增厚,角化过度并角化不全,上皮脚延长、增宽甚至呈假上皮瘤样改变。③基底层细胞增生伴核轻度增大和多形。④核分裂象可见,但无病理性核分裂象。⑤上皮表层或中层可见特征性的"挖空细胞",核增大浓染,核膜皱缩或双核,核周明显空晕,其内有丝状物。⑥真皮乳头部毛细血管增生扩张、上移,慢性炎性细胞浸润。

【特殊检查】

①电镜:"挖空细胞"及角化不全细胞的核中可见病毒颗粒。②免疫组化及原位杂交:含 HPV 核壳蛋白抗原的细胞核内可见阳性着色的均匀细颗粒。③聚合酶链反应(PCR):可检出 HPV DNA。

【鉴别诊断】

①乳头状瘤。②假性尖锐湿疣。

（二）梅毒

【病理变化】

1.肉眼

①一期病变表现为阴唇侵蚀性丘疹及质硬的红斑状溃疡,溃疡边缘隆起,基底洁净(硬性下疳),伴局

部淋巴结肿大。②二期病变表现为外阴及肛周出现扁平湿疣,呈一种互相融合的不规则片状斑块,暗红色,中等硬度。

2.镜下

①一期病变表现为溃疡底部闭塞性动脉内膜炎和血管周围炎,重度淋巴细胞和浆细胞浸润。②二期病变表现为表皮增生伴角化不全、闭塞性动脉内膜炎及血管周围炎。

【特殊检查】

①暗视野显微镜或免疫荧光法可检见渗出物涂片中的特征性螺旋体。②石蜡切片 Warthin-Starry 或 Levaditi 染色可检见螺旋体。③免疫组化染色可检见螺旋体。

(三)腹股沟肉芽肿

【临床要点】

①大阴唇和后联合疼痛性丘疹或溃疡,伴有水肿、结痂。②属性传播疾病。

【病理变化】

1.肉眼

可表现为丘疹或呈结节型、溃疡增生型、肥大型和瘢痕型。

2.镜下

①表皮呈明显的假上皮瘤样增生。②非特异性肉芽组织形成。③慢性炎性细胞浸润,含特征性的空泡状组织细胞,其胞质内可找到多数杜氏小体。

【特殊检查】

Giemsa、亚甲蓝或 Wright 染色可检见荚膜杆菌。

(四)性病淋巴肉芽肿

【临床要点】

由沙眼衣原体引起的性传播疾病。

【病理变化】

1.肉眼

①阴阜、小阴唇出现小丘疹,以后溃破形成溃疡。②腹股沟淋巴结肿大、化脓,相互融合并可与皮肤粘连,脓肿溃破后可形成窦道。

2.镜下

特征性的病变为淋巴结内形成星状小脓肿,脓肿边缘为栅栏状排列的上皮样细胞及非特异性炎性细胞浸润,伴明显纤维化。

【特殊检查】

免疫组化、PCR、Warthin-Starry 银染可检见病原体。

(五)软下疳

【临床要点】

①由杜克嗜血杆菌引起。②多经性传播。

【病理变化】

1.肉眼

①外生殖器小丘疹或脓疱,以后出现单发或多发性溃疡,溃疡质软。②1/4 病例伴腹股沟化脓性淋巴结肿大。

2.镜下

溃疡底分三层。①浅层为坏死碎屑及渗出物。②中层见血管内皮细胞增生肥大,可有管壁纤维素样坏死及血栓形成。③深层为淋巴细胞和浆细胞浸润。

（六）传染性软疣

【临床要点】

①多见于年轻妇女外阴部。②由病毒感染所致。③主要经性传播。

【病理变化】

1.肉眼

为多发性、中央凹陷的小丘疹。

2.镜下

①表皮或毛囊上皮向下生长,形成多个紧靠的梨型小叶。②较深层的细胞内出现单个嗜酸性包涵体,即软疣小体,当其从深层迁入表面时,包涵体逐渐增大并变成嗜碱性。

（七）贝赫切特综合征（Behget 综合征）

【临床要点】

反复出现的三联症,即外阴溃疡、口腔溃疡和眼组织炎症,可伴粉刺、皮肤结节、血栓性静脉炎、关节炎、大肠炎和脑病。

【病理变化】

镜下以坏死性动脉炎为特征,可引起细动脉阻塞、静脉血栓。

（八）外阴结核

本病以伴有干酪样坏死的特异性肉芽肿形成为特点。

（九）外阴真菌性肉芽肿

本病以上皮样细胞围绕的小脓肿（化脓性肉芽肿）为特点,可检见真菌菌丝及芽孢。

（十）外阴克罗恩病（Crohn 病）

【病理变化】

①多发性溃疡形成。②不伴干酪样坏死的肉芽肿形成及明显的淋巴组织增生。③常伴有肠道及肛管类似病变。

五、外阴发育异常

（一）两性畸形

【病理变化】

①两性畸形:具有男、女两性外生殖器,或有基本的男性或女性特征。②女性假两性畸形:表现为阴蒂肥大且常常有阴唇融合,覆盖了阴道和尿道开口。

（二）外阴发育不全或异常

外阴发育不全或异常包括:①阴阜和阴蒂缺如或发育不全。②小阴唇肥大:双侧小阴唇肥大,可呈不对称性。③阴蒂肥大。④大阴唇融合:包括胚胎早期受过多的雄激素影响引起的先天性大阴唇融合,或因婴儿期外阴局部感染所致的大阴唇粘连。⑤处女膜闭锁、小孔或僵硬。

（三）伴有其他解剖部位异常的先天异常

【病理变化】

①输尿管开口异位:阴道与尿道间隔缺损,尿道开口于阴道前壁或前庭。②肛门开口异位:异位肛门开口于会阴较正常靠前处或开口于阴道下部。③持久性泄殖腔:阴唇皱襞融合,其内仅含单一的狭窄管道,经由一个小的开口通向会阴,膀胱、生殖道和肠分别开口于这一共同的腔内。

（李慧卿）

第二节　阴道疾病

一、阴道良性肿瘤及瘤样病变

（一）阴道纤维上皮性息肉（软纤维瘤）

【病理变化】

1.肉眼　肿瘤息肉样,常位于阴道下 1/3 侧壁,直径多<4cm,柔软或韧,灰白色。

2.镜下　同外阴纤维上皮性息肉。

（二）鳞状上皮乳头状瘤

本病可能与 HPV 感染有关,病变见皮肤乳头状瘤。

（三）管状、绒毛管状和绒毛状腺瘤

【病理变化】

①肿瘤呈息肉样。②组织学表现同结肠腺瘤。

【鉴别诊断】

①子宫内膜异位症。②子宫内膜腺癌、宫颈腺癌浸润或复发。

（四）中肾乳头状瘤（壁内乳头状瘤）

【病理变化】

1.肉眼

肿物息肉样或乳头状,或位于阴道壁内。

2.镜下

①息肉或乳头表面被覆非黏液性单层立方上皮,可出现局灶性高柱状上皮和鳞状上皮。②纤维血管间质内可有中性粒细胞和淋巴细胞浸润。

（五）阴道良性混合瘤（梭形细胞上皮瘤）

【病理变化】

1.肉眼

①常位于成人处女膜环处。②无包膜、边界清晰的上皮下结节,与上皮表面不相连。

2.镜下

①肿瘤主由梭形细胞组成,其内散在分布一些鳞状细胞团或由立方状、柱状上皮构成的腺体结构,腺体可伴鳞状上皮化生。②可出现成簇梭形细胞围绕玻璃样间质轴心的假乳头结构。③梭形细胞表达上皮性标志物。

（六）阴道的横纹肌瘤

【病理变化】

1.肉眼

孤立性结节状或息肉样肿块,无包膜,界限不清,直径常＜3cm。

2.镜下

①瘤细胞呈卵圆形、梭形或带状,局部可出现大的有横纹细胞。②缺乏明显的核异型及核分裂象。

（七）阴道手术后梭形细胞结节

【病理变化】

1.肉眼

常位于原手术切口位置,直径可达 4cm。

2.镜下

①丰富的梭形细胞束交错排列。②核呈空泡状,核仁明显,核分裂象易见。③缺乏显著的核多形性,无奇异的核分裂象。④毛细血管增生。⑤纤维组织细胞增生者由泡沫细胞、异物巨细胞以及编织状排列的梭形细胞束组成,似纤维组织细胞瘤。

（八）其他良性肿瘤

阴道的其他良性肿瘤包括阴道乳头状囊腺纤维瘤、平滑肌瘤、深部血管黏液瘤、血管球瘤、血管瘤、血管肌肉脂肪瘤、血管肌纤维母细胞瘤、颗粒细胞瘤、神经纤维瘤、良性 Triton 瘤、Brenner 瘤等。

二、阴道癌前病变和恶性肿瘤

（一）阴道上皮内瘤变

【临床要点】

常与宫颈及外阴的上皮内瘤变有关,也与 HPV 感染有关。

【病理变化】

组织学表现和分级与 CIN 相似。

（二）恶性上皮性肿瘤

阴道鳞状细胞癌

【临床要点】

多由宫颈癌或外阴癌蔓延而来,原发者少见。与高危型 HPV 持续感染有关。可有无痛性阴道出血。

【病理变化】

1.肉眼

常位于阴道上 1/3 的后壁或穹隆部,肿瘤可呈菜花状、溃疡状或环形。

2.镜下

①可表现为角化性鳞癌或非角化性鳞癌。②可直接侵犯膀胱或直肠。③有关疣状、湿疣状等鳞癌亚型见外阴疾病。

阴道腺癌

【临床要点】

很少见,与雌激素水平高有关,故青春期发病率较高。

【病理变化】

1. 肉眼

肿瘤多见于阴道前壁,可累及子宫颈,呈息肉状、溃疡状或结节状。

2. 镜下

①几乎全为透明细胞腺癌,癌组织以小管囊状、片团状、乳头状及不常见的小梁状结构为特征;片团结构中的癌细胞胞质常透明,少数为嗜酸性胞质;衬覆管囊及乳头的癌细胞常呈鞋钉样,球状细胞核突向细胞表面;乳头常含红染玻璃样轴心。②其他类型:可表现为子宫内膜样腺癌、中肾管型腺癌、黏液性腺癌等。

（三）恶性间叶性肿瘤

阴道横纹肌肉瘤

【临床要点】

阴道横纹肌肉瘤(葡萄状肉瘤)阴道最常见的肉瘤类型,主要见于婴儿或 5 岁以下儿童。

【病理变化】

1. 肉眼

肿瘤常位于阴道前壁,为柔软的水肿性葡萄样、乳头状和息肉状结节,表面光滑,灰白或有出血。

2. 镜下

①肿瘤主要由幼稚的小圆形或梭形细胞组成;胞质稀少、红染。②可见带有横纹的带状细胞。③紧邻黏膜上皮下方的瘤细胞较密集,核增殖活性高,形成所谓的生发层。④病变中心部位间质呈水肿性或黏液样,有时可有软骨成分。

【特殊检查】

免疫组化:Desmin、Actin、Myoglobin、MyoD1、Myogenin 均为阳性。

【鉴别诊断】

伴有奇异型细胞的纤维上皮性息肉。

阴道平滑肌肉瘤

【病理变化】

①肉眼观呈鱼肉样,伴有出血坏死。②镜下诊断要点:肿瘤直径＞3cm;核分裂象＞5/10HPF;细胞中重度异型;边缘呈浸润性生长。

子宫内膜样间质肉瘤

【病理变化】

①可能来源于子宫内膜异位病灶。②低级别子宫内膜样间质肉瘤病变与子宫的同名肿瘤相似。

其他少见的阴道恶性间叶性肿瘤

包括:恶性神经鞘瘤、纤维肉瘤、恶性纤维组织细胞瘤、未分化阴道肉瘤、血管肉瘤、腺泡状软组织肉瘤、滑膜肉瘤及无法分类的肉瘤。

（四）混合性上皮间叶肿瘤

癌肉瘤与腺肉瘤

【病理变化】

①均属混合性上皮间叶性肿瘤。②需排除更常见的子宫癌肉瘤或腺肉瘤蔓延至阴道。

类似滑膜肉瘤的恶性混合瘤

【病理变化】

①非常罕见的双相分化恶性肿瘤。②肿瘤由圆形或扁平上皮样细胞形成的腺样结构和丰富的梭形细胞肉瘤样间质构成,似滑膜肉瘤。

(五)其他肿瘤

阴道卵黄囊瘤(内胚窦瘤)

【临床要点】

多发生于 3 岁以下的女孩。

阴道其他罕见肿瘤和转移性肿瘤

包括:原始神经外胚层肿瘤、淋巴瘤、粒细胞肉瘤、腺瘤样瘤、成熟性囊性畸胎瘤。

阴道转移性肿瘤较原发性肿瘤更常见,以宫颈和外阴肿瘤直接浸润至阴道最常见,也可经血道、淋巴道转移或直接种植而来。可为子宫内膜腺癌、结直肠腺癌、乳腺癌、肾细胞癌、膀胱和尿道移行细胞癌转移,或为绒毛膜癌转移。

三、阴道囊肿

(一)上皮包涵囊肿

【临床要点】

①是最常见的阴道囊肿。②发病与阴道损伤有关。

【病理变化】

①囊壁被覆复层鳞状上皮,钉突变短或消失。②囊内充满层状角化物质。③囊壁不含皮肤附件。④囊壁破裂后可引起异物巨细胞反应。

(二)黏液囊肿

【临床要点】

黏液囊肿(中肾旁管囊肿)常位于阴道下 1/3,尤其是阴道前庭。

【病理变化】

①囊壁多被覆单层高柱状黏液上皮,少数被覆输卵管型或子宫内膜型上皮。②囊内含黏液。

(三)Gartner 囊肿

【临床要点】

①来源于中肾管残余。②常位于阴道前壁或侧壁,突向阴道腔。

【病理变化】

1.肉眼

单发或多发,直径 2～10cm。

2.镜下

①囊壁被覆立方或柱状上皮,亦可变扁或消失,或鳞状上皮化生。②囊壁常可见平滑肌束。

四、阴道腺病

【临床要点】

好发于青春发育期后的妇女。

【病理变化】

1.肉眼

①病变呈单发或多灶性。②受累黏膜呈红色天鹅绒样外观或呈颗粒状、花斑状,或呈多数含黏液的小囊状。

2.镜下

①腺病区正常被覆的鳞状上皮为柱状上皮所取代,或鳞状上皮下出现多数腺体。②表面腺上皮与腺体被覆上皮相同,为宫颈内膜型上皮,或为子宫内膜型上皮(有时可见核下空泡,但不含子宫内膜间质),或为输卵管型上皮(纤毛柱状上皮),或混合出现。③腺体上皮可增生形成乳头,可鳞状上皮化生,也可出现不典型增生。④间质常见慢性炎性细胞浸润。

五、阴道炎

(一)滴虫性阴道炎

【病理变化】

①急性期黏膜充血水肿,可见点状出血,浅表溃疡形成;固有层内嗜酸粒细胞、淋巴细胞和浆细胞浸润。②慢性期阴道呈非特异性炎症改变。

(二)阿米巴性阴道炎

【病理变化】

急性期可形成潜掘性溃疡,慢性期形成阿米巴肉芽肿。溃疡或肉芽组织中可找到滋养体。

(三)真菌性阴道炎

【临床要点】

主要由白色念珠菌引起;白带增多;局部奇痒和疼痛。

【病理变化】

1.肉眼

小阴唇内侧和阴道黏膜水肿,表面附有白色膜状物。

2.镜下

①鳞状上皮轻度棘层增厚,其表面可见由坏死碎屑、中性粒细胞及念珠菌芽孢、菌丝形成的分泌物。②固有层充血水肿,淋巴细胞、巨噬细胞及少量中性粒细胞浸润。

(四)加德纳菌性阴道炎

【病理变化】

①为非特异性阴道炎。②阴道涂片中,细菌生长于表浅鳞状上皮细胞的表面,引起独特的胞质边界消失。

(五)结核性阴道炎

【病理变化】

阴道壁形成边缘不整的结核性溃疡;镜下可见典型结核性病变。

(六)大肠杆菌性阴道炎

【病理变化】

可表现为:①阴道软斑症,病变见男性生殖系统。②息肉样黄色肉芽肿性假瘤,光镜下见成片的大组织细胞,胞质内含大量嗜酸性颗粒,似颗粒细胞瘤。

(七)病毒性阴道炎

【临床要点】

①可由疱疹病毒、人乳头瘤病毒等感染引起。②常作为多中心感染的一部分。

【病理变化】

阴道湿疣可以呈扁平状、内翻性或呈疣状,组织学改变参见外阴尖锐湿疣。

(八)萎缩性阴道炎

【临床要点】

①萎缩性阴道炎(老年性阴道炎)见于绝经后老年妇女。②白带稀薄或带血性。③局部瘙痒、灼热感或疼痛。

【病理变化】

1.肉眼

阴道黏膜萎缩、苍白、皱襞消失;可伴点状出血或溃疡。

2.镜下

鳞状上皮变薄,固有层内慢性炎性细胞浸润,可有肉芽组织形成。

六、阴道发育异常

【病理变化】

①双阴道:常伴双子宫。②阴道纵隔。③阴道横膈:可分为完全性和不完全性,不完全性者在隔的中位或偏位有隙孔。④阴道分段闭锁。⑤阴道缺如:外阴正常,阴道仅呈现一浅凹陷,常伴子宫缺如,也可单独发生。⑥穴肛:阴道近段发育异常,形成肠、泌尿道和阴道共同开口的腔道。

(李慧卿)

第三节　子宫颈疾病

一、子宫颈上皮性肿瘤

(一)良性上皮性肿瘤和瘤样病变

鳞状上皮乳头状瘤

【病理变化】

①常见于宫颈外口和鳞-柱交界处。②由具有分支的纤维血管轴心与被覆其表面的分化成熟的鳞状上皮构成。③无挖空细胞。

苗勒上皮乳头状瘤

【临床特点】

几乎只见于儿童(1~9岁)。

【病理变化】

①质脆的息肉状或乳头状肿物,单发或多发,最大径常<2cm。②纤维间质轴心表面被覆形态善良的

上皮,有时上皮呈图钉状,但胞质不透明,没有核分裂象。③间质常有炎症细胞浸润,偶可含砂粒体。

(二)子宫颈鳞状上皮肿瘤及其癌前病变

子宫颈鳞状上皮内肿瘤

【病理变化】

子宫颈鳞状上皮内肿瘤(CIN)镜下可表现为:①低度鳞状上皮内瘤变,即 CIN I 级(轻度非典型增生),指非典型细胞占上皮全层的下 1/3,或见灶状非典型挖空细胞,或两者均有。核分裂象少见,主要见于基底 1/3。②高度鳞状上皮内瘤变(包括 CIN II～III级),CIN II 级(中度非典型增生),指非典型细胞大于上皮全层的下 1/3 但小于 2/3,或见非典型挖空细胞散在全层分布伴核更大、更深染,核分裂象限于上皮下 2/3。CIN III级(重度非典型增生与原位癌),指非典型细胞大于上皮全层的下 2/3 或达上皮全层,或见非典型挖空细胞在上皮全层分布,核具有肿瘤细胞的特点,核分裂象可出现于上皮各层,高度鳞状上皮内瘤变可累及腺体。③高级别上皮内肿瘤异型细胞可为未分化基底细胞样,也可为多形细胞型,可见瘤巨细胞。

【鉴别诊断】

①反应性/修复性上皮病变。②绝经期后鳞状上皮退行性变。

子宫颈鳞状细胞癌

微小浸润癌

【病理变化】

①癌细胞向间质内浸润的深度＜3～5mm,宽度＜7mm。②邻近的间质有结缔组织反应性增生和淋巴细胞浸润。③上皮-间质交界处模糊不清。④累及腺体的原位癌融合,腺体之间的间质消失。⑤较为成熟的鳞状细胞向间质内出芽生长。

浸润性鳞状细胞癌

判断浸润性癌的要点:①肿瘤浸润深度＞5mm,宽度＞7mm。②间质内有不规则的团、索或舌状异型细胞巢浸润。③基膜明显破坏而不伴炎症反应。④间质明显纤维化。

【病理变化】

可分为角化型、非角化型鳞状细胞癌。

【特殊检查】

免疫组化:CK100％阳性,CK5/6 阳性,P63 阳性。

【鉴别诊断】

①腺体鳞化。②鳞状上皮假上皮瘤样增生。

特殊类型鳞癌

1.疣状癌

①疣状生长,形成无纤维间质的宽大乳头。②表层高度角化亢进,瘤细胞分化好。③上皮脚呈杵状向下方间质浸润,可复发但不转移。④无明显 HPV 感染特点。需与尖锐湿疣及伴乳头状生长的鳞癌相鉴别。

2.乳头状鳞癌

①向表面形成细的指状突起。②取材表浅时可能不见浸润表现。③角化现象和 HPV 感染表现不明显。

3.湿疣状癌

异型癌细胞类似挖空细胞,伴基底部舌状浸润。

4.基底细胞样鳞癌

①癌细胞呈基底细胞样。②癌巢周边细胞明显栅栏状排列。

5.鳞状移行细胞癌

①病变与泌尿系移行细胞癌无法鉴别。②可形成乳头状结构。③可完全为移行细胞癌结构,也可含有鳞状细胞癌成分。④免疫组化示 CK7 和 CK20 阳性。需与宫颈其他乳头状病变及内翻性移行细胞乳头状瘤相鉴别。

(三)子宫颈腺体肿瘤及其癌前病变

子宫颈腺体非典型增生

【病理变化】

①腺上皮细胞核有异型,细胞假复层,但尚不足以诊断原位腺癌。②一般无乳头状和筛状结构。

原位腺癌

【病理变化】

①腺体位置正常。②腺体部分或全部上皮细胞出现异型,丧失黏液分泌功能。③腺体细胞核增大、密集、深染、复层,核分裂象及细胞凋亡常见。④呈腺体内乳头或筛状生长。⑤瘤细胞形态可为宫颈内膜型、子宫内膜样型或肠型。

【特殊检查】

①免疫组化:CEA、p16、CK 阳性,Ki-67 高表达,组织蛋白酶 E、淀粉酶及基膜Ⅳ型胶原与层粘连蛋白阳性;ER 阴性,bcl-2 阴性或局灶阳性。②组织化学:阿辛蓝和黏液卡红染色阳性。

子宫颈腺癌

黏液腺癌

1.宫颈管型

①瘤细胞似宫颈内膜黏液柱状上皮。②瘤细胞可排列成单纯、复杂或扩张的腺体,或实性片块、条索状。③可伴黏液湖,形成胶样癌。

2.印戒细胞型

①完全由印戒细胞构成的腺癌少见。②多表现为在低分化腺癌或腺鳞癌内出现局灶性印戒细胞癌表现。

3.肠型

与大肠腺癌形态相似,常含 Paneth 细胞或杯状细胞。

4.微小偏离型(恶性腺瘤)

①瘤细胞分化良好,偶见核分裂象。②腺体排列杂乱,呈囊性扩张或不规则爪状、成角。③间质常伴硬化。④腺体浸润超过正常宫颈腺体的深度;出现在深部的血管和神经周围。⑤免疫组化 CEA 阳性;ER、PR 和 CA-125 常为阴性。⑥鉴别诊断:深部纳氏囊肿、良性弥漫性板层状宫颈腺体增生、分叶状腺体增生、宫颈腺肌瘤。应注意的是:因此型腺癌细胞分化良好,浸润深度对诊断至关重要,因此在不含有宫颈固有肌层的活检标本中时常不能做出诊断。

5.绒毛管状亚型

瘤组织似结肠绒毛管状腺瘤;乳头表面被覆瘤细胞分化良好;可见较广泛的融合性腺体或小管状浸润。

子宫内膜样腺癌

类似于高到中分化子宫内膜癌。需与子宫颈原位腺癌、子宫体内膜样腺癌侵及宫颈、子宫内膜异位、输卵管内膜化生等相鉴别。免疫组化常表达 p16,而 ER 和 Vim 阴性。

透明细胞腺癌

组织学特点同阴道透明细胞癌。需鉴别的有:①微小腺体增生。②中肾管增生。③鳞癌。④转移性肾细胞癌。⑤腺泡状软组织肉瘤。⑥小儿原发性宫颈卵黄囊瘤。⑦宫颈腺体 A-S 反应。

浆液性腺癌

组织学特点同卵巢同名肿瘤。需鉴别的有:①转移性浆液性腺癌。②绒毛管状腺癌。

中肾管型腺癌

①组织结构多样,管状、网状小管状、乳头状、实性及性索样。②腺腔内常含红染胶样分泌物。③间质类似于子宫内膜间质肉瘤或梭形细胞肉瘤。④免疫组化:PCK、EMA、CK7、Calretinin、CD10、Vim 阳性,ER 和 PR 阴性。⑤需与子宫内膜样腺癌、局灶性旺炽型和弥漫性中肾管残件增生、米勒混合瘤等相鉴别。

(四)少见癌和神经内分泌肿瘤

腺鳞癌

【病理变化】

①鳞癌与腺癌成分并存。②腺癌几乎总为宫颈内膜型。③变型:毛玻璃细胞癌亚型,以大的肿瘤细胞实性生长为特征;瘤细胞具有丰富的嗜酸性毛玻璃样胞质与大的嗜酸性核仁;间质常伴较多嗜酸粒细胞浸润;需与大细胞非角化鳞癌相鉴别。

腺样基底细胞癌

【病理变化】

①浸润性基底样瘤细胞巢。②巢中心有鳞状或腺样分化。③常伴有 CIN。

腺样囊性癌

【临床要点】

①少见,多为老年妇女。②预后不良。

【病理变化】

与涎腺腺样囊性癌同,特征性囊性腔隙中含有嗜酸性玻璃样物或嗜碱性黏液,但无肌上皮分化,且细胞多形、核分裂活性更明显。

【鉴别诊断】

腺样基底细胞癌。

神经内分泌肿瘤

【病理变化】

①类癌:具有特征性的器官样结构,核异型性及核分裂活性低。②非典型类癌,细胞异型明显,伴有坏死,核分裂象 5~10/10HPF。③小细胞癌,与其他部位小细胞癌形态相似,可伴有鳞状上皮或腺体分化。④大细胞神经内分泌癌,细胞大,核大,核仁大;分裂象多见;局部常伴腺癌分化。⑤免疫组化显示 Syn、CgA、CD56 和 NSE 阳性。

转移性癌

子宫颈转移性癌十分罕见,原发部位多为女性生殖系统,依次为子宫内膜、卵巢、阴道和输卵管。生殖系统外的原发肿瘤主要为乳腺、胃和大肠。更少见的有胆囊癌、肠癌、甲状腺癌、黑色素瘤等的转移。

二、宫颈间叶性肿瘤和瘤样病变

良性的宫颈间叶性肿瘤和瘤样病变包括术后梭形细胞结节、平滑肌瘤、生殖道横纹肌瘤、血管瘤、血管球瘤、脂肪瘤、神经鞘瘤、局限性神经纤维瘤病、颗粒细胞瘤、节细胞神经瘤、副节瘤、蓝痣、神经胶质瘤、淋巴管瘤等。

子宫颈肉瘤罕见,可有平滑肌肉瘤、低度恶性子宫内膜间质肉瘤、未分化宫颈管肉瘤、儿童葡萄状肉瘤、恶性外周神经鞘瘤、腺泡状软组织肉瘤、血管肉瘤等。

三、上皮和间叶混合性肿瘤

1.腺纤维瘤

①宫颈少见,宫体较多见。②息肉样肿物,切面常可见裂隙或小囊腔。③上皮成分为良性腺上皮,可呈立方状、柱状、扁平、纤毛性或黏液性,偶可见鳞状上皮。间叶成分为非特异性纤维组织,可有少数核分裂象。

2.腺肌瘤与非典型性息肉样腺肌瘤

①罕见于宫颈。②肉眼观呈息肉样病变。③镜下肿瘤由良性腺体和良性间叶成分构成。间叶性成分部分或全部由平滑肌组成。腺体可为宫颈管型、子宫内膜型,偶可为输卵管型上皮。上皮和间叶成分均为良性,无分裂活性。④当腺体结构非常复杂且细胞出现非典型性时,则为非典型性息肉样腺肌瘤。

3.癌肉瘤

①由恶性上皮成分和恶性间叶成分混合构成。②组织学形态与子宫体癌肉瘤相似,但其恶性上皮性成分多为非腺体性,如鳞癌、腺样基底细胞癌、腺样囊性癌或未分化癌。

4.腺肉瘤

①肿瘤由良性上皮成分与恶性间叶成分混合构成。②组织学形态与子宫体腺肉瘤相似,但其上皮成分多为鳞状上皮或黏液上皮。

5.Wilms肿瘤

患者一般为青少年。表现为息肉样肿物。镜下由胚胎性成分、原始肾小管和肾小球分化的三相结构组成,详见肾脏同名肿瘤。

四、子宫颈炎症

(一)急性子宫颈炎

【临床要点】

①白带多且常为脓性。②下腹坠痛。③发热,血象增高。④多由细菌感染所致。⑤多发生在产后或流产后。

【病理变化】

1.肉眼

子宫颈黏膜充血、水肿,可见脓性渗出物。

2.镜下

①子宫颈黏膜上皮可变性坏死脱落。②固有层充血、水肿,多量中性粒细胞浸润。③腺体扩张,腔内充满脓性渗出物。

（二）慢性子宫颈炎

【病理变化】

1.肉眼

子宫颈充血、水肿，呈粉红色糜烂状、颗粒状，可有囊肿形成。

2.镜下

基本病变为子宫颈黏膜的慢性非特异性炎症。可表现为：①子宫颈糜烂，宫颈阴道部表面鳞状上皮变性、坏死脱落，形成浅表缺损（真性糜烂）；糜烂面由宫颈管部柱状上皮覆盖（子宫颈糜烂）；糜烂区柱状上皮腺样增生，与增生的间质一起形成多个小乳头状突起（乳头状糜烂）。②鳞状上皮化生，鳞状上皮增生取代表面柱状上皮或腺上皮。③腺体潴留囊肿（Naboth囊肿），腺体扩张呈囊状，囊内充满黏液。④子宫颈息肉，黏膜上皮及炎症性间质局限性增生，形成红色带蒂突起，被覆上皮及腺上皮常见鳞状上皮化生，可伴糜烂。⑤慢性淋巴滤泡性子宫颈炎：慢性子宫颈炎伴明显淋巴细胞增生并形成淋巴滤泡。

（三）子宫颈尖锐湿疣

【临床要点】

①常伴外阴病变，也可单独发生。②由HPV感染所致，多为低危型病毒感染。

【病理变化】

肉眼观可呈疣状，也可呈斑状或肉眼病变不明显。镜下病变参见外阴尖锐湿疣。

（四）肉芽肿性子宫颈炎

1.子宫颈结核

①常继发于输卵管或子宫内膜结核。②肉眼观可表现为溃疡状、乳头状或宫颈肥大。③镜下常呈增生性结核病变，形成结核肉芽肿，一般无干酪样坏死。

2.其他

包括梅毒、结节病、异物、腹股沟肉芽肿及性病淋巴肉芽肿等。

（周海燕）

第四节　子宫疾病

一、子宫内膜生理性变化

（一）月经周期性变化

增生期

【组织学特点】

在雌激素作用下，内膜腺体及间质呈逐渐增生的过程，腺体越来越多，越来越弯曲。

增生早期（周期第4～7天）：腺体小而直；腺体细胞核低柱状；间质致密，细胞小圆形；核分裂象少见。

增生中期（周期第8～10天）：腺体及管腔增大；腺体细胞核柱状，可呈假复层；间质细胞增大；核分裂象易见。

增生晚期（周期第10～14天）：腺体更弯曲；腺体细胞增生呈假复层或复层，核增大；腺体及间质细胞核分裂象多见。

分泌期

【组织学特点】

在以孕激素为主的作用下,内膜腺体、间质及螺旋小动脉呈现分泌和分化现象。

分泌早期(周期第15~18天):腺体大而弯曲;细胞出现核下空泡。

分泌中期(周期第19~23天):腺体细胞核上空泡及顶浆分泌;腺腔内出现分泌物;间质明显水肿。

分泌晚期(周期第24~28天):内膜明显增厚;腺体细胞核增大变圆;腺腔内分泌物增多;间质细胞蜕膜样变或变成颗粒细胞;螺旋小动脉发育至内膜表层。

月经期

【组织学特点】

①腺体扩张,细胞扁平,腺体破碎呈花瓣状。②间质细胞增大呈前蜕膜细胞,间质出血,多量中性粒细胞浸润,间质塌陷。

无排卵月经

临床呈月经表现,镜下子宫内膜显示为增生期变化,腺体上皮无分泌反应。

(二)妊娠期子宫内膜变化

1.腺体变化

内膜致密层腺体萎缩、裂隙状,细胞立方或扁平;内膜海绵层腺体肥大弯曲呈锯齿状,腺体分泌增强,细胞核增大、浓染,并突入腺腔(A-S反应)。

2.间质变化

间质明显增厚,间质细胞肥大变圆成为蜕膜细胞,胞质浅染,呈镶嵌样排列,血管增生,血管壁增厚。

3.诊断注意事项

①当刮宫物内见到绒毛或滋养叶细胞或底蜕膜时,可诊断为宫内妊娠。②当刮宫物中仅见到蜕膜组织及腺体A-S反应时,多与妊娠有关,需警惕宫外孕的可能,或可能由孕激素类药物或肿瘤性孕激素引起。

(三)绝经期及老年性子宫内膜变化

【组织学特点】

1.单纯性萎缩

内膜变薄;腺体数量减少、变小,上皮细胞立方或低柱状;间质细胞萎缩,可出现纤维化。

2.囊性萎缩

内膜萎缩;腺体囊状扩张,腺上皮呈低柱状或扁平。

3.囊性增生型

内膜部分萎缩、部分增生,或间质萎缩而腺体增生,或腺体萎缩而间质增生。

4.增生型

类似于增生期内膜,但核分裂象少见。

二、卵巢功能失调引起的内膜变化

(一)内膜萎缩

【临床要点】

①卵巢功能衰竭,雌激素缺乏。②闭经。

【病理变化】

内膜薄,似绝经后的单纯性萎缩,甚至仅有一层扁平上皮与少量间质细胞。

(二)内膜增生反应差

【临床要点】

①雌激素水平低下。②闭经或月经稀少。

【病理变化】

①内膜薄,散在小圆形腺体。②腺上皮单层,立方或低柱状,核瘦长,不见核分裂象。③间质细胞梭形,致密。

(三)子宫内膜增殖失调

【临床要点】

①有一定的雌激素水平。②有不孕史。③无排卵月经。

【病理变化】

内膜可呈早、中、晚期增生期形态;腺体大小、形态不规则,排列紊乱。

【鉴别诊断】

①正常增生期子宫内膜。②子宫内膜单纯性增生。

(四)子宫内膜增生

【临床要点】

①雌激素水平过高。②子宫不规则流血。

【病理变化】

1.单纯性增生

①单纯腺体数量上的增生伴间质增生,腺体与间质的比例>1∶1。②腺体形态较规则,以管状腺体为主,部分腺体可明显囊性扩张(囊腺型)。③腺体上皮增生与晚期增生期内膜相似。④一般不伴腺体的非典型增生。

2.复杂性增生(腺瘤样增生)

①腺体密集,结构复杂,可见分支、出芽或呈背靠背图像。②腺上皮高柱状,假复层或复层,可呈芽状或梁状突起。③核分裂象易见。④间质明显减少,腺体与间质的比例>3∶1。⑤常出现小结节状鳞状上皮化生及泡沫细胞反应。

3.非典型增生

①通常在复杂性增生基础上出现腺上皮细胞的间变,核增大变圆、浓染、排列紊乱,核仁易见。②上皮细胞可呈局灶复层化或腔内上皮簇。③核分裂象较易见,但异常核分裂象稀少或无。④间质内常见鳞状上皮化生和泡沫细胞反应。

(五)鳞状上皮化生

①可表现为内膜腺体内出现片状鳞状上皮,可见细胞间桥和角化珠(成熟型化生);或化生的鳞状上皮呈桑葚样突入腺腔中或位于间质内,细胞边界不清,无细胞间桥(不成熟型化生)。②常见于复杂型增生或腺癌中。

(六)子宫内膜息肉

【临床要点】

月经过多、月经不规则或绝经后出血。

【病理变化】

①三面可见表面上皮。②对卵巢激素多不敏感。③间质常纤维化,内含成簇厚壁血管。④腺体常扩大,失去正常排列极向。⑤可分为两类:a.非功能性息肉,对孕激素无反应而对雌激素呈持续反应,腺体呈静止期、增生期或囊腺型增生形态,有时可呈腺瘤型增生,息肉周围内膜可有分泌反应。b.息肉有周期性变化,与周围正常内膜功能形态相同(功能性息肉)。

(七)子宫内膜异位

【病理变化】

1.肉眼

子宫弥漫、均匀增大,肌壁增厚,内含小腔或裂隙,切面可有暗红色液体流出(腺肌病),或呈不规则结节状,结节内含小出血腔或海绵样区域(腺肌瘤)。

2.镜下

①肌层内出现内膜腺体及间质。②异位的内膜常呈增生及增生过长反应,腺腔常扩大。③部分异位内膜可伴分泌反应。

(八)子宫肥大症

【病理变化】

子宫均匀增大,肌层厚度>2.5cm。

三、子宫肿瘤

(一)子宫内膜癌

Ⅰ型子宫内膜癌

子宫内膜样腺癌

【临床要点】

属雌激素相关肿瘤;老年妇女多见;月经过多或绝经后无痛性阴道流血。

【病理变化】

基本病变:①腺体密集,形态畸形,可见较大范围的复杂分支状绒毛腺管结构或筛状结构,或腺体结构不完整甚至腺体结构消失,形成实体巢团或呈条索状。②上皮细胞分化不成熟,多层排列,极向紊乱,核分裂象多见。③腺腔内常见坏死物及炎症细胞渗出。④正常子宫内膜间质消失,由纤维性间质取代。

【子宫内膜样腺癌的分级】

①根据腺体结构可分为三级:Ⅰ级,腺体结构达95%,而肿瘤性实性成分≤5%;Ⅱ级,肿瘤性实性成分达6%~50%;Ⅲ级,肿瘤性实性成分>50%。②当出现明显细胞异型时,肿瘤级别应在结构分级基础上提高一级。

【子宫内膜样腺癌亚型】

1.伴鳞状分化型

20%~50%或以上的子宫内膜样腺癌可伴有不同数量的鳞状分化;应避免将化生的鳞状上皮尤其是桑葚样鳞化误认为肿瘤的实性成分而增加肿瘤的级别;难以明确时可行免疫组化染色证实。

2.绒毛腺型

最常见的亚型;肿瘤形成多量具有纤维血管轴心的、长的叶片状绒毛,而非具有复杂分支的乳头结构。

3.分泌型

在Ⅰ级子宫内膜样癌的基本构象上,多数癌细胞显示核上及核下分泌空泡,似早期分泌期子宫内膜,预后同Ⅰ级腺癌。

4.纤毛细胞型

癌细胞主要由纤毛细胞组成,多呈管状或筛状结构,多数为Ⅰ级癌,罕见情况下为实性成分的纤毛细胞癌。需与单纯性或复杂性增生伴纤毛细胞化生鉴别。

【特殊检查】

免疫组化染色:PCK、CK7、CK8/18、CK19、ER、PR均为阳性,多数表达Vim、β-catenin;CEA阳性率较低,p53(-)。

【鉴别诊断】

①各种类型的子宫内膜增生。②非典型增生与Ⅰ级腺癌。③Ⅰ级与Ⅱ级腺癌。④Ⅲ级与其他呈片块状增生的肿瘤。

黏液癌

属于Ⅰ型子宫内膜癌。癌细胞似宫颈型黏液柱状上皮,胞质内含黏液而非腺腔内或间质内黏液。部分病例肿瘤由微腺体结构构成,称微腺体癌。少数情况下,肿瘤内可伴肠型上皮化生,出现杯状细胞。黏液癌分级同子宫内膜样腺癌,但通常为Ⅰ级。需与非典型性子宫内膜黏液化生、子宫颈黏液腺癌、宫颈内膜微腺体增生、转移性黏液癌等相鉴别。

Ⅱ型子宫内膜癌

透明细胞癌

【临床要点】

多见于老年妇女,属高度恶性。

【病理变化】

见阴道透明细胞癌。

【鉴别诊断】

①分泌型癌。②腺体A-S反应。③转移性肾细胞癌。

浆液性腺癌

【临床要点】

多见于老年妇女,属Ⅱ型子宫内膜癌,高度恶性。

【病理变化】

见卵巢同名肿瘤,以伴有细胞簇的复杂乳头结构为特征,常见砂粒体。

【免疫组化】

PCK、CK7、CK8/18、CK19均阳性,p53(+),部分病例CA125(+);ER和PR阴性,β-catenin(-)。

【鉴别诊断】

①乳头状合体细胞化生。②绒毛腺管状增生。③绒毛腺管状癌。④卵巢、输卵管浆液性癌累及子宫内膜。

混合性腺癌

【病理变化】

由Ⅰ型和Ⅱ型子宫内膜癌混合组成。任一种肿瘤成分应占肿瘤组成成分的10%及以上,肿瘤成分所占比例应在报告中注明。

癌肉瘤（恶性苗勒混合瘤）

【临床要点】

好发于绝经后老年妇女。

【病理变化】

①肿瘤含上皮和间叶性成分，两者均为恶性。②上皮成分常为腺癌，以浆液性癌、透明细胞癌和子宫内膜样癌多见，单一成分或混合存在。③肉瘤成分同源性者可为未分化肉瘤、平滑肌肉瘤、纤维肉瘤或子宫内膜间质肉瘤。异源性成分常为横纹肌肉瘤、软骨肉瘤或骨肉瘤。

其他类型子宫内膜癌

鳞状细胞癌

常见于绝经后妇女。子宫的鳞状细胞癌与一般的鳞状细胞癌相似，无腺癌成分。需排除由子宫颈鳞癌蔓延而来。

移行细胞癌

罕见；肿瘤常形成乳头状或息肉状，由似泌尿道移行细胞癌的癌细胞组成；常与其他类型子宫内膜癌混合存在；癌细胞 CK20（－），半数病例 CK7（＋）。

小细胞癌

子宫的小细胞癌形态同肺小细胞癌；免疫组化：NSE、Syn、CgA 和 CD56CK 均阳性。

其他罕见类型的癌

子宫的其他少见癌包括巨细胞未分化癌、子宫内膜颗粒细胞瘤样癌、腺样囊性癌、中肾癌、毛玻璃样细胞癌。

（二）子宫平滑肌肿瘤

平滑肌瘤

【病理变化】

1.肉眼

常为多发性；可位于肌壁间、黏膜下及浆膜下，黏膜下肌瘤有时可突入子宫颈管或阴道内；切面灰白，漩涡或编织状。

2.镜下

基本病变为平滑肌细胞增生，呈漩涡状、编织状或栅栏状排列；可伴有玻璃样变、黏液样变、水肿变性、脂肪变性、囊性变、红色变性及钙化。各型子宫平滑肌瘤的诊断要点见表 4-1。

表 4-1　各型子宫平滑肌瘤的诊断要点

类型	诊断要点
普通平滑肌瘤	肉眼观切面明显漩涡状；镜下见瘤细胞核一致性的长杆状似雪茄，细胞无非典型性，无凝固性坏死，核分裂象＜5/10HPF
上皮样平滑肌瘤	瘤细胞圆形，核周胞质透明或嗜酸性，排列成片、索状，无凝固性坏死，无细胞学非典型性，核分裂象＜5/10HPF
富细胞性平滑肌瘤	瘤细胞丰富，束状排列不明显，细胞无非典型性，无凝固性坏死，核分裂象＜5/10HPF
黏液样平滑肌瘤	伴有黏液样间质，无或仅有轻度细胞学非典型性，无凝固性坏死，核分裂象缺乏或极少
脂肪平滑肌瘤	普通型平滑肌瘤基础上伴有局灶到弥漫脂肪分化
伴有腺样结构的平滑肌瘤	肿瘤由大小不等、形态不一的腔隙组成，腔隙间为纤维及平滑肌组织间隔，腔隙内衬扁平、立方或低柱状细胞

类型	诊断要点
伴有淋巴组织浸润的平滑肌瘤	普通平滑肌瘤基础上伴有较多淋巴细胞、浆细胞浸润
核分裂活跃的平滑肌瘤	普通型平滑肌瘤基础上核分裂象 5～15/10HPF,无细胞学非典型性,无凝固性坏死。肿瘤均<8cm
血管平滑肌瘤	普通平滑肌瘤伴有较多厚壁血管
非典型性平滑肌瘤(奇异型平滑肌瘤)	细胞有局灶性中到重度异型,可出现单个散在的单核、双核或多核的瘤巨细胞,而其他细胞分化良好,核分裂象≤10/10HPF,无肿瘤性凝固性坏死
具有低复发危险的非典型性平滑肌瘤	具有弥漫的中到重度细胞异型,但无凝固性坏死,核分裂象≤10/10HPF
寄生性平滑肌瘤	具有良性形态学特征的子宫浆膜下平滑肌瘤与子宫分离,从网膜、腹膜或其他盆腔结构获得血液供应
弥漫性子宫平滑肌瘤病	大量界限不清的、小的或融合性的良性平滑肌瘤结节累及整个子宫肌层致子宫增大、变形,可同时累及宫旁、卵巢或结肠系膜
播散性腹膜平滑肌瘤病	多发性腹膜结节,直径<2cm。镜下由具普通平滑肌瘤形态的良性平滑肌细胞组成
静脉内平滑肌瘤	形态学良性的平滑肌瘤累及静脉管腔,可表现为:平滑肌瘤内可见灶状的血管内肿瘤;平滑肌瘤以外的肌层甚至子宫外的静脉和淋巴管内形成蠕虫样肿物
良性转移性平滑肌瘤	淋巴结、肺和其他器官中出现多发性良性平滑肌瘤性结节,细胞无非典型性,无凝固性坏死,核分裂象<5/10HPF
绒毛状分隔性平滑肌瘤	大体上形成大的外生性、多结节状或息肉状的奇特的肉瘤样、胎盘样肿物。镜下见良性平滑肌束构成大小不等的结节,可为各种细胞形态,通常无细胞非典型性、凝固性坏死、核分裂活性低,若伴上皮样分化则归为恶性潜能未定的平滑肌瘤
结节周围水肿性平滑肌瘤	大体肿瘤表面呈大小不等的颗粒状,镜下在富细胞性平滑肌瘤基础上,瘤细胞巢周围出现明显水肿(可伴黏液样变或玻璃样变)形成特征性的结节周围无细胞区
多结节水肿性平滑肌瘤	子宫肌壁内出现大的多结节性水肿性肌瘤和浆膜面出现小的葡萄样的肌瘤结节

平滑肌肉瘤

【病理变化】

1.肉眼

肿瘤体积多>10cm,肿瘤边界不清,形态不规则;切面漩涡状特点不明确,质地较软,常伴坏死出血。

2.镜下基本病变

①瘤细胞丰富,胞质变浅染。②弥漫性细胞异型。③核分裂象较多并见异常核分裂象。④凝固性肿瘤细胞坏死,常呈地图状,其内血管常存活。⑤浸润性边界。⑥可出现异源性分化,常见如横纹肌肉瘤、软骨肉瘤、骨肉瘤。不同类型的平滑肌肉瘤诊断要点见表4-2。

表 4-2 各型子宫平滑肌肉瘤的诊断要点

类型	诊断要点
普通型平滑肌肉瘤	无凝固性坏死,但有弥漫性或多灶性中到重度细胞异型,核分裂象≥10/10HPF或任何程度的核分裂象和中到重度的细胞异型伴明显凝固性坏死
黏液样平滑肌肉瘤	伴有黏液样间质,中到重度细胞异型,或伴凝固性坏死,或核分裂象≥2/10HPF,或伴有破坏性浸润性边界

续表

类型	诊断要点
上皮样平滑肌肉瘤	上皮样瘤细胞，核分裂象≥5/10HPF，或上皮样瘤细胞伴有明显凝固性坏死
伴有破骨细胞样巨细胞的平滑肌肉瘤	普通型平滑肌肉瘤内伴较多破骨细胞样巨细胞

恶性潜能未定的平滑肌肿瘤

【病理变化】

包括下列情况：①有可疑的凝固性坏死，任何的核分裂象，有或无细胞非典型性。②没有地图状肿瘤坏死，缺乏细胞非典型性但核分裂象＞15/10HPF。③没有地图状肿瘤坏死，核分裂象接近但＜10/10HPF，具有弥漫性或多灶性细胞中到重度细胞异型。④上皮样或黏液样平滑肌瘤细胞具有非典型性，或增殖活性介于良、恶性之间。⑤怀疑但又不能确定出现了上皮样或黏液样分化的、令人担忧的肿瘤。

【特殊检查】

平滑肌源性肿瘤免疫标记物包括：h-Caldesmon、Calponin、Desmin、SMA，上皮样平滑肌瘤尚可表达CK、EMA，同时表达肌肉标记物。部分平滑肌肿瘤可以表达CD10。

【鉴别诊断】

高分化平滑肌肉瘤需与低度恶性子宫内膜间质肉瘤相鉴别。

（三）子宫内膜间质相关肿瘤

子宫内膜间质结节

【病理变化】

1.肉眼

①结节呈孤立性，境界清楚，圆形或类圆形。②多数结节位于子宫肌壁内，少数呈息肉状向内膜表面突出，或病变同时累及内膜与肌层。

2.镜下

①瘤细胞形态与增生期子宫内膜间质细胞相似。②含有较多均匀分布的螺旋小动脉样血管。③有时可见泡沫样细胞或胆固醇结晶。④可出现局灶性的平滑肌、骨骼肌及性索分化。⑤边界为非浸润性，若出现指状或舌状突向周围子宫肌层，其数目不应＞3个，其宽度和深度均不应＞3mm。

【鉴别诊断】

低级别子宫内膜间质肉瘤，富细胞性平滑肌瘤。

低级别子宫内膜间质肉瘤

【病理变化】

1.肉眼

①肿瘤多广泛浸润子宫平滑肌层，甚至扩展至子宫外，少数情况下表现为孤立性境界清楚的肌壁内肿块。②结节通常较普通平滑肌瘤质地软，切面黄色至棕褐色。③有时在子宫肌壁甚至子宫外可见血管内蠕虫样栓子。

2.镜下

①内膜间质细胞高度增生，呈较一致的卵圆形或短梭形，似增生期子宫内膜。②伴有丰富的丛状螺旋动脉样血管分化。③部分病例肿瘤中可出现子宫内膜型腺体。④常见肿瘤细胞呈舌状突入血管间隙，以及不规则舌状、锯齿状突入周围子宫平滑肌束。

未分化子宫内膜肉瘤

【病理变化】

1.肉眼

肿瘤单个或多个息肉样,棕黄色至灰色鱼肉样,常伴出血坏死。

2.镜下

①瘤细胞明显多形和异型,核分裂活性高。②没有内膜间质分化,缺乏低级别子宫内膜间质肉瘤典型的生长方式和螺旋动脉样血管。③破坏性浸润临近子宫平滑肌组织。

【特殊检查】

免疫组化:子宫内膜间质结节和低级别子宫内膜间质肉瘤 Vim、CD10、ER、PR 均弥漫阳性;SMA 可局灶表达;Desmin、h-Caldesmon 和 Calponin 均阴性。伴灶性性索分化时,这些区域的 α-inhihin、CD99、cytoCK 及 Desmin 阳性。未分化子宫内膜肉瘤 Vim(+),缺乏特定方向的分化。

【鉴别诊断】

①平滑肌肉瘤。②伴性索分化的间质肿瘤需与癌肉瘤、苗勒中胚叶混合瘤鉴别。

类似卵巢性索肿瘤的子宫肿瘤

【临床要点】

类似卵巢性索肿瘤的子宫肿瘤(子宫性索样肿瘤)生育期和绝经后妇女多见;子宫增大;阴道异常出血。

【病理变化】

1.肉眼

①子宫肌层内圆形、实性、界清肿物,少数位于黏膜下或浆膜下。②切面黄色,均质、质软、缺乏编织状。

2.镜下

①肿瘤具有多种上皮和间质生长方式,与卵巢颗粒细胞瘤和支持细胞瘤相似。②可有梁索状、小巢状、中空小管状、Call-Exner 小体样及网状、肾小球样和囊状结构。③上皮样肿瘤细胞从小圆形细胞到大的具有丰富嗜酸性、透明状或泡沫样胞质的细胞,无明显多形性,核分裂象少见。④常有成熟的平滑肌组织混入。

【特殊检查】

免疫组化:inhibin、calretinin、CD99、Vim 阳性。

【鉴别诊断】

①上皮样平滑肌瘤。②子宫内膜间质肿瘤伴性索样分化。③子宫内膜间质肿瘤伴广泛腺样分化。④PEComa。

(四)上皮和间叶组织混合性肿瘤

腺肌瘤

【病理变化】

①在良性纤维肌性间质中散在分布一些具有轻度异型和复杂结构的腺体,常为子宫内膜样腺体,少见有小管状、黏液或鳞状上皮。②常形成子宫内膜型间质围绕腺体,平滑肌性成分围绕子宫内膜性间质的形态。

非典型性息肉样腺肌瘤

①最常见于子宫下段或宫颈上段,息肉样,常<2cm。②腺体显示明显的结构复杂性,甚至腺体周围缺

乏子宫内膜型间质。③腺体上皮细胞出现轻度至非常明显的非典型性。④常伴随鳞状或桑葚状化生。⑤间质由呈漩涡状的平滑肌束组成。⑥局部可出现类似于分化好的腺癌样结构,此时诊断为"低度恶性潜能的非典型性息肉样腺肌瘤"。

腺纤维瘤

【病理变化】

①由良性间质和良性上皮成分组成。②常见子宫内膜型或输卵管型上皮被覆的叶状乳头突入到裂隙状或大的管状间隙;或大量纤维间质中散在分布一些小管状腺体;少数情况下可有灶性宫颈管型或鳞状上皮。③间质一般为非特异性纤维组织,少见情况下可含子宫内膜间质或平滑肌成分。罕见情况下可出现脂肪组织或骨骼肌成分,称为"脂肪腺纤维瘤"或"腺肌纤维瘤"。

癌肉瘤

【临床要点】

癌肉瘤(恶性苗勒混合瘤)常见于绝经后老年妇女。

【病理变化】

①由恶性上皮及恶性间叶成分混合组成的肿瘤。②恶性上皮成分常为腺性,少见的可为鳞状细胞或未分化癌。腺体成分可为子宫内膜样或浆液性、透明细胞型。③肉瘤成分通常高度恶性,可为同源性,如平滑肌肉瘤、子宫内膜间质肉瘤、未分化肉瘤;或为异源性成分,如软骨肉瘤、恶性横纹肌成分等。

【特殊检查】

免疫组化显示:上皮性成分 CK(+),间叶成分 Vim(+),也可灶性 CK(+),上皮及间叶成分均 P53(+),横纹肌分化的肉瘤成分表达 Desmin、myoDl 和 Myogenin,软骨肉瘤成分表达 S-100。

腺肉瘤

【病理变化】

①典型者呈外生性息肉状突向宫腔内。②肿瘤由良性上皮成分与恶性间叶成分混合组成,低倍镜下形成分叶状结构似乳腺叶状肿瘤。③上皮成分形成裂隙状或扩张的腺样结构。④间叶成分一般为低级别的同源性间质肉瘤,表现为丰富的细胞围绕在腺样结构周围,细胞轻度,偶尔中度异型,核分裂象常大于1/10HPF。⑤少数情况下可出现横纹肌、脂肪等异源性间叶成分,若高级别肉瘤成分达到 25% 或以上时,诊断为腺肉瘤伴肉瘤成分过度生长。

【特殊检查】

免疫组化:上皮性成分 CK(+),间叶成分 Vim(+),常表达 CD10,还可表达肌源性标记物 Desmin、Caldesmon 等。

(五)子宫体其他肿瘤和瘤样病变

血管周上皮样细胞肿瘤(PEComa)

【病理变化】

①肿瘤由胞质丰富、透明或嗜酸性颗粒状的细胞组成,呈舌状生长。免疫组化染色瘤细胞弥漫表达 HMB45,也表达肌源性标记物。②部分病例肿瘤由上皮样细胞组成,胞质非透明状。免疫组化染色较广泛表达肌源性标记物,仅少数细胞表达 HMB45。③由上皮样细胞组成的肿瘤约半数可累及盆腔淋巴结,表现为淋巴管平滑肌瘤病。④属于一种不能确定恶性潜能的肿瘤。

腺瘤样瘤

【病理变化】

肉眼表现为子宫浆膜下界限不清的结节性肿块。镜下常在肌层内形成裂隙状、互相吻合的腔隙或腺样结构。免疫组化表达间皮细胞标记物。

其他少见肿瘤

子宫尚可见脂肪瘤、血管瘤、横纹肌瘤、血管肉瘤、横纹肌肉瘤、恶性黑色素瘤、恶性纤维组织细胞瘤、脂肪肉瘤、骨肉瘤、软骨肉瘤、腺泡状软组织肉瘤、恶性外周神经鞘肿瘤、Ewing 肉瘤、原始神经外胚层肿瘤、恶性横纹肌样瘤、淋巴瘤及转移癌等。

四、子宫内膜炎症

（一）急性子宫内膜炎

【临床要点】

见于产后、流产后或因感染引起。

【病理变化】

①内膜灶性或弥漫性中性粒细胞浸润伴充血水肿。②腺腔内中性粒细胞渗出，有时局部坏死，小脓肿形成。

（二）慢性子宫内膜炎

【病理变化】

1.慢性非特异性子宫内膜炎

内膜间质多量浆细胞浸润，肉芽组织形成，间质纤维化。

2.流产后子宫内膜炎

可见纤维化或玻璃样变的绒毛阴影，或退行性变的蜕膜组织伴急性或慢性子宫内膜炎。

3.黄色肉芽肿性子宫内膜炎

在慢性化脓性子宫内膜炎的基础上出现较多泡沫样细胞浸润。

4.老年性子宫内膜炎

内膜腺体萎缩；间质中淋巴细胞、浆细胞浸润；血管壁增厚、硬化；表面上皮可有鳞状上皮化生，广泛时称为子宫鱼鳞癣。

（三）肉芽肿性子宫内膜炎

【病理变化】

1.子宫内膜结核

镜下：常见无干酪样坏死的结核肉芽肿；腺体上皮可有不规则增生或化生；内膜对激素反应欠佳或呈不同程度的增生过长；病程长者内膜间质纤维化及淋巴细胞、浆细胞浸润。

2.真菌感染

镜下表现为化脓性肉芽肿性炎。

（四）其他类型子宫内膜炎

其他类型子宫内膜炎包括衣原体性子宫内膜炎、病毒性子宫内膜炎、子宫内膜软斑病、孤立性子宫内膜血管炎。

（李慧卿）

第五节　输卵管疾病

一、输卵管肿瘤及瘤样病变

（一）输卵管囊肿及瘤样病变

阔韧带囊肿

【病理变化】

1.肉眼

囊肿可位于卵巢系膜内（卵巢冠囊肿）、输卵管系膜内（输卵管系膜囊肿）、子宫两旁阔韧带内及阴道两侧下行至女阴（cartner 囊肿）、输卵管伞端（输卵管泡状附件）等部位；单发或多发，大小不一，囊壁薄而光滑，囊内液清亮。

2.镜下

囊壁内衬立方或扁平细胞，无纤毛，卵巢冠囊肿的囊壁内可含平滑肌组织。

体腔上皮巢（Walthard 巢）

【病理变化】

1.肉眼

输卵管浆膜面可见多个粟米大小的结节。

2.镜下

由立方形细胞或鳞状上皮样细胞组成实性细胞巢，也可呈囊性，围以厚薄不一的鳞状上皮样细胞。

异位蜕膜

【病理变化】

输卵管浆膜层内可见结节状蜕膜样组织。

输卵管上皮增生

【临床要点】

年轻女性多见，伴有明显慢性炎症。

【病理变化】

①肉眼观无肿块形成。②镜下观在慢性炎基础上，输卵管上皮增生向管壁内形成假腺样或筛状结构，类似腺癌。③增生细胞缺乏明显细胞异型，不见核分裂象。

（二）输卵管良性肿瘤

乳头状瘤和囊腺瘤

【病理变化】

以浆液性多见；位于黏膜内或伞端，组织学结构类似卵巢同名肿瘤。

腺纤维瘤、乳头状腺纤维瘤及乳头状囊性腺纤维瘤

【病理变化】

①在输卵管肌壁内形成肿块。②肿瘤由腺上皮和纤维组织共同组成。③腺上皮细胞形成腺管状、乳头状腺样或囊性乳头状结构。④多数上皮为浆液性，偶尔为子宫内膜样。

化生性乳头状肿瘤

【病理变化】

①肿瘤由大小不等的乳头组成。②乳头表面被覆上皮核具非典型性,核分裂象罕见,胞质丰富嗜酸性,或含有胞质内黏液,细胞可有出芽,似交界性浆液性肿瘤。

其他良性肿瘤

输卵管的其他良性肿瘤包括平滑肌瘤、血管瘤、脂肪瘤、畸胎瘤等。

输卵管交界性上皮性肿瘤

【病理变化】

①可有浆液性、黏液性和子宫内膜样型。②组织学病变同卵巢同名肿瘤。

（三）输卵管恶性肿瘤

输卵管癌

【病理变化】

1. 肉眼

单侧或双侧输卵管呈腊肠样肿大,管腔内充满灰白色癌组织,可直接累及卵巢和子宫。

2. 镜下

①可为浆液性、黏液性、子宫内膜样及透明细胞癌、移行细胞癌和未分化癌,以浆液性癌最常见。组织学形态与卵巢同名肿瘤相似。②大多数输卵管浆液性癌为高级别癌。③输卵管黏液性癌常同时存在生殖系统其他部位的黏液性腺癌。④输卵管子宫内膜样腺癌常无浸润或仅有浅表浸润,组织学类型常为典型的子宫内膜样腺癌,预后较好。⑤其他少见的癌尚有鳞状细胞癌、腺鳞癌、毛玻璃细胞癌、淋巴上皮瘤样癌。

【鉴别诊断】

①子宫内膜腺癌。②卵巢浆液性癌直接蔓延或经淋巴管转移至输卵管。

妊娠滋养细胞病变

输卵管发生的妊娠滋养细胞病变包括葡萄胎、侵袭性葡萄胎、绒毛膜癌、胎盘部位滋养细胞肿瘤和胎盘部位结节。病理变化同子宫同名肿瘤。

其他输卵管肿瘤

包括腺瘤样瘤、生殖细胞肿瘤、平滑肌肉瘤、胚胎性横纹肌肉瘤、黏液样脂肪肉瘤、软骨肉瘤、恶性淋巴瘤和白血病。

二、输卵管炎症性疾病

（一）急性输卵管炎

【病理变化】

1. 肉眼

输卵管红肿,管口可阻塞而形成积脓或积血。

2. 镜下

输卵管黏膜充血水肿,管腔内大量中性粒细胞渗出,浆膜表面纤维素渗出（表面化脓和积脓）,有时可引起输卵管卵巢积脓。

（二）慢性输卵管炎

输卵管或输卵管卵巢积水

【病理变化】

1.肉眼

输卵管伞端封闭,输卵管壶腹部及漏斗部囊样扩张,管壁变薄,黏膜皱襞大部分消失。

2.镜下

囊内衬覆上皮萎缩消失,或可见输卵管高柱状上皮衬覆。

滤泡性输卵管炎

【病理变化】

①输卵管黏膜乳头状增生并互相粘连,形成腺样或滤泡样结构。②间质内非特异性慢性炎症。

慢性间质性输卵管炎

【病理变化】

①输卵管各层慢性炎症,间质肌纤维组织增生。②上皮细胞向管壁内形成腺肌瘤样增生。

（三）结节性峡部输卵管炎

【病理变化】

①输卵管峡部形成结节性病变。②黏膜上皮向峡部肌壁内生长。③腺体旁肌纤维组织增生。

肉芽肿性输卵管炎

1.结核性输卵管炎

镜下可见结核肉芽肿;黏膜常伴腺瘤样增生。

2.其他肉芽肿性病变

可为异物性、真菌性、寄生虫性输卵管炎,结节病,克罗恩病等。

三、输卵管异位妊娠

【临床要点】

有停经史,伴妊娠反应,出现腹痛及阴道不规则流血。

【病理变化】

1.肉眼

常为输卵管中段肿大,呈不规则圆柱状,暗红色,管腔内可见血块,有时可见破裂口。

2.镜下

可见绒毛、滋养叶细胞或胚胎组织。

四、输卵管子宫内膜异位症及输卵管内膜异位症

输卵管子宫内膜异位症

异位的子宫内膜组织可出现在输卵管峡部或间质部、壶腹、伞端、肌层及浆膜;可引起管腔堵塞、积血、纤维化而致输卵管变形。需与峡部结节性输卵管炎及子宫角部内膜伸展到输卵管间质部管腔相鉴别。

输卵管内膜异位症

输卵管黏膜样上皮出现于卵巢表面或其他盆腔腹膜,有纤细的乳头分支,需与卵巢表面乳头状瘤相鉴别。

（胡丽娜）

第六节　卵巢疾病

一、卵巢肿瘤

（一）表面上皮-间质肿瘤

卵巢浆液性肿瘤

良性浆液性肿瘤

包括浆液性囊腺瘤、乳头状囊腺瘤、腺纤维瘤、囊腺纤维瘤和表面乳头状瘤。

【病理变化】

1.肉眼

①圆形或卵圆形囊性肿物；单房或多房，单房多见；囊内液水样稀薄、清亮；囊内壁光滑。②乳头状囊腺瘤囊内壁可见稀疏或密集乳头。③腺纤维瘤为实性，切面可见裂隙，囊腺纤维瘤呈囊实性。④表面乳头状瘤表现为卵巢表面大小不等的疣状新生物。

2.镜下

①囊壁、乳头或腺腔表面衬覆立方或低柱状上皮，似输卵管上皮或卵巢表面上皮，有时可见纤毛。②上皮细胞无异型，核分裂象罕见。③乳头多为仅一、二级分支的宽阔乳头，纤维血管轴心水肿状或致密伴透明变性。

浆液性交界性肿瘤

浆液性交界性肿瘤（SBT）包括浆液性交界性囊腺瘤、交界性乳头状囊腺瘤、交界性腺纤维瘤/囊腺纤维瘤和交界性表面乳头状瘤。

【临床要点】

①双侧发生率25％～50％。②肿瘤临床分期近70％为Ⅰ期，Ⅳ期患者不足1％。

【病理变化】

1.肉眼

①肿瘤囊性或囊实性。②囊内壁常见乳头或结节，或毛糙、细颗粒状。近半数病例可见表面外生性乳头。③一般不伴坏死出血。

2.镜下

①超出良性范围的细胞增生成分≥10％。②囊壁、乳头被覆上皮增生2～3层，并形成乳头、微乳头或筛状。③常形成脱落的小花状细胞簇。④上皮细胞轻至中度异型，核分裂象少见。⑤可见砂粒体。⑥典型的SBT具有上述形态特征。微乳头型SBT的形态特征：在囊壁一级粗大的乳头表面上皮细胞增生形成密集的细长乳头或筛状结构；微乳头无分支；微乳头长径为宽径的5倍；微乳头轴心不含或仅含极少许间质；微乳头型一旦出现微浸润或细胞重度异型即应诊断为高分化浆液性乳头状癌。

SBT伴间质微浸润

【病理变化】

①肿瘤间质内出现一个或多个微浸润灶，任一单个病灶的最大直径≤5mm，面积小于$10mm^2$。②微浸润灶可为单个瘤细胞、不规则细胞簇、细胞巢、筛状结构等，不伴或仅伴少量的间质增生及炎症细胞反应。③微浸润的瘤细胞胞质丰富嗜酸性，周围间质常形成空隙。

SBT 伴腹膜种植

【病理变化】

①20%～46%的病例可发生盆、腹腔浆膜及网膜的种植。②可分为非浸润性种植和浸润性种植两种，两者的区别见表 4-3。

表 4-3　浆液性交界性肿瘤腹膜种植类型的比较

非浸润性种植

　瘤细胞累及腹膜表面或延伸至大网膜脂肪小叶间的间隔,缺乏对其下组织紊乱的浸润,又可分为促纤维增生型和上皮型

促纤维增生型

　腹膜表面肉芽样或致密的纤维组织呈斑块状增生,其内夹杂少量小乳头、单个细胞或小而圆的腺体,腺体被覆细胞异型性轻

上皮型

　肿瘤细胞在腹膜表面呈乳头状外生性生长并充满间皮下空隙,细胞异型轻,通常不见核分裂象,常可见砂粒体

浸润性种植

　肿瘤细胞零乱地侵入并破坏腹膜下的正常组织,可引起疏松或致密的纤维性反应但无明显炎症反应,浸润灶边界不规则,浸润的瘤组织可呈腺样、微乳头状、实体巢状或筛状,细胞具有轻至中度异型,与低级别浆液性腺癌相似

SBT 伴有淋巴结累及

【病理变化】

①20%的浆液性交界性肿瘤可累及淋巴结,主要为盆腔和主动脉旁淋巴结。②淋巴结内可见类似于卵巢浆液性交界性肿瘤的上皮性成分。

浆液性腺癌

【病理变化】

包括浆液性腺癌、表面乳头状腺癌、腺癌纤维瘤。

1.肉眼

①约 2/3 为双侧性。②囊实性或实性,常有出血坏死。③乳头质软而脆,囊壁常与周围组织粘连,有时见囊外表面有乳头状物形成。

2.镜下

①乳头复杂,呈树枝状分支。②上皮增生＞3 层;细胞明显异型,核分裂象多见。③筛状结构。④间质浸润,可有数量不等的 CA125。CK7EMA 时腺体和乳头结构明显;中分化时腺体结构极不规则;低分化时腺体结构不明显,癌细胞呈实性或弥漫性生长。

【特殊检查】

免疫组化:CA125、CK7、EMA 阳性,部分可表达 PR;CK20、Calretinin、CK5/6 及 WT-1 等间皮标记物为阴性。

【鉴别诊断】

①交界性与恶性浆液性肿瘤相鉴别。②浆液性癌与子宫内膜样癌相鉴别。③与转移性癌相鉴别。

卵巢黏液性肿瘤

良性黏液性肿瘤

包括黏液性囊腺瘤、黏液性腺纤维瘤和黏液性囊腺纤维瘤。

【病理变化】

1.肉眼

①肿瘤体积通常较大,单房或多房。②囊内壁光滑,罕见乳头。③囊内含黏液。

2.镜下

①囊壁和腺体被覆单层高柱状颈管型黏液上皮或肠型上皮。②细胞分化成熟,不见核分裂象。

黏液性交界性肿瘤

【病理变化】

黏液性交界性肿瘤(MBT)可分为肠型和宫颈内膜型两种,两型的病变特征见表4-4。

表 4-4　两型 MBT 的病变特征

	肠型 MBT	宫颈内膜型 MBT
大体	95%为单侧,体积较大,多房,囊内壁可见天鹅绒般赘生物,或少量乳头状新生物及实性区域	40%为双侧性,体积较小,囊腔较少,可伴子宫内膜异位病变
组织结构	囊和腺体,上皮呈簇状、绒毛腺样、腺内乳头状生长	宽大的复杂分支乳头,常有上皮细胞簇,可有微乳头结构,似浆液性交界性肿瘤
细胞形态	肠型黏液上皮,核轻至中细胞异型,核分裂象不等	宫颈型黏液上皮,可混合有浆液型纤毛细胞、子宫内膜样细胞等其他上皮,核轻至中度异型,核分裂象不常见,常伴较多中性粒细胞浸润
微浸润	无间质浸润或伴微浸润,任一单个微浸润灶的最大径应<5mm,面积<10mm^2,可伴上皮内癌	无间质浸润或伴微浸润,任一单个微浸润灶的最大径应<5mm,面积<10mm^2
卵巢外病变	可发生腹膜侵袭性种植,罕见伴发腹膜假黏液瘤	可发生腹膜侵袭性或非侵袭性种植,不伴发腹膜假黏液瘤,可有淋巴结累及

黏液性腺癌

包括黏液腺癌、腺癌纤维瘤(恶性腺纤维瘤)。

【病理变化】

1.肉眼

①肿瘤常较大。②囊实性或实性。③常见包膜破裂。④坏死出血常见,致囊内液混浊血性。

2.镜下

①常与良性、交界性黏液性肿瘤共存,具有异质性。②上皮增生大于 3 层;细胞明显异型,核分裂象多见。③腺体呈复杂的乳头状,筛状结构;或腺体密集背靠背,间质稀少或消失(膨胀式浸润)。④间质浸润超过微浸润上限。⑤高分化时腺体和乳头结构明显;中分化时腺体结构极不规则;低分化时腺体结构不明显,癌细胞呈实性或弥漫性生长。

【特殊检查】

免疫组化:CK7(+),EMA(+),muc-1(+),CK20(+/−),CDX2(+/−),ER(+),PR(+),CEA 肠型病例阳性。

【鉴别诊断】

①低分化浆液性癌。②子宫内膜样癌。③胃肠道转移癌。

黏液性肿瘤中的附壁结节

【病理变化】

1.肉眼

①结节附着于肿瘤内壁。②结节可为一个或多个。③结节大小多为2～5cm,或更大。

2.镜下

①良性、交界性和恶性黏液性肿瘤均可伴有附壁结节。②结节可为良性、恶性或两者混合。

(1)肉瘤样附壁结节:由破骨样巨细胞、龈瘤样巨细胞、梭形纤维母细胞、不典型单核细胞和炎症细胞组成,核具明显多形,核分裂象多见。但结节界限清晰、缺乏血管及间质浸润。

(2)间变性癌结节:圆形或梭形癌细胞呈片块状分布,偶见不完整腺腔;癌细胞体积大、胞质丰富嗜酸性;核异型明显、核分裂象多见并可见病理性核分裂:免疫组化染色CK(＋)。

(3)肉瘤附壁结节:可为平滑肌肉瘤、横纹肌肉瘤、纤维肉瘤或未分化肉瘤。

(4)癌肉瘤附壁结节:由上皮性癌巢和梭形细胞肉瘤成分混合组成;异型性显著;核分裂象多;常伴多核巨细胞和炎症细胞;免疫组化染色呈上皮、间叶双向表达。

(5)混合性附壁结节:指癌与肉瘤样成分混合;癌可为黏液腺癌、间变性癌或其他腺癌。

(6)良性或平滑肌瘤附壁结节:罕见,可为纤维瘤或平滑肌瘤。

腹膜假黏液瘤

①出现盆腹腔黏液性腹水和(或)腹膜黏液性结节。②几乎均起源于胃肠道,尤其是阑尾。只有排除了阑尾或其他胃肠道原发瘤后,才能考虑为卵巢原发。③黏液物中可无细胞,或有零星漂浮的单个细胞、簇状黏液上皮及不完整的腺体。④上皮细胞具有肠型上皮特点,按其分化程度可分为良性、交界性和恶性。诊断时有时应根据原发瘤的性质来确定。

卵巢子宫内膜样肿瘤

良性子宫内膜样肿瘤

包括子宫内膜样囊腺瘤、腺纤维瘤和囊腺纤维瘤。

【病理变化】

①囊壁和腺体被覆子宫内膜样上皮,似增生期子宫内膜,上皮下无或少有子宫内膜间质,不伴功能性出血改变。②腺纤维瘤可伴有广泛鳞状上皮化生(腺棘纤维瘤);或细胞出现异形、核分裂象明显,但不足以诊断交界性肿瘤(不典型子宫内膜样腺纤维瘤);或细胞增生形成乳头或筛状结构但缺乏细胞异型,不足以诊断为交界性肿瘤(增生性子宫内膜样腺纤维瘤)。

【鉴别诊断】

子宫内膜异位囊肿。

交界性子宫内膜样肿瘤

【病理变化】

①肿瘤性腺体类似于增生期子宫内膜,形成乳头、筛状或实性上皮巢。②细胞轻至中度异型,核分裂象少见。③常伴鳞状化生。④无间质浸润或出现间质微浸润。⑤可伴有上皮内癌。

子宫内膜样癌

【病理变化】

1.肉眼

①肿瘤呈囊性或实性,或在巧克力囊肿的囊腔内见息肉样肿物。②部分病例伴同侧卵巢或卵巢外子

宫内膜异位。③部分病例伴子宫的子宫内膜样癌。

2.镜下

①以异型管状腺体为特征,腺体可呈囊性扩张,囊腔内偶可见绒毛状乳头。②常伴良性或恶性鳞状细胞分化。③少见的亦可出现核下空泡(分泌性癌),或呈纤毛细胞癌、嗜酸细胞癌构象,或伴有Ⅱ型子宫内膜癌成分。

【特殊检查】

免疫组化:CK7、CA125、EMA 阳性,ER、PR 不同程度的表达;CK20、CEA 和 α-抑制素阴性。

【鉴别诊断】

①分化差的浆液性或黏液性癌。②性索-间质肿瘤。③透明细胞癌。④子宫中的子宫内膜样癌转移至卵巢。⑤转移性胃肠道腺癌。⑥子宫内膜样卵黄囊瘤。

卵巢子宫内膜样间质肉瘤和未分化肉瘤

【病理变化】

1.肉眼

肿瘤体积较大;可为实性、囊实性或囊性;切面棕黄。

2.镜下

①瘤细胞小,卵圆形或梭形,弥漫性排列。②可见相似于子宫螺旋动脉的厚壁小动脉。③可出现局灶性腺样、性索样、横纹肌样、骨或软骨样分化。④间质内可出现泡沫样细胞。⑤肿瘤周边常伴子宫内膜异位症。⑥未分化肉瘤缺乏子宫内膜间质样分化,细胞异型性大,核分裂象多。

【特殊检查】

免疫组化:子宫内膜间质肉瘤 CD10(＋)。

【鉴别诊断】

①卵巢小细胞癌。②颗粒细胞瘤。

恶性苗勒混合瘤(恶性中胚叶混合瘤,癌肉瘤)

【病理变化】

1.肉眼

肿瘤实性或囊实性,色黄或棕黄,可含骨或软骨。

2.镜下

①肿瘤的上皮和间叶两种成分均为恶性。②上皮成分通常为高度恶性,最常为浆液性或子宫内膜样癌。③间叶成分可为同源性的纤维肉瘤、平滑肌肉瘤、子宫内膜间质肉瘤或未分化肉瘤。异源性间叶成分常为横纹肌肉瘤、软骨肉瘤或骨肉瘤。

【鉴别诊断】

①未成熟性畸胎瘤。②伴异源性成分的 Sertoli-Leydig 细胞瘤。

腺肉瘤

【病理变化】

①由恶性间叶成分与良性或交界性苗勒源性上皮成分共同构成。②腺体可显示各种类型的苗勒分化,以子宫内膜样腺体成分最常见。

【鉴别诊断】

①恶性苗勒混合瘤。②子宫内膜样腺纤维瘤。

卵巢透明细胞肿瘤

良性透明细胞肿瘤

【病理变化】

①几乎均为透明细胞腺纤维瘤。②肉眼呈分叶状,切面见蜂窝状微囊。③镜下:致密纤维间质背景上散布大小不等的囊腔;囊腔衬覆鞋钉状细胞,胞质透明或嗜酸性、细颗粒状;核无明显异型,核分裂象罕见。

【特殊检查】

免疫组化:CA125(+),CEA(-)。

交界性透明细胞肿瘤

【病理变化】

①以交界性透明细胞腺纤维瘤为多见。②上皮细胞出现异型,核仁明显,核分裂象增多。③上皮增生形成腺腔内乳头状细胞簇。④无明显间质浸润或伴微浸润。

恶性透明细胞肿瘤

包括透明细胞癌和透明细胞癌纤维瘤。

【病理变化】

1.肉眼

①单侧多见。②常为单房性囊肿内含一个或多个突入囊腔的实性结节。③常伴卵巢和盆腔子宫内膜异位症。

2.镜下

透明细胞癌所见同阴道透明细胞癌,含三种结构和三种细胞。三种结构为:囊管型结构、乳头状结构、实体片状结构;三种细胞为:透明细胞、鞋钉样细胞和嗜酸性细胞。

【特殊检查】

免疫组化:CK(+),CA125 部分病例(+)。

【鉴别诊断】

①子宫内膜样癌。②卵黄囊瘤。③无性细胞瘤。④类固醇细胞瘤。⑤肝样癌。⑥转移性肾细胞癌。

卵巢移行细胞肿瘤

【病理变化】

包括良性、交界性、恶性 Brenner 瘤和移行细胞癌,四种肿瘤的病理变化见表 4-5。

表 4-5　卵巢移行细胞肿瘤的分类及病理变化

	良性 Brenner 瘤	交界性 Brenner 瘤	恶性 Brenner 瘤	移行细胞癌
肉眼	单侧发生;肿物较小,直径多<2cm;多为实性、界清、质硬;切面编织状,可见小囊腔	肿瘤较大:实性或单侧多房的囊性肿物;囊壁常伴菜花样或乳头状突起	实性或囊实性的肿物,囊内壁可见颗粒或成片状绒毛样突起或附壁结节	肿物实性或囊实性,囊内可有乳头状突起
镜下	肿瘤由大小不等、形态不一的上皮巢与致密纤维间质组成;瘤细胞似移行上皮,可见纵形核沟;上皮巢中心可形成囊腔,常伴玻璃样变或钙化	移行上皮增生并形成乳头突入囊腔,似泌尿道的乳头状癌;核分裂象≤5/10HPF;常伴有良性 Brenner 成分;无间质浸润	良性或交界性 Brenner 瘤伴间质浸润性癌:可为鳞癌、移行细胞癌、浆液、黏液或子宫内膜样腺癌或未分化癌;常见良、恶性上皮过渡形态	囊腔内壁附有复层恶性移行上皮的起伏不平的乳头;实性区为恶性移行细胞巢团;可伴鳞状分化或灶性腺样结构;不伴良性或交界性 Brenner 瘤

【特殊检查】

免疫组化:Brenner 瘤 CK(+),CA125(+),CgA 和 NSE 可灶性(+),CK20(-)。卵巢移行细胞癌表达 CA125、CK7、WT-1,并同时表达 CK 和 Vim;不表达 uroplakin,thrombomodulin、CK13 和 CK20。

【鉴别诊断】

①黏液性囊腺瘤。②转移性泌尿道移行细胞癌。

卵巢鳞状细胞病变

表皮样囊肿

【病理变化】

①非生殖细胞起源的鳞状上皮良性囊肿。②单侧性,与畸胎瘤难以区分。③囊肿被覆良性角化鳞状上皮,缺乏皮肤附件和其他畸胎瘤成分。

鳞状细胞癌

非生殖细胞起源的卵巢纯鳞状细胞癌罕见;多来源于皮样囊肿,属畸胎瘤成分恶性变;少数来自子宫内膜异位症,或作为恶性 Brenner 瘤、恶性中胚叶混合瘤或腺鳞癌的一部分或主要部分。

【病理变化】

1.肉眼

实性或囊实性,常伴出血坏死。

2.镜下

肿瘤细胞具有鳞状细胞癌的特点;瘤细胞可被覆囊肿壁或呈乳头状、岛状、弥漫浸润性或疣状结构。

【鉴别诊断】

①子宫内膜样癌伴广泛鳞状化生。②乳头状鳞状细胞癌与移行细胞癌鉴别。③宫颈鳞癌转移。④卵巢恶性 Brenner 瘤。

卵巢混合性上皮性肿瘤

【病理变化】

①包括浆液性、黏液性、子宫内膜样、透明细胞、Brenner 瘤/移行细胞癌。②任何一种成分不少于10%。③可为良性、交界性和恶性。

卵巢未分化癌

【病理变化】

1.肉眼

肿瘤体积常较大;实性;常伴出血坏死。

2.镜下

①瘤细胞呈实性片状分布,癌细胞体积较小或呈梭形,异型明显,核分裂象多见,不易辨别其分化特征。②肿瘤中常可含有其他苗勒上皮癌的成分。

【特殊检查】

免疫组化:无特异性标记物,仅表达 CK。

【鉴别诊断】

小细胞癌、低分化鳞状细胞癌、移行细胞癌、成人型颗粒细胞瘤、高钙血症性小细胞癌、淋巴瘤及转移性未分化癌。

(二)性索-间质肿瘤

颗粒细胞瘤

卵巢的颗粒细胞瘤可分为成年型与幼年型颗粒细胞瘤两种类型(表 4-6)。

表 4-6　不同类型卵巢颗粒细胞瘤的临床要点及病理变化

	成年型	幼年型
临床要点	女性化;性成熟及绝经后多发;性早熟或绝经后出血;雌激素水平增高	多为青少年,很少在 30 岁以后发病;同性假性早熟
肉眼	①多为单侧性。②有包膜。③实质性,常伴不规则囊性变或呈薄壁囊肿样。④切面多彩状	肿瘤呈囊实性;罕有双侧;出血坏死更明显
镜下	①小多边形石榴子样瘤细胞,常见核纵沟。②瘤细胞形成微滤泡,环绕小圆形囊腔放射状排列,形成特征性的 Call-Exner 小体,内含红染均质物。③瘤细胞排列成大滤泡,即大片状瘤细胞内出现大小不一的囊腔,或排列成腺瘤样型、小梁型、丝绸型、弥漫型(肉瘤型)。④核分裂象≤2/10HPF。⑤间质细胞可为纤维母细胞、卵泡膜细胞或黄素化细胞,可发生玻璃样变性	①瘤细胞排列成实性结节状或索状,瘤细胞大小一致,无明显核沟。②瘤细胞间有大小不一的小囊形成,囊内含淡的黏液样物。Call-Exner 小体无或极小。③胞质丰富,核深染,异型,核分裂象常＞5/10HPF。④颗粒细胞结节间常出现卵泡膜细胞。⑤颗粒细胞和卵泡膜细胞常发生黄素化

【特殊检查】

①网状纤维稀少。②免疫组化:Vim、α-inhibin、calretinin、CD99、WT-1、PCK、CD56、S-100 和 CD10 均阳性,CK7、CK20 和 EMA 阴性。

【鉴别诊断】

①未分化癌。②腺癌。③类癌。④类固醇细胞瘤。⑤卵泡膜细胞瘤。⑥显著囊性变时需与滤泡囊肿鉴别。

卵巢卵泡膜瘤-纤维瘤组肿瘤

典型卵泡膜细胞瘤

【临床要点】

①绝经后多发。②雌激素水平增高。③月经周期和经期延长或绝经后出血。

【病理变化】

1.肉眼

①常单侧发生。②肿瘤实性,有薄包膜,质硬。③黄色或灰白、内杂黄色斑点。

2.镜下

①瘤细胞呈胖短梭形,胞界不清,胞质内含类脂质。②呈交叉漩涡状排列。③核分裂象极少见。④间质可水肿、黏液变或玻璃样变,可伴钙化。⑤恶性者瘤细胞丰富具明显异型性,可浸润邻近组织,并发生远处转移。

【特殊检查】

①免疫组化:Vim、α-inhibin 阳性。②苏丹Ⅲ染色:胞质内见橘红色类脂质。③网状纤维丰富,包绕每个瘤细胞。

【鉴别诊断】

①纤维瘤。②颗粒细胞瘤。

黄素化的卵泡膜细胞瘤

【临床要点】

①患者较年轻。②多有雌激素、部分有雄激素水平增高。③少数可伴发具致死潜能的硬化性腹膜炎。

【病理变化】

1.肉眼

①常为双侧性卵巢不规则性增大而不形成孤立肿块。②表面呈结节状。③质地硬韧。

2.镜下

①在典型卵泡膜细胞瘤背景上出现单个或成簇、成片块状分布的黄素化细胞。②黄 Leydig 胞体积增大，境界清楚，胞质空泡状或嗜酸性，类似正常黄体细胞和 Leydig 细胞，苏丹Ⅲ染色可显示胞质内的类脂质小滴。③肿瘤内可有水肿区，形成微囊样结构，罕见出现骨化。④核分裂可较活跃。

【鉴别诊断】

①间质卵泡膜细胞增生症。②Leydig 细胞瘤。③妊娠黄体瘤。④卵巢重度水肿。⑤富细胞性的纤维瘤。⑥硬化性间质瘤。

纤维瘤

【临床要点】

①罕见于儿童。②可伴胸水、腹水，且与肿瘤大小有关。

【病理变化】

1.肉眼

①肿块呈实性，质硬韧，白色。②可伴钙化、囊性变。

2.镜下

①梭形瘤细胞呈编织状或车辐状排列，似卵巢皮质。②细胞无非典型性，不见核分裂象。③间质胶原纤维丰富，常见玻璃样变性或水肿，偶伴钙化、骨化。

【特殊检查】

免疫组化：Vim(＋)。

【鉴别诊断】

①卵泡膜细胞瘤。②卵巢纤维瘤病。③卵巢平滑肌瘤。④卵巢神经鞘瘤。

富于细胞的纤维瘤

①具有低度恶性潜能，具有 20％的复发率和致死率。②肉眼：肿瘤实性，灰白，可伴出血坏死。③镜下：瘤细胞丰富，排列致密，核变圆或卵圆，轻度异型，核分裂象 1～3/10HPF，胶原成分减少。④免疫组化：可弱表达 α-inhibin 和 Calretinin。

纤维肉瘤

①罕见。②多见于老年人。③镜下：瘤细胞极其丰富，排列成编织状、人字形，核分裂象＞3/10HPF。

硬化性间质瘤

【临床要点】

①80％的患者＜30 岁。②一般无性激素异常症状。③良性经过。

【病理变化】

1.肉眼

①单侧发生②肿块界清，实性，质硬，切面灰白伴黄色斑点。③常见水肿区和囊肿形成。

2.镜下

①由致密玻璃样变或水肿的间质分隔富细胞区，形成假小叶。②小叶内有两种瘤细胞，一种为产生胶原的梭形细胞，另一种为圆形或卵圆形细胞，胞质内含脂质，似黄素化细胞，但核固缩深染。③核分裂象少

或无。④富细胞区含大量薄壁小血管。

【特殊检查】

免疫组化：瘤细胞表达 Vim、Desmm 和 SMA，不同程度地表达 α-inhibin。

【鉴别诊断】

①纤维瘤。②黄素化卵泡膜瘤。③血管周细胞瘤。

伴少量性索成分的间质肿瘤

【病理变化】

①以纤维瘤或卵泡膜瘤为主的肿瘤中含少量形态多样的性索成分。②每一张切片中性索细胞巢量少于肿瘤的 5%。③性索成分可为颗粒细胞样、Sertoli 细胞样或未分化的性索型细胞。

印戒细胞间质瘤

【临床要点】

①罕见。②无功能性。③临床经过呈良性，可为低度恶性。

【病理变化】

①肿瘤呈实性或囊实性。②肿瘤由弥漫分布的梭形细胞与数量不等的核偏位、含单个大空泡的印戒状细胞混合组成，细胞无异型，缺乏核分裂象。

【特殊检查】

①组织化学染色：脂肪、糖原及黏液染色均阴性。②电镜：胞质基质水肿及线粒体肿胀，或胞外基质水肿形成胞质假包涵体。

【鉴别诊断】

①Krukenberg 瘤。②硬化性间质瘤。

支持细胞-间质细胞类肿瘤

Sertoli-Leydig 细胞肿瘤组（男性母细胞瘤）

【临床要点】

约 50% 患者显示多毛及男性化症状，偶有雌激素表现。

【病理变化】

1. 肉眼

①多单侧发生。②肿块呈分叶状，实性或囊实性，质硬韧。③切面色黄，可出现囊肿。

2. 镜下

根据 Sertoli 细胞的分化程度、形成管状结构及原始性腺间质成分的多少分为高、中、低分化三级（表 4-7）。

表 4-7　不同分级的卵巢支持细胞-间质细胞瘤病变要点

类型	病变要点
高分化型	①Sertoli 细胞排列成开放或闭合的管状结构。②瘤细胞无明显异型，无核分裂象。③间质内含较多 Leydig 样细胞成分
中分化型	①低倍镜下肿瘤呈分叶状，由细胞致密区与水肿样的间隔组成。②细胞致密区内瘤细胞呈梁索或巢状，实性或空心小管少见。③部分瘤细胞可有奇异核，核分裂象平均 5/10HPF。④细胞巢边缘为 Leydig 样细胞，与一般性间质分开
低分化型	①梭形细胞弥漫性排列，核分裂活跃可达 20/10HPF，酷似纤维肉瘤。②有时瘤细胞圆形，似未分化癌。③可见局灶性小管、性索样结构及 Leydig 细胞

【特殊检查】

免疫组化：不同程度地表达 Vim、α-抑制素和 CK，偶尔 EMA 阳性。

网状型 Sertoli-Leydig 细胞瘤

【病理变化】

①主要见于中、低分化的 Sertoli-Leydig 细胞瘤。②瘤组织可呈含有纤维轴心乳头的囊肿、裂隙样小管网、较大的小管、宽广延长的上皮细胞带等结构。③细胞核规则圆形，胞质稀少，常出现肾小球样结构。④微囊内衬上皮可扁平、柱状或呈 Eertoli 样，腔内含嗜酸性胶样物。

【特殊检查】

免疫组化：CK 和 inhibin 阳性，网状区 CK 表达强，性索间质区 inhibin 表达强。

【鉴别诊断】

卵黄囊瘤，浆液性肿瘤，恶性苗勒混合瘤。

伴异源成分的 Sertoli-Leydig 细胞瘤

【病理变化】

①异源性成分见于中、低分化及网状型 Sertoli-Leydig 细胞瘤。②常见的异源性成分为胃肠型黏液上皮，通常为良性，偶呈交界性或低度恶性癌表现；常含有嗜银细胞，可呈现类癌区域，仅少数病例可见灶性不成熟的骨骼肌、软骨等间叶源性成分。

【特殊检查】

免疫组化：性索成分表达 CK、Vim 和 inhibin。黏液性成分表达 CK7、EMA，灶性表达 CgA。Leydig 细胞表达 Vim 和 inIubin。伴有内胚层结构时可表达 AFP。

Sertoli 细胞瘤（支持细胞瘤）

【临床要点】

①多有雌激素增高。②女性假性性早熟。

【病理变化】

1.肉眼　①单侧发生。②呈均匀一致的界清、实性肿块。

2.镜下　①瘤细胞含中等到丰富的脂质，胞质透亮或空泡样，核呈葵花籽样，缺乏非典型性，核分裂象＜1/10HPF，但年轻患者核分裂象活跃，可达 9/10HPF。②瘤细胞排列成空心或实性小管状为其结构特点 Leydig 细精管，由纤维间质分隔，偶可呈弥漫或实性小梁状。③Leydig 细胞成分罕见，不含原始性腺间质成分。

【特殊检查】

免疫组化：CK、Vim 和 inlubin 阳性，部分病例可表达 CD99、calretinin。

【鉴别诊断】

①Setoli-Leydig 细胞瘤。②低度恶性子宫内膜样癌。③Krukenberg 瘤。④类癌。⑤卵巢甲状腺肿。

间质-Leydig 细胞瘤

【临床要点】

罕见，半数病例伴有男性化。

【病理变化】

①单侧或双侧性界清、实性肿块，切面黄、白色。②肿瘤由纤维瘤样间质和成簇的 Leydig 细胞构成。③纤维瘤样间质成分细胞呈梭形或卵圆形，似卵巢纤维瘤或卵泡膜细胞瘤。④Leydig 细胞成分常形成小结节，细胞内含 Reinke 结节，此为诊断所必需，否则诊断为黄素化卵泡膜细胞瘤。

混合性或未分类的性索-间质肿瘤

环状小管的性索肿瘤

【临床要点】

①1/3 患者伴有 Peutz-Jeghers 综合征。②常伴雌激素增高。③不伴 Peutz-Jeghers 综合征的患者中部分可产生孕激素,伴子宫内膜蜕膜样变。

【病理变化】

1.肉眼

①伴 Peutz-Jeghers 综合征者,肿瘤常为双侧性、多灶性,直径＜3cm,伴灶性钙化。②不伴 Peutz-Jeghers 综合征者,肿瘤呈单侧性、黄色实性肿块,体积常较大,很少伴钙化。

2.镜下

①以瘤细胞形成环形小管为特征。②简单的小管为肿瘤细胞围绕单一的红染玻璃样物质排列而成,复杂性小管为在较大的细胞巢内含多团红染玻璃样物,每团玻璃样物四周均有一圈呈车轮状排列的细胞。③伴 PJS 的肿瘤,小管常散在分布于卵巢间质内而不形成明显结节,小管内透明小体可钙化。不伴 PJS 者形成肿块。④核分裂象多少不等。⑤常可伴有分化好的实性细胞小管 Sertoli 细胞瘤和(或)微滤泡型颗粒细胞瘤区域。

两性母细胞瘤

【临床要点】

极罕见,多数伴有男性化。

【病理变化】

1.肉眼

多为单侧,肿瘤大小悬殊,切面实性或囊实性。

2.镜下

①肿瘤由支持细胞和颗粒细胞瘤成分共同组成,两者约各占一半。②支持细胞组成空心或实心小管结构,可伴有 Leydig 细胞和 Reinke 结晶。颗粒细胞成分内可见 Call-Exner 小体。

未分类的性索-间质肿瘤

【临床要点】

患者可有雌激素或雄性激素增高症状或无功能分泌。预后同颗粒细胞瘤或低分化 Sertoli-Leydig 细胞瘤。

【病理变化】

常表现为分化差的弥漫或梭形细胞肿瘤中,伴有小灶状典型的 Sertoli 小管或性索样结构。

类固醇细胞肿瘤

此类肿瘤为一组由弥漫性大细胞构成的肿瘤,以往称脂质细胞瘤。瘤细胞大圆形或多角形,酷似黄体细胞、Leydig 细胞或肾上腺皮质细胞。包括间质黄体瘤、Leydig 细胞瘤和非特异性类固醇细胞瘤。

间质黄体瘤

【临床要点】

①绝经后妇女多见。②多数伴雌激素水平增高,少数伴雄激素水平增高。

【病理变化】

1.肉眼

①单个或多个微黄色或灰白色实性结节,边界清楚。②直径 0.5～3cm。

2.镜下

①黄素化的瘤细胞呈团、索状排列或弥漫状。②瘤细胞体积较大,胞质嗜酸性,酷似黄体细胞,几乎不含脂滴,而可出现脂褐素颗粒。③核仁明显但核分裂象不常见。④瘤细胞可变性而形成腺样或血管样不规则腔隙。⑤肿瘤间质稀少。⑥同侧或对侧卵巢内可出现间质卵泡膜增生症,表现为卵巢间质内散在或结节状黄素化卵泡膜细胞巢。

【鉴别诊断】

妊娠黄体瘤,黄素化卵泡膜细胞瘤,门细胞结节性增生。

Leydig 细胞瘤(间质细胞瘤)

【临床要点】

①多在绝经后发生。②80%伴多毛及男性化症状,偶有高雌激素分泌的表现。

【病理变化】

1.肉眼

①肿块单侧发生,界清,实性孤立性结节。②直径多<5cm。③棕、黑、橘红或黄色。④按肿瘤所在部位可分为门细胞瘤(卵巢门部或卵巢系膜区)和非门细胞性 Leydig 细胞瘤(卵巢髓质区)。

2.镜下

①瘤细胞体积大,呈一致性圆形或多角形,似卵巢门细胞或睾丸间质细胞,排列成片、索或巢状。②瘤细胞核大居中,核仁明显,胞质嗜酸性细颗粒状,可含脂褐素,约半数病例可见 Reinke 结晶。③血管周可见一致的无细胞核带,管壁可见纤维素样坏死。

非特异性类固醇细胞瘤

【临床要点】

①为最常见的类固醇细胞瘤亚型。②伴男性化。③某些病例可出现库欣(Cushing)综合征,偶有高雌激素分泌表现。④约 40%显示临床恶性征象。

【病理变化】

1.肉眼

①单侧发生,肿瘤界清。②直径可达 45cm,一般 3～10cm。③黄色或橘黄,脂质含量少时可呈红到棕色。④可有坏死、出血、囊性变。

2.镜下

①瘤细胞呈片巢状分布,由丰富的血管网分隔。②瘤细胞可大小不等,较小的瘤细胞胞质呈略嗜酸性颗粒状,较大的瘤细胞则富含脂质,泡沫状。两种细胞均胞界清楚,核居中,核仁明显,细胞内可伴有脂褐素。③可有中等到显著的核异型,核分裂象多少不等,与核非典型性无明显关系。④当肿瘤体积≥7cm、核分裂象>2/10HPF、核异型性明显且伴出血坏死时,常与恶性有关。

【鉴别诊断】

①颗粒细胞瘤或卵泡膜细胞瘤伴广泛黄素化。②透明细胞癌。③富于脂质的 Sertoli 细胞瘤。④妊娠黄体瘤。⑤转移性肾细胞癌。

(三)生殖细胞肿瘤

卵巢无性细胞瘤

【临床要点】

①好发于生育年龄。②少数伴有血浆 HCG 水平增高。

【病理变化】

1.肉眼

①极少双侧性发生。②肿块实性,有包膜。③常伴出血坏死。

2.镜下

①瘤细胞体积较大,胞质空亮,核膜厚,核仁明显或呈略大于淋巴细胞的小圆形细胞,核深染。②瘤细胞排列成片,由纤维间质所分隔。③间质内常有淋巴细胞浸润,可形成淋巴滤泡,并可伴结节病样肉芽肿反应。④部分病例可混合有合体滋养叶细胞,或伴有胚胎性癌、卵黄囊瘤、畸胎瘤成分。⑤偶尔出现间质细胞黄素化。⑥当瘤细胞明显多形、核分裂象明显增多、间质少且浸润的淋巴细胞少时,称"间变性无性细胞瘤"。

【特殊检查】

免疫组化:PLAP、OCT4 和 CD117 阳性;PCK 不同程度地灶性表达;HCG、AFP 部分病例阳性;CD30 阴性。

【鉴别诊断】

①卵黄囊瘤。②透明细胞癌。③胚胎性癌。④大细胞淋巴瘤。

卵黄囊瘤（内胚窦瘤）

【临床要点】

①多发生于年轻女性或幼儿。②生长迅速,高度恶性。③血清 AFP 水平增高。

【病理变化】

1.肉眼

①单侧发生。②有包膜,质坚实。③切面茶色或灰黄,常见明显坏死,可伴囊性间隙。

2.镜下

①瘤细胞排列成疏松网状结构及微囊、腺泡-腺管等结构。②瘤细胞围绕纤维血管间质形成 Schiller-Duval 小体,即肾小球样小体。③可见大小不一、均质红染的玻璃样小体位于细胞质内外。④多囊状卵黄结构。⑤可出现体细胞内胚层器官样分化,形成幼稚的肺、肝、肠结构;或形成梨形、偏心或葫芦形的卵黄囊样结构,该结构典型时部分衬覆柱状上皮,部分衬覆扁平上皮,两者交界处有明显收缩。⑥其他非特异结构有:实性片块、乳头状、腺纤维瘤性结构以及肠型腺体、合体滋养细胞样细胞、间质细胞黄素化、肉芽肿结构。

【特殊检查】

免疫组化:CK、AFP 阳性,肠型腺体 CEA 阳性,可灶性表达 CD30;合体滋养细胞样细胞可表达 HCG;EMA 阴性。

【鉴别诊断】

①胚胎性癌。②透明细胞癌。③子宫内膜样腺癌。④肝样癌。

胚胎性癌

【临床要点】

①儿童及青年女性多见。②女性假性性早熟。③血清 HCG 与 AFP 增高。

【病理变化】

1.肉眼

①肿块实性,体积较大。②切面多彩状。

2.镜下

①瘤细胞体积大,明显异型与多形,胞质嗜双色或空泡状、核圆、空泡状,核仁明显,核分裂象多见。②瘤细胞形成实性团块、腺体或乳头结构。③常伴少许合体滋养细胞样巨细胞。④对侧卵巢常伴有过度反应的黄体。

【特殊检查】

免疫组化:PLAP、OCT4、CK 和 CD30 阳性,也常表达 AFP、HCG、EMA 阴性。

【鉴别诊断】

①无性细胞瘤。②卵黄囊瘤。

非妊娠性绒毛膜癌

【临床要点】

①多发生于儿童及年轻女性。②血清及尿中 HCG 增高。③女性假性性早熟。

【鉴别诊断】

①胚胎癌。②无性细胞瘤。③卵黄囊瘤。④原发或转移性的妊娠性绒毛膜癌。

畸胎瘤

【病理变化】

1.肉眼

①大多为皮样囊肿,囊内含皮脂毛发,可有一个或数个圆形突起(头节),部分病例可含有牙、骨、软骨、脑组织、肠管甚至小人形。②少数情况下呈实性肿物,但出血坏死极少见。

2.镜下

①皮样囊肿由成熟组织组成,以外胚层的表皮、皮肤附属器及神经组织(多为神经胶质)为主,其他可有内、外及中胚层的各种衍生组织。②各种成分常以器官样形式排列。③不出现或罕见核分裂象。

未成熟畸胎瘤

【临床要点】

①常见于儿童及年轻女性。②可有血清 HCG 与 AFP 水平增高。

【病理变化】

1.肉眼

①肿物常较大,实性或囊实性。②实性区通常由神经组织组成,质软,灰色至粉红色。③囊性区可含黏液、浆液或毛发。

2.镜下

①可见数量不等的未成熟胚胎组织,主要由神经外胚层成分构成,形成原始神经小管或菊形团,或形成类似于多形性胶质母细胞瘤和神经母细胞瘤的区域。②常可见各种内、外、中胚层的不成熟组织及不成熟软骨。③少数情况下可见合体滋养细胞、卵黄囊组织及胚胎型肾组织。④可合并其他良性肿瘤,如黏液性囊腺瘤、卵巢甲状腺肿等。

未成熟畸胎瘤可分为三级:①Ⅰ级,胚胎性神经组织稀少,任一切片中小于 1 个低倍视野(×40)。②Ⅱ级,中等量胚胎性神经组织,任一切片中达 1～3 个低倍视野(×40)。③Ⅲ级,多量胚胎性神经组织,任一切片中＞3 个低倍视野(×40)。

【特殊合并症】

①腹膜神经胶质瘤病:腹膜及大网膜表面灰白色粟粒样结节,镜下为成熟的神经胶质组织。可见于成熟与各级别未成熟畸胎瘤,不改变患者预后。②生长性畸胎瘤综合征:未成熟畸胎瘤或混合性恶性生殖细

胞肿瘤患者在化疗期或化疗后出现盆、腹腔或腹膜后转移并增大的肿瘤结节,镜下见结节内仅含成熟性畸胎瘤成分,手术切除即可治愈。

【鉴别诊断】

①成熟性实性畸胎瘤。②原始神经外胚层肿瘤。

单胚层畸胎瘤及与皮样囊肿相关的体细胞型肿瘤

【临床要点】

①为卵巢最常见的单胚层畸胎瘤。②1/3患者可伴腹水。③少数病例可伴甲状腺功能亢进症状。

【病理变化】

1.肉眼

①肿瘤多为实性,也可呈单房或多房性囊肿。②切面含棕色胶质。

2.镜下

①类似于正常甲状腺组织或各种类型的滤泡性腺瘤。②偶发生腹膜良性甲状腺组织种植,称腹膜甲状腺肿病,不改变良性预后。③典型细胞核特点的乳头状结构或卵巢外播散是恶性变的证据。

【特殊检查】

免疫组化:TG、TTF-1阳性。

【鉴别诊断】

①囊性甲状腺肿需与浆液性和黏液性囊腺瘤相鉴别。②嗜酸细胞腺瘤需与类固醇细胞瘤相鉴别。③实性小管状腺瘤需与Sertoli细胞瘤相鉴别。

类癌

【临床要点】

①发生率仅次于甲状腺肿的卵巢单胚层神经内分泌肿瘤。②1/3岛状类癌患者伴类癌综合征。③具有低度恶性。

【病理变化】

1.肉眼

①均为单侧发生。②肿瘤主要呈实性。③质地硬韧。④黄色到棕黄色。

2.镜下

可分为岛状、梁状、杯状细胞类癌及甲状腺肿类癌4个亚型。分类及病变见表4-8。

表4-8 不同类型卵巢类癌的组织学特点及免疫组化特性

	组织学特点	免疫组化特性
岛状类癌	与中肠类癌相似,瘤细胞成巢、团状,由纤维间质分隔;巢中可有被覆柱状上皮的小腺腔;核圆形,大小一致,核分裂象罕见	5-HT、NSE阳性,部分表达肽类激素
梁状类癌	与后肠类癌相似,瘤细胞排列成长条形、波浪形或平行的细胞带;核长形,垂直于细胞带;核分裂象少见	部分表达肽类激素
杯状细胞类癌	与阑尾黏液性类癌相似,瘤细胞呈小巢或腺体样结构;胞质含黏液或含颗粒;核为小圆形	CEA、胰多肽、血清素、胃泌素
甲状腺肿类癌	在正常形态或滤泡性腺瘤背景中分布着岛状、小梁状的瘤细胞,也可衬覆在甲状腺滤泡内	NSE、TG阳性,部分表达肽类激素

【鉴别诊断】

①转移性类癌。②颗粒细胞瘤。③Brenner瘤。④Sertoli细胞瘤。

神经外胚层肿瘤

【病理变化】

①以室管膜瘤最常见。②可为髓母细胞瘤、髓上皮瘤、神经母细胞瘤、多形性胶质母细胞瘤及原始神经外胚层肿瘤。

【鉴别诊断】

卵巢小细胞癌及其他卵巢小细胞肿瘤。

癌

特指卵巢成熟性畸胎瘤中体细胞成分发生的癌,故亦称成熟性畸胎瘤癌变。

绝经后妇女多发。

【病理变化】

1.肉眼

①肿瘤体积通常较大。②切面在典型的皮样囊肿内见实性结节状或菜花状肿物突起,或表现为囊壁明显增厚,常伴出血坏死。

2.镜下

在成熟性畸胎瘤基础上出现癌的成分,以鳞癌最多见,其次为腺癌,其他尚可为未分化癌、移行细胞癌、基底细胞癌、腺鳞癌、恶性黑色素瘤等。

其他体细胞型肿瘤

包括:①血管、纤维、脂肪、肌组织、骨、软骨等来源的肉瘤。②黑色素细胞肿瘤,包括各种痣和恶性黑色素瘤。③分泌 ACTH 或催乳素等的垂体型腺瘤。④皮脂腺肿瘤。⑤其他罕见的尚有类似于视网膜原基的肿瘤,被覆成熟神经胶质、室管膜上皮、呼吸上皮、黑色素上皮的囊肿,表皮样囊肿等。

混合性恶性生殖细胞瘤

①发病年龄较轻。②含两种或两种以上恶性生殖细胞肿瘤成分。③无性细胞瘤最常见,其次为卵黄囊瘤和未成熟畸胎瘤。④不同的肿瘤成分可相互混杂,也可由纤维间质分隔。

混合性生殖细胞.性索-间质肿瘤

性腺母细胞瘤

【临床要点】

①罕见,几乎仅见于性腺发育不全者。②儿童或年轻人多见,多为女性表型伴男性化特征者,伴核染色体变异。③性激素紊乱,闭经。

【病理变化】

镜下:①由大的胞质丰富透明的生殖细胞与小的性索型细胞混合形成分散的细胞巢。②巢中央的生殖细胞形似无性细胞瘤的细胞,可有活跃的核分裂象,巢边缘支持-颗粒样细胞围绕生殖细胞或嗜酸性玻璃样物质呈花冠样排列,或围成小圆形腔隙,腔内含红染透明物质似 Call-Exner 小体。性索细胞无核分裂象。③间质内含 Leydig 或黄素化细胞。④80％的病例出现钙化,形成圆形的钙化小体,有时钙化小体融合使整个病变广泛钙化。⑤常伴生殖细胞肿瘤,依次为无性细胞瘤、绒毛膜癌、卵黄囊瘤、胚胎癌等。

【特殊检查】

免疫组化:生殖细胞不同程度地表达 PLAP、OCT3/4。性索样细胞表达 inhibin、calretinin 和 CD99。

【鉴别诊断】

①无性细胞瘤。②伴环状小管的性索肿瘤。

生殖细胞-性索-间质肿瘤,非性腺母细胞

【临床要点】

①10岁以下多见。②性腺发育正常。③核型正常。

【病理变化】

1.肉眼

肿瘤体积常较性腺母细胞瘤大,不伴钙化。

2.镜下

①由生殖细胞及类似不成熟支持细胞或颗粒细胞的性索成分组成,偶可含有黄素化细胞或Leydig细胞,但缺乏明确的性腺母细胞瘤结构。②性索细胞可再现核分裂。③缺乏特征性玻璃样小体和钙化。

(四)卵巢网肿瘤和瘤样病变

卵巢网腺瘤

【病理变化】

①肿瘤位于卵巢门部,境界清楚。②镜下见肿瘤由密集排列的长形小管构成,小管可扩张,其内含简单的乳头状结构。③间质细胞可黄素化或伴门细胞增生。

囊腺瘤和囊腺纤维瘤

【病理变化】

①肿瘤起源于卵巢网,累及卵巢髓质。②镜下见扩张的管状乳头状结构,被覆透明柱状细胞。③间质常见较多黄素化细胞。

腺瘤样增生

镜下所见与睾丸同类病变相似。

卵巢网囊肿

【病理变化】

①囊肿呈单房性。②镜下见囊肿内衬单层柱状或立方状无纤毛细胞,细胞向腔内突起形成小的锯齿状内折。③囊壁内含平滑肌束和灶性门细胞。

卵巢网腺癌

【病理变化】

①以不规则分支状小管网及含有纤维血管间质轴心乳头的囊肿为特征,乳头轴心可玻璃样变。②小管、囊及乳头被覆细胞明显异型。③伴有一些实性生长区域及广泛的移行细胞化生。

(五)卵巢杂类肿瘤

卵巢小细胞癌

小细胞癌,高钙血症型

【临床要点】

多发生于年轻女性;2/3患者伴有旁内分泌高钙血症。

【病理变化】

1.肉眼

①单侧发生。②肿瘤常较大,实性,奶油色到灰色。

2.镜下

①瘤细胞小,紧密排列成弥漫片状,或呈岛状、条索状及梁状。②可形成含红染液体的滤泡样结构。③可见核仁,核分裂象常见。④半数病例肿瘤内可出现胞质丰富、嗜酸性、核仁明显的大细胞。⑤少数病

例可出现灶性良性或恶性的黏液上皮成分。

【特殊检查】

免疫组化:Vim、CK 阳性,EMA 阳性率不确定,CD99、inhibin 阴性。

【鉴别诊断】

①弥漫型颗粒细胞瘤。②恶性淋巴瘤。

小细胞癌,肺型

①发生于绝经后妇女。②组织学形态似肺的小细胞癌,但常伴有表面上皮-间质肿瘤,以子宫内膜样癌多见。③免疫组化:NSE(+),部分病例 CgA(+)。

大细胞神经内分泌癌

【病理变化】

①与肺大细胞神经内分泌癌相似。②可伴有良性或恶性表面上皮间质肿瘤成分。③癌细胞具有神经内分泌肿瘤的免疫组化及超微结构特点。

肝样癌

【临床要点】

①多见于绝经后妇女。②血清 AFP 特征性增高,多数患者也伴有血清 CA125 增高。

【病理变化】

①瘤细胞胞质较丰富,嗜酸性,核圆或卵圆。②排列成片状或梁索状,与肝细胞肝癌结构类似。③少数可混合有浆液性癌。

【特殊检查】

免疫组化:数量不等的瘤细胞 AFP 阳性,约半数病例可表达 CA125。

【鉴别诊断】

①转移性肝细胞癌。②缺少脂质的类固醇细胞瘤。③肝样卵黄囊瘤。

类似于腺样囊性癌和基底细胞的肿瘤

【病理变化】

①卵巢的腺样囊性癌与涎腺的同名肿瘤相似,但缺乏肌上皮细胞。多数病例尚可见表面上皮间质成分。②卵巢的基底细胞癌与皮肤同名肿瘤形态类似,可出现小灶性鳞状分化或腺样分化,也可出现造釉细胞瘤样结构。

卵巢恶性间皮瘤

【病理变化】

①多为双侧性,位于卵巢表面或门部。②组织学形态和免疫组化特性与腹膜间皮瘤类似。③常伴有腹膜播散病灶。

中肾管残件肿瘤

【临床要点】

中肾管残件肿瘤(卵巢 Wolff 管肿瘤)多发生于中年女性;多数为良性,少数具有低度恶性潜能,个别病例可复发和转移。

【病理变化】

1.肉眼

肿瘤实性或局灶囊性,质地橡胶样或坚韧,色灰白到棕黄不等。

2.镜下

①瘤细胞呈小圆形或梭形,大小一致,胞质稀少。②瘤细胞形成小管状腺样结构或较大的囊腔,腺体形态较规则,排列紧密,可形成筛状结构,囊腔内可含红染分泌物。少数区域瘤细胞可形成实性细胞巢或排列成弥漫片状。③瘤细胞形态善良,几乎无核分裂象。

【特殊检查】

免疫组化:CK7、CK19、Vim、Calretinin 阳性,CD10、Inhibin 可部分阳性。不表达 ER、PR、EMA、CK20、CEA 和 34βE12。

【鉴别诊断】

①性索-间质肿瘤,尤其是 Sertoli 细胞瘤。②未分化癌。

卵巢副神经节瘤

【病理变化】

①肿瘤为实性孤立性结节。②多角形上皮样的肿瘤细胞排列成巢状,巢周为纤维血管间隔。③免疫组化:CgA、Syn、NSF:阳性,间质内可见 S-100 阳性支持细胞。

卵巢黏液瘤

【病理变化】

①肿瘤体积较大,表面光滑,质地较软。②瘤细胞梭形或星状,核内常见空泡,一般不见核分裂象。③瘤细胞稀疏分布于淡蓝或粉红染的黏液样基质中。

【特殊检查】

免疫组化:Vim、SMA 阳性。

【鉴别诊断】

①重度卵巢水肿。②卵巢假黏液瘤和葡萄簇状肉瘤。③黏液型脂肪肉瘤和横纹肌肉瘤。

腹腔内促纤维增生性小圆细胞肿瘤

【病理变化】

①常双侧卵巢受累。②均伴有广泛的卵巢外病变。③在增生的纤维组织中见明显的小细胞巢状结构。

【特殊检查】

免疫组化:CK、EMA、NSE、Vim 及肌源性标记物阳性。

其他少见杂类肿瘤

包括:腺瘤样瘤、妊娠绒毛膜癌,水泡状胎块,Wilms 肿瘤。病理变化与发生在子宫和肾脏的同名肿瘤一致。

卵巢非特异性软组织肿瘤

良性肿瘤

良性肿瘤包括纤维瘤、平滑肌瘤、血管瘤、脂肪瘤、淋巴管瘤、黏液瘤、软骨瘤、骨瘤、神经纤维瘤、神经鞘瘤、嗜铬细胞瘤等。与其他器官和组织的同名肿瘤结构相似。

肉瘤

肉瘤包括纤维肉瘤、平滑肌肉瘤、恶性神经鞘瘤、横纹肌肉瘤、淋巴管肉瘤、血管肉瘤、骨肉瘤等,与其他器官和组织和同名肿瘤结构相似。

（六）淋巴造血系统肿瘤

恶性淋巴瘤

【临床要点】

可原发或继发。约 25％的非霍金淋巴瘤患者伴卵巢受累。

【病理变化】

1.肉眼

①肿块呈同质性、光滑完整的结节状。②约 50％为双侧受累。③粒细胞肉瘤常呈绿色。

2.镜下

①淋巴瘤多为非霍奇金淋巴瘤，以弥漫性大 B 细胞淋巴瘤、Burkitt 淋巴瘤和滤泡性淋巴瘤最常见。②卵巢滤泡结构可保留或被破坏。

【鉴别诊断】

①无性细胞瘤。②颗粒细胞瘤。③小细胞癌。

白血病

【临床要点】

可原发或继发，以继发性更常见。

【病理变化】

1.肉眼

①单侧或双侧性，约 50％为双侧受累。②粒细胞肉瘤常呈绿色。

2.镜下

①瘤细胞弥漫性生长。②瘤细胞胞质丰富，强嗜酸性，典型时可出现嗜酸粒细胞。

【特殊检查】

免疫组化：瘤细胞表达 MPO、CD68 和 CD43。组织化学染色：氯乙酸酯酶阳性。

【鉴别诊断】

①淋巴瘤。②小细胞癌。

（七）卵巢转移性肿瘤

Krukenberg 瘤

【临床要点】

①原发瘤多在消化系统，尤其是胃和结肠，原发瘤可能非常小而未被首先发现，原发性的极罕见。②患者通常较年轻。

【病理变化】

①多为双侧性受累。②卵巢富于细胞的间质内见多数印戒状恶性上皮细胞浸润。③瘤细胞单个或呈丛状，或形成小腺腔，可出现黏液池。④间质细胞常伴黄素化。

【鉴别诊断】

①透明细胞癌。②由印戒细胞组成的支持-间质细胞肿瘤。

转移性肠癌

【病理变化】

①多为双侧卵巢受累，肿瘤质脆。②常见腺腔结构，被覆分化差的癌细胞，常伴腺腔内"尘埃状"坏死、灶性节段性腺体坏死，有时出现杯状细胞。③间质可伴黄素化。

【特殊检查】

免疫组化:CDX2 和 CEA 阳性。

【鉴别诊断】

卵巢原发性黏液性癌和子宫内膜样癌。

其他转移癌

其他转移癌包括:类癌,乳腺癌,阑尾肿瘤,胰腺和胆囊肿瘤,肾和肾上腺肿瘤,膀胱、输尿管及尿道肿瘤,恶性黑色素瘤,子宫体、宫颈及输卵管肿瘤等。

二、卵巢瘤样病变

(一)囊状滤泡与滤泡囊肿

【病理变化】

1.肉眼

卵巢表面呈囊泡状突起,切面可见多发性小囊腔;直径<2cm 时称囊状滤泡,直径>2cm 时称滤泡囊肿。

2.镜下

滤泡腔扩大,内衬颗粒细胞及卵泡膜细胞,卵细胞退化消失。当卵泡腔内大量积血时称滤泡血肿。

(二)囊状黄体与黄体囊肿

【病理变化】

1.肉眼

多为孤立性囊肿:囊壁内衬黄色膜样物,囊内液黄色;直径<3cm 时称囊状黄体,直径>3cm 时称黄体囊肿。

2.镜下

①囊壁内衬黄体细胞,细胞间含丰富毛细血管。②腔面最内层常附薄层机化纤维组织。③当腔内含多量血液时称黄体血肿。④当黄体细胞退变为玻璃样变组织时称囊状白体(直径<3cm)或白体囊肿(直径>3cm)。

(三)黄素化滤泡囊肿

【病理变化】

1.肉眼

囊肿常为双侧性,琥珀色或淡黄色,切面多房。

2.镜下

囊壁由内衬的黄素化卵泡膜细胞与其外的薄层纤维组织组成。

(四)妊娠黄体瘤

【临床要点】

见于妊娠期或葡萄胎、绒癌患者。

【病理变化】

卵巢内黄体细胞增生形成明显结节,黄体细胞核可有轻度多形性,核仁明显,可见核分裂象。

【鉴别诊断】

①妊娠黄体。②类固醇细胞瘤。

（五）生发上皮包涵囊肿

【病理变化】

①卵巢表面上皮向皮质内凹陷,在皮质浅层形成单发或多发小囊肿。②囊壁内衬立方或柱状上皮或向苗勒上皮分化。

（六）子宫内膜囊肿

【病理变化】

1.肉眼

卵巢表面形成棕色、蓝色小点或小囊肿,破裂出血后可与周围粘连。囊内壁可见粗糙的咖啡色斑,囊内液黏稠,咖啡色。

2.镜下

①囊壁内衬子宫内膜型腺体上皮,上皮下含内膜间质细胞。②有时囊壁内衬上皮不完整或完全消失,间质部分或全部被含有含铁血黄素的细胞取代。③囊壁为纤维结缔组织,其内及其周围伴多量含铁血黄素沉着。

（七）单纯性囊肿

①单房薄壁囊肿。②囊壁由纤维组织与内衬上皮组成。③内衬上皮扁平或完全消失,无法确定其组织来源。

（八）多囊卵巢综合征

【临床要点】

月经稀少或闭经、不孕;常伴毛发增多并呈男性型分布。

【病理变化】

1.肉眼

双侧卵巢对称性均匀性增大;切面沿卵巢被膜下有一圈大小相仿的串珠状囊泡。

2.镜下

①卵巢白膜均匀性增厚。②皮质内不同成熟阶段的卵泡呈囊性扩张,其内卵细胞消失。③皮质部间质细胞增生,可见散在丛状黄素化细胞巢。

（九）卵泡膜细胞增生症

【临床要点】

①患者可出现男性化、肥胖、高血压、糖代谢异常等症状。②双侧卵巢增大。

【病理变化】

远离卵泡的卵巢间质中出现黄素化卵泡膜样细胞群,胞质含脂质。

（十）卵巢皮质间质增生

【病理变化】

1.肉眼

绝经后双侧卵巢仍增大:切面见皮质区明显增宽或见界限不清的白色、黄色结节。

2.镜下

卵巢皮质短梭形细胞呈巢状或漩涡状增生,但不出现黄素化间质细胞。

（十一）卵巢纤维瘤病

【临床要点】

患者可出现月经不规则、闭经,少数可出现男性化表现。

【病理变化】

①多为双侧卵巢受累。②卵巢结构保留,但见弥漫性纤维母细胞增生伴有多量胶原形成。③可出现灶性间质细胞黄素化及卵巢水肿。

（十二）卵巢重度水肿

【临床要点】

①腹痛和盆腔包块。②可出现血清雄性激素增高,表现出多毛、男性化症状。

【病理变化】

1.肉眼

①单侧或双侧卵巢增大,5~35cm,白色不透明。②切面可有水分渗出。

2.镜下

①卵巢结构保留,间质弥漫水肿,细胞密度降低。②卵巢皮质外侧增厚,纤维化。③伴内分泌症状者水肿的间质内可见成簇的黄素化细胞。

三、卵巢炎症性疾病

（一）急性卵巢炎

【病理变化】

1.肉眼

卵巢充血肿胀,表面浆液、纤维素渗出。

2.镜下

卵巢浅层充血水肿,纤维素渗出,中性粒细胞浸润。

（二）卵巢脓肿

【病理变化】

1.肉眼

双侧卵巢肿大,与周围粘连;切面可见单个或多个脓肿腔,内壁附多量暗红色坏死组织。

2.镜下

新老不一的化脓病灶,脓肿壁为肉芽组织或陈旧性纤维结缔组织。

（三）慢性卵巢周围炎

【病理变化】

1.肉眼

卵巢表面粗糙,与周围粘连,切面可见微小囊腔。

2.镜下

卵巢表面见纤维性粘连物,表面上皮化生为中肾旁管上皮并向下凹陷至卵巢皮质,形成包涵囊肿。

（四）特殊性卵巢炎

自身免疫性卵巢炎

【临床要点】

闭经或不育;可伴其他自身免疫性疾病。

【病理变化】

①卵巢肿大或呈多囊性结构。②淋巴细胞、浆细胞浸润,可形成淋巴滤泡。

卵巢结核病

【临床要点】

多继发于输卵管结核;原发性不育或闭经、月经不调。

【病理变化】

1.肉眼

卵巢肿大,表面和切面可见灰白色小结节或含干酪样坏死物的小脓肿。

2.镜下

卵巢皮质区及表面可见干酪样坏死及结核性肉芽肿。

生殖道血吸虫病和卵巢炎

【病理变化】

卵巢肿大,可见血吸虫虫卵。

(陈丽艳)

第七节　胎盘及脐带疾病

一、妊娠滋养叶细胞增生及肿瘤

(一)葡萄胎(水泡状胎块)及相关病变

完全性葡萄胎

【临床要点】

①子宫增大与妊娠月份不符。②子宫异常出血。③血和尿中 HCG 水平增高。④无胚胎/胎儿发育。

【病理变化】

①全部绒毛均呈葡萄状改变。②绒毛间质高度水肿,血管减少至消失。③灶状滋养叶细胞增生。

【辅助检查】

染色体分析典型者为二倍体核型。

部分性葡萄胎(不完全性葡萄胎)

【临床要点】

血和尿中 HCG 水平增高,但不如完全性葡萄胎。

【病理变化】

1.肉眼

部分绒毛呈葡萄状改变,部分绒毛正常或仅有轻度水肿;有时可见胎儿及其附属结构。

2.镜下

常见具有扇贝形边界或有深的皱褶的肿大绒毛,可将滋养细胞包含入绒毛间质内。绒毛间质血管内常见有核红细胞。

【辅助检查】

染色体分析典型者为三倍体核型。

部分绒毛间质水肿变性

【临床要点】

血和尿中 HCG 水平无明显特异性增高。

【病理变化】

①子宫无明显增大。②肉眼无明显水泡状绒毛。③滋养叶细胞无明显增生。④部分绒毛间质水肿，但水肿较轻，尚可见血管。

难以诊断的滋养叶细胞增生病变

【临床要点】

①血和尿中 HCG 水平较正常增高，但不如葡萄胎。②停经史较短。

【病理变化】

①肉眼常不见明显水泡状绒毛。②有灶状滋养叶细胞增生。

转移性葡萄胎

子宫外血管或组织中出现水泡状胎块，以阴道和肺常见。

侵袭性葡萄胎

【临床要点】

①有葡萄胎病史。②阴道出血。③葡萄胎清宫后 HCG 水平持续不降或增高。

【病理变化】

①水泡状绒毛侵及子宫肌层并形成坏死、出血性损害。②滋养叶细胞增生及异型性明显。③可转移到肺、阴道壁等处。

【鉴别诊断】

①葡萄胎。②绒毛膜癌。③植入胎盘。

（二）中间滋养细胞疾病

胎盘部位过度反应（合体细胞性子宫内膜炎）

【病理变化】

①胎盘植入部位的中间滋养细胞（包括多核中间滋养细胞）数目增多并侵及子宫内膜和肌层。②不形成明显肿块。③无明显出血坏死。

【鉴别诊断】

胎盘部位滋养细胞肿瘤。

【特殊检查】

免疫组化：CK、PLAP、HPL 弥漫强阳性，HCG 灶性（＋），p63（－）。Ki-67 LI＜1％。

胎盘部位结节

【病理变化】

①通常病灶较小，为显微镜下所见。②病变位于子宫内膜或浅表肌层中。③病变结节状，境界清楚，表现为在玻璃样基质中可见单个或呈巢、索状的中间滋养细胞浸润。

【特殊检查】

免疫组化：CK、PLAP、p63 弥漫强阳性，inhibin（＋），E-cad（＋），HPL（－），Ki-67 LI 小于 8％。

【鉴别诊断】

①胎盘部位滋养细胞肿瘤。②浸润性角化性鳞癌。

胎盘部位滋养细胞肿瘤

【临床要点】

①闭经或阴道异常出血。②子宫增大。③HCG 水平轻度增高,人胎盘催乳素(HPL)升高。④与先前妊娠的关系不确定。

【病理变化】

1. 肉眼

肿瘤呈息肉状突入宫腔或在子宫壁呈结节状生长,界清但无包膜,可穿透肌层甚至穿孔。

2. 镜下

①较单一的中间型滋养叶细胞在子宫肌纤维间呈单个或巢团状浸润,合体细胞偶见。②瘤细胞体积较大,多角型。③间质内常有广泛纤维素样物质沉积。④瘤细胞常侵及血管肌壁。⑤判断肿瘤为恶性的指标包括:出血坏死较明显;子宫穿孔;透明性细胞较多;核分裂象大于 5/10HPF;侵及子宫外。

【特殊检查】

免疫组化:HPL、Mel-CAM、CK、α-抑制素大多数瘤细胞阳性,HCG 阴性或局灶阳性,p63(一)。Ki-67 LI 大于 10%。

【鉴别诊断】

①绒癌。②胎盘部位过度反应。③上皮样平滑肌肉瘤。

上皮样滋养细胞肿瘤

【临床要点】

①可发生于足月妊娠、流产、葡萄胎后或与先前妊娠关系不确定。②阴道异常出血。③HCG 水平增高。

【病理变化】

1. 肉眼

①子宫内膜和肌层或子宫下段可见散在的膨胀性结节。②常伴出血和坏死。

2. 镜下

①非典型性单核滋养细胞排列成散在巢索或大片团状,并以膨胀方式向周围浸润。②间质及瘤细胞巢内可见嗜酸性玻璃样物沉积。③肿瘤可累及子宫颈内膜。

【特殊检查】

免疫组化:CK、α-抑制素、p63(＋)、E-cad 阳性,HCG、Mel-CAM 局灶阳性,HPL 阴性或局灶阳性,Ki-67 LI＞10％。

【鉴别诊断】

①胎盘部位滋养细胞肿瘤。②宫颈角化性鳞癌。

(三)绒毛膜癌

【临床要点】

①血、尿 HCG 水平明显增高。②阴道异常出血。③子宫增大。

【病理变化】

1.肉眼

①无绒毛结构。②暗红色出血坏死性肿块。

2.镜下

①细胞滋养细胞、合体滋养细胞及中间型滋养细胞增生,混合排列成巢状或条索状,细胞异形明显,核分裂象多见。②无绒毛结构。③肿瘤无自身间质及血管。④侵袭组织与血管,致明显坏死、出血。

【特殊检查】

HCG 免疫组化阳性。

【鉴别诊断】

①妊娠早期滋养叶细胞灶性增生。②侵袭性葡萄胎。③低分化鳞癌。

(四)胎盘其他肿瘤

胎盘的其他肿瘤包括绒毛血管瘤、胎盘内平滑肌瘤、畸胎瘤、肝细胞腺瘤(异位肝)、肾上腺皮质瘤、色素痣及转移瘤等。

二、胎盘梗死

【病理变化】

1.肉眼

胎盘颜色随梗死时间从暗红到棕色、黄白色。

2.镜下

①绒毛紧密聚集,绒毛间隙缩小或消失。②绒毛间质充血、出血,间质淡染。③合体细胞变性、坏死、消失。

三、胎盘畸形

(一)胎盘粘连或植入性胎盘

【病理变化】

①蜕膜减少,绒毛进入子宫肌层。②分度:Ⅰ度,绒毛仅植入浅肌层或子宫肌壁的内 1/3。Ⅱ度,达肌壁深度的 2/3。Ⅲ度,穿透肌层,可达浆膜层。

(二)胎儿有核红细胞增生症

【病理变化】

1.肉眼

胎盘明显肿大,颜色变浅,胎儿水肿。

2.镜下

细胞滋养叶细胞增多,绒毛间质丰富,霍夫巴尔细胞增多,绒毛毛细血管内可见多少不等的有核红细胞。

（胡丽娜）

第五章　其他常见肿瘤的病理学诊断

第一节　肺癌的病理学

一、肺癌的大体类型

从临床资料看,两肺的任何一叶都可发生肺癌,一般来说右肺多于左肺,上叶多于下叶,而右肺中叶发生肺癌的概率却偏低。

(一)主要类型

从肉眼形态上,根据肿瘤发生的部位,肺癌的大体类型分为中央型、周围型、弥漫型和胸膜型,其中以前三者多见,胸膜型较少见。

1.中央型肺癌

即肺门型肺癌。肿瘤发生于主支气管、肺叶支气管和肺段以上支气管。肿瘤沿支气管壁蔓延并破坏支气管壁,浸润支气管周围肺组织,发生支气管旁淋巴结、肺门淋巴结,甚至纵隔淋巴结转移,肿大淋巴结与原发灶形成巨大肿块,其远端的肺组织多会发生阻塞性肺炎。肿物大体标本的切面多见坏死出血,有时有小空洞形成。中央型肺癌,2/3属于鳞癌。早期多出现咳嗽、痰中带血等临床症状,但往往不备患者重视而不能及时就诊,当出现胸痛、声嘶等症状时,肿瘤已侵犯周围淋巴结和纵隔,形成了巨大的结节或肿块,失去外科治疗的机会。

根据肿瘤形态和生长方式,中央型早期又分两个亚型。

(1)管内型:此类型肺癌肿瘤沿支气管黏膜蔓延,致使支气管黏膜增厚,支气管壁虽有浸润,但仍保持完整。肿瘤局限于支气管内,突向管腔,呈颗粒状、乳头状或呈息肉状。纤支镜的广泛应用,极大提高了这类早期病变的诊断率。

(2)管壁浸润型:发生癌肿部位的气管管壁增厚明显,癌组织不但破坏支气管壁,而且浸润周围肺组织,但不侵及肺门等处的淋巴结。肿瘤切面上可清楚显示支气管,病变范围常<2cm。

2.周围型肺癌

周围型肺癌发生在段以下的小支气管。癌肿位于胸膜下肺的周围。单结节者多见,也可为多结节。切面肿瘤结节呈灰白色,常伴坏死出血,与周围肺组织分界较清,偶见被浸润的支气管。

根据肿瘤体积大小,周围型肺癌分为球形和块形。

(1)球形:体积一般较小,最大径<3cm,与周围肺组织分界清楚,与支气管无特定关系,肿物边缘有时呈分叶状。

（2）块形：体积较球形大，最大径可超过 3cm，与周围肺组织有时分界不清，肿块形状不规则，亦可见程度不同的坏死。

周围型肺癌多属腺癌，多见于女性。因其早期临床症状不明显，故偶然或体检时发现者居多，容易侵犯胸膜，引起胸痛和恶性胸腔积液。

3.弥漫型肺癌

弥漫型肺癌多发生于细支气管或肺泡，可累及两肺。肿瘤占据大叶的大部分或整个大叶，弥漫浸润，故又称为肺炎型。本型大多数属于细支气管肺泡细胞癌，病变发展较慢，临床上应与肺间质纤维化或间质性肺炎相鉴别。

4.胸膜型肺癌

原发瘤可能起源于细支气管，广泛浸润胸膜，引起脏层和壁胸膜广泛粘连、融合，受累胸膜可厚达 1～2cm。本型多数为低分化腺癌。

胸膜型肺癌的诊断有相当难度，不但临床诊断不易，病理诊断也很棘手。大体特征与慢性感染性胸膜炎、转移癌和胸膜间皮瘤难以区别，最后确诊有赖于组织学和免疫组化检测。

在肺癌中央型、周围型、弥漫型和胸膜型中，以前两者多见，弥漫型少见，胸膜型最为罕见。

（二）其他类型

肺癌大体类型除上述外，尚有瘢痕癌和胶样癌。

1.肺瘢痕癌

继发于肺瘢痕的基础上，多发生与肺尖部。肿物一般较小，直径＜3cm，质硬，切面灰色，与周围肺组织分界不清，病灶多杂有炭尘。肺结核，也可见于硅沉着病（矽肺）、肺梗死灶、慢性肺炎可引起肺瘢痕癌，亦有发生于火器伤后的瘢痕组织。

肺瘢痕癌一般发展较慢，手术切除预后好。其组织学类型绝大多数为腺癌。

2.肺胶样癌

此类型十分特殊。肿瘤多发生于肺外周，由于腺癌细胞产生黏液，充填于癌细胞内和堆积于癌细胞间，故呈胶胨样，边缘不清。本型癌组织侵袭力较低，手术切除预后较好。

二、WHO 肺恶性上皮性肿瘤组织学分类

WHO 指定的肺恶性上皮性肿瘤组织学分类如下。

（一）鳞状细胞癌

鳞状细胞癌（SCC）是肺癌中最多见的肿瘤，约占肺癌的 40%，大多数为男性，占 80%，与吸烟有关。

1.大体检查和部位

大多数肺的鳞状细胞癌发生在位于中心的主干、叶或肺段支气管。肿瘤通常灰色或白色，实性程度依据纤维化的程度而不同，中央有局部碳素颗粒沉着、周围有星样收缩。肿瘤可长至很大，形成空洞，似结核与脓肿。中央型肿瘤形成腔内息肉状肿块和（或）侵袭支气管壁到周围组织，并且可能阻塞支气管腔而导致分泌物潴留、肺不张、支气管扩张、阻塞性脂质性肺炎和感染性支气管肺炎。少数病例可发生于周围小气道。这种观点可能会发生改变，因为近来报道 53% 的鳞状细胞癌发生在周围肺组织。

2.组织病理学

鳞状细胞癌显示角化、角珠形成和（或）细胞间桥。这些特征依分化程度而不同，在分化好的肿瘤中明显而在分化差的肿瘤中呈局灶性，依此将鳞癌分成 Ⅰ～Ⅲ 级。

（1）鳞状细胞癌的乳头状亚型：某些近端肿瘤可表现为外生性或支气管内生长。有时可能会发生无侵袭的、非常有限的上皮内播散，但侵袭见于大多数病例。

（2）鳞状细胞癌的透明细胞亚型：大部或几乎全部由伴有透明胞质的细胞组成。这一变异型需要与伴有广泛透明变性的肺大细胞癌和腺癌及肾透明细胞癌鉴别。

（3）小细胞亚型：是一类分化差的、肿瘤细胞小的鳞状细胞癌，这些小肿瘤细胞保留非小细胞肺癌的特点并显示有局部鳞状分化。这种鳞状细胞癌的变异型必须与复合性小细胞癌和真正的小细胞癌区别。鳞状细胞癌的小细胞亚型缺乏小细胞癌特征性的核特点，具有粗或泡状染色质，核仁更明显，胞质更丰富，细胞界限更清楚，可见局部细胞间桥或角化。

（4）基底细胞样亚型：显示瘤细胞巢周边部核呈明显的栅栏状。它与具有广泛基底样排列、缺乏鳞状分化的低分化鳞状细胞癌被认为是大细胞癌的基底细胞样亚型。此型预后较差，5 年生存率为 10%，进展迅速，多数 2 年内死亡。

3.免疫组织化学

大多数鳞状细胞癌表达高分子量角蛋白（34βE12）、细胞角蛋白 5/6 和 CEA。一些表达低分子量角蛋白（34Hβ11），极少数表达甲状腺转录因子-1（TTF-1）或细胞角蛋白 7（CK）。

（二）小细胞癌

小细胞癌属高度恶性肿瘤，占肿瘤 15% 左右，中老年人多见，80% 以上患者为男性，与吸烟有关，常因生长快，早期出现上腔静脉综合征，组织学分为小细胞癌和复合型。

1.大体检查和部位

典型的肿瘤为白褐色、质软而脆的肺门周围肿块，伴有广泛坏死，经常有淋巴结累及。肿瘤在肺内播散的典型表现是沿着支气管的黏膜下或支气管周围播散。通常累及淋巴管。约 5% 的 SCLC 表现为周围型钱币样病变。

2.组织病理学（包括亚型）

与其他神经内分泌肿瘤相同，其组织结构包括巢、小梁、周围栅栏状和菊心团形成。无神经内分泌形态特点的片状生长方式也常见。肿瘤细胞通常小于 3 个静止淋巴细胞，具有圆形、卵圆形或梭形的核，胞质少。核染色质呈细颗粒状，核仁缺乏或不明显。很少看见细胞界限。核仁明显。核分裂象常见，平均超过 $60/mm^2$。根据定义此肿瘤属高级别，因而不适合对其进行分级。尚未识别出小细胞癌的原位阶段。大标本中细胞可能会比较大，并可有散在的多形性或瘤巨细胞，分散的核染色质、明显的核仁、广泛的坏死、活跃的凋亡活性、血管周围被覆的嗜碱性核 DNA 壳（Azzopardi 效应）等都可能见到。

复合性小细胞癌是小细胞癌与任何其他非小细胞癌成分复合组成的癌，这种复合成分可以是腺癌、鳞状细胞癌或大细胞癌，也可为少见的梭形细胞或巨细胞癌。在复合性小细胞癌和大细胞癌中，大细胞成分至少应大于 10%。

3.免疫组织化学

尽管小细胞癌是一种光学显微镜的诊断，但至少 2/3 的病例电镜下显示有直径接近 100nm 的神经内分泌颗粒，大多数病例免疫组化 CD56、嗜铬颗粒蛋白 A、突触素阳性。少于 10% 的 SCLC 病例神经内分泌标记阴性。在接近 90% 的小细胞癌病例 TTF-1 阳性。

（三）腺癌

腺癌占肿瘤 20%，在女性有较高的发生率，约占 50%，大多数病例在手术切除时已累及脏胸膜，病情发展较快，近年来其发病率逐年升高。

1.大体检查和部位

肺腺癌可单发或多发,大小不一。大多数肺腺癌表现为 6 种大体类型之一,这些类型均有相应的放射学表现。最常见的是周围型腺癌。可能出现明显的中央灰白纤维化伴有胸膜皱褶。胸膜下的中央区皱褶常是一个有炭末沉着病的、促结缔组织增生的"V"形纤维化区。侵袭(当组织学上出现时)可能在纤维化区被识别,并可能伴有坏死、空洞和出血。肿瘤边缘可以呈现分叶状,或者边界不清伴有卫星的结节。在有邻近非黏液性 BAC 的小肿瘤中,一些在大体上显示结节实性部分边缘的肺泡结构可能与放射学上显示的不透光毛玻璃病变相一致。一些周围型腺癌因产生丰富的黏液而可能呈胶样。第二种腺癌类型是中央型或支气管内型。肿瘤呈斑块或息肉样生长方式,可以保留被覆黏膜。随着支气管腔阻塞程度的增加,远端实质可显示阻塞性的"金色"(脂样)肺炎。第三种类型是弥漫性肺炎样,肺叶实变,但结构保留,是黏液性 BAC 典型的形式。第四种类型由弥漫扩张的肺病变组成。某些病例表现为累及整个视野的弥漫播散的结节(从微小到大),另一些病例因癌的广泛淋巴道播散而表现为间质性肺炎。第五种类型的腺癌容易沿胸膜侵犯和沿脏胸膜广泛播散,导致模拟恶性间皮瘤的树皮样增厚(假间皮瘤样癌)。最后一种类型的腺癌可能在纤维化的背景上发展而来,在瘢痕或者弥漫性间质纤维化的基础上发生。腺癌发生于局部瘢痕的很少见,与之相反,在周围型腺癌的中央继发瘢痕的现象却很常见。

2.组织病理学

(1)混合亚型腺癌:是最常见的亚型,占切除肺腺癌的 80%。除了组织亚型的混合外,其分化程度(高分化、中等分化、低分化)和细胞不典型性(轻度、中度、高度)在不同的区域和组织块之间也存在混合。任何一种组织学亚型都可伴有细胞黏附性丧失、单一的肿瘤细胞充填肺泡间隙的成分。

主要的单一组织学类型/亚型是腺泡样、乳头状细支气管肺泡样和伴有黏液产生的实性腺癌。与混合组织亚型相比,由单一组织亚型组成的腺癌不常见,特别是在大的肿瘤中。腺泡状和乳头状肿瘤可以见到高分化、中等分化和低分化的组织学改变。细支气管肺泡型经常是高分化或中等分化。

(2)腺泡样型:特征是腺泡和腺管,由立方或柱状细胞组成,这些细胞产生黏液,类似于支气管腺或细支气管被覆上皮细胞,包括 Clara 细胞。

(3)乳头状型:特征是二级或三级乳头状结构取代其下的肺泡结构,可出现坏死和肺侵袭。在完整的肺间隔内形成单一乳头状结构的细支气管肺泡癌被排除在这个定义之外。乳头状腺癌被覆的细胞可以是立方或低柱状、黏液或非黏液细支气管肺泡,一些病例可与甲状腺乳头状癌相似。有证据表明乳头簇缺乏中央纤维血管轴心的微乳头型腺癌可能预后不良。

(4)细支气管肺泡癌(BAC):占肺癌的 20%,男性多,多见于 40 岁以上,分为非黏液型(占 75%)、黏液型(占 20%)、混合型(5%)。显示肿瘤细胞沿着尚存的肺泡结构生长,无间质、血管、胸膜侵袭的证据。细支气管肺泡癌常见间隔增宽伴有硬化,特别是在非黏液亚型中。当存在肺泡萎陷同时伴有弹性纤维增多的情况下,区分硬化性 BAC 与早期侵袭性腺癌可能存在困难。侵袭的特征一般是细胞不典型性明显增加、纤维间质反应和常见腺泡样生长方式。

典型的非黏液性 BAC 亚型显示 Clara 细胞和(或)Ⅱ型肺泡细胞的分化。Clara 细胞呈柱状,具有胞质突起,胞质嗜酸性。核可能位于胞质顶端。Ⅱ型肺泡细胞立方形或圆顶形,具有细小胞质内空泡甚至为透明泡沫样胞质。可见胞核内有亮晕的嗜酸性包涵体。对于区分非黏液性 BAC 的 Clara 细胞和Ⅱ型肺泡细胞亚型的临床意义不明确。

根据定义,黏液性 BAC 属低级别,由高柱状细胞组成,组成细胞核位于基底、胞质淡染,有时似高脚杯状,细胞质有不等量的黏液,并形成肺泡腔隙周围黏液池。细胞异型性不明显。气道播散是特征性的,原发肿瘤周围有典型的卫星肿瘤形成。广泛实变常见,有时呈一个肺叶或全肺实变。根据惯例,显示这种组织形态的小至几毫米的病变,即可以考虑为黏液性 BAC。

少数的 BAC 由混合性黏液与非黏液细胞组成。黏液与非黏液 BAC 可能是孤立病变、多中心或实变(肺叶)型,后两者被认为是气道播散所致。大多数孤立性 BAC 为非黏液亚型。

(5)伴有黏液的实性腺癌:由片状的多角形细胞组成,这些细胞缺乏腺泡、腺管和乳头结构但常有黏液出现,即每 2 个高倍视野至少有 5 个或更多的组织化学黏液染色阳性细胞。鳞状细胞癌和大细胞癌中可见到少量的细胞内黏液产生,但不能被分类为腺癌。

混合组织类型的腺癌是一类由不同的组织亚型混合组成的侵袭性肿瘤。混合组织亚型腺癌的病理诊断应包括组织亚型加上对所识别类型的注释:如"腺癌伴有腺泡、乳头和细支气管肺泡结构",可有不同程度的间质炎症和纤维化。对小肿瘤(<2cm)伴有 BAC 成分的应该进行广泛的组织学检查,寻找侵袭灶,测量纤维瘢痕的大小。必须进行全面检查后,才能诊断局限性非黏液性 BAC。对于肿瘤内的非黏液性 BAC成分,应注释其侵袭和瘢痕的大小和范围,因为这些指标可能具有预后意义。局部纤维化直径<5mm 的肿瘤(无论有无侵袭),其 5 年生存率为 100%,与局限性 BAC 者相同。这种局限性纤维化与非黏液性 BAC中常见到的轻度肺泡间隔硬化和弹性纤维增生不同。典型的中央瘢痕表现为肺泡萎陷伴有致密的弹性纤维增生或活跃的纤维母细胞增生;当有侵袭癌出现时,通常可以看到活跃的纤维母细胞增生区和与之相关的不典型的肿瘤细胞。在某些病例,区分伴有陷入的衬覆不典型细胞的空隙的弹性纤维硬化与伴有癌侵袭的纤维母细胞增生灶可能很困难。在弥漫性间质纤维化(各种原因引起的)的背景中,有明显的伴有蜂窝样改变的纤维化。然而各种组织类型的肺癌(不仅是腺癌)都可发生在这样的背景中。

可能遇到多灶性侵袭性腺癌。如果可以肯定非黏液性 BAC 成分与侵袭性腺癌相连续,则可以做出原发癌的诊断。分离的原发性腺癌应该与邻近主瘤的卫星病灶相区别。如果各肿瘤之间组织学不相似则支持分别的原发性肿瘤的诊断。多中心性的肯定诊断学要证实肿瘤之间的分子/遗传学差异,但这种研究多半不可行。确定一个肿瘤是分离的原发肿瘤还是肺内的转移瘤对于临床分期有意义。

①胎儿型腺癌:同义词为高分化胎儿腺癌,胎儿型肺腺癌,类似胎儿肺的肺内胚层瘤。这是一类有特征性的腺癌亚型,由类似胎儿肺小管,富于糖原,无纤毛细胞组成的小管而形成的腺样结构。核下和核上糖原空泡使肿瘤呈子宫内膜样结构,常见由伴有丰富嗜酸性和细颗粒状胞质的多角形细胞组成圆形桑葚体(与子宫内膜腺癌的鳞状桑葚相似)。有些表现为透明细胞型。少数胎儿型腺癌伴有其他组织类型肺癌,包括其他腺癌亚型。大多数胎儿性腺癌分化好。Nakatani 等最近描述了一例低分化胎儿性腺癌亚型。当胎儿性腺癌伴有肉瘤样原始胚基间质时,则肿瘤应被分类为肺母细胞瘤。

②黏液性(胶样)腺癌:黏液性腺癌与胃肠道相同名称的肿瘤一样,具有分隔的含有黏液的肿瘤性上皮岛。这些病例中的上皮可能分化特别好,有时肿瘤细胞漂浮在黏液池之中。

③黏液性囊腺癌:一种有部分纤维组织被膜的局限性肿瘤。中间是伴有黏液池的囊性变区,肿瘤性黏液上皮沿着肺泡壁生长。

④印戒细胞性腺癌:肺的印戒细胞性腺癌通常是与其他组织亚型腺癌有关的局灶形式。排除转移特别是来自胃肠道的转移非常重要。

⑤透明细胞性腺癌:局灶性是其最常见的形态学特征,少数情况下可能是肿瘤的主要成分(透明细胞癌),它可发生于任何腺癌的主要类型中。在这样的病例中,转移性肾细胞癌是要重点考虑对象。

3.免疫组织化学

腺癌的免疫组织化学特征根据其组织亚型和分化程度而有所不同。上皮性标记的表达(AE1/AE3、CAM5.2、EMA、CEA)是典型的。CK7 比 CK20 的表达频率较高。TTF-1 经常表达,特别是在分化好的肿瘤中。TTF-1 阳性的病例甲状腺球蛋白阴性可帮助排除甲状腺癌。表面活性物质载体蛋白染色阳性比

TTF-1少见,但由于存在周围肺转移性肿瘤细胞对表面活性物质吸收的可能性,而使其判断出现困难。黏液性肿瘤特别是黏液性BAC可能是具有代表性的一个例外,即TTF-1阴性,CK20阳性表达比CK7更常见。

(四)大细胞癌

大细胞癌占肺癌发生的10%左右,高度恶性,临床呈暴发过程。多数手术前已发现转移。它是一种未分化非小细胞癌,缺乏小细胞癌、腺癌或鳞癌细胞分化的细胞和结构特点,但有研究表明大细胞癌是一种异质性癌,多数表现有腺癌分化特征,其次为鳞癌及神经内分泌癌。典型的大细胞癌细胞核大,核仁明显,胞质量中等。

1.大体检查和定位

典型的大细胞癌通常在X线胸片上表现为大的周围型肿块,但也可累及亚段或大支气管。肿瘤通常侵犯脏胸膜、胸壁或邻近结构。切面显示软的、粉褐色肿瘤,通常伴有坏死,偶尔伴有出血,少数伴有空洞。大细胞神经内分泌癌通常为周围型。基底细胞样癌显示特征性的支气管外生长。

2.组织病理学

(1)大细胞癌:根据定义,大细胞癌是分化差的肿瘤,是一个在排除了鳞状细胞癌、腺癌或小细胞癌成分之后的排除性诊断。巢状的大多角型细胞伴有明显核仁的泡状核以及中等量的细胞质。超微结构上常见少量腺样或鳞状的分化。

(2)大细胞神经内分泌癌:大细胞神经内分泌癌(LCNEC)显示有提示神经内分泌分化的形态特征,如器官样巢、小梁状、菊心团和栅栏状排列。瘤细胞一般较大,胞质量中等到丰富。核仁通常明显,核仁的出现使之容易与小细胞癌区分。通常核分裂计数为$11/mm^2$,平均为$75/mm^2$。常见大面积坏死。肯定神经内分泌分化需要免疫组化标记如嗜铬素、突触素、NCAM(CD56)。如果染色明确,一个阳性标记即可诊断。大约50%的LCNEC表达TTF-1,但表达CK1、CK5、CK10、CK14、CK20的却不常见。

(3)复合性大细胞神经内分泌癌:是伴有腺癌、鳞状细胞癌、巨细胞癌和(或)梭形细胞癌成分的大细胞神经内分泌癌。像小细胞癌一样,少部分大细胞神经内分泌癌在组织学上具有异质性。考虑到大细胞神经内分泌癌和小细胞癌之间有许多共同的临床、流行病学、预后和神经内分泌特点,可任意的将这些肿瘤归类为复合性大细胞神经内分泌癌,直到将来的研究能够更好地阐述他们的生物学行为。大细胞神经内分泌癌也可发生于小细胞的癌的复合,但这些肿瘤被分类为小细胞癌的复合亚型。

(4)基底细胞样癌:这类肿瘤显示实性结节或相互吻合的伴有周围栅栏样的小梁状、侵袭性的生长方式。肿瘤细胞相对小、单形性的立方形到梭形,核染色质中等,呈细颗粒状,缺乏或有点状核仁。胞质少但缺乏核型一致性。核分裂率高($15\sim50/mm^2$)。缺乏鳞状分化。大多数基底细胞样癌间质中有透明或黏液样变性。通常可见小囊状间隙。粉刺型坏死常见。1/3病例可见菊心团。免疫组化染色神经内分泌标记通常阴性。10%的病例中少于20%的肿瘤细胞可能有一项神经内分泌标记阳性。CK的表达情况同NSCLC,包括CK1、CK5、CK10、CK14。基底细胞样癌不表达TTF-1。

(5)淋巴上皮瘤样癌:肺淋巴上皮瘤样癌的特征是合体细胞样生长方式,大的空泡状核,明显的嗜酸性核仁和大量淋巴细胞浸润。有明显的推挤样边界,弥漫片状的浸润方式。明显的淋巴细胞反应,包括成熟的淋巴细胞,经常混合有浆细胞和组织细胞,偶尔有嗜中性粒细胞和嗜酸性粒细胞。淋巴样成分甚至可见于转移的部位。在少数病例中有肿瘤内淀粉样物沉积。大的未分化的肿瘤细胞核内出现EBER-IRNA。

(6)透明细胞癌:透明细胞型癌具有大的多角形肿瘤细胞,伴有水样透明或泡沫状的胞质。瘤细胞可含有或不含有糖原。

(7)大细胞癌伴横纹肌样表型:大细胞癌伴横纹肌样表型中至少10%的肿瘤细胞由横纹肌样细胞组

成,特点是细胞质内有嗜酸性小球。组成胞质内小球的中间丝可能为 vimentin 和 cytokeratin 阳性。伴横纹肌样表型的单纯大细胞癌很少见;可见小灶状腺癌,并且可以看到阳性的神经内分泌标记。超微结构上嗜酸性包涵体由聚集的大的胞质内核旁中间丝构成。在其他分化差的 NSCLC 中可以见到局灶的伴有伴横纹肌样表型的细胞。

(五)腺鳞癌

鳞状细胞癌和腺癌两种成分的癌,其中每种成分至少占全部肿瘤的 10%。若鳞状组织中偶见黏液灶或产生黏液的细胞,腺癌组织中含有灶性鳞状分化区,皆不能诊断为腺鳞癌。有学者报道腺鳞癌占肺癌的 19.35% 或 49% 不等。

1.大体检查和部位

肿瘤常较大,通常位于肺的周围,可能含有中央瘢痕。它们大体上和其他非小细胞癌相似。

2.组织病理学

因为鳞状细胞癌和腺癌都伴有一个组织学异质性的连续谱系,每种成分 10% 的标准是主观规定的。某些鳞状细胞癌组织化学染色也可显示局部黏液,因而如果出现腺泡样、乳头状或支气管肺泡样排列则更能说明有腺癌的成分。高分化鳞状细胞癌和腺癌在光镜下可以识别,鳞状细胞癌显示明显的角化或细胞间桥,腺癌显示腺泡、小管或乳头状结构。如果腺癌成分局限于实性成分伴黏液形成,则诊断腺鳞癌往往是困难的。诊断腺癌时必须有每个高倍视野多于 5 个黏液滴。两种成分可能分开、合并或混合。鳞或腺样成分可以一种成分为主或两种成分相等。每种成分的分化程度不是相互依赖的,并且是不同的。除了这两种成分外,大细胞癌成分的出现不影响诊断。有或无炎症的间质特点与其他非小细胞癌相同。像在涎腺肿瘤中所见到的一样,已经有描述伴有淀粉样间质的病例。超微结构特点包括鳞状细胞癌和腺癌的特点。电镜下常见两种细胞类型的特点,但是要根据光镜检查来进行分类。免疫组化结果也囊括鳞状细胞癌和腺癌的特点。CK 表达显示广泛的分子量范围,包括 AE1/AE3、CAM5.2、KL1 和 CK7,但通常不表达 CK20。EMA 和 TTF-1 阳性局限于腺癌成分。

(六)肉瘤样癌

目前发现有 5 种亚型代表其形态学谱系:多形性癌、梭形细胞癌、巨细胞癌、肉瘤样癌和肺母细胞瘤。肉瘤样癌可以发生在中央或周围肺。多形性癌通常是倾向于侵犯胸壁的大的周围型肿瘤。

1.大体检查

周围型肿瘤通常大于 5cm,界限清楚,灰黄或褐色奶油状,切面呈沙粒样,黏液样和(或)出血伴有明显坏死。无蒂或有蒂的支气管内肿瘤较小,通常浸润肺实质,周围型肺母细胞瘤体积明显大于多数 NSCLC,平均直径为 10cm。

2.组织病理学

(1)多形性癌:一类分化差的含有梭形细胞和(或)巨细胞或只有梭形或巨细胞成分组成的非小细胞癌,这些非小细胞癌可以是鳞状细胞癌、腺癌或大细胞癌。梭形细胞和(或)巨细胞癌成分至少应占肿瘤的 10%。注明出现的腺癌或鳞状细胞癌成分,对出现的大细胞癌病灶不需要特别指出。

组织学切片显示传统的非小细胞癌,即腺、鳞或大细胞亚型,至少存在 10% 的密切相关的恶性梭形细胞和(或)巨细胞。肿瘤具有核分裂活性,偶然排列呈束状或细纹状生长方式的梭形细胞具有不同的形态学表现,从上皮样到有时偶见平滑肌特点的间充质样细胞。间质可能是纤维样或黏液样。失去黏附的恶性巨细胞呈单核或多核的多角形,具有致密的嗜酸性胞质和多形性的核。经常出现伸入运动,经常见到大血管浸润以及广泛坏死。少数鳞状细胞癌出现血管肉瘤样成分,被称为假血管肉瘤样癌。它的特点是相互吻合的腔隙衬附出现间变、上皮样细胞,这些上皮样细胞局部聚集成假乳头并形成充满红细胞的裂隙。

（2）梭形细胞癌：这种亚型被定义为一类只由梭形肿瘤细胞组成的非小细胞癌。它和多形性癌的梭形细胞成分相同，表现为具有明显恶性细胞特征（核深染及明显的核仁）的细胞黏附成细胞巢和不规则的束状。见不到腺癌、鳞状细胞癌、巨细胞癌或大细胞癌的特殊排列方式。肿瘤内有弥漫散在分布和局部密集的淋巴浆细胞浸润和渗出。少数伴有明显炎细胞浸润的病例与肌纤维母细胞瘤的炎症浸润相似。

（3）巨细胞癌：一组由高度多形的多核和（或）单核肿瘤性巨细胞组成的非小细胞癌。与多形性癌的巨细胞成分相同，肿瘤全部由巨细胞组成，没有腺癌、鳞状细胞癌或大细胞癌的特殊排列方式。肿瘤由大的、多核和奇异的细胞组成。细胞核具有多形性，通常为分叶状。肿瘤细胞失去黏附，倾向于相互分离。一般有丰富的炎细胞浸润，通常是侵入肿瘤细胞内的中性粒细胞。这种现象最初被认为肿瘤细胞的吞噬作用，但更可能反映了侵入运动（白细胞主动侵入肿瘤细胞）。电镜检查在梭形细胞和巨细胞癌内均可以见到核旁微丝和张力微丝聚集。在巨细胞癌内只有很偶然的情况下可以见到桥粒。

（4）癌肉瘤：该亚型是一种伴有癌和分化的肉瘤成分（如恶性软骨、骨和横纹肌）的混合恶性肿瘤。肿瘤在组织学上是双向性的，由明确的非小细胞癌和含有分化成分的真正肉瘤混合组成。最常见癌的成分为鳞状细胞癌（45%～73%），其次为腺癌（20%～31%）和大细胞癌（10%）。近20%的病例中可能发生一种类似于所谓高级别胎儿性腺癌的上皮成分，但缺乏肺母细胞瘤中母细胞瘤样的间质。恶性间质通常形成癌肉瘤的主体，只能见到小灶状的癌。这些肉瘤的大部分通常是分化差的梭形细胞肉瘤，但仔细寻找总能看到更特殊的肉瘤样分化，最常见的是横纹肌肉瘤，其次是骨肉瘤或软骨肉瘤或混合性骨和软骨肉瘤。能够见到不止一种分化的间质成分，转移灶通常既有上皮也有间质成分，也可能只含有一种类型。

（5）肺母细胞瘤：肺母细胞瘤是一种含有类似于分化好的胎儿性腺癌的原始上皮成分和原始间叶成分，偶尔有灶状骨肉瘤、软骨肉瘤或横纹肌肉瘤的双向性肿瘤，该类型所占比例不到肺原发恶性肿瘤的1%。

肺母细胞瘤在组织学上显示有恶性腺体的双向分化形式，这种恶性腺体呈小管状生长，与胎儿支气管类似并且包埋于肉瘤性的胚胎样间充质中。富于糖原的、无纤毛的小管和原始间质与10～16周胚胎肺（肺发育过程中的假腺样阶段）相似，但量通常不多。小管也可与高级别胎儿性腺癌相似。这些小管衬附的柱状细胞呈假复层、不含纤毛、胞质透明或轻度嗜酸性。上皮细胞核卵圆形或圆形，相当一致，但细胞学异形性可以大的多核细胞的形式存在。腺体通常具有核上或核下空泡，形成子宫内膜样表现。细胞内空泡是因为丰富的糖原所致，PAS染色很容易显示。在腺腔内也可有少量黏液，但常无细胞内黏液。与胎儿性腺癌相似，可以看到由鳞状细胞巢构成的桑葚样结构。

间质细胞一般具有母细胞样的形状，表现为密集排列的小的卵圆形或梭形细胞围绕在肿瘤性腺体周围的黏液样间质中，与肾Wilm瘤的表现相似。可出现小灶状的成年人型梭形细胞肉瘤（最常见的是束状或席纹状排列方式）。也可发现分化的肉瘤灶，如横纹肌肉瘤、软骨肉瘤或骨肉瘤。

3.免疫组织化学

（1）多形性、梭形和（或）巨细胞癌：在多形性癌中只要存在鳞状细胞癌、腺癌或者大细胞的成分，梭形和（或）巨细胞癌成分中上皮标记的表达对诊断不是必需的。由于它们是分化差的肿瘤，在一些病例中多种角蛋白抗体和EMA对于显示肉瘤成分中的上皮样分化是必要的。当单纯的梭形细胞癌对任何上皮性标记都不着色时，与肉瘤鉴别可能会非常困难。肿瘤细胞通常联合表达CK、vimentin、CEA和平滑肌标记。TTF-1在巨细胞癌中可以阳性。

（2）癌肉瘤：癌肉瘤的上皮成分可能显示角蛋白抗体染色阳性。软骨肉瘤S-100蛋白可阳性，横纹肌肉瘤肌的标记可阳性。

（3）肺母细胞瘤：肺母细胞瘤的胎儿性腺癌成分上皮标记（CK、EMA、CEA）阳性，神经内分泌标记如 CgA 也可能阳性，桑葚样和腺样细胞可 CgA 阳性。肿瘤细胞还可表达特异性激素，如降钙素、胃泌素释放肽、蛙皮素、亮氨酸、甲硫氨酸脑啡肽、生长抑素和血清素。其染色形式与发育中胎儿肺小管相似。肺母细胞瘤的上皮成分对上皮标记，如 CK、CEA 和 EMA 弥漫着色。肺母细胞瘤 AFP 很少阳性。上皮细胞特别是桑葚体均表达 Clara 细胞抗原和表面活性物质载体蛋白。有趣的是这些抗原也可以在妊娠 12 周、向 Clara 细胞分化的及 22 周向 Ⅱ 型肺泡细胞分化的发育中的胎儿肺小管中见到。肺母细胞瘤的间质细胞含有 vimentin 和肌肉特异性肌动蛋白。在分别有横纹肌或软骨成分存在时可能见到 desmin 和肌球蛋白或 S-100 阳性。一般 vimentin 和 CK 分别局限表达于间叶和上皮组织，但 vimentin 可以出现在腺中，而间质细胞偶尔也表达 CK。

（七）类癌

类癌少见，占原发肺肿瘤的 1%～2%，是显示神经内分泌分化特征的一组肿瘤，包括器官样、小梁状、岛状、栅栏状、带状或菊心团状排列等生长方式。瘤细胞具有一致的细胞学特点，中度嗜酸性细颗粒状胞质，核染色质细颗粒状。形态学可分成两型：典型类癌（TC）、不典型类癌（AC）。

1.大体检查

TC 和 AC 都形成坚实而界限清楚的棕黄色肿瘤。特别是 TC 与支气管相关密切，经常为支气管内生长。其上被覆黏膜可以是完整的或者有溃疡。可见鳞状化生。其他支气管类癌向下推挤进入邻近的肺实质。在周围型肿瘤中可能见不到与气道相关的明显证据。

2.组织病理学

经典类癌由一致的多角形细胞组成，胞质嗜酸性、少到中等量，核染色质呈细颗粒状，核仁不明显。嗜酸性细胞肿瘤具有丰富的嗜酸性胞质。少数情况下，肿瘤细胞胞质透明或者含有黑色素。细胞质内黏液非常少见。即使在 TC 中，核的不典型性和多形性也可能很明显，但这些特点不是 TC 区分于 AC 的可靠依据。可见明显的核仁。同一肿瘤内经常有各种不同的生长方式。最常见的方式为器官样和小梁状，其中瘤细胞分别排列成巢状或索状。其他方式为梭形细胞、乳头状、假腺样、菊心团样和滤泡样。真性腺体形成很少见。

一般具有富于血管的纤维血管间质，但有些肿瘤间质透明变性，或者有软骨或骨形成。间质淀粉样变性少见。邻近气道上皮可能显示神经内分泌细胞增生，有时像弥漫性特发性内分泌细胞增生中描述的那样与气道纤维化有关。这种表现最常见于周围型类癌。少数病例也存在多发性微小癌或多发性类癌。

AC 既显示局灶坏死，亦可见核分裂计数为 2～10/mm²。AC 可表现 TC 的所有生长方式和细胞学特点。

3.免疫组织化学

大多数类癌 CK 阳性，但 20% 的类癌角蛋白阴性。神经内分泌标记如嗜铬粒蛋白、触突素、Leu-7（CD57）和 NCAM（CD56）典型的强阳性，特别是在 TC 中。然而在 AC 中这些标记物的染色可能较淡或呈局灶性。S-100 可突出显示支持细胞的存在。对于 TTF-1 的检测结果不尽相同，一些结果显示 TC 和 AC 通常阴性，而另一些结果发现大约 1/3 的 TC 和多数 AC 为 TTF-1 阳性表达。目前尚不能解释这种差异。CD99 也在许多类癌中表达。Ki-67 阳性细胞在 AC 中比 TC 中更常见，并且与生存期有关。EM 显示桥粒和致密核心神经内分泌颗粒。

（八）唾液腺肿瘤

1.黏液表皮样癌

黏液表皮样癌少见。除成年人外，也可见于儿童，侵犯性生长、生长慢为特点，转移常见。以出现鳞状细胞、产生黏液的细胞和中间型细胞为特点的恶性上皮性肿瘤。在组织学上与涎腺同样名称的肿瘤相同。可分为高、低级别两种。

（1）部位：大多数肿瘤发生于中央气道的支气管腺。在周围肺遇到这种组织类型的肿瘤时，应该考虑到有无转移性肿瘤或腺鳞状细胞癌的可能。

（2）大体检查：大体上肿瘤常发生于主支气管、肺叶或肺段支气管，大小为 0.5～6cm，平均大小约为 2.2cm。肿瘤为柔软的、息肉样和粉色到棕色、通常伴有囊性变和带有光泽的黏液样外观。偶尔见到支气管软骨片之间的扩散。可见到远端阻塞或胆固醇性肺炎。高级别病变通常浸润性更强。

（3）组织病理学：依靠形态学和细胞学特点，肿瘤被分为低和高级别类型。在低级别肿瘤中，囊性变占主要成分，典型的实性区的组成为分泌黏液的柱状上皮形成小腺体、小管和囊肿。坏死不显著。这些囊肿内通常含有浓缩的黏液池，使肿瘤呈胶样外观而且常常钙化。衬附细胞在细胞学上表现温和，伴有圆形或椭圆形核，丰富的嗜酸性、富于黏液性胞质和少见的核分裂象，通常与这些黏液样上皮密切混合的是呈片状的生长方式、伴有细胞间桥的非角化鳞状细胞。第三种细胞成分是中间型或移行细胞，这类细胞呈椭圆形，具有圆形核和弱嗜酸性的胞质。伴随的间质通常呈水肿样，并伴有灶状致密间质透明变性，特别是在腺样成分的周围，形态上可能类似淀粉样变。伴有肉芽肿反应的间质钙化和骨化在黏液外渗区域可以见到。高级别黏液表皮样癌罕见，具有与腺鳞癌一致的组织学特点。其组成细胞大部分为中间型细胞和鳞状细胞，伴有少量的黏液分泌成分。瘤细胞染色质深染、有不典型性的细胞核，活跃的核分裂活动和高的核浆比例。这些病变通常侵入肺实质并可伴有区域淋巴结转移。与腺鳞癌区分时存在争议。

2.腺样囊性癌

腺样囊性癌常见，是一类与唾腺相应肿瘤组织学一致的恶性上皮肿瘤，伴有上皮样细胞独特的生长方式，以筛状、小管和腺样排列，周围有不定的黏液性和丰富的透明变性基底膜样细胞外基质围绕，肿瘤细胞显示衬附导管和肌上皮的分化特征。因此本病为低度恶性，局部侵袭性生长，转移少见。

（1）部位：90％的病例起源于气管、支气管主干或肺叶支气管腔内。

（2）大体检查：典型的腺样囊性癌形成灰白或棕色息肉状病变，使支气管黏膜增厚，有时表面黏膜无改变。也可在支气管黏膜下沿长轴或管周生长、形成弥漫浸润的斑块。肿瘤大小为 1～4cm，平均大小为 2cm。一个明显的特征是它有不清楚的肿瘤边缘，其扩展范围远在肉眼见到的局部结节之外，因此值得去做支气管旁软组织的取材。

（3）组织病理学：在结构上，腺样囊性癌经常突破软骨片侵入到肺实质、肺门和纵隔软组织。其生长方式通常是异质性的，肿瘤细胞呈筛状、小管或实性巢排列。最特征性的筛状结构显示在酸性黏多糖丰富的硬化性基底膜样物质中围绕圆柱体排列。肿瘤细胞小，胞质少，核卵圆到多角形、染色深、核分裂象不常见。这些细胞偶尔形成由 2～3 个细胞衬附的小管，腔内细胞呈低立方状，周围细胞形成肌上皮层。40％的病例可见神经旁侵袭，沿血管结构、支气管、细支气管和淋巴管扩展具有特征性。免疫过氧化酶染色显示肿瘤细胞具有不同的导管和肌上皮表型，肿瘤细胞表达 CK，但也表达 vimentin、SMA、钙结合蛋白、S-100蛋白、p63 和 GFAP。周围基质出现Ⅳ型胶原、laminin 和硫酸肝素抗体染色阳性的基底膜样物质。

3.上皮-肌上皮癌

常见，属于低度恶性肿瘤，是由伴有梭形细胞、透明细胞或形态似浆细胞样的肌上皮细胞和不等量的导管形成上皮组成。

（1）部位：肿瘤几乎都位于支气管内。

（2）大体检查：切面从实性到凝胶状质地，颜色从白色到灰色。

（3）组织病理学：肿瘤由伴有嗜酸性或透明胞质的梭形或圆形肌上皮细胞和不同比例的导管形成上皮

组成。偶有描述单纯肌上皮瘤样的肿瘤。典型的导管由双层细胞衬附,由伴有嗜酸性胞质的立方形内层细胞和伴有明显透明胞质的外层细胞组成。核分裂活性一般很低。尽管可能会有某些重叠,但一般说来,内层或导管细胞 MNF-116 和 EMA 阳性,而外层细胞和实性成分 SMA 和 S-100 阳性。

(九)癌前病变

1.鳞状上皮不典型增生和原位癌

一种发生于支气管上皮鳞状细胞癌的前驱病变。鳞状上皮不典型增生和原位癌是大气道的一种可识别的、连续的组织学病变。它们可表现为遍及气管-支气管束的单个或多灶性病变。鳞状上皮不典型增生和原位癌可作为一种单独的病变,或作为一种伴随侵袭性癌的支气管病变。该病变处于不稳定状态,在某种因素作用下可能变为恶性,多数人将其分为高级别和低级别两种类型,但最近公布了一种容易操纵和重复的分类系统。

(1)定位和大体检查:原位癌病灶通常发生在短支气管分叉处附近,随后向近端延伸至邻近的肺叶支气管,并向远端延伸至次肺段支气管。病变不常见于气管。支气管镜和大体检查通常无肉眼可见的病变。当肉眼观察出现异常时,可见类似白斑的局灶性病变或多灶性灰色斑块样病变、非特异性红斑,甚至结节状或息肉样病变。

(2)组织病理学:可发生于各种不同的支气管上皮增生或化生,包括杯状细胞增生、基底细胞(储备细胞)增生、不成熟的鳞状化生,均不能视为肿瘤前病变。"侵袭前"这一名称并不意味必须要发展到侵袭。这些病变表现为一个连续的细胞学和组织学病变,可在某些特定类型之间有重叠。鳞状上皮不典型增生不侵犯间质。基底膜保留完整并有不同程度的增厚图。可以有血管出芽生长进入内皮,命名为血管生长性鳞状上皮不典型增生。此种病变以前也有报道,称作微乳头状瘤病。

(3)免疫组织化学:鳞状上皮不典型增生伴随一系列的免疫组织化学改变,这包括 EGFR、HER2/neu、Tp53、mcm^2、Ki-67、CK5/6、Bcl-2、VEGF 的表达增强,MUC1 分布异常以及包括 FHIT、叶酸结合蛋白和 p16 在内的几种蛋白质的丢失。通过增殖性标记 Ki-67(MIB-1)的免疫组化染色来估计增殖活性的线性演进与肿瘤前病变的程度和分级是相关的。吸烟者的支气管上皮常发生 RAR-p 表达缺失。Ⅳ型胶原染色可突显从基底细胞增生到不典型增生基底膜的不连续性增强,直至进展到原位癌和浸润癌的基底膜破坏。金属基质蛋白酶(MMP)和金属基质蛋白酶组织抑制因子(TIMP)表达与不典型增生、原位癌和浸润癌演进的严重程度相关联。

2.不典型腺瘤样增生(AAH)

是一种轻度到中度不典型细胞的局限性增生,这些衬附于肺泡、有时累及呼吸性细支气管的不典型细胞,可导致外周性肺泡的局灶性病变,直径通常<5mm,一般缺乏其下的间质性炎症和纤维化。

(1)大体检查和部位:大多数病变是在显微镜检查时偶然发现的,但 AAH 可在肺的切面上看见,成分散的灰—黄色病灶,直径<1mm,很少超过 10mm。大多数<3mm。用流水冲洗肺表面,或组织用 Bouin液固定后 AAH 较易看到。偶见病变内的肺泡间隙成斑点状凹陷。AAH 病变更常见于接近胸膜外和肺上叶。似乎大多数为多发性病变。

(2)组织病理学:AAH 是一种分散的肺间质病变,常发生在中央肺泡区,接近呼吸性细支气管。肺泡衬以圆形、立方形、低柱状或"钉"样细胞,其核呈圆形、卵圆形。达 25%的细胞显示核内包涵体,许多细胞具有 Clara 细胞和肺泡Ⅱ型细胞的光镜和超微结构特征。从未见到纤毛细胞和黏液细胞。常见到双核细胞,核分裂极少。在外周细胞与正常肺泡的衬覆细胞相混合,但大多数病变界限清楚。肺泡壁可见胶原,偶尔纤维母细胞和淋巴细胞的存在而增厚。这些成分丰富的病变不常见,像有上皮细胞成分限定的范围一样,这些间质改变不延伸到病变范围以外。

细胞构成和细胞的不典型性各不相同。许多病变显示不连续的衬覆细胞,其细胞核小并有轻微异型性。少数病变显示较连续的单层细胞,呈中度异型性。可出现假乳头状和细胞簇。

有些学者将病变分为低级别和高级别两种:LGAAH 和 HGAAH。这个分级没有被广泛接受,其临床意义未明确,尚未检测其重复性,不推荐使用。AAH 的特点达不到像 BAC 那样被接受的程度。

该病变可能的演进过程,起始于不典型形态的增加,已被大量的形态计量和细胞荧光计量研究所支持。AAH 和非黏液性 BAC 可代表上皮内肿瘤演进的一个连续谱系。

AAH 必须与继发于肺实质炎症和纤维化的反应性增生鉴别,后者肺泡衬覆细胞不是主要特点,而且分布较弥漫。一般来说,在炎症和纤维化病变存在的情况下,AAH 不能被识别。区分细胞较丰富和不典型性更明显的 AAH 与 BAC 困难。BAC 一般＞10mm,有更多形、更均匀的柱状细胞组成,这些细胞排列紧密,细胞与细胞接触面积较大、重叠、轻度分层,通常缺乏逐渐地向周围肺泡被覆上皮的移行过程。如有真性乳头则提示乳头状腺癌。

(3)免疫组织化学:AAH 表达 SPA、CEA、mmps、E-cadherin、β-catenin、CD44v6 和 TTF-1。癌基因的表达和肿瘤抑制基因产物(Tp53、C-ERB2、RB、MST[p16]、WAF1/CIP1[p21]和 FHIT)基本上反映了从 AAH 到 BAC 及侵袭性腺癌的肿瘤性的演进过程。与 Tp53 突变的资料形成对比,p53 蛋白的积聚似乎发生在上述连续事件的早期。

3.弥漫性特发性肺神经内分泌细胞增生

女性老年人多见,与慢性肺病、支气管扩张有关。是一种散在的单个细胞、小结节(神经内分泌小体)的弥漫性增生,或是肺神经内分泌细胞的线性增生(PNCs),它可局限于支气管和细支气管上皮,包括呈微小癌形的局灶性腔外增生或发展成类癌。有时伴有受累气道的腔内或腔外纤维化,但未见其他能导致反应性肺神经内分泌细胞增生的病理改变。

(1)大体检查和部位:肉眼可见 DIPNECH 的早期病变,但当出现微小癌和微小类癌时,只能辨别出灰白色小结节,后者通常界限清楚,与"粟粒性小体"类似。较大的类癌质硬,呈均质性界限清楚的、灰白或黄白色肿块。DIPNECH 的病变通常累及一侧肺或两侧肺。

(2)组织病理学:组织病理学检查显示 PNCs 的广泛增生。最早的病变包括局限在支气管或细支气管上皮细胞的数量增加,形成小群或较大的结节样聚集,较大的病变可突入腔内,但未突破基底膜。细支气管壁有时呈纤维性增厚。由于纤维化和(或)PNC 增生,可能发生细支气管闭塞。未见可导致继发性 PNC 增生的特殊性炎症和纤维性病变。然而常可见更晚期的病变。当增生的 PNCs 突破基底膜、局限性地侵袭并发展成有明显纤维性间质而形成小的 NEC(2~5mm)聚集,传统的称为"微小癌"。增生的 NEC 有时伴随受累气道管壁内、外的纤维化,常导致管腔堵塞,但周围肺受累并不明显。一旦增生的 PNC 达到或超过5mm,即可诊为类癌。

(韩丽霞)

第二节　消化道肿瘤的病理学

消化道上皮内肿瘤定义为发生于上皮细胞的异型增生性病变。诊断上皮内肿瘤的共同标准为上皮基底膜完好,其含义是异型增生的上皮细胞无论程度轻得均局限于上皮细胞层内,其本质为一类病变($TisN_0M_0$)而非一种疾病一类肿瘤,性质区别于恶性肿瘤的浸润性生长方式和浸润淋巴管、血管而导致的远处转移的生物学行为;因其具备细胞异型性而形态区别于良性肿瘤。

上皮内肿瘤组织学表现的不同程度的上皮细胞异型增生,依据二级分类标准界定可分为低级别和高级别上皮内肿瘤;依据三级分类标准界定可分为轻度、中度异型增生及重度异型增生/原位癌;高级别上皮内肿瘤相当于三级分类标准中的重度异型增生/原位癌,即严格意义上的癌前病变。

消化道上皮内肿瘤主要分为如下几种。

(1)复层上皮:即鳞状上皮,见于食管、肛管黏膜上皮。

(2)柱状上皮:即腺上皮,见于食管胃交界部、胃、胆囊、小肠及直结肠。

严格分类还应包括消化腺导管上皮组织。

【诊断要点】

1.复层鳞状上皮

(1)轻度异型增生:异型增生的细胞主要分布在上皮的基底层或小于等于上皮全层的1/3。

(2)中度异型增生:异型增生的细胞达到上皮中层或小于等于上皮全层的2/3。

(3)低级别上皮内肿瘤:轻度或中度异型增生。

(4)重度异型增生/原位癌:为癌前病变,即高级别上皮内肿瘤。上皮全层或几乎全层被异型增生细胞所取代,上皮基底膜结构完整清晰。

2.腺上皮

(1)低级别上皮内肿瘤:即轻度、中度异型增生。黏膜内腺体结构呈轻度或中度异型性:与周围正常腺体比较腺体排列密集,腺管细胞出现假复层,可出现枝芽状或乳头状腺管,无或极少黏液,细胞核染色浓重,出现核分裂。

(2)高级别上皮内肿瘤:即重度异型增生/原位癌。黏膜内腺体结构及细胞学形成呈重度异型性,腺管密集,腺管细胞排列和极向显著紊乱,在低级别上皮内肿瘤的基础上进一步出现共壁或筛状或实性结构,缺乏黏液分泌,核分裂活跃,可见灶状坏死,但无间质浸润。

【鉴别诊断】

(1)复层上皮基底细胞增生:上皮基底细胞层增生厚度小于等于上皮全层的15%,细胞核增大,但规则无异型性,无细胞排列极向紊乱;区别于轻度异型增生。

(2)神经内分泌细胞增生:消化道黏膜神经内分泌细胞位于黏膜腺体周基底膜内,非增生状态难以清晰辨认,形似于腺体基底膜下隐约可见的"肌上皮细胞",通过免疫组化染色可识别;增生状态的神经内分泌细胞不难辨认,腺体基底膜下局限的出现复层非腺上皮细胞。

一、食管肿瘤

目前食管肿瘤组织学分类国际标准是参照世界卫生组织消化道肿瘤分类(WHO2000版)制定的。食管良性和恶性肿瘤主要为上皮性肿瘤,包括上皮内肿瘤(即癌前病变)和非上皮性肿瘤。

1.鳞状上皮乳头状瘤

本病罕见(尸检检出率为0.01%～0.04%),极少临床病征,属于癌前病变。

【诊断要点】

肉眼病变为灰白色乳头状或菜花状肿物;基底宽,有蒂或无蒂。镜下形态无异于其他部位的上皮乳头状肿瘤,被覆增生的鳞状上皮,细胞无异型,基底膜完整;伴有HPV感染时棘层细胞增厚,可见轻度核异型的挖空细胞,需要与食管鳞状上皮角化棘皮症鉴别:棘细胞增生、肥大,胞质丰富、淡染或透明。

2.食管早期鳞癌

大体类型如下。

(1)糜烂型:黏膜地图样轻度糜烂性凹陷,边缘不规则。

(2)斑块型:黏膜隆起,表面粗糙,切面黏膜增厚。

(3)乳头型:黏膜隆起呈乳头状或息肉状,突入腔内;切面病变可侵及黏膜下层。

(4)隐伏型:病变处黏膜平坦,厚度近似正常,固定后难与正常黏膜区分。

【诊断要点】

早期食管癌($T_1N_0M_0$)包括黏膜内浸润癌和黏膜下浸润癌,无淋巴结转移证据。

(1)黏膜内癌:即黏膜内浸润癌,癌细胞侵入黏膜固有层,局限于黏膜肌层以内。淋巴结转移率为$1\%\sim5\%$。

(2)黏膜下癌:黏膜内浸润癌继续向深层浸润性生长,侵透黏膜肌层达到黏膜下层间质内,未侵及食管壁肌层。淋巴结转移率为$10\%\sim50\%$。

3.中晚期食管鳞癌

食管鳞癌是常见致命性恶性肿瘤之一,在我国是具有地域性高发特征的恶性肿瘤,发病率居世界首位。目前中晚期食管癌生存率仍然很低,5年生存率$10\%\sim30\%$,而早期食管癌术后5年生存率可达90%。患者就诊过晚往往是影响预后的重要因素,因此早诊早治及阻断癌前病变的进展是降低食管癌发病率和死亡率的关键。我国既往食管癌防治工作中存在的主要问题是难于进行食管癌的癌前早期预测和病变进展的监测。因此,食管癌的诊断、分期和预测预后至今仍依赖于形态学观察。

大体类型如下。

(1)髓质型:肿瘤向食管壁内扩展,表面平坦或浅溃疡,切面食管壁增厚,大部分壁厚为肿瘤占据为主要特征,肿瘤组织灰白致密。

(2)蕈伞型:肿瘤边缘隆起呈蘑菇样外观,表面多有浅溃疡;切面肿瘤灰白致密,溃疡基底部常常位于肌层浅面或肌层。

(3)溃疡型:肿瘤边缘可隆起,但形成深达肌层的溃疡,病变经常累及食管壁全层达外膜。

(4)缩窄型:肿瘤向壁内浸润性生长,多因形成全周性病变致使局部食管腔狭窄、梗阻,其上段食管常扩张;表面可糜烂;切面管壁厚而质硬,有时呈瘢痕样。

(5)腔内型:肿瘤呈巨块或息肉状突入食管腔,宽基底,黏膜可有糜烂;切面多累及肌层。

【诊断要点】

(1)肿瘤组织学类型(见世界卫生组织食管肿瘤组织学分类)。

(2)肿瘤分化程度(肿瘤细胞分级)。

(3)肿瘤浸润深度(pT分期)。

(4)检出淋巴结数目以及阳性淋巴结数目(N分期)。

(5)近端切缘、远端切缘状况(如果肿瘤距切缘很近,应在显微镜下测量并报告肿瘤与切缘的距离,肿瘤距切缘1mm以内,报告切缘阳性)。

(6)脉管侵犯情况。

(7)神经侵犯情况。

【鉴别诊断】

(1)梭形细胞鳞癌:亦称肉瘤样癌,一般提示癌的去分化形态特征,多为腔内型呈息肉状突入食管腔;常规需要经免疫组化染色与癌肉瘤鉴别;与间叶组织来源的肉瘤鉴别,如恶性间质瘤、平滑肌肉瘤等。

(2)基底细胞样鳞癌:属于鳞癌亚型之一,需要与涎腺型癌鉴别,如少见于食管黏膜腺来源的腺样囊性癌。

(3)食管神经内分泌肿瘤:形态和免疫表型与其他部位神经内分泌癌类似;分别为类癌(神经内分泌瘤1级)、神经内分泌癌(小细胞癌、大细胞癌)等类型;常规需要进行免疫组化染色鉴别(Syn,CgA,CD56,CK,Ki-67)。

4.管肿瘤 TNM 分类

TNM 分类

T—原发肿瘤

TX 原发肿瘤无法评估

T_0 无原发肿瘤的证据

Tis 原位癌

T_1 肿瘤浸润固有层或黏膜下层

T_2 肿瘤浸润固有肌层

T_3 肿瘤浸润纤维膜

T_4 肿瘤浸润邻近结构

N—区域性淋巴结

NX 区域性淋巴结无法评估

N_0 无区域性淋巴结转移

N_1 区域性淋巴结转移

M—远处转移

MX 远处转移无法评估

M_0 无远处转移

M_1 远处转移

对于胸部下段的食管肿瘤

M_{1a} 腹腔淋巴结转移

M_{1b} 其他远处转移

对于胸部上段食管肿瘤

M_{1a} 颈部淋巴结转移

M_{1b} 其他远处转移

对于胸部中段食管肿瘤

M_{1a} 无适用点

M_{1b} 非区域性淋巴结或其他远处转移

分期/组	T	N	M
0 期	Tis	N_0	M_0
Ⅰ期	T_1	N_0	M_0
ⅡA 期	T_2	N_0	M_0
	T_3	N_0	M_0
ⅡB 期	T_1	N_1	M_0

续表

分期/组	T	N	M
	T_2	N_1	M_0
Ⅲ期	T_3	N_1	M_0
	T_4	任何 N	M_0
ⅣA 期	任何 T	任何 NM_{1a}	
ⅣB 期	任何 T	任何 NM_{1b}	

二、胃上皮性肿瘤

（一）胃黏膜良性肿瘤和瘤样病变

1.胃息肉

息肉和腺瘤是对胃黏膜隆起型病变形态外观的表述,息肉和腺瘤可以有蒂,也可以无蒂广基;组织学主要由胃黏膜上皮构成,依据病因、部位和形态特征等综合元素进一步分类为增生性息肉、胃底腺息肉、息肉病综合征、腺瘤。

【诊断要点】

(1)增生性息肉:来自增生的胃小凹小皮,是最多见类型。好发于胃体与胃窦交界处,常见多发,直径 0.5～2.5cm 不等,多由内镜检查发现;表面略呈分叶状,小息肉多无蒂,大息肉具有短而宽的蒂。镜下:由管状或乳头状腺体增生而成,细胞形态与胃小凹小皮相似,无异型性。增生上皮可出现肠上皮化生,固有膜间质水肿和炎细胞浸润。增生性息肉极少见癌变。

(2)胃底腺息肉:胃体黏膜多个小息肉隆起,直径 1～5mm。偶尔可呈弥漫散在分布的息肉,称胃底腺息肉病。多见于中年人,无恶变倾向。常见单个或成群的囊性扩张胃体腺,含壁细胞和主细胞。息肉表面被覆单层柱状上皮,胃小凹短浅或缺如。

(3)息肉病综合征:一些胃息肉(包括肠息肉)常作为遗传性综合征的组成部分。例如:Peutz-Jeghers 综合征的 Peutz-Jeghers 息肉病、Cronkhite-Canada 综合征的 Cronkhite-Canada 息肉病、Corden 综合征的胃(肠)息肉、幼年性息肉(病)参与的综合征等,参见小肠和大肠息肉/腺瘤相关内容。

2.腺瘤

腺瘤又称腺管状或绒毛状腺瘤,约占胃息肉样病变的 10%。多位于胃窦部胃中部肠上皮化生区域,腺瘤与息肉的本质区别在于腺瘤是良性肿瘤,腺上皮存在不同程度的异型性,而息肉一般属于瘤样增生性病变范畴,腺上皮不存在异型性。

【诊断要点】

(1)腺管状腺瘤和绒毛状腺瘤:肿瘤大小不等,直径一般大于 2cm,可有蒂或无蒂,可呈扁平隆起状,亦可呈乳头状。镜下:由胃型或肠型上皮构成,增生的腺体排列紧密,伴有不同程度异型增生(低级别或高级别上皮内肿瘤);根据异型腺管状或绒毛的结构比例诊断绒毛状、腺管状或绒毛腺管状腺瘤。

(2)家族性腺瘤病:结肠家族性腺瘤病(常染色体显性遗传)可累及胃和小肠。根据发生部位可为胃底腺增生(壁细胞和黏液细胞为主)或幽门腺增生;组织形态学特征无屏于胃肠腺瘤诊断和分类标准。

（二）胃癌前疾病和癌前病变

癌前疾病特指可能继发胃癌的独立性胃疾病。例如:慢性萎缩性胃炎、胃溃疡病、胃腺瘤等。而癌前病变的本质为局限于上皮细胞层内的异型增生性病变(上皮内肿瘤),包括不同部位器官的复层上皮和腺上皮,并非一种疾病或一类肿瘤,但具有发生癌变的高危险性(高级别上皮内肿瘤);从肿瘤组织发生学意义而论,癌前病变是发生癌的前驱病变;癌前疾病是具有癌变高危险(具有一定的癌变几率)的疾病。

(三)早期胃癌

早期胃癌的诊断标准于1963年由日本胃癌研究会提出,已经广泛应用。早期胃癌定义为癌组织浸润仅限于黏膜层或黏膜下层的胃癌,无论有无淋巴结转移。早期胃癌的特殊情形见于小胃癌(癌直径小于1cm的早期胃癌)、微小胃癌(癌直径小于0.5cm的早期胃癌)。

【诊断要点】

早期胃癌大体分型如下。

Ⅰ型(隆起型):息肉状病变明显高于周围的正常胃黏膜(大于正常黏膜厚度的2倍),常为有蒂或广基性胃息肉的早期恶变。癌细胞常限于黏膜层内。较少见。

Ⅱ型(表浅型):病变较平坦。还可分为如下几型。

Ⅱa型(表浅隆起型):病变稍微隆起于周围正常黏膜,呈平盘状。

Ⅱb型(表浅平坦型):病变处黏膜无明显异常,可稍粗糙。

Ⅱc型(表浅凹陷型):病变处黏膜浅表凹陷,深度限于黏膜层内,形成癌性糜烂。最多见。

Ⅲ型(凹陷型):病变处黏膜明显下陷,形成深达黏膜下层的溃疡,最多见(占半数左右)。

混合型:Ⅱa+Ⅱc或Ⅱc+Ⅲ(较少见)。

(四)进展期胃癌大体分型

1.巨块型

息肉状,结节状,蕈伞状。

2.局限溃疡型

溃疡较小,边界清楚,膨胀性生长。

3.浸润溃疡型

溃疡较大,边界不清,浸润性生长。

4.浸润型

肿瘤广泛浸润胃壁,呈皮革样胃。再分为局限浸润型和弥漫浸润型。

(五)胃癌组织学类型(世界卫生组织,2000年)

上皮性肿瘤

上皮内肿瘤-腺瘤

　癌

　　腺癌

　　　肠型

　　　弥漫型

　　乳头状腺癌

　　管状腺癌

　　黏液腺癌

　　印戒细胞癌

　　腺鳞癌

　　鳞状细胞癌

小细胞癌

未分化癌

其他

类癌（高分化神经内分泌肿瘤）

（六）胃神经内分泌肿瘤

胃神经内分泌肿瘤约占消化道肿瘤的 5%。来源于胃神经内分泌细胞的肿瘤。胃黏膜内含有分泌生长抑素、胃泌素（G）、内啡肽、高糖素的多种神经内分泌细胞和肠嗜铬细胞（EC）等。根据"中国胃肠胰神经内分泌肿瘤病理学诊断共识"，现采用用 2009 年和 2010 年欧洲神经内分泌肿瘤学会和北美神经内分泌肿瘤协会发布的胃肠胰神经内分泌肿瘤的诊断标准和病理报告要求；2010 年第 4 版世界卫生组织消化系统肿瘤分类也对神经内分泌肿瘤的命名和分类做了修订。

【诊断要点】

1.分类

（1）神经内分泌瘤（NET）

①神经内分泌瘤 1 级（类癌）。

②神经内分泌瘤 2 级。

（2）神经内分泌癌（NEC）

①大细胞神经内分泌癌。

②小细胞神经内分泌癌。

（3）混合性腺神经内分泌癌。

（4）部位特异性和功能性神经内分泌肿瘤。

2.分级

（1）G_1 低级别：核分裂 1/10HPF，免疫组化染色 Ki-67 阳性≤2%。

（2）G_2 中级别：核分裂 2～20/10HPF，免疫组化染色 Ki-67 阳性 3%～20%。

（3）G_3 高级别：核分裂＞20/10HPF，免疫组化染色 Ki-67 阳性＞20%。

3.必需的免疫组化检测项目

（1）神经内分泌标志物：突触素（Syn），嗜铬粒 A（CgA）。

（2）核增殖活性标志物：Ki-67 指数，在最强标记区域计数 500～2000 个细胞。

（七）胃癌 TNM 分期标准

国际抗癌联盟/美国癌症联合委员会（UICC/AJCC）胃癌 TNM 分期标准（2010）如下。

原发肿瘤（T）

TX：原发肿瘤无法评价。

T_0：切除标本中未发现肿瘤。

Tis：原位癌：肿瘤位于上皮内，未侵犯黏膜固有层。

T_{1a}：肿瘤侵犯黏膜固有层或黏膜肌层。

T_{1b}：肿瘤侵犯黏膜下层。

T_2：肿瘤侵犯固有肌层。

T_3：肿瘤穿透浆膜下层结缔组织，未侵犯脏层腹膜或邻近结构。

T_{4a}：肿瘤侵犯浆膜（脏层腹膜）。

T_{4b}：肿瘤侵犯邻近组织结构。

区域淋巴结(N)

NX:区域淋巴结无法评价。

N_0:区域淋巴结无转移。

N_1:1～2 个区域淋巴结有转移。

N_2:3～6 个区域淋巴结有转移。

N_3:7 个及 7 个以上区域淋巴结转移。

N_{3a}:7～15 个区域淋巴结有转移。

N_{3b}:16 个(含)以上区域淋巴结有转移。

远处转移(M)

M_0:无远处转移

M_1:存在远处转移

0 期 $TisN_0M_0$

Ⅰ A 期:$T_1N_0M_0$

Ⅰ B 期:$T_1N_1M_0$、$T_2N_0M_0$。

Ⅱ A 期:$T_1N_2M_0$、$T_2N_1M_0$、$T_3N_0M_0$。

Ⅱ B 期:$T_1N_3M_0$、$T_2N_2M_0$、$T_3N_1M_0$、$T_{4a}N_0M_0$。

Ⅲ A 期:$T_2N_3M_0$、$T_3N_2M_0$、$T_{4a}N_1M_0$。

Ⅲ B 期:$T_3N_3M_0$、$T_{4a}N_2M_0$、$T_{4b}N_0M_0$、$T_{4b}N_1M_0$。

Ⅲ C 期:$T_{4a}N_3M_0$、$T_{4b}N_2M_0$、$T_{4b}N_3M_0$。

Ⅳ 期:任何 T 任何 NM_1。

三、胃非上皮性肿瘤

(一)胃肠间质肿瘤

胃肠间质肿瘤(GIST)是胃肠道最常见的间叶性肿瘤,可能源于神经丛的 Cajal 细胞,或是源于原始间叶细胞。发生于食管至直肠的任何部位,最常见于胃(大于等于半数病例),小肠次之(大于等于 1/4 病例),也可发生于腹膜后,肠系膜、网膜等处(胃肠道外 GIST)。既往病理诊断的胃肠道平滑肌源肿瘤和周围神经源肿瘤多属于 GIST。大多数病例显示 c-kit 基因突变,无 c-kit 基因突变的病例有的显示 PDGFRA 基因突变可用于基因诊断。免疫组化染色常阳性表达 CD117(c-kit 基因蛋白产物,病理诊断 GIST 的最重要免疫标记)。胃肠间质肿瘤分为良性、不确定恶性潜能和恶性。

【诊断要点】

(1)胃 GIST 组织形态学多样,但多数为梭形细胞,类似平滑肌肿瘤;大约 1/3 表现为上皮样细胞型,既往称之平滑肌母细胞瘤或上皮样平滑肌瘤。

(2)恶性程度和分级判定:主要依据肿瘤大小和核分裂计数。小于 5cm 肿瘤一般为良性;大于 10cm 肿瘤发展后期可复发或转移,多为恶性。核分裂是主要参考指标:核分裂>10 个/HPF 为高度恶性;1～5 个/10HPF 为低度恶性。肿瘤>5cm 但核分裂<5 个/HPF 可提示"具有不确定恶性潜能"。

(3)必须的免疫组化检测项目:CD117(95% 病例＋),CD34(70% 病例＋),SMA(灶性＋或 40% 病例＋),S-100 蛋白(灶性＋或 5% 病例＋)。

（二）胃原发淋巴瘤

胃原发淋巴溜原发于胃（或为其他部位淋巴瘤侵犯胃），占胃恶性肿瘤的 2%～5%，占结外淋巴瘤的 24%，与胃癌发生率之比为 1：50。患者多大于 50 岁。好发于胃窦、胃体，其次是贲门、小弯、幽门或全胃。一般预后好于胃癌。研究表明胃原发淋巴瘤与幽门螺杆菌（HP）感染相关，部分患者抗 HP 治疗有效。

【诊断要点】

绝大多数为非霍奇金淋巴瘤，主要来源于 B 淋巴细胞。B 细胞淋巴瘤中，主要是结外边缘区 B 细胞淋巴瘤［黏膜相关淋巴组织（MALT）淋巴瘤］；其他类型包括：套细胞淋巴瘤、弥漫性大 B 细胞淋巴瘤、Burkitt 淋巴瘤和浆细胞瘤等。T 细胞淋巴瘤很少见。胃霍奇金淋巴瘤很少见（多为继发性，原发者罕见）。

（三）其他少见类型肿瘤

神经鞘瘤，脂肪瘤，血管瘤，血管球瘤，颗粒细胞瘤，黑色素瘤等。

四、小肠肿瘤

小肠的肿瘤和瘤样病变相对于消化道其他部位比较少见，小肠各类肿瘤的总和约占消化道肿瘤的 10%，其中约 60% 为良性。消化道良性肿瘤中约 1/4 发生在小肠，而恶性肿瘤仅 5% 发生在小肠。

（一）腺瘤和息肉

1.十二指肠腺（Brunner 腺）腺瘤

本病罕见，多认为属于错构瘤。好发于十二指肠第一段和第一、二段交界处的十二指肠后壁。各种年龄均可发生，男性多见，可引起黑便或十二指肠梗阻。

【诊断要点】

单发，息肉状，有蒂或无蒂，直径 1～3cm（可达 12cm）。镜下：肿瘤在被覆的十二指肠黏膜上皮下为大量增生而分化成熟的 Brunner 腺，间隔以平滑肌纤维，使腺瘤形成多个小叶状结构，腺上皮无异型性。

2.腺瘤性息肉

本病是单发或多发，较多见于十二指肠和空肠。

【诊断要点】

形态同大肠腺瘤，分为管状腺瘤、绒毛状腺瘤和管状绒毛状腺瘤，伴有不同程度的异型增生（低级别和高级别上皮内瘤变）。十二指肠和壶腹区腺瘤可发生癌变。

3.Peutz-Jegher 息肉

Peutz-Jegher(P-J)综合征的肠道表现，属于错构瘤。多发于儿童和青少年。息肉可发生于全胃肠道，最多见于小肠，尤其见于空肠，其次是胃和大肠。Peutz-Jegher 综合征包括三部分：胃肠道 Peutz-Jegher 息肉；常染色体显性遗传；口唇、口腔黏膜和面部、指（趾）皮肤黑色素沉着。P-J 综合征又称黑斑息肉综合征，罕见恶变。患者可合并消化道其他部位的肿瘤，肠外卵巢、子宫颈、睾丸、胰、乳腺等良、恶性肿瘤。

【诊断要点】

息肉常多发，直径多为 1～3cm（数毫米至 6～7cm），小者无蒂，大者有蒂。镜下：息肉被覆正常的黏膜上皮和固有层，黏膜肌纤维增生形成树枝样结构，黏膜与黏膜肌层保持正常的结构关系，偶尔含有胃幽门腺和小囊肿，炎症不明显。

【鉴别诊断】

需与增生性息肉、幼年性息肉、腺瘤等相鉴别。

4.炎性纤维样息肉

炎性纤维样息肉临床少见,属于炎性假瘤。

【诊断要点】

孤立或多发性广基息肉样肿物,突入肠腔,呈灰白色或蓝色,直径 1.5～12cm,表面常有浅溃疡。镜下:增生的小血管和纤维母细胞呈旋涡状排列,其间杂以大量嗜酸性粒细胞、淋巴细胞、浆细胞和肥大细胞,含有多量胶原纤维。

（二）小肠腺癌

小肠腺癌好发于十二指肠(尤其 Vater 壶腹周围,其次为空肠上段),发生在壶腹者称为壶腹周围癌或 Vater 壶腹癌。发生于十二指肠乳头部的腺癌相对于壶腹周围癌而方,一般表现为分化较好的管状腺癌或高分化乳头状腺癌。其他类型腺癌与消化道其他部位腺癌相同。

（三）小肠神经内分泌肿瘤

小肠神经内分泌肿瘤多位于十二指肠(尤其第一、二段),可引发梗阻性黄疸、胰腺炎、肠梗阻等。功能性肿瘤可现肽类激素所致病征(较少见;例如 Zollinger-Ellison 综合征)。约 20％病例可于影像学、内镜检查或手术时偶然发现。

1.类癌(神经分泌瘤 1 级)

本病在空肠、回肠多见,老年好发,年龄高峰 60～70 岁,好发于回肠下段,肿瘤多数单发、较小,偶见多发,平均直径<1.8cm(0.2～5cm),呈息肉样,位于黏膜下层,表面被覆黏膜可见溃疡形成;生长缓慢,部分病例确诊时已转移至区域淋巴结或远处转移,肿瘤分泌 5-羟色胺(5-HT)的作用常在发生转移后才引起临床症状,所以类癌综合征被视为亚临床病程的终末表现。

【诊断要点】

镜下典型形态为大小一致的细胞团巢或腺样条索,核分裂罕见;常规免疫组化染色用于神经内分泌细胞来源鉴别以外,Ki-67 可作为肿瘤级别鉴定的标志物(＋<2％)。此外,功能性鉴别包括胃泌素肿瘤[功能性(胃泌素瘤)或无功能性]、生长抑素细胞肿瘤、EC 细胞肿瘤(生成 5-HT)、L 细胞肿瘤(生成胰高糖素样肽和 PP/PYY)等。

2.神经内分泌癌

小细胞癌和大细胞神经内分泌癌,形态和免疫表型与其他部位同类型神经内分泌癌一致。

3.混合性类癌-腺癌

神经内分泌癌与腺癌合并;常规免疫组化染色用于鉴别来源和类型。

（四）小肠间叶性肿瘤

包括脂肪瘤、平滑肌瘤、胃肠间质肿瘤、血管瘤、淋巴管瘤、血管球瘤、平滑肌肉瘤、血管肉瘤、Kaposi 肉瘤、横纹肌肉瘤、脂肪肉瘤、骨外骨肉瘤等。

（五）小肠恶性淋巴瘤

小肠是结外淋巴瘤的好发部位。小肠恶性淋巴瘤是小肠恶性肿瘤的常见类型,约占 30％～50％。组织学类型主要是 B 细胞淋巴瘤,尤其黏膜相关淋巴组织(MALT)淋巴瘤。少数为肠 T 细胞淋巴瘤,约占胃肠淋巴瘤的 5％。

【诊断要点】

小肠 B 细胞淋巴瘤的主要类型如下。

①MALT 淋巴瘤。

②免疫增生性小肠病和 α 重链病（IPSID/aHCD；小肠 MALT 淋巴瘤的亚型）。

③套细胞淋巴瘤（表现为孤立性肿物或多发性息肉）。

④Burkitt 淋巴瘤。

⑤Burkitt 样淋巴瘤等。

小肠淋巴瘤常表现息肉样外观，其中仅套细胞淋巴瘤者称为多发性淋巴瘤性息肉病。

五、阑尾肿瘤

阑尾肿瘤和瘤样病变一般与小肠肿瘤相同。阑尾是神经内分泌瘤常见部位之一；此外，诊断实践中需要鉴别诊断的肿瘤类型是阑尾黏液囊肿/黏液性肿瘤和腹膜假黏液瘤。

【诊断要点】

1.阑尾黏液囊肿和腹膜假黏液瘤

阑尾黏液囊肿可由炎症、粪石等堵塞近端肠腔后远端肠腔扩张而形成的单纯性黏液囊肿或由阑尾黏液性囊腺瘤或黏液性囊腺癌引起。单纯性黏液囊肿黏膜萎缩，上皮细胞无增生、无异型性；腹膜假黏液瘤可因阑尾黏液囊肿破裂黏液外溢而入腹腔后形成，也可因卵巢黏液性肿瘤破裂而导致。

2.黏液性囊腺瘤和黏液性囊腺癌

阑尾的黏液性肿瘤与卵巢黏液性肿瘤形态相同，单房或多房性，囊壁衬覆黏液性腺上皮，可形成乳头状或绒毛状结构。黏液性囊腺瘤和黏液性囊腺癌的上皮细胞异型性往往难以区分良、恶性，主要鉴别要点在于是否浸润囊壁间质。黏液性囊腺瘤破裂或癌外侵后均可致广泛腹腔种植，形成腹膜假黏液瘤。

3.神经内分泌肿瘤

盖阑尾是类癌的好发部位，占阑尾恶性肿瘤的 85%，消化道类癌的 50%。多见于青年人，20～30 岁，发病率无性别差异。最常见于阑尾盲端，多无病征，可腹痛或现阑尾炎症征，有时是在因阑尾炎切除的阑尾中偶然发现。多单发；直径多小于 1cm，主要位于黏膜下层，呈灰白色，也可略显黄色，肠壁常增厚，肠腔狭窄或闭塞。

（1）典型类癌：肿瘤细胞一致性较小，圆形、多边形，胞质中等量、淡染伊红，核小而圆；肿瘤细胞巢团、岛样或梁索状排列，其间有纤维组织分隔；位于巢索周边的肿瘤细胞可呈栅栏状排列，位于巢索内的肿瘤细胞可呈腺泡或菊形团结构。

（2）管状类癌：肿瘤细胞呈立方形、柱状，一致性较小；核圆形或椭圆形，居中或偏离基底部；胞质含伊红色颗粒，可呈细小空泡状；腺体有时内衬透明细胞。肿瘤细胞排列成短梁状、规则的腺管状，管腔内可有少量浓缩黏液。

（3）杯状细胞类癌：或称腺类癌。肿瘤细胞常成群或相互粘连，一致性小巢状排列，或呈假腺样结构，可有细胞外黏液。肿瘤细胞：一种位于瘤巢外周，核较大、圆形，胞质红染；另一种位于瘤巢中央，形似印戒细胞和小肠杯状细胞，胞质充满黏液，核呈新月形位于细胞边缘。肿瘤生长于黏膜下层，无明显界限，以同心圆的方式侵犯阑尾壁。

（4）混合性类癌-腺癌：成于腺癌和杯状细胞类癌或典型类癌；两种肿瘤细胞形态上移行，皆呈 CgA 阳性。

【特殊检查】

常规免疫组化染色 NSE、CgA、Syn、5-HT、glucagon、somastatin 和 PP 阳性，可表达 CEA、CK 等，用于

神经内分泌细胞来源鉴别,此外 Ki-67 可作为肿瘤级别鉴定标志物(+<2%)。

六、大肠肿瘤

大肠肿瘤主要为上皮性肿瘤:腺瘤、腺瘤癌变及腺癌。大肠腺瘤诊断标准与消化道其他部位腺瘤一致;而大肠腺瘤癌变及早期癌的病理学概念在 2000 年世界卫生组织消化道肿瘤分类标准中有所更新。近十年来,世界卫生组织消化道肿瘤分类将黏膜层内有浸润的病变称为"高级别上皮内肿瘤",此类早期病变一般不发生转移,同时也有利于避免过度治疗。但癌浸润至黏膜下层者,有 5%～10%的病例出现局部淋巴结转移。确定早期结直肠癌,必须将肿瘤病灶全部制取切片观察,确认癌浸润之层次,评价切除范围是否充分。

(一)大肠腺瘤

结直肠腺瘤分为家族性(遗传性)或散发性(非遗传性);发病率随年龄增长递增;一般男性多于女性发病。可为单发、数个(多发性)及息肉病(>100 个);伴有癌前病变时属于癌变高危病变,有研究表明癌变率约 5%。

【诊断要点】

1.腺瘤类型

(1)管状腺瘤:常为有蒂的椭圆形息肉。异型腺管状结构至少占腺瘤切面的 80%。

(2)绒毛状腺瘤:常无蒂,表面呈绒毛状。被覆异型上皮细胞的绒毛状结构至少占腺瘤切面的 80%。

(3)管状绒毛状腺瘤:管状腺瘤和绒毛状腺瘤混在;两者所占腺瘤切面的比率皆小于 80%和大于 20%。

(4)锯齿状腺瘤:低倍镜下,腺体形似增生性息肉,游离缘呈锯齿状;肿瘤细胞异型(圆形泡状核、核仁明显等),胞质嗜酸性;毗邻黏膜肌层的增生腺体横行排列;可含管状腺瘤或绒毛状腺瘤成分。锯齿状腺瘤与增生性息肉和腺瘤的混合性病变的区别:后者增生性息肉与腺瘤分别存在。

2.腺瘤病

(1)家族性大肠腺瘤病:常染色体显性遗传,APC 基因(位于 5q21-22)突变。大肠腺瘤>100 个。家族性大肠腺瘤病具有家族史的患者约占 3/4,其中 1/4 患者是 APC 基因新突变者。

(2)Gardner 综合征:家族性疾病,与 APC 基因突变有关。同时伴发颅骨和下颌骨多发性骨瘤、皮肤多发性表皮样囊肿、软组织肿瘤(特别是纤维瘤病)或(和)牙齿异常。可发生小肠癌(尤其十二指肠壶腹周围癌)。发生大肠癌的几率同家族性大肠腺瘤病。

(3)Turcot 综合征:家族性疾病,常染色体显性遗传,可能有 APC 基因和错配修复基因的共同突变。同时伴发脑肿瘤(尤其胶质母细胞瘤)。

(4)遗传性扁平腺瘤综合征:主要见于右半结肠的扁平状息肉,通常<100 个。

(二)大肠癌

1.早期结直肠癌

癌细胞限于大肠黏膜下层者称早期结直肠癌。

2.进展期结直肠癌的大体类型

(1)隆起型:肿瘤的主体向肠腔内突出。肿瘤呈结节状、息肉状或菜花状隆起,有蒂或广基。肿瘤切面境界较清楚,浸润浅表局限。若肿瘤表面形成浅表溃疡形如盘状者,则另立一亚型,称盘状型:肿瘤向肠腔作盘状隆起,表面溃疡表浅,溃疡基底未至肠壁肌层;肿瘤切面边界较清楚,肿瘤基底部深层可侵达肠壁肌层。

（2）溃疡型：肿瘤形成深达或贯穿肌层之溃疡者均属此型。根据溃疡之外形及生长情况又可分为以下两类亚型。

①局限溃疡型：肿瘤形成深溃疡，溃疡中央坏死，溃疡边缘隆起呈围堤状。肿瘤切面可见底部向肠壁深层浸润，边界清楚。

②浸润溃疡型：病变边界不清楚，溃疡口边缘浸润至肠壁深层，范围广甚至肠壁外浸润生长，少数病变因累及临近肠壁或发生贯穿性浸润而使结构难以辨认。

（3）浸润型：肿瘤向肠壁各层弥漫浸润，但表面常无明显溃疡或隆起。肿瘤可累及肠管全周，有时致肠管周径明显缩小。

3.结直肠癌组织学类型

结直肠癌以腺癌为主，占90％以上。少见类型包括神经内分泌肿瘤的不同类型等。

（1）大肠上皮性恶性肿瘤。

①乳头状腺癌。

②管状腺癌。

③黏液腺癌。

④印戒细胞癌。

⑤未分化癌。

⑥腺鳞癌。

⑦鳞状细胞癌。

⑧冲经内分泌肿瘤，包括神经内分泌瘤、神经内分泌癌。

（2）肛管恶性肿瘤

①鳞状细胞癌。

②类基底细胞癌。

③黏液表皮样癌。

④腺癌。

⑤未分化癌。

⑥恶性黑色素瘤。

4.腺瘤异型增生和癌变诊断标准

（1）腺瘤异型增生：分为轻度（Ⅰ级）、中度（Ⅱ级）、重度（Ⅲ级）/原位癌。

①轻度异型增生：腺管或绒毛的上皮细胞呈高柱状，结构规则，大部分细胞核呈笔杆状，核位于上皮基底膜侧的1/2以内，核极性良好。杯状细胞轻度减少，黏液聚集在细胞的基底膜侧。

②中度异型增生：部分腺管或绒毛增生延长、扭曲、分叉、出芽，大小不一；可见腺管背靠背。部分腺管或绒毛的上皮细胞核部分增大呈卵圆形，核深染有异型性和少数核分裂；核层次增多为2～3层，核极性轻度紊乱。杯状细胞明显减少，柱状细胞黏液分泌明显减少。

③重度异型增生/原位癌：世界卫生组织称之为高级别上皮内肿瘤。腺管大小不等和背靠背现象多见，甚至出现筛状腺结构或腺腔内点灶状细胞坏死。腺管或绒毛的上皮细胞核明显增大，呈卵圆形或圆形；核深染，异型性显著，可见核仁，核分裂较多；腺上皮全层核极性紊乱。杯状细胞罕见，杯状细胞黏液分泌近乎消失。

（2）腺瘤癌变诊断标准：腺瘤的一处或多处具有原位癌的形态特征外，尚出现以下表现。

①黏膜内浸润的单个或小簇状异型腺上皮细胞，局限于黏膜固有膜内，但未侵透肌层；类似状态在食

管、胃、小肠以及以往在结直肠都被称为"微小浸润性癌"或"黏膜内癌";2000年世界卫生组织消化道肿瘤分类将结直肠部位的黏膜层内浸润的病变改称为"高级别上皮内肿瘤"(相当于在食管、胃、小肠的上皮内肿瘤),此类早期病变在结直肠一般不发生转移,现称之为"黏膜内瘤变",同时也有利于避免过度治疗。

②p53检测可明确显示癌变灶内呈强阳性表达。

③黏膜下浸润癌:癌细胞或癌变腺管浸润至黏膜下层、肌层、浆膜层或浆膜外组织。

5.结直肠癌诊断内容

(1)大体类型,肉眼所见是否已浸润到浆膜或外膜外,切除肠管两距肿瘤远近端的长度。

(2)肿瘤分化程度(肿瘤细胞分级)。

(3)肿瘤浸润深度(T分期):T分期是根据有活力的肿瘤细胞来决定的,经过新辅助治疗的标本内无细胞的黏液,故不认为是肿瘤残留。

(4)检出淋巴结数目以及阳性淋巴结数目(N分期)。

(5)近端切缘、远端切缘和腹膜(环周)切缘的状况(如果肿瘤距切缘很近,应在显微镜下测量并报告肿瘤与切缘的距离,肿瘤距切缘1mm以内报切缘阳性)。

(6)脉管侵犯情况。

(7)神经侵犯。

(8)K-ras基因突变情况。

【鉴别诊断】

结直肠低分化腺癌有时需要通过免疫组化染色或分子病理学方法鉴别诊断,主要是与结直肠其他少见的非上皮性肿瘤相鉴别,包括间叶来源肿瘤(平滑肌肉瘤、胃肠道间质瘤等),淋巴造血系统肿瘤(原发恶性淋巴瘤、白血病累及肠道等),恶性黑色素瘤,血管肉瘤等。

(韩丽霞)

第三节　胆囊癌的早期诊断的病理学基础

一、胆囊癌的相关疾病和癌前病变

1.胆囊结石、胆囊炎

胆囊结石是一种与胆囊癌密切相关的疾病,其可诱发胆囊癌的观点已被广泛认可。国内文献报道的胆囊癌合并胆囊结石的发生率为50%~70%,国外文献的报道则更是达到了70%~90%。胆囊结石患者的胆囊癌发生率约比无胆囊结石者高7倍。另外,胆囊癌的发生还与胆囊结石的大小有关,结石直径>3cm者,胆囊癌的发生率明显增加。

结石引发胆囊癌的具体机制还不十分清楚,一般认为胆囊结石对胆囊黏膜的慢性刺激作用是重要的诱癌因素。结石长期对胆囊黏膜产生机械性刺激,导致其炎性渗出,并发生反应性增生、纤维化,胆囊收缩功能减弱,导致胆汁排空障碍、胆汁淤积和感染,引起胆囊黏膜出现不典型增生和肠上皮化生,最终发生癌变。此外,在部分胆囊结石或感染患者的胆囊胆汁中可培养出一种厌氧的梭状芽孢杆菌,这种存在于消化道的厌氧菌能促使胆酸发生核脱氢反应转化为去氧胆酸和石胆酸,而后两者在结构上是致癌性多环芳香烃类化合物的同族物。胆囊壁黏膜上皮细胞在胆石的机械破坏和致癌物的双重作用下更易发生癌变。胆囊结石至发生胆囊癌的时间为 10～15 年。

慢性胆囊炎胆囊上皮组织出现化生也是一种癌前病变。无论有无胆石，胆囊炎症都可能最终导致胆囊黏膜上皮间变、化生和产生新生物，非结石性胆囊炎亦可发生胆囊癌。大量临床资料显示，胆囊癌患者的胆囊炎症比较严重，萎缩性胆囊炎比早期轻型胆囊炎发生胆囊癌的危险性大。慢性胆囊炎的胆囊壁可变薄或变厚，失去正常弹性，黏膜层有不同程度破坏，囊壁纤维化和点片状钙化，进一步可发展为整个胆囊壁增厚和变硬，形成瓷化胆囊，瓷化胆囊的黏膜则通过不典型增生发生癌变。有学者对 379 例胆石症和胆囊炎切除的连续标本病理形态进行研究，结果发现黏膜单纯增生占 76.68%，不典型增生占 16.89%，原位癌占 1.32%，浸润癌占 2.11%，各型单纯增生存在于胆石症或胆囊炎的黏膜，不典型增生和癌发生于单纯增生的背景上，原位癌伴不典型增生，浸润癌伴原位癌和重度不典型增生。

2.胆囊息肉样病变（PLG）

是一种胆囊壁向囊腔突出的局限性病变，又称胆囊隆起样病变。胆囊息肉样病变是否癌变与其本身的大小有关，直径<1cm 者几乎不发生癌变，而直径≥1cm 者的癌变率较高。从息肉的性质来说则主要是胆囊腺瘤和胆囊腺肌增生症。

胆囊腺瘤在人群中的发生率约 1%，占 B 超发现的胆囊息肉样病变的 17%。胆囊腺瘤多单发、有蒂，是胆囊癌重要的癌前病变。良性腺瘤的直径多<1.2cm，而恶性腺瘤的直径都在 1.2cm 以上。Kozuka 等认为胆囊腺瘤发生癌变的依据有以下几点：①组织学上存在腺瘤向腺癌的移行；②所有的胆囊原位癌都伴有腺瘤样成分；③浸润型腺癌中常有腺瘤组织残存；④腺瘤在恶性进程中病灶逐渐增大；⑤从良性腺瘤到恶变，再到浸润癌，患者平均年龄逐渐增大；⑥无论腺瘤还是腺癌，女性患者居多。胆囊腺瘤无论单发还是多发，都具有明显的癌变潜能，一般认为，多发、无蒂、直径>1.0cm 的和伴有结石以及病理类型为管状腺瘤者，癌变概率更大。

胆囊腺肌增生症主要以胆囊黏膜和肌层增生为特点，形成壁内憩室、囊肿和罗-阿窦增多。胆囊腺肌增生症病理上可分为以下 3 型。①节段型：在增厚的胆囊壁中段出现环状狭窄，把胆囊分成相互连通的两个小腔，胆囊呈葫芦状；②基底型：胆囊底部囊壁呈局部性增厚；③弥漫型：整个胆囊壁呈弥漫性增厚。过去认为胆囊腺肌增生症无恶变可能，但近年日本、法国等陆续有胆囊腺肌增生症发生胆囊癌的报道。

3.胰胆管异常合流

异常胰胆管合流（APBDU）是一种先天性疾病，正常胰胆管在十二指肠壁内段汇合，共同通路在 0.4～1.2cm。共同通路长度>1.5cm，胰胆管在十二指肠壁外汇合定为胰胆管合流异常。按 Komi 分类标准，APBDU 可分为 3 型。①Ⅰ型：胆胰管合流异常型（B-P 型）即胆总管注入胰管，约占 35.3%；②Ⅱ型：胰胆管合流异常型（P-B 型）即胰管注入胆总管，约占 21.6%；③Ⅲ型：复杂型，有开放的副胰管开口于十二指肠，伴或不伴有复杂的管道网，约占 43.1%。国内外文献报道均显示胰胆管合流异常患者中的胆囊癌发病率显著高于胰胆管合流正常者。APBDU 与胆囊癌发生的具体机制尚不清楚，主要有以下几种原因。①胰液逆流破坏：正常的胆总管下段 Oddi 括约肌分布超过胰胆管汇合处，胰管的最大压力虽然可以超过胆道压力，但胰胆管合流正常者的 Oddi 括约肌阻止了胰液反流。APBDU 时 Oddi 括约肌的"阀门"作用失效，高压胰液反流入胆囊，诱发慢性胆囊炎和囊壁肠上皮化生。②胆汁中致癌物增加：有学者在 APBDU 患者胆汁中检测到致突变物质，实验证明胆汁中反流的胰液可使已被肝解毒排入胆汁中的某些成分重新恢复致突变性。另外，APBDU 患者胆汁中次级胆酸和自由胆酸浓度增高，具有潜在致癌性。

4.Mirizzi 综合征

Mirizzi 综合征是胆囊管或胆囊颈结石压迫肝胆管，出现狭窄、梗阻、瘘管形成和肝功能受损等表现的临床综合征。Nishimura 等报道 Mirizzi 综合征患者合并胆囊癌的比例远远高于全组胆囊结石患者。结石引起胆囊黏膜持续性损害,上皮细胞对致癌物的防御力降低,加之胆汁淤积使胆汁酸出现促增生性物质,种种原因增加了胆囊癌的发病风险。

5.胆囊壁钙化

胆囊壁钙化又称瓷化胆囊,瓷化胆囊的恶变率约为20％。胆囊壁钙化分为完全壁内钙化和选择性黏膜钙化。选择性胆囊黏膜钙化是胆囊癌的危险因素,至于完全壁内钙化,研究并未发现其与胆囊癌有显著关联。

6.其他

胆总管囊肿与胆囊癌相关,胆总管囊肿的囊壁平滑肌缺如,胆汁淤积、反复炎症发作可致胆囊癌。伤寒、副伤寒也与胆囊癌的发生关系密切,研究发现慢性沙门菌感染的患者或带菌者的胆囊癌发生率是正常人的6倍。除此之外,胆囊癌的发生还与溃疡性结肠炎、胆道寄生虫病等有关。

二、胆囊癌的发生部位和病理形态学

胆囊癌可发生于胆囊的任何部位,但以胆囊底部(约60％)最多见,其次为体部(约30％),胆囊颈部则较为少见(约10％)。胆囊管癌以前被归为肝外胆管癌,但在2009年推出的美国癌症联合委员会(AJCC)第7版胆囊癌TNM分期中则将其并入胆囊癌范畴进行讨论。

(一)原发性胆囊癌

1.大体病理特征

原发性胆囊癌的大体形态可分为浸润型、结节型、胶质型和混合型。

(1)浸润型:最多见,占总体的70％～80％,癌组织向胆囊壁内浸润性生长,胆囊壁增厚,切面灰白,质地僵硬,此型胆囊癌纤维化明显,较早累及周围脏器,如肝、胆管、胰腺、结肠肝曲等。

(2)结节型:占15％左右,肿块多突出于胆囊腔内生长,呈息肉状或乳头状,切面灰白色或棕黄色,多质脆,外周浸润少。发生于胆囊颈者易出现梗阻和积液。随着肿块的增大,有出血、坏死的倾向,以乳头状癌为著。

(3)胶质型:约占5％,肿瘤组织内含有大量的黏液蛋白,呈胶胨样改变。

(4)混合型:较少见。

2.组织学特征

原发性胆囊癌的病理类型以腺癌最多见,占70％～90％,此外尚有鳞癌、腺鳞癌、小细胞癌、类癌等。

(1)腺癌:胆囊腺癌按分化程度分为高、中、低分化腺癌。高分化腺癌的诊断要求95％的肿瘤具有腺样结构;中分化腺癌为40％～94％;低分化腺癌为5％～39％;未分化癌则低于5％腺样结构。

无其他亚型的(NOS)腺癌,为腺癌中最常见者,占腺癌的60％～70％。该型腺癌大多分化良好,可形成比较规则的腺腔。以管状腺癌多见,也可为乳头状腺癌或腺泡状腺癌,其特征是肿瘤由长短不一的管状腺体组成,衬覆立方或高柱状细胞,表面类似胆囊上皮。细胞和腺腔中常有黏液,少见情况下细胞外的黏液可发生钙化。胆囊壁常显示明显纤维化,腺体分散于纤维组织中,轮廓不整齐。约1/3的高分化腺癌有局灶的肠上皮化生,可见杯状细胞和内分泌细胞。内分泌细胞数量可很多,5-羟色胺和肽类激素免疫组化染色阳性,但不足以诊断神经内分泌肿瘤。癌组织中罕见潘氏细胞。另一种低分化型的腺癌仅约23.5％,由小圆细胞组成,排列呈片状、结节状、索状和不规则的腺样结构,癌细胞有空泡状核、明显的核仁和稀少的细胞质。常与弥漫性大B细胞淋巴瘤相混淆,免疫组化实验可鉴别。典型的胆囊腺癌细胞分泌非硫酸性酸性黏液(唾液酸黏液、涎黏蛋白),与正常或炎性胆囊分泌的硫酸性黏液蛋白不同。虽然NOS腺瘤分化程度高,但其浸润生长能力强,发现时大多数已经有远隔转移,生存率低。正是由于此种病理类型的胆囊癌占了绝大多数,使原发性胆囊癌的总体预后明显恶化。

乳头状腺癌占胆囊腺癌的 4%～20%。乳头状腺癌比其他类型的腺癌预后更好。肿瘤大小不一,大多直径在 0.5～5.0cm,常有蒂,呈乳头状或菜花样外观,灰白色,质脆易碎。少数乳头状腺癌在侵犯胆囊壁前可充满整个胆囊腔。乳头状腺癌是由类似树枝状结缔组织的轴心、被覆立方或柱状上皮所组成的乳头状结构占优势而形成的恶性上皮性肿瘤。乳头表面衬覆的立方或柱状上皮有显著的异型性和不均一性,核质比例增加,核仁明显,核分裂象易见。肿瘤细胞常含有不同数量的黏液。部分腺癌可有小肠上皮化生,可见杯状细胞、内分泌细胞和潘氏细胞。

黏液腺癌占胆囊腺癌的 4%～7%,其定义为腺癌组织中多于 50% 的成分含有细胞外黏液。黏液癌切面呈黏液样或胶胨样。胆囊黏液腺癌有两种组织学类型:一型为衬覆柱状上皮的肿瘤腺体,细胞核轻-中度异型性,腺腔由于大量黏液而扩张;另一型为丰富的黏液湖(池)中可见小簇的肿瘤细胞,黏液湖中也可见小团块或条索状排列的印戒细胞。丰富的黏液使肿瘤看上去细胞稀疏。部分肿瘤兼有两种生长方式。

肠型腺癌罕见,约占胆囊腺癌的 1%。为管状腺体或乳头状结构组成,主要衬覆于肠型上皮,即由核位于基底的杯状细胞或结肠样上皮或两者皆有之,酷似结肠的隐窝上皮。癌组织不伴或伴有多少不一的内分泌细胞和潘氏细胞。

透明细胞癌为一种罕见的、细胞质内富含糖原的恶性上皮性肿瘤。肿瘤主要由富含糖原(PAS 阳性)、胞界清楚、核染色质丰富的透明细胞组成。除了透明细胞外,还有数量不一的嗜伊红颗粒胞质的癌细胞,其排列呈巢状、片状、梁索状、小管状或乳头状结构,形态类似肾腺癌,故常与转移性肾腺癌混淆。胆囊的透明细胞腺癌通常可见局灶性的经典腺癌伴局灶性的黏液分泌,这一点在区分原发性还是转移性透明细胞癌有诊断意义。部分透明细胞腺癌的柱状细胞含有核下空泡,类似于分泌期子宫内膜腺体。电镜下癌细胞胞质内可见大量糖原颗粒和脂质。已有报道,胆囊的透明细胞癌可有局灶的肝样分化,并可产生甲胎蛋白(AFP)。

印戒细胞癌约占胆囊腺癌的 3%。印戒细胞癌切面呈黏液样或胶胨样。由含有细胞内黏液、使核移位于细胞一侧,形似印戒样的癌细胞组成的恶性上皮性肿瘤。黏膜下生长是印戒细胞癌的一个重要的特点。可为低分化腺癌伴大量印戒细胞。通过固有膜向四周蔓延生长是此类型癌的一个常见特征。癌细胞 PAS 染色(消化后)阳性。在一些病例中观察到类似"皮革胃"的弥漫浸润性直线生长方式。

(2)鳞状细胞癌:占胆囊癌的 4%,可能源自胆囊黏膜上皮的鳞状上皮化生,这类肿瘤在黏膜的鳞状上皮化生区域能够找到鳞状上皮的上皮内瘤变。巨检多为灰白色、质硬、广泛浸润的肿块。癌组织完全由鳞状细胞组成。可为角化型和非角化型鳞状细胞癌。当癌组织分化较差、以梭形细胞为主时,容易与肉瘤相混淆,特别是恶性纤维组织细胞瘤或癌肉瘤。免疫组化标记有鉴别诊断的意义,细胞角蛋白染色可用于鉴别这些梭形细胞肿瘤。

(3)腺鳞癌:由腺上皮和鳞状上皮两种成分组成的恶性上皮性肿瘤,即具有腺癌和鳞癌共同特征的癌。肿瘤分化程度不一,但通常倾向于中分化。鳞癌成分常见角化珠,肿瘤性腺体通常含有黏液。

(4)小细胞癌:又称燕麦细胞癌,生长方式及细胞形态类似于肺小细胞癌的恶性上皮性肿瘤,约占 5%,是高度侵袭性的肿瘤,早期即可发生转移,多数于诊断后短期内死亡。大体上小细胞癌是最常见坏死的类型之一。黏膜下生长是小细胞癌的一个重要特点。大约 25% 的小细胞癌中含有微腺癌样成分。肿瘤多由圆形或梭形细胞组成,胞质少,核质比例大,部分为裸核的癌细胞,癌细胞排列成片、巢、索和(或)花环状。大多数病例可见菊形团结构,偶见小管状结构。易见核分裂象、广泛的坏死和上皮下浸润性生长是此癌恒定的特征。免疫组化标记见癌细胞常表达 NSE、Syn、CgA。电镜下癌细胞胞质内可见有界膜的、圆形的、致密核心颗粒。

（5）未分化癌：未分化癌占胆囊癌的 5%～20%，缺乏腺样结构是其特点。这类胆囊癌从组织学上可以分为①梭形和巨细胞型，肿瘤由不同比例的梭形细胞、巨细胞和多角形细胞组成；②未分化癌伴有破骨细胞样巨细胞，这一亚型肿瘤由单个核细胞和较多的均匀分布的破骨样巨细胞组成，类似骨的巨细胞肿瘤；③小细胞型，本型肿瘤由成片的小圆细胞组成，有泡状核和明显的核仁，胞质内偶有黏液；④结节型或小叶型，由境界清楚的结节状或小叶状的肿瘤细胞组成，粗略观察类似乳腺癌。

（二）继发性胆囊癌

继发性胆囊癌指身体其他部位肿瘤转移至胆囊的转移性胆囊癌，临床较为罕见，尸检报道的发生率约为 5.8%。报道的发生胆囊转移的原发性肿瘤有肝细胞癌、肾癌、乳腺癌、肺癌、恶性黑色素瘤等，其中恶性黑色素瘤最容易发生胆囊转移，其占继发性胆囊癌的 30%～60%。转移的方式包括直接侵犯和血行转移。晚期肝细胞癌和胰腺癌可直接侵犯胆囊。恶性黑色素瘤、肾癌、乳腺癌、肺癌、胃癌等则可通过血行播散至胆囊。

转移性肿瘤首先在黏膜下形成小的扁平结节，然后生长为带蒂肿瘤。大部分转移性胆囊癌没有症状，以致很少发现。少数有症状的患者，主要表现为急性胆囊炎，梗阻性黄疸、胆囊穿孔则较少发生。①恶性黑色素瘤胆囊转移：胆囊转移性黑色素瘤的原发部位多位于皮肤，也可在其他含黑色素的器官，如口腔、尿道、阴道等。在组织病理学上，胆囊原发性黑色素瘤与转移性黑色素瘤十分相似，一般来说，转移性黑色素瘤常为多发性、浸润性病灶。黑色素瘤细胞在上皮内生长，皮肤等部无黑色素瘤存在，则常提示原发性胆囊黑色素瘤。②乳腺癌胆囊转移：乳腺癌胆道转移少见，尸检报道的乳腺癌胆囊转移发生率为 4%～7%，其中浸润性小叶癌和导管癌最常发生胆囊转移。在组织病理学上，转移性肿瘤并不形成腺体样或管状结构，而常以小巢和成串的肿瘤细胞形式发生浸润，且这些肿瘤细胞常是印戒细胞。免疫组化实验可与原发性胆囊癌相鉴别。③肾癌胆囊转移：肾癌转移至胆囊亦十分罕见，转移性肿瘤通常表现为黏膜下扁平小结节或带蒂的息肉样肿块，肿块内可有不同程度坏死或出血。光镜下见透明细胞排列成片状、小梁样或腺样和乳头样。

三、胆囊癌的侵袭和转移

胆囊癌侵袭力强，转移发生早，进展迅速，恶性程度很高。胆囊癌的转移方式包括浸润转移、淋巴转移、血行转移、神经转移、胆道内转移。其中最主要的转移方式是直接浸润和淋巴转移。

（一）局部浸润和腹腔播散

胆囊癌的局部浸润以肝受累最为常见，约占全部转移的 60% 以上。有学者报道的 699 例原发性胆囊癌中，确诊时有 249 例已经存在肝转移，比例高达 35.6%。虽然近年来胆囊癌早期发现比例增加，肝转移发生率有所下降，但仍不可忽视。

一般认为胆囊癌肝转移有以下几种途径。①直接浸润：原发性胆囊癌可经过胆囊床直接侵犯到肝实质，尤其是原发病灶位于胆囊壁靠近肝处时，胆囊表面无腹膜覆盖，肿瘤容易浸透胆囊壁，很快侵犯至肝。②静脉转移：胆囊的静脉回流主要进入肝静脉循环，胆囊癌细胞可经静脉转移至邻近肝叶，出现原发灶附近肝内局部转移灶，有时可伴有小卫星灶形成。胆囊癌细胞尚可经门静脉循环入肝，在肝内任何部位形成转移灶。在晚期，肿瘤细胞经两种回流途径均可形成肝内多发性转移结节，亦可形成门静脉或肝静脉癌栓。③淋巴转移：胆囊的淋巴管多在胆囊管与肝总管交界周围汇合向下引流，极少见逆流入肝门的上行淋巴引流途径，但当晚期肿瘤致肝十二指肠韧带内淋巴管梗阻时，可反流入肝发生经淋巴的肝转移。有研究表明,肝转移灶切除标本在显微镜下观察可见淋巴管淤滞和淋巴结转移。上述 3 种转移机制并非相互独立,而是相互联系的。有研究认为,直接扩散的途径是通过胆囊静脉进入肝静脉或门静脉,所谓直接侵犯也与血行转移有关。门静脉系统的转移可能来源于进入其中的淋巴管。淋巴转移有时可伴有直接侵犯和静脉转移。

胆囊癌还较容易发生腹腔内种植转移,种植灶主要生长于右上腹,有时可有弥漫性的腹腔粟粒状转移结节。胆囊癌腹腔种植可涉及几乎所有腹腔脏器。此外,腹腔镜胆囊切除术后意外发现胆囊癌的病例,尚可发生套管针孔转移。

(二)淋巴转移

淋巴转移是胆囊癌最常见的转移方式。淋巴转移与癌肿浸润的深度有关。当肿瘤局限于胆囊黏膜层时,无淋巴结转移。而当浸润至肌层后,淋巴结受累率高达 62.5%。淋巴结转移的范围与胆囊癌的手术方式及预后密切相关。

对于胆囊癌淋巴引流的研究主要分为淋巴结引流途径和淋巴结引流分站。胆囊癌淋巴结回流途径有右、左、肝门 3 个方向:右侧是沿胆总管旁经由胰十二指肠后上方淋巴结或者门静脉后淋巴结,最终汇入腹主动脉旁淋巴结,此途径最恒定,约占 95%;左侧途径是经肝十二指肠韧带至胰头后方的淋巴结,见于 50% 的病例;肝门途径只见于 20% 的病例。右侧淋巴结回流途径被认为是胆囊癌经淋巴转移的主要途径,左侧及肝门途径是次要引流途径。另有研究也证明胆囊的淋巴引流途径主要有 3 条,分别为胆囊胰腺后途径、胆囊腹腔干途径、胆囊肠系膜途径,但具体表述不尽相同。AJCC 肿瘤分期第 7 版将胆囊癌淋巴结分为两站:胆囊管、胆总管、肝动脉、门静脉淋巴结为第一站;十二指肠旁、胰腺周围、腹腔干、肠系膜上动脉、腹主动脉和下腔静脉淋巴结为第二站淋巴结。

经解剖学发现,沿肝蒂虽有淋巴结,但仅在肝动脉周围引流肝左叶,既不与胆道淋巴网相通,亦不收纳来自胆囊的淋巴,故胆囊癌的淋巴转移首先涉及胆囊管和胆总管周围淋巴结。

(三)血行转移

胆囊癌血行转移常见,特别是晚期,可发生肝转移、肺转移等。

胆囊静脉可直接流向邻近的肝或经胆管静脉丛进入肝叶。少数病例也可直接汇入门静脉。胆囊经血行转移到肝,是通过肝静脉还是通过门静脉,近年来一直存在争议。有学者研究发现,胆囊静脉直接进入肝实质后由毛细血管汇入门静脉,与门静脉支不直接交通。但是另有研究提出不同的理论,认为胆囊静脉回流主要进入肝静脉,而且临床发现血行转移至肝的病灶,一般局限于胆囊周围的肝组织,而不同于其他消化道的恶性肿瘤可弥散于肝的任何部位,故应该以肝静脉途径为主。但是还有报道指出,临床上胆囊癌的肝转移远较肺转移多见,支持门静脉途径。

(四)沿神经蔓延

沿神经蔓延是独特的转移方式,在胆囊癌,这种转移一般仅限于胆囊壁内。文献报道其发生率为 22%～24%。

(五)胆管内扩散

胆管腔内播散转移是胆囊癌的一种特殊转移方式,常见于乳头状腺癌等类型,约占乳头状腺癌的 19%。癌组织脱落进入胆总管可能引起梗阻性黄疸,无黄疸者常被忽视。有人认为这可能是肿瘤多源性的一种表现。但有研究报道表明确实有这种特殊转移方式,而且根治性胆囊切除术加胆总管游离栓取出术后,患者预后良好。国内也有 3 例行胆囊切除加胆总管切开取栓手术,术后获较长生存期的病例。

四、胆囊癌的临床分期

Nevin 等 1976 年首先根据肿瘤的侵犯深度和有无转移制定了原发性胆囊癌的临床分期方案,由于其简便、科学,很快为广大学者所接受,现今仍被广泛使用。具体分为 5 期 3 级。①分期:Ⅰ期,肿瘤仅限于黏膜;Ⅱ期,肿瘤侵犯到黏膜下和肌层;Ⅲ期,肿瘤侵犯胆囊壁全层,但无淋巴结转移;Ⅳ期,肿瘤侵犯胆囊壁全层并有淋巴结转移;Ⅴ期,肿瘤侵犯或转移至肝,或其他部位。②分级:Ⅰ级,高分化癌;Ⅱ级,中分化癌;Ⅲ级,低分化癌。分期和分级与预后单独相关,分期和分级的相加值与预后有明显的相关性,数值越高,预后越差。

1987 年起,AJCC 与国际抗癌联盟(UICC)开始在恶性肿瘤的 TNM 分期标准上达成共识,推出了肿瘤 TNM 分期手册,并定期更新。根据 2009 年 AJCC 最新推出的第 7 版肿瘤 TNM 分期手册,胆囊癌的 TNM 分期见表 5-1。

表 5-1　AJCC 胆囊癌 TNM 肿瘤分期(第 7 版)

TNM 分期	原发肿瘤(T)	淋巴结(N)	远处转移(M)
0	Tis	N_0	M_0
Ⅰ	T_1	N_0	M_0
Ⅱ	T_2	N_0	M_0
Ⅲa	T_3	N_0	M_0
Ⅲb	$T_{1\sim3}$	N_1	M_0
Ⅳa	T_4	$N_{0\sim1}$	M_0
Ⅳb	任何 T	N_2	M_0
	任何 T	任何 N	M_1

T—原发肿瘤

Tx:原发肿瘤无法判断;

T_0:无原发肿瘤证据;

Tis:原位癌;

T_1:肿瘤侵犯固有层或肌层;

T_{1a}:肿瘤侵犯固有层;

T_{1b}:肿瘤侵犯肌层;

T_2:肿瘤侵犯肌层周围结缔组织,未侵及浆膜层或肝;

T_3:肿瘤浸透浆膜层和(或)直接侵犯肝和(或)一个邻近器官或结构,例如胃、十二指肠、结肠、胰腺、肠系膜、肝外胆管;

T_4:肿瘤侵犯门静脉主干、肝动脉或侵犯两个或两个以上的肝外器官或结构

N—淋巴结

Nx:区域淋巴结有无转移无法判断;

N_0:无区域淋巴结转移;

N_1:胆囊管、胆总管、肝动脉和(或)门静脉旁淋巴结转移;

N_2:腹主动脉、下腔静脉、肠系膜上动脉和(或)腹腔干旁淋巴结转移

M—远处转移

M_0:无远处转移；

M_1:远处转移

正确判定胆囊癌的 TNM 分期在制定手术方式、辅助治疗计划时非常必要。

（韩丽霞）

疾病篇

第六章　头颈部肿瘤

第一节　鼻咽癌

鼻咽癌(NPC)是指发生于鼻咽腔顶部和侧壁的恶性肿瘤。是我国高发恶性肿瘤之一，发病率为耳鼻咽喉恶性肿瘤之首。在头颈部肿瘤中，它具有最高的远处转移倾向。常见临床症状为鼻塞、涕中带血、耳闷堵感、听力下降、复视及头痛等。鼻咽癌大多对放射治疗具有中度敏感性，放射治疗是鼻咽癌的首选治疗方法。但是对较高分化癌，病程较晚以及放疗后复发的病例，手术切除和化学药物治疗亦属于不可缺少的手段。

一、鼻咽癌的诊断和分期

（一）流行病学及发病因素

1.地理和时间分布

鼻咽癌是具有独特流行病学特点和生物学行为的恶性肿瘤，全球每年新发病例约 8 万例。其发病具有明显地区差异，在世界范围内，好发于以下地区人群：①中国华南及东南亚地区，特别是中国南方的广东省是全世界最高发区，发病率高达 20/10 万以上。②加拿大西部及美国阿拉斯加州的因纽特人。③非洲北部及西北部的一些国家，如阿尔及利亚、摩洛哥等。除此以外世界绝大多数地区，包括欧洲、美洲、大洋洲，鼻咽癌发病率均较低，低于 1/10 万。鼻咽癌在我国的分布同样具有明显的地区性，总的趋势是北部和西部低，南部和东部高，其中广东、广西、海南、福建、湖南、江西为鼻咽癌高发区，全国以广东省最高，甘肃省最低。

世界大多数国家鼻咽癌发病率，无论是高发区还是低发区多年来虽有波动，但总体一直相对较稳定。如中国广东省内鼻咽癌高发区四会、中山地区 20 年来发病率波动不大。但有报道 1980—1999 年香港鼻咽癌的发病率无论男女均逐渐降低，20 年间男性下降了 29%，女性下降了 30%。并认为是生活习惯的改变导致发病率的下降。

2.人群分布

世界三大人种中，蒙古人种为鼻咽癌的高发人群，包括中国华南地区及东南亚地区的中国人、泰国人及北美洲的因纽特人。黑种人次之，而白种人发病率最低。高发区的人群移居到低发区后仍保持较高的发病率。世界各地鼻咽癌发病率一般都是男多于女，性别比为 2∶1～10∶1,40 岁以下两性发病差别不明显,40 岁以上差别明显。在高发和低发区，鼻咽癌发病高峰年龄分布是不同的，高发区鼻咽癌的发病一般在 30 岁以上明显上升,40～59 岁达到高峰，以后逐渐降低，而在低发区一般有两个高峰,10～19 岁和 50～

59 岁。在全世界鼻咽癌发患者群中,均有家族聚集现象报道。

3.发病因素

鼻咽癌的发病因素包括以下几点:①遗传易感性:鼻咽癌的发生与遗传因素密切相关,具有某些基因的遗传易感性。具有鼻咽癌家族史者,其发生鼻咽癌危险明显高于正常人。连锁分析表明人类白细胞抗原(HLA)、谷胱甘肽转移酶 M1(GSTM1)和编码细胞色素 P4502E1 酶基因(CYP2E1)可能是鼻咽癌的遗传易感基因,这两个基因与大多数病例的鼻咽癌发生有关,某肿瘤防治中心 2002 年利用人类基因组 22 条常染色体的 382 个多态性微卫星标记对广州方言的鼻咽癌高发家系进行全基因组扫描,把鼻咽癌易感基因定位在 4p15.1-q12 的 14CM 区域。②EB 病毒感染:EB 病毒在人群中感染广泛,95％以上的成年人存在该病毒的抗体,EB 病毒抗原分为两类:病毒潜伏感染时表达的抗原(EB 病毒核抗原和潜伏膜蛋白)和病毒增生感染相关抗原(EB 病毒早期抗原和晚期抗原如,如 EB 病毒壳体抗原、EBV 膜抗原)EB 病毒与鼻咽癌密切相关,在各种不同类型的鼻咽癌组织中均存在 EB 病毒的 DNA 和 EB 病毒基因产物的表达,且患者血清中 VCA/IgA,EA/IgA 抗体滴度都比正常人和其他肿瘤明显增高,且抗体水平随着病情变化而变化。③环境因素:研究发现 N-亚硝基化合物、芳香烃、微量元素及不良嗜好与鼻咽癌发生有一定关系。流行病学研究表明,吸烟与鼻咽癌发病显著相关,吸烟年龄越早,诱发鼻咽癌风险越大。

(二)解剖

鼻咽位于颅底和软腭之间,连接鼻腔和口咽。鼻咽腔的垂直径和横径各为 3～4cm,前后径为 2～3cm。鼻咽腔由前、顶、后、底壁及侧壁组成。其前壁为鼻中隔及两侧后鼻孔,顶壁由部分蝶骨体及枕骨底部组成,后壁为第 1、2 颈椎,顶后壁的黏膜下有丰富的淋巴组织,形成咽扁桃体。底壁由软腭背面及其后缘与后壁之间的咽峡组成。侧壁包括咽鼓管前区、咽鼓管区及咽鼓管后区,咽鼓管区有咽鼓管咽口,其边缘的前、上、后方隆起称为咽鼓管圆枕。咽鼓管后区,顶、后、侧壁交界处为咽隐窝,鼻咽癌常发生于该处。

鼻咽淋巴管网丰富,通常的引流途径为:①鼻咽后壁淋巴引流有 2 个流向,注入咽后淋巴结或直接引流至颈内静脉淋巴结。②鼻咽侧壁淋巴引流向上至颈内动静脉出颅处淋巴结或乳突尖淋巴结,向下至颈内静脉链前组淋巴结。

(三)临床表现

鼻咽位置深在,与周围组织关系密切而复杂。因此,鼻咽癌临床表现多样,常无明显特异性,易被忽略。

1.原发癌引起的临床表现

(1)涕血:超过 70％的患者有此症状,用力回吸鼻腔或鼻咽分泌物时,由于软腭背面与肿瘤表面摩擦,肿瘤表面血管破裂所致。一般多为血丝或陈旧性小血块,鼻咽部肿瘤伴有大块坏死、脱落或深大溃疡可出现大出血。

(2)鼻塞:由于肿瘤增大阻塞或侵入后鼻孔和鼻腔,引起进行性加重的单侧或双侧鼻塞,原发灶位于顶前壁时易出现双侧对称性鼻塞,而肿瘤位于侧壁时,鼻塞出现较晚,其多为一侧性。

(3)耳鸣或听力下降:位于鼻咽侧壁肿瘤引起咽鼓管通气及内耳淋巴循环障碍,造成鼓室负压所致。查体可见鼓膜内陷或充血,听力检测表现为传导性听力障碍,易误诊为中耳炎,给予抽吸中耳积液治疗,抽液后症状可暂时改善,短期内又反复出现。

(4)头痛:以单侧颞顶枕部或枕部的持续性疼痛,其原因主要为肿瘤压迫、侵犯颅内、脑神经或颅底骨质,颈部淋巴结肿块压迫颈内静脉导致回流障碍,引起神经血管反射性疼痛,也可是感染或侵及筋膜、鼻窦、血管受刺激所致。以颅底骨质破坏或脑神经受侵时的头痛症状最严重,放疗或化疗后可缓解。对于治疗后患者又再次出现头痛,应注意是否复发,如鼻咽腔无肿物而有持续头痛,应检查是否有颅底复发。

(5)眼部症状:肿瘤直接侵犯眼眶或侵犯压迫第Ⅱ、Ⅲ、Ⅳ、Ⅴ、Ⅵ对脑神经可出现眼部症状。常见的有复视、眼球活动障碍,视力障碍、突眼等。眼底检查可见视神经乳头萎缩或水肿。

(6)脑神经症状:鼻咽癌在向周围浸润过程中可使脑神经受压迫或受侵犯而出现相应的症状和体征。脑神经损害部位主要发生在脑神经离颅部位,而非中枢性损害,最常见的受损神经是三叉神经、展神经、舌咽神经和舌下神经。如三叉神经受损会出现面部麻木,是鼻咽癌前组脑神经受损发生率最高的症状。肿瘤侵及破裂孔向海绵窦发展,首先出现第Ⅵ对脑神经麻痹,其次为第Ⅲ、Ⅴ、Ⅳ、Ⅱ对脑神经麻痹(海绵窦综合征)。当肿瘤向上侵犯第Ⅲ、Ⅳ、Ⅴ、Ⅵ对脑神经会出现复视、眼球活动障碍或固定、上睑下垂,多伴有头痛(眶上裂综合征),如还加上第Ⅱ对脑神经受损则为眶尖综合征。

2.颈部淋巴结转移引起的临床表现

鼻咽癌初诊时以颈部淋巴结肿大为首发症状达40%~50%。其典型的转移部位是颈深上组的淋巴结,转移多是由上而下循序性的,发生跳跃性转移较少,很少转移到颌下和颏下,其发生率少于2%。颈部淋巴结转移一般无明显临床症状,如肿块巨大,侵透包膜并与周围软组织粘连固定,则会出现疼痛引发血管神经受压表现。临床上,无诱因下出现无痛性颈部淋巴结肿大,特别是抗感染治疗后未消退或消退后又增大,应高度注意是否为鼻咽癌。

3.远处转移引起的临床表现

鼻咽癌血行转移发生率高,占初治患者的6%~15%左右。转移早期多无明显临床症状,当肿瘤发展到一定程度可出现一系列全身症状,如不明原因的发热、乏力、食欲减退、进行性消瘦等,这些症状多不典型,常未引起注意。转移部位以骨、肺、肝最常见,且多个器官同时发生转移为多。骨转移以扁骨高发,如椎体、肋骨、骶髂骨等,骨转移瘤生长至一定程度后可刺激感觉神经末梢或破坏骨质而出现局部疼痛,表现为局部持续且部位固定不变的疼痛和压痛。如骨转移发生在承重骨或靠近关节处,可造成局部活动受限。体检时出现疼痛部位压痛明显。肺、纵隔转移早期常无症状,有症状多为咳嗽、血丝痰和胸痛,如肿瘤位于肺中央或伴肺门淋巴结转移,咳嗽、气促等症状出现较早。如肿瘤侵犯胸膜可出现剧烈的胸痛。肝转移为肝区疼痛、肝大等,影响肝功能后可出现皮肤黄染、食欲下降等症状,病情发展较快,预后较差。

(四)病理学

鼻咽黏膜上皮主要由鳞状上皮、假复层纤毛柱状上皮和移行上皮构成。鼻咽癌是指由披覆鼻咽腔表面的上皮或鼻咽隐窝上皮发生的上皮恶性肿瘤。按照2005年世界卫生组织(WHO)分类标准,鼻咽癌分为三型:

1.非角化型癌(ICD-O)

可进一步分为以下两型:①分化型:癌细胞呈复层排列,似膀胱移行细胞癌。细胞界限清楚,但间桥不明显,间或有角化细胞。②未分化型:癌细胞排列呈巢状,细胞体积较大,边界不清。核圆形或卵圆型。这两种亚型肿瘤的临床表现、生物学行为、疗效和预后无明显差异。

2.角化型鳞状细胞癌(ICD-O)

光镜下可见明显鳞状分化特征如细胞间桥、角化形成等,依据分化程度分为高、中、低分化,以高分化常见。肿瘤主要呈巢状,细胞界限清楚,间桥明显。角化型鳞癌还可发生在鼻咽部非角化型癌放射治疗后,多年后在原发部位重新出现的肿瘤。与非角化型癌相比,角化型鳞癌局部生长浸润性更占优势(76% vs. 55%)而颈部淋巴结的转移率则较非角化型癌明显低(29% vs. 70%)。有研究显示,角化型鳞癌对放疗的敏感性较低,预后也较非角化型癌更差。

3.基底细胞样鳞状细胞癌(ICD-O)

是新增加的一个鼻咽癌亚型,头颈部的其他部位如下咽部、喉及气管更为常见。该型最少见,发病率不到 0.2%，曾有文献报道 6 例鼻咽部基底细胞样鳞癌，与头颈部其他部位的基底细胞样鳞癌比较，表现出较低的侵袭性生长的特性，4 例检测了 EB 病毒，3 例亚裔患者均呈阳性反应。

（五）诊断及鉴别诊断

1.诊断

（1）病史：有涕血、鼻塞、耳鸣、头痛、颈部肿块或来自鼻咽癌高发区均应作鼻咽镜检查及影像学检查。

（2）专科检查：除五官检查外，注意颈部检查，最常见颈部淋巴结转移部位为颈深上淋巴结，其次为颈后淋巴结。还需要注意 12 对脑神经的检查，其中以三叉神经、展神经、舌下神经和舌咽神经受累多见。间接鼻咽镜检查是诊断鼻咽癌的最基本检查，长期鼻塞、耳鸣与涕血者均需检查。光导纤维鼻咽镜可发现鼻咽部形态改变及黏膜的细微病变，并可采集病理标本。

（3）影像学检查

1）CT/MRI：鼻咽癌局部肿瘤侵犯范围评价主要依赖 CT 或 MRI 检查，文献报道 MRI 对鼻咽癌的诊断价值高于 CT，主要表现在鉴别鼻窦肿瘤侵犯与阻塞性炎症，鉴别咽后淋巴结转移与肿瘤直接侵犯咽旁间隙等方面。MRI 对鼻咽超腔、口咽、颅底骨质、海绵窦、鼻窦、颈椎等方面的检出率明显高于 CT。目前鼻咽癌的影像学诊断首选 MRI 检查。对局限于鼻咽内早期肿瘤的敏感性达 100%，特异性和准确性达到 95%。MRI 能清晰显示鼻咽癌侵犯周围的邻近结构。磁共振波谱分析可在活体状态下探测人体组织代谢物浓度，能够在形态改变之前检测到 N-乙酰天冬氨酸、胆碱与肌酸等代谢物浓度的变化，可用于放射性脑损伤的诊断。在鼻咽原发灶、转移淋巴结定性诊断方面有较大的研究价值。监测鼻咽癌患者病灶内的胆碱量，可推测肿瘤的生物活性，如出现胆碱峰，提示肿瘤细胞膜合成活跃，是诊断恶性病变的依据。如病灶内出现乳酸，则提示细胞的有氧代谢不能有效进行，是无氧酵解，组织出现缺氧状态。

2）PET/CT：对肿瘤诊断具有高灵敏性、高特异性及高准确性。有助于早期发现远处转移灶，确定鼻咽癌的生物靶区，鉴别肿瘤治疗后的复发、残存或治疗后的改变并评估肿瘤预后。在放疗后残留或复发灶由于肿瘤细胞的高代谢表现为放射性物质高浓聚，在纤维化瘢痕则为低浓聚。有作者分析了 PET 和 MRI 对于鼻咽癌残留、复发诊断的相关文献，认为 PET 较 MRI 更有利于检出残留或复发肿瘤，敏感性为 PET95%、MRI78%；特异性为 PET90%、MRI 为 76%。PET 可利用不同示踪剂测量肿瘤细胞的增殖、乏氧状态，生长因子受体表达及凋亡等，预测肿瘤的放射敏感性及预后。有作者对 62 例鼻咽癌患者进行 PET 检查发现最大标准化摄取值[SUVs(max)]低的鼻咽癌患者 5 年生存率和无病生存率明显高于 SUVs(max)的患者。PET 还可用于检测常规检查手段无法发现的远处转移，有报道 PET 发现远处转移灶的敏感性、特异性和准确性分别为 100%、90.1% 和 91.6%。

3）放射性核素骨显像：用于骨转移的诊断灵敏度高，可在骨转移症状前 3 个月或 X 线片检出骨破坏前 3～6 个月有放射性浓集表现。但在临床中要注意假阳性和假阴性的情况，对于曾经有骨外伤史的，要结合病史及体格检查。

4）B 超：主要用于颈部或腹部检查。对于颈部淋巴结可通过多普勒彩超检查，可根据有无血流、高血流或低血流及其分布，判定是否属于转移淋巴结。还可了解放射治疗前后颈内、外动脉及颈总动脉狭窄程度，用于评价放疗后血管损伤。

（4）血清学检查：鼻咽癌患者常有 VCA-IgA、EA-IgA 效价增高、EBV-DNA 拷贝数增加，VCA-IgA、EA-IgA 可用作鼻咽癌早期诊断的标记物，VCA-IgA 抗体滴度随分期增加有增高的趋势，可作为高危人群的筛选指标和预后观察指标。有研究发现 VCA-IgA 阳性人群中鼻咽癌检出率为阴性人群的 40 倍以上。在鼻咽癌症状出现前 4～46 个月 VCA-IgA 抗体可呈阳性。鼻咽癌活检组织及患者血液中均存在 EBV-DNA，有研究发现 96% 的鼻咽癌患者血浆中可检出 EBV-DNA，正常人群中检出率仅 7%，且其浓度低。近年来研究发现 EBV-DNA 浓度与肿瘤负荷呈正相关,并且随着肿瘤的进展或消退而变化,放疗后如果患者 EBV-DNA 水平持续较高,则预后不佳。还能够预测肿瘤的复发或转移,用于预后判断。有作者比较了放疗后 1 年内复发或转移患者,发现复发或转移患者平均拷贝数为 41756 拷贝/毫升,而无瘤存活组为 5807 拷贝/毫升,两组差异有显著性。同样 Ma 对 57 例鼻咽癌患者进行血浆 EBVDNA 的浓度检测和 PET、MRI 检查,发现血浆 EBVDNA 的浓度同 T、N 分期及 SUV 摄取率有关,可反映鼻咽癌患者的瘤负荷。血浆 EBVDNA 的浓度还可反映治疗的效果,Chan 对 31 例Ⅲ、Ⅳ期鼻咽癌患者采用新辅助化疗+同步放化疗治疗,随访 33.7 个月发现有 6 例远处转移,3 例局部复发,这 9 例治疗失败患者中有 8 例血浆 EBVDNA 的浓度升高,其余无治疗失败患者没有升高。

(5)病理学检查:无论是初诊治疗还是疗后复发再治,治疗前都必须有病理证实。活检部位首选鼻咽,只有在原发灶无法取得明确病理诊断后才考虑颈部淋巴结检查。颈部淋巴结活检尽量选取单个能完整切除的。

2.鉴别诊断

(1)鼻咽慢性炎症增生性病变:多为鼻咽顶后壁软组织增厚隆起,黏膜多光滑可伴有充血,鼻咽部炎症较严重时可出现淋巴滤泡增生导致鼻咽表明凹凸不平,一般无头痛及颈部淋巴结肿大。

(2)恶性淋巴瘤:起源于鼻咽或颈部淋巴瘤,临床可见鼻咽或颈部肿物。常伴有全身症状和体征,少见头痛及脑神经症状,与鼻咽癌难以区别,需作鼻咽活检才能鉴别。

(3)鼻咽结核:可伴有溃疡或坏死,常伴有乏力、盗汗等全身症状,多无头痛及脑神经受损症状。特别要注意是否癌与结核并存。

(4)鼻咽纤维血管瘤:该病以青少年多见,男性明显多于女性,临床表现为鼻咽反复出血及鼻塞,常无淋巴结肿大。鼻咽镜下肿物表面先滑,黏膜呈红色或深红色,可向鼻腔及颅内发展,引起头痛及脑神经受损症状,多无淋巴结肿大。活检要慎重,以免引起大出血。

(5)脊索瘤:是起源于残存脊索组织的肿瘤,多见于蝶骨体、垂体窝、斜坡。当突入鼻咽腔或侵入咽旁间隙,鼻咽可见黏膜下肿物隆起,患者有明显头痛、脑神经麻痹及颅底骨质破坏。

3.临床分期

TNM 分期是目前国际通用的恶性肿瘤分期系统,用于评估肿瘤侵犯的范围,是恶性肿瘤的主要预后评价指标。1959 年天津分期是国内第一个鼻咽癌分期标准,以后经历了 1965 年上海分期、1979 年长沙分期和 1992 年福州分期。目前国内最新分期为 2008 分期,欧美国家采用 UICC/AJCC 分期标准,目前鼻咽癌最新 UICC/AJCC 分期为第七版分期。

(六)鼻咽癌分期

1.鼻咽癌 2008 分期

T 分期

T_1:局限于鼻咽;

T_2:侵犯鼻腔、口咽、咽旁间隙;

T_3:侵犯颅底、翼内肌;

T_4:侵犯脑神经、鼻窦、翼外肌及以外的咀嚼肌间隙、颅内(海绵窦、脑膜等)。

N 分期

N_0:影像学及体检无淋巴结转移证据;

N_{1a}:咽后淋巴结转移;

N_{1b}:单侧Ⅰb、Ⅱ、Ⅲ、Ⅴa 区淋巴结转移且直径≤3cm;

N_2：双侧 $I b$、II、III、Va 区淋巴结转移，或直径>3cm，或淋巴结包膜外侵犯；

N_3：IV、Vb 区淋巴结转移。

M 分期

M_0：无远处转移；

M_1：有远处转移（包括颈部以下的淋巴结转移）。

临床分期

I 期：$T_1 N_0 M_0$；

II 期：$T_1 N_{1a \sim 1b} M_0$，$T_2 N_{0 \sim 1b} M_0$；

III 期：$T_{1 \sim 2} N_2 M_0$，$T_3 N_{0 \sim 2} M_0$；

IVa 期：$T_{1 \sim 3} N_3 M_0$，$T_4 N_{0 \sim 3} M_0$；

IVb 期：任何 T、N 和 M_1。

MRI 颈部转移淋巴结诊断标准：

（1）横断面图像上淋巴结最小径≥10mm。

（2）中央坏死，或环形强化。

（3）同一高危区域≥3 个淋巴结，其中一个最大横断面的最小径≥8mm（高危区定义：N_0 者，II 区；$N+$ 者，转移淋巴结所在区的下一区）。

（4）淋巴结包膜外侵犯（征象包括淋巴结边缘不规则强化；周围脂肪间隙部分或全部消失；淋巴结相互融合）。

（5）咽后淋巴结：最大横断面的最小径≥5mm。

2008 分期修订要点：①咽旁间隙侵犯包括茎突前间隙、茎突后间隙均归为 T_2 期；②T 分期简化，去除颈椎前软组织、软腭、翼腭窝、眼眶及颈椎等；③脑神经侵犯为 T_4；④咀嚼肌间隙代替颞下窝；⑤咽后淋巴结归为 N_{1a}。

2.美国癌症联合委员会（AJCC）TNM 分期系统（2010 年第七版）

T 分期

T_1：局限于鼻咽腔内，或肿瘤侵犯口咽和或鼻腔但无咽旁间隙受侵；

T_2：肿瘤侵犯咽旁间隙；

T_3：肿瘤侵犯颅底骨质和（或）鼻窦；

T_4：肿瘤侵及颅内和（或）脑神经、下咽、眼眶或颞下窝或咀嚼肌间隙。

N 分期

N_0：无区域淋巴结转移；

N_1：锁骨上窝以上单侧颈部淋巴结转移，最大直径≤6cm；或单/双侧咽后淋巴结转移，最大直径≤6cm；

N_2：锁骨上窝以上双侧颈部淋巴结转移，最大直径≤6cm；

N_{3a}：颈部转移淋巴结的最大直径>6cm；

N_{3b}：锁骨上窝淋巴结转移 M 分期。

M 分期

M_0：无远处转移；

M_1：有远处转移。

临床分期

Ⅰ期：$T_1N_0M_0$；

Ⅱ期：$T_{1\sim2}N_1M_0$；$T_2N_{0\sim1}M_0$；

Ⅲ期：$T_{1\sim3}N_2M_0$，$T_3N_{0\sim2}M_0$；

ⅣA期：$T_4N_{0\sim2}M_0$；

ⅣB期：$T_{1\sim4}N_3M_0$；

ⅣC期：$T_{1\sim4}N_{0\sim3}M_1$。

修订要点：①将肿瘤侵犯口咽和（或）鼻腔且无咽旁间隙侵犯由原来 T_{2a} 期改为 T_1；②咽旁侵犯归为 T_2 期简化；③咽后淋巴结归为 N_1 期。该分期的优点是将咽后淋巴结做了明确归属，但该分期中颞下窝和咀嚼肌间隙概念依然并存。

二、鼻咽癌的综合治疗原则

放射治疗是鼻咽癌最主要治疗方法，随着对鼻咽癌生物学行为的不断加深了解和放射治疗技术的进步，鼻咽癌疗效不断提高，早期鼻咽癌（Ⅰ、Ⅱ期）患者5年生存率已达到76％～90％。但晚期（Ⅲ、Ⅳ期）患者单纯放疗5年生存率仅为20％～50％。近年来，中晚期鼻咽癌的综合治疗越来越引起重视，可提高局部控制率，并降低远处转移率，从而改善预后。

（一）放射治疗原则

鼻咽癌的治疗根据分期不同采用不同的治疗原则：$T_1N_0M_0$ 患者，行单纯放疗；T_1、$N_{1\sim3}$，$T_{2\sim4}$、$N_{0\sim3}$ 患者，采用顺铂或尼妥珠单抗配合原发灶或受侵淋巴结放疗，剂量≥70Gy。放疗后采用顺铂和氟尿嘧啶化疗，每4周重复1次，连用3个周期。颈部仍有残留，可考虑行颈清扫。M_1 期患者采用以铂类为基础的联合化疗，如果临床完全缓解，可考虑行原发灶或颈部根治性放疗或化疗/放疗。

鼻咽癌放疗范围包括鼻咽原发灶、邻近可能侵犯的区域、鼻咽淋巴引流区域。鼻咽周围均为重要器官，如大脑、脑干、脊髓、晶状体等。放射野设计及摆位均应精确，尽量减少周围正常组织损伤。三维适形放射治疗是放射治疗新技术，使鼻咽癌治疗范围更加准确，改善靶区的剂量分布，进一步提高靶区照射剂量，进而提高肿瘤的局部控制率，同时减少靶区周围正常组织的受照剂量，减少放射并发症，提高了患者的生活质量。但三维适形放射治疗在鼻咽癌治疗方面又有一定的局限性，对靶区立体形状不规则、咽旁间隙广泛侵犯、咽后淋巴结和上颈深淋巴结转移、病灶包绕脑干、颈髓、肿瘤压迫眼球、腮腺等重要器官时难以同时获得既能很好的适形又能保护重要组织的满意的剂量分布。调强适行放射治疗是在三维适形治疗基础上发展起来的新技术，剂量分布与靶区形态一致，并采用逆向放射治疗计划，使靶区内剂量能按处方剂量要求分布，进一步减少了肿瘤邻近正常组织器官照射剂量，提高了放射治疗效益比、肿瘤局部控制率及生存率，更有利于保护正常组织器官的功能。

放射反应可分为早期放射毒性和后期毒性。早期放射毒性为治疗开始后90天内发生的急性反应，常见的有急性腮腺区肿胀，一般放疗开始后1～3天发生，因腮腺照射后水肿充血，腮腺导管引流不畅。通常无须处理，发热可采用抗炎治疗。口腔、口咽黏膜毒性，多发生于照射剂量为20～30Gy时，当放化综合治疗时，毒性反应时间可能会提前，且严重程度增加。一般采用对症处理。耳毒性如耳膜穿孔、流液等，可局部清洗及抗炎处理。后期毒性指放射开始后90天后发生的慢性反应。常见的有口干燥症，临床表现为口干，严重者影响咀嚼、吞咽和语言功能。主要是唾液腺受到照射所致。龋齿，为射线损伤牙釉质、放射致牙龈萎缩等。颞颌关节损伤，主要为颞颌关节和咬肌受到高剂量照射造成损伤导致纤维化引起，临床表现为张口困难、张口疼痛。放射性脑病,与脑组织受到高剂量照射有关,多发生于双侧颞叶。

(二)放化综合治疗

鼻咽癌是一种化疗相对敏感的肿瘤,局部晚期的治疗选择应以综合治疗为主,其方式主要是放、化疗的联合,联合方式包括:新辅助化疗、同步放、化疗和辅助化疗。化疗和放疗结合具有以下优点:可通过作用不同的靶点,与放疗在空间上起协同作用;杀灭亚临床转移灶,可降低远处转移率;可将肿瘤细胞阻滞在放疗敏感期,起到放疗增敏作用。根据放化疗根据放疗和化疗时间的不同可分为新辅助化疗、同期放化疗和辅助化疗。

1. 新辅助化疗

又称为诱导化疗。其优点在于:①放疗前肿瘤的血供良好,有利于化疗药物作用于肿瘤部位;②放疗前患者一般情况良好,对化疗有良好的耐受性及敏感性;③减少肿瘤负荷,增强放疗的敏感性;④联合化疗可能杀灭远处转移灶或亚临床灶,从而提高患者生存率。但其不利之处是造成放疗延迟,一般状况的下降还可加速肿瘤细胞再增殖,从而影响放疗疗效。大部分文献报道诱导化疗方案一般为含铂类药物的多药联合,治疗2~3个疗程,鼻咽肿瘤消退通常出现在化疗后1~2周。目前,有关鼻咽癌诱导化疗同单纯化疗比较的临床试验中诱导化疗均未能提高总生存率。第一个大规模多中心Ⅲ期临床研究是国际鼻咽癌研究组于1989采用顺铂、博来霉素和表柔比星(表阿霉素)治疗3个周期后加上放疗同单纯放疗比较,其中新辅助化疗＋放疗171例,单纯放疗组168例;中位随诊时间49个月;与单纯放疗比较,新辅助化疗提高了患者的无病生存率($P<0.01$),但未能提高总生存率,而治疗相关毒性的致死率却达8%。亚太地区临床肿瘤协会鼻咽癌研究组共有东南亚6个治疗中心参加研究,化疗方案为顺铂和表柔比星,共2~3个疗程,入组病例数为334例(Ho氏分期:T_3、$N_{2\sim3}$或淋巴结≥3cm),其中新辅助化疗组和单纯放疗组各167例;中位随诊时间30个月;与单纯放疗比较,新辅助化疗未能提高3年无病生存率(48% vs. 42%,$P=0.45$)和3年总生存率(78% vs. 71%,$P=0.57$);但在完成了全部治疗并可评价治疗反应的286例患者(新辅助化疗134例,单纯放疗152例)中,3年无病生存率有提高的趋势(58% vs. 46%,$P=0.053$),而3年总生存率差异无统计学意义;进一步对49例颈部淋巴结>6cm患者的分析显示,新辅助化疗提高了3年无生存率(63% vs. 28%,$P=0.026$),总生存率有提高的趋势(73% vs. 37%,$P=0.057$)。2001年Ma采用2~3周期的顺铂、博来霉素、氟尿嘧啶新辅助化疗,显示两组5年无瘤生存率分别为59%和49%($P=0.05$),化疗组局部控制率提高(82% vs. 74%,$P=0.04$),两组总生存率无统计学差异。Chua等对亚太鼻咽癌研究组中香港玛丽医院的179例患者的长期疗效进行了分析,其中92例为诱导化疗＋放疗组,87例为单纯放疗组,中位随诊为70个月,新辅助化疗组和单纯放疗组比较,无复发生存率、无远处转移,生存率和总生存率差异均无统计学意义。2002年Hareyama等报道80例局部晚期鼻咽癌前瞻性随机对照研究结果,新辅助化疗组采用顺铂＋氟尿嘧啶进行2个周期化疗,平均随访时间49个月,观察到了总生存率和无病生存率提高的趋势,但统计学上差异仍无统计学意义。Chua对亚太鼻咽癌研究组和Ma的数据进行了分析,发现新辅助化疗组5年无瘤生存率明显提高为50.9%而放疗组为42.7%($P=0.014$),新辅助化疗组5年局部区域失败率和远处转移率下降了18.3%和13.3%,两组总生存率差异无统计学意义。总之,新辅助化疗虽然对鼻咽癌取得了较高的缓解率,可提高局部控制率和无病生存率,但在远期疗效方面,绝大多数研究并没有显示总生存获益。

2. 同期放化疗

同期放化疗是指在放射治疗的同时使用化疗,其应用的理论依据在于:①化疗药物的细胞毒作用可使肿瘤缩小,改善血供及肿瘤乏氧情况;②化疗使肿瘤细胞同步化,增加肿瘤的放射敏感性;③化疗干扰肿瘤细胞亚致死损伤及潜在致死性损伤的修复,与放疗起协同作用;④化疗可直接杀灭肿瘤细胞。在单纯采用同期放化疗的前瞻性临床研究中,顺铂具有独特的放疗增敏作用。而且常规剂量对骨髓抑制作用较低,其毒性与放疗毒性不相叠加,故顺铂被认为是目前相对较好的同期放化疗的化疗药物之一。Lin 等报道同期放化疗同单纯放疗疗效对比结果,入组患者共 284 例(均为Ⅲ、Ⅳ期患者),其中同期放化疗组 141 例,单纯放疗组 143 例,同期放化疗组的化疗方案为放疗第 1、5 周采用 PF 方案(DDP20mg/m²,5-FU400mg/m²,96 小时持续灌注)化疗。全组中位随诊时间为 65 个月,结果显示单纯放疗组有 46.2010 肿瘤复发,而同期放化疗组仅为 26.2%,同期放化疗组 5 年无进展生存率和总生存率明显高于单纯放疗组(分别为 71.6% vs. 53.0%,P=0.0012 和 72.3% vs. 54.2%,P=0.0022)。Zhang 等报道采用奥沙利铂每周方案行同步放化疗取得较好的疗效,2 年总生存率同期放化疗组为 100%,单纯放疗组为 77%(P=0.01),2 年无转移生存率分别为 92% 和 80%(P=0.02),2 年无复发生存率为 96% 和 83%(P=0.02)。Langendijk 对 10 个临床随机研究共 2450 例患者进行 meta 分析显示同期放化疗对局部晚期鼻咽癌有 5 年生存获益达到 20%。同样 Baujat 报道了来自 8 个随机研究试验共 1753 例鼻咽癌化疗＋放疗同单纯放疗比较的 meta 分析结果,发现同期放化疗可使总生存和无病生存获益。Ma 等对 6 个随机临床研究进行 meta 分析显示,同期化疗加放疗较单纯放疗提高了局部晚期鼻咽癌的生存率。因此,基于上述明确的临床证据,同期放化疗已成为局部晚期鼻咽癌的标准治疗模式。

3.辅助化疗

辅助化疗是在放射治疗后进行的化疗。理论上其作用是杀灭放射治疗后局部区域残留的肿瘤细胞及全身亚临床的转移灶,并有可能推迟远处器官发生转移的时间。Rossi 等报道了在意大利米兰进行的前瞻性临床研究结果,将 229 例Ⅱ～Ⅳ期(Ho 氏分期)患者随机分为放疗＋辅助化疗组(113 例)和单纯放疗组,辅助化疗组在放疗后采用 6 个疗程 VCA(VCR、CTX 和 ADM)化疗;入组后辅助化疗组有 13 例未行辅助化疗,24 例接受了 6 个疗程以上化疗,6 例因严重急性毒性反应未完成 6 个疗程化疗;经 4 年随访,放化疗组与单纯放疗组的 4 年无瘤生存率分别为 57.7% vs. 55.8%(P=0.45),4 年总生存率分别为 58.5% vs. 67.3%(P=0.13),差异无统计学意义。Chi 等进行了Ⅲ期临床试验,将 157 例鼻咽癌患者随机分为辅助化疗组和单纯放疗组,化疗采用 DDP(20mg/m²)、5-FU(2200mg/m²)和四氢叶酸(120mg/m²)24 小时灌注,放疗后每周 1 次,共 9 次,中位随诊 49.5 个月,对可供评价的 154 例(辅助化疗组和单纯放疗组各 77 例)患者的分析显示,两组的 5 年局部无复发生存率(54.4% vs. 49.5%,P=0.38)和总生存率(54.4% vs. 60.5%,P=0.5)差异均无统计学意义。以上研究显示单纯辅助化疗对鼻咽癌的局部控制及生存无明显获益,目前临床上已基本不单纯采用辅助化疗治疗局部晚期患者,而多同其他化、放疗结合方式相结合。

4.新辅助化疗联合同期放化疗

香港 Chan 前瞻性研究显示,使用紫杉醇、卡铂新辅助化疗 2 个周期联合同期放化疗,同期化疗顺铂 6～8 周(每周顺铂 40mg/m²)治疗 31 例Ⅲ、Ⅳ期鼻咽癌患者,其 2 年总生存率为 91.8%,2 年无进展生存率为 78.5%。Al-Amoro 等对 110 例ⅡB～ⅣB 的鼻咽癌患者使用新辅助化疗(DDP 100mg/m²,d1,d21;表柔比星 70mg/m²,d1,d21)2 个周期,同步放化疗(DDP 25mg/m²,d1～d4)3 个周期,3 年总生存率、无复发生存率、局部区域控制率、无远处转移生存率,分别是ⅡB 期 89%、78%、88%、89%,Ⅲ期为 71%、70%、89%、74%,ⅣA 期为 68%、49%、61%、77%,ⅣB 期为 70%、45%、60%、69%。最近,香港 Hui 报道了诱导化疗联合同期放化疗与同期放化疗疗效比较的随机临床研究,新辅助化疗采用 2 周期,方案为多西他赛 75mg/m²,d1 和顺铂 75mg/m²,d1,每 3 周 1 次,接着采用顺铂 40mg/m² 同期放化疗,共 65 例Ⅲ～ⅣB 期患者,其中 34 例为新辅助化疗联合同期放化疗,31 例为同期放化疗,3 年无进展生存率分别为 88.2% 和 59.5%(P=0.12),3 年总生存率分别为 94.1% 和 67.7%(P=0.012)。

5.同期化放疗联合辅助化疗

鼻咽癌放化综合治疗的首次生存获益的报道最早来自于 0099 研究,该前瞻性临床研究由美国西南肿瘤组(SWOG)发起,放射治疗肿瘤组(RTOG)和东部肿瘤协作组(ECOG)共同参与,采用随机对照方法,将Ⅲ、Ⅳ期(1987AJCC/UICC 分期)患者随机分为同期加辅助化疗组和单纯放疗组,化疗组的化疗方案为:DDP 100mg/m² 于放疗期间的第 1、22 和 43 天静脉注射,放疗结束后改用 DDP 80mg/m²d1、5-FU 1000mg/(m² • d)d1~d4 为 1 个疗程,每 4 周重复,共 3 个疗程,研究入组总病例数 193 例,其中 147 例(化疗组 78 例,单放组 69 例)可供分析。结果化疗组和单放组 3 年无进展生存率分别为 69% 和 24%(P<0.001);3 年总生存率分别为 78% 和 47%(P<0.005)。然而,该研究仍存在一些争议,如单纯放疗组疗效较差,该组病例中 1/4 患者为角化型鳞癌,而亚洲流行区鼻咽癌病理类型 90% 以上为非角化癌。为解决这一问题,新加坡 Wee 等进行了相似的前瞻性研究,共入组患者 221 例,Ⅲ、Ⅳ期(1997AJCC/UICC 分期)患者各占 45% 和 54%,全部患者病理组织学类型均为 WHOⅡ、Ⅲ型;同期化疗方案为 DDP 25mg/m²,d1~d4,在放疗开始的第 1、4、7 周用药;辅助化疗为 DDP 20mg/m²,d1~d4,5-FU 1000mg/m²,d1~d4,在第 11、15 和 19 周进行,中位随诊 3.2 年,化疗组与单纯放疗组比较,2 年累计远处转移率减少了 17%(P=0.0029),3 年无病生存率提高了 19%(P=0.0093),3 年总生存率提高了 15%(P=0.0061)。该项研究也证实了 0099 试验的正确性。同样,中国香港 Lee 对 348 例 $T_{1\sim4}N_{2\sim3}M_0$ 患者进行了同期加辅助化疗的多中心前瞻性临床研究(鼻咽癌-9901 试验),同期放化疗组的急性毒性反应的发生率明显高于单纯放疗组(84% vs. 53%),其 3 年晚期毒性反应发生率也明显升高(28% vs. 13%,P=0.024),该研究的中位随诊时间为 2.3 年。同期放化疗组的 3 年无失败生存率明显高于单纯放疗组(72% vs. 62%,P=0.027),局部区域无失败生存率亦明显高于单纯放疗组(92% vs. 82%.P=0.005),而两组的无远处转移生存率及总生存率则差异无统计学意义(76% vs. 73%,P=0.47;78% vs. 78%,P=0.97)。2008 年 Chen 报道进行同期放化疗联合辅助化疗同单纯放疗疗效比较,平均随访时间 29 个月,结果显示联合化疗组与单纯放疗组相比 2 年总生存率(89.8% vs. 79.7%.P=0.003)、无失败生存率(84.6% vs. 72.5%,P=0.001)、无远处失败生存率(86.5% vs. 78.7%,P=0.024)和无局部区域失败生存率(98.0% vs. 91.9%,P=0.007)均有明显提高。

（三）分子靶向治疗

随着分子生物学的发展,分子靶向药物越来越多应用于临床。分子靶向治疗是一种全新的肿瘤治疗模式,能够较为特异的阻断肿瘤细胞生长中起关键作用的信号传导通路,从而达到肿瘤治疗的目的。因为分子靶向药物毒副作用相对较轻,与放疗结合有更好的耐受性。常见的分子靶向药物有表皮生长因子受体抑制剂、血管内皮生长因子受体抑制剂和小分子酪氨酸激酶抑制剂等。表皮生长因子受体(EGFR)是一种跨膜糖蛋白.其细胞外部分与表皮生长因子(EGF)相结合。可使细胞膜内的酪氨酸激酶活化,从而调节细胞的生长、分化。EGFR 是肿瘤形成和侵袭性生长的主要促进因素,是不良预后的指标。Chan 报道采用西妥昔单抗联合卡铂用于铂类治疗失败的复发或转移的鼻咽癌患者,有效率为 11.7%,稳定率为 48.3%,中位生存时间为 233 天。Bonner 等报道了放疗联合西妥昔单抗对比单纯放疗治疗局部区域晚期头颈部鳞癌的Ⅲ期临床试验,共有 424 例患者参与研究,单纯放射治疗组 213 例,放射治疗加西妥昔单抗组 211 例。中位随访 54 个月,中位控制期分别为 24.4 个月和 14.9 个月(P=0.005),中位生存期分别为 49 个月和 29.3 个月(P=0.03)。研究结果证实放疗联合西妥昔单抗可延长局部控制时间,降低死亡率,且不增加放疗相关的常见毒性反应。国内黄晓东等对 137 例Ⅲ~Ⅳ期鼻咽癌患者应用抗表皮生长因子受体单克隆抗体联合放疗同单纯放疗比较,其中单放组 67 例,联合治疗组 70 例,联合治疗组完全缓解率及有效率均高于单放组,两组差异有统计学。与单克隆抗体相关的主要不良反应是发热(4.28%)、血压下降(2.86%)、恶心(1.43%)、头晕(2.86%)、皮疹(1.43%)。

（四）热疗

肿瘤热疗是一种通过物理方法将组织加热至能够杀灭癌细胞的温度来治疗肿瘤的方法。热疗与放疗联合应用有以下优点：①对放疗不敏感的 S 期细胞，对热疗表现为高敏感性；②热疗可干扰细胞亚致死损伤或潜在致死损伤的修复来增加放射效应；③乏氧细胞和低 pH 环境的细胞，对热疗敏感，对放疗抗拒。热疗可用于颈部转移淋巴结的治疗，有研究显示放疗加上热疗可提高局部控制率。

（五）中医治疗

中医是祖国传统文化的精髓，其特点是辨证论治，采取个体化治疗。在鼻咽癌治疗过程中，配合中医药治疗，可以减轻放化疗毒副反应，提高放疗和化疗疗效。还可以促进身体恢复，提高机体免疫功能，抑制和缓解肿瘤的发展，提高患者生活质量，延长生存时间。

三、鼻咽癌的化学治疗和靶向治疗

在流行区，绝大多数的 NPC(70%～99%)为低分化或未分化非角化癌。与其他黏膜部位发生的头颈癌相比，这一组织学特征以及解剖学中丰富的淋巴网是导致其局部及高远处转移率的主要原因。鼻咽癌对放疗非常敏感，单纯放疗Ⅰ期和Ⅱ期的患者有很高的治愈率。但是，对于局部晚期的Ⅲ期和Ⅳ期的患者，单纯放疗局部复发和远处转移效率仍然很高。Lee 等报道了 1996 年至 2000 年香港 2070 例单纯放疗(90%使用二维技术)的回顾性分析显示：Ⅰ～Ⅱ期 NPC 和Ⅲ～ⅣB 期 NPC 的 5 年 OS 分别为 85%和 66%(LEEetal,2005 年)，而 5 年 D-FFR 在Ⅰ期为 93%.Ⅳ期仅 67%。局部控制的改善的同时远处转移控制率也得到明显提高(D-FFR82% vs. 71%；P<0.001)，Ⅲ～Ⅳ期患者有 25%的远处转移发生率。

总体上，大约 20%～30%的局限性 NPC 在常规治疗后会发生局部或远处转移，(Lin 等,2003；Lee 等,2003)。远处转移的风险与淋巴结分期和分区直接相关。综合治疗中化疗的加入以及最近调强放疗(IMRT)的广泛应用使得局部晚期 NPC 的局控率，得到很大提高，因此目前主要的复发方式为远处转移，加入有效的全身治疗非常必要。

鼻咽癌对化疗敏感，化疗联合放疗能提高肿瘤的局部控制率，降低远处转移风险。放疗后复发的鼻咽癌患者经过全身的治疗后仍然有较高的治愈率。全身化疗在鼻咽癌综合治疗中的地位也变得越来越重要。

（一）局部晚期鼻咽癌的化学治疗和靶向治疗

鼻咽附近有很多重要的器官，周围正常组织对放射治疗耐受性有限，联合化疗能增强肿瘤对放疗的敏感性，且毒性不叠加。同期化放疗可以减低局部放疗剂量和减少致残手术的应用，降低治疗的远期并发症，另一方面，放化疗可以减低吞咽功能受限等并发症，此外，放化疗还可以减少微转移，提高疾病控制率。

1.同期放化疗在局部晚期鼻咽癌治疗的价值

很多临床研究显示，在鼻咽癌中含顺铂(DDP)方案的化疗的疗效优于不含 DDP 方案。1982 年 Kish 等提出的 DDP 联合 5-氟尿嘧啶(5-FU)方案在一组进展期头颈癌中获得了 90%的有效率，随即成为头颈部癌治疗的金标准。1988 年 Al-kourainy 等人在随后的鼻咽癌临床试验中，应用减量的 DDP 联合 5-FU 方案也取得了 75%的有效率，其中 50%CR。类似的治疗复发转移的鼻咽癌结果先后在东方国家被报道。

19 世纪 70 年已经发现 DDP 对放疗有增敏作用。在 RTOG 临床试验中，放疗同期进行 DDP 化疗治疗头颈癌的总有效率达到了 76%，在包括鼻咽癌的非角化型鳞癌患者中 CR 率达 98%。该项研究促进了 RTOG8117 临床试验的开展，入组 27 例Ⅲ～Ⅳ期的鼻咽癌患者，通过标准放疗联合 DDP 化疗($100mg/m^2$,d1,q3w,共 3 个疗程)，所有的患者均完成放疗(>64.5Gy)，70%的患者完成 3 个疗程同期化疗,30%的患者完成 2 个疗程同期化疗。24 例(89%)患者达到 CR,其中未分化型的 CR 率为 100%。和 RTOG 试验中 78 例单纯接受放疗的患者相比,26 例Ⅳ期患者 DFS,OS 以及远处转移率提高,为进一步开展放化疗和放疗随机对照的Ⅲ期临床试验奠定了基础。

2.未来的研究方向

(1)多药联合 vs.双药联合新辅助化疗序贯同期放化疗:头颈鳞癌临床研究表明多药诱导化疗优于标准的 PF 双药化疗。多项 NPC 的临床研究也表明,在新辅助化疗中多药方案可能优于标准的两药方案。高远处转移风险的患者需要更强烈的化疗治疗支持上述研究的结论。然而,这些研究中大多数是小样本的Ⅱ期临床研究,还需要大样本的随机对照临床研究来比较多药联合还是双药联合更合理。中国台湾和新加坡研究组目前正在开展应用多药诱导化疗后序贯化放疗的Ⅲ期临床研究台湾的 MEPFL 方案:丝裂霉素(MMC),表柔比星(EPI),铂类,5-FU,CF;新加坡的 GPC 方案:吉西他滨(GEM),紫杉醇(PTX),卡铂(CBP)。

(2)放疗同期使用生物和分子靶向药物治疗的价值:临床前的研究显示重组腺病毒 P53 基因转导能修复肿瘤细胞的 P53 功能,并且在体内外均能增加 NPC 细胞的放射敏感性。在头颈鳞癌中已经初步证明了使用腺病毒治疗的可行性、耐受性和潜在的疗效。在中国开展的一项小样本的随机临床研究,比较了重组腺病毒 P53 联合放疗(试验组)与单纯放疗(对照组)治疗 NPC 的疗效,试验组共 42 例患者,对照组 40 例患者。试验组患者接受瘤内注射重组腺病毒 P53,每个肿瘤剂量为 1×10^{12} 病毒颗粒/ml,每周 1 次(在星期五)共 8 周,通过鼻咽内镜引导或超声引导下颈部淋巴结注射。两组患者肿瘤的放疗剂量均为 70Gy。重组腺病毒注射液的不良反应轻微,试验组 81% 的患者出现了短暂而轻微的发热。放疗结束后 2 个月,试验组的 CR 率是对照组的 2.73 倍(66.7% vs. 24.4%,P=0.01)。随访 6 年后,5 年局部失败率差异有统计学意义(2.7% vs. 28%,P=0.002),但总生存、DFS 和远处转移率差异无统计学意义。

NPC 常常过表达 EGFR、COX-2、VEGF 和 iNOS,一些针对这些分子标志的靶向治疗药物已经进入临床研究阶段。西妥昔单抗是针对 EGFR 受体的单克隆抗体,与放疗合用能提高头颈鳞癌的生存。一项研究显示西妥昔单抗能抑制 NPC 细胞株 HK1 和 HONE-1 的生长。随后,CUHK 研究组开展了一项西妥昔单抗联合 DDP 与 IMRT 同期治疗局部晚期 NPC 的Ⅱ期临床研究。3 级的黏膜毒性发生率较高,但均为可控的。放疗结束后 3 个月的疗效评价显示 CR 率为 83%,PR 率为 17%。

有学者报道了一项比较人源化的抗 EGFR 单抗(泰欣生,h-R3)联合同期放疗与单用放疗的小样本Ⅱ期临床研究,尽管最初的 CR 率试验组明显高于对照组,但延长随访时间后的结果表明,两组 3 年局控率、远处无转移生存率、总生存率均无统计学差异。

meta 分析显示在头颈鳞癌中 VEGF 阳性患者较阴性患者 2 年死亡风险高 2 倍。NPC 中,VEGF 通过诱导血管生成在淋巴结转移中有着重要作用。67% 的 NPC 患者有 VEGF 的过表达,VEGF 的过表达与高复发率、淋巴结阳性、生存率低有关。最近,Druzgal 等在头颈癌中开展了一项初步的研究,分析了治疗前后血管生成因子血清水平作为治疗结果标记物的变化。中位随访 37 个月后发现,治疗后 VEGF 下降的患者较治疗后 VEGF 继续升高的患者更有可能保持无疾病状态。在这项研究中包含了 7% 的 NPC 患者。RTOG 组织正在开展一项贝伐单抗与化放疗同期进行的Ⅱ期临床研究。

3.结论

越来越多的临床研究正在不同地区开展,这些研究的患者选择标准、具体给药方案和治疗终点都不尽相同。化疗与放疗同期进行能改善 NPC 的疗效和生存结果。放疗技术的提高和 IMRT 的引进同样也改善了 NPC 的局部控制、减少了并发症。随着新药的出现以及新的靶点药物的深入研究,相信将进一步提高治疗效果。

（二）新辅助化疗在鼻咽癌中的价值

1. 新辅助化疗的非随机研究

新辅助化疗用于鼻咽癌的首次报道是在 20 世纪 80 年代。1987 年 TANNOCK 等报道,使用 2 个周期 DDP($60mg/m^2$)、博来霉素(BLM)和甲氨蝶呤(MTX)联合方案治疗 51 例 NPC 患者的 ORR 高达 75%,但是 3 年 OS 仅为 48%,与单纯放疗的 140 例历史对照并无明显差别(P=0.8)。但是其他研究中心的结果似乎更好。Khoury 与 Paterson(1987)的回顾性研究中 14 例患者接受 2 个周期以 DDP 为基础诱导化疗,ORR 达到 86%(3 例联合 BLM,11 例联合 5-FU);与 52 例单纯放疗的历史对照相比,生存率显著改善(86% vs. 35%,3 年)。其他以 DDP 为基础的化疗方案试验也报道了可观的有效率,如 DDP($100mg/m^2$)联合 5-FU,DDP($100mg/m^2$)联合 BLM,DDP($60mg/m^2$)联合 5-FU、亚叶酸钙、EPI 和 MMC,这些结果进一步证明了含铂方案是 NPC 最有效的化疗方案。

目前在 NPC 中使用最广泛的新辅助化疗方案为 PF 方案(DDP $100mg/m^2$,5-FU $1000mg/(m^2 \cdot d)$,CIV,5 天),每 3 周为 1 个周期,共 3 个周期。一项 117 例 Ⅳ 期患者[AJCC(1983)分级]的前瞻性研究结果显示,ORR 为 93%(21% CR 和 73% PR),6 年 OS67%。

1997 年 GEARA 等报告,61 例接受上述 PF 方案诱导化疗的 5 年 OS 显著高于单纯放疗组(69% vs. 48%,P=0.012)。两组之间 5 年累计发生 3 级及以上的晚期不良反应发生率相似(5% vs. 8%,P=0.72)。Hong 等(1999)用类似的方案治疗 55 例患者,与 117 例使用单纯放疗历史对照组进行对比,5 年 OS(71% vs. 59%,5 年,P=0.04)。这两项研究均显示远处转移率明显降低(16%～19% vs. 34%,P<0.019),但局控率的改善并未达到统计学差异(P>0.09)。

M.D.Anderson 癌症中心随后进行了一项研究,多西他赛($80mg/m^2$)联合卡铂(AUC=6),新辅助化疗治疗 18 例 $T_{1\sim2}N_{2\sim3}M_0$ 分期的患者,ORR 为 89%,但 CR 率只有 11%,中位随访 2 年时复发率为 39%。与之前 MDAnderson 的其他 PF 方案结果相比,似乎不太可能优于 PF 方案。此外,此方案的中性粒细胞减少发生率也较高,3 级和 4 级中性粒细胞减少的发生率分别为 21% 和 51%。

2. 总结

目前的证据显示,以足量 DDP 为基础的新辅助化疗显著改善了肿瘤控制率,在进一步标准同期放化疗的基础上联合新辅助化疗可望进一步改善疗效,这种治疗模式是 NPC 一项有前景的策略,但是还需要随机对照临床试验来证实。

（三）鼻咽癌的辅助化疗

1. 前瞻性的随机对照临床研究

迄今为止,共两项前瞻性的研究探索了放疗后辅助化疗在 NPC 中的作用,但是均显示辅助化疗未改善疗效。

第一项研究于 1979—1983 年在意大利进行,共 229 例 NPC 患者被随机分为单用放疗组或放疗序贯 6～12 个疗程的多柔比星(Doxorubicin,阿霉素,ADM)＋长春新碱(VCT)＋环磷酰胺化疗(CTX),70% 的患者病理为未分化型组织学类型,采用 Ho 氏分期系统的患者分期分布为 T_2N_0 到 T_4N_3,两组无复发生存和总生存均相似,两组疾病复发的方式也类似。基于目前已知含铂方案的疗效优于其他研究方案和需要更合理地选择高危患者接受化疗以及同期化放疗的应用,这一研究的结果显然已经不适用于当前的实际情况。此外,该研究的辅助化疗是在放疗结束后 65 天才开始的。

第二项研究来自台湾肿瘤协作组(TCOG),比较了单纯放疗和放疗后序贯每周一疗程共 9 疗程 PF(DDP＋5-FU＋CF)方案辅助化疗的疗效差别。入组患者的临床分期为 AJCC1992 分期为 T_4 或 $N_{2\sim3}$。只有 22% 的患者按计划完成了 9 个疗程的辅助化疗,而且随机到辅助化疗组有 34% 的患者在放疗完成后改变意愿,未接受辅助化疗。这反映在放疗完成后辅助化疗依从性差的问题。两组 5 年 OS 无统计学差异(辅助化疗组和单纯放疗组分别为 54.5% 和 60.5%,P=0.5),中位无复发生存也无显著性差异(辅助化疗组和单纯放疗组分别为 40 个月和 39 个月)。

在香港的一项 2×2 析因设计研究中,入组患者为 Ho 氏分期为 T_3 或 $N_{2/3}$ 或有颈淋巴结转移(直径≥4cm)但无远处转移者。所有患者被随机分为放疗±辅助化疗组和化放疗±辅助化疗组,辅助化疗采用 PF 方案(DDP+5-FU)和 VBM 方案(VCR+BLM+MTX)交替共 6 个疗程。对辅助化疗组(n=111 例)和无辅助化疗组(n=108 例)进行比较发现,两组 3 年 OS 分别为 80.4% 和 83.1%,P=0.69、3 年无失败生存分别为 62.5% 和 65%,P=0.83、3 年局部复发率分别为 19.1% 和 28.6%(P=0.15)、3 年远处复发率分别为 24.7% 和 19.1%,均无统计学差异。而 VBM 化疗方案也不是常用的方案,使得对该研究的解读更加复杂。

2.meta 分析和正在进行的研究

在 Baujat 等进行的一项包含了 1753 例患者、8 项随机对照临床研究的 meta 分析中显示:化疗能改善总生存和无事件生存,但是这种获益主要来源于同期化疗,这进一步质疑了辅助化疗在同期化放疗之后治疗局部晚期 NPC 的价值。为了明确这一点,目前在中山大学正在进行一项比较同期化放疗与同期化放疗后加辅助化疗的临床研究,辅助化疗采用 DDP(80mg/m², d1)联合 5-FU[800mg/(m²·d),CIV,120 小时]方案,每 4 周 1 个疗程,共 3 个疗程。

3.同期化放疗后辅助化疗的挑战与困难

与放疗相比,同期化放疗有着较高的毒性反应,在放疗后期常导致放疗野内明显的局部黏膜炎、皮肤反应以及营养问题,这使得任何计划好的辅助化疗均需延期开始。辅助化疗的毒性大,依从性很差,而这也是许多临床研究在治疗局部晚期 NPC 时面临的情况,如意大利和 TCOG 的临床研究。在比较同期化放疗后序贯辅助化疗与单纯放疗的Ⅲ期临床研究中,联合治疗组相当一部分患者无法接受辅助化疗。此外,在鼻咽癌局部复发时行鼻咽病灶切除术或根治性颈清扫术后辅助化疗可能有一定的价值,这种情况在同期化放疗时代相对少见,但在再次放疗毒性风险高的情况下值得考虑。

4.总结

已有的临床证据表明根治性的放疗或同期化放疗后再加上辅助化疗的作用有限,强烈的头颈部放疗后再应用化疗非常困难可能是限制其疗效的部分。使用耐受性好、非细胞毒药物的研究或许可以提高辅助治疗的治疗窗。此外使用生物标记物如血浆 EBV-DNA 拷贝数鉴别出有高危复发风险的患者进一步辅助化疗以降低局部和远处转移的风险是下一步研究的方向。

(四)晚期鼻咽癌的化学治疗和靶向治疗

20 世纪 70 年代末,科学家们使用化疗治疗复发转移性 SCCHN 时发现 NPC 对化疗相对敏感。在最初的临床研究中,NPC 被归于头颈癌中,但是研究者发现与其他原发部位肿瘤和病理亚型相比,NPC 的有效率更高,PFS 和 OS 更长。之后 NPC 被作为一种独立的亚型设计临床试验。但是至今尚无大样本的随机对照临床研究比较不同方案之间的差别,因此不同方案及治疗方法之间的比较只能通过比较单组的Ⅱ期临床试验来进行。大多数的患者可以通过化疗加或不加放疗取得姑息治疗的效果。少部分患者可以达到长期的疾病控制。

1.化疗

基于 NPC 的新辅助化疗、同期放化疗以及头颈癌的临床试验结果,以铂类为基础的方案是目前研究最多、临床上应用最广泛的方案。目前尚无直接对比不同方案的临床研究。DDP 的单药有效率为 28%,CBP 的单药有效率为 22%。常与其他药物联合组成双药联合方案。三药联合、四药联合的方案并不能明显增加有效率,而且明显增加毒性,因此使用不广泛。目前最常用的方案是铂类与 5-FU 或紫杉类的联合方案。

（1）铂类与氟尿嘧啶类联合方案：DDP与5-FU的联合（PF）方案是目前局部晚期NPC根治性治疗中使用最广泛的方案，但是也许是由于其在局限期中使用广泛，而在复发转移性NPC中的研究相对较少。在新加坡进行的一项小样本的Ⅱ期临床研究中，24例未接受过化疗的患者使用PF方案（5-FU 1000mg/m² CIV d1～d5，DDP 100mg/m²，q3w）治疗的总有效率为66%（16/24），3例CR。PFS为8月，OS为11个月。没有一例治疗相关死亡。最常见的3、4级毒性为粒细胞减少，发生率为41%（10/24）。为了减少DDP的毒性，Yeo等（1996）在一项临床研究中将CBP替代DDP。尽管其ORR相对较低（38%），但CR率为17%（总例数42例），OS为17个月，与之前报道的PF方案相似。值得注意的是在一项初诊NPC的研究中，比较同期CBP/DDP序贯辅助CBP/DDP＋5-FU的随机对照Ⅲ期临床研究中，CBP方案取得了相同的疗效，但是毒性明显降低。因此在姑息治疗中，使用CBP替代DDP是合理的，特别适用于那些在根治性治疗阶段接受过多程DDP方案化疗、有持续肾功能或神经系统毒性、不能控制的恶心、呕吐、或听力损害的患者。

（2）以铂类为基础的多药联合方案：由于NPC对化疗相对敏感，增加化疗的强度可能进一步提高疗效。许多药物与铂类组合的多药联合方案在NPC中进行研究。由于BLM没有骨髓毒性，在PF的基础上增加BLM的BPF方案是研究最多的方案之一。但是该方案在欧洲和亚洲的研究结果相差甚远。Boussen等报道的有效率为79%（19%CR），但是在Su等报道的有效率和CR率则明显低，ORR为40%，CR率为3%。此外，尽管在后一项临床试验中Ⅳ级粒细胞减少的发生率相对低（36%），但是12%的患者（3/24）死于感染，而在欧洲临床试验中未观察到毒性相关的死亡。两项研究均未报道总生存的数据。

蒽环类药物（包括ADM和EPI）和烷化剂类药物（如CTX和IFO）在NPC中的研究也有报道。Siu等报道了高强度的五药联合（CTX、ADM、DDP、MTX、BLM，APABLM）方案的Ⅰ/Ⅱ期临床研究结果：在局部复发的患者中，ORR为41%（7/17），在转移性患者中ORR为80%（35/44）。尽管其OS的数据令人鼓舞，分别为16个月和14个月，该方案在骨髓抑制、黏膜炎和乙肝病毒再激活方面的毒性太大，导致8%的治疗相关死亡，使得后继的临床研究不再进行。

与之相似，在BPF或PF＋MMC的基础上添加EPI的四药联合方案中，ORR分别为78%（20/26例）和52%（23/44例）。治疗相关的死亡分别为6%和9%。尽管在两个方案组都有少数患者得到长期控制，但这些方案都不适于临床常规使用。

（3）以紫杉类为基础的方案。

在复发转移性NPC中，PTX、DOC都是治疗NPC最有效的药物之一。紫杉类药物的单药RR为22010（5/24例），中位有效持续时间为7.5个月。由于PTX与DDP在神经毒性方面有交叉，二项临床研究设计了其与卡铂联合用于复发转移性NPC的一线治疗，其ORR和OS均与PF方案相似。Airoldi等（2002）使用PTX＋CBP三线治疗复发转移性NPC患者（12例），有效率为33010，中位OS为9.5个月。

多西他赛（DOC）是半合成的紫杉类药物，临床前研究中显示，其抗肿瘤活性似乎优于PTX。在复发转移性NPC中其单药有效率未见报道。其第一项临床研究是与DDP组成的联合方案，该研究在入组9例患者时2例有效，但所有患者均出现的Ⅲ/Ⅳ级的白细胞下降，3例出现了中性粒细胞缺乏性发热，因此被提前关闭，但是毒性仍然是可以控制的。值得注意的是9例患者中8例是亚裔人。与之相似，Chua等报道的同一方案治疗中国人群的临床研究也显示了类似的骨髓毒性，在最初入组的15例接受DOC 75mg/m²、DDP 75mg/m²的剂量时，发热性中性粒细胞下降的发生率为42%，2例出现了治疗相关性死亡。之后的4例患者将多西他赛剂量下调至60mg/m²，无一例出现中性粒细胞缺乏性发热。在这项研究中有效率和生存期均与PF或TC方案相似。在亚裔人群中，DOC的毒性明显高于欧美人群的现象在其他实体瘤中（如

NSCLC)也有报道,提示:在亚洲和北美或西欧的高加索人群中,在药物代谢方面可能存在差异。在这些研究中,DOC 75mg/m² 单药或与铂类联合一般均可很好耐受。同样在北美的 NPC 临床研究报道亦显示 DOC 75mg/m² 与 CBP(AUC＝6)联合方案新辅助化疗治疗进展期 NPC 也有很好的安全性,其中性粒细胞缺乏性发热的发生率 22％,没有一例治疗相关死亡。

以上的数据显示紫杉类与 CBP 联合作为复发转移性 NPC 的一线治疗是合理的,与 PF 相比,该方案的黏膜毒性、手足综合征的毒性较低,因此具有一定的优势。由于很多患者在辅助治疗期间使用过 DDP,当与 PTX 联合时考虑到神经毒性的问题,与 CBP 的联合更为优先。DOC 可与 DDP 也可以与 CBP 进行联合,但是在亚洲,应根据其毒性反应合理调整剂量,特别是对那些不能接受 G-CSF 支持的患者。由于铂类与氟尿嘧啶药物或与紫杉醇药物联合方案的疗效相似,很难再启动随机对照临床研究比较着两种方案的优劣。

(4)吉西他滨(GEM)为基础的方案:GEM 是一种广谱的、抗代谢类药物,初步的研究显示其单药有很好的活性。GEM 与 DDP 联合的双药联合方案的疗效与其他铂类联合方案相似,并且有很好的安全性。所有这些临床试验中大多数的患者曾经接受过 DDP＋5-FU,但是既往化疗的线数具有很大差异。Wang 等报道 GEM/长春瑞宾(NVB)联合方案的有效率为 36％(14/39 例),CR 率为 3％(1/39 例),PFS 为 5.6 个月,OS 为 11.9 个月。由于其入组患者均为接受 DDP 的过程中进展的,因此该方案的疗效非常值得关注。

GEM/PTX/CBP 三药联合序贯使用 5-FU/CF 方案一线治疗复发转移性 NPC 取得了很好的疗效和中位生存,但是三药联合方案的毒性很大,79％的患者因为出现了 3/4 级白细胞下降而减量或暂停治疗。除此之外,42％的患者出现了 3/4 级贫血和血小板下降,尽管其疗效令人鼓舞,但是需要应用于高选择性的患者,而且维持治疗的贡献仍不清楚。

与紫杉类药物和氟尿嘧啶类药物相比,GEM 最大的优势之一在于其治疗指数。其与 DDP 联合方案的疗效与其他的铂类双药联合方案相似。尽管 Leong 等报道的多药联合方案的疗效引人关注,但其毒性也同样值得注意,其疗效应进一步在临床研究中证实。

(5)伊立替康(CPT-11):Poon 等 2005 年报道了一项 CPT-11 治疗复发转移性 NPC 的临床试验。28 例转移性 NPC 患者,所有患者均是在含铂或紫杉类方案治疗 3 个月内进展的。接受 6 个疗程 CPT-11 (100mg/m²,d1,d8,d15,q4w)单药治疗,ORR 为 14％(4/28),有效持续时间为 5.6～12.2 个月,在报道时中位随访时间 7.5 个月,中位 PFS 为 3.9 个月。中位 OS 为 11.4 个月。但是由于其随访时间较短,其 OS 仍存在疑问。尽管在这些耐药的患者中有效率较低,但疗效持续时间较长,CPT-11 在 NPC 中的价值有待于于进一步研究。

2.长期生存

对于绝大多数患者来说,全身化疗仅能达到短期、姑息性的疗效,但是仍有少数的患者可以获得 3～5 年甚至更长的长期疾病控制,而这些长期生存的患者中大多数接受了多学科的综合治疗。在 Fandi 等报道的一系列研究中,长期生存者最常见的转移部位是骨转移然后是肺转移。在单纯骨/肺转移的情况下,先进行全身化疗然后对转移的病灶进行放疗或手术切除,有望获得长期生存。Teo 等评价了 289 例复发转移性 NPC 患者的预后因素,发现生存时间＞5 年的患者有 4 例,所有的患者均是年龄＜40 岁,并有孤立性的胸内病灶。

局部复发的患者可以通过再次放疗和同期化疗进行处理。一部分患者可以达到延长疾病控制时间的目的。Teo 的研究显示同时有局部复发和远处转移的患者往往预后不佳。

由于复发/转移性 NPC 的预后存在很大差异,已经开发出一些预后模型用于指导临床治疗。Toh 等报道了 172 例患者(2005)进行预后模型分析的研究结果。所有的患者根据 PS 评分、血红蛋白、DFS 和诊断时的转移部位等变量将患者分为好、中、差三个亚组。这一模型将需要在前瞻性对照研究中进一步验证。

3.复发转移性 NPC 的靶向治疗

NPC 通常表达 EGFR,但是其表达强度通常低于其他黏膜来源的头颈鳞癌。EGFR 表达是否与预后的相关性尚无肯定的结论。西妥昔单抗(C225)是一个人鼠嵌合型单克隆抗体(mAb),它直接针对 EGFR 的胞外配体结合区域。在体外鼻咽癌细胞株中观察到其单药有明显的抗肿瘤活性,在敏感细胞株中其与 DDP 有相加的抗增殖作用。

4.免疫治疗

在流行区的 NPC 中,通常能检测出 EBV 的感染,而且在治疗后血浆中高水平的 EBVDNA 拷贝数与不良预后显著相关。目前已有充足的证据显示:移植后的增殖性疾病中,细胞毒 T 细胞(CTL)为基础的免疫治疗非常有效,而这些疾病均是 EBV 相关的。因此在 NPC 中,以 EBV 为基础的免疫治疗方法的研究有很多报道,其中有些已经进入了临床前和临床研究阶段。在这些研究方法中,使用自体 EBV 特异的 CTL 过继性免疫治疗是研究最充分的,并且似乎已经观察到了一定的疗效和前景。在两项小样本的临床研究中共入组 20 例患者。两项研究均是采用刺激 EBV 转化的淋巴母细胞株体外扩增 EBV 特异的 CTL。两项临床研究的联合分析显示:16 例有可测量病灶的患者中,2 例 CR,3 例 PR,有效持续时间为 3~23 个月。除此之外,2 例 SD,其 PFS 分别为 14 个月和 15 个月。仅有的毒性为 3 例患者出现肿瘤部位的 1~2 级炎症反应。初步的疗效提示这种方法非常值得进一步研究。在输注 CTL 前,先通过化疗减少肿瘤的负荷,可能可以进一步提高疗效。此外,这种方法可能也同样适用于那些高危患者根治性治疗后的巩固治疗。目前最佳给药途径还不清楚,还需要进一步优化。联合使用免疫增强剂或 DC 细胞来增强 EBV 的特异免疫反应等方法也在进一步研究之中。

5.小结

目前在复发转移性 NPC 中,细胞毒的化疗仍然是基石。在过去的 5~10 年之中,紫杉类药物和吉西他滨已经被证明有确切的疗效,并且加入到与铂类、氟尿嘧啶类药物联合方案之中。铂类为基础的双药联合方案通常耐受性良好,并产生较好的临床获益。更为强烈的多药联合化疗方案耐受性较差,除非作为临床试验,不推荐临床常规使用。新的单药化疗可以考虑作为二线或三线治疗用于那些 PS 状态较好的患者。

在不可治愈的 NPC 中,需要进行随机对照临床研究,并且需要根据目前已知的预后因素进行分层。靶向治疗的价值仍然不太清楚,急需在临床前研究结果的基础上设计随机对照临床研究。由于几乎所有的患者均为 EBV 相关的,以 EBV 为基础的过继性免疫治疗非常有吸引力,并且已有的有限的临床资料初步显示其疗效并且毒性很低,值得进一步的探索研究。但是目前该方法仍然非常昂贵,而且在制备方面的技术要求很高,限制了其大规模的临床应用甚至大样本临床研究的开展,因此在国际一流的实验室制定国际标准可能有助于解决这一难题。

(李秋恬)

第二节　甲状腺癌

甲状腺癌是最常见的甲状腺恶性肿瘤,是来源于甲状腺上皮细胞的恶性肿瘤,绝大部分甲状腺癌起源于滤泡上皮细胞,按病理类型可分为乳头状癌(70%)、滤泡状腺癌(15%~20%),髓样癌(5%)和甲状腺未分化癌(5%)。由于甲状腺癌的病理类型较多,生物学特性差异很大。乳头状癌易于较早地向局部和区域淋巴结转移,但血行转移则较晚,预后较好。滤泡状腺癌肿瘤生长较快,属中度恶性,易经血运转移。未分化癌预后很差,平均存活时间 3～6 个月。甲状腺癌中是近 20 多年发病率增长最快的实体恶性肿瘤,年均增长 6.2%。目前,已是占女性恶性肿瘤第 5 位的常见肿瘤。

甲状腺癌大约占所有癌症的 1%,病因不是十分明确,可能与饮食因素(高碘或缺碘饮食),发射线接触史,雌激素分泌增加,遗传因素,或其他由甲状腺良性疾病如结节性甲状腺肿、甲亢、甲状腺腺瘤特别是慢性淋巴细胞性甲状腺炎演变而来。甲状腺癌发病年龄因类型不同而异,乳头状腺癌分布最广,可发生于 10 岁以下儿童至百岁老人,滤泡状癌可见于 20～100 岁,髓样癌多发生于 40～80 岁,未分化癌多见于 40～90 岁。

一、甲状腺癌的诊断和分期

(一)甲状腺癌的诊断

1.病史和体格检查

甲状腺肿物或结节的检出并不难,重要的是如何鉴别结节的性质。绝大多数甲状腺结节患者没有临床症状,常常是通过体检或自身触摸或影像学检查发现。当结节压迫侵犯周围组织器官时,可出现相应的临床表现,如声音嘶哑、憋气、吞咽困难等。合并甲状腺功能亢进(甲亢)时,可出现甲亢相应的临床表现,如心悸、多汗、手抖等。

详细的病史采集和体格检查对于评估甲状腺结节性质很重要。病史采集的要点是患者的年龄、性别、有无头颈部放射线治疗史或辐射暴露史(特别是童年期)、结节的大小、变化和增长的速度、有无局部症状、有无甲亢、甲状腺功能减退(甲减)的症状,有无甲状腺肿瘤、甲状腺髓样癌或多发性内分泌腺瘤病 2 型(MEN2 型)、家族性多发性息肉病、某些甲状腺癌综合征(如 Cowden 综合征、Carney 综合征、Werner 综合征和 Gardner 综合征等)家族史等。

体格检查中应重点注意:甲状腺肿物的数目、大小、形态、质地、活动度、表面是否光滑、有无压痛、能否随吞咽上下活动、局部淋巴结有无肿大及声带活动情况等。提示甲状腺恶性结节的病史和体格检查结果包括:①童年期头颈部放射线照射史或放射性尘埃接触史;②因骨髓移植接受全身放疗史;③有甲状腺癌和(或)甲状腺癌综合征家族史;④年龄小于 14 岁或大于 70 岁,儿童期甲状腺结节 50% 为癌;⑤男性;⑥结节短期内突然增大,甲状腺腺瘤、结节性甲状腺肿等恶变为甲状腺低分化癌或未分化癌时,肿物可短期突然增大。但甲状腺腺瘤等合并囊内出血,也可表现为短期内突然增大,应注意鉴别;⑦产生压迫症状,如持续性声音嘶哑、发声困难、吞咽困难和呼吸困难;⑧肿瘤质地硬实,表面粗糙不平,形状不规则、活动受限或固定,不随吞咽上下移动;⑨伴颈部淋巴结肿大,某些病例淋巴结穿刺可抽出草绿色液体。

2.辅助检查

(1)血清 TSH:对所有甲状腺结节患者均应检测血清 TSH 水平,因多项研究已经显示较高水平的 TSH(即使在正常范围内)预示着结节有较高的恶性风险。如果血清 TSH 水平降低,应对结节行放射性核素扫描以确定其是否为"热结节"或功能自主性/高功能性结节(比周围正常甲状腺组织的摄取率高)。功能自主性结节恶变率很低,因此可不必对此类结节行细胞学检查。

(2)甲状腺球蛋白(Tg):Tg 是由甲状腺滤泡上皮细胞分泌的一种特异性蛋白,是甲状腺激素合成和储存的载体糖蛋白。血清 Tg 水平升高与以下 3 个因素有关:结节性甲状腺肿;甲状腺组织炎症和损伤;TSH、人绒毛膜促性腺激素(hCG)或 TRAb 对甲状腺刺激。在许多甲状腺疾病中均可出现血清 Tg 水平的升高,因此它并不是甲状腺癌特异的、敏感的指标。不建议将血清 Tg 浓度的检查作为甲状腺结节术前良恶性评估的常规检查。

(3)降钙素(Ct):甲状腺滤泡旁细胞(C细胞)是循环中降钙素(Ct)的主要来源。一些前瞻性、非随机研究评估了血清Ct检测的实用价值。研究数据显示常规测定Ct浓度可早期检出甲状腺C细胞增生和甲状腺髓样癌,从而改善这类患者的整体生存率。正常基础血清Ct值应低于10ng/L,如>100pg/ml则提示可能存在甲状腺髓样癌。激发试验包括五肽胃泌素激发试验或钙激发试验,可协助早期诊断C细胞异常,通常用于:①当基础降钙素仅轻度增高(<100ng/L)时;②在RET重排突变体阳性携带者中筛查C细胞病;③RET阳性儿童的术前监测;④手术后监测肿瘤复发;⑤高危人群无法进行遗传学检查时。值得注意的是,临床常规所采用的免疫学检测Ct仍存在一些技术性问题,而且甲状腺髓样癌以外的某些疾病也可出现Ct水平增高,如神经内分泌肿瘤、良性C细胞增生、严重肾功能不全、高胃酸血症、高钙血症、急性肺炎、局部或全身性脓毒血症等。如临床怀疑甲状腺髓样癌,检测Ct值的同时应检测癌胚抗原(CEA)。

(4)其他实验室检查:血清游离甲状腺素(FT_4)和游离三碘甲腺原氨酸(FT_3)可以辅助血清TSH,判定甲状腺结节患者的甲状腺功能状态。多数甲状腺结节患者FT_4和FT_3正常,因此测定结果对结节的良恶性鉴别没有帮助。

甲状腺自身抗体,包括抗甲状腺过氧化物酶抗体(TPOAb)、抗甲状腺球蛋白抗体(TgAb)和TSH受体抗体(TRAb)有助于结节合并自身免疫性甲状腺病(慢性淋巴细胞性甲状腺炎和Graves病)的诊断,对结节的良恶性鉴别无帮助。

有MTC家族史的甲状腺结节患者,尤其是儿童,应考虑进行RET原癌基因检测。因为近90%的家族性甲状腺髓样癌(FMTC)存在RET基因突变,约95%的2型多发内分泌腺瘤(MEN2)存在RET基因突变。

3.甲状腺结节的影像学评估

(1)甲状腺超声检查:甲状腺超声是评价甲状腺结节首选的、最敏感的方法。对可触及的、可疑的、在CT、MRI中意外发现的结节,以及^{18}F-DG-PET扫描中显示甲状腺有摄取者,均应行甲状腺超声检查。超声高频探头的临床应用,可以观察到甲状腺内直径2mm以上的微小病灶。超声不仅可确定结节的存在,还可用于结节大小、位置、质地(实性或囊性)、形状、边界、包膜、钙化、血供情况的判别,也可评估颈部区域淋巴结的大小、形态,有助于结节良恶性的鉴别。另外,超声能够引导甲状腺细针穿刺,提高穿刺病理学检查的成功率和准确性。

提示甲状腺结节可能为恶性的征象:①结节与正常甲状腺组织相比为低回声。②结节内血供丰富(TSH正常情况下)。③结节形态及边缘不规则、晕环缺如。④结节钙化:细小钙化,针尖样弥散分布或簇状分布的钙化考虑恶性肿瘤可能大;环形钙化可继发于组织坏死的营养不良性肿瘤;粗大钙化中50%左右为恶性肿瘤。⑤结节前后径与横径比值>1。提示淋巴结转移的征象:形态呈圆形、饱满,淋巴门消失,边界不规则、模糊,内部回声不均,结节内出现钙化、囊性区域,出现非淋巴门的边缘血供等。提示甲状腺结节可能为良性的征象:纯囊性结节,含多个小囊泡(占该结节体积的50%以上)、呈海绵状改变的甲状腺结节(99.7%为良性)。

(2)甲状腺核素扫描:利用甲状腺组织能够摄取放射性核素^{131}I/^{123}I或^{99m}Tc的特性,可通过核素扫描显像来了解甲状腺组织或结节的摄取功能。根据结节与周围正常甲状腺组织对核素摄取能力的比较,可将结节分为"热结节"或功能自主性/高功能性结节(比周围正常甲状腺组织的摄取率高)、"温结节"或等功能性结节(与周围组织摄取率相同),以及"凉(冷)结节"或无功能性结节(比周围正常甲状腺组织的摄取率低)。由于显像仪分辨率的局限性,核素扫描仅适用于评估大于1cm的甲状腺结节。

^{131}I和^{123}I都是稳定碘元素的放射性核素,除释放射线外,离子态的^{131}I或^{123}I与稳定碘离子理化及生物

学特性完全一致,所以^{131}I或^{123}I甲状腺扫描能直观反映甲状腺组织摄取碘离子的代谢状态。但^{131}I半衰期长(8.02天)并释放中能β射线,检查剂量受到限制;^{131}I释放γ射线多成分且主成分射线能量高(364keV),扫描图像质量较差;所以目前临床已少用于单纯判断甲状腺结节性质。^{123}I半衰期短,释放的γ射线能量适中(159keV),图像质量高,但^{123}I生产成本高,在国内尚无法常规应用。^{99m}Tc的半衰期也短,释放的γ射线能量(140keV)最适合显像,图像质量高,而且生产成本较低。虽然离子态的^{99m}Tc的理化特性不同于离子态的^{131}I或^{123}I,但对甲状腺结节摄取功能判断方面,^{99m}Tc甲状腺显像等效于^{131}I或^{123}I甲状腺显像,所以目前临床甲状腺核素显像常规使用^{99m}Tc。但须注意,全身扫描只能使用^{131}I或^{123}I。

对血清TSH降低的甲状腺结节患者,甲状腺^{131}I/^{123}I或^{99m}Tc核素扫描有助于判定其某个或某些结节是否具有功能自主性。功能自主性的"热结节"恶性情况罕见,因此无须进一步的FNAB评估。血清TSH正常或升高的甲状腺结节患者,如其结节>1cm而无FNAB条件,可酌情行甲状腺核素扫描评价结节的摄取功能,因为非囊性"冷结节"的恶性几率增高。另外,甲状腺结节在甲状腺核素显像上呈"凉"结节或"冷"结节时,可考虑行^{99m}Tc-MIBI或^{201}T$_1$肿瘤阳性显像,有助于协助鉴别结节的良恶性。有条件者也可选择采用^{18}F-DG-PET检查,在协助评估结节良恶性的同时进行全身性评估。

(3)CT和MRI:CT与MRI对甲状腺肿瘤的诊断有一定的价值,但在临床并不主张以其作为常规检查。对临床考虑需手术的患者,尤其是恶性肿瘤患者,可考虑作增强CT检查或MRI。CT检查可明确显示病变的范围,肿瘤与邻近器官关系及其组织侵犯情况,对邻近结构如气管、食管、肌肉、血管等有无压迫、破坏,以及气管旁、咽后、上纵隔、颈部淋巴结有无转移等,对胸内甲状腺CT有独特的诊断价值。特别当病变无功能时,CT检查还能确定胸廓内甲状腺肿瘤范围,纵隔有无转移病灶,以及与邻近结构如大血管的关系,为治疗方案提供可靠依据。MRI检查在甲状腺肿瘤诊断价值同CT检查。

(4)^{18}F-DG-PET:^{18}F-DG-PET显像可评估甲状腺结节对葡萄糖的摄取能力,不作为甲状腺结节的常规影像学检查手段。对在全身或颈部^{18}F-DG-PET显像检查中意外发现的甲状腺结节,需行颈部超声予以证实。^{18}F-DG-PET意外发现的甲状腺结节,经超声证实的恶性几率高达33%。

(5)细针穿刺抽吸活检(FNAB):FNAB是鉴别甲状腺结节良恶性的最精确、性价比最高的诊断方法。文献报道其敏感性达83%(65%～98%),特异性达92%(72%～100%),阳性预测值达75%(50%～96%),假阴性率为5%(1%～11%),假阳性率为5%(0～7%)。但是,FNAB检查区分甲状腺滤泡状癌和滤泡细胞腺瘤较为困难。术前FNAB检查有助于减少不必要的甲状腺结节手术,并指导确定正确的手术方案。

FNAB的适应证:直径大于1cm的结节,均可考虑FNAB检查,但伴有TSH降低、甲状腺核素扫描证实为"热结节"及超声高度提示为良性的结节(如纯囊性结节、含多个小囊泡的海绵状改变的结节)可不穿刺。

直径小于1cm的结节,FNAB不作为常规推荐,但存在下述情况,可考虑在超声引导下行FNAB:①超声提示有恶性征象的结节(如微小钙化的实性低回声结节);②超声检查提示伴颈部异常淋巴结改变的结节;③幼年期有颈部放射线照射史或辐射污染接触史;④甲状腺癌病史及家族史;⑤^{18}F-DG-PET显像阳性;⑥无任何干扰因素情况下血清Ct值水平升高。

(二)甲状腺癌的分期

根据AJCC制定的第七版(2010)国际TNM分类及分期如下:

1.分类

T原发灶[注:所有的分类可再分为S(单个病灶),M(多发病灶,以最大的病灶确定分期)]

TX　原发肿瘤无法评价

T_1　无原发原肿瘤的证据

T_1　局限于甲状腺内的肿瘤,最大直径≤2cm

T_{1a}　肿瘤局限于甲状腺内,最大直径≤1cm

T_{1b}　肿瘤局限于甲状腺,最大直径>1cm,≤2cm

T_2　肿瘤局限于甲状腺内,最大直径>2cm,≤4cm

T_3　肿瘤局限于甲状腺内,最大直径>4cm,或有任何大小的肿瘤伴有最小程度的腺外浸润(如侵犯胸骨甲状肌或甲状腺周围软组织)

T_{4a}　较晚期的疾病。任何大小的肿瘤浸润超出甲状腺包膜至皮下软组织、喉、气管、食管或喉返神经

T_{4b}　很晚期的疾病。肿瘤侵犯椎前筋膜、包绕颈动脉或纵隔血管

所有的未分化癌均为 T_4

T_{4a}　甲状腺内的未分化癌

T_{4b}　腺外侵犯的未分化癌

N　区域淋巴结转移(区域淋巴结包括颈正中部淋巴结、颈侧淋巴结、上纵隔淋巴结)

Nx　区域淋巴结无法评价

N_0　无区域淋巴结转移

N_1　区域淋巴结转移

N_{1a}　转移至Ⅵ区淋巴结(包括气管前、气管旁、喉前淋巴结)

N_{1b}　转移至单侧、双侧或对侧颈部(Ⅰ、Ⅱ、Ⅲ、Ⅳ、Ⅴ区)或咽后或上纵隔淋巴结

M　远处转移

M_0　无远处转移

M_1　远处转移

2.分期

DTC,年龄小于 45 岁

	T	N	M
Ⅰ期	任何 T	任何 N	M_0
Ⅱ期	任何 T	任何 N	M_1

DTC,年龄大于或等于 45 岁

	T	N	M
Ⅰ期	T_1	N_0	M_0
Ⅱ期	T_2	N_0	M_0
Ⅲ期	T_3	N_0	M_0
	$T_1/T_2/T_3$	N_{1a}	M_0
Ⅳa 期	T_{4a}	$N_0/N_{1a}/N_{1b}$	M_0
	$T_1/T_2/T_3$	N_{1b}	M_0
Ⅳb 期	T_{4b}	任何 N	M_0
Ⅳc 期	任何 T	任何 N	M_1

髓样癌,不论年龄

	T	N	M
Ⅰ期	T_1	N_0	M_0

Ⅱ期	T_2/T_3	N_0	M_0
Ⅲ期	$T_1/T_2/T_3$	N_{1a}	M_0
Ⅳa期	T_{4a}	$N_0/N_{1a}/N_{1b}$	M_0
	$T_1/T_2/T_3$	N_{1b}	M_0
Ⅳb期	T_{4b}	任何N	M_0
Ⅳc期	任何T	任何N	M_1

未分化癌（所有未分化癌均为Ⅳ期）

	T	N	M
Ⅳa期	T_{4a}	任何N	M_0
Ⅳb期	T_{4b}	任何N	M_0
Ⅳc期	任何T	任何N	M_1

3.DTC的复发风险分层

高危组：<15岁或>45岁；

肿瘤直径>4cm；

甲状腺腺外侵犯；

有甲状腺放射暴露史；

有不良病理类型，如：高细胞、岛状、圆柱状等；

切缘阳性；

有远处转移；

颈部淋巴结广泛转移。

低危组：15岁<年龄<45岁；

肿瘤直径<4cm；

无甲状腺放射暴露史；

无甲状腺相关疾病史；

切缘阴性；

无远处转移；

无颈淋巴结转移；

无其他浸润性变异。

二、甲状腺癌的综合治疗原则

分化型甲状腺癌（DTC）起源于甲状腺滤泡上皮细胞，包括乳头状癌（PTC）和滤泡样癌（FTC），约占所有甲状腺癌的90%。DTC的某些组织学亚型容易侵袭血管、甲状腺外组织或出现大范围的肿瘤坏死以及肿瘤细胞核有丝分裂，预后较差，这些亚型包括PTC的高细胞、柱状细胞、弥漫硬化型，FTC的小梁状、小岛状和实性亚型。

早期的分化型甲状腺癌主要以手术治疗为主，术后行内分泌治疗。较晚期或出现远处转移的分化型甲状腺癌和甲状腺未分化癌的患者需采用综合治疗，其中包括手术治疗、内分泌TSH抑制治疗、术后放射性碘治疗、放疗、化疗及靶向治疗等。

(一)手术治疗

除了未分化癌外,甲状腺癌的治疗以外科手术为主。根据不同的病理类型和侵犯范围,其手术方式也有所不同。应根据原发肿瘤的大小、病理类型、对周围组织的侵犯程度、有无转移及转移的范围来决定具体的术式。

1.原发癌的处理

(1)一侧腺叶加峡部切除:当肿瘤局限于一侧腺体(若术前检查为单侧腺叶病变,术中探查发现为双侧腺叶病变,则按双侧病变处理),不超过 T_2 的病变都可行一侧腺叶加峡部切除。

对性质不明的甲状腺内的实质性肿块至少要行一侧腺叶次全加峡部切除术。怀疑甲状腺癌的病例应行一侧腺叶加峡部切除术。

行一侧腺叶切除时应显露并注意保护喉返神经,常规探查气管前和喉返神经旁(Ⅵ区)是否有肿大的淋巴结,若有,应一并清除。

(2)甲状腺全切除或近全切除:当甲状腺病灶累及双侧腺叶,或甲状腺癌已有远处转移时,需要在手术后行放射性核素治疗时,应先切除甲状腺。行甲状腺全切除术时,应尽量保留至少一个甲状旁腺,有时为了保留甲状旁腺,可保留少许后包膜,行甲状腺双侧叶近全切除或一侧腺叶全切加对侧腺叶近全切除术。

(3)一侧残叶扩大切除术:对性质不明的甲状腺肿物仅行肿物局部切除,术后病理证实为癌,再次手术切除残存腺叶,其残癌率为 $29.2\% \sim 60\%$。再次手术应将甲状腺同侧残留腺叶连同瘢痕及同侧的颈前肌一起切除,同时探查气管前和喉返神经旁是否有肿大的淋巴结,若有,应一并清除。

(4)甲状腺扩大切除术:指将甲状腺和受侵犯的组织器官一并切除的术式,当肿瘤侵犯腺体外组织或器官如喉、气管、食管和喉返神经等,只要患者情况允许,应争取行扩大切除术。有资料显示手术切除彻底与否影响患者的预后。

2.区域淋巴结的处理

甲状腺癌的区域淋巴结转移包括颈部和上纵隔的淋巴结转移,临床上颈淋巴结转移较为常见。因为大多数的文献显示颈淋巴结转移对患者的生存无显著性影响,因此对于临床颈淋巴结阴性的病例,一般不主张行选择性颈淋巴结清扫术;而对于临床颈淋巴结阳性的病例,应行治疗性颈淋巴结清扫术。在临床颈淋巴结阴性的甲状腺癌的初次手术中,应常规探查气管前和气管旁(Ⅵ区)是否有肿大的淋巴结,若有,可行Ⅵ区淋巴结清扫术,但应注意保护喉返神经和甲状旁腺。

分化型甲状腺癌的恶性程度较低,颈清扫的术式以功能性清扫为主。对肿瘤侵犯范围大、转移性淋巴结广泛甚至侵及周围组织、器官者,则应考虑行经典性或者范围更为广泛的颈淋巴结清扫术。对于有上纵隔淋巴结转移的病例,可采用颈部切口或行胸骨劈开行上纵隔淋巴结清扫。

(二)非手术治疗

甲状腺癌的非手术治疗包括内分泌治疗、[131]碘治疗、放射治疗、化学治疗和靶向治疗等。研究表明甲状腺癌的非手术治疗可提高其长期生存率。

1.[131]碘治疗

应用[131]I治疗甲状腺癌远处转移患者的剂量和方法有 3 种:①经验性固定剂量;②通过血液和身体的放射线耐受量的上限确定治疗剂量;③测定肿瘤所需的放射量。剂量确定法通常用于有远处转移或罕见情况如肾功能衰竭或确实需要 rhTSH 刺激的患者。目前尚无前瞻性随机对照研究来确定最佳治疗方案,有专家认为使用较高剂量[131]I后,每个肿瘤组织的总[131]I摄入和疾病转归成正比,也有人不同意这种观点。

甲状腺癌远处转移患者的治疗原则:

（1）出现远处转移的患者的发病率和致死率升高，但某个个体的预后依赖于原发灶的组织学特征、转移灶的数目和分布（如脑部、骨髓、肺）、肿瘤大小、转移灶诊断时的年龄以及^{18}F-DG 和 RAI 亲和力。

（2）生存率的提高与机体对手术和（或）RAI 治疗的反应性大小有关。

（3）即使无法提高生存率，某些疗法仍是可以明显缓解症状或改善生存质量。

（4）如果无法提高生存率、无法缓解症状或改善生存质量，经验性治疗会因其潜在的毒性而被限制应用。

（5）特殊转移灶的治疗应考虑患者的体力状态和其他部位的疾病，如 5％～20％的远处转移的患者死于进展性的颈部疾病。

（6）有必要纵向重新评估患者状态和重新判定潜在益处和干预后的风险。

（7）X 线证实或有症状的肿瘤转移者对 RAI 治疗无反应，转归也较差，多学科的综合治疗以及前瞻性临床研究的结果激励临床医师将这部分患者委托给特殊领域的专家。

甲状腺癌肺转移患者的治疗，关键在于：①转移灶的大小（X 线胸片显示巨块样变；CT 显示小结样变；CT 无法分辨的病变）；②对 RAI 的亲和力，如果适用，观察其对先前的 RAI 治疗的反应；③转移灶的稳定性。高剂量的放射碘治疗极少导致肺炎和肺纤维化。剂量确定法研究显示对于肺部弥散性^{131}I 摄取的患者应使其全身储存 80mCi 剂量达 48 小时以及红骨髓储存 200cGy 的^{131}I 量才会有效。如果怀疑肺纤维化，应定期行肺功能检查并咨询相关专家。肺纤维化的存在可能限制用 RAI 进一步治疗转移灶。

对于肺部微小转移癌的患者，可予以经验性（100～200mCi）或剂量确定法估计的使全身滞留 80mCi 剂量^{131}I 达 48 小时、红骨髓滞留 200cGy 的^{131}I 治疗。如果病灶持续摄入 RAI 并对其有反应，则应每 6～12 个月重复进行一次，因为这些患者治疗后可有很高的疾病完全缓解率。

如果肺部巨块转移灶可摄取碘，也可以考虑行 RAI 治疗。予以多大剂量和多久给一次必须个体化，依据患者对治疗的反应、治疗期间疾病的进展、患者年龄、是否有其他转移灶以及有无其他治疗手段。若有效（病灶直径减小、Tg 浓度降低），应重复进行该治疗。但是不易达到完全缓解而且生存率仍然较低。RAI 治疗剂量可予以经验性（100～200mCi）或病灶所需的放射量或剂量确定法估计的使全身滞留 80mCi 剂量^{131}I 达 48 小时、红骨髓滞留 200cGy 的^{131}I 治疗。

对于不能摄取 RAI 的患者予以放射碘治疗是没有意义的。有研究指出，10 名伴肺部巨块状转移灶的患者进行 3mCi 的诊断性扫描结果为阴性，予以 200～300mCi 的 RAI 治疗后的 Tg 水平增加了五倍，而且部分患者在治疗后的 4 年内即死亡。虽然对肺部病变的治疗无特殊限制，PET 扫描显示^{18}F-DG 摄取量增加的患者很少对 RAI 有反应，且与^{18}F-DG 阴性的患者相比 3 年生存率较低。另有研究发现^{18}F-DG-PET 阳性的转移灶患者，RAI 治疗无效。一项对 400 名接受过^{18}F-DG-PET 扫描检查的伴远处转移甲状腺癌治疗患者进行回顾性单变量分析研究发现，年龄、肿瘤初始分期、组织学、Tg 水平、RAI 摄取以及 PET 结果全部与生存率有关，但是只有年龄和 PET 结果是生存率的强有力预测因子。生存率与最活跃病灶的糖酵解率、可摄取^{18}F-DG 的病变数目成负相关。该研究还发现不摄取^{18}F-DG 的肿瘤在平均 8 年的随访中较可摄取^{18}F-DG 的肿瘤患者的预后明显要好。

骨转移患者的治疗，治疗效果取决于：①已发生病理性骨折或存在该风险，尤其是承重部位；②脊椎病变引起神经性损伤的风险；③疼痛控制效果；④RAI 摄取的能力；⑤可摄取 RAI 的骨盆转移病灶接受放疗时使正常骨髓暴露于放射线的几率增加。

对可摄取碘的骨转移灶行 RAI 治疗可以改善生存率，尽管 RAI 很少可以治愈患者，也应该考虑应用。可予以经验性（100～200mCi）或按剂量确定法计算所需剂量。手术彻底切除孤立的有症状的转移灶可改善生存率，可考虑应用，尤其是对于那些疾病缓慢进展的＜45 岁的患者。如果骨转移部位位于容易出现急性肿胀后剧痛、骨折或神经系统并发症者,应考虑行外照射并同时应用糖皮质激素以最大可能地降低 TSH 诱导和(或)放射相关的肿瘤增大。不能切除的疼痛病灶可以考虑其他治疗方案或几个治疗方案联合应用,包括 RAI、外照射、动脉内栓塞、射频消融、周期性应用氨羟二磷酸二钠或唑来膦酸(密固达)静脉输注或脊椎成形术。

2.辅助性放疗

除局部姑息治疗及其他无法行手术切除的病灶以外,DTC 的初始治疗中很少使用外放疗。对于初次手术治疗充分和(或)^{131}I 消融治疗后的、具有侵袭性组织学亚型的 DTC 患者,外放疗是否能够降低颈部肿瘤复发的风险尚不可知。对年龄超过 45 岁、在手术治疗时发现很明显的甲状腺外浸润和很可能存在显微镜下才能发现的残留病灶,以及那些存有显而易见的残留肿瘤者,若无法进行再次手术或^{131}I 治疗、或^{131}I 治疗可能无反应的患者,应当考虑应用外放疗。外放疗与^{131}I 治疗的顺序选择依赖于 DTC 残留病灶的体积及肿瘤组织对^{131}I 的反应。

3.内分泌治疗

TSH 抑制治疗,目前的观点认为分化型甲状腺癌是一种激素依赖型肿瘤。垂体分泌的促甲状腺素(TSH)是甲状腺滤泡细胞合成、分泌甲状腺素和甲状腺滤泡细胞增殖、分化的主要因素。自 1957 年 Crile 报道了甲状腺素对部分分化型甲状腺癌病例的显著治疗效果后,分化型甲状腺癌术后行 TSH 抑制治疗(服用甲状腺素)成为常规治疗方法,其理论基础是甲状腺素可抑制 TSH 的分泌从而减少分化型甲状腺癌的复发和转移。对于行甲状腺全切除术的患者,服用甲状腺素不仅可抑制 TSH 的水平,也有替代治疗的作用。我们的做法是绝大多数病例术后坚持长期或较长期地服用左甲状腺素(L-T$_4$),使血清 TSH 水平保持在 0.1mU/ml 以下,左甲状腺素的具体用量根据血清 TSH 水平调整。虽然有大规模的研究表明,TSH 抑制程度并非疾病进展的独立预测指标,然而汇集 60 余年 4000 余例的临床荟萃分析显示:TSH 抑制治疗可显著减少甲状腺癌主要临床不良后果、降低 Tg 水平、减少复发;有效阻止残余甲状腺癌细胞生长。TSH 抑制治疗对延缓高危患者病情进展、减少癌相关死亡率等方面的获益作用已得到回顾性和前瞻性研究的证实。

TSH 抑制疗法的药物首选左甲状腺素(L-T$_4$)口服制剂。合用 T$_3$ 并未显示出比单独使用 T$_4$ 在改善甲状腺功能减退症状、改善生活质量等方面的优势,因此仅在下述情况下考虑使用 T$_3$ 制剂:①单独使用 T$_4$ 后仍有甲减的不适症状或 TSH 仍未得到有效抑制时,可试验性联合应用 T$_3$ 制剂;②进行放射性碘检查和治疗前,为缩短甲状腺功能减退的持续时间,可在停用 L-T$_4$ 后,以 T$_3$ 制剂作为停用所有甲状腺激素类药物前的过渡。甲状腺片所含的甲状腺激素剂量不稳定,可能带来 TSH 波动,因此不推荐在 TSH 抑制治疗中使用。

目前尚缺乏以降低癌相关死亡率、长期无病生存、提高生活质量,同时减少外源性亚临床甲亢副作用为目的的 TSH 抑制治疗最佳值的大型、前瞻性、多中心、随机对照研究。一方面回顾及前瞻性的研究证明将 TSH 抑制到<0.1mU/L 水平可能改善高危甲状腺癌患者的结局,但另一方面 TSH 明显抑制可能导致亚临床甲亢、心脏疾病风险和绝经妇女发生骨质疏松危险性增加等不利影响。因此,目前建议应当综合分析 DTC 患者肿瘤复发的风险和 TSH 抑制治疗的风险,衡量 TSH 抑制治疗的利弊,设定个体化的 TSH 抑制治疗目标。

对 TSH 抑制治疗的目标,首先建立 TSH 抑制程度的分级系统:

0 级:TSH 维持在正常范围低限值(0.5～2.0mU/L,其中低限值 0.5 的数值因各实验室的正常参考范围下限不同而有所不同,下同);

1 级:TSH 正常范围低限以下水平(0.1～0.5mU/L);

2 级：TSH 维持在 0.1mU/L 以下。

根据患者长期随访中病情变化给予动态分层，并相应调整 TSH 的抑制水平：无病生存的低危患者、未实施放射碘消融甲状腺癌残余组织的低危患者，血中测不到 Tg、颈部 B 型超声检查阴性者，TSH 保持在 1 级水平 3～5 年，继续随访无复发及转移征象者提高 TSH 到正常范围低限即 0 级。

无病生存的中、高危患者、存在任何部位转移者应使 TSH 保持低于 0.1mU/L（2 级）至少 5 年；5～10 年随访无肿瘤复发及新的转移征象者 TSH 可保持上升到 1 级；病情持续或进展者无限期保持 TSH 在 2 级水平。

鉴于 L-T$_4$ 治疗的潜在副作用，强调充分权衡 TSH 抑制治疗的利弊关系后实施个体化治疗：70 岁以上、存在基础心脏病、有高危心脏病因素者酌情放宽至可耐受的最大或最接近达标剂量；临床医师需要权衡利弊，找到能够兼顾癌复发、转移与心脏、骨骼副作用以及显著甲亢症状之间的最佳药物剂量，随访并酌情调整之，同时应针对可能发生的副作用给予预防用药。

TSH 抑制治疗的 L-T$_4$ 用量，应高于平均替代剂量，约为 1.5～2.5mg/(kg·d)，国内多数患者达标后的日平均剂量约 100～200μg，低于国外报道。老年尤其 80 岁以上因外周甲状腺激素降解率下降超过其口服吸收率的降低，致使达到 TSH 抑制 L-T$_4$ 的剂量较年轻个体低 20%～30%，并且老年患者所需的 L-T$_4$ 剂量随年龄增长有减少趋势。然而最合适剂量需根据个体情况和 TSH 监测的结果酌情调整。

L-T$_4$ 的起始剂量因人、因具体情况而异。年轻健康的成年人可直接使用足量 L-T$_4$，而不是由小剂量开始并逐渐加大到目标剂量。没有冠心病（心脏供血不足）的 50 岁以上者，起始剂量可为每日 50μg；如果有冠心病及其他高危因素，则剂量通常进一步减少到每天 12.5～25μg，且增量应缓，并给予严密监测。

4.化学药物治疗

对于分化型甲状腺癌患者，目前尚缺乏有效的化疗药物，因此临床治疗中，化疗仅有选择性地试用于一些晚期无法手术或有远处转移的患者，或者与其他治疗方法相互配合应用；相比较而言，未分化癌对化疗则可能较为敏感，临床上多采用联合化疗。

传统的细胞毒化疗药物（如多柔比星和顺铂）一般最高的部分缓解率不超过 25%、完全缓解率极低、毒性相当大。多柔比星单药治疗仍然是美国食品与药品管理局批准的唯一治疗甲状腺癌转移的治疗方案，此疗法也只是在剂量合适时（每 3 周 60～75mg/m^2）才会有效，但是药效仍不持久。大部分联合化疗方面的研究指出联合化疗与单用多柔比星相比并不增强治疗效应却可以增加治疗毒性。根据未分化甲状腺癌方面的有限的数据，有专家推荐单用多柔比星或紫杉醇，或二者联合应用。一项近期的研究评估了 TSH 刺激（内源性或 rhTSH）下的联合化疗（卡铂和表柔比星）方案的疗效，发现完全和部分缓解的总概率为 37%。Pudnev 报告 5 例外科医师认为不能单纯手术的甲状腺未分化癌（Ⅳb 期）患者行手术、放疗、化疗的综合治疗。2 例就诊时有明显的局部症状，所以立即进行了同期放疗和化疗，其中 1 例出现中性粒细胞缺乏性发热。另 3 例无明显局部症状，所以先进行了诱导化疗，多西他赛 75mg/m^2 ＋多柔比星 50mg/m^2 ＋环磷酰胺 500mg/m^2，3 周后重复，共 4 个疗程。2 例 4 度骨髓抑制，1 例 22 个月后死于局部进展。诱导化疗中的另一例化疗后 PET-CT 显示完全缓解（CR），手术切除了残留病灶，术后病理未发现有增殖活性的肿瘤细胞。另一例患者在诱导化疗中，病变进展。该组患者中位无进展生存 11 个月，中位总生存期 13 个月。

此外，还有一些文献报道阿霉素、顺铂、博来霉素、依托泊苷（鬼臼乙叉苷）和米托蒽醌、紫杉醇、多西他赛、吉西他滨有一定的疗效，甲状腺癌的化疗并发症及处理与其他实体肿瘤相似。

5.甲状腺癌的靶向治疗

近年来，随着对甲状腺癌分子机制研究的不断深入，越来越多的靶向药物开展了针对甲状腺癌的临床试验。根据治疗的靶点不同，靶向药物可分为以下几类：目前的靶向药物分为：①单克隆抗体(mAb)——阻断生长因子与受体的相互作用，调节肿瘤细胞表面的致癌蛋白；②致癌信号通路抑制剂——大多数 DTC 存在着致癌酪氨酸激酶受体信号通路的异常激活，酪氨酸激酶抑制剂(TKIs)可靶向性作用于酪氨酸激酶受体，从而阻断致癌信号通路的激活。③抗血管生成药物——通过阻断血管内皮生长因子(VEGF)及/或其信号通路起作用；④蛋白酶体抑制剂——针对在细胞周期调节、凋亡、血管生成的多种蛋白质降解中起关键作用的酶复合体—蛋白酶体起作用；⑤维 A 酸(视黄酸)及过氧化物酶增殖体(PPAR)-配体——通过与特异核受体结合而作用于细胞核；⑥放射性核素靶向治疗——针对特殊分子结构如钠碘协同转运体(NIS)、生长抑素受体(SSTRs)；⑦表观遗传学药物——组蛋白脱乙酰基酶抑制剂及脱甲基制剂等；⑧免疫调节剂——通过增强抗原树突细胞的活性可能会刺激肿瘤的免疫应答，目前还未用于甲状腺癌的研究。

(1)分化型甲状腺癌(DTC)

1)血管生成抑制剂：肿瘤的生长存活与血管的形成和保持关系密切。研究表明新血管的形成需要持续的 VEGF 分泌；VEGF 表达水平也与甲状腺癌远处转移和预后有关。一些抗 VEGF 类的药物已经在临床试验中用来治疗分化型的甲状腺癌。

Axitinib(AG-013736、阿西替尼)是一种针对 VEGF 受体 1/2/3、PDGFR 和 c-KIT(CD117)的小分子抑制剂。Cohen 等选择了 60 例不能手术切除、转移和无法行 131 碘治疗的分化型甲状腺癌患者入组试验，患者按照单药 5mg 每天口服两次的初始治疗量，治疗时间 6～670 天。其中部分缓解为 22％，疾病控制为 50％。副作用包括疲劳(37％)、蛋白尿(27％)、口炎/黏膜炎(25％)、腹泻(22％)、低血压(20％)和恶心(18％)。

索拉非尼是一种多靶点的小分子激酶抑制剂(VEGF 受体和 BRAF 激酶)。Gupta 等的一项Ⅱ期临床试验中，19 例碘治疗无效的转移性甲状腺乳头状癌患者入组接受索拉非尼，其中部分缓解 5 例，疾病控制 8 例。对其中 2 例有效者进行药代动力学分析，发现 pERK9(磷酸化细胞外信号调节激酶，VEGFR 和 BRAF 的下级级联信号分子)和 pAKT(磷酸化丝氨酸/苏氨酸蛋白激酶，VEGFR 的下级级联信号分子)在接受治疗后下降。Brose 等人组 36 例甲状腺癌患者，包括乳头状癌(22 例)、滤泡状癌(10 例)、髓样癌 MTC(2 例)和未分化癌(2 例)，其中 CR 达到 59％，PR 达到 21％。

AMG-706 也是一种多靶点激酶抑制剂(VEGF/PDGF 受体，Kit 和 RET)。在一项Ⅱ期试验中，93 名入组的分化型甲状腺癌患者接受 AMG-706 治疗后，经过平均 32 周的随访，部分缓解为 12％，疾病控制为 69％。副作用最常见的为腹泻(11％)和低血压(22％)。

2008 年第 44 届 ASCO 年会上，有学者报道了关于舒尼替尼治疗晚期分化型甲状腺癌的Ⅱ期临床研究报告。舒尼替尼是一种选择性的酪氨酸激酶抑制剂，主要作用于 PDGFR、VEGFR 和 FLR3，通过 RET/PTC3 基因诱导表达的多肽 E4Y，抑制酪氨酸合成中的磷酸化作用。E.E.Cohen 等报道了 43 例患者(37 例 DTC，6 例 MTC)，给予 6 周为一疗程的舒尼替尼 50mg，每天 1 次，其中 31 例 DTC 患者经过 2 程治疗后，PR13％、SD68％、PD10％和 NE13％，MTC 患者的反应为 SD83％和 PD17％。药物副作用包括乏力(79％)，腹泻(56％)，手足综合征(53％)，中性粒细胞减少症(49％)和低血压(42％)。

2)表皮生长因子受体抑制剂：表皮生长因子受体(EGFR)是一种原癌基因 c-erb 编码的细胞膜糖蛋白。这种受体在分化型甲状腺癌中表达提示其预后差。Gefitinib 是一种酪氨酸激酶抑制剂，在体外试验中，Gefitinib 已经被证实能抑制甲状腺癌细胞生长。NathanA 入组 27 例晚期及转移的甲状腺癌患者(分化型 67％，未分化型 19％，髓样癌 15％)，25 例患者 Gefitinib 治疗后评估未得到缓解的客观证据。3、6、12 个月 SD 率(疾病稳定)分别为 48％、24％和 12％。其中有 5 例患者的血清甲状腺球蛋白水平有下降。最常见的副作用包括皮疹(52％)和腹泻(41％)。

3)环氧酶-2(COX-2):甲状腺乳头状癌中最常见的两种基因,RET/PTC1 和 RET/PTC2,诱导表达 COX-2。COX-2 表达与一种凋亡蛋白 survlvm 表达存在相关性。这类药物中进入临床试验的主要有 Celecoxib。在一项二期试验中,Mrozek 等入组了 25 例晚期分化型甲状腺癌患者,接受 400mg 每天两次的剂量达 12 个月。23 例因毒性反应终止试验,结果显示 1 例 PR,1 例 SD。其结果并不令人满意。

4)抗血管生成复合物:Thalidomide 是一种抗血管生成复合物。KennethB 等报道,36 例进展期甲状腺癌的患者(分化型甲状腺癌 81%,髓样癌 19%),起始剂量为 200mg 每天 1 次,6 周内增至 800mg 或者最大可耐受剂量。结果显示 PR 为 18%(5),SD 为 32%(9)。有效组的平均生存时间为 23.5 个月(PR+SD),未反应组生存时间约 11 月。常见的副作用包括乏力(1~2 级 69%,3~4 级 8%),4 例感染,1 例心包积液,1 例肺栓塞。Leinalidomide 是 Thalidomide 的一种衍生物,K.B.Ain 等报道 18 例患者给予 25mg 每天 1 次 Leinalidomide,缓解率达到 67%(44%SD,22%PR)。

(2)甲状腺髓样癌(MTC):甲状腺髓样癌可分为偶发型和家族型(MEN2a,2b 和家族性甲状腺髓样癌),它对放疗化疗都不敏感。对于不能手术切除、复发和转移的甲状腺髓样癌患者预后很差。RET 基因是一种原癌基因,编码酪氨酸激酶受体。它与不同类型的甲状腺癌的发病机制有关。

目前关于这方面的研究药物主要有伊马替尼(或者与其他化疗药合用)。Karin 等入组了 9 名 MTC 患者,给予 Imatinib 600mg 每天一次,其中经过 6~12 个月的随访,3、6、12 个月的 SD(疾病稳定)率分别为 77%、55% 及 11%。PD(疾病进展)率分别为 11%,11% 及 44%。多数患者对治疗能够很好地耐受,副作用包括轻中度的失眠(3 例)、腹泻(2 例)、皮疹(2 例)、水肿(3 例)。

范得他尼,是一种合成的苯胺喹唑啉化合物,属于抗肿瘤小分子化合物类药物,多靶点酪氨酸激酶抑制剂,可通过抑制 RET、EGFR、VEGF 等多种酪氨酸激酶而抑制肿瘤的生长和转移。由于 95% 的遗传性甲状腺髓样癌和 70% 的散发性髓样癌是 RET 基因突变引起,所以,2006 年 2 月,FDA 快速批准并推荐范得他尼用于晚期甲状腺髓样癌的治疗。在一项临床Ⅱ期研究中,入组 30 例患者,给予范得他尼 300mg 口服,每天 1 次。根据 RECIST 评价标准,其中 20% 患者部分缓解,53% 病情稳定超过 24 周,73% 疾病得到控制,其中 24 例患者的降钙素较基线值下降 50%,并维持至少 4 周以上,此外,16 例患者的癌胚抗原(CEA)表达也出现下降。Sherman 等报道 10 例甲状腺髓样癌患者,给予范得他尼 100mg 口服,每天 1 次,初步评估结果显示,2 例患者为部分缓解,6 例患者稳定至少 24 周,2 例疾病进展,8 例患者的病情得到控制。其最常见的不良反应是腹泻,皮疹,恶心、疲劳、不典型 QT 间期延长等。

(3)甲状腺未分化癌(ATC):甲状腺未分化癌包括鳞癌、腺样囊性癌、大细胞癌、小细胞癌、黏液腺癌、分化差的乳头状癌、分化差的滤泡状癌等,恶性度高、手术切除率低、易局部复发、易远处转移、单纯手术或放射治疗效果不佳。目前关于未分化癌的靶向药物进入临床试验的有 CA4P。它是一种抗血管生成的复合物。和其他血管生成抑制剂(如 VEGF)不同,CA4P 是一种微管蛋白结合血管破裂因子,主要是阻止血液流向肿瘤血管从而减少肿瘤的营养和氧气供给。CooneyMM 在一项Ⅱ期试验中有 18 名 ATC 患者入组,6 例疾病得到控制(SD),28% 在 3 个月以上没有恶化。

此外,还有 TKls 类靶向药物,但治疗的病例数很有限。莫替沙尼和索拉非尼治疗后均未见缓解病例,阿昔替尼治疗的 2 例 ATC 患者中有 1 例部分缓解。另一种能够阻止血管再生(肿瘤内血管生长)的药物——考布他汀也处于临床试验中。其他研究中的药物包括硼替佐米和肿瘤坏死因子相关凋亡诱导配体(TRAIL)。短期内尚难预测上述药物的应用前景。

(张志华)

第三节　其他头颈癌

头颈部肿瘤包括自颅底到锁骨上,颈椎以前这一解剖范围的肿瘤,以恶性肿瘤为主。头颈部是各种器官集中的部位,它包括头颈部软组织、眼、耳、鼻、喉、咽、口腔、颌骨、涎腺及颈部的肌肉、血管、神经、甲状腺等部位。头颈部结构复杂互为联系,往往某一部位或器官发生的肿瘤同时也会涉及其他部位或器官。超过 90% 的头颈部肿瘤为鳞状细胞癌。头颈部所发生的肿瘤,其原发部位和病理类型之多,居全身肿瘤之首。

全球每年约有 645000 例新发生的头颈部癌病例。在大多数国家,头颈部肿瘤男性多于女性,且年龄 ≥50 岁者多见。欧洲 2002 年的新发病例约为 100800 例,40000 多例死亡。头颈部肿瘤与吸烟和酗酒密切相关,烟酒消费高的国家发病率也高。我国近年头颈部肿瘤的发病率也逐年增加,年发病率达 15.22/10 万,占全身恶性肿瘤的 4.45%(男性为 2.51/10 万,女性为 1.92/10 万)。除了鼻咽癌和甲状腺癌以外,常见的头颈肿瘤包括喉癌(占头颈肿瘤的比率约为 32.1%)、口腔癌(16.1%)、鼻腔鼻窦癌(6.6%)、大涎腺癌(4.2%)、下咽癌(1.5%)等。因生活环境不同及致病因素的不同,我国各地头颈部肿瘤的发病情况也不同。譬如喉部肿瘤的发生与吸烟和空气污染有关;而口腔肿瘤的发病与不良饮食、口腔卫生有关。

头颈部重要器官比较集中,解剖关系复杂,治疗方法各异。它同时涉及头颈肿瘤外科、肿瘤内科学、放射治疗、营养语言治疗、社会工作、护理和康复等多学科的医学领域。而一些部位的肿瘤需要有多学科相互协作配合的综合治疗,才能有效地提高治疗效果。

一、口腔癌

(一)口腔癌的诊断

按临床解剖学分类,口腔癌指发生于固有口腔的癌瘤,包括颊黏膜(上下唇内侧黏膜、颊黏膜、上下龈颊沟黏膜);口底;舌体(舌前 2/3,轮廓状乳头前的舌背部、舌侧缘和舌腹部);牙槽牙龈(上牙槽牙龈、下牙槽牙龈);磨牙后三角;硬腭,而唇癌和口咽癌(舌根、扁桃体、口咽后壁和软腭)不包括在内。由于口腔癌中 90% 以上均为口腔黏膜上皮来源的鳞状细胞癌故一般文献上所称的“口腔癌”均指口腔黏膜鳞癌而言。而发生在口腔中,来源于唾液腺的癌应属唾液腺肿瘤,此外,还有一些间叶组织来源的恶性肿瘤。

口腔癌的诊断要求:①全面的头颈部体检,触诊及双合诊十分重要,尤其是浸润型的肿瘤,触及的肿瘤范围总是大于视诊所见;根据临床指征,行间接鼻咽镜、间接喉镜及纤维镜检查。②活检,采用钳取法或切取活检,通常不用缝合,如出血过多,可松松缝合一、二针,避免组织内压升高,导致肿瘤细胞进入血液或淋巴道。③建议行肿瘤 HPV 检验,研究表明 HPV 检验结果虽然不影响治疗的选择,但对预后评估有意义,并推荐行病检组织的 p16 免疫组化检查。④胸部正侧位 X 线片。⑤原发灶及颈部的增强 CT 或核磁共振(MRI)检查,MRI 对软组织的分辨优于 CT,能更好地显示口腔原发肿瘤的部位、大小、范围、浸润深度及与周围组织的关系。⑥晚期口腔癌,临床分期Ⅲ、Ⅳ期的患者可考虑行正电子发射型计算机断层(PET-CT)检查,了解有无全身转移。⑦牙齿的评估,包括全景片。⑧术前全身营养状况、发音和吞咽功能的评估。⑨麻醉下内镜检查。⑩全麻前的评估(必要时进行多学科会诊)。

(二)口腔癌的分期

采用 2010 年第 7 版美国抗癌协会(AJCC)建议的分期法(非上皮组织起源的如淋巴、软组织、骨及软骨类肿瘤不包括在内）。

T—原发肿瘤

Tx　原发肿瘤不能评估

T_0　原发灶隐匿

Tis　原位癌

T_1　肿瘤最大直径≤2cm

T_2　肿瘤最大直径＞2cm,≤4cm

T_3　肿瘤最大直径＞4cm

T_{4a}　局部相对晚期,肿瘤侵犯邻近组织,穿破骨皮质,侵犯舌深部肌层及舌外肌(如颏舌肌、舌腭肌、茎突舌肌)、上颌窦、皮肤(原发牙龈肿瘤仅是沿骨或牙槽骨外侵到表面,不应作为 T_4 分期)。

T_{4b}　局部非常晚期,肿瘤侵及咬肌间隙、翼板、颅底或(和)包裹颈内动脉。

N—区域淋巴结

Nx　不能评估有无区域性淋巴结转移

N_0　无区域性淋巴结转移

N_1　同侧单个淋巴结转移,最大直径≤3cm

N_2　同侧单个淋巴结转移,最大直径＞3cm,但≤6cm;或同侧多个淋巴结转移,但其中最大直径＜6cm,或双侧或对侧淋巴结转移,其中最大直径≤6cm

N_{2a}　同侧单个淋巴结转移,直径＞3cm,但≤6cm

N_{2b}　同侧多个淋巴结转移,其中最大直径≤6cm

N_{2c}　双侧或对侧淋巴结转移,其中最大直径≤6cm

N_3　转移淋巴结最大直径＞6cm

注:中线淋巴结作为同侧考虑。

M—全身转移

Mx　不能评估有无远处转移

M_0　无远处转移

M_1　有远处转移(应同时注明转移部位)

G—病理分级

Gx　不能评估病理分级

G_1　分化好

G_2　中分化

G_3　低分化

G_4　未分化

临床分期:

0 期	Tis	N_0	M_0
Ⅰ期	T_1	N_0	M_0
Ⅱ期	T_2	N_0	M_0
Ⅲ期	T_3	N_0	M_0
	T_1	N_1	M_0
	T_2	N_1	M_0

	T_3	N_1	M_0
ⅣA 期	T_{4a}	N_0	M_0
	T_{4a}	N_1	M_0
	T_1	N_2	M_0
	T_2	N_2	M_0
	T_3	N_2	M_0
	T_{4a}	N_2	M_0
ⅣB 期	任何 T	N_3	M_0
	T_{4b}	任何 N	M_0
ⅣC 期	任何 T	任何 N	M_1

NCCN 在治疗上对证据和共识的分类：

1 类：基于高水平证据（如随机对照试验）提出的建议，专家组一致同意。

2A 类：基于低水平证据提出的建议，专家组一致同意。

2B 类：基于低水平证据提出的建议，专家组基本同意，无明显分歧。

3 类：基于任何水平证据提出的建议，专家组意见存在明显分歧。

除非特别指出，NCCN 对所有建议均达成 2A 类共识。

（三）口腔癌的治疗

手术治疗和放射治疗是早期和局部晚期可切除口腔病变的标准治疗，详细的治疗方案应根据临床 TNM 分期以及淋巴结受侵的情况来制订。因为患者的咀嚼、吞咽和构音等重要的生理功能可能受到影响，所以多学科综合治疗对于口腔肿瘤特别重要。NCCN 大多数专家组成员还是选择手术治疗可切除的口腔肿瘤，显微血管技术、游离皮瓣在术后缺损重建中的应用使得局部晚期肿瘤患者能较好地保留口腔功能。

口腔的淋巴循环非常丰富，淋巴引流首先至颈部Ⅰ区、Ⅱ区和Ⅲ区的淋巴结。约 30％的患者就诊时存在区域淋巴结肿大，但是不同部位的颈部淋巴结转移发生率有差异，例如原发于上牙龈和硬腭的肿瘤较少出现转移，而舌癌患者的隐匿性颈部转移却很常见，可达 50％～60％。总而言之，绝大部分患者都要行单侧或双侧选择性颈淋巴结清扫术；对于 $T_{1\sim2}$、N_0 的患者，如果首选放射治疗，颈部高危引流区至少给予 50Gy 照射。

对于所有手术可切除的口腔肿瘤，存在淋巴结包膜外受侵和（或）切缘阳性的病理不良预后因素，推荐行术后同步化放疗（1 类）。对于其他不良预后因素：如原发肿瘤 pT_3 或 pT_4、淋巴结转移 N_2 或 N_3、Ⅳ或Ⅴ区肿大淋巴结、神经周围侵犯、血管内瘤栓，应根据临床评判考虑是否补充单纯放疗或在放疗基础上增加化疗。

诱导化疗，新辅助化疗在 NCCN 的专家中存在争议。20 世纪 80 及 90 年代发表的大部分随机研究中，诱导化疗序贯手术治疗或放射治疗并没有提高患者的生存率，研究表明诱导化疗对于局部控制也没有很大的作用，然而，在许多临床试验中它确实减少了远处转移的发生率。

有三个Ⅲ期临床试验比较了顺铂＋5-FU 输注加或不加紫杉醇类诱导化疗的疗效。结果显示同时使用三药联合的诱导化疗方案在缓解率、无瘤生存率或总体生存率均优于两药联合方案。综合来说，这些结果表明三联用药比起以前 90 年代推荐的顺铂＋5-FU 标准诱导疗法更有效。然而，目前仍缺乏证据表明这种疗法比同步化放疗能获得更高的生存率，因此专家组一致认为应该开展临床试验以研究是否行同步化放疗加上诱导化疗来改善口腔局部晚期肿瘤患者的生存率。这类试验仍在进行中，专家组成员都建议患者入组此试验,但他们对于这些治疗是否应当做标准治疗手段仍有分歧,只有少部分专家提倡,该建议定为 3 类,反应了意见的不一致。

此外,口腔癌患者治疗后的生活质量越来越受到重视,因为口腔肿瘤对患者的基本生理功能如咀嚼、吞咽、味觉和人类独有的特征如容貌与声音产生了巨大的影响。在非正式使用时,健康状态、功能及生活质量等术语经常被混为一谈,而实际上他们之间是有一定区别。健康状况评价是用来描述一个个体的身体、情感和社会能力和限度;功能和行为评价是描述一个个体承担重要角色、任务或活动的能力水平;而生活质量重点是放在个体对他们自己的健康状况的一个自我评价,完全是由患者自己的感觉所决定的。对头颈部肿瘤来说,得到最广泛认同的 3 种评估方法是:华盛顿大学生活质量表(UW-QOL);欧洲癌症研究与治疗组织的生活质量问卷(EORTC-HN35)和癌症治疗功能评估量表头颈部肿瘤模块。

1.早期口腔癌:包括Ⅰ期、Ⅱ期的患者($T_{1\sim2}$,N_0)可行单纯手术或放射治疗,2010 版的 NCCN 指南推荐首选手术治疗。建议行原发灶切除±单侧或双侧选择性颈清扫。

(1)术后病理结果显示无不良预后因素(包括淋巴结包膜外受侵、切缘阳性、原发肿瘤 pT_3 或 pT_4、淋巴结转移 N_2 或 N_3、Ⅳ或Ⅴ区肿大淋巴结、神经周围侵犯、血管内瘤栓)则可以随访;

(2)1 个阳性淋巴结,无不良预后因素,可选择术后单纯放疗(2B 类);

(3)①有不良预后因素,淋巴结包膜外受侵和(或)切缘阳性,推荐行同步化放疗(1 类),或手术再切除(如果技术上可行,予以再切除,1 类),或单纯放疗;②切缘阳性(仅为 T_1,N_0),可行再切除或放疗;③其他不良预后因素,行放疗或考虑同步化放对于接受手术治疗的患者,在治疗前都要由头颈肿瘤外科医生进行评价,确保达到以下标准:①核实活检标本的病理,复核分期和影像学资料以研究病变累及的范围;排除其他同时存在的原发肿瘤,评估目前的功能状况,如果初步治疗是非手术性的,评价施行挽救性手术治疗的可能性;②在保留患者口腔的基本形态与功能的同时最大限度地提高生存率为目的,对患者的治疗方案进行多学科参与的讨论;③制订定一个前瞻监测计划,包括充分的口腔科、营养、健康行为评价与干预措施,以及其他能够帮助全面康复的辅助评价;④对于按计划进行手术治疗的患者,应该制定完整的手术方案、切缘以及重建计划,以达到切除所有大体肿瘤并保留足够的无瘤切缘。强调手术方案不能以任何治疗前观察到的反应为基础进行修改,除非在肿瘤进展的情况下,后者要求更加广泛的手术范围,以便在进行根治性切除的时候能够完整切除肿瘤。

颈部 cN0 患者的处理,可行选择性颈清扫术(Ⅰ～Ⅲ区)。对于肿瘤位于或者靠近中线的,双侧颈部都具有转移的风险,应当进行双侧颈清扫。如累及舌前端或者接近或跨过中线的口底癌,应同时进行对侧颈清扫,保证肿瘤的完全切除。

如选择外照射±近距离放疗,治疗结束后:①无肿瘤残留,可随访;②有肿瘤残留则需行挽救性手术。口腔癌的放射治疗原则,根治性放疗,原发灶以及转移淋巴结需给予 66～74Gy(每次 2.0Gy,星期一至星期五每天 1 次,常规分割放疗),颈部未受侵淋巴结区域,44～64Gy。如采用非常规分割放疗,①6 次/周加速放疗,肉眼可见病变照射剂量 66～74Gy,亚临床病变照射剂量 44～64Gy;②同步推量加速放疗,72Gy/6 周(大野每次 1.8Gy,在治疗的最后 12 天,每天再加小野补充照射 1.5Gy,作为 1 天中的第 2 次照射);③超分割放疗,81.6Gy/7 周(每次 1.2Gy,1 天 2 次)。

2.临床分期为 T_3、N_0 的Ⅲ期口腔癌患者,需行原发灶切除,如有指征行单侧或双侧选择性颈清扫。

(1)术后病理结果显示无不良预后因素,行术后放疗(可选);

(2)有不良预后因素:①淋巴结包膜外受侵和(或)切缘阳性,推荐行同步化放疗(1 类),或手术再切除(1 类),或放疗;②其他不良预后因素,行放疗或考虑同步化放疗。

局部相对晚期口腔癌的治疗应当根据肿瘤累及的结构,采用较为公认的标准充分切除肿瘤,才可以达到手术治愈。①只要可行,就应当尽可能将原发肿瘤完整切除;②当原发肿瘤直接累及颈部时,有必要与颈清扫大体连续整块切除;③手术切除计划的制定应当以原发肿瘤的侵犯程度为基础,由临床检查以及影像学检查结果的仔细判读来确定;④当肿瘤靠近运动神经如舌下神经或者感觉神经如舌神经的时候,应当考虑是否存在神经周围侵犯,一旦疑似侵犯,应切除病变部分,神经近心端和远心端均送冰冻切片来判断切缘,确保肿瘤完全切除;⑤有必要进行部分或节段性切除下颌骨,确保切除大体中包含所有肿瘤以及足够的无瘤切缘,对于累及或者黏附在下颌骨骨膜上的肿瘤,完整的肿瘤切除要求进行部分水平或者矢状面下颌骨切除;对于严重侵犯下颌骨骨膜(肿瘤固定在下颌骨上)的肿瘤或者在术中或术前影像学检查时有证据显示肿瘤侵犯到骨皮质的情况下,应行下颌骨节段性切除,具体的切除范围以临床和术中评估的肿瘤侵犯程度为基础。

术后放疗,建议在手术后 6 周内进行,原发灶给予≥60Gy(每次 2.0Gy),颈部受侵淋巴结区域 60～66Gy(每次 2.0Gy),未受侵淋巴结区域 44～64Gy(每次 1.6～2.0Gy)。

3.临床分期为 T_{4a},任何 N,或 $T_{1\sim3}$,$N_{1\sim3}$ 的ⅣA 期口腔癌患者,先行手术治疗,其中 N_0,N_1,$N_{2a\sim b}$,N_3 的患者行原发灶切除和同侧颈清扫±对侧颈清扫;如是 N_{2c}(双侧颈淋巴结转移)则行原发灶切除＋双侧颈清扫。术后病理结果显示:

(1)无不良预后因素,行术后放疗(可选);

(2)有不良预后因素:①淋巴结包膜外受侵和(或)切缘阳性,推荐行同步化放疗(1 类),或手术再切除(1 类),或放疗;②其他不良预后因素,行放疗或考虑同步化放疗。

晚期肿瘤的原发灶切除,要注意切缘情况,应进行冰冻切片检查,有助于肿瘤的完全切除,有些情况下足够切缘的获得可能要求切除口腔毗邻结构,如舌根、下颌骨、喉等。①足够切缘的定义是肿瘤整体切除后至少有距离大体肿瘤 2cm 的切缘或者冰冻切片显示切缘阴性。一般来说,如果切缘距离肿瘤小于 2cm,由于肿瘤边界不明确而导致不能确定切除的范围,或者怀疑有残留病变(如软组织、不规则黏膜或者颈动脉),均应在术中进行切缘的冰冻切片检查;②切缘的详细情况应当在手术记录中描写清楚,切缘情况可能要从切除的标本或者手术台上通过合理定位进行评估;③切缘干净的定义是:镜下切缘距离肿瘤边缘 5mm或者更远;④近切缘,切缘距离肿瘤边缘小于 5mm;⑤以充分方便病理科医生定位的方式对原发肿瘤进行标记;⑥颈清扫应当被定位和分区,以确定清扫中包括的淋巴结区域;⑦手术缺损的重建经头颈外科医生慎重考虑后应采用常规技术进行,合适的情况下都建议一次性闭合切口,但是不应当以牺牲无肿瘤安全切缘为代价。手术缺损的修复可用局部/区域性皮瓣、游离转移皮瓣或者薄层植皮或者其他皮瓣带或不带下颌骨重建。

术后放化疗,指征为:淋巴结包膜外受侵和(或)切缘阳性,原发肿瘤 pT_3 或 pT_4、淋巴结转移 N_2 或 N_3、Ⅳ或Ⅴ区淋巴结转移、神经周围侵犯、血管内瘤栓,推荐行同步单药顺铂 $100mg/m^2$,每 3 周 1 次。其他化疗方案还包括:西妥昔单抗(1 类)、5-FU/羟基脲、顺铂/紫杉醇、顺铂/5-FU 输注、卡铂/5-FU 输注、卡铂/紫杉醇(2B 类)。虽然术后放化疗比单纯放疗提高了疗效,但也有更多的副作用。两个试验组均报道急性严重副作用在同步放化疗组明显升高了,包括黏膜炎、骨髓毒性和肌肉的纤维化,分析表明在不良预后因素中淋巴结包膜外侵犯和切缘阳性更受益。因此有专家建议同步放化疗适用于有较好的体质及以上不良的预后因素患者。

4.临床分期为 T_{4b},任何 N,或不可切除的淋巴结病灶(M0)的ⅣB 期口腔癌:

(1)推荐行临床试验;

(2)标准治疗:根据患者的体力状态评分,①PS 0～1 分,首选同步化放疗(1 类,以顺铂为主),或诱导化疗,继之化放疗(3 类),如原发灶控制,有颈部淋巴结残留,可行颈部淋巴结清扫,术后随访;②PS 2 分,行根治性放疗±同步全身治疗；③PS 3 分，根治性放疗或最佳支持治疗，有颈部淋巴结残留，可行颈部淋巴结清扫术。

常规根治性放疗，通常原发灶以及颈部受累淋巴结，给予≥70Gy（每次 2.0Gy）；颈部未受侵淋巴结区域 44～64Gy（每次 2.0Gy）。如果行非常规分割放疗，则：①6 次/周加速放疗，肉眼可见病变照射剂量为 70Gy，亚临床病变照射剂量≥50Gy；②同步推量加速放疗，72Gy/6 周（大野每次 1.8Gy，在治疗的最后 12 天，每天再加小野补充照射 1.5Gy，作为 1 天中的第 2 次照射）；③超分割放疗，81.6Gy/7 周（每次 1.2Gy，每天 2 次）；④修正的分割放疗总剂量＞70Gy，疗程＜7 周。

这类非常晚期的口腔癌 NCCN 推荐行同步化放疗，目前同步化放疗均采用常规分割放疗，即 7 周内给予每次 2.0Gy，至≥70Gy，同时每 3 周 1 次单药顺铂 100mg/m²，共 3 次。不过，其并发症是比较明显的，包括神经性毒性，听力丧失，强烈的恶心和呕吐以及肾功能不全等，很多患者难以完成整个治疗，替代方案可以选择每周低剂量的顺铂或每周卡铂加紫彬醇。但是大剂量顺铂三周方案还是作为首选推荐方案。

其他分割放疗（如 1.8Gy）、多药联合化疗以及经非常规分割放疗合用化疗的方案的使用都未得到共识。一般来说同步化放疗有很高的毒性风险，而非常规分割放疗或多药化疗会进一步增加该风险。对于任何化放疗方案，应该注意具体化疗药物、剂量、用药时间安排等，同时需要由有经验的医疗团队进行化放疗并辅以积极的支持治疗。

全身化疗，则多采用联合方案，NCCN 将顺铂或卡铂＋5-FU＋西妥昔单抗（C225）列为 1 类，其他方案还有顺铂或卡铂＋多西他赛或紫杉醇；顺铂/西妥昔单抗；顺铂＋5-FU。单药化疗可用：顺铂、卡铂、紫杉醇、多西他赛、5-FU、甲氨蝶呤、异环磷酰胺、博来霉素和西妥昔单抗。

许多随机试验和临床试验的荟萃分析表明同期或交替使用化疗＋放疗比起单独放疗能更明显地改善总体生存率、无瘤生存率和局部控制率。但所有联合放化疗方案的黏膜毒副作用都有不同程度的增加，因此需要密切观察患者情况，最好由有治疗头颈部肿瘤经验的医疗人员执行。多种单药的放化疗方案没有经过随机试验直接比较，因此，目前没有证实哪种药物效果最佳。在一个 Ⅲ 期随机试验中，以西妥昔单抗为基础的放化疗被证明可提高局部控制，并改善 Ⅲ/Ⅳ 期头颈部肿瘤患者的生存率。另外一个有关晚期口腔癌的 Ⅱ 期随机试验表明，顺铂＋紫杉醇和放疗可能比起顺铂＋5-FU＋放疗和羟基脲＋5-FU＋放疗有更高的生存率，但是未有统计分析比较结果。Bonner 和其同事将 424 例局部晚期且有可测量病灶的头颈鳞癌随机分配到 2 组，分别接受根治性放疗及根治性放疗＋西妥昔单抗，后者比前者在局部控制、生存期（49 个月 vs. 29.3 个月，P＝0.03）上有明显改善。放疗＋西妥昔单抗治疗可能为不适合用标准放化疗方案的患者提供另一种治疗方案。但需要更多的研究来证实。

5.临床分期为 ⅣC 期口腔癌，出现远处转移患者，行姑息性治疗。对有症状部位进行姑息性放疗，控制局部晚期病灶。进行单药或联合用药全身化疗，单药化疗的缓解率为 15％～35％，最常用的药物包括顺铂、卡铂、紫杉醇、多西他赛、5-FU、甲氨蝶呤、异环磷酰胺等。最常用的有效联合方案包括：顺铂或卡铂＋5-FU 或者顺铂或卡铂＋紫杉醇，这些方案可提高有效率达 30％～40％。

临床随机试验结果表明顺铂＋5-FU 联合和单药顺铂、5-FU 或甲氨蝶呤比较可达到更好的缓解率，但是总体生存率无差别。化疗中位生存时间大约为 6 个月，1 年生存率大约为 20％。是否达到完全缓解与患者生存时间有关联，虽然完全缓解发生率较低，但通常见于联合化疗组。

这类无法治愈、远处转移口腔癌的标准疗法还取决于患者的体力状态。体力状态良好（0～1 分）的患者可以给予联合或单药化疗，之前应充分告之患者治疗目标，联合化疗的花费和可能出现的额外毒副作用。对于体力状态 2 分的患者，最适合用单药含化疗或最大程度的支持治疗。如体力状态好的患者在用一线化疗方案后出现复发，可采用临床试验中二线治疗方案或最佳支持治疗。对于体力状态 3 分的患者，可用最佳支持治疗。

　　口腔鳞癌产生于多种基因变化事件的积累。此过程需经历多个步骤,其中一步是重要分子的突变,使癌细胞能够长期生存下去。表皮生长因子受体(EGFR)是一个跨膜的糖蛋白,其激活引发一系列对调整表皮细胞的生长很重要的下游细胞内信号事件的级联反应。在超过90%的头颈鳞癌中可观察到 EGFR 和(或)共同配体的过表达。这个发现推动了 EGFR 抑制剂的发展,如单克隆抗体西妥昔单抗和小分子酪氨酸激本酶抑制剂(如厄洛替尼和吉非替尼)。在 Ⅱ 期临床试验中,西妥昔单抗和顺铂联合用于治疗对铂类药物不敏感的头颈鳞癌,12%~14%的患者有客观肿瘤缓解。Vermorken 等报道有 13%对铂类药物不敏感的患者对单用西妥昔单抗有效。Burtness 和其同事直接对比顺铂＋西妥昔单抗和顺铂＋安慰剂一线治疗复发肿瘤,结果显示前者比后者的治疗效果有显著提高(26% vs. 10%)。总的来说,西妥昔单抗单药的缓解率大约在 12%~14%。此外,和顺铂联合作为一线治疗方案,可观察到协同作用。另一个临床试验,442 例复发或转移性头颈鳞癌患者的 Ⅲ 期临床试验的初步结果表明西妥昔单抗＋顺铂/5-FU 或卡铂/5-FU比起标准的双药化疗延长了中位生存时间(10.1 个月 vs. 7.4 个月,P＝0.036)。最近,其他 Ⅱ 期临床试验顺铂/多西他赛/厄洛替尼或者紫杉醇/西妥昔单抗也表明 EGFR 抑制剂能有效治疗口腔鳞癌。

二、喉癌

(一)喉癌的诊断

　　喉在解剖上分为声门上区、声门区和声门下区。

　　声门上区:①舌骨上会厌(会厌尖、会厌舌面及会厌喉面);②杓会皱襞;③杓状软骨;④舌骨下会厌;⑤喉室;⑥室带。

　　声门区:①声带;②前联合;③后联合。

　　声门下区:声带下缘和环状软骨下缘之间。

　　喉癌的诊断包括:①全面的头颈部体检,喉外形有无改变,晚期喉癌因肿瘤侵及甲状软骨使喉外形增宽、变形和甲状软骨上切迹消失,甲脊音是否消失,注意双颈淋巴结有无肿大;间接喉镜检查;纤维喉镜检查,了解喉肿物的范围,观察声带的活动情况,录像及拍照作资料保存。②喉肿物活检,病理学检查。③胸部正侧位 X 线片,了解有无肺部转移。④喉的薄层增强 CT,能显示肿瘤的部位、侵犯范围、深度、喉旁间隙、会厌前间隙及甲状软骨、环状软骨有无受累,和(或)原发灶及颈部核磁共振(MRI)检查,了解颈部淋巴结转移情况。⑤晚期喉癌,临床分期Ⅲ、Ⅳ期的患者可考虑行正电子发射型计算机断层(PET-CT)检查,了解有无全身转移。⑥麻醉下内镜检查,能更清楚地显示肿瘤的侵犯范围。⑦麻醉前的评估。⑧牙齿的评估。⑨术前全身营养状况、发音和吞咽功能的评估(必要时进行多学科会诊)。

(二)喉癌的分期

　　采用 2010 年第 7 版美国抗癌协会(AJCC)建议的分期法(非上皮组织起源的如淋巴、软组织及软骨类肿瘤不包括在内)。

　　原发肿瘤(T)

　　Tx　原发肿瘤不能估计;

　　T_0　无原发肿瘤证据;

　　Tis　原位癌。

　　声门上型

　　T_1　肿瘤局限于声门上一个亚区,声带活动正常。

T_2　肿瘤侵犯声门上一个亚区以上、侵犯声门或侵犯声门上区以外(如舌根黏膜、会厌谷、梨状窝内壁黏膜),无喉固定。

T_3　肿瘤局限于喉内,声带固定,和(或)下列部位受侵:环后区、会厌前间隙、喉旁间隙,和(或)甲状软骨的内侧皮质。

T_{4a}　局部中度晚期,肿瘤侵犯穿破甲状软骨,和(或)侵及喉外组织(如气管、颈部软组织包括舌外肌深部、胸骨舌骨肌、胸骨甲状肌、甲状舌骨肌、甲状腺、食管)。

T_{4b}　局部非常晚期,肿瘤侵犯椎前间隙,包裹颈内动脉或累及上纵隔组织。

声门型

T_1　肿瘤侵犯声带(可以侵及前联合或后联合),声带活动正常。

T_{1a}　肿瘤限于一侧声带

T_{1b}　肿瘤侵犯两侧声带

T_2　肿瘤侵犯声门上或声门下,和(或)声带活动受限。

T_3　肿瘤局限在喉内并声带固定,和(或)侵犯喉旁间隙和(或)累及甲状软骨的内侧皮质。

T_{4a}　局部中度晚期,肿瘤侵犯穿破甲状软骨的外层皮质,和(或)侵及喉外组织(如气管、颈部软组织包括舌外肌深部、胸骨舌骨肌、胸骨甲状肌、甲状舌骨肌、甲状腺、食管)。

T_{4b}　局部非常晚期,肿瘤侵犯椎前间隙,包裹颈内动脉或累及上纵隔组织。

声门下型

T_1　肿瘤局限于声门下。

T_2　肿瘤侵及声带,声带活动正常或受限。

T_3　肿瘤局限于喉内,声带固定。

T_{4a}　局部中度晚期,肿瘤侵犯穿破环状软骨或甲状软骨,和(或)侵及喉外组织(如气管、颈部软组织包括舌外肌深部、胸骨舌骨肌、胸骨甲状肌、甲状舌骨肌、甲状腺、食管)。

T_{4b}　局部非常晚期,肿瘤侵犯椎前间隙,包裹颈内动脉或累及上纵隔组织。

N:区域淋巴结

Nx　不能评估有无区域性淋巴结转移。

N_0　无区域性淋巴结转移。

N_1　同侧单个淋巴结转移,最大直径≤3cm。

N_2　同侧单个淋巴结转移,最大直径>3cm,但≤6cm;或同侧多个淋巴结转移,但其中最大直径<6cm,或双侧或对侧淋巴结转移,其中最大直径≤6cm。

N_{2a}　同侧单个淋巴结转移,直径>3cm,但≤6cm。

N_{2b}　同侧多个淋巴结转移,其中最大直径≤6cm。

N_{2c}　双侧或对侧淋巴结转移,其中最大直径≤6cm。

N_3　转移淋巴结最大直径>6cm。

注:Ⅶ区淋巴结转移仍考虑为局部淋巴结转移。

M:全身转移

Mx　不能评估有无远处转移。

M_0　无远处转移。

M_1　有远处转移(应同时注明转移部位)。临床分期

| 0 期 | Tis | N_0 | M_0 |

Ⅰ期	T_1		N_0		M_0
Ⅱ期	T_2		N_0		M_0
Ⅲ期	T_3		N_0		M_0
	T_1		N_1		M_0
	T_2		N_1		M_0
	T_3		N_1		M_0
ⅣA 期	T_{4a}		N_0		M_0
	T_{4a}		N_1		M_0
	T_1		N_2		M_0
	T_2		N_2		M_0
	T_3		N_2		M_0
	T_{4a}		N_2		M_0
ⅣB 期	任何 T		N_3		M_0
	T_{4b}		任何 N		M_0
ⅣC 期	任何 T		任何 N		M_1

G：病理分级

Gx　不能评估病理分级

G_1　分化好

G_2　中分化

G_3　低分化

G_4　未分化

（三）喉癌的治疗

喉癌根据解剖分区可以分为声门上型喉癌、声门型喉癌和声门下型喉癌。其中声门型喉癌占 60％～65％，声门上型占 30％～35％，声门下型约 5％，AJCC 对于喉癌的分期取决于累及亚区的数目、声带活动情况以及有无区域淋巴结转移。而颈部淋巴结转移的发生率和方式因喉部原发灶而异，过半数原发于声门上区的患者出现局部转移。因为该处有很丰富的跨越中线的淋巴系统，双侧淋巴结累及在早期肿瘤中并不少见，因此，声门上型喉癌在确诊时通常已经为局部晚期。不同的是，声门区的淋巴引流并不丰富，该部位的早期原发肿瘤很少扩散到局部淋巴结，而且声嘶是该区肿瘤的早期症状，大部分患者确诊时仍处于早期，因此，声门型喉癌的治愈率非常高，达 80％～95％，如发生淋巴结转移者，生存率会下降 50％。

喉癌的治疗需要多学科团队的参与，最初评估及后续制定喉癌患者治疗计划均需要一个多学科的团队，包括具备各种能力的专家。同样的，处理及预防根治性手术、放疗和化疗的并发症也需要各种熟悉该疾病的健康护理专家。充分的营养支持能够预防头颈部肿瘤患者治疗后的严重体重下降。我们应鼓励患者戒烟、戒酒，因为这些习惯会降低治疗效果。应用行为疗法联合戒烟药物对于戒烟很有效。

根据 NCCN 指南喉癌患者的治疗主要分为以下三类：①声门型喉癌；②无淋巴结转移（N0）的声门上型喉癌；③有淋巴结转移（N+）的声门上型喉癌。

对于喉部原位癌的治疗推荐包括内镜下切除（剥除、激光）或者单纯放疗，NCCN 同时也鼓励患者参与临床试验。对于浸润性的肿瘤，手术（内镜下或开放式部分喉切除）和放疗对早期声门和声门上型肿瘤有同样的效果。治疗方式的选择取决于是否能保存喉功能、患者的意愿、可靠的随访以及患者的一般情况。

对于颈部转移灶的处理须根据肿瘤出现隐匿性淋巴结转移的危险程度而定，NCCN 鼓励肿瘤有局部进展且需要行全喉切除的患者参与临床试验。可切除的晚期声门和声门上型原发肿瘤可行手术治疗,而综合治疗则包括多种方式:①全喉切除术;②推荐同步放化疗(1类),化疗以单药顺铂$100mg/m^2$,每3周1次为标准方案。大部分临床随机对照研究表明,喉癌患者采用放疗＋同步顺铂化疗比诱导化疗序贯放疗或者单用放疗对保留喉功能和局部病灶的控制有更好的疗效。有些病例还可以行保存声带功能的保守手术。

局部晚期肿瘤患者如希望保留喉功能也可行同步化疗＋放疗,化疗包括在第1、22和43天应用顺铂$100mg/m^2$(1类);另外一个选择的方案是单独的根治性放疗,适合于身体状况不理想或者拒绝用化疗的患者。如放疗后肿瘤仍继续存在或者有局部复发者可行挽救手术切除。

目前NCCN对需要的喉切除术的局部晚期可切除的声门和声门上型肿瘤推荐的处理方法是依据组间试验R91-11的结果。在2002年以前,NCCN头颈部肿瘤指南根据美国退役军人管理局(VA)喉癌研究组在1991年公布的试验结果,推荐使用的治疗喉癌标准疗法是采用顺铂＋5-FU的诱导化疗序贯放疗或者单独用根治性放疗。在2002—2008年版本的指南里,同步放疗和顺铂$100mg/m^2$被推荐为保留喉功能的治疗选择。R91-11是VA试验的后续试验,它比较了3种非手术治疗方案:①顺铂＋5-FU诱导化疗序贯放疗(与VA试验使用同一个对照组);②同步放化疗和第1、22、43天使用顺铂$100mg/m^2$化疗;③单独放疗。放疗的方式三组均相同,70Gy/7周,每次2.0Gy。喉切除作为所有组别里治疗失败的患者的挽救性治疗措施。Ⅲ期和Ⅳ期(M_0)患者可以入组试验,排除原发灶T_1期和巨大的原发灶T_4期肿瘤(肿瘤侵犯超过舌根1cm或者穿透甲状软骨)。本试验的一个重要发现是顺铂同步化放疗组的2年喉保留率可达88%,相比起诱导化疗组的74%和单独放疗组的69%有明显的提高,且有统计学意义;诱导化疗组和单独放疗组间的喉保留率差别无统计学意义;3组的生存率接近。这些R91-11试验结果改变了传统的治疗标准,对于T_3,N_0和T_{4a},N_0的声门上型喉癌和大多数T_3,任何N的声门型喉癌,同步放疗和顺铂化疗(1类)更受推崇,因为对保留喉有更好的效果。

对于T_{4a}的声门型肿瘤患者,标准的治疗方法是喉切除＋同侧甲状腺切除,如有指征行颈淋巴结清扫。对于某些T_{4a}的声门型喉癌,专家推荐①考虑同步放化疗;②或者参与研究保留喉功能的手术或非手术治疗的临床试验。

对于T_{4a},N_0的声门上型喉癌,专家组区分了以下两种情况:①体积大,侵犯舌根(>1cm)或者肿瘤穿透软骨;②肿瘤体积小,影像学检查示未穿透软骨或者侵犯舌根<1cm者。后者的T_{4a}的声门上型喉癌可入组R91-11试验。对于肿瘤体积小且未穿透软骨的患者,委员会专家推荐使用非手术的可保留喉的治疗,即同步放疗和顺铂全身治疗(1类)。与之相反的是,对于大体积的T_{4a},N＋肿瘤(如软骨破坏、皮肤受累、大范围侵犯舌根)患者,推荐的治疗方案是:①全喉切除＋同侧甲状腺切除＋同侧或双侧颈淋巴结清扫术序贯化疗/放疗;②临床试验;③单独根治性放疗,用于高危但身体情况不佳的患者。

以下是喉癌治疗的具体方案:

1.声门型喉癌的治疗

(1)声门型原位癌:可行①内镜下切除,包括支撑喉镜下激光手术或声带切除;②临床试验;③放射治疗。

(2)不需要做全喉切除的大多数声门型$T_{1\sim2}$,N_0和极少数N＋的患者,可行①放射治疗;②如有指征进行部分喉切除/内镜下或开放式手术切除。

(3)需要全喉切除的大多数声门型T_3,$N_{0\sim1}$患者:

1)同步放化疗,推荐顺铂(1类)。

2)如果患者不适合同步放化疗,则行单纯放疗;以上两种选择同步放化疗或单纯放疗,①如原发灶达到完全临床缓解(最初分期 N_0),可随访观察。②如原发灶完全临床缓解,但最初分期为 N+患者,有颈部肿瘤残留者需要行颈部淋巴结清扫,而颈部淋巴结完全临床缓解者,需行治疗后评估,阴性则观察,阳性需行颈部淋巴结清扫术。③当原发灶有肿瘤残留,必须行挽救性手术+颈清扫术。

3)手术治疗,①临床分期 N_0,行喉切除联合同侧甲状腺切除术±单侧或双侧颈清扫;②临床分期 N_1,行喉切除联合同侧甲状腺切除术,同侧颈清扫±对侧颈清扫。术后病理显示无不良预后因素(包括淋巴结包膜外受侵、切缘阳性、原发肿瘤 pT_4、淋巴结转移 N_2 或 N_3、神经周围侵犯、血管内瘤栓),可随访观察;如有不良预后因素,淋巴结包膜外受侵和(或)切缘阳性需行同步放化疗(1 类),而其他不良预后因素,可行单纯放疗或考虑行同步放化疗。

Forastiere 等报道,547 例局部晚期喉癌患者被随机分为三组,中位随访时间为 3.8 年,第一组给予顺铂+5-FU 诱导化疗,然后行放射治疗;第二组给予顺铂同步放化疗;第三组单纯行放射治疗。结果显示第二组的喉保存率(88%)最高,第一组(75%,P=0.005),第三组(70%,P<0.001),相比而言,降低了 43%的喉切除率。而且局部控制率也是最高(78%),其他两组分别为 61%和 56%。生存率三组无明显差别,第一组有 15%的患者发生远处转移,第二组有 12%,第三组 22%。毒副作用比较,同步放化疗 82%,诱导化疗后放射治疗 81%,单纯放疗只有 61%。因此,同步放化疗被认为是晚期喉癌保喉的标准治疗方案。

(4)需要全喉切除的大多数声门型喉癌 T_3,$N_{2\sim3}$ 的患者:

1)同步放化疗,推荐顺铂(1 类),①如原发灶达到完全临床缓解,有颈部肿瘤残留者需要行颈部淋巴结清扫,而颈部淋巴结完全临床缓解者,需行治疗后评估,阴性则观察,阳性需行颈部淋巴结清扫术;②当原发灶有肿瘤残留,如有指征行挽救性手术+颈清扫术。

2)手术治疗,行喉切除联合同侧甲状腺切除术±单侧或双侧颈清扫,术后病理显示:①无不良预后因素,可随访观察;如有不良预后因素,淋巴结包膜外受侵和/或切缘阳性需行同步放化疗(1 类),②其他不良预后因素,可行单纯放疗或考虑行同步放化疗。

3)诱导化疗(3 类),根据诱导化疗后疗效决定,①原发灶完全缓解(CR),可行根治性放疗(1 类)或考虑同步放化疗(2B 类),有颈部肿瘤残留者需要行颈部淋巴结清扫,而颈部淋巴结完全临床缓解者,需行治疗后评估,阴性则观察,阳性需行颈部淋巴结清扫术;②原发灶部分缓解(PR),行同步放化疗(2B 类),肿瘤完全缓解者,可观察随访,如有肿瘤残留,需行挽救性手术;③原发灶<部分缓解,行手术治疗,术后病理无不良预后因素,行放射治疗;如有不良预后因素,淋巴结包膜外受侵和/或切缘阳性需行同步放化疗(1 类);其他不良预后因素,可行单纯放疗或考虑行同步放化疗。

喉癌诱导化疗标准方案是顺铂+5-FU(PF 方案),其中顺铂 $100mg/m^2$,接着给予每天 5-FU $1000mg/m^2$,持续 24 小时灌注,共 5 天。但近年来许多临床试验结果表明顺铂+5-FU+紫杉醇或多西他赛(TPF 方案,多西他赛 $75mg/m^2$,1 小时内静脉输注,接着顺铂 $100mg/m^2$,半小时至 3 小时,最后给予 5-FU $1000mg/(m^2 \cdot d)$,持续 24 小时灌注,连用 4 天)更优于传统的 PF 方案。Marshall 等进行了 3 期临床试验共 501 例患者。结果显示 TPF 化疗组 3 年总生存率为 62%,PF 组 48%,相应的中位生存期为 71 个月和 30 个月(P=0.006),局部肿瘤控制率,TPF 组高于 PF 组(P=0.04),但两组的远处转移率无明显差异。化疗的毒副作用比较,TPF 组 83%的患者发生 3 或 4 级中性粒细胞减少,PF 组发生率为 56%(P<0.001),尽管应用抗生素预防,发热性中性粒细胞减少和中性粒细胞减少引起的感染 TPF 组均比 PF 组高。两组 3 或 4 级贫血发生率相似,而 PF 组的 3 或 4 级血小板减少比 TPF 组高(11% vs. 4%,P=0.005)。3 或 4 级非血液学毒性,包括黏膜炎、恶心、吞咽疼痛、吞咽困难、食管炎、食欲缺乏、呕吐、腹泻等在这两个研究组相似,TPF 组 65%,PF 组 62%。试验结果还显示,TPF 组病患者比 PF 组较少出现治疗延迟,影响到后续的放射治疗(29% vs. 65%,P<0.001),反映了 TPF 组的整体毒副作用更容易纠正,能更好地完成综

合治疗计划。

（5）声门型喉癌 T_{4a}，任何 N 的患者，建议手术治疗。

1）临床 N_0，行喉切除联合同侧甲状腺切除术±单侧或双侧颈清扫。

2）临床 N_1，行喉切除联合同侧甲状腺切除术，同侧颈清扫±对侧颈清扫。

3）临床 $N_{2\sim3}$，行喉切除联合同侧甲状腺切除术，同侧或双侧颈清扫。所有患者术后均需行同步放化疗（1 类）。

由 RTOG 和 EORTC 施行的两个 3 期临床试验，对术后同步放化疗进行研究，其主要目的是比较顺铂＋放疗是否比单纯放疗能提高预后。结果在 RTOG9501 试验中，同步放化疗明显地降低了局部复发率，而 EORTC22931 中，无进展生存和总体生存率均比单纯放疗高，但两个试验都没有显示顺铂化疗降低了远处转移率，其中在放疗组远处转移率为 25％，同步放化疗组为 20％。

（6）声门型喉癌 T_{4a} 的患者，如拒绝手术：

1）考虑同步化放疗，①如原发灶达到完全临床缓解，有颈部肿瘤残留者需要行颈部淋巴结清扫，而颈部淋巴结完全临床缓解者，需行治疗后评估，阴性则观察，阳性需行颈部淋巴结清扫术；②当原发灶有肿瘤残留，如有指征行挽救性手术＋颈清扫术。

2）保留功能的手术或非手术治疗的临床试验。

3）诱导化疗序贯同步放化疗（2B 类）。

（7）声门型喉癌 T_{4b} 的患者，任何 N；或不可切除的淋巴结病灶：

1）推荐行临床试验。

2）标准治疗：①体力状态评分，PS 0～1 分，首选同步化放疗（1 类，以顺铂为主），或诱导化疗，继之化放疗（3 类），如原发灶控制，有颈部淋巴结残留，可行颈部淋巴结清扫，术后随访。②PS 2 分，行根治性放疗±同步全身治疗。③PS 3 分，根治性放疗或最佳支持治疗，有颈部淋巴结残留，可行颈部淋巴结清扫术。

（8）声门型喉癌放射治疗原则：根治性放疗。

1）T_1，N_0，63～66Gy（每次 2～2.25Gy）。

2）$T_{1\sim2}$，＞66Gy，使用常规分割放疗（每次 2.0Gy）。

3）$\geqslant T_2$ 的原发灶以及受侵淋巴结，常规分割放疗 70Gy（每次 2.0Gy），7 周；非常规分割放疗：①同步推量加速放疗，72Gy/6 周（大野每次 1.8Gy，在治疗的最后 12 天，每天再加小野补充照射 1.5Gy，作为 1 天中的第 2 次照射）；②超分割放疗，79.2～81.6Gy/7 周（每次 1.2Gy，1 天 2 次）。

4）未受侵淋巴结区域，44～64Cy（每次 1.6～2.0Gy）。

推荐高危患者进行术后放疗，包括多个淋巴结转移（没有淋巴结包膜外受侵）或侵犯神经周围/淋巴管/血管。对于有镜下残留的病变，应给予高剂量放疗（60～65Gy）以降低由正常血管结扎、瘢痕形成和肿瘤床术后相对缺氧造成的局部区域治疗失败的可能性，建议在手术后 6 周内进行。

声门型喉癌术后放疗：①指征为：原发肿瘤 pT_4、淋巴结 N_2 或 N_3、神经周围受侵或血管内瘤栓；②建议在手术后 6 周内进行；③原发灶，60～66Gy（每次 2.0Gy）；④颈部，受侵淋巴结区域，60～66Gy（每次 2.0Gy），未受侵淋巴结区域，44～64Gy（1.6～2.0Gy）。

声门型喉癌术后放化疗：①指征：淋巴结包膜外受侵和（或）切缘阳性；②其他不良预后因素也可考虑化放疗，如原发肿瘤 pT_4、淋巴结 N_2 或 N_3、神经周围受侵或血管内瘤栓；③推荐同步单药顺铂 $100mg/m^2$，每 3 周 1 次。

2.声门上型喉癌的治疗

（1）不需要做全喉切除的大多数 $T_{1\sim2}$，N_0 患者，可行：

1)内镜下切除术±颈清扫。

2)开放性声门上部分喉切除术±颈清扫;术后病理结果显示:①淋巴结阴性,$T_{1\sim2}$,N_0的可行随访观察;②1个阳性淋巴结,无其他不良预后因素的,可考虑术后放疗;③淋巴结阳性,有不良预后因素,如切缘阳性,行再次手术切除或单纯放疗或考虑行同步放化疗(2B类);④有不良预后因素,淋巴结包膜外受侵,行同步放化疗(1类)或放疗(2B类);⑤淋巴结阴性,$T_3\sim T_{4a}$,N_0,可具体参考后面T_3及T_{4a}声门上型喉癌的治疗。

3)根治性放疗。

(2)需要做全喉切除的T_3,N_0患者:

1)同步化放疗,化疗方案推荐单药顺铂(1类):①原发灶,完全临床缓解,可随访观察;②如有原发灶残留,有指征行挽救性手术+颈部淋巴结清扫。

2)或喉切除+同侧甲状腺切除联合同侧或双侧颈清扫术,术后病理示①N_0或1个阳性淋巴结,无不良预后因素,可选放射治疗;②有不良预后因素,包膜外受侵和(或)切缘阳性,行同步放化疗(1类),而其他不良预后因素,则行单纯放疗或考虑同步放化疗。

3)如果患者身体不适合同步放化疗,行单纯放疗。

4)诱导化疗(3类),①当原发灶完全缓解(CR),行根治性放疗(1类)或考虑同步放化疗(2B类),颈部有淋巴结残留行颈清扫术,如颈部完全临床缓解,需行治疗后评价,阴性则观察,阳性则行颈清扫。②原发灶部分缓解(PR),行同步放化疗(2B类),颈部淋巴结完全临床缓解,可随访观察,颈部有淋巴结残留行挽救性手术。③原发灶<部分缓解,行手术治疗,术后病理无不良预后因素,行放射治疗;如有不良预后因素,淋巴结包膜外受侵和(或)切缘阳性需行同步放化疗(1类);其他不良预后因素,可行单纯放疗或考虑行同步放化疗。

(3)不需要全喉切除的$T_{1\sim2}$,N+和选择性的T_3,N_1患者:

1)同步放化疗,推荐顺铂(1类)。

2)根治性放疗:①原发灶完全临床缓解,而颈部淋巴结残留,行颈部清扫;颈部完全临床缓解,需行治疗后评估,阴性者观察,阳性者需行颈清扫。②原发灶有肿瘤残留,如有指征持挽救性手术+颈清扫。

3)声门上部分喉切除+颈清扫术,术后病理无不良预后因素,行观察或放射治疗;如有不良预后因素,淋巴结包膜外受侵和(或)切缘阳性需行同步放化疗(1类);其他不良预后因素,可行单纯放疗或考虑行同步放化疗。

4)诱导化疗(3类):①当原发灶完全缓解(CR),行根治性放疗(1类)或考虑同步放化疗(2B类),颈部有淋巴结残留行颈清扫术,如颈部完全临床缓解,需行治疗后评价,阴性则观察,阳性则行颈清扫。②原发灶部分缓解(PR),行同步放化疗(2B类),颈部淋巴结完全临床缓解,可随访观察,颈部有淋巴结残留行挽救性手术。③原发灶<部分缓解,行手术治疗,术后病理无不良预后因素,行放射治疗;如有不良预后因素,淋巴结包膜外受侵和/或切缘阳性需行同步放化疗(1类);其他不良预后因素,可行单纯放疗或考虑行同步放化疗。

(4)需要全喉切除的T_3,$N_{2\sim3}$患者:

1)同步放化疗,推荐顺铂(1类):①原发灶完全临床缓解,而颈部淋巴结残留,行颈部清扫;颈部完全临床缓解,需行治疗后评估,阴性者观察,阳性者需行颈清扫。②原发灶有肿瘤残留,如有指征持挽救性手术+颈清扫。

2)喉切除术和同侧甲状腺切除联合颈清扫,术后病理无不良预后因素,行放射治疗;如有不良预后因素,淋巴结包膜外受侵和(或)切缘阳性需行同步放化疗(1类);其他不良预后因素,可行单纯放疗或考虑行同步放化疗。

3)采用诱导化疗序贯同步放化疗(2B 类):①当原发灶完全缓解(CR),行根治性放疗(1 类)或考虑同步放化疗(2B 类),颈部有淋巴结残留行颈清扫术,如颈部完全临床缓解,需行治疗后评价,阴性则观察,阳性则行颈清扫。②原发灶部分缓解(PR),行同步放化疗(2B 类),颈部淋巴结完全临床缓解,可随访观察,颈部有淋巴结残留行挽救性手术。③原发灶<部分缓解,行手术治疗,术后病理无不良预后因素,行放射治疗;如有不良预后因素,淋巴结包膜外受侵和(或)切缘阳性需行同步放化疗(1 类);其他不良预后因素,可行单纯放疗或考虑行同步放化疗。

(5)T_{4a},$N_{0\sim3}$患者,行全喉切除,同侧甲状腺切除及同侧或双侧颈清扫术,术后病理显示淋巴结包膜外受侵和(或)切缘阳性需行同步放化疗(1 类);其他不良预后因素,可行单纯放疗或考虑行同步放化疗。

(6)拒绝行全喉切除手术的 T_{4a},$N_{0\sim3}$患者:

1)考虑同步放化疗:①原发灶完全临床缓解,颈部淋巴结残留,行颈部清扫;颈部完全临床缓解,行治疗后评估,阴性者观察,阳性者需行颈清扫。②原发灶有肿瘤残留,如有指征持挽救性手术＋颈清扫。

2)临床试验。

3)诱导化疗后给予同步放化疗(2B 类):①当原发灶完全缓解(CR),行根治性放疗(1 类)或考虑同步放化疗(2B 类),颈部有淋巴结残留行颈清扫术,如颈部完全临床缓解,需行治疗后评价,阴性则观察,阳性则行颈清扫。②原发灶部分缓解(PR),行同步放化疗(2B 类),颈部淋巴结完全临床缓解,可随访观察,颈部有淋巴结残留行挽救性手术。③原发灶<部分缓解,行手术治疗,术后病理无不良预后因素,行放射治疗;如有不良预后因素,淋巴结包膜外受侵和/或切缘阳性需行同步放化疗(1 类);其他不良预后因素,可行单纯放疗或考虑行同步放化疗。

(7)对于声门上型喉癌治疗后复发、残存的疾病:

1)局部区域复发,先前无放疗史,①可切除的,行手术或同步放化疗,无不良预后因素,观察随访,有不良预后因素,则根据不良预后因素的情况来决定下一步治疗;②不可切除的,则根据患者的体力状态评分决定治疗方案。

2)先前有放疗史的局部区域复发或第二原发病灶,①可切除的,行手术±再次放疗或±化疗(推荐临床试验);②不可切除的,行再次放疗±化疗,推荐临床试验或者化疗。

3)有远处转移,①推荐临床试验,②标准治疗,PS 0～1 分,联合化疗或单药化疗,化疗方案推荐临床试验或最佳支持治疗;PS 2 分,行单药化疗或最佳支持治疗;PS 3 分,最佳支持治疗。

(8)声门上型喉癌的放疗原则:

1)根治性放疗:①$T_{1\sim2}$,N_0 的患者,给予≥66Gy,使用常规分割放疗(每次 2.0Gy);②$T_2\sim3$,$N_{0\sim1}$,常规分割放疗,原发灶以及受侵淋巴结,给予≥70Gy(每次 2.0Gy),颈部未受侵淋巴结区域,44～64Gy(每次 1.6～2.0Gy)。使用非常规分割放疗,6 次/周加速放疗,肉眼可见病变照射剂量为 66～74Gy,亚临床病变照射剂量 44～64Gy;同步推量加速放疗,72Gy/6 周(大野每次 1.8Gy,在治疗的最后 12 天,每天再加小野补充照射 1.5Gy,作为 1 天中的第 2 次照射);超分割放疗,81.6Gy/7 周(每次 1.2Gy,1 天 2 次)。颈部未受侵淋巴结区域,44～64Gy(每次 1.6～2.0Gy)。

非常规分割放疗包括加速治疗,使每周达到 1000cGy 以上和超分割放疗。应用超分割放疗的生物学原理基于 Withers 及其同事的发现,即晚期和早期反应的组织在修复能力上存在巨大的、一致差异。加速分割放疗是通过采用压缩时间,剂量方案来治疗快速的肿瘤增殖。一些 Ⅱ 期临床试验已经表明在各种头颈肿瘤中非常规分割放疗计划的应用有优势。

两个大型的随机临床试验已报道通过应用非常规分割放疗的方法提高了局部区域控制情况。欧洲癌症研究和治疗组织（EORTC）的22791试验方案将超分割放疗（每天2次1.15Gy，或7周放疗80.5Gy）与常规分割放疗（每天1次2Gy，或7周放疗70Gy）治疗进行了对比。随访5年，超分割放射治疗的患者组统计数据显示局部控制率明显提高（38% vs. 56%，P＝0.01），而且晚期并发症没有增加。一项长期的随访分析也显示出超分割放疗对于生存率的提高略有优势（P＝0.05）。另一个EORTC的试验22851将加速分割放疗（每天3次1.6Gy，或5周放疗72Gy）与常规分割放疗对中到晚期头颈肿瘤患者的治疗情况进行对比。随访5年时加速分割放疗组的患者在局部区域控制方面有显著优势（P＝0.02）。然而，加速分割放疗组的急性和慢性毒性都有所增加，所以需要考虑加速分割放疗的净获益问题。美国肿瘤放疗治疗学组（RTOC）报道了一项将超分割放疗和2种加速分割放疗与标准的分割放疗进行比较大型的Ⅲ期临床试验（90-03）方案的最初2年结果和随后较成熟的结果（中位随访时间为8.5年），经过2年的随访，与标准的分割放疗相比，伴推量照射的加速分割放疗（AFX-C）和超分割放疗都可以提高局部控制率和无疾病生存率。但是，急性毒性也有所增加。各治疗组在治疗开始后的6～24个月内3级或以上的远期毒副反应发生率无显著性差异。长期随访证实与标准分割放疗相比，AFX-C和超分割放疗的方法都能使局部控制率得到显著提高。然而，无病生存率和总体生存率都没有明显提高。AFX-C治疗的患者严重后后期毒性效应更加常见。新近发表一项荟萃分析的数据分析了超分割放疗和加速分割放疗对头颈部肿瘤患者生存率的影响，分析包含了15个随机试验，以标准分割放疗作为对照组。报道指出5年时有3.4%的绝对生存获益（HR＝0.92，95% CI:0.86～0.97，P＝0.003），但是该生存获益仅限于60岁以下的患者。因此，NCCN成员仍未对给予同时推量照射或超分割放疗的非常规放疗应用于Ⅲ期或Ⅳ期的声门上型喉癌的治疗达成共识。

2）声门上型喉癌化放疗：同步铂类联合70Gy/7周，常规放疗。

3）声门上型喉癌术后放疗：①指征：原发肿瘤pT_4、淋巴结N_2或N_3、神经周围受侵或血管内瘤栓；②建议在手术后6周内进行；③原发灶，60～66Gy（每次2.0Gy）；④颈部，受侵淋巴结区域，60～66Gy（每次2.0Gy），未受侵淋巴结区域，44～64Gy（每次1.6～2.0Gy）。

4）声门上型喉癌术后放化疗：①指征：淋巴结包膜外受侵和（或）切缘阳性；②其他不良预后因素也可考虑化放疗，如原发肿瘤pT_4、淋巴结N_2或N_3、神经周围受侵或血管内瘤栓；③推荐同步单药顺铂$100mg/m^2$，每3周1次。

化疗在具有不良预后因素的患者中所起的作用已经由2个独立的多中心随机临床试验和针对头颈肿瘤包括喉癌的高危患者进行的2个临床试验综合数据分析阐明清楚。

美国组间试验R95-01随机选定有2个或以上淋巴结受侵、切缘阳性或肿瘤包膜外受侵的患者接受标准术后放疗或相同的放疗加顺铂治疗，剂量为$100mg/m^2$每3周1次，共3次。欧洲的临床试验也采用了同样的治疗方法，但还包括了神经周围或血管周围病变等不良预后因素。美国的临床试验证明术后同步放化疗显示提高了局部区域控制率和无病生存率，但总体生存率没有差异；而欧洲的临床试验发现术后同步放化疗能显著提高生存率。需要说明的是随机临床试验支持几种顺铂的使用方案（如每周50mg，静脉滴注或每天$6mg/m^2$），但大多数医疗中心采用高剂量顺铂治疗（每3周$100mg/m^2$）。

为了更好地定义不良预后因素，对2个临床试验的预后因素和治疗结果/转归进行了综合分析。分析证明2个试验中有肿瘤淋巴结包膜外受侵和（或）切缘阳性的患者都能从术后放疗加顺铂化疗中获益。对于有多个区域淋巴结受侵但没有包膜外受侵的患者，在生存率上没有优势。这些文献成为NCCN最新指南中进行推荐的基础。同步放化疗能够明确用于具有不良预后因素或淋巴结包膜外受侵和（或）黏膜切缘阳性者（1类）。而对于仅有多个淋巴结受累及，没有包膜外受侵或其他不良预后因素的患者推荐进行术后单纯放疗，但是否进行同步放化疗可根据临床判断。

此外，喉癌患者治疗后的康复、随访和监测也同样重要。如有指征，言语、听力、吞咽检查和康复可能对患者有帮助,治疗组专家建议患者戒烟。随访,尤其对于非手术治疗患者来说,到训练有素的头颈外科肿瘤医生处做仔细和定期的随访检查是十分重要的,他们可以早期发现局部或区域的肿瘤复发,有机会行挽救性手术,如有指征还可以行颈部淋巴结清扫术。因此,对于难以随访的患者推荐术后3~6个月对原发灶和颈部的影像学检查,了解基线情况;如临床体检发现可疑体征或者症状时应重复影像学检查。如果用PET检查随访患者,第1次检查应在治疗12周之后。许多喉癌综合治疗后的患者需要进一步行一系列内镜或高分辨率的先进放射影像学检查,因为大剂量放疗后喉组织和颈部容易出现瘢痕、水肿和纤维化。

(朱 彤)

第七章　胸部肿瘤

第一节　食管癌

　　食管癌是指原发于食管上皮的癌肿,是全球第九大恶性疾病,在全球许多地区流行,特别是在发展中国家。食管癌是发病率差异最大的疾病之一。高发地区和低发地区的发病率相差达 100 倍。"食管癌发病带"从中国东北部延伸至中东地区,其中包括伊朗的里海地区、中国北部的河南省和苏联的许多加盟共和国,南非特兰斯凯地区也是高发区。在美国食管癌少见,仅仅占所有恶性疾病的 1.5% 和所有消化道肿瘤的 7%,发病率达到每年每 3.5/10 万人,2004 年预计大约有 14250 例新病例和 13300 例死亡病例。尽管在食管癌高发区鳞癌最常见;但是在食管癌非高发区,腺癌却是最常见的食管癌,如北美洲和许多西欧国家。食管鳞癌男性多于女性,并且与吸烟、饮酒有一定关系。食管鳞癌的病人常常有头和颈部癌肿病史。诊断为腺癌的病人多数是白人(比鳞癌的病人多),并且与吸烟、饮酒的关系不大。Barrett 食管、胃食管反流、食管裂孔疝常常与腺癌有关。

　　我国是食管癌的高发国家,高发区主要位于河南、河北、山西三省交界地区。我国也是食管癌病死率最高的国家,1990—1992 年抽样报道食管癌死亡率为 17.38/10 万。由于在食管癌高发区进行防癌普查,早期病例的检出率增加,使治疗效果有了明显地提高。

一、病因

　　食管癌的发病为综合因素引起,与下列因素有关:①亚硝酸胺类化合物:它是一种很强的致癌物,用亚硝酸胺类化合物喂养老鼠,结果老鼠食管癌的发生率很高。河南林县食管癌发病率高,可能与食用的酸菜内含亚硝酸胺类化合物高有关。②真菌食物:食管癌高发区居民食用的酸菜中有白地霉菌等生长。③饮食习惯:长期热饮食、粗饮食、饮酒和吸烟等。④维生素和微量元素不足。⑤饮酒、吸烟可能增加 DNA 的损伤。⑥食管慢性炎症。⑦家族聚集性和遗传性。

二、病理

1.病理类型

最常见为鳞状细胞癌占 90%,腺癌次之,见于下段食管。少见者为未分化癌、腺鳞癌、淋巴瘤和肉瘤。

2.临床病理类型

早期分为隐伏型、糜烂型、斑块型、乳头型。中晚期分为:①髓质型:食管造影见均匀性钡剂充盈缺损,无扭曲,或有中度黏膜破坏或龛影。标本可见肿瘤组织主要在食管壁内扩散、浸润,使食管壁明显增厚。②蕈伞型:癌组织常呈卵圆形并突向食管腔内类似蘑菇状。病变并不累及食管全周,仅侵犯食管大部或一部分。造影剂通过较慢,病变上下缘呈弧形,边缘清晰锐利,病变中部有浅而宽的龛影。③溃疡型:癌组织累及食管壁的一部分,癌组织很薄,在食管腔内形成一较深的溃疡。管造影主要表现为边缘不规则、较深、较大的溃疡。④缩窄型:癌组织呈明显的狭窄或梗阻,局部食管壁常常缩短,病变累及食管壁全周。食管造影可见较短但显著的向心性狭窄,钡剂通过困难,病变上部食管扩张明显。⑤腔内型:肿瘤突向食管腔内呈圆形或卵圆形,与食管壁相连。一般认为蕈伞型和腔内型对放射线敏感,缩窄型抗拒。

三、诊断

(一)临床表现

食管癌的主要症状随着病变的发展而加重。

1.早期症状

①吞咽食物有哽噎感;②胸骨后不适;③食管内有异物感;④咽喉部干燥或紧缩感;⑤食物通过缓慢。

2.中晚期症状

①进行性吞咽困难;②前胸后背持续性疼痛,下咽疼痛;③营养不良、消瘦、脱水。

3.转移性症状或体征

声嘶及触及颈部肿大淋巴结,食管出血,食管穿孔(食管气管瘘、大出血)。

(二)特殊检查

1.食管钡餐 X 线片

可见食管狭窄,管壁不光滑,黏膜破坏。

2.CT

主要了解肿瘤外侵(纵隔)程度,确定纵隔是否有转移病变。

3.纤维胃镜或食管镜检查

可见到食管内黏膜破坏、溃疡、菜花状新生物。

4.细胞学检查

食 90%网法收集食管脱落细胞镜检,阳性率各家报道不一,可高达 90%。用于普查,大大提高食管癌的早期发现。如出现颈部淋巴结肿大,可行肿块穿刺细胞学检查。

5.组织学检查

纤维胃镜检查取组织送病理检查,可得到明确的病理诊断。

(三)诊断与分期

1.诊断要点

有上述早期或中晚期症状者,食管钡餐检查见食管病变,在纤维胃镜下行活检。

2.分期

(1)TNM 标准(NCCN,2002)

T—原发肿瘤。

Tx 原发肿瘤不能评价。

Tis 原位癌。

T_0 无原发肿瘤证据。

T_1　　肿瘤只侵及黏膜固有层或黏膜下层。

T_2　　肿瘤侵及肌层。

T_3　　肿瘤侵及食管纤维膜。

T_4　　肿瘤侵及邻近器官。

N—区域性淋巴结。

N_x　　区域性淋巴结不能测定。

N_0　　无区域性淋巴结转移。

N_1　　区域性淋巴结转移。

食管癌区域性淋巴结的定义：颈段食管癌包括颈部淋巴结和锁骨上淋巴结；胸段食管癌包括纵隔及胃周围淋巴结，不包括腹主动脉旁淋巴结。

M—远处转移。

M_0　　无远处转移。

M_1　　有远处转移（区域以外的淋巴结或器官转移）。

（2）食管癌临床分期

0 期	Tis,N_0,M_0
Ⅰ 期	T_1,N_0,M_0
Ⅱa 期	$T_2,N_0,M_0;T_3,N_0,M_0$
Ⅱb 期	$T_1,N_1,M_0;T_2,N_1,M_0$
Ⅲ 期	$T_3,N_1,M_0;T_4,N_1,M_0$
Ⅳ 期	任何 T，任何 N，M_1

（四）鉴别诊断

1.食管良性肿瘤

以食管平滑肌瘤占多数，一般病程较长，咽下困难多为间歇性。食管吞钡检查显示食管有圆形、卵圆形或分Ⅱ＋状充盈缺损，边缘整齐，周围黏膜纹理正常。内镜检查显示食管腔内有隆起肿物，黏膜完整无溃疡。

2.食管良性狭窄

各种原因所致的瘢痕收缩。详细询问病史和吞钡检查或内镜检查可以鉴别。

3.食管痉挛

可表现为吞咽困难和消瘦。食管吞钡检查可见食管狭窄，边缘光滑，黏膜完整。用解痉药治疗可收到良好效果。

4.食管憩室或憩室炎

可因食物进入憩室内储留与刺激而继发炎症、溃疡，甚至发生出血。食管憩室行 X 线检查和食管镜检查可明确诊断。

5.食管受压病变

纵隔肿瘤、先天性纵隔血管畸形、主动脉瘤、纵隔肿大淋巴结有时压迫食管，引起吞咽困难。吞钡检查见食管为外来性压迫改变，边缘光滑，黏膜正常。

四、治疗

(一)治疗原则

食管癌仍以手术治疗为主,当手术有困难时应争取放射治疗。Ⅰ、Ⅱ期病人做手术切除,Ⅲ期病人综合治疗(放疗＋化疗＋手术,放疗＋手术,化疗＋手术,手术＋放疗)。

(二)治疗方法

1.手术治疗

2.放射治疗

(1)术前放疗:术前放疗目的:使原发肿瘤缩小,提高手术切除率,降低淋巴结转移率,不增加吻合口瘘发生率和手术死亡率,减少吻合口残端癌的发生率,提高远期生存率。

照射方法:颈段和上颈段食管癌建议包括双锁骨上区和中上纵隔,下段食管癌则重点考虑下纵隔和胃左贲门旁淋巴结。采用前后对穿野照射,每天照射 200cGy,每周照射 5 次,总剂量颈段或上段 5000cGy,中下段 4000cGy,休息 2~4 周手术。

(2)术后放疗:术后放疗主要适用于:①根治术后淋巴结阳性;②手术后有病理或肉眼残留;③与邻近组织器官紧密粘连。照射方法采用前后对穿野和(或)斜野照射,按治疗计划系统设计最佳照射方案。肿瘤量 6000cGy/6 周,有肉眼残留 7000cGy/7 周,保证脊髓剂量不超过 4000cGy。术后放疗可提高病人远期生存率。

(3)根治性放射治疗:适应证:病人一般情况在中等以上,病变长度不超过 8cm,没有穿孔或瘘管形成,可以进半流质或普食,无远处转移,病变部位应位于食管中、上段。禁忌证:食管穿孔、恶病质或已有明显症状且有远处转移。

照射方法:照射长度应超过病变两端至少各 3cm,宽度 5~7cm,使用 3 野照射。精确的方法是胸部 CT 扫描并做 TPS 计划,模拟机下定位。上段食管癌采用:①两前斜野加楔形板。②"T"形野前后对穿照射,到 3600cGy 后分野。中下段食管癌等中心照射一般用一前二后斜野。照射剂量 Dt 6000~7000cGy/6~7 周。

(4)姑息性放疗:适应证:病人一般情况较差,病变长度超过 8cm,有锁骨上淋巴结转移或颈淋巴结转移,声带麻痹,减轻症状治疗。照射方法:设野基本同根治性放疗设野,常规放疗,总剂量 4000cGy 左右。

3.化学治疗

(1)适应证:①不宜手术或放疗的各期病人;②晚期及广泛转移的病人,只要手术情况尚好,骨髓及肝、肾、心、肺功能基本正常,能进半流质以上饮食;③手术或放疗后以化疗作为巩固治疗,手术或放疗后复发的病人。

(2)禁忌证:①年老体衰或恶病质患者;②心、肺、肾功能严重障碍,有感染发热,食管出血或穿孔者;③白细胞低于 3.0×10^9/L 或血小板低于 50.0×10^9/L。

(3)常用化疗方案

①FP 方案:DDP 25mg/m² 静脉滴注,第 1~3 天;5-FU 800mg/m² 静脉滴注,第 1~5 天;每 4 周重复。

②Taxol＋DDP 方案:Taxol 200mg/m² 静脉滴注,第 1 天;DDP 75mg/m² 静脉滴注,第 2 天;每 3 周重复。

③Gem＋DDP 方案:Geml 250mg/m² 静脉滴注,第 1、8 天;DDP 75mg/m² 静脉滴注,第 1 天;每 3 周重复。

五、预后

影响预后的因素有分期、淋巴结转移情况、治疗方式、对放射性的敏感性等。

六、随诊

食管癌治疗后在头 5 年内要定期到医院复查,前 2 年每 3 个月复查 1 次为好,从第 3 年开始可每年复查 1 次。复查的主要内容包括病人主诉和详细体检,要定期食管钡餐检查和腹部 B 超检查,必要时行胸部 CT 检查。

(张圣林)

第二节　食管癌的放射治疗

食管癌发病率占全球所有恶性肿瘤的第 9 位,发展中国家发病率尤高。我国是高发国家,20 世纪 90 年代的调查显示食管癌死亡率占所有恶性肿瘤的第 4 位。主要高发区为华北三省交界地区、川北、鄂豫皖交界区、闽南和广东北部、苏北地区、新疆哈萨克族聚居区等。河南林县尤其高发,年死亡率高达 200/10 万以上,发病率男性明显高于女性,高发年龄为 60～64 岁。

食管癌病因与吸烟、饮酒、亚硝胺、病毒感染及理化因素慢性损伤等因素有关,高发区以鳞癌最常见,多见男性,与吸烟、饮酒有一定关系,非高发区以腺癌常见(如北美及一些西欧国家),与 Barrett 食管、胃食管反流、食管裂孔疝有关。

【食管癌的分段】

采用国际抗癌联盟食管分段标准:颈段自环状软骨到胸腔入口(下界胸骨上切迹)。胸内分三段:胸上段从胸腔入口到气管分叉(下界距门齿约 24cm);胸中段为将气管分叉到食管胃交界部全长二等分的上半部(下界距门齿约 32cm);胸下段为上述二等分的下半部(下界据门齿约 40cm)。

【食管癌的分类】

1.早期食管癌

包括隐伏型、糜烂型、斑块型和乳头型。

2.中晚期食管癌

包括髓质型、蕈伞型、溃疡型、缩窄型和腔内型等。

【食管癌的诊断及分期】

1.临床表现

吞咽食物时有胸骨后烧灼感、摩擦感、针刺痛,食物通过缓慢或滞留感。吞咽食物时有哽咽感、异物感,胸骨后疼痛一般是早期食管癌的症状,而出现明显的吞咽困难一般提示食管病变为进展期。声音嘶哑常见于喉返神经受压时,出现胸痛、呛咳、发热等,应考虑有食管穿孔的可能。

2.治疗前分期检查

(1)血液生化检查:包括血常规、生化、肿瘤标志物。另外,食管癌患者血液碱性磷酸酶或血钙升高考虑骨转移的可能,血液碱性磷酸酶、门冬氨酸氨基转移酶、乳酸脱氢酶或胆红素升高考虑肝转移的可能。

（2）影像学检查

①食管 X 线钡餐检查是可疑食管癌患者影像学诊断的首选。

②CT 检查：胸部 CT 检查目前主要用于食管癌临床分期、确定治疗方案和治疗后随访，增强扫描有利于提高诊断准确率。CT 能够观察肿瘤外侵范围，T 分期的准确率较高，可以帮助临床判断肿瘤切除性及制定放疗计划；对有远处转移者，可以避免不必要的探查术。

③超声检查：主要用于发现腹部脏器、腹部及颈部淋巴结有无转移。

④超声内镜检查：能够更准确地观察肿瘤外侵程度，提高 T 分期的准确率。

⑤MRI 和 PET-CT 检查：均不作为常规应用。MRI 和 PET-CT 检查有助于鉴别放化疗后肿瘤未控、复发和瘢痕组织；PET 检查还能发现胸部以外更多的远处转移。

⑥内镜检查是食管癌诊断中最重要的手段之一，对于食管癌的定性、定位诊断和手术方案的选择有重要的作用。对拟行手术治疗的患者是必需的常规检查项目。

3.治疗后分期

目前食管癌的分期采用国际抗癌联盟（UICC）2002 年公布的食管癌国际分期。

分期	TNM_0
0	Tis, N_0, M_0
Ⅰ期	T_1, N_0, M_0
ⅡA期	T_2, N_0, M_0
	T_3, N_0, M_0
ⅡB期	T_1, N_1, M_0
	T_2, N_1, M_0 Ⅲ期 T_3, N_1, M_0
	$T_4,$ 任何 N_0, M_0
ⅣA期	任何 $T,$ 任何 N, M_{1a}
ⅣB期	任何 $T,$ 任何 N, M_{1b}

食管癌 TNM 分期中 T、N、M 的定义（UICC，2002 年）如下。

原发肿瘤（T）

Tx：原发肿瘤不能评估；

T_0：没有原发肿瘤的证据；

Tis：原位癌；

T_1：肿瘤侵及黏膜层或黏膜下层；

T_2：肿瘤侵及肌层；

T_3：肿瘤侵及食管纤维膜；

T_4：肿瘤侵及邻近结构。

区域淋巴结（N）

Nx：区域淋巴结不能评估；

N_0：无区域淋巴结转移；

N_1：区域淋巴结转移。

远处转移（M）

Mx：远处转移不能评估；

M_0：无远处转移；

M_1：有远处转移。

对于食管胸下段肿瘤

M_{1a}：腹腔淋巴结转移；

M_{1b}：其他远隔转移。

对于食管胸上段肿瘤

M_{1a}：颈部淋巴结转移；

M_{1b}：其他远隔转移。

对于食管胸中段肿瘤

M_{1a}：未明确；

M_{1b}：非区域淋巴结或远隔转移。

【治疗原则】

临床上应采取综合治疗的原则，即根据患者的机体状况、肿瘤的病理类型、侵犯范围（病期）和发展趋向，有计划地、合理地应用现有的治疗手段，以期最大幅度地根治、控制肿瘤和提高治愈率，改善患者的生活质量。对拟行放、化疗的患者，应做 Karnofsky 或 ECOG 评分。

食管癌的治疗主要分为手术治疗、放射治疗和化学治疗。

【治疗方法】

1.手术治疗

（1）下列情况可行手术治疗（手术适应证）：

①Ⅰ期、Ⅱ期和部分Ⅲ期（$T_3N_1M_0$ 和部分 $T_4N_1M_0$）食管癌。

②食管癌放疗后复发，无远处转移，一般情况能耐受手术者。

（2）下列情况不应进行手术治疗（手术禁忌证）：

①诊断明确的Ⅳ期、部分Ⅲ期（侵及主动脉及气管的 T_4 病变）食管癌患者。

②心肺功能差或合并其他重要器官、系统严重疾病，不能耐受手术者。

2.放射治疗

食管癌放疗包括根治性放疗、同步放化疗、姑息性放疗、术前和术后放疗等。

【原则】

（1）除急诊情况外，应在治疗前完成必要的辅助检查和全面的治疗计划。

（2）术前同期放化疗患者在完成治疗 4～6 周后行上消化道内镜检查及 CT 检查。如肿瘤消退，可手术或观察；如果持续存在或局部复发，应行食管切除术或其他姑息性手术；如远处转移则行姑息治疗（化疗、内镜）。

（3）术后放疗设计应参考患者手术病理报告和手术记录。

（4）同步放化疗时剂量为（50.0～59.4）Gy/（5.0～6.5）周（1.8～2.0Gy/d）。单纯放疗时剂量为 95％ PTV（50～70）Gy/（5～7）周。术后放疗时剂量为 95％ PTV（45～50）Gy/（4～5）周。

（5）正常组织剂量限值肺平均剂量≤13Gy，两肺 V_{20}≤30％，两肺 V_5≤60％；脊髓剂量：≤45Gy/6 周；心脏：V_{40}≤50％；术后胸腔胃：V_{40}≤40％～50％，D_{max}≤50Gy。

【靶区勾画】

1.根治性放射治疗

（1）较早期食管癌（临床Ⅰ～ⅡA 期 $T_{1\sim2}N_0M_0$）

①GTV：以影像学（如食管造影片）和内窥镜［食管镜和（或）腔内超声］或 PET-CT 可见的肿瘤长度；

CT 片(纵隔窗和肺窗)显示原发肿瘤的(左右前后)大小为 GTV。

②CTV:在 GTV 左右前后方向均放 0.8cm(平面),外放后根据解剖屏障做调整,病变上下(在 GTV 上下方向)各外放 3～5cm。

③PTV:CTV 的基础上根据各单位具体情况外放。

(2)中晚期食管癌[原发肿瘤较大(≥T_3)和(或)CT 扫描片显示肿大淋巴结(Ⅱb～Ⅳ期]

①GTV:以影像学(如食管造影片)和内窥镜[食管镜和(或)腔内超声]或 PET-CT 可见的肿瘤长度及 CT 片(纵隔窗和肺窗)显示原发肿瘤的(左右前后)大小为 GTV;CT 片显示的肿大淋巴结为 CTVnd。

②CTV:包括(GTV 和 GTVnd)外扩＋预防照射的淋巴引流区。在 GTV 和 GTVnd 左右前后方向均放 0.8cm(平面),外放后将解剖屏障包括在内时做调整,病变上下(在 GTV 上下方向各外放 3～5cm,在 GTVnd 上下方向各外放 1.5～2.0cm)。

预防照射的淋巴引流区:上段包括锁骨上、食管旁、2 区、4 区、5 区、7 区;中段包括食管旁、2 区、4 区、5 区、7 区;下段包括食管旁、4 区、5 区、7 区和胃左、贲门周围。

③PTV 在 CTV 基础上各外放 0.5cm。

2.术后放射治疗

(1)完全切除手术后(根治性手术)Ⅱa 期($T_{2～3}N_0M_0$)

①胸上段 CTV:上界至环甲膜水平;下界至隆突下 3cm。

包括吻合口、食管旁、气管旁、下颈、锁骨上、2 区、4 区、5 区、7 区等相应淋巴引流区。

②胸中下段 CTV:上界至胸 1 椎体上缘;下界至瘤床下缘 2～3cm;包括锁骨头水平气管周围的淋巴结及相应纵隔的淋巴引流区(如食管旁、气管旁、下颈、锁骨上、2 区、4 区、5 区、7 区等相应淋巴引流区)。

③PTV:在 CTV 基础上均放 0.5cm。

(2)Ⅱb～Ⅲ期

①上段食管癌患者的照射范围 CTV 与淋巴结阴性组相同:上界至环甲膜水平;下界至隆突下 3～4cm;包括吻合口、食管旁、气管旁、锁骨上、2 区、4 区、5 区、7 区等相应淋巴引流区。

②中下段食管癌 CTV:原发病变的长度＋病变上下各外放 5cm＋相应淋巴引流区。(按此标准勾画靶区时,中段食管癌患者的上界建议设在 T_1 上缘,便于包括 2 区的淋巴引流区)。

③PTV:在 CTV 基础上均放 0.5cm。

【放疗反应及处理】

1.放化疗常见副反应

消化道反应、骨髓抑制、全身乏力、照射区皮肤发黑、放射性食管炎、气管反应、放射性肺炎、穿孔等。

2.放疗反应处理

(1)放射性肺炎:观察,若出现连续性发热、憋气症状等,诊断放射性肺炎后一般应停止放疗,给予抗生素和激素治疗。

(2)放射性食管炎:消除患者误认为病情加重的思想负担,解释其原因;轻者观察,重者则给予输液及(或)适当少量的激素和抗生素治疗。

(3)穿孔:明确穿孔原因,给予抗炎、鼻饲或胃造瘘、促进蛋白合成药物治疗。

3.化学治疗。

食管癌化疗分为姑息性化疗、新辅助化疗(术前)、辅助化疗(术后)。

【原则】

(1)必须掌握临床适应证。

(2)必须强调治疗方案的规范化和个体化。

【常用方案】

食管鳞癌 DDP＋5-FU（顺铂加氟尿嘧啶）是最常用的化疗方案，其他可选择的有：DDP＋TXT（顺铂加多西紫杉醇），DDP＋PTX（顺铂加紫杉醇），Oxaliplatin＋5-FU（奥沙利铂加氟尿嘧啶）

【食管癌分期治疗模式】

1.Ⅰ期（$T_1N_0M_0$）

首选手术治疗。如心肺功能差或不愿手术者，可行根治性放疗。完全性切除的Ⅰ期食管癌患者，术后不行辅助放疗或化疗。内镜下黏膜切除仅限于黏膜癌，而黏膜下癌应该行标准食管癌切除术。

2.Ⅱ期（$T_{2\sim3}N_0M_0$、$T_{1\sim2}N_1M_0$）

首选手术治疗。如心肺功能差或不愿手术者，可行根治性放疗。完全性切除的 $T_2N_0M_0$ 患者，术后不行辅助放疗或化疗。对于完全性切除的 $T_3N_0M_0$ 和 $T_{1\sim2}N_1M_0$ 患者，术后行辅助放疗可能提高 5 年生存率。对于食管鳞癌，不推荐术后化疗。对于食管腺癌，可以选择术后辅助化疗。

3.Ⅲ期（$T_3N_1M_0$、$T_4N_{0\sim1}M_0$）

（1）对于 $T_3N_0M_0$ 和部分 $T_4N_{0\sim1}M_0$（侵及心包、膈肌和胸膜）患者，目前仍首选手术治疗，与单一手术相比，术前同步放化疗可能提高患者的总生存率。

（2）与单纯手术相比较，不推荐术前化疗。对于术前检查发现肿瘤外侵明显.外科手术不易彻底切除的食管癌，通过术前放化疗可以增加切除率和生存率。

（3）对于不能手术的Ⅲ期患者，目前的标准治疗是同步放化疗（含铂方案的化疗联合放射治疗）。

（4）对于以上Ⅲ期患者，术后行辅助放疗可能提高 5 年生存率。对于食管鳞癌患者，不推荐术后化疗。对于食管腺癌患者，可以选择术后辅助化疗。

4.Ⅳ期（任何 T，任何 N，M_{1a}；任何 T，任何 N，M_{1b}）

（1）以姑息治疗为主要手段，加或不加化疗，治疗目的为延长生命，提高生活质量。

（2）姑息治疗主要包括内镜治疗（包括食管扩张、食管支架等治疗）和止痛对症治疗。

5.局部复发治疗

（1）局部复发者，未做过放化疗，首选放疗同步 5-FU＋顺铂化疗及其他选择，包括内镜治疗。

（2）对于吻合口复发患者，可考虑再切除。

（3）放化疗后出现的局部复发，应判断是否能耐受手术及技术上是否能切除。不能耐受手术或放化疗后仍不可切除的复发病例，可给予近距离放疗、激光治疗、光动力学疗法或其他支持治疗，包括食管扩张术等。若术后，又出现复发，则给予姑息治疗。

【随访】

对于新发食管癌患者应建立完整病案和相关资料档案，治疗后定期随访和进行相应检查。治疗后前两年每 3 个月检查 1 次，两年后每 6 个月检查 1 次，直到 4 年，以后每年检查 1 次。

（赵　喜）

第三节　食管良性肿瘤

一、概述

食管良性肿瘤较为少见，仅占食管肿瘤的 10％以下。Moersch 等统计在主诉有吞咽困难的 11000 患者中,仅发现食管良性肿瘤15例。Plachta对连续19982例50岁以上的病例进行尸检发现如例患有食管良性肿瘤,约占0.5%。

(一)分型

食管良性肿瘤按其组织来源可分为三型:①壁内型:肿瘤发生于食管肌层,无蒂,最常见的是平滑肌瘤;②腔内型:肿瘤多有蒂,其中以息肉最为多见,其次为乳头状瘤、脂肪瘤、纤维瘤、黏液瘤等;③黏膜下型:血管瘤、淋巴管瘤和粒性成肌细胞瘤。

按组织学分类可分为:

1.上皮细胞型

乳头状瘤,息肉,腺瘤,囊肿。

2.非上皮细胞型

(1)肌性:平滑肌瘤,纤维肌瘤,脂肪肌瘤,纤维瘤。

(2)脉管性:血管瘤,淋巴管瘤。

(3)间叶组织及其他:网状内皮瘤,脂肪瘤,黏液纤维瘤,神经纤维瘤,骨软骨瘤。

3.异位组织

胃黏膜,成黑色素细胞,皮脂腺,粒性成肌细胞,胰腺组织,甲状腺结节。

(二)临床表现

食管良性肿瘤患者绝大多数无明显的临床症状。其症状和体征与肿瘤的解剖部位、大小和肿瘤生长的速度有关。

腔内型肿瘤可以因肿瘤的大小不同而出现不同程度的吞咽困难、呕吐和消瘦。部分患者有咳嗽、胸骨后压迫感,或上消化道出血。部分食管息肉患者,因息肉蒂较长,呕吐时肿物可呕至口中,甚至出现呕出物堵塞气道,造成呼吸道急性梗阻,突发窒息,严重病例导致缺氧性心跳停止。小的壁内型肿瘤多无症状,或出现不同程度的吞咽困难和胸骨后疼痛。巨大食管黏膜下良性肿瘤可致食管腔梗阻,吞咽困难,食管血管瘤患者可发生出血,甚至大出血而危及生命。

(三)检查与诊断

对可疑食管良性肿瘤病例,不论有无症状,均应行X线检查和内镜检查,其X线表现主要特征有:①钡餐检查时,钡柱到达肿瘤上缘,可稍有停滞,随即偏流或分流而下虽有管腔狭窄,但因肿瘤对侧及其附近食管壁柔软仍保持舒缩功能,很少出现完全性梗阻。②钡充盈食管时,显示肿瘤边缘光滑锐利的充盈缺损,多呈圆形、卵圆形或分叶状,与正常管壁界限清楚,两者间常成锐角,即所谓锐角征或环形征。此征应与纵隔肿瘤压迫食管所造成的X线征相鉴别。后者压迹边缘光滑,其上、下缘与正常食管的夹角不成锐角,相应部位纵隔内软组织影的直径大于食管压迹的直径,结合食管内外肿瘤的其他特征,两者鉴别并不困难。③肿瘤区域黏膜完整,纵形皱襞伸展变平而不甚清晰,其附近的黏膜皱襞正常。④在食管轮廓外,常可见与充盈缺损范围一致的软组织块影。此点有助于与食管外肿物鉴别。若诊断仍难以确定、不能排除诸如动脉瘤或血管畸形时,则可加作血管造影或纵隔充气造影、纵隔CT和磁共振(MRI)检查。X线检查仅能获知肿瘤的部位、范围,与周围组织的关系,不能确定其病理类型。

内镜检查:大多数需要做食管镜检查。内镜检查可以发现腔内型肿瘤的外表结构、蒂及其附着部位;也可见食管黏膜下肿瘤的表面黏膜色泽,此外还应观察:①肿瘤表面黏膜是否光滑完整;②肿瘤突向管腔的程度;③管腔明显狭窄时,内镜是否可顺利通过狭窄部位,有无阻塞感;④肿瘤是否可以活动。

对于壁内型病变,尤其是可疑食管平滑肌瘤时,不宜经正常黏膜取活检,因为活检不仅不能获得合适的活检标本,而且还可造成黏膜下组织的感染或炎性反应而影响以后的治疗。特别是食管平滑肌瘤,如在食管镜检查时活检,则会导致手术困难。食管良性肿瘤应与食管癌、肠源性囊肿、食管重复畸形、异常血管环、动脉瘤、纵隔肿瘤相鉴别。

（四）治疗

除对成人的一些小而无症状的壁内型食管良性肿瘤可予以严密观察外，其他较大的肿瘤均应手术切除。若在观察期间肿瘤迅速增大并出现症状，则应尽早手术治疗。因食管良性肿瘤一般不需要施行食管切除术，所以手术死亡率较低，手术效果确切。

手术途径及方法取决于肿瘤的部位和食管受累的范围。

1.腔内型肿瘤

极少数腔内型食管肿瘤可经内镜下摘除。经内镜肿瘤摘除的适应证为肿瘤小而且内镜可以安全地处理瘤蒂的腔内型食管良性肿瘤。如果肿瘤较大，经内镜处理瘤蒂困难，则要根据瘤蒂的起始部位选择颈部切口或刻胸切口手术摘除肿瘤。手术原则是从纵隔中游离食管，在瘤蒂起始部的对侧食管壁上做一纵形切口进入食管腔，此切口应足够大，以便从管腔内游离及牵出肿瘤，并能安全结扎瘤蒂后切除肿瘤。肿瘤切除后，逐层缝合食管。小的腔内型肿瘤一般不需要施行食管切除术。

2.壁内型和黏膜下型肿瘤

经剖胸切口手术摘除。若肿瘤位置较高，估计经颈部切口可摘除肿瘤，应尽可能选用颈部切口摘除肿瘤。在游离出病变食管后，纵向切开肿瘤表面的肌纤维，用锐性加钝性分离的方法解剖出肿瘤并切除之。术中若一旦损伤食管黏膜，则应用细丝线间断缝合食管黏膜，修复黏膜并充气检查黏膜无漏气后，细丝线间断缝合食管肌层。如肿瘤瘤体较大，病变范围较广，切除肿瘤后食管缺损处无法修复，则应选择食管切除，用胃或结肠重建食管。

二、食管平滑肌瘤

食管平滑肌瘤是一种较少见的疾病，据 Seremetis 收集的 180222 例尸检材料中，仅发现食管平滑肌瘤 161 例，占 0.89‰。与食管癌之比为 1∶(127～233)，实际发病率可能高于文献统计数字。食管平滑肌瘤为最常见的食管良性肿瘤，占食管良性肿瘤的 50%～80%。占整个消化道平滑肌瘤的 5%～10%。第二届中国食管良性疾病专题研讨会收集文献 35 篇，共报告食管平滑肌瘤 522 例。发病率远远高于食管乳头状瘤、腺瘤、息肉、纤维瘤、血管瘤等良性肿瘤。食管平滑肌瘤发生在食管胸下段者占 50%，胸中段者 40%，胸上段者低于 10%，在颈段者非常罕见。这种现象可能与食管各段的平滑肌含量多少有关。本病男性发病多于女性，约为 4.5∶12，发病年龄 12～80 岁，平均 44 岁；以 30～50 岁之间最多，年龄最小者 2 岁零 4 个月。

（一）病理

肿瘤多为单发，多发性食管平滑肌瘤为 2.4%～4%，有多达 14 个者。已有文献报道，肿瘤大小不一，肿瘤直径多为 5～10cm，10cm 以上的巨大食管平滑肌瘤少见。直径最小者 1mm，最大者 35cm，其重量最轻者 0.25g，最重者达 5000g。99% 的肿瘤位于食管壁内，其余或呈息肉样向腔内生长，或向纵隔内生长。

肿瘤表面光滑，包膜完整，形态不一，一般为圆形或椭圆形实质性肿瘤，也可呈螺旋形、马蹄形、哑铃形、姜块形或不规则形，少数病例呈环形，环绕食管腔生长引起管腔阻塞。肿瘤切面呈灰白色或淡黄色，为实质性，质地均匀，有时可见灶性出血、液化、坏死、囊性变和钙化等。镜下所见：主要由分化较好的平滑肌细胞组成，瘤细胞呈囊状互相交错或游涡状、栅栏状排列。细胞间可混有数量不等的纤维组织，毛细血管网和极少量的神经纤维。瘤细胞呈长梭形，胞质丰富，红染，细胞边界清楚，有纵形肌纤维，脑核呈梭形，两端圆钝，无间变，偶见核分裂象、脑浆水肿、透明呈空泡状。本病恶变为平滑肌肉瘤者极少见，文献报告仅有 2 例。

（二）临床表现

临床症状与肿瘤大小有关。小于5cm的肿瘤一般无症状。临床表现为吞咽困难者约占47.5%,进展缓慢,呈间歇性,一般不严重;其次为疼痛,约占45%,表现为胸骨后隐痛或上腹部疼痛,多为肿瘤压迫周围组织或神经所致,这些症状一般较轻,而中晚期食管癌为进行性吞咽困难,以及因癌肿侵犯周围组织及神经而引起的疼痛常为持续性疼痛。胸闷、上腹不适者占40%;体重减轻者占24%;其他症状诸如发热、嗳气、厌食以及某些非特异性的消化道紊乱症状。由于肿瘤部位的黏膜完整,故食管黏膜溃疡和继发性出血者少见。由于平滑肌瘤生长缓慢,上述症状可持续长达数年之久。如肿瘤巨大,压迫患者气管,则可出现呼吸道症状。

（三）检查与诊断

1.X线检查

肿瘤较大者,X线胸部平片可见食管区域的软组织阴影,巨大者可误诊为纵隔肿瘤。食管钡餐造影呈一光滑的半月形充盈缺损影。黏膜和轮廓完整,边界清楚锐利,肿瘤与正常食管壁上、下交界呈锐角。在透视下可见肿瘤活动,肿瘤上缘的正常蠕动波中断,瘤蒂附着处的正常蠕动波亦有中断现象,约半数肿瘤突入食管腔内,肿瘤表面的黏膜皱襞消失,而其对侧黏膜仍然清晰可见,此即所谓"涂抹征"。钡剂亦可沿充盈缺损处向下分流,即分流现象。一般无近端食管扩张和钡剂通过缓慢现象。肿瘤较大者,特别是当其接近贲门部时,可压迫食管,使之变扁,管腔亦随之变形。70%～80%的病例可经食管钡餐检查证实诊断。

2.食管镜检

食管平滑肌瘤黏膜完整,故食管镜检查的诊断价值有限,但可明确肿瘤的所在部位、大小、形态及数目。食管镜检查时,可见肿瘤不同程度地突向食管腔内,呈圆形、卵圆形或腊肠形,但无食管管腔狭窄。肿瘤表面黏膜光滑、皱襞消失、色泽正常,黏膜内血管曲张、肿瘤活动而不固定。内镜前端压迫肿物时可有实质性肿物在黏膜下的滑动感。应注意的是,不宜在正常黏膜取活检,避免造成食管出血、穿孔或炎症反应,引起肿瘤与黏膜粘连,手术时易损伤黏膜,影响手术,增加手术难度及术后并发症的发生率。

3.食管超声内镜检查

可显示肿瘤的轮廓,有无粘连及邻近大血管的关系。有助于选择治疗方法。

4.CT和MRI检查

少数病例尤其是肿瘤位于食管中段者,应与主动脉肿瘤、血管压迫或畸形相鉴别。CT和MRI检查有助于明确肿瘤大小、性质、范围、与邻近脏器的关系,有助于鉴别诊断。

（四）治疗

虽然食管平滑肌瘤属良性肿瘤,除瘤体极小、无症状、患者年老体弱、心脏功能不全者之外,均应考虑手术治疗。手术可以解除肿瘤对周围器官或重要结构的压迫。平滑肌瘤具有潜在的恶性倾向,或含有微小的平滑肌肉瘤病灶。因此,对无症状、肿瘤生长缓慢的病例,亦应手术摘除肿瘤。根据肿瘤的位置、大小、形状与胃的关系以及食管黏膜有无粘连等决定手术术式。肿瘤位于颈段者,可经胸锁乳突肌前缘切口;位于胸上中段者,宜行右后外侧切口;位于胸中下段者,若肿瘤位于食管左侧,分别选择经左胸后外侧切口,反之,选择右胸后外侧切口;靠近贲门者也可采用左侧上腹直肌切口,经腹摘除食管肿瘤。

对食管平滑肌瘤,食管部分切除的适应证为:①肿瘤环绕食管半周以上;②肿瘤直径8cm以上;③瘤体与黏膜粘连致密、分离困难;④合并其他食管疾病如食管癌;⑤肿瘤位于胃食管交界者。据Seremetis统计,10%的食管平滑肌瘤须行食管部分切除术。食管部分切除术并发症明显多于黏膜外肿瘤摘除术。死亡率为2%～10.5%。

对肿瘤体积直径5cm以下、肿瘤与黏膜无粘连的病例,也可选择电视胸腔镜辅助、黏膜外肿瘤摘除术,其优点为损伤较小,患者术后恢复较快。

黏膜外食管肌层切开肿瘤摘除术为标准术式,对患者损伤小,并发症少,效果好,手术死亡率为1.8%。进胸后,在肿瘤部位游离食管,纵形切开食管肌层,暴露肿瘤,沿黏膜外锐性或钝性分离,摘除肿瘤。摘除肿瘤后,阻断肿瘤下端食管,经胃管充气,检查证实食管黏膜完整无损后缝合肌层,并用邻近胸膜覆盖。如肿瘤较大,肌层缺损较多者,可用心包片、胸膜片、肌瓣、大网膜或人工材料等包绕、加固食管防止形成继发性憩室。

(五)术后并发症及预后

食管平滑肌瘤黏膜外肿瘤摘除或食管部分切除、食管胃吻合术后可能发生以下并发症。

1.食管漏或胃食管吻合口漏

食管平滑肌瘤黏膜外摘除术者,如术中损伤食管黏膜而修补不完善或黏膜破损未被发现,容易发生术后食管漏。而食管部分切除,食管胃吻合者,如术中未注意无菌操作,食管胃内容物污染手术野,或食管切除范围较大,胃游离不够充分导致食管胃吻合口有较大张力,或食管游离过多,吻合口血运不良,或食管胃吻合的技术因素等均可造成食管胃吻合口漏。食管漏或食管胃吻合口漏常造成严重后果。患者术后如出现高热,呼吸急促,心率加快,胸腔积液或液气胸,多提示有食管漏或食管胃吻合口漏。食管碘油造影或口服亚甲蓝试验,有助于诊断,若诊断明确,则应及时处理。漏口小者,经胸腔闭式引流,抗感染、禁食、输液等治疗,漏口有可能逐渐愈合。漏口较大者,如患者情况允许,则应及时施行漏口修补术。

2.脓胸

食管部分切除,食管胃吻合时,如食管胃内容物污染术野,而又未认真反复冲洗手术野,容易造成术后脓胸。因此,应注意术中无菌操作并应用抗生素,预防发生术后脓胸。

3.瘢痕狭窄或假性憩室

体积较大的平滑肌瘤摘除术后,因食管壁缺损较多,修复后周围组织瘢痕挛缩,后可发生食管瘢痕性狭窄或假性憩室。术中应避免不必要的意外损伤,仔细修补食管壁。若患者瘢痕狭窄较重出现吞咽困难时,则往往需要进行食管扩张或再次手术切除狭窄部位,重建食管。

食管平滑肌瘤术后预后好。术后复发者罕见。文献仅报道2例术后复发者,可能为多源性,并非真性复发。大组病例报道,食管平滑肌瘤摘除术的死亡率为0.9%~2%,食管部分切除术为2.6%~10%。

三、食管息肉

(一)概述

食管息肉在食管良性肿瘤中较为常见,仅次于食管平滑肌瘤。据Storey统计,占食管良性肿瘤的1/3。息肉起源于食管黏膜或黏膜下层,可发生在食管的任何部位,但多发于颈段食管,约占80%,尤其是环咽肌附近最为多见。此病多见于老年男性,仅8%为青年女性。大多为单发,个别为多发。食管息肉命名仍不统一,名称较多,如纤维血管瘤、纤维脂肪瘤、黏液纤维瘤或有蒂脂肪瘤等。Bernatz等建议,将食管息肉命名为"纤维脂肪瘤"。

(二)病理

食管息肉属腔内型病变,初期为很小的黏膜瘤。肿瘤在生长过程中,随着食管的不断向下蠕动,由其推动力使肿瘤逐渐向下延伸而形成一蒂状长圆柱形肿物,瘤蒂长短不一,长者可进入口腔。

显微镜下观,息肉含有不同来源的结缔组织成分,表面被覆一层正常的食管黏膜,有时可继发溃疡。纤维成分可为疏松组织、黏液样组织或致密的胶原组织,亦可含有数量不等的脂肪组织。

(三)临床表现

食管息肉生长缓慢,临床常无任何症状。当息肉增长到引起食管腔阻塞时,才出现不同程度的梗阻症状。常见症状有吞咽困难、呕吐、反流以及体重减轻或消瘦等，少数患者有胸骨后疼痛。若肿瘤巨大，可压迫气管，引起咳嗽，呼吸困难，哮喘甚至窒息，但反复上呼吸道感染很少见。有的息肉表面形成溃疡，可引起呕血或黑便，有的患者表现为程度不一的上腹部疼痛，个别患者有较剧烈的胸痛，类似心绞痛症状。

食管息肉的典型临床症状：患者可因阵咳或呕吐而将肿瘤呕至口腔内，或肿瘤定期出现于口腔内，患者自觉咽部有异物感或咽部有肿物感，随着吞咽动作，患者可将肿瘤重新吞咽至食管腔内。有些患者在感觉到咽部有肿物时，可用手指将其推回。因息肉可以活动，因此上述症状往往为一过性，而在就诊体格检查时多无阳性发现。因此，临床医师在详细询问患者的病史时，若有上述食管息肉的典型临床症状，则应考虑到食管息肉可能，并予以相应的检查。

（四）检查与诊断

诊断食管息肉主要依靠 X 线检查和内镜检查：

1.X 线食管钡剂造影检查

病变部位食管呈梭形扩大，管壁光滑，黏膜皱襞变平或消失。钡剂在肿瘤表面有分流或偏一侧通过。有的因息肉堵塞管腔及食管腔内有食物残渣滞留，可被误诊为贲门痉挛或狭窄，甚至将腔内肿物误诊为食管异物。食管局部管壁扩张，收缩功能良好。肿物呈一长条状、香肠状或棒状充盈缺损影，可有分叶，表面光滑，随吞咽动作而上下移动。如肿瘤表面有溃疡时应考虑有恶变可能。有时因肿物较大，在胸片上可见纵隔阴影增宽征。食管 CT 检查可显示息肉的轮廓与食管壁的关系，而且可根据观察瘤体的组织密度，初步判断肿瘤的性质。

2.内镜检查

食管镜检查对诊断食管息肉有重要价值。食管镜检查可明确肿瘤的大小、形态、部位、表面情况和硬度等。食管镜可见息肉表面光滑，呈粉红色，用食管镜的前端触及瘤体时，可感觉瘤体较软；基底部或宽阔、有细长的瘤蒂，有蒂者息肉可以上下活动。如为血管性息肉。其色泽较深，可被压缩。瘤体表面有糜烂或溃疡者应予以活检，进一步明确其病理性质。

食管息肉应与食管平滑肌瘤、神经纤维瘤及贲门失弛症相鉴别。

（五）治疗

食管息肉一经诊断，尽早手术切除，因为息肉可发生溃疡出血、堵塞食管腔或恶变。个别患者可因肿瘤突然堵塞咽喉部，发生急性喉梗阻、窒息和（或）缺氧性心跳停止。

根据息肉的大小、部位、基底部的宽度选择治疗方法。直径<2cm 的息肉，且有蒂者可经食管镜用圈套器摘除；或经食管电灼断蒂后摘除；如息肉较大，不宜经食管镜摘除时，位于颈段食管的肿瘤可经颈部切口切开颈段食管摘除息肉；如肿瘤位于食管中下段，基底部较宽，瘤体较大者，则应剖胸手术切除。

食管息肉切除后效果满意，预后良好。如能彻底切除食管息肉的基底部，则很少复发。

四、食管囊肿

（一）概述

食管囊肿为胚胎性遗留物而非新生物。因其征象类似良性肿瘤，故一般将其视为食管的良性肿瘤，发病率低于食管平滑肌瘤和食管息肉，与食管平滑肌瘤的比例为 1：（5～8）。约占食管良性肿瘤的 2.2%。

食管囊肿的发病原因不清楚。可能起源于胚胎前肠的异位细胞，认为是肠源性囊肿的变异。食管囊肿的部位决定于基质分离的程度，外形与移位上皮的形成有关，覆盖层决定于组织来源及其分化的程度。

（二）病理

成人食管囊肿常呈椭圆形，可完全位于食管壁内，亦可通过一瘘管与食管相连。表面覆盖有一薄层肌纤维,囊肿与食管肌层或黏膜一般无紧密的粘连。大小多在 5～10cm 之间。婴幼儿可见有较大的囊肿,可占据一侧胸腔之大部,且多位于气管分叉处。囊内上皮为消化道上皮,52％为纤毛柱状上皮,27％为胃黏膜,10％为鳞状上皮,其余为混合型。囊壁多由两层平滑肌组成,偶而在囊壁内发现有软骨。囊内含有白色透明黏液或棕色黏液,如其上皮为胃黏膜,可发生溃疡、出血和穿孔。有时囊内可并发感染,但在成人少见。

(三)临床症状

食管囊肿较小时,一般无任何症状。如肿瘤较大,可因囊肿压迫邻近组织发生不同的症状。在婴幼儿常因肿瘤较大,压迫邻近组织,可以发生呼吸道症状或食管梗阻症状,出现呼吸困难或吞咽困难。成人当囊肿造成食管腔部分梗阻时,则可出现吞咽困难,反流和胸痛等症状,甚至发生呼吸窘迫。如果囊内出血,患者突然出现剧烈胸痛,此情况多发生于婴幼儿和儿童,在成人则少见。还可因穿透气管或支气管引起咯血。临床上发现食管囊肿并发颈椎或胸椎的半椎体畸形,常为并存内被胃黏膜的食管囊肿。

(四)检查与诊断

患者可以无症状,偶然体检作 X 线胸片或钡餐检查时发现。X 线所见与食管平滑肌瘤相似。在胸片上,表现为纵隔肿块影,致使气管、支气管或食管移位。在钡餐造影检查时,肿瘤上下端与正常食管壁形成的锐角不如食管平滑肌瘤明显,其余征象与食管平滑肌瘤相似。食管镜检查可以确定肿瘤的部位及大小,可发现囊肿突出于食管腔内,表面黏膜正常,质地较平滑肌瘤柔软。食管囊肿经 X 线检查和食管镜检查即可定位及确诊。禁忌经食管镜活检。

(五)治疗

依据囊肿发生的部位、大小、形态、食管受累的范围以及与食管周围器官或结构的关系等因素决定食管囊肿的治疗。在成人,小而无症状的食管囊肿,可严密观察;对大而有症状的囊肿常需要手术治疗,可将其从食管壁上摘除,但不能切开食管黏膜或过分损伤肌层。婴儿的食管囊肿与周围组织粘连较紧,而且血运丰富,增加了手术切除的难度。可以在囊肿表面作一小切口,单纯切除囊肿内壁。如果囊肿不能从食管壁上游离,则需要作食管部分切除术。食管囊肿手术治疗并发症少,治疗效果好。

五、食管乳头状瘤

(一)概述

食管乳头状瘤少见,由食管黏膜鳞状上皮局部增生形成。发病率占食管良性肿瘤的 2.2％～6.8％,好发于 50 岁左右的人群,发病原因不明,可能与局部慢性机械性、化学性、慢性炎症刺激及病毒感染有关。位于食管下段者,肿瘤的发生可能与长期胃食管反流有重要关系。食管乳头状瘤是一种癌前病变,可演变为食管鳞状上皮细胞癌或腺棘细胞癌。

(二)病理

本病可发生于食管的任何部位。肿瘤呈单发或多发,常无蒂,亦有有蒂者。常呈分枝或分叶状,突入食管腔内,表面覆盖正常食管黏膜。肿瘤多为 0.2～1.5cm,平均 0.6cm。组织学特征为有鳞状细胞覆盖的指样突起,可分为 4 型:①原始型:肿块小而突起,无蒂或呈悬垂结构状;②疣型:黏膜上皮呈疣状增生,色苍白而透明;③芽型:类似小菜花状突出于黏膜表面;④弥漫型:黏膜较大面积变粗并有裂隙。镜下见黏膜上皮呈乳突状增生,黏膜下层有轻度圆形细胞浸润。

(三)症状

临床常无明显症状,偶有吞咽不适。

(四)检查与诊断

食管镜检查可发现肿瘤的大小及发生部位,经活检可明确诊断。

（五）治疗

食管乳头状瘤的治疗应依据肿瘤的大小而采取相应的措施,体积小者可经内镜切除或激光烧灼;瘤体较大者,特别是怀疑恶变者应经胸切开食管直视下切除肿瘤。

六、食管血管瘤

食管血管瘤较为少见,常位于食管黏膜下层,大小不同,偶呈息肉样瘤,或为黏膜下层深紫红色块。食管血管瘤由大量新生血管构成。可单发或多发。按组织类型可分为毛细血管瘤,海绵状血管瘤,混合血管瘤,静脉血管瘤,淋巴管瘤,肉芽肿型血管瘤和血管球瘤等。

本病可发生于任何年龄,男性较多,约占 80%,好发于食管中上段。

（一）临床症状

大多数患者无症状,少数患者自诉有吞咽不适或吞咽困难,偶有发生上消化道大出血者。

食管镜检查可见肿瘤为黏膜下隆起的包块,呈蓝色或红色,也有的呈分叶状或屈曲如蚯蚓状,少数瘤体较大者可阻塞食管腔。食管镜检查如疑为血管瘤,禁忌施行活检,以免引起大出血。

（二）食管血管瘤的治疗

根据病变范围不同而选择不同的治疗方法。病变弥散者以放射治疗为宜,病变局限者行局部切除,效果满意。

七、食管粒性成肌细胞瘤

粒性成肌细胞瘤常发生于舌、皮肤、皮下组织,也可发生于唇、咽、乳腺、女性外生殖器、腋下等处。发生于食管者少见,属良性病变,现已被分类为颗粒细胞瘤和血管瘤。发生于其他器官内的粒性成肌细胞瘤约 3% 为恶性。本病女性多见,男女之比 2∶1。发病年龄为 19～58 岁,多为 28～48 岁。

有人认为肿瘤来源于 Schwann 细胞的可能性较大,但未被普遍承认。肿瘤呈结节状、马蹄状或息肉状,为单发,偶可多发。显微镜检查可见,细胞为多形性,聚集成结节状,脑浆淡染,内有小的嗜中性颗粒,胞核小而规则,有时可见横纹,细胞内不含脂肪,其表面的鳞状上皮可有假性瘤样增生。因瘤体小,患者多无症状,或有吞咽不适、胸骨后疼痛,或程度不同的吞咽困难等症状。本病诊断依靠食管镜检查,食管镜检可明确肿瘤发生部位及肿瘤的大小和形态,经活检而明确诊断。

治疗:可行局部切除,或黏膜外肿瘤摘除,术后效果好。

八、食管神经源肿瘤

食管神经源肿瘤非常罕见,可分为神经纤维瘤和神经鞘瘤。

本病病变多位于食管壁内,有的呈蕈状突向食管腔内。一般无临床症状,当瘤体较大时,可出现与食管平滑肌瘤的临床表现类似的症状。X 线检查及内镜检查可发现肿瘤的发生部位及大小,活检可明确诊断,本病需与食管癌鉴别。

食管神经纤维瘤无包膜,切面呈灰白色,半透明,无漩涡状结构。瘤组织由细长梭形或星形细胞组成,细胞交织排列成紊乱的网状结构,可见少量的神经鞘细胞,亦可见神经轴突。神经鞘瘤包膜完整,边界清楚。食管神经纤维瘤可分为 AntoniA 型和 B 型。A 型细胞密集排列成束,常见栅柱状或漩涡状排列;B 型细胞稀少,间质水肿疏松,颇似黏液瘤,常有小束腔形成。本病恶变率为2％～3％。

治疗:除对老年、体弱、瘤体小、无症状可随访观察外,均应尽早手术。治疗采用肿瘤摘除术和局部切除术,预后好,复发少见。

(高　源)

第四节　胸腺瘤

正常胸腺位于前纵隔,系由第3、第4对咽囊上皮细胞演变而来。正常胸腺呈锥形,由不对称两叶组成。出生后胸腺继续生长、发育,一直到青春期以后,胸腺逐渐萎缩并退化。胸腺由皮质和髓质所组成。内部为髓质,由上皮样细胞和少量淋巴细胞组成。外部为皮质,充满淋巴细胞。胸腺肿瘤可以发生在胸腺任何部位。典型的胸腺瘤是指发源于正常胸腺的上皮样细胞,并不是取决于淋巴细胞成分的多少。生殖细胞瘤、类癌、恶性淋巴瘤也可以发生在胸腺,但不是胸腺瘤。胸腺瘤的发病率占纵隔肿瘤的10％～20％,是纵隔部位最常见的三种肿瘤之一。40～50岁为好发年龄,中位数45岁。男女发病率相似。

一、诊断要点

(一)临床表现

胸腺瘤常见于成年人,婴幼儿及儿童罕见。30％～50％病例无任何临床症状,一般在常规胸部X线检查时发现。肿瘤较大压迫肺或支气管时,可有咳嗽、低热、胸痛、消瘦、食欲缺乏、气急以及声嘶等症状,往往提示肿瘤外侵,表示预后不良。晚期患者可出现颈淋巴结肿大、上腔静脉压迫及胸腔积液。约15％～50％胸腺瘤病例伴有重症肌无力。该病是一种获得性自身免疫性疾病,是由神经肌肉间传递功能的异常所引起。主要表现为活动后某些横纹肌异常容易疲劳,休息或使用抗胆碱酯酶类药物后,症状可以减轻或消失。绝大多数累及眼肌,导致眼睑下垂,眼球活动受限,甚至眼球固定。其他可累及面肌、咽肌及近端肢体肌肉,引起说话含糊不清、吞咽困难、四肢无力等症状,但无肌萎缩现象。当累及呼吸肌时可引起呼吸肌麻痹,进展迅速,是导致死亡的主要原因。肌无力患者中约50％～70％具有胸腺不正常,其中15％～50％是胸腺瘤。它可以出现在胸腺瘤治疗前、中或后。治疗后约1/2～2/3病例症状可以缓解或消失。1/3病例可能无效。重症肌无力与胸腺异常之间存在着明确的内在联系,但这种联系的本质尚未弄清。少数病人伴发有杵状指,库欣综合征。可合并红细胞发育不全(5％～10％)、低丙种球蛋白血症(12％)、红斑性狼疮及某些胶原性血管疾病等。

(二)诊断方法

1.X线

胸腺瘤为圆形或椭圆形边界清晰的影块,位于前纵隔,前上纵隔内,密度均匀,边缘光滑,有时可一侧边缘模糊,一侧边缘清楚。侧位片常呈典型的上宽下窄之舌状肿块阴影。多向一侧胸腔突出,亦有两侧突出之病例。约10％～15％肿瘤囊壁可见点状、线样或不规则状的钙化阴影。

2.CT和MRI检查

CT扫描和核磁检查对胸腺瘤的诊断有重要价值。可检出体积小、X线不易发现的胸腺瘤。位于前纵隔、前上纵隔的肿瘤呈圆形、卵圆形或分叶状肿块,边缘清楚,多向一侧胸腔突出。注射造影剂后,CT片上可见中度或均匀增强的肿块阴影。肿瘤呈囊性变时,25％可见钙化灶。当肿瘤内出现液化坏死时,可表现为不规则的高低 MR 信号区。

　　3.针吸活检

　　经皮肤针吸活检可获得细胞学乃至组织学诊断。对鉴别胸腺瘤的良恶性,制定合理的治疗方案有重要价值。近年来在 B 超引导下应用逐渐增多。

二、病理分类

　　胸腺瘤多位于前纵隔,前上纵隔,亦可位于中纵隔或后纵隔。肿瘤大小不一,由 1～20cm 不等之实质性、结节状肿块构成。中位数 5～10cm。近年来由于冠状动脉手术的广泛开展,术中发现不少无症状的微小胸腺瘤。几乎所有的胸腺瘤都是由肿瘤性上皮和非肿瘤性淋巴细胞混合组成。这两种细胞成分的比例,各个肿瘤都不一样,甚至在一个肿瘤的不同小叶内也有差异。有时可见角化的上皮细胞形成胸腺小体结构,具诊断意义。根据瘤体中的细胞成分和比例,可将胸腺瘤分成三型:①上皮细胞型:最常见,肿瘤构成以上皮细胞为主,淋巴细胞不多。②淋巴细胞型:肿瘤主要由淋巴细胞构成。上皮样细胞不多。③混合型:上皮细胞和淋巴细胞呈弥漫性或混合性增,生。其间有较多结缔组织间质明显增生。偶见胸腺小体。有的学者将梭形细胞单列为一型,亦有将此型归于上皮细胞为主型中。这种分类在实际工作中应用有较大的困难,因为大多数病例是呈混合型出现。

　　分级:A.良性:包膜完整;B.恶性Ⅰ型:浸润型;C.恶性Ⅱ型:胸腺癌。

　　电镜观察:肿瘤上皮细胞内可见分支状张力原纤维、桥粒、长细胞突起和基板,这与前上纵隔的其他肿瘤如恶性淋巴瘤、类癌、生殖细胞瘤、纤维性间皮瘤的鉴别是十分有用的。

　　免疫组化:肿瘤上皮示 Keratin 阳性,也表达 Leu-7 和 CEA;还显示胸腺素 α_1 激素阳性,这些是胸腺瘤更特异的标记。

　　目前被广泛接受的是把胸腺瘤分成浸润型和非浸润型两大类。有些作者所提的"恶性胸腺瘤"是指浸润型胸腺瘤或(和)伴少见的胸内外转移的胸腺瘤。

　　胸腺瘤的扩散以局部浸润及淋巴结转移为主,但肺转移并不少见。局部侵犯纵隔重要脏器是本病致死的重要原因。肝、脑、骨等远处转移虽不多见,但时有发生。

三、临床分期

　　1.临床病理分期

　　Ⅰ期　　肿瘤包膜完整,镜下无包膜浸润。

　　Ⅱ期　　肉眼见肿瘤侵犯纵隔脂肪组织或胸膜,镜下包膜浸润。

　　Ⅲ期　　肉眼见肿瘤侵犯周围组织,如心包、肺、上腔静脉和主动脉。

　　Ⅳa期　　胸膜或心包扩散。

　　Ⅳb期　　淋巴结或血行扩散。

　　2.TNM 分期

　　T—原发肿瘤

　　T_1　　肉眼包膜完整,镜检无包膜浸润。

　　T_2　　肉眼肿瘤粘连或侵犯周围脂肪组织或纵隔胸膜,镜检侵犯包膜。

　　T_3　　肿瘤侵犯周围器官,如心包、大血管和肺等。

T_4　　胸膜和心包扩散。

N—区域淋巴结

N_0　　无区域淋巴结转移。

N_1　　前纵隔淋巴结转移。

N_2　　除前纵隔淋巴结转移外,还转移至胸内淋巴结。

N_3　　锁骨上淋巴结转移。

M—远处转移

M_0　　无远处转移。

M_1　　远处转移,但胸外淋巴结转移,锁骨上淋巴结转移除外。

临床分期

Ⅰ期　　　　　　$T_1 N_0 M_0$

Ⅱ期　　　　　　$T_2 N_0 M_0$

Ⅲ期　　　　　　$T_3 N_0 M_0$

ⅣA 期　　　　　$T_4 N_0 M_0$

ⅣB 期　　　　　任何 T、$N_{1\sim3} M_0$

　　　　　　　　任何 T、任何 M_1

3.WHO 组织细胞学分型(1999 年)

基于以下原则:

(1)胸腺癌有两种主要类型,肿瘤性上皮细胞和细胞核呈梭形或卵圆形的为 A 型胸腺瘤,成突起状或圆胖状(上皮样的)的为 B 型,肿瘤中这两种上皮细胞都有的,称为 AB 型。

(2)根据肿瘤性上皮细胞和淋巴细胞的相对数量和肿瘤细胞异型性的出现情况,将 B 型胸腺瘤进一步分为 B1、B2、B3 三种亚型。

胸腺瘤也可被称为 C 型胸腺瘤。有时,同一肿瘤中可联合发生以上类型的肿瘤,可称为联合性胸腺瘤。

A 型胸腺瘤:肿瘤性胸腺上皮细胞呈梭形或卵圆形,核无异型性,可伴有极少量或不伴有非肿瘤性淋巴细胞,

大多数 A 型胸腺瘤包膜完整,但有些可能会浸润包膜,少数可蔓延到肺。

AB 型胸腺瘤:肿瘤中有的区域有 A 型胸腺瘤的特征,有的区域富有淋巴细胞,分界可清也可不清。这两种成分的相对数量变动范围较大。

B1 型胸腺瘤:这种肿瘤非常类似正常胸腺,在高倍镜下几乎不能区分,皮髓质样分化区较清楚。肿瘤性上皮细胞也类似于正常的胸腺上皮,核呈空泡状,有清晰的小核仁。

B2 型胸腺瘤:肿瘤性上皮细胞散在分布于密集的淋巴细胞之间,细胞圆胖,核空泡状,核仁清晰。

B2 型胸腺瘤和 B1 型都富含淋巴细胞,但 B2 型比 B1 型分化差,髓质样分化区不明显或缺乏,并且上皮细胞呈现出明显的形态学和(或)数目上的异常。

B3 型胸腺瘤:此型胸腺瘤主要由圆形或多角形的上皮细胞组成,无或有轻度异型性,中间混有少量淋巴细胞,上皮细胞呈片层样生长。

B3 型胸腺瘤和 A 型胸腺瘤都是以上皮细胞为主要成分,其不同点是 B3 型上皮细胞的形态为圆形或多角形,A 型的是梭形或卵圆形。

胸腺瘤(C 型胸腺瘤)的 WHO 分型:肿瘤细胞有明显的特异性,并且细胞结构特征不再是胸腺特异性

的,而更类似其他器官的癌。诊断这类肿瘤需要先排除转移癌的可能性。常见的类型有:①上皮样角化型;②上皮样非角化型;③淋巴上皮样癌;④肉瘤样胸腺癌(癌肉瘤);⑤透明细胞癌;⑥基底细胞样癌;⑦黏液表皮样癌;⑧乳头状癌;⑨未分化癌。

四、治疗原则

无论是非浸润型或浸润型胸腺瘤,除非已有广泛胸内外转移者,外科是首选的治疗方法。对浸润型胸腺瘤,即使认为已"完整"切除,术后仍应给予根治性放疗。非浸润性胸腺瘤根治术后可进行严密观察,不必放疗。一旦复发,争取再次手术加根治性放疗。已有胸内外广泛转移或手术无法切除的胸腺瘤,应采用局部放疗加化疗等综合治疗。

外科治疗:应将胸腺肿块和周围的脂肪组织整块切除,以减少肿瘤和重症肌无力复发。对不能切除的肿块则取病理活检并用金属夹标记出明确的肿瘤范围,以利于术后放射治疗。非浸润型胸腺瘤100%可完整切除,治疗后局部复发率为0~38%,5年生存率为85%~100%。浸润型胸腺瘤58%可完整切除,治疗后局部复发率约20%,5年生存率为33%~55%。Maggi等报告241例胸腺瘤,其中合并重症肌无力者160例,无重症肌无力者81例,前者5年生存率和10年生存率为85.6%和81.9%,后者为78.3%和66.7%。合并重症肌无力者,患者多死于重症肌无力症,无合并重症肌无力者多死于肿瘤局部复发。当合并红细胞发育不全、低免疫球蛋白血症、红斑性狼疮时预后差。

Pescarmona等(1990)在分析了组织类型、病期、治疗方法和预后的关系后认为,①Ⅰ、Ⅱ期髓质型和Ⅰ期混合型预后好,5年生存率为100%,10~15年生存率为90%,应作根治术,不需辅助治疗。②Ⅰ、Ⅱ期上皮型和Ⅱ、Ⅲ期混合型预后较好,5年生存率为82%。10~15年和20年生存率为75%。尽可能行根治术。所有病人都应行放射治疗;Ⅳ期混合型术后应行放射治疗和化疗。③Ⅲ期和Ⅳ期上皮型预后尚好,5年生存率为42%,10~15年生存率为27%,手术并发症多,多在3年内死亡。应试用根治术,术后放射治疗,所有Ⅳ期和部分Ⅲ期病人应行化疗。Wilkins等(1991)的材料指出:Ⅰ期胸腺瘤术后无须辅助治疗,仅需密切观察和随访。Ⅱ期术后应行纵隔野放射治疗,剂量50Gy。Ⅲ期和Ⅳ期术后应放、化疗。

放射治疗:淋巴细胞为主型给予肿瘤量5000cGy/5w。上皮细胞为主型或混合型给予肿瘤量6000~7000cGy/6~7w。放射治疗已成为胸腺瘤姑息切除后的主要治疗方法,多用于Ⅲ期和Ⅳ期病人,可减少或预防肿瘤局部复发。有学者认为,应用小剂量15Gy,全胸腔或半胸照射并结合化疗,对预防Ⅲ期和Ⅳa期肿瘤复发有一定价值。Haniuda等(1992)则认为放射治疗仅对Ⅱ期纵隔胸膜呈纤维粘连、镜检无侵犯者可预防和减少肿瘤复发率,而对Ⅱ期纵隔胸膜镜检有侵犯者和Ⅲ期病人,肿瘤切除后放射治疗不能预防肿瘤局部复发。亦有学者认为对晚期病例行术前放疗有使瘤体缩小,利于切除,防止术中胸膜转移的作用。某医院(1991)治疗105例胸腺瘤,总的5年生存率为69%,10年生存率为62%。非浸润型胸腺瘤和浸润型胸腺瘤的5年生存率分别是85%~100%和33%~55%。恶性胸腺瘤的单纯放疗5年生存率是35%~60%。

胸腺瘤合并重症肌无力时,外科手术或放疗均应慎重。疗前应先用抗胆碱酯酶药,可口服吡啶斯的明60mg或肌注新斯的明0.5mg,每日3~4次以控制肌无力症。当出现副交感神经兴奋症状如腹痛、腹泻、呕吐、出汗、流泪、流涎等症状时,可用阿托品缓解。麻醉中忌用箭毒类肌肉松弛剂,放疗时开始剂量要小,逐渐增加剂量,并观察肌无力情况。即使肌无力症已完全消失也应逐渐减药,维持一段时间。近年来肌无力患者死亡率已大为降低。

浸润型胸腺瘤术后常局部复发,胸腔内淋巴结转移,胸膜扩散或种植,对这类病人除可再次手术外,应采用放射治疗和化学治疗等综合治疗,常可取得较好的效果。单独化疗的作用尚未定论,阿霉素、顺铂或卡铂、环磷酰胺、长春新碱等单药或联合应用对晚期肿瘤有一定效果。化疗包括生物治疗,对晚期病人常能起到缓解病情和减轻症状的作用,可辅助手术切除或放疗后的不足。Chahinian 等(1981)报道 11 例浸润性或转移性胸腺瘤的治疗结果,其中 8 例在手术切除和放疗失败后采用联合化疗,BAPP 方案(博来霉素-阿霉素、顺铂和泼尼松),治疗 5 例,其中 2 例获 PR,缓解期分别为 12 个月和 4 个月。3 例病人在各种治疗无效后,采用单药美登素,2 例获得缓解。免疫治疗采用短小棒状杆菌(CP)静脉注射或皮下注射卡介苗(MER-BCG)各 1 例均无效。

五、化学治疗

常用的抗癌药物单药有 DDP、CBP、ADM、CTX、VP-16、VCR、CCNU、HN_2、PCZ 和类固醇激素(泼尼松或泼尼松龙)等。单药治疗效果欠佳,缓解期短,联合化疗可补充手术或放疗之不足,常可使病情缓解和症状减轻。据文献报道单药 DDP 治疗 5 例,CR3 例,PR2 例;ADM 治疗 3 例,PR2 例;美登素治疗 4 例,PR2 例;VCR2 例,CB13482 例和氮芥 1 例,均未见疗效。用类固醇激素治疗(PDN 30mg/d 或 60mg/d,ACTH 25mg/d,氟美松 16mg/d)13 例,CR3 例,PR7 例,缓解 6 个月和 36 个月。过去认为抗癌药物对胸腺瘤的治疗效果不佳,近年来经过实验研究和临床应用,这种观点正逐渐在改变。曾有人在鸡胚上作胸腺瘤的抗癌药物敏感试验,其中胸腺瘤 9 例、胸腺癌 2 例。给予 DDP 80mg/m²＋VDS 3mg/m²,结果可评疗效的 6 例中 4 例有效。另一组 CTX 300mg/m²＋VDS 3mg/m²＋DDP 80mg/m²,结果 2 例均有效。遵循这一实验依据,临床开始应用化疗药物对浸润性胸腺瘤或晚期胸腺癌进行治疗。尽管报道用药物治疗的病例数很少,但已经显示出良好的抗癌效果。

(一)术前化疗

适于大肿块或与周围脏器粘连而难以手术切除的病人。

1.联合化疗

Tanaka 和 Terashims 分别采用 ADOC 方案(ADM＋DDP＋VCR＋CTX)治疗 2 个疗程,结果肿瘤切除,病情缓解。

2.动脉导管化疗

经动脉灌注 DDP 50mg/m²＋ADM 20mg/m²,结果有 1 例使 12cm×9cm 肿块缩小 81%,使难以手术的肿瘤得以切除,无并发症。

(二)全身性联合化疗

适应证:无法手术或术后、放疗后留有残余和复发的进展性晚期胸腺瘤病人,以及手术切除或放疗后有复发危险(高危)的病人。

Fornasiero 等报道一组 37 例Ⅲ～Ⅳ期胸腺瘤病人,其中大部分有手术及放疗的历史。采用 ADOC 方案(DDP 50mg/m²,第 1 日＋ADM 40mg/m²,第 1 日＋VCR 0.6mg/m²,第 3 日＋CTX 700mg/m²,第 4 日)。每 3 周重复一次,平均 5 疗程(3～7 疗程)。结果:有效率达 91.8%,其中 CR43%。无严重不良反应。

横井香平的报道用 DDP 20mg/m²,24h 持续静滴,第 1～4 日＋ADM 40mg/m²,第 1 日＋甲基泼尼松龙 1000mg,第 1～4 日,连用 3～4 周。结果:6 例病人(Ⅲ期 1 例、Ⅳa 期 4 例、Ⅳ期 1 例)获 PR,占全部病例的 65%～90%。欧洲肺癌协作组(ELCCG)6 年来观察 16 例复发或转移的胸腺瘤。化疗方案采用 DDP 60mg/m²,第 1 日＋VP-16 120mg/m²,第 1～3 日。3 周为一周期,平均每例 6 周期。结果:CR5 例,PR4 例,中位数 3.4 年。无进展生存时间和总存活时间分别为 2.2 年和 4.3 年。作者指出 DDP＋VP-16 对晚期胸腺瘤疗效明显,不良反应能耐受,对不能手术的浸润性胸腺瘤提供良好的辅助治疗。Bjerrum 介绍 9 例 Ⅲ、Ⅳ期胸腺瘤病人,采用 DDP＋VCR＋CCNU＋CTX＋PDN 方案,只 2 例(22％)获得缓解。作者认为与其他联合化疗方案比较无优越性。Oshita 介绍 14 例晚期胸腺瘤或胸腺癌采用 PACE 四药联用进行临床观察。DDP 80mg/m²,第 1 日＋ADM 45mg/m²,第 1 日＋CTX 800mg/m²,第 1 日＋VP-16 80mg/m²,第 1～3 日＋G-CSF 90μg/m²,第 5～8 日,3～4 周为一疗程,平均 4 疗程。结果 6 例 PR(42.9％),平均存活时间 14.7(5.9～59.7)个月。结论:PACE 方案加 G-CSF 对晚期胸腺癌有效。

对高危病人,丛志强等报道采用类固醇＋胸腺部位放疗的方法,治疗 20 例伴胸腺肿瘤的重症肌无力病人。胸腺放疗 2～3Gy/d 总量 40～60Gy。地塞米松 10～40mg/d,连续 10～40 日,症状改善后改为泼尼松 30～60mg/d。症状明显改善后,以每 1～2 个月减 5mg 的速度递减至 10～20mg/d。维持 1～2 年后酌情试停。经 2～16 年的随访,近期疗效良好者 17 例。10 年生存率 77％。疗效与手术疗法相近,且无严重不良反应。Sugiyama-s 报告 1 例经手术和放疗后复发的晚期胸腺瘤患者,化疗后获得 CR。采用 CTX 1000mg/kg,第 1 日＋泼尼松龙 10mg/kg,第 1 日。2 周为一周期,当用至 4 周期后即获 CR,仍继续进行治疗 20 周期/14 个月。作者指出对复发的胸腺瘤采用 CTX＋泼尼松龙治疗有效、安全,甚至在门诊就可进行。对浸润性胸腺瘤采用 PAC 方案(DDP＋ADM＋CTX),即使重复应用,仍能控制病情,使进展性胸腺瘤无病存活超过 1 年。

小儿胸腺瘤,尤其是恶性胸腺瘤和胸腺癌进展迅速,预后差,应以综合治疗为主,能获长期缓解。Niehues 指出:即使在疾病后期,重复应用 DDP＋VP-16＋IFO 三药联用,还可以延长生存期,令人鼓舞。

20 世纪 80 年代初,Hu 和 Levine 归纳了以顺铂为主的联合化疗方案和其他化疗方案的疗效。

上述各种化疗方案,反映了现代药物治疗的水平和地位。尤其应用顺铂,获得了较好的疗效。Sloan-Kettering 癌症纪念中心分析了 1949～1993 年 118 例胸腺瘤病人的材料得出的结论是:Ⅰ期病人完整手术切除可不必配合其他治疗,只有当存在巨大肿块或浸润性疾病时,必须考虑使用新辅助药物,包括各种化疗方案和生物反应调节剂在内的综合治疗。

恶性胸腺瘤的常用联合化疗方案

(1)CAVP 方案:

CTX 500mg	静注,第 1 日
ADM 20mg	静注,第 1 日
VCR 1～2mg	静注,第 1 日
尿激酶 6000～24000U	静注,第 1 日
PDN 10mg/d	口服

1 周为 1 周期,共 10 个周期。疗效为 80％部分缓解。

(2)COPP 方案:

CTX 650mg/m²	静注,第 1、8 日
VCR 2mg	静注,第 1、8 日
PCZ 100mg/m²	口服,第 1～14 日
PDN 40mg/m²	口服,第 1～14 日

4 周为 1 周期,共 1～6 周期。疗效为 80％部分缓解。

(3)CVCP 方案:

CTX 1000mg/m²	静注,第 1 日
VCR 1.3mg/m²	静注,第 1 日

CCNU 70mg/m²　　　　　静注,第1日

PDN 40mg/m²　　　　　口服,第1~5日

4周为1周期,疗效为完全缓解为4/9,部分缓解为1/9。

六、预后

胸腺瘤的预后受多种因素的影响,最重要的是肿瘤是否具浸润性。包膜完整的胸腺瘤术后预后良好,复发率低。B型胸腺瘤比A型易复发。浸润性胸腺瘤的预后很大程度取决于初次手术切除是否彻底,也与侵袭程度有关,微小浸润型胸腺瘤的预后与包膜完整的胸腺瘤无显著区别,而表现明显侵袭或种植的预后明显下降,少数伴有远处转移的预后更差。随着肌无力治疗措施的进步,肌无力症状存在与否对判断预后已无多大意义。

胸腺癌的预后很大程度上取决于镜下所分类型,出现角化一般预后较好。非角化癌、淋巴上皮样癌、肉瘤样癌、透明细胞癌和未分化癌有较高的侵袭性,病人通常在3年内死亡;鳞癌侵袭性中度,生存率超过50%;黏液表皮样癌、基底细胞癌的侵袭性较低。此外,核分裂象多,缺乏小叶状结构,呈浸润性生长,包膜不完整者预后均差。

（张志华）

第五节　胸壁肿瘤

一、概要

胸壁肿瘤一般是指发生在胸壁深层组织,如肌肉、肋膜、血管、神经、骨膜及骨骼之肿瘤。

胸壁原发性的肿瘤病因尚不明确。过去认为与损伤有关,近年来经大量调查,此学说已被放弃,目前这方面的研究报告较少。

（一）分类

胸壁肿瘤的分类方法繁多,临床实用的分类方法如下:①原发性:良性与恶性;②继发性。继发性肿瘤几乎都是转移瘤,多半来自乳腺、肺、甲状腺、前列腺、子宫或肾等的转移或胸膜恶性肿瘤直接扩散而来。原发性胸壁肿瘤组织来源复杂,病理类型繁多。

（二）症状与体征

胸壁肿瘤在早期可能没有明显的症状,有时在体检时才发现胸壁有肿块,症状的轻重与肿瘤的早晚、大小、发生的部位及病理类型有关。常见的症状是局部有疼痛和压痛,一般为持续性钝痛,如肿瘤累及肋间神经可出现肋间神经痛。晚期恶性肿瘤可有全身症状。如:消瘦、贫血、呼吸困难或胸腔积液等表现。

（三）诊断要点

1.良性肿瘤病程长,缺少特异症状,少数有轻度胸部疼痛。恶性肿瘤早期症状也不明显。最常见的主诉是局部疼痛,压痛和胸壁包块。有持续局限性疼痛,并逐渐加重才常提示恶性病变。生长快者多为恶性肿瘤。肿瘤压迫和侵犯周围组织、肋间神经、臂丛及交感神经时除有神经痛外,还会有肢体麻木,Homer综合征中疼痛放射到上腹部等。

2.体格检查时须注意肿瘤大小、生长速度、部位、表面情况、与周围组织关系及肿块数目等。肿瘤大于5cm者多为恶性,生长在胸骨的肿瘤几乎都为恶性,软骨瘤多发生在肋骨肋软骨交叉处。表面光滑,边界清楚,有一定程度活动度多为良性肿瘤。恶性肿瘤则边界模糊外形不规则或凹凸不平且常固定于胸壁而无移动性。多个肿块多为转移性。

3.X线检查:胸部X线检查对胸壁肿瘤的诊断非常重要,如有明显的软组织肿块阴影并有骨质破坏者常是恶性肿瘤的表现。若有广泛骨质破坏又有放射状新骨形成则骨肉瘤可能性大。骨或软骨瘤常表现为肿块密度的普遍增高并有点片状骨质形成,但无骨质破坏。肋骨巨细胞瘤X线表现为皂泡样透亮区,骨皮质薄如蛋壳。

4.CT检查:可以帮助鉴别瘤体的部位,大小、范围、囊性还是实性以及有无胸内脏器、纵隔转移等。

5.实验室检查:尿本-周氏蛋白呈阳性者有助于肋骨骨髓瘤的诊断,血清碱性磷酸酶增高提示肿瘤为恶性且骨质广泛破坏。

6.活组织检查:采用经皮胸壁活组织检查可以明确良、恶性肿瘤诊断。

(四)治疗

手术切除是治疗胸壁肿瘤的主要方法,仅有几种放射线敏感的恶性肿瘤,在不宜手术的情况下可考虑行放射治疗。如淋巴瘤、Ewing瘤、霍奇金病等。体积较大手术切除未能彻底的恶性肿瘤术后可配合放疗加化疗等综合治疗,争取提高外科治疗的效果。

1.手术要点

(1)切口选择依肿瘤所在位置及重建胸壁的方式决定。

(2)恶性肿瘤的切除范围,一般应超过肿瘤边缘5.0cm,上、下应包括正常的一段肋骨及其骨膜,还包括受侵的肌肉、软组织及区域的引流淋巴结。

(3)胸壁缺损较大需胸壁重建。掌握胸壁重建的技术是保证手术切除彻底的先决条件,胸壁缺损面积超过6cm×6cm大小需胸壁重建,不然术后可能会出现反常呼吸和呼吸困难。

2.自体组织重建法

①较小的缺损利用局部的肌肉、皮下组织覆盖缝合即可;②较低位也可利用附近的部分膈肌缝合固定。膈神经需钳夹使膈肌麻痹;③局部无可利用的软组织时,利用转移的胸大肌,背阔肌或腹直肌皮瓣;④转移阔筋膜片,虽取材容易,但缺乏硬度,目前已被人工材料所替代,已极少应用;⑤女性病人亦可利用乳房来修补缺损;⑥大网膜组织亦是重建的材料,且具备吸收和抗感染功能,但须要另开腹取材,在不能利用其他材料时可考虑用之。

3.人工合成材料重建法

理想的人工材料应具备:①有很好的支撑力;②组织相容性好;③能透过X线射线。应用人工材料可自由设计取材,不受大小限制,当自体组织不能满意利用时,选择用之。缺点:有异物反应,易感染,易松动、破裂及疼痛。鉴于此,目前对金属材料、合成纤维、硅橡胶等人工材料已渐弃用。目前认为效果较好的人工材料有:Marlex网(用高密度聚乙烯线纺织而成,带有有机玻璃夹心片的网更为理想)、骨水泥及涤纶布。优点:具有很好抗张能力。取材、应用方便,组织相容性好,感染发生率低。另外,国内报道应用较多的是用有机玻璃,具有可塑型切割、灭菌方便,无致癌性,能透X线等优点。

利用生物材料行胸壁重建术中,一定要在各层材料间常规安置引流管,防止液体潴留,影响同组织间愈合,术后手术区适应加压包扎也是不可忽视的。

二、常见胸壁肿瘤的特点

（一）胸壁软组织肿瘤

1.脂肪瘤和脂肪肉瘤

脂肪瘤为胸壁常见的良性肿瘤,由成熟脂肪细胞组成,有完整的包膜,瘤内有纤维束间隔与皮肤、筋膜相粘连,好发于皮下,亦可见于肌肉间。通常症状不明显,巨大时亦可向胸腔内生长。

X线片表现较正常软组织更为透亮的圆形阴影,特别是在切线位投照时更为清晰。

脂肪肉瘤属恶性肿瘤,主要由不成熟脂肪母细胞构成。来自胸壁深层脂肪组织或乳腺,多开始就为恶性,很少由脂肪瘤恶变而来。与脂肪瘤相比较,质稍硬,包膜不完整,多为分叶结节状,周围呈浸润性生长。切面有时在脂肪组织中有黏液性变和出血。转移途径以血行为主,易转移至纵隔、肺和肝。

手术切除是治疗脂肪瘤的主要方法。脂肪肉瘤对放疗化疗不敏感。手术中应彻底切除,防止复发。

2.纤维瘤与纤维肉瘤

原发于胸壁深部筋膜,肌腱或骨膜比较少见,纤维瘤常有恶性变可能。纤维瘤常发生于皮下浅表组织中,质地较硬,大小不等,多与肌长轴固定,在横轴方面可活动。纤维瘤生长缓慢,疼痛不明显;纤维肉瘤多发生于深部,生长快,有剧痛,瘤体表面皮肤发热,浅表静脉扩张。切面呈均匀粉红色,致密的鱼肉状。晚期可发生转移,转移途径经血行和淋巴途径,临床以血行为主,转移率可高达25%。手术后局部复发率更为常见。可达30%～60%,故首次手术治疗的彻底性是治愈的关键,早期做根治性切除,部分病人可获治愈,对放疗及化疗均不敏感。

3.神经源性肿瘤与神经纤维肉瘤

多见于后纵隔,亦可发生在胸壁上,沿肋间神经及其分支分布。常见有神经纤维瘤,神经鞘细胞瘤及神经节细胞瘤三种。发生在胸壁的肿瘤多为孤立圆形或椭圆形,有包膜,以神经纤维瘤多见。一般症状不明显,肿瘤增大压迫神经时可出现相应的症状。

X线片表现为向胸腔内突出的软组织肿块阴影,内缘清晰,外缘模糊,切线位片肿瘤基底紧贴胸壁,与胸壁成钝角。

多发性神经纤维瘤病可广泛发生在胸壁皮肤、纵隔及身体各部,为多发性结节状肿瘤,伴有皮肤色素沉着。

神经源性肿瘤为良性肿瘤,但有恶变成为神经纤维肉瘤的可能性,发生率约6%～10%,儿童可高达50%。多发生在30岁以后,生长较快,受累的神经支配范围感觉障碍及疼痛,晚期亦可发生转移。

对单个孤立的神经源性肿瘤,应手术切除;对多发性神经纤维瘤病,依具体情况而定,对瘤体较大并有压迫症状的肿瘤,可做选择性切除;对神经纤维肉瘤应早期做根治性切除。

4.血管瘤与血管肉瘤

血管瘤多见于婴幼儿的头面部,亦可发生在胸背部,常随年龄而增长。分海绵状血管瘤和毛细血管海绵状血管瘤,毛细血管海绵状血管瘤是毛细血管和海绵血管瘤的混合体,海绵状血管瘤常见,皮肤外观正常,瘤体主要位于皮下,稍高起,亦可延伸到肋间及胸内等深层组织,位于皮下者比较局限,高出皮肤呈半球形,表面稍带青色,为大量充满血液的细小襄腔所构成,故触诊柔软似海绵,按之有囊性感,用手压之瘤体会缩小,减压后又复原,延伸到组织深层者一般检查不易判断,需借助其他特殊检查,如造影、CT、磁共振成像等。

血管肉瘤由成纤维结缔组织和血管组织同时生长的恶性肿瘤,主要发生在四肢、胸壁罕见,多发生在青年,开始为有弹性呈红蓝色的肿块,瘤内血管丰富,增长迅速,可向深部浸润,有时有血管搏动及杂音。疼痛不明显,易经血流转移至肺和骨骼,正确诊断需靠病理检查。

比较局限的血管瘤可手术切除,对病变广泛浸润到深层组织的血管瘤,以及血管肉瘤力争手术治疗,但往往手术出血多,切除困难,难以彻底,故恶性者预后不佳,当手术不能切除时可行放射治疗,对放射线治疗中度敏感。

(二)胸壁骨骼肿瘤

1.良性肿瘤

(1)骨纤维结构发育不良及骨化性纤维瘤:骨纤维结构不良又称为骨纤维异常增殖症,是肋骨常见的良性肿瘤,约占 20%～35%,好发于中、青年,常有外伤史。骨化性纤维瘤又称骨纤维瘤或纤维性骨瘤,亦属骨纤维性发育不良,是骨内纤维组织增生的改变,两者在临床和 X 线片表现十分相似,不易鉴别。多认为是同一种疾病,也有人认为骨化性纤维瘤是骨纤维结构不良的亚类,在组织形态学上两者有一定区别。前者的纤维性骨小梁一般不形成板状骨,小梁边缘无成排的骨母细胞,临床好发于肋骨;而后者的骨小梁周围则围着成排的骨母细胞,并有板状骨形成,临床好发于颌骨。

临床症状一般不明显,病变压迫肋间神经时可起胸疼不适。多发者常在同侧皮肤上有色素沉着及女性性早熟的内分泌功能障碍,称之为 Albright 综合征。

诊断主要靠 X 线片和病理检查。X 线片表现为肋骨病变处膨大,呈纺锤形或圆形,骨皮质薄,病变中心具有疏松的骨小梁结构,与恶性巨细胞瘤或肉瘤的鉴别有一定困难,需病理检查诊断。

手术切除病变的肋骨,可完全治愈;多发性的肋骨病变不宜全部切除,因此病的恶性变不常见,可选择切除疼痛明显的肋骨,可能会缓解疼痛。

(2)骨软骨瘤:为常见肋骨良性肿瘤。常见于青少年,多发生在肋骨、肋软骨的交界处或胸骨软骨部,生长缓慢,有恶性变可能。起源于骨皮质,由松质骨、软骨帽及纤维包膜组成,临床为无痛肿块,表面光滑或呈结节状,质地坚硬,可向内或向外生长。

X 线常见顶部为圆形或菜花状,境界锐利,带有长蒂或宽阔基底的肿块阴影,且有不规则的钙化软骨帽,瘤体内有松质及软骨,有不规则密度减低区,无骨膜反应。

治疗须做广泛切除,切除不彻底时易复发。

(3)软骨瘤:为常见的骨性肿瘤。好发于 20～40 岁的青壮年,生长缓慢,自觉症状不明显,瘤体结实,呈膨胀性生长,呈结节或分叶状,外有纤维包膜。亦常发生于肋骨、肋软骨交界处,有发生恶变成为软骨肉瘤的可能,临床不易与恶性软骨肉瘤相鉴别。当临床出现增长变快,疼痛明显,瘤内钙化减少,溶骨加快时常为恶性变的征兆。

X 线片表现肿块内有软骨钙化,呈斑点状或呈环状,受累骨膨胀变形,骨皮质变薄,有些类似破骨细胞瘤改变,亦可有骨膜反应机化而骨皮质增厚者,90%以上肿块大于 4cm,常呈分叶状,手术切除不彻底易复发,故应广泛切除。

(4)嗜酸性细胞肉芽肿:嗜酸性细胞肉芽肿不是骨骼真正的肿瘤,而是侵犯网状内皮系统的一系列疾病的一部分。病理特征为大量组织细胞增殖和嗜酸性粒细胞浸润为特征的肉芽性病变。

临床多见于儿童和青少年,男多于女,好发于颅骨、肋骨及椎骨,局部有疼痛和压痛,血内嗜酸性细胞增加(4%～10%)。

X 线片表现病灶位于骨骼腔,呈囊性变,向骨皮质扩张,甚至侵及软组织,骨皮质可呈溶解性缺损,可发生病理骨折。

本病预后好,少数病例可自愈,单发者肋骨切除后可获治愈,多发性者可放射治疗。

(5)骨囊肿:为肋骨单发囊肿,多见于男性青少年,是一种缓慢破坏性的骨瘤。一般无症状,少数人有局部疼痛及压痛,可发生病理性骨折。

X线片表现为肋骨呈不规则椭圆形的阴影,边缘整齐清楚,内部无钙化点,很少有新骨增生和骨质致密现象。手术切除效果良好。

(6)巨细胞瘤:发病年龄以20～40岁多见,常发生在四肢长骨、肋骨少见,发生在肋骨,多位于肋骨的后端。局部常有隐痛和压痛,起病缓慢。瘤始于骨髓腔,呈膨胀性生长,局部呈破坏性改变,常形成囊肿,并有出血。

X线片表现病变骨结构中出现皂泡样透亮区,骨皮质变得薄如蛋壳,骨性间隔亦较薄,不向软组织内蔓延,故看不到软组织肿胀,与动脉瘤样骨囊肿及骨纤维结构不良的鉴别较困难。

本病为良性,但可以发生恶变及远处转移,临床常作为低度恶性肿瘤处理,应做整块胸壁切除术。

(7)动脉瘤样骨囊肿:发病原因是某种原因引起局部循环障碍,病灶内动、静脉吻合沟通,静脉压升高,骨内大量血管扩张,充血,骨质受压,造成破坏。

临床表现同骨囊肿相似。X线片特征表现为肋骨呈吹气样囊性改变,囊腔间有间隔,形成多数囊腔。手术切除可获治愈。

(8)骨瘤:为少见的良性瘤,好发于面骨和下颌骨,亦可发生在肋骨。青少年多见,一般无症状,很少发生恶变,瘤体坚硬。全身骨骼发育成熟后,瘤体自行停止生长。

X线片表现为局限性骨性肿块,与正常骨组织区别不大,与骨板相连,边缘光滑或毛糙,密度均匀一致。症状不明显者不需治疗,有压迫症状者做手术切除,效果良好。

(9)骨母细胞瘤:甚少见,本病孤立发生,亦可发生在肋骨。血管丰富,有骨及骨样组织形成,骨母细胞多。本病发展缓慢。

X线片表现瘤体与周围组织分界清晰,瘤外围部分常有增厚的骨外膜组织形成骨质增生,邻近的骨皮质有不同程度的膨胀,变薄,有时可能发生病理性骨折。因血管丰富,易发生出血灶而软化或有囊性改变。X线片易误诊为骨肉瘤。鉴别点是骨肉瘤有典型的肿瘤新骨、骨膜反应及软组织肿块影。

采用手术治疗。手术后有个别病例复发,故手术应完整切除。

2.恶性肿瘤

(1)软骨肉瘤:在胸壁恶性骨骼肿瘤中软骨肉瘤是常见的一种,约占45%～60%。临床表现为软骨瘤相似。生长缓慢,多数人认识,一开始即是恶性,但也有认为是在良性软骨瘤的基础上恶变而成。软骨肉瘤常侵犯邻近组织,但极少向远处转移。

诊断仍以X线片为主要手段。X线片和CT片的特征性改变是肋骨有破坏透亮的同时,半数以上伴有点状斑点状钙化灶,可有骨膜反应机化而致皮质增厚,90%以上肿块大于4.0cm常呈分叶状。

手术治疗是主要方法,手术切除不彻底易复发,故应彻底切除。术前设计好胸壁重建的材料。倘术后复发可再次切除,也有可获得长期存活。

(2)骨肉瘤:过去称为成骨肉瘤,不及软骨肉瘤常见,是一种比软骨肉瘤更为恶性的病变。约占胸壁恶性肿瘤的15%左右,好发年龄在11～30岁。多发于四肢长骨,亦可发生在胸骨,瘤细胞可直接产生肿瘤骨质,多数骨肉瘤穿透骨皮质,侵犯邻近软组织,早期即可发生血行转移,最常见的转移到肺。

临床症状明显,主要为疼痛和肿胀,剧烈的疼痛有时难以忍受,夜间尤甚。如肿瘤侵袭脊椎或神经丛时,可有相应的脊髓受压及上肢神经痛症状。全身症状出现早,可消瘦、乏力、食欲减退、贫血、血沉快、白细胞增多及血清碱性磷酸酶增高等。可有"跳跃"病灶。

局部有肿胀、皮肤发热、变红、压痛明显,瘤体软硬不定。

X线的影像改变,取决于骨肉瘤的组织类型是何种成分为主,组织学上主要成分可以是纤维性、软骨性或骨性。可分三型:①溶骨型:以纤维性成分为主,表现骨小梁破坏消失,侵蚀穿破骨皮质,进入骨膜下继续生长,形成 Codman 三角,伴有软组织阴影;②成骨型:以骨性成分为主,表现呈广泛致密阴影,无骨小梁结构,无明显边界,可侵入软组织,伴明显的骨膜反应,从骨膜到肿瘤表面,有呈放射状排列的新生针状骨小梁;③混合性:介于二者之间,溶骨和成骨表现同时存在,骨膜反应明显。

治疗应尽早手术治疗,做胸壁广泛切除,胸壁重建,对放疗和化疗不敏感,预后不佳。

(3)Ewing's 肉瘤:骨髓内发生的一种由圆形细胞组成的肉瘤,亦称为"恶性小圆形细胞瘤"。多发生在较年轻的年龄组,有 2/3 发生在 20 岁以下,30 岁以上少见。多侵犯长骨,但侵犯肋骨也不少见。

临床症状有疼痛性肿块,增长迅速,伴有发热、血沉增快及贫血等症状,常易误诊为骨髓炎。

X线表现常具诊断性,显示特征性"洋葱皮"样变化,是由于骨膜骨质增生形成层次结构所致。

此瘤恶性程度高,早期即有血行骨转移。特点是对放疗敏感,如经穿刺已确认,可采用以放疗为主的综合治疗。如手术中病理证实该病手术切除后仍需辅以化疗,尽管如此,预后仍不佳,5 年生存率仅为 3%～16%。

(4)骨髓瘤:骨髓瘤是一种来自骨髓内浆细胞的恶性肿瘤,亦称为浆细胞骨髓瘤,约占胸壁所有恶性肿瘤的 17%～25%。好发于头盖、肋骨、胸骨、脊椎及骨盆等,通常胸壁的病变仅是全身多发性骨髓瘤的一个部分。男性多见,男女之比约 2:1。

浆细胞有产生球蛋白的功能,因此血清蛋白升高,白蛋白不变,白/球比值倒置,磷酸酶和血钙升高,尿本周蛋白阳性,异常蛋白尿致管型形成,肾功能受损,最后病人可死于尿毒症及肺炎。

X线片表现为类似打孔性溶骨性病变,并有骨皮质变薄,偶有病理性骨折,多数表现为多发性骨髓瘤改变,孤立性病变有时不易与巨经胞瘤鉴别。

孤立性病变可采用手术切除,术后加用放疗和化疗;多发性病变手术切除仅是为了进一步肯定诊断,化疗是首选的方法。预后不佳,5 年生存率不足 5%。

(5)其他少见的恶性骨肿瘤:除以上 4 种外,尚有各种少见的恶性骨骼肿瘤,如霍奇金病,骨网织细胞肉瘤,恶性骨母细胞瘤,恶性嗜酸性细胞肉芽肿,恶性巨细胞瘤等等,临床诊断常常困难,诊断除依靠 X 线和 CT 片以外,活组织病理检查是其主要手段,单发局限的肿瘤均尽可能采取手术治疗。

(三)胸壁转移瘤

继发性胸壁肿瘤,几乎都是由其他部位的癌瘤转移而来,常见转移的来源为肺癌、甲状腺癌、乳腺癌、肾及肾上腺癌、前列腺癌、鼻咽癌等。当原发病灶不明确,胸壁肿瘤又为单发时则不易与原发性胸壁肿瘤相鉴别,往往术后才明确是转移瘤。

治疗根据原发瘤的情况及身体其他部位是否有转移而定,一般采取对症治疗,如化疗和放疗。如原发瘤已被控制,某些单发的转移瘤仍可以考虑手术切除,但总的效果预后不佳。

(高　源)

第六节　胸膜间皮瘤

病理将胸膜间皮瘤分为两大类:①良性间皮瘤,多数是(纤维)无细胞型;②恶性间皮瘤,通常又分为上皮型,(纤维)肉瘤型和混合型(双相细胞分化)3 种类型。

临床上将胸膜间皮瘤分为 2 种:①局限性间皮瘤。多数是良性,少数为恶性。②弥漫性间皮瘤均为恶性。

长期接触石棉是恶性间皮瘤最重要的诱因。另外,慢性炎症,放射性损伤等也可诱发此病。良性胸膜间皮瘤与石棉无关。

一、症状与体征

(一)良性间皮瘤

可以长期无症状,常在 X 线检查偶然发现。症状和体征与肿瘤的大小及生长部位密切相关。

1.症状

(1)有沉重感,胸闷气短,呼吸困难。

(2)肿瘤压迫心脏出现心悸和心律不齐。

(3)气管、支气管受压出现咳嗽。

(4)壁层胸膜受累出现胸痛。

2.体征

(1)常产生血性胸腔积液,少量积液,体征多不明显。中等量以上的胸腔积液可使患侧呼吸动度受限,肋间隙饱满,语颤减弱,纵隔移位推向健侧,叩诊呈浊音或实音,听诊呼吸音减弱或消失,在积液的上方有管状呼吸音。

(2)巨大肿瘤压迫肺出现肺不张。

(3)直径大于 7cm 的良性局限型间皮瘤常合并肥大性肺性骨关节病,出现关节僵直,踝部水肿,长骨疼痛以及周身不适。腕关节受累者最多,杵状指(趾)也不少见。

(4)少数良性局限性型间皮瘤还可引起低血糖、晕厥和昏迷。

应特别注意的是:血性胸水常提示胸膜腔有恶性肿瘤转移,而晕厥、昏迷和骨、关节疼痛也常是恶性肿瘤骨、脑转移的结果,是不宜手术切除的征兆,然而,局限性良性间皮瘤完全可以通过手术切除而治愈,使上述症状消失。在选择治疗方式时不要被表面现象迷惑。

(二)恶性间皮瘤

1.症状

(1)气短、咳嗽和体重下降是最常见的症状,早期常不被病人重视。

(2)剧烈胸痛是晚期症状,常需要服用止痛剂。与一般胸膜炎不同之处是:不因胸腔积液增多而使疼痛减轻。

(3)肺组织受侵犯时可出现血痰。

2.体征

(1)肿瘤侵犯纵隔,包绕纵隔器官,使纵隔粘连固定,纵隔增宽,病人虽常伴有血性胸腔积液,但很少有纵隔移位。

(2)肿瘤压迫上腔静脉,影响上腔静脉血回流而出现"上腔静脉综合征"。

(3)下腔静脉受压,而发生肝肿大,腹水。

(4)喉返神经受累可出现声带麻痹,声音嘶哑。

(5)侵犯交感神经节再现 Homer 综合征。

(6)侵犯膈神经造成膈肌瘫痪。

(7)侵犯心包引起心包积液。

（8）随肿瘤的生长可逐渐形成"冰冻胸"，胸廓扩张严重受限，虽有明显的胸膜肥厚，却不伴有肋间隙变窄和胸壁凹陷，可侵蚀肋骨和肋间肌，可转移到对侧肺、胸膜、腹膜、肝、脑、肾上腺和淋巴结。

（9）最终，随着血性胸水的迅速发展，病情恶化而出现恶病质及呼吸循环衰竭死亡。

二、诊断要点

间皮瘤是相对少见的肿瘤。近年来虽有增多的趋势，但仍常被临床医生忽略。间皮瘤缺乏特征性症状和体征，所以对有胸闷、胸痛、咳嗽、气短和伴有胸腔积液的病人要想到此病，有必要做进一步检查。

（一）伴发症状

肥大性肺性骨关节病和低血糖可能是良性局限性胸膜间皮瘤的伴发症状。

（二）胸部 X 线检查

1.局限性间皮瘤

①切线位 X 光片，肿瘤多数为密度均匀，边界光滑锐利的阴影。偶有轻度分叶，阴影内钙化少见；②随着肿物体积增大，正对胸壁的一侧倾向变成扁平，有时可见"胸膜斜坡"征，肿瘤与胸壁的交接处呈钝角；③当 X 射线束与肿瘤呈正面投射时，肿瘤表现为密度均匀的类圆形阴影被充气的肺包绕。肺血管重叠在肿瘤上，无移位和扭曲改变；④起源于脏层胸膜的间皮瘤，在不与壁层胸膜粘连的情况下，肿瘤可随呼吸移动；⑤发生在叶间裂中的间皮瘤，肿块呈椭圆形生长，肿瘤的长轴与叶间裂的走行方向一致，易被误诊为叶间积液；⑥有肋骨破坏者，常提示为恶性局限性间皮瘤。

2.弥漫性恶性胸膜间皮瘤

（1）常侵犯肺下部的脏、壁层胸膜并延伸到膈肌，闭塞肋膈窦。随着肿瘤的生长蔓延，沿胸壁内缘向上形成连续的，高低不平的，不规则的结节状胸膜增厚，突向胸腔内，与肺分界清楚，阴影呈波浪状。

（2）出现大量胸水后可以完全掩盖肿瘤的存在。抽去胸水后，胸膜腔注入空气摄胸片可提示胸膜间皮瘤的影像。

（三）胸部 CT 和 MRI

在显示胸膜病变方面比普通 X 线检查更优越。它能鉴别位于叶间裂内的局限性间皮瘤，排除叶间积液。能显示出肿块的"蒂"，而确诊为良性。能揭示肺实质内有无病变。能显示病变的范围、程度和胸内脏器受累的情况，是目前确定手术可行性最可靠的诊断方法。

（四）活检

1.胸腔积液穿刺细胞学检查确诊率<22%。

2.针刺胸膜活检确诊率为 6%～38%。

3.胸腔镜活检确诊率 92%～100%。

4.开胸活检确诊率 95%～100%。

三、治疗

（一）局限性胸膜间皮瘤

外科手术切除是唯一的治疗手段，而且手术越早，切除的越彻底，效果越好。即使肿瘤巨大，也应争取手术切除。术中可能因失血多，创伤大，肿瘤挤压，心脏负担过重而出现严重并发症，所以术前须做好充分准备，术中加强监护，术后注意护理。

局限性胸膜间皮瘤可以是良性,也可以是恶性。良性间皮瘤术后也可以复发。复发多见于术后 5 年,最长者为术后 17 年,但仍可切除而获得良好效果;偶见复发多次后变成恶性者。恶变者术后加用放疗和化疗。

(二)弥漫性恶性胸膜间皮瘤

1.分期方法与分类标准

(1)1982 年 Mattson 分期方法

Ⅰ期:肿瘤局限在壁层胸膜内,仅累及同侧胸膜、肺、心包及膈肌。

Ⅱ期:肿瘤侵犯胸壁或纵隔,即食管、心脏和胸内淋巴结。

Ⅲ期:肿瘤穿过膈肌累及腹膜,转移至对侧胸腹和胸外淋巴结。

Ⅳ期:远处转移(血路转移)。

(2)1992 年国际 TNM 分类标准

T 原发性肿瘤。

T_x 原发性肿瘤不能确定。

T_0 无原发肿瘤的证据。

T_1 肿瘤局限在同侧胸膜壁层和(或)胸膜脏层。

T_2 肿瘤侵犯下列部位之一,同侧肺、胸腔内筋膜、横膈、心包。

T_3 肿瘤侵犯下列部位之一,同侧胸壁肌、肋骨、纵隔内器官或组织。

T_4 肿瘤直接扩散至下列部位之一,对侧胸膜、对侧肺、腹膜、腹腔内器官、颈部组织。

N 区域淋巴结。

N_x 区域淋巴结不能确定。

N_0 无区域淋巴结转移。

N_1 同侧支气管周围和(或)同侧肺门淋巴结转移(包括直接扩散)。

N_2 同侧纵隔和(或)气管隆突下淋巴结转移。

N_3 对侧纵隔、对侧肺门、同侧或对侧斜角肌或锁骨上淋巴结转移。

M 远处转移。

M_x 不能确定远处转移的存在。

M_0 无远处转移。

M_1 远处转移。

(3)分期与分类代号

Ⅰ期:$T_1N_0M_0$ 或 $T_2N_0M_0$

Ⅱ期:$T_1N_1M_0$ 或 $T_2N_1M_0$

Ⅲ期:$T_1N_2M_0$ 或 $T_2N_2M_0$ $T_3N_0M_0$

Ⅳ期:任何 TN_3M_0

T_4 任何 NM_0

任何 T 任何 NM_1

2.手术指征

多数学者认为年龄在 60 岁以下,能耐受胸膜全肺切除的Ⅰ期病人是手术适应证。术前选择病人时应注意:①CT 扫描和 MRI 检查显示单侧胸腔肿瘤能完全切除;②肺功能测定 $FEV_1 > 1L/s$;③病人无手术禁忌证和其他脏器疾病者。

对Ⅱ、Ⅲ、Ⅳ期病人，明确诊断后采用放射治疗和化学治疗，缓解疼痛，延长寿命。

3.根治性切除

仅限于Ⅰ期肿瘤，做胸膜全肺切除。要求切除肿瘤干净彻底，受肿瘤波及的肋间肌、肋骨、膈肌、心包以及胸膜全部切除。任何肿瘤组织的残留均可造成肿瘤复发和手术切口肿瘤细胞种植，所以在切开胸腔后，要用纱布垫妥善保护切口，关胸之前用蒸馏水浸泡胸壁切口和整个胸膜腔 10min，希望通过渗透压改变杀灭单个的肿瘤细胞，并预防手术切口种植。胸膜腔和切口用生理盐水反复冲洗，去除残留的肿瘤细胞。

胸膜全肺切除手术风险大，出血多，术后并发症多。肋骨、肋间肌、心包和膈肌切除之后需要用人工材料或自体材料重建，支气管残端的包盖也需术前设计并留下够用的和有血供的组织包埋支气管残端。

4.非根治性手术

常用于：①为获取病理学诊断开胸活检；②为减轻病人疼痛和控制胸膜腔渗出而做壁层胸膜和部分肿瘤切除。剩余肿瘤放好标记物，为体外照射、腔内照射及组织间照射做准备。

四、预后

单发局限性胸膜纤维型间皮瘤大多数为良性，极少有周围侵犯，不会演变成弥漫性恶性间皮瘤，更罕见远处转移，手术效果好。

纯上皮型局限性胸膜间皮瘤，多数为恶性，有一些实属弥漫性恶性间皮瘤的初期表现，而后演变成弥漫性。可以发生血行转移。手术效果差。术后需辅以综合治疗。

弥漫性胸膜恶性间皮瘤是一种高度恶性肿瘤，预后差。中位生存期为症状出现后 8～14 个月，5 年生存率<5%。

从统计学分析中发现：上皮型预后较好，肉瘤型最差（血行转移多），而混合型居中。Ⅰ期手术效果好，中位生存期为 16 个月，Ⅱ期 5 个月。年龄在 20 岁以下或 65 岁以上的患者预后差，女性优于男性，左侧好于右侧，有胸痛或体重减轻，有石棉接触史，血小板计数$>400\times10^9$/L 者和未接受治疗者预后差。

（高　源）

第七节　肺癌的临床表现与分期

一、肺癌的临床表现

（一）由原发肿瘤引起的症状

1.咳嗽、咳痰

咳嗽是肺癌患者比较普遍的症状，因为咳嗽总是和肺部感染、慢性支气管炎等联系在一起，所以比较容易被忽略。咳嗽是一种由于支气管受到刺激而发生的保护性非自主条件反射，目的是清除呼吸道的分泌物或异物，是肺癌最常见的初发症状，在疾病的发展过程中几乎都会出现。肺癌引起的咳嗽多种多样，因气管或支气管是部分或完全梗阻、有无溃疡或癌瘤的破坏程度而定。远端的支气管出现狭窄时，呼吸中可听到哮鸣音；气管有外在性压迫时可听到金属鸣音；胸膜受累时为疼痛性干咳；上纵隔受累在平卧时可出现阵咳，常为抽搐状。

　　患者以咳痰为初发症状的约为15％，痰可稀可稠，可白可黄，可呈脓样或铁锈样，痰量多少不定。肺泡癌可有大量黏液痰。当肺癌有继发感染时，痰量增高，且呈黏液脓性。吸烟者多数有慢性的咳嗽，但是当咳嗽的特征（痰、频率）发生改变时应引起注意。

　　2.咯血

　　咯血也是肺癌的早期首发症状之一，是肺癌的重要诊断依据。不管是痰中带血还是整口血，只要咳出的痰有血都称为咯血。由于癌肿组织血管丰富，当其糜烂破裂或癌瘤侵蚀所致的支气管黏膜溃疡时，可引起反复间歇性或持续性少量咯血或痰中带血，血色鲜红。中央型肺癌较多见，多为痰中带血或间断血痰。持续性痰中带血或不明原因的咯血是肺癌较典型的症状。大口咯血很少见，只有晚期肺癌侵犯了大血管才会出现。

　　3.胸闷、气急

　　肿瘤压迫或阻塞主支气管或肺叶支气管时，可影响肺功能，还有可能出现肺不张，而出现胸闷、气急，多见于中央型肺癌，严重时出现喘鸣。弥漫型细支气管肺泡癌使呼吸面积减少，并影响弥散功能，胸闷、气急症状可呈进行性加重，并出现发绀。随着肿瘤的发展，并发胸腔积液，癌性淋巴管炎，肿瘤压迫膈神经发生膈麻痹，也可引起胸闷、气急。晚期肺癌病变增大或淋巴结转移压迫气管，阻碍呼吸，导致胸闷、气短，甚至窒息死亡。

　　4.喘鸣

　　因支气管部分阻塞造成狭窄，空气通过时出现哮喘声，患者能自己听到，声音较大时外人也可听到。45岁以后，既往无心脏病或过敏史，突然出现喘鸣，首先应当考虑是否有支气管肺癌。

　　5.体重下降

　　消瘦为肿瘤的常见症状之一。肿瘤发展到晚期，肿瘤毒素和消耗的原因，并有感染、疼痛、发热所致食欲缺乏、精神萎靡，可表现为消瘦、乏力、虚弱、贫血等症状。

　　6.发热

　　一般肿瘤可因坏死引起发热，多数发热的原因是肿瘤在支气管腔内生长致管腔受压或阻塞，引起阻塞性肺炎。中心型肺癌常因较大的支气管狭窄或阻塞，远端的支气管分泌物潴留而引起感染发热。当肿瘤过大时，可因肿瘤组织坏死吸收或肿瘤组织分泌致热源而引起发热，即为癌性发热，常在肿瘤晚期广泛转移时出现。

（二）肿瘤胸内扩散引起的症状

　　1.胸痛

　　肺实质及脏胸膜没有疼痛感觉，肺癌早期可有胸部不适，不定时的轻微闷痛或钝痛，起初疼痛部位不定，甚至呈游走性，有时放射至颈、背或上腹部。但当癌瘤发展到一定程度时，疼痛部位固定，且持久不愈，逐渐加剧，提示肿瘤外侵累及壁胸膜、纵隔、脊柱、肋间肌、肋骨或肋间神经。当肋骨、胸椎受侵犯可出现持续性胸痛，压痛明显，并随呼吸、咳嗽、变换体位而加重；压迫肋间神经则胸痛部位在该神经分布区域。当出现纵隔淋巴结转移时可出现胸骨后深部疼痛，肿瘤靠近膈时可出现心窝部疼痛。当有肩、胸背部的持续性疼痛或腋下放射性疼痛时候，常提示肺上沟癌。

　　2.声音嘶哑

　　左侧肺癌主动脉弓前下方淋巴结转移累犯左侧喉返神经造成左侧声带麻痹，而导致声音嘶哑。右侧喉返神经位置较高，引起声带麻痹机会较少，当右侧锁骨上淋巴结转移时有可能出现。

　　3.上腔静脉综合征

　　上腔静脉综合征是因为肿瘤侵犯纵隔，压迫上腔静脉，上腔静脉回流受阻所致。主要表现为气短，咳嗽、面部、颈部、上肢水肿以及胸前部淤血和静脉曲张,其他还有头痛、头晕、视物模糊、眩晕等症状。

4.吞咽困难

很多肺癌患者可能由于肿瘤本身或者转移的淋巴结压迫食管导致食管的变形、移位,单纯的变形、移位并不足以引起食管阻塞而表现出明显的吞咽困难。肿瘤直接侵犯食管是导致吞咽困难的主要原因,严重者可引起支气管-食管瘘,导致肺部感染。

5.Pancoast 综合征

位于肺尖部的肺癌称为肺上沟癌,因其位于狭窄的胸腔入口处,容易侵犯胸腔内筋膜的淋巴管,并且直接侵犯臂丛下神经根、肋间神经、星状神经节、交感神经节链以及邻近肋骨和椎体,产生严重疼痛和 Homner 综合征。

症状主要与肿瘤的部位以及其邻近的第1、2胸神经和第8颈神经根、交感神经节链和星状神经节有关。起初,肩部和肩胛骨内侧缘的局限性疼痛,尔后疼痛向上臂和肘的尺侧延伸(T_1受累),最后疼痛到达前臂的尺侧和手的小指与环指(C_8分布区)。肿瘤累及交感神经节链和星状神经节,则出现同侧 Homner 综合征(眼球内陷、瞳孔缩小、眼睑下垂、同侧颜面无汗),甚至同侧上肢无汗。疼痛为顽固性剧痛,可为烧灼型、阵发性加重,时常难以忍受。同时伴有皮肤感觉异常和不同程度的肌肉萎缩,严重者可出现神经麻痹。疼痛可累及第1肋或第2肋或椎体,因而疼痛可更加重;椎管以及脊髓亦可受侵,而表现出脊髓肿瘤症状。锁骨上窝出现肿瘤比较少见。

6.膈麻痹

当肿瘤侵犯膈神经时,可出现膈神经麻痹,出现胸闷、气急和顽固性呃逆,还可引起膈位置升高,运动消失或呼吸中患侧膈出现反常运动,即吸气时膈上升,呼气时下降。

7.心包积液

因心包或心肌的直接受累或转移而引起心包积液,可表现为心跳过速、心律失常或心力衰竭等。

(三)肿瘤远处转移症状

1.脑转移

脑转移的临床症状及体征随着转移部位及脑水肿的范围及颅内压力如何而异。以颅内压增高的表现,患者可出现进行性头痛、眩晕、恶心、喷射性呕吐及语言不清或失语、复视、视物模糊、一侧肢体无力、动作震颤、肢体感觉异常和疼痛、深部腱反射消失、进行性瘫痪等。精神上的改变也是脑转移常见的表现。有些患者脑转移的症状出现在肺部症状之前。当大量癌栓脱落入脑血管时,可表现为突然发作的抽搐、神志丧失、眼球向一侧偏斜,部分患者经抢救后可苏醒,但常可复发并逐渐加重。

2.骨转移

最常见的骨转移部位为肋骨、脊柱、骨盆及锁骨、肩胛骨、长骨,其中肋骨转移最多见。主要表现为局部、持续性、进行性刺痛和明显的压痛。脊柱转移可压迫或侵犯脊髓,导致阻塞或压迫症状,可表现为尿潴留或失禁、便秘,甚至造成该脊椎水平以下截瘫。如转移至长骨,除局部疼痛、压痛外,还可见到局部红肿胀大,累及关节时常有邻近组织受累征象,如疼痛、活动受限等。当有骨转移时,可在某种外来原因下产生病理性骨折。

3.肝转移

表现为明显的食欲减退、恶心、消瘦、肝区疼痛,检查时肝脏在短期呈进行性肿大,正常轮廓消失,柔韧度不一致,触之有高低不平结节,甚至可见黄疸、腹水,腹部叩诊有移动性浊音。

4.淋巴结转移

肺癌易发生淋巴结转移,首先转移到肺门淋巴结,再转移到锁骨上和颈部淋巴结,引起局部淋巴结肿大。在局部可触及增大的、质地较硬、活动度较差,甚至融合成团的转移淋巴结。肿大的淋巴结如压迫交感神经和臂丛神经,出现交感神经综合征和臂丛神经压迫征;如压迫喉返神经,可引起声音嘶哑;压迫上腔静脉,可引起上腔静脉综合征;如压迫食管,可引起吞咽困难。

5.肾上腺转移

肾上腺转移可呈现 Addison 病,血浆皮质醇减少或消失,临床上呈现乏力易倦,食欲减退、恶心呕吐、腹泻、皮肤色素增加、腋毛脱落、低血压等症状。

6.其他位置转移

肺癌的转移可涉及身体各个部位,呈现的体征也多种多样。Moiser(1992)报道小肠转移导致肠穿孔为肺癌首发症状。Berger(1999)报道以黑粪为肺癌的首发症状。Gutman(1993)报道大细胞肺癌的初发表现为急性胰腺炎。Kelly(1988)收集文献报道 42 例以乳腺肿块为初发表现的非乳腺癌恶性肿瘤患者中,有 20 例是肺癌转移,其中 16 例是小细胞肺癌。Rose 和 Wood(1983)、Sweldens(1992)报道以指尖软组织转移为肺癌的首发表现。这些转移的出现表明肺癌进入晚期,预后差。

(四)肺癌的副瘤综合征表现

只有少数肺癌患者表现出副肿瘤综合征,极少数患者可以产生促分泌激素并作用于相应器官(表 7-1)。而且这种表现可以出现在肺部肿物出现之前。下面为几种较常见的副瘤综合征表现。

表 7-1　几种较常见的副瘤综合征表现

系统名称	副瘤综合征表现
代谢性	高钙血症
	库欣综合征
	抗利尿激素分泌异常
	类癌综合征
	男性乳房发育症
	高降钙素血症
	高生长激素
	高泌乳素、高促滤泡激素及高促黄体激素
	低血糖
	甲状腺功能亢进症
神经系统	脑病
	亚急性小脑病变
	周围神经病变
	多发性肌炎
	自主神经病变
	兰伯特-伊顿综合征
	斜视眼阵挛-肌阵挛
骨骼	杵状指
	肺性肥大性骨关节病
血液系统	贫血

系统名称	副瘤综合征表现
	白血病样反应
	血小板增多症
	血小板减少症
	嗜伊红细胞增多症
	单纯红细胞再生障碍
	成白红细胞增多症
	弥散性血管内凝血
表皮和肌肉	过度角化
	皮肌炎
	黑棘皮症（病）
	色素沉着
	匐行性回状红斑
	获得性胎毛增多症
其他	肾病综合征
	血内尿酸不足
	分泌血管活性肠肽的腹泻
	高淀粉酶血症
	食欲缺乏-恶病综合征

1.抗利尿激素分泌异常综合征(SIADH)

1957年,Schwartz等报道肺癌患者的稀释性低钠血症可能和一种抗利尿激素（ADH）样物质异常分泌相关。到1972年,George等报道抗利尿激素分泌异常综合征的肺癌患者,其肿瘤细胞体外生物合成出ADH。后继的研究表明,肺癌肿瘤细胞合成ADH的方式与下丘脑几乎相同。

肺癌患者的ADH分泌异常,只有极少数患者会有症状。De Troyer和Demanet(1976)、List等(1986)报道SIADH好发于女性的小细胞肺癌患者。虽然患者的低血钠水平通常很低（<120mmol/L）,但只有27%～44%的患者表现出临床症状,这可能与肿瘤生长时间较长有关。通常出现的症状包括恶性、精神错乱、癫痫发作、谵妄、神志昏迷。

肺癌SIADH最有效长期治疗是针对原发病本身,80%的患者可以通过化疗症状得以纠正。大部分患者的血钠水平2周内可。恢复至接近正常水平。在肿瘤复发的患者中,60%～70%的SIADH同时复发。在病理未明确而不能确定化疗方案时,可以通过严格限制水摄入及药物治疗缓解症状,纠正血钠。去甲金霉素,一种四环素类的抗生素,对SIADH的治疗表现出很好的效果。

2.高钙血症

高钙血症的发病率在8%～12.5%,可能由转移癌导致的骨质破坏、肿瘤分泌甲状旁腺激素导致骨对钙的重吸收、甲状旁腺激素相关蛋白的产生导致。鳞癌患者好发,有报道其发病率高达23%。临床症状及体征包括恶心、呕吐、腹痛、便秘、厌食、多饮、多尿、精神状态异常、反射减弱。心电图上改变包括P-R和QRS间期延长,Q-T间期缩短,心动过缓及心脏传导阻滞。出现高钙血症的肺癌患者,预后较差,中位生存期仅为 1 个月。血钙高于 150pmol/L 的患者更容易出现骨转移,而且生存期更短。

3.异位库欣综合征(ECS)

异位库欣综合征是由于肿瘤细胞过量分泌 ACTH 及其前体而出现的皮质醇增多症。ECS 约占所有库欣综合征的 12%。癌伴 ECS 的患者中,肺癌约占 50%,其中 27% 为小细胞肺癌,21% 为肺类癌。多数肺癌患者可以检测出免疫反应产生 ACTH,而且 >50% 出现血清 ACTH 水平升高,但是仅有 1.6%～4.5% 的小细胞肺癌患者出现 ECS。非小细胞肺癌也可伴有 ECS,但是极为罕见。

ECS 的临床表现并不相同,伴 ECS 的小细胞肺癌患者很少出现所有的典型的库欣综合征症状,有 40%～52% 呈现特征性"满月脸",几乎所有患者都有低血钾,多数患者出现高血糖。64%～87% 的患者化疗敏感性比较低,其中位生存期约为 4 个月。伴 ECS 的类癌患者与典型的库欣综合征表现相近,明显的高血压,约 50% 患者出现低血钾。有报道出现 ECS 的类癌可能是一种新的亚型,更容易出现局部浸润和淋巴结转移。

4.杵状指和肺性肥大性骨关节病

非小细胞肺癌患者,特别是鳞癌患者经常出现杵状指,其中有一小部分发生肺性肥大性骨关节病。杵状指并不是肺癌特有的,可发生于慢性肺疾病和发绀性先天性心脏病等。肺性肥大性骨关节病多数见于肺癌,通常是腺癌患者,可以作为肺癌的首发症状,极少数可见于慢性肺疾病。其他的肺和胸膜肿瘤,尤其是单发的胸膜孤立性纤维瘤也可有肺性肥大性骨关节病。

肺性肥大性骨关节病特征是长骨骨膜炎,特别是桡骨、尺骨、胫骨、腓骨。典型出现在长骨远端,炎症导致疼痛和隆起。X 线胸片表现为骨膜增厚和新骨增生。

杵状指和肺性肥大性骨关节病可能在肺癌确诊前几个月即出现,通常肺癌切除术后,疼痛可以缓解。非甾体抗炎药也可有一定疗效。

5.副肿瘤神经综合征(PNS)

副肿瘤神经综合征是恶性肿瘤间接效应引起的一组神经系统症状体征,并不是由肿瘤本身或其转移造成,也不是由感染、局部缺血或代谢障碍引起。肿瘤患者 PNS 发病率很低,不到 1/10000,只有 Lamber-Eaton 综合征相对发病率较高,约 1% 的小细胞肺癌患者出现此综合征,典型症状包括近端肌肉无力,反射降低和自主神经功能失常(口干、勃起功能异常、便秘、视物模糊)。PNS 可累及脑、脊髓、周围神经、神经肌肉接头及肌肉等多处结构,多数患者发生在肿瘤发现之前。

PNS 临床表现多样,常见 Lambert-Eaton 综合征(LEMS)、脑脊髓炎、感觉神经元病(SN)、亚急性小脑共济失调、边缘叶脑炎(LE)、斜视眼震挛-肌阵挛(OM)、视网膜性变性、多发性肌炎(PM)或皮肌炎(DM)、僵人综合征(SPS)等。这些症状可能出现在肺癌确诊前几个月甚至是数年。

多数观点认为 PNS 与肿瘤表达一种特异抗原有关,只有正常神经系统表达这种抗原。虽然肿瘤表达的抗原与神经系统表达抗原结构相同,但是仍被机体认为是外来物,从而导致对肿瘤和神经系统的免疫应答反应。近年来很多 PNS 特异性神经抗体被报道,可这些抗体的描述还比较混乱,因为特定的抗体可以在不同的症状中出现;而特定的症状又与不同的抗体相关。

6.贫血和血液系统异常

多种血液系统的异常与肺癌相关。Silvis(1970)发现约 60% 的肺癌患者出现血小板增多症。Zucker(1974)报道 20% 的肺癌患者出现正色性正常红细胞贫血,缩短红细胞寿命、降低血清铁浓度及降低铁结合能力均能够导致贫血。其他与肺癌相关的血液系统异常还有铁粒幼红细胞性贫血、溶血性贫血、红细胞再生障碍性贫血、红细胞增多症、白血病样反应、嗜伊红细胞增多症、血小板减少症、特发性血小板减少性紫癜、弥散性血管内凝血等。

7.血凝异常

Trousseau(1865)首次提出实体肿瘤患者处于血液易凝状态的观点。肺癌患者血液处于一种高凝状态容易形成血栓。血栓性浅静脉炎和深静脉血栓形成是较常见的表现，急性的动脉血栓形成预后不好。血栓性静脉炎多为游走性，可以出现在各个静脉，而且抗凝治疗疗效不佳。高凝状态的生化改变很难鉴别。罕见的非细菌性血栓性心内膜炎发生于晚期肺癌患者，主要累及心脏左边的瓣膜，其脱落的栓子可以到脑部和其他器官。

8.皮肤

很多皮肤系统异常与肺癌相关，常发生于腺癌患者，进展较快，包括皮肌炎、黑棘皮症、匐行性回状红斑、获得性胎毛增多症等。

9.自身免疫症状

肿瘤相关的自身抗体可能产生一些自身免疫症状。Odeh(2001)，Blanco(1997)和Enzenauer(1989)报道肺癌以白细胞分裂性脉管炎、过敏性紫癜和系统性硬皮病为首发症状。

二、肺癌的分期

（一）1997年肺癌UICC分期

1.肺癌TNM分期发展状况

恶性肿瘤的TNM国际分期方法发展至今已有60多年的历史，1944年PierreDenoix首先提出对恶性肿瘤进行解剖学分期，1953年国际抗癌联盟（UICC）正式提出根据原发肿瘤、淋巴结转移和远处转移的情况对肿瘤进行分期。此后，许多国家分别进行了大规模的临床研究，基于这些研究，UICC于1968年提出了"恶性肿瘤TNM分期法"第1版，明确了23个不同部位恶性肿瘤的TNM分期标准。

基于Denoix的研究，1973年美国癌症联合会（AJCC）发表了对肺癌分期的建议，并收录于1974年UICC和AJCC联合出版的第2版的恶性肿瘤TNM分期法中。1986年，Mountain提出了一种新的肺癌分期方法，并于1987年被UICC和AJCC收录于第4版恶性肿瘤TNM分期法中。

目前国内外临床上广泛使用的非小细胞肺癌的分期方法主要是依据Mountain对MDAnderson医学中心（1975—1988年）和国立癌研究所肺癌研究组（1977—1982年）收治的5319例肺癌患者5年生存资料的分析，由UJCC和AJCC于1997年正式提出的分期方法。2002年第6版肺癌TNM分期标准继续沿用了1997年第5版肺癌TNM分期细则。目前的肺癌分期虽然可用于小细胞肺癌，但还没有得到公认，故以下主要讨论非小细胞肺癌的UICC分期。

2.肺癌的TNM分期

1997年国际抗癌联盟公布的修订后肺癌国际分期（表7-2，表7-3）。

表7-2　T分期、N分期和M分期

原发肿瘤（T）

Tx：原发肿瘤不能评价，或痰、支气管冲洗液找到癌细胞但影像学或支气管镜检查没有可视肿瘤

T$_0$：没有原发肿瘤的证据

Tis：原位癌

T$_1$：肿瘤最大径≤3cm，周围为肺或脏胸膜所包绕，镜下肿瘤没有累及肺叶支气管以上*（即没有累及主支气管）

T$_2$：肿瘤大小或范围符合以下任何一点：①肿瘤最大径＞3cm；②累及主支气管，但距隆嵴≥2cm；③累及脏胸膜；④扩展到肺门的肺不张或阻塞肺炎，但不累及全肺

T_3:任何大小的肿瘤已直接侵犯了下述结构之一者:①胸壁(包括上沟瘤)、膈肌、纵隔胸膜、心包;②肿瘤位于距隆嵴2cm 以内的主支气管但尚未累及隆嵴;③全肺的肺不张或阻塞性炎症

T_4:任何大小的肿瘤已直接侵犯了下述结构之一者:①纵隔、心脏、大血管、气管、食管、椎体、隆嵴;②恶性胸腔积液、心包积液[#];③原发肿瘤同一叶内出现单个或多个的卫星结节

区域淋巴结(N)

Nx:区域淋巴结不能评价

N_0:没有区域淋巴结转移

N_1:转移至同侧支气管周围淋巴结和(或)同侧肺门淋巴结和原发肿瘤直接侵及肺内淋巴结

N_2:转移至同侧纵隔和(或)隆嵴下淋巴结

N_3:转移至对侧纵隔、对侧肺门淋巴结,同侧或对侧斜角肌或锁骨上淋巴结

远处转移(M)

Mx:远处转移不能评价

M_0:没有远处转移

M_1:有远处转移

注:[*]:任何大小的肺常见的表浅肿瘤,只要局限于支气管壁,即使累及主支气管,也定义为T_1。[#]:大部分肺癌患者的胸腔积液是由肿瘤所引起的,但如果胸腔积液的多次细胞学检查未能找到癌细胞,胸腔积液又是非血性和渗出性的,临床判断该胸腔积液与肿瘤无关,这种类型的胸腔积液不影响分期;同侧非原发肿瘤所在叶的其他肺叶出现转移性结节定义为M_1

表 7-3   肺癌的 TNM 分期

分期		TNM
0		原位癌
Ⅰ	ⅠA	$T_1 N_0 M_0$
	ⅠB	$T_2 N_0 M_0$
Ⅱ	ⅡA	$T_1 N_1 M_0$
	ⅡB	$T_2 N_1 M_0$
		$T_3 N_0 M_0$
Ⅲ	ⅢA	$T_3 N_1 M_0$
		$T_1 N_2 M_0$
		$T_2 N_2 M_0$
		$T_3 N_2 M_0$
	ⅢB	$T_4 N_0 M_0$
		$T_4 N_1 M_0$
		$T_4 N_2 M_0$
		$T_1 N_3 M_0$
		$T_2 N_3 M_0$
		$T_3 N_3 M_0$
		$T_4 N_3 M_0$
Ⅳ		任何 T,任何 N,M_1

3.小细胞肺癌的分期

小细胞肺癌的分期采用美国退伍军人医院和国际肺癌研究会指定的Ⅴa分期,将小细胞肺癌分为局限

性和广泛性两期。局限期的特点是肿瘤局限于一侧胸腔内,包括有锁骨上或前斜角淋巴结转移和同侧胸腔积液。对局限期小细胞肺癌应进一步按 TNM 分期进行临床分期,以能更准确地对不同期别的患者施以个体化的最佳治疗。广泛期的特点是病变超过局限期范围。

4.肺癌的分期包括临床分期、外科病理分期和再治疗分期

治疗前依据收集到的所有临床资料做出的分期称为临床分期,以 c 为前缀,标识为 cTNM,cStage。经过外科治疗,疾病的信息来源于切除标本的病理检查,其准确性更高,此时做出的分期称为外科病理分期,以 p 为前缀。在肺癌的多学科综合治疗中,第一个学科治疗后转入第二学科治疗前,进行再次的分期,有助于估计前一阶段的疗效和指定下一步治疗计划并为终末疗效评价提供参考,此称为再治疗分期,以 r 为前缀。

5.肺癌的分子分期

分子分期是指应用分子生物学技术检测胸腔内淋巴结、外周血和骨髓标本中应用常规方法检测不到的微转移来判断肺癌的分期,以 m 为前缀。分子分期与临床分期、外科病理分期和再治疗分期结合,可更准确地反映患者病期的早晚,个体化指定治疗方案。但目前的方法尚不成熟。

(二)IASLC 肺癌分期进展

1.背景

1973 年首次制订的肺癌 TNM 分期系统是基于美国 M.D.Anderson 癌症中心 2155 例患者的数据的。1997 年及 2002 年,该分期系统进行了第五次和第六次修订,数据库样本量达 5319 例,该分期系统的局限性是资料源于单一机构(MDAnderson 医学中心和国立癌研究所肺癌研究组),样本量有限,数据时间跨度长,一定程度上偏重于外科治疗的患者等。在临床应用过程中,此肺癌 TNM 分期系统仍存在一些问题,同一分期的肺癌患者预后仍然差别很大。国际肺癌研究会(IASLC)关于肺癌的分期,也一直在修订,使之能正确的反映预后情况,指导肺癌的诊治。IASLC 向国际分期委员会(ISC)提出世界 TNM 分期计划,重新修订肺癌 TNM 分期系统(第 7 版)。该项工作由 ISC 监督执行,ISC 提出目前分期中需要解决改进的问题:①T、N、M 描述均缺乏严格的验证;②相对较少的数据,无法充分评价 T、N、M;③数据来源于有限的地域,且主要是外科病例。

鉴于此,来自 12 个国家 23 个研究中心的代表在伦敦召开会议,拟指定新的肺癌分期。ISC 将研究人员进行分组:①T 描述小组委员会;②N 描述小组委员会;③M 描述小组委员会;④小细胞肺癌;⑤淋巴结图解小组委员会;⑥预后因素小组委员会;⑦验证和方法学小组委员会。研究入组的肺癌患者有 10 万例,通过初步筛选者为 81015 例,其中非小细胞肺癌 67725 例,小细胞肺癌 13290 例。非小细胞肺癌的患者来自欧洲(58%)、澳洲(7%)、北美(21%)和亚洲(14%)。小细胞肺癌的患者来自欧洲(58%)、澳洲(6%)、北美(34%)和亚洲(2%)。

2.T 分期

(1)新 T 分期的修改

1)根据肿瘤大小,T_1 分为 T_{1a}($\leqslant$2cm);T_{1b}($>$2cm,$\leqslant$3cm)。

2)根据肿瘤大小,T_2 分为 T_{2a}($>$3cm,$\leqslant$5cm 或包含其他 T_2 因素且$\leqslant$5cm);T_{2b}($>$5cm,$\leqslant$7cm)。

3)根据肿瘤大小,原 T_2 之肿瘤$>$7cm 者归为 T_3。

4)原 T_4 之原发肿瘤所在肺叶内出现转移结节归为 T_3。

5)原 M_1 之原发肿瘤所在肺叶以外的同侧肺出现转移结节归为 T_4。

6)原 T_4 之胸膜转移(恶性胸腔积液、恶性心包积液、胸膜转移)归为 M_1。

（2）新 T 分期

Tx：无法评估原发肿瘤，或痰液、支气管冲洗液中找到恶性细胞但影像学或气管镜下未见肿瘤。

Tis：原位癌。

T_0：无原发肿瘤的证据。

T_1：肿瘤最大直径≤3cm，被肺或脏胸膜所包绕，气管镜下未见肿瘤侵犯范围越过肺叶支气管（如位于主支气管内），罕见的任何大小的浅表肿瘤，其侵犯程度局限在支气管壁，但可能累及主支气管近端，也被定义为 T_1 期。

T_{1a}：肿瘤最大直径≤2cm。

T_{1b}：肿瘤最大直径＞2cm，≤3cm。

T_2：肿瘤最大直径＞3cm，≤7cm 或有以下任何一项特征：①累及主支气管，但距隆嵴≥2cm；②侵犯脏胸膜；③肿瘤侵犯至肺门区引起肺不张或阻塞性肺炎，但未累及全肺（有以上任一特征，如肿瘤直径≤5cm 者为 T_{2a}）。

T_{2a}：肿瘤最大直径＞3cm，≤5cm。

T_{2b}：肿瘤最大直径＞5cm，≤7cm。

T_3：肿瘤＞7cm 或直接侵犯以下任一部位：①胸壁（包括肺上沟瘤）、膈、膈神经、纵隔胸膜、壁层心包；②或肿瘤位于主支气管内，距隆嵴＜2cm，但未侵及隆突；③或引起全肺的肺不张、阻塞性肺炎；④或同一肺叶内有转移结节。

T_4：无论肿瘤大小，只要侵犯以下任一部位：纵隔、心脏、大血管、气管、喉返神经、食管、椎体、气管隆嵴、转移结节位于同侧不同的肺叶内。

3.N 分期

同 1997 年 N 分期相似，无明显变化。

Nx：无法确定有无区域淋巴结转移。

N_0：无区域淋巴结转移。

N_1：转移至同侧支气管周围淋巴结和（或）同侧肺门淋巴结，包括原发肿瘤的直接侵犯。

N_2：转移到同侧纵隔和（或）隆嵴下淋巴结。

N_3：转移到对侧纵隔、对侧肺门、同侧或对侧斜角肌或锁骨上淋巴结。

4.M 分期

Mx：无法确定有无远处转移。

M_0：无远处转移。

M_1：有远转移。

M_{1a}：对侧肺叶出现转移结节；胸膜转移结节；或恶性胸腔（或心包）积液。

M_{1b}：胸腔外的远处转移。

5.IASLC 新的 TNM 分期系统

与旧的 TNM 分期系统比较，新分期系统更能明确地区分各期别不同的肺癌患者的预后情况，使临床医师能进一步的判断预后，指导治疗（表 7-4）。

表 7-4 IASLC 的新分期

不确定	Tx	N_0	M_0
0 期	Tis	N_0	M_0
ⅠA 期	T_{1a},T_{1b}	N_0	M_0
ⅠB 期	T_{2a}	N_0	M_0
ⅡA 期	T_{1a},T_{1b}	N_1	M_0
	T_2A	N_1	M_0
	T_2B	N_0	M_0
ⅡB 期	T_{2b}	N_1	M_0
	T_3	N_0	M_0
ⅢA 期	$T_{1.2}$	N_2	M_0
	T_3	$N_{1,2}$	M_0
	T_4	$N_{0,1}$	M_0
ⅢB 期	T_4	N_2	M_0
	任意 T	N_3	M_0
Ⅳ期	任意 T	任意 N	M_{1a},M_{1b}

（三）肺癌的分子分期

准确的肿瘤分期能够反映出患者的预后,可以指导临床医师对肿瘤的治疗,然而,目前所有的肺癌分期都不能准确反映出肺癌的预后情况,同一分期的患者有时预后差别很大。与肺癌预后相关的因素非常复杂,任何一种分期系统都不能反映出所有的预后因素。随着分子生物学技术的发展,学者们预测这些预后不同的患者可能存在着内在的分子差别,所以提出了分子分期的概念。分子分期成为近几年来肺癌分期研究的热点,但是到目前为止,还很不成熟,大多处于实验室研究阶段,难以应用到临床。

1996 年西班牙学者 Rosell 率先提出根据 Ki-ras 突变对 NSCLC 进行分子分期的方案,提示在独立于临床分期和组织学之外进行分子分期的可能。

从分子生物学角度,恶性肿瘤可视为基因疾病,与肺癌有关的或潜在相关的基因主要有原癌基因、肿瘤抑制基因和肿瘤转移基因等。这些基因在肿瘤发生、预后的作用各不相同,如属于原癌基因的 Bcl-2 基因是通过抑制细胞凋亡延长细胞寿命,并阻止或减少由各种刺激引起的细胞杀伤而导致肿瘤发生;p53 系列基因属于肿瘤抑制基因,正常 p53 基因可引起细胞周期 G_1、G_2 期阻滞,诱导细胞凋亡,促进细胞分化。原癌基因的启动,或者肿瘤抑制基因的突变、缺失或两者兼有都会直接或间接引起癌细胞的发生和增殖。但是基因的改变是多重和复杂的,前的研究尚不能从单一或几个基因的改变来概括肿瘤的生物学特性。加之各研究者在肿瘤标记物的选择或基因扩增方式上互不相同,因此研究结果的统一性和重复性不高,限制了基因检测在分子分期方面的应用和推广。

肺癌分子分期应用各种先进的分子生物学诊断技术检查微转移,从基因或蛋白质水平诊断肺癌的转移,根据微转移发生的部位和肺癌的国际分期标准,达到对肺癌患者重新进行 TNM 分期。近年来,由于现代分子生物学的迅猛发展,已开发出了各种用于肿瘤微转移诊断的先进技术,使得肺癌的分子分期成为可能,并正在逐步走向临床。

反转录聚合酶链反应法(RT-PCR)是目前研究较集中的方法,它将从肿瘤或其他组织中提取的信使

RNA(mRNA)为标记底物,在反转录酶的作用下合成与 mRNA 互补的环状 DNA,然后以环状 DNA 为模板和具有肿瘤特异核苷酸序列的引物进行 PCR 扩增,再将反应的产物电泳并染色得到各种条带。这种检测结果可能会存在一定的假阴性或假阳性率,加之各研究者在肿瘤标记物的选择或基因扩增方式上互不相同,其结果的权威性不是很高。

蛋白质印迹法相对应用较少,是从受检组织的细胞溶解液中提取可溶性蛋白质,将电泳后的蛋白质转移到硝酸纤维素膜上,依次与肿瘤特异性单克隆抗体发生抗原抗体反应并染色。该方法是从蛋白质水平来检测肿瘤微转移的存在,同时还结合了肿瘤细胞特异性抗原-抗体反应染色技术,因而其特异性和敏感性都很高,能检测出纳克水平的微量肿瘤蛋白质。

较之前两种方法,基因芯片和蛋白质芯片法更为方便和迅速。它采用原位制备或制备后交联等方法,将探针分子(基因或蛋白质)固化于固相载体后与生物靶分子(核酸或蛋白质等)进行杂交,通过扫描仪以及计算机分析软件对 DNA、蛋白质进行准确、快速地检测,从而获得大量信息。这种方法能够系统、迅速地寻找新的肺癌相关基因及蛋白,特别是有助于发现特异性肺癌基因,将肺癌分子学研究推入了崭新的领域。

总之,目前关于一些分子指标与肺癌预后的关系的研究非常多,然而,一些问题限制了这些指标在临床中的应用,①实验室中的研究结果和临床结果不同,有些甚至相反;②一些实验技术昂贵、复杂并且不成熟,目前还不能常规应用于临床;③所有的实验技术都需要前瞻性的临床实验验证,目前的大多数研究都缺乏临床应用的证据。所以,一个成熟的肺癌分子分期还需要广大医学工作者更多的努力。

(朱　彤)

第八节　肺癌的药物治疗

一、肺癌治疗常用的化疗药物

(一)经典化疗药物

1.铂类药物

铂类抗癌药是肺癌化疗的生力军。在化疗史上,是具有里程碑性质的发现,现在应用的铂类还有二代卡铂、三代草酸铂、洛铂等。

(1)顺铂(DDP):顺铂具有抗癌谱广、作用强、与多种抗肿瘤药有协同作用且无交叉耐药等特点,为当前联合化疗中最常用的药物之一,也是肺癌最常用的化疗药。

1)主要不良反应

①胃肠道反应:最常见,且明显,如恶心、呕吐、食欲减退等,一般静脉注射 1～2h 后发生,持续 4～6h 或更长,停药后 3～5d 消失,但也有少数患者持续 1 周以上。

②肾脏毒性:是常见而又严重的毒性反应,也是剂量限制性毒性,重复用药可加剧肾毒性,常发生于给药后 7～14d。肾小管的损伤在一般剂量下多为可逆性的,但剂量过大或用药过频,可导致药物在体内的蓄积,使肾小管损伤成为不可逆性,产生肾衰竭。

③听神经毒性:与总量有关,大剂量及反复用药时明显,损伤耳内毛细胞,引起失听,在一些患者表现为头晕、耳鸣、耳聋、高频听力丧失。

2)注意事项

①在运用较大剂量时,必须同时进行水化和利尿。医生会在事先制订周到的水化方案以降低肾脏毒性。一般每日液体总量3000～4000ml,输液从顺铂给药前6～12h开始,持续至顺铂滴完后6h为止。大剂量顺铂化疗,一般需连续输液3d。也应注意多饮水,并记出入量,保持尿量>3000ml/24h。

②由于顺铂恶心呕吐的消化道不良反应较大,在化疗期间应使用较强的止吐药物,缓慢进食或饮水,避免过饱,以少食多餐代替一日三餐。避免油炸或多脂食品,尽量回避引起恶心的气味,如做饭气味、香烟、香水等,感到恶心时做深而慢的呼吸,尽量使头部少活动。当然医师会在化疗前就制订止吐方案,并会交代相关事项。

(2)卡铂(CBP):卡铂为第二代铂类抗癌药,与顺铂一样,也是肺癌的最常用化疗药物之一。与顺铂的作用机制相似,但肾毒性、胃肠道反应、耳毒性和神经毒性较顺铂为轻,而骨髓毒性较顺铂为重。卡铂使用时不需要水化。既然卡铂的肾毒性及消化道反应较低,骨髓毒性又可以用升白细胞药支持,那卡铂是否能替代顺铂呢? 在非小细胞肺癌,目前认为卡铂和顺铂一样有效,可根据患者的体质、肾功能、骨髓储备等情况选用卡铂或顺铂。在小细胞肺癌,如果是广泛期,化疗的目的是减轻症状,为了减轻毒性,可以考虑使用卡铂。但对于局限期的小细胞肺癌,恐怕要多遵从原化疗方案,不要轻易变更。

(3)奥沙利铂(草酸铂OXA):草酸利铂为第三代利铂类化疗药,但抗癌谱与顺铂及卡利铂不同。一般用于结、直肠癌患者,但某些对顺铂、卡铂耐药的细胞系,本品治疗有效,故近年来也有用于肺癌。不出现顺铂的肾脏毒性,消化道反应较轻,骨髓毒性也远较卡铂为轻,主要毒性是以末梢神经炎为特征的周围性感觉神经病变,与累积剂量相关。在奥沙利铂化疗期间,一定要避免接触冷水、喝冷饮等,通常遇冷会激发肢体末端感觉异常,而喝冷饮时可能出现急性喉痉挛、吞咽困难和呼吸困难。

2.紫杉类药物

(1)紫杉醇(紫素、特素 Taxal,PTX):紫杉醇是从紫杉的树皮提取或半合成的有效成分,是一种新型的细胞毒性药物,广泛应用于乳腺癌、卵巢癌等,是治疗非小细胞肺癌的主要药物,也应用于小细胞肺癌中。

1)主要不良反应

①中性粒细胞减少:此为PTX的一种主要剂量限制性不良反应,较大剂量时大多数患者都很严重,然而很少需要停药,通常在5～10d后恢复正常,粒细胞集落刺激因子(G-GSF,即俗称的升白药)支持下可减少中性粒细胞减少症的持续期及并发症,能够保障那些白细胞下降患者的正常化疗。另外,在先给予顺铂的患者发生骨髓抑制更为严重,因为在紫杉醇之前先给予顺铂,紫杉醇的清除率降低33%。

②神经毒性:当紫杉醇剂量较大时,特别是累积剂量较大时,会发生感觉性神经病变,表现为呈手套和脚袜状分布的麻木、刺激和(或)烧灼疼感,以及有时会发生口角麻木。这些症状通常是可以忍受顺铂联合化疗的患者,症状可能更为严重,但在停止用药后数月内,这些感觉症状通常会得到改善和消失。

③过敏反应:通常于开始输注的第1h中表现出严重的症状,如低血压、呼吸困难、荨麻疹、潮红和腹部或四肢疼痛。暂时停止输注可缓解一些患者的症状,严重患者需用支气管扩张药、肾上腺素、抗组胺药和皮质激素单独或联合用药治疗。过敏反应特别是过敏性休克,是紫杉醇用药过程中最严重的反应,也是医生最为关切的事情,医生往往在事先就给予联合的抗过敏药物,在用药当天进行6～9h的心电血压监测。防止发生休克,危及生命。

2)注意事项

①所有患者在接受紫杉醇治疗之前都须预防用药,以防止发生严重的过敏反应,经典的办法是在紫杉醇开始前12h和6h口服地塞米松20mg,用药前30～60min肌内注射苯海拉明50mg或异丙嗪25～50mg,静脉注射西咪替丁400mg。由于现在医生积累了大量紫杉醇的使用经验,对地塞米松的使用有了一

些改良方案。

②配制输液时，紫杉醇溶液不应接触聚氧乙烯塑料(PVC)装置、导管或器械，一般用玻璃注射器，配制好溶液后应立即输液，并使用专用聚乙烯输注装置。

③紫杉醇通常限于对肿瘤化疗有经验的科室及医师使用，因为涉及特殊的药物配制，抗过敏药物预处理及心电血压监测等。

(2)多西他赛(多西紫杉醇，紫杉特尔，泰索帝)：因紫杉醇的提取率很低，须以紫杉树皮为原料，耗资较大，故从另一种欧洲植物的针叶中提取，经过半合成而改造为多西他赛。其基本核与紫杉醇相似，作用机制也相似，抗瘤谱基本相同，疗效比紫杉醇强，但相互之间无完全交叉耐药性，是非小细胞肺癌的重要化疗药物，也用于小细胞肺癌。不良反应与紫杉醇相似，也可以引起过敏反应和末梢神经炎，它引起的骨髓抑制比紫杉醇更加明显。它独有的不良反应是毛细血管通透性增加，引起液体潴留水肿、胸腔积液和腹水形成，体重增加，这一过程是积累而成的。在应用泰索帝前后的几天中给予地塞米松可以防止水分的潴留。

3.喜树碱类药物

(1)伊立替康(开普拓 CPT-Ⅱ)：伊立替康是半合成喜树碱的衍生物，抗瘤谱较广，也是新一代非小细胞肺癌治疗药物。伊立替康应该由有经验的肿瘤临床医生使用，因可导致较严重的腹泻。腹泻(用药 24h 后发生)是伊立替康的剂量限制性毒性反应，如果发现不及时或处理不当，可能导致严重后果。慢性肠炎、肠梗阻等患者不宜使用伊立替康。另一个剂量限制性毒性反应是白细胞减少，但因为有升白药的支持，一般不影响化疗。

(2)拓扑替康(和美新)：拓扑替康也是半合成喜树碱衍生物，抗瘤谱也很广，但在肺癌中则主要用于小细胞肺癌，是小细胞肺癌最重要的二线化疗药。与伊立替康一样，也能引起严重的白细胞减少，一般在拓扑替康结束后 24h 即可用升白药支持。但腹泻的不良反应明显较伊立替康为轻。

4.蒽环类药物

(1)多柔比星(阿霉素，ADM)：对小细胞肺癌及非小细胞肺癌均有效，但目前多用于小细胞肺癌。主要毒性是心脏损害，轻者表现为室上性心动过速、室性期前收缩及心电图 ST-T 改变；重者可出现心肌炎而发生心力衰竭，心肌损伤程度与剂量有关，总量在 500mg/mm² 以上者多见，一般亚洲人掌握在 ≤450mg/mm² 总剂量，并在 1 年内不要重复用药，使用维生素 E、维生素 C、维生素 B₆ 及辅酶 Q₁₀ 等可减轻心脏毒性；与纵隔、心包区放射治疗联合，可加重心脏毒性；既往有心肌损害病史的患者应避免使用。脱发也是主要的不良反应，首次用药后第 2~4 周开始，停药 3~5 个月内长出新发。骨髓抑制也较重，中度恶心呕吐。

(2)表柔比星(表阿霉素，E-ADM)：与多柔比星的区别只是在氨基糖部分 4'位的羟基由顺式变成反式，但这种立体结构的细微变化导致其心脏毒性明显降低。临床应用与多柔比星相同，总量可达 800~1000mg/m²，亚洲人可掌握在 750mg/mm²。

(3)吡柔比星(吡喃阿霉素，THP-ADM)：心脏毒性更低，故治疗指数更高，临床应用与多柔比星相同。

5.鬼臼毒素类药物

(1)足叶乙苷(鬼臼乙叉苷，VP-16)：足叶乙苷有静脉及口服两种制剂，主要用于小细胞肺癌，有效率较高，是常用的一线药物，也用于非小细胞肺癌。不良反应有骨髓抑制、恶心呕吐等，但不是很严重，脱发较明显，但具可逆性。

(2)替尼泊苷(鬼臼甲叉苷，VM26)：替尼泊苷是半合成鬼臼毒素的衍生物，作用机制与足叶乙苷相似，也用于肺癌。由于能透过脑屏障，有一定的脑脊液浓度，临床主要用于脑转移患者。

6.其他

（1）吉西他滨（健择）：吉西他滨是肺癌，特别是非小细胞肺癌治疗的重要药物。据有关资料统计，吉西他滨单一药物治疗无法手术的非小细胞肺癌时，缓解率并不比其他如紫杉醇、多西他赛、顺铂等更高，但吉西他滨并用顺铂的疗效很好，缓解率、缓解期及中位生存期均达到目前化疗的最好水平，除了血小板下降以外，其他的不良反应不比别的常用化疗方案更严重，甚至化疗的耐受性更好，生活质量更高。对于老年患者或体质较差的患者，提倡可以单用吉西他滨化疗，生存期也不见得比联合方案有明显缩短。

（2）长春瑞滨（去甲长春花碱，异长春花碱，NVB）：长春瑞滨与长春新碱、长春碱结构相似，但神经毒性最低，骨髓抑制则较明显。主要用于非小细胞肺癌，也用于小细胞肺癌。静脉注射时药物外渗，可引起严重反应甚至组织坏死。如已渗出血管外，应停止原处注药，所余药物经另一静脉输入，局部冷敷，注射玻璃酸酶。

（3）异环磷酰胺（IFO）：异环磷酰胺为环磷酰胺的同分异构体，已经合成多年，但直到 20 世纪 80 年代有了尿路保护药美司纳后才进入临床。目前已在各国广泛应用，其抗瘤谱与环磷酰胺不完全相同，因而不能互相代替，在肺癌中应用较多。

注意事项：①异环磷酰胺的抗癌作用有累积性，而毒性却因分次给药而降低。据此，分次给药的方案已成功地应用于临床，提高了抗癌疗效和患者耐受性，而不像环磷酰胺那样一次给药。②限制剂量提高的主要毒性为泌尿道刺激，可引起出血性膀胱炎，发生率比环磷酰胺高，如不给尿路保护药，有 1/3 的患者可出现血尿。所以一般必须配合尿路保护药美司纳及适当水化。

（二）非小细胞肺癌（NSCLC）的新药治疗

除了上述"经典"治疗药物以外，近来一批新药也正在由试验逐渐进入临床应用，主要有：

1.ZD6474（范得它尼）

是 VEGF、EGFR 和 RET 信号传导途径的多靶点抑制药。Heymach 等进行了一项旨在比较 ZD6474、TC（紫杉醇/卡铂）以及两者联合一线治疗进展期 NSCLC 的 II 期临床试验，其中 ZD6474 300mg/d、紫杉醇 200mg、卡铂药时曲线下面积（AUC）＝6，共 181 名患者入组，ZD6474 组 73 人、TC 组 52 人、联合组 56 人，有效率分别为 7％、25％和 32％；联合组与 TC 组在中位无进展生存期（24 周和 23 周）及中位生存期上均无显著性差异，但亚组分析显示在女性患者中联合组在上述各方面均优于 TC 组。ZD6474 组则因其疗效差而提前终止。

2.Sunitinib（SU11248，商品名 Sutent）

也是一种多靶点制药，其主要作用位点为 VEGFRs、PDGFRs、KIT、PET 和 FLT3。Brahmer 等进行了一项以其作为二线药物治疗曾经 1～2 次化疗失败患者的 II 期临床试验，共 47 名患者入组，PR 2％，SD 并维持 3 个月以上者 17％，中位无进展生存期 12.1 个月。不良反应在可接受范围内。

3.Sorafenib（索拉菲尼）

也是一种多靶点抑制药，其主要作用位点为 VEGFR-2 和 3、PDGFR-β 和 KIT。最早用于治疗肾癌和肝癌，继而也开始了多项针对 NSCLC 的 II 期临床试验，其中 Gatzemeier 等开展了一项以其作为二线药物治疗复发或难治性进展期 NSCLC 的 II 期临床试验，Sorafenib 400mg，口服 Bid。52 名患者可评价结果，总中位无进展生存期 11.9 周；值得关注的是，所有病例中 SD 者占 60％、中位无进展生存期达 29.3 周，主要不良反应为腹泻（40％）、手足综合征（37％）和疲劳（27％），显示其对肺癌有一定疗效。比较其联合化疗（TC，GP 方案）与单用化疗一线治疗进展期 NSCLC 的 III 期临床试验也已开始，结果正被翘首以待。

二、化疗在 NSCLC 中的应用

近 30 年来,肿瘤的多学科治疗有了很大的发展,在相当多的肿瘤中取得较好的疗效,提高了治愈率。肿瘤的治疗已进入多学科治疗的新时代。肺癌的多学科治疗日益受到重视,化疗在肺癌的多学科的治疗中起着重要的作用。新的化疗药物、新的化疗方案的应用进一步提高了综合治疗效果。

(一)非小细胞肺癌应用化疗的理论基础

1.非小细胞肺癌在诊断时大部分已播散

腺癌、鳞癌和大细胞未分化癌,统称为非小细胞肺癌(NSCLC),占所有肺癌的 75%～80%。首次诊断时,约 50% NSCLC 患者临床检查发现胸外转移,还有 10%～15% 属局部晚期肿瘤无法切除,剩下患者中 50% 以上发生手术后复发或远隔转移。这意味着 3/4 以上的 NSCLC 患者在病程的某一阶段适合全身化疗或联合化/放疗。在根治性切除 30 天内死亡的患者研究结果发现,在死亡时,13% 有区域病变,20% 有远处转移,而腺癌患者高达 40%。

2.微转移

所谓微转移是指用常规临床病理学方法不能检出的恶性肿瘤转移。微转移的肿瘤细胞常以单个或微小细胞团的形式存在。在非小细胞肺癌中,恶性细胞区域和远处器官转移播散可能发生在原发肿瘤的早期。近几年,有几个研究组,应用免疫组化技术结合单克隆抗体对表面特殊蛋白的检查,已经证明单个肺癌细胞能播散到区域淋巴结和远处器官,如骨髓。

3.预后因素

非小细胞肺癌的预后因素对化疗疗效有重要影响,主要的预后因素有 3 个:体重下降、病期和功能状态。而这些与肿瘤的特征和肿瘤本身负荷有关。没有症状的患者疗效最高,当出现症状时,疗效下降。功能状态直接与疗效相关,即功能状态越低,疗效越低。功能状态与肿瘤负荷,即细胞数有关。肿瘤负荷高的患者,有效率也较低。文献资料提示,辅助化疗在低肿瘤负荷时对非小细胞肺癌患者是有益的。

(二)化疗的一般原则

手术治疗 Ⅰ、Ⅱ 期的患者获得最好的效果。然而绝大部分患者既有远处转移(Ⅳ 期)又有局部晚期(ⅢA 和 ⅢB)。如果要治愈这些患者,全身治疗,即化疗是必须的。对 Ⅳ 期非小细胞肺癌患者,化疗为首选治疗。在这种情况下,延长生存期,改善临床症状是治疗的目的,但也有通过多学科治疗治愈者。

对 ⅢA 和 ⅢB 期非小细胞肺癌患者,采用手术或放射单一方式,仅有小部分可治愈。如果要达到 5 年治愈,需要多学科治疗。化疗是多学科治疗组成的一部分,治疗以根治为目的。治疗的策略是对那些完全切除的患者行辅助化疗和诱导化疗(新辅助化疗)或化放疗。理论上,辅助化疗和诱导化疗是改善全身隐匿的微小转移灶的控制,同时化放疗是增加放射疗效,从而增加局部区域病灶的控制。

Ⅰ、Ⅱ 期癌切除术后,Ⅰ 期患者的 5 年无病生存率为 50%,Ⅱ 期为 35%,T_1N_0 的患者 5 年生存率为 80%。治疗失败的原因多数为远处转移。合理的术后治疗,包括化疗可使病死率降至 13%。对 Ⅰ、Ⅱ 期非小细胞肺癌患者如何做术后辅助治疗,值得研究。微小转移灶检测阳性者,应视为辅助化疗的指征。

(三)有效的化疗药物

目前用于临床治疗非小细胞肺癌,单药应用有效的药物不少,近年有几种新的化疗药物问世,这些药物治疗肺癌显示了引人注目的效果。但是异环磷酰胺、长春新碱、顺铂及丝裂霉素作为治疗肺癌最有意义的药物,依然是大多数联合化疗方案的核心。

除一项研究外,所有对 NSCLC 化疗的综述均报道单药化疗较联合化疗反应率低,存活时间短。然而,对单一药物的评价对于一种新药能否被纳入到联合化疗方案中仍然很重要。尽管对许多单一药物经过了30年以上评价,仅极少数药物表现出足够的疗效而适用于联合化疗方案。

1.顺铂及其他铂类药物

尽管其他的化疗药的单药反应率可高于顺铂,顺铂仍然是联合化疗中重要的药物组成。Ⅱ期临床研究中,不同剂量、不同方案中单独应用顺铂肿瘤反应率可达 6%～32%(平均 20%)。可以采用 120mg/m² 大剂量一次给药或 3～5d 分次给药的用药方案,但是对最理想的药物剂量及给药方式还存在着争议。顺铂仅有轻微骨髓抑制,而且在体内与体外均与几种其他的化疗药有协同作用。为此,它成为大多数联合化疗方案核心成分。顺铂也可与放疗同时应用而无严重毒性。

其他的铂类化合物包括卡铂和异丙铂。这两种药物对初治患者的单药反应率均小于10%。尽管反应率仅为9%,但对Ⅳ期患者单独用卡铂化疗者生存期高于应用其联合方案者。尽管卡铂骨髓抑制更强,但卡铂的胃肠道毒性和肾毒性比顺铂小。

2.异环磷酰胺

异环磷酰胺对 NSCLC 的疗效有限。其单药化疗的反应率小于15%,已很少用于联合化疗中。异环磷酰胺为烷化剂,其使用剂量明显高于环磷酰胺。不同剂量及不同化疗中,估计异环磷酰胺单药化疗反应率20%。对肺癌治疗时,异环磷酰胺 1.2～2.0g/m² 连续 5d 应用,其反应率并不比 4.0～5.0g/m² 大剂量一次应用者高,尽管 5d 用药的方案中总剂量更大。但是一次性用药化疗的毒性不良反应较大。

3.长春碱类

长春碱酰胺和长春碱在肺癌Ⅱ期临床研究中,长春碱半合成衍生物长春碱酰胺的反应略高于长春碱。长春瑞滨(诺维本)也是半合成长春碱类药物,与其他的长春碱类一样,通过抑制微管体的装配而起作用。其剂量限制毒性是粒细胞减少症,但神经毒性明显低于其他长春碱类。

4.丝裂霉素

最大剂量丝裂霉素单药化疗的反应率可达 15%～20%。大剂量丝裂霉素可导致肺纤维化、蓄积性骨髓抑制、长期血小板减少,一小部分患者可有溶血-尿毒症综合征。加用类固醇可减轻肺毒性,减少用药剂量,延长治疗间隔时间,可避免骨髓毒性。

5.表鬼臼毒素

表鬼臼毒素单药化疗依托泊苷对 NSCLC 作用很小,但是由于体内及体外均存在协同作用,它多与顺铂联合应用,当依托泊苷单药化疗时,几天内多次给药,优于相同总剂量单次应用时的疗效。因此,在大多数 NSCLC 化疗方案中多采取静脉给药 3～5d。

替尼泊苷与依托泊苷不同之处仅在于它也对 NSCLC 有效。替尼泊苷和顺铂联用的反应率与顺铂和依托泊苷联用的反应率似乎相同。替尼泊苷比依托泊苷的骨髓抑制更明显。

6.紫杉烷类

紫杉醇(泰素)是一种新型细胞毒性药物,从紫杉树皮中提取。通过诱发微管蛋白过度集聚,干扰正常细胞分裂活动来抗肿瘤。紫杉醇单药化疗反应率在 20% 以上,对其用法是 3 周 1 次 24h 持续静脉滴注,剂量达 250mg/m²;剂量限制毒性包括粒细胞减少及周围神经病变。紫杉醇也可以更快地输入,3h 甚至 1h 内完成,反应率基本一致,但毒性变化很大。骨髓抑制减轻,但神经毒、脱发及肌痛明显加重。

多西他赛是半合成紫杉醇,与紫杉醇作用机制相同,活性范围也与紫杉醇相似。对初治患者治疗的总体反应率为 18%～38%(平均 25%)。多西他赛的剂量限制毒性是骨髓抑制。Ⅱ期临床研究中,对 60mg/m²、75mg/m² 及 100mg/m² 的疗效进行了评价,但在此剂量范围内无明显的量-效反应关系。除骨髓抑制外其他毒性反应轻微,与紫杉醇一样,先用可的松可预防过敏反应。使用时间长,多西他赛可致水肿及胸腔积液,但是应用可的松可减轻此毒性。

7.吉西他滨

吉西他滨为阿糖胞苷同类物,对 NSCIC 作用明显。几项Ⅱ期研究中对 600 多例患者进行了治疗反应评估,总体反应率 20％以上。吉西他滨仅有轻到中度恶心、呕吐,即使用药剂量已很大,4 级骨髓抑制也很少见,无脱发现象。通常每周 1 次,$1000\sim1250mg/m^2$,连续 3 周,休 1 周。最近总结吉西他滨的Ⅱ期临床研究表明,老年患者能够耐受且疗效显著,由于其毒性小,因而提倡将其作为对老年患者的选择药物之一。

8.其他药物

单药化疗反应率＜10％的药物有 5-FU、甲氨蝶呤、多柔比星和表柔比星。大剂量表柔比星($135\sim150mg/m^2$)反应率达 19％,但骨髓抑制更严重,心脏毒性更大,这样的剂量不适用于大多数联合化疗方案。

9.正在研制的新药

(1)喜树碱类:喜树碱是一类新的天然产物家族,通过抑制 DNA 拓扑异构酶Ⅰ而发挥抗癌作用。这些药物形成酶复合体,导致 DNA 单链破裂,抑制 DNA 及 RNA 合成。在一项Ⅱ期研究中,喜树碱-11(CPT-11)$150mg/m^2$ 每周 1 次,在 72 例初治 NSCLC 患者中有 23 例部分缓解(31.9％)。对 CPT-11 的另一类似的研究中,每周 $100\sim125mg/m^2$,44 例患者中有 31.8％部分缓解。剂量限制性毒性为白细胞减少及腹泻。不幸的是,CTP-11 所导致腹泻可能会十分严重,限制了部分患者的应用。拓扑替康也已在 NSCLC 患者应用。一项主要在鳞癌患者中进行的研究发现,其反应率为 15％。然而,在另一项研究中前 20 例患者无反应,因而终结了研究。

(2)Tirapazzmine:是 benzotriazine 的复合物,对缺氧细胞的毒性不同。乏氧条件下,在 P450 还原酶及细胞色素 P450 的作用下减少一个电子,变成细胞毒性自由基。自由基可由 DNA 摄取氢离子,从而导致 DNA 链分离及选择性的:对乏氧细胞产生细胞毒性、Tirapazzmine,可导致急性恶心、呕吐和腹泻。有些患者可见肌肉痉挛及急性通常为可逆性的失聪。尽管此药有常见的可逆耳毒性,Ⅰ期和Ⅱ期临床研究表明它可与顺铂安全地联合应用。

(四)联合化疗

对 NSCLC,联合化疗与单药化疗相比,联合化疗反应率高。尽管许多化疗方案可有明显的反应,这种治疗对延长生存期的作用还有争论。一般而言,化疗对于局部晚期及弥漫性病变的生存期稍有延长。即使在一些对照研究中已显示出这种生存时间的延长具有统计学意义,但一些肿瘤医生对争取到的很短的几周至几个月的生存期与毒性反应及治疗费用相比是否值得这一点上持有不同的观点。晚期疾病,化疗不可治愈,其生存曲线呈指数型,无平台期。当对分期较早的肺癌联合化疗时如果生存曲线仅轻微左移、单纯中位生存期延长,而无平台水平及治愈率的增高,不能将这种联合化疗方案视为有效。晚期 NSCLC,新的化疗方案应该使生存增加 1 年以上的患者绝对数增多。目前,顺铂或铂剂是大多数 NSCLC 联合化疗方案中的基本组成。

(五)手术联合化疗

1.术前化疗

术前化疗属于新辅助化疗,即局部区域治疗前的化学治疗,是最早时间应用药治疗的特殊策略。

(1)术前化疗的优点

①使原发肿瘤缩小,降低临床分期,提高手术的切除率,减少功能缺损。

②消灭微小转移灶,避免体内潜伏的微小转移灶在原发肿瘤切除后由于体内肿瘤量减少而加增殖,使肿瘤细胞活力降低,在手术时不易播散。

③可从切除的肿瘤标本中了解化疗的敏感性,通过评估最初治疗方案对原发肿瘤的疗效,为之后辅助

用药提供指导。

④术前化疗作为防止抗药的方法可能起着重要作用。在肿瘤中存在抗药的细胞,肿瘤负荷开始化疗,常没有抗药现象出现,术前化疗消灭敏感的肿瘤细胞,然后手术切除包括不敏感的瘤细胞。

(2)术前化疗的效果:术前化疗开胸探查的结果有力地证明了联合化疗对非小细胞肺癌的效果。文献资料表明,术前化疗＋手术作为边缘切除的ⅢA和ⅢB期非小细胞肺癌的方法是有其实际应用价值的。

①术前单用化疗的效果:术前化疗的效果可以通过应用完全切除率,病理完全缓解率和生存期来评估。

Rosell等报道,术前用丝裂霉素、异环磷酰胺和顺铂联合化疗3周期然后手术与单用手术治疗比较,2组术后放疗各50Gy。结果是两组的切除率分别为77％和90％,中位生存期分别为26个月和8个月,5年生存率,前组为13％,后组无存活5年者。Roth等报道术前用环磷酰胺、依托泊苷和顺铂联合化疗3周期然后手术,术后放疗66Gy。另一组单用手术治疗,术后同样放疗66Gy,两组的切除率分别为39％和31％,中位生存期为64个月和11个月,5年生存率为40％和18％。两随机研究组的切除率没有差别,但生存期有明显的差异。表明术前化疗达到改善生存期的益处,似乎是最大可能归因于改善微小转移灶的控制。

②术前化放疗的效果:理论上讲,术前化疗可使原发肿瘤和区域淋巴结的肿瘤缩小,提高切除率,并可清除隐伏的胸腔外病变。化放联合可保留化疗的细胞毒作用与放射增敏作用。术前化放联合可达到比单用术前化疗能达到的较高的切除率。由于局部肿瘤切除控制的益处,从而转化为生存期的延长。

Fleck等进行了术前化放疗与单用术前化疗治疗Ⅲ期非小细胞肺癌的随机临床试验。术前化放组用顺铂$100mg/m^2$,于第1天、29天静脉输注;氟尿嘧啶$30mg/(kg \cdot d)$,于第1～4天,29～32d持续静脉输注;第1天开始放疗,总量为$30Gy/(15次 \cdot 3周)$。单用术前化疗组接受顺铂$100mg/m^2$,丝裂霉素$8mg/m^2$,第1、29、71天静脉输注,长春碱$4.5mg/m^2$,静脉输注,每2周1次,共6次,开始治疗第12周进行手术。有残留肿瘤者术后接受顺铂$30mg/m^2$,依托泊苷$100mg/m^2$化疗,每3周重复,共3次。术前化放组与术前化疗组的有效率分别为67％(32/48)和31％(15/48)。上述结果支持术前化放疗优于术前单用化疗。

(3)术前化疗、化放疗的毒性反应及并发症:术前化疗、化放疗的主要毒性反应是胃肠道反应和骨髓抑制、肺损伤、食管炎及白细胞下降所致的感染败血症。文献报道,术前化疗所致的威胁生命的并发症的发生率为0～15％,术前化放疗为3％～15％。

白细胞下降是常见的毒性反应,因此并发的感染也是最常见的。这可采用支持治疗,集落刺激因子和抗生素防治。

化疗中丝裂霉素所致的肺毒性值得注意。丝裂霉素的肺毒性发生率为3％～12％,有时可致命。其损伤机制可能与血管上皮损伤有关。其临床特征为呼吸困难、干咳。肺损伤的并发症发生在化疗3周或丝裂霉素积累剂量78mg后。报道最多的是在丝裂霉素10～12mg/m²与放射联合至40Gy或以上剂量的患者中发生。给予地塞米松10～12mg,可防止毒性发生。激素治疗丝裂霉素肺毒性有效且明显,可用大剂量激素治疗。

术前化疗或化放疗可引起组织坏死和组织纤维化,导致解剖层次的破坏,给随之进行的手术带来操作上的困难,但术后并发症并不多见。

(4)术前化疗的前景:术前化疗的作用,在边缘可切除的Ⅲ期非小细胞肺癌的治疗中已确认。术前化放疗治疗Ⅲ期非小细胞肺癌已经进行了试验,有鼓舞人心的结果。术前化放疗与术前单用化疗治疗Ⅲ期非小细胞肺癌的研究表明,术前化放疗中的放射作用使切除率和无复发生存率明显高于术前单用化疗,但仍需进一步研究。

术前化疗,每天1次放射和每天2次放射治疗非小细胞肺癌的研究结果很好,毒性能耐受。每天2次放射主要剂量限制器官是食管。

术前化疗,每天1次放射和每天2次放射的混合方案、探索应用新的化疗药物、化放疗之间的关系是重要的新课题。20世纪90年代许多新药问世,使非小细胞肺癌治愈率接近40%~45%。要使Ⅲ期非小细胞肺癌的5年治愈率达到50%,仍需探索新的方案。有效的新药:去甲长春碱、紫杉醇、多西他赛、吉西他滨、依林特肯等在术前化疗新的研究方案中起着重要作用。

2.术后化疗

术后辅助化疗是肺癌多学科治疗中值得探讨的方法之一。

(1)术后化疗的理由:肺切除术是治疗肺癌的主要方法之一,但标准手术切除,按新的国际分期,术后5年生存率ⅠA期61%,ⅠB期38%;ⅡA期34%,ⅡB期24%;ⅢA期13%,ⅢB期5%。手术失败的主要原因是局部切除不彻底,术前已有潜在的远处转移和多个播散微小转移灶。直接影响手术疗效的复发或转移与残存病灶和微转移灶相关。术后抗癌药的应用是控制、消灭残存和微小转移灶的重要手段。

(2)肿瘤负荷与疗效:癌症化疗中最明确的论证表现之一是肿瘤负荷与药物可能治愈性两者之间呈负相关,即肿瘤越小,化疗效果越好。试验辅助化疗模型证明,如果原发肿瘤被手术切除,然后化疗,有可能治愈微小转移灶。肿块和可治愈性之间这种关系在许多恶性肿瘤中存在,有最少肿瘤负荷的患者有最多治愈的可能性。在肺癌患者中,手术切除肿块后,肿瘤负荷明显减少,此时给予化疗,成功的可能性大(表7-5)。

表 7-5　对 NSCLC 治疗有效的联合化疗方案

化疗方案	缓解率(%)
环磷酰胺＋多柔比星＋顺铂	15~25
博来霉素＋依托泊苷＋顺铂	20~40
顺铂＋长春地辛或长春碱	15~30
丝裂霉素＋长春地辛或长春碱＋顺铂	30~60
依托泊苷＋顺铂	20~30
替尼泊苷＋顺铂	20~30
卡铂＋依托泊苷	10~30
异环磷酰胺＋丝裂霉素	25~30
异环磷酰胺＋依托泊苷	27
异环磷酰胺＋顺铂	18~35
丝裂霉素＋异环磷酰胺＋顺铂	30~50
异环磷酰胺＋卡铂＋依托泊苷	43
异环磷酰胺＋顺铂＋依托泊苷	35~40
吉西他滨＋顺铂	28~54
紫杉醇＋顺铂	27~44
紫杉醇＋卡铂	25~62
长春瑞滨＋顺铂	30~45
多西他赛＋顺铂	30~51

（3）术后化疗的效果：无淋巴结转移患者彻底切除后 CAP 化疗患者无癌生存率较高，5 年生存率为 67％，对照组仅为 50％。切除不彻底的患者术后 CAP 方案加放疗的疗效优于单纯放疗者。不彻底的切除指显微镜检切缘阳性，或取检的最远处的淋巴结有转移癌。

一项研究中，应用 3 个周期长春碱酰胺及小剂量顺铂，50mg/m² 继而口服替加氟和尿嘧啶 1 年，对照组单纯口服尿嘧啶治疗 1 年或无治疗干预。化疗组和尿嘧啶组 5 年率分别为 60.6％和 64.1％，而未治疗组仅 49％（P＝0.053，P＝0.044）。两种方案联合组的总体生存率与单纯外科治疗组相比较前者疗效优势明显（P＝0.022）。一项仅限于对Ⅲ期肿瘤彻底切除后病例的研究中，评价了术后长春花碱酰胺和顺铂辅助化疗与术后不追加任何治疗的疗效差别。结果中位生存期约延长 6 个月，但长期生存率无明显提高（5 年生存率分别为 41％和 35％）。有学者观察非小细胞肺癌术后辅助化疗，5 年生存率有一定的提高，Ⅲ期患者接受辅助化疗的 5 年生存率明显优于单纯手术治疗组。

尽管这些研究表明辅助化疗的生物学效果明确，但最多也只能轻微改善生存率，且生存率优势常仅表现在中位生存期上，而无长期效果。综合文献报道的资料，从理论上讲，非小细胞肺癌术后辅助化疗是可行的，从现实而言，术后辅助化疗是必须进一步研究的课题。

（4）术后化疗时机：非小细胞肺癌术后辅助化疗的时机和周期数均不一致。大多数作者报道，化疗在术后 3～4 周开始，联合化疗周期数，有的化疗 3 周期，有的 6 周期。最适合的化疗方案和化疗周期数值得进一步研究。

（六）化疗联合放疗

1/3 的 NSCLC 患者病变局限于胸部，但侵袭太广泛不能手术切除。对Ⅲ A 和Ⅲ B 局部晚期肿瘤的标准治疗是胸部放射，可使相当比例的患者肿瘤缩小。放疗通常可缓解症状，但是几乎没有人被治愈，5 年生存率为 10％左右。

大多数Ⅲ期患者死于远膈转移，这促进了包括化疗在内的多学科综合治疗的发展。这种治疗的目的在于根除微转移灶。除了全身作用外，化疗还有助于对肿瘤的局部控制。当与放疗联合应用时，化疗药可作为放射增敏药，而对诱导化疗有反应、体积减小的肿瘤而言，放射更有效。

1.用化放疗的策略

目前化放联合有 3 种治疗策略。

（1）同时应用

①同时连续应用：每天连续放疗直至达放总量。化疗可如常规，每 3～4 周给予，连续或每天输注。在诱导治疗开始应用化疗和放疗，允许在最短的时间内给予最大强度的两种治疗。这种策略使交叉抗药的癌细胞的产生减到最低限度，因为两种治疗之间没有时间间隔，能使微小转移灶早期得到治疗，最大缺点是毒性增加。

②间歇同时应用：每 3～4 周间隔给予常规化疗，同时给予放疗。

（2）序贯治疗：按时分别给予足疗程化疗和足疗程放疗，可以先给足疗程化疗后给足疗程放疗，或给足疗程放疗后给足疗程化疗。这种策略的主要优点之一是避免了两种治疗方法同时给予的过度毒性，对宿主的毒性减少。主要缺点之一是治疗强度减少。因此，在治疗期间，肿瘤细胞再增殖的可能性增加。此外在放疗前给予足疗程化疗，会增加耐化疗肿瘤细胞集结的可能性。

（3）交替治疗：这种策略是企图最大限度发挥同时和序贯给予治疗的优点，尽可能克服化放联合治疗的缺点。如常规化疗一样，每 3～4 周间隔给予化疗，放疗在化疗两疗程之间给予。目的是提供两种治疗的短暂的间隔，以便在诱导治疗开始时同时给予化疗和放疗而不降低每一种治疗的强度或剂量。这方案通过化放疗之间的短时间间隔减少毒性，最大限度减少对每一种治疗抗拒的肿瘤细胞聚结，并对微小转移灶提供早期化疗。

2.化放联合治疗非小细胞肺癌的疗效

文献报道,局限晚期不能手术的非小细胞肺癌,常规标准放射治疗,中位生存 8～10 个月,2 年生存率 10%～20%,5 年生存率 5%～10%。这组数据可作为化放联合治疗非小细胞肺癌疗效评价参考。在一项研究中,患者被随机放疗,50Gy28 次分割,或相同放疗方案追加顺铂每周 15mg/m²。联合治疗组患者反应率较高(64% VS 50%),但在无癌生存及总体生存率上无显著统计学差异。在一项 EORTC 研究中,患者随机行分段放疗,55Gy 20 次分割,或同样放疗方案追加顺铂每周 30mg/m²,或每天 6mg/m²。三组间反应率相似,但是每日行顺铂治疗组的生存期明显长于非化疗组(P＝0.009)。每周行顺铂化疗组的生存期介于其余两组之间,与两者无显著差异。Hazuka 等综述了 11 组化放联合和单用放射治疗Ⅲ期非小细胞肺癌的随机研究,结果提示:含顺铂的化疗方案与放射联合能改善生存期,平均增加 3 个月,2 年和 3 年生存率增加近一倍,非顺铂方案与放疗联合不改善生存期。Mirimanoff 等用联合化疗与超分割放射交替进行,65 例接受丝裂霉素、长春酰胺和顺铂联合化疗,67 例接受长春碱和顺铂联合化疗,总的中位生存期 13.6 个月,2 年生存率 27%,5 年生存率 12%。与单用常规放疗相比对生存是有益的,毒性可以接受。

以上讨论的所有研究表明中位生存期与两年生存率均有改善,但是这并不总是伴有长期生存期的延长或治愈率的提高。化放联合方案,被认为是目前治疗不能手术的Ⅲ期非小细胞肺癌的标准方案,三种联合方式都有其理论依据,但文献报道的结论不是一致的。最适合的化疗方案与最适合的联合方式仍需进一步研究。

三、NSCLC 的分子靶向治疗

由于化疗药物的非选择细胞毒性大大限制了其在临床上的应用,人们逐渐认识到应该寻找更能特异作用于瘤细胞、对正常细胞毒性更小的药物。20 世纪 90 年代以来,这方面的新药不断问世,使得 NSCLC 的治疗进入了一个新的阶段。分子靶向治疗之所以受到密切关注,并引起研究者不断探究的兴趣,是因为它以肿瘤细胞的特性改变为作用靶点,在发挥更强的抗肿瘤活性的同时,减少对正常细胞的毒性反应。这种有的放矢的治疗方法为肿瘤治疗指明了新的方向。

根据药物的作用靶点和性质,可将主要分子靶向治疗的药物分为以下几类:①小分子表皮生长因子受体(EGFR)酪氨酸激酶抑制药,如吉非替尼(易瑞沙);厄罗替尼;②抗 EGFR 的单抗,如西妥昔单抗;③抗 Her-2 的单抗,如赫赛汀;④Bcr-Abl 酪氨酸激酶抑制药,如伊马替尼;⑤血管内皮生长因子受体抑制药,如 Bevacizumab;⑥抗 CD20 的单抗,如利妥昔单抗(Rituximab);⑦IGFR-1 激酶抑制药,如 NVP-AEW541;⑧mTOR 激酶抑制药,如 CCI-779;⑨泛素一蛋白酶体抑制药,如 Bortezomib;⑩其他,如 Aurora 激酶抑制药、组蛋白去乙酰化酶(HDACs)抑制药等。

(一)表皮生长因子受体(EGFR)抑制药

在 NSCLC 细胞中,许多癌基因的编码蛋白为生长因子或生长因子受体,其中最重要的当属 erb 癌基因编码的表皮生长因子受体家族,包括 erb-1、erb-2、erb-3 和 erb-4。此类受体由细胞膜外的配体结合部、跨细胞膜部和细胞膜内含磷酸化酶的"可活化"部分组成,一旦其配体与细胞膜外的结合部结合,即可引起细胞膜的"可活化"部分构像变化,继而被磷酸化(活化),然后通过 Ras-Raf-MEK-MAPK、STAT3.5 和 PI3K-PTEN-AKT 等信号传导途径上调 CDK、VEGF、mmp 和 Survivin 等因子,促进肿瘤细胞增殖、迁移及其新生血管生成。而表皮生长因子受体抑制药可抑制 EGFR 酪氨酸激酶、阻止 EGFR 的活化和信号传导。目前已上市的小分子抑制药为此类药物。

1.吉非替尼

在两项著名的临床试验中验证了其对 NSCLC 的疗效。IDEAL1 研究收治经一个含铂方案治疗失败的 NSCLC 患者；IDEAL2 研究收治经两个（一个含铂方案、一个含紫杉类药方案）治疗失败的 NSCLC 患者；随机分配进入 250mg/d 和 500mg/d 的剂量治疗。结果显示两个剂量组间的主、客观疗效均无明显差别（IDEAL1 高、低剂量组的主观有效率分别为 37％和 40％，客观有效率分别为 19％和 18％；IDEAL2 高、低剂量组的主观有效率分别为 35％和 45％，客观有效率分别为 9％和 12％），但高剂量组的不良反应明显增加，因此，临床推荐剂量为 250mg/d，吉非替尼已在亚洲许多国家被批准为治疗 NSCLC 的二、三线治疗药物，对无吸烟史的女性患者效果更好。

值得注意的是，在 INTEREST 试验中，吉非替尼并未在其传统的"优势治疗人群（亚洲裔患者）"中显示出比化疗优越，提示在此人群中多烯紫杉醇的疗效与吉非替尼相仿。这是否意味二者的优势治疗人群类似，从而可将既往化疗有效的患者作为吉非替尼拯救治疗的适用群体？同时，在 V-15-32 试验中多烯紫杉醇达到了以前从未达到过的最佳效果（MST 14 个月，1 年生存率 54％；而既往的 TAX 317 试验中仅为 7.5 个月和 37％；TAX 320 试验中仅为 5.7 个月和 32％），这是否意味着对多烯紫杉醇而言也存在优势治疗人群？精确的结论仍需等待更大规模的临床试验结果公布后才能得出。

2.厄罗替尼

与吉非替尼的 ISEL 试验相似，对化疗失败或不能耐受化疗的患者进行了应用厄罗替尼与安慰剂对照的二线治疗 BR21 临床试验，全球有 700 余例患者入组。结果显示厄罗替尼可延缓肿瘤进展、改善生活质量，并能提高远期生存，与吉非替尼相似，其对无吸烟史的患者效果更好；对亚洲裔患者，厄罗替尼的中位生存期为 13.6 个月，对照组为 8.4 个月，但可能因为样本量小（共 91 例），两者间并未检出显著性差异。此外，与吉非替尼不同，厄罗替尼在女性及腺癌的患者中并未显示出特别明显的治疗优势，这提示厄罗替尼在某些优势人群中的潜在效果可能还并未被完全阐明。因此，可以得出以下结论：两者都是有效的二线治疗药物；疗效可能与二线化疗药物相仿；不良反应一般低于化疗药物；具有类似的优势治疗人群。

值得注意的是，迄今为止，将上述两种小分子药物与化疗药物联合使用的尝试（吉非替尼的 INTACT1 和 INTACT2 以及厄罗替尼的 TALENT 和 TRIBUTE）均未获得成功，因此，没有证据支持需将其与化疗药物及方案（紫杉醇/卡铂或吉西他滨/顺铂）合用。但在试验中的若干亚组（如：腺癌或非吸烟者）中似乎有比较乐观的证据，最终结论仍需待更大规模的临床试验完成后方可得出。

（二）表皮生长因子受体（EGFR）的单克隆抗体 C225（爱必妥）

西妥昔单抗（C225）针对 EGFR 的一种单克隆抗体。EGFR 的配体如 EGF、TGF-α 一旦结合到受体上就能激活下游信号传导通路而使肿瘤生长和增殖，对化疗、放疗的抗拒、增加转移的倾向，表现为很差的临床预后。西妥昔单抗能特异地与 EGFR 高亲和力结合，阻止上述配体与 EGFR 结合，抑制肿瘤细胞增殖。

Lilenbaun 等观察了西妥昔单抗在 66 名复发转移了的 NSCLC 患者至少是二线以上治疗中的作用。其中，总有效率为 5％，疾病控制率为 35％；中位 TTP 2.3 个月，中位生存期 8.1 个月，一年生存率为 41％。Paul 报道了西妥昔单抗联合多烯紫杉醇二线治疗 NSCLC 的结果，CR 1.9％，PR 20.4％，SD 33.3％，PD 64.5％。毒性反应主要为痤疮、疲劳、感染，少数患者发生过敏反应，总体耐受良好。最常见的不良反应为皮疹（91％），但Ⅲ度以上者仅 6％。其他Ⅲ度以上不良反应为呼吸困难（15％）、疲倦（14％）、感染（9％）、头痛（6％）、背痛（5％）和肺炎（5％）。在两个 C225 与化疗联合一线治疗晚期 NSCLC 的Ⅱ期临床研究中，C225 与吉西他滨/卡铂联合使用时有效率为 26.8％，C225 与紫杉醇/卡铂联合使用时有效率为 29％，提示其有可能与化疗药物有协同作用。

（三）抗血管生成抑制药

除 EGFR 抑制药外,抗新生血管生成药物是 NSCLC 治疗中的另一亮点。1971 年,Folkman 等首先提出恶性肿瘤生长和转移依赖于肿瘤新生血管的观点,由此开创了肿瘤血管形成和血管靶向治疗的研究。实验证明,当肿瘤体积很小($<2mm^3$)时,仅靠其周围的组织液供养即可生存。但一旦长大,中心就会因供氧不足而坏死,肿瘤即会分泌出各种促血管形成因子,在肿瘤周围形成新的血管网(肿瘤性新生血管),使肿瘤得以继续生长。因此,以抗肿瘤血管形成为目的的治疗应运而生。

1.常用药物

(1)血管内皮生长因子受体(VEGFR)抑制药:如 bevacizumab,是一种 VEGFR 的单克隆抗体,在 ECOG 进行的一线化疗±bevacizumab 治疗晚期、初治的非鳞癌 NSCLC 的Ⅲ期临床试验(ECOG 4599)中,bevacizumab 联合 TC 对比单纯化疗方案治疗的 434 例中,联合组有效率为 27.2%、单纯化疗组为 10%;无进展生存期分别为 6.4 个月和 4.5 个月;中位生存期分别为 12.5 个月和 10.2 个月。

(2)血管内皮抑制素:是迄今发现的抗瘤谱广不良反应较低的内源性肿瘤血管生长抑制因子。发现近 10 年来,研究报道其对 65 种人类或鼠的肿瘤有明显抑制作用。Endostatin 能强烈抑制由 bFGF 诱发的血管生成,特异地抑制血管内皮细胞的增生,是目前新一代抗肿瘤药物的代表。重组人血管内皮抑素(Endostar,YH-16,商品名为恩度)是我国自主研制的国家一类抗肿瘤新药。

根据学者的临床试验报告,恩度单药治疗晚期 NSCLC 的有效率仅 3%,与美国结果(5%)相似,但在联合 NP 方案治疗晚期 NSCLC 的Ⅲ期临床试验中,可将总有效率从 19.5% 提高到 35.4%、中位肿瘤进展时间从 3.6 个月提高到 6.3 个月。对初治患者,试验组和对照组的 RR 分别为 40.0% 和 23.9%,对复治患者,试验组和对照组的 RR 分别为 23.9% 和 8.5%,CBR 分别为 65.2% 和 61.7%,中位 TTP 分别为 5.7 个月和 3.2 个月。基于上述结果,中国批准 NP 联合 YH-16 一线治疗晚期 NSCLC。可喜的是,NP＋YH-16 在复治患者中仍有 23.9% 的有效率,中位 TTP 超过 5 个月。

(3)沙利度胺(反应停):也可下调 VEGF 和 TNF,发挥抗血管生成效果。在临床试验中显示对肾癌、前列腺癌、肝癌和骨肉瘤等有效,但对肺癌的疗效如何仍需大宗病例试验的结果证实。

(4)TNP-470:是一种半合成的烟曲霉素的衍生物,对血管内皮细胞有特异性的抑制作用,动物实验表明对多种肿瘤有抑制作用,并能延长动物的存活期。在该药的Ⅲ期临床试验中显示其对宫颈癌、胃癌、前列腺癌、乳腺癌和肺癌等实体瘤有抗肿瘤活性。

(5)多靶点酶抑制药:Sorafenib(索拉菲尼)、Sunitinib 和 ZD6474(范得他尼)的共同特点都是可以抑制多个肿瘤细胞的信号传导通路(例如 EGFR 通路、ras-raf-MERK-ERK 通路等),并且其中至少有一条与新生血管生成密切相关的通路,例如:VEGFR-2、VEGFR-3、PDGFR-β 等发挥抗血管生成作用。

(6)抗血管生成中药:国内这方面的研究已经起步,也已发现了一些令人兴奋的结果,如:人参皂苷 Rg3 可通过下调肿瘤的 VEGF 表达抑制其新生血管生成;染料木黄酮可下调 VEGF、bFGF、TGF 等多种促血管形成因子;姜黄素可诱导血管内皮细胞凋亡并抑制基质金属蛋白酶的活性;青蒿琥酯可抑制血管内皮细胞增殖、迁移和小管形成等,但还多缺乏大宗、严格的前瞻性对照临床试验结果。

2.临床推荐的给药方式

(1)广谱用药:如前所述,几乎所有恶性肿瘤均可产生促血管生成因子、激活血管内皮细胞,并依赖于新生血管生长,故理论上说抗血管生成治疗几乎适用于所有恶性肿瘤。事实上,临床前研究及临床试验也证明,除肺癌外,恶性黑色素瘤、肾癌、卵巢癌等对抗血管生成治疗均有较好的应答。相信随着大规模临床试验结果的公布,其适应证也会大大拓宽。

(2)早期用药:抗血管生成治疗应在仅有少量的促血管生成因子时开始方能取得最好效果。因此,今后的研究方向极有可能从治疗晚期肿瘤转向早期,甚至亚临床病灶,从治疗影像学检查可见的有形肿瘤转向预防肿瘤复发。事实上,旨在研究 Endostar 用于手术后巩固治疗、预防复发、转移的临床研究已在中国启动。

(3)长期用药:根据血管内皮细胞的"激活"和血管生成过程始终与肿瘤共存的事实,理论上说抗血管生成治疗不宜过早中断。已有体外实验证实,如果中断 VEGF 抑制药干预,原经其作用而缩小的动物接种肿瘤内新生血管迅速增加、瘤体重新加速生长。为避免此种"反弹现象",甚至有人提出抗血管生成治疗应维持终生。有人以低剂量、长时间化疗来抑制化疗间歇期内抗血管生成治疗的恢复,称为抗血管生成化疗。

(4)联合用药:如上所述,肿瘤细胞与新生血管细胞始终共存、互相促进,故联合使用抗血管生成治疗与化疗方能结合两者优势、发挥最大作用。事实上,在国内、外临床试验中,Endostatin 治疗 NSCLC 的单药疗效均未超过 5%,但各种抗血管生成药物与化疗联合应用均取得了良好效果。另外,将其与其他非细胞毒类靶向治疗药物结合的尝试也在进行当中。

不难看出,抗新生血管生成药物与化疗联合使用取得了更令人鼓舞的效果,也为这一领域的研究提供了更为广泛的空间。

四、小细胞肺癌的治疗

(一)小细胞肺癌治疗的历史

小细胞肺癌在 1879 年被称为肺肉癌或 sacoma,1962 年 kreyborg 称其为小细胞肺癌(SCLC),分型为燕麦细胞型和棱形细胞型。目前认为主要属于上皮源性恶性肿瘤。David 于 1948 年报道用氮芥进行治疗。1969 年 Green 等报道用环磷酰胺治疗,中位生存期仅 16 周,1 年存活率 8%,1972 年,selowrg 报道经治疗后 5 年存活率 0.6%～11%。

Laskin 在 2003 年报道 British columbia Canada 从 1990—1995 年的 628 例 SCLC 患者,局限期和广泛期患者治疗后,中位生存期分别为 15.1 个月和 8.4 个月,2 年存活期分别为 32% 及 7.3%,5 年存活率为 12% 及 2.3%。

目前由于综合治疗及预防性脑放射的应用,延长 SCLC 的生存期是将来发展的方向。

(二)小细胞肺癌的临床特性

SCLS 是肺癌中恶性度最高、发展最快者,肿瘤细胞倍增时间仅有 75.9d。90% 以上的患者在诊断明确时有胸部症状及远处转移。SCLC 对化疗敏感、有效率达 60%～90%、完全缓解率为 30%～40%,化疗剂量与疗效呈量效关系,如剂量不足,有形成耐药细胞株,造成再生长的可能。

SCLC 是全身性疾病,全身性化疗敏感,已成为各期的首选治疗,可使肺部病灶以及微小病灶起到杀伤作用,但化疗后仍有 25%～50% 局部复发的可能。由于手术与挤压、出血和残余的癌细胞及残存的微小病灶均有癌细胞再生长的可能,故要及早化疗。

(三)小细胞肺癌的生物特性

1.生物表达

SCLC 的生物检测主要有 MYC 家族基因;MYC 家族中 L-MYC 的存在,可提示有无转移;N-MYC 提示化疗不敏感,而浸润性强,此时 p53 和异常 PI、DI 也常出现在 SCLC 中,可提示病变的恶性程度和病期的发展动态。

2.神经内分泌性

SCLC 中有一种非分泌性、神经内分泌肿瘤,可以分泌神经内分泌颗粒和 NSE、5-羟色胺、儿茶酚胺、蟾皮素、胃泌素和 ACTH 等,所以又称为神经内分泌癌,此分泌素可在临床中测到,用以监测病情发展。

3.SCLC 的异质性

SCLC 的亚型分三种,纯 SCLC 对化疗敏感,疗效较好,而混杂有大细胞癌、鳞状细胞癌和腺型癌细胞对化疗不敏感,成为 SCLC 治疗无效和疗效差的原因。在 SCLC 中有 35% 有细胞类型的转变而成为非小细胞肺癌的可能。

(四)化学治疗的适应证

1.Ⅱ期和部分ⅢA 的 SCLC 的术前化疗。

2.手术或放疗后的 SCLC,其意义是消灭微小病灶。

3.ⅢB 和Ⅳ期的患者,以化疗为主。

4.复发和转移的患者以化疗为主。

(五)化学治疗药物与方案

SCLC 生长快,易转移,对化疗药物敏感,全身化疗是主要手段,以 2～3 个抗癌药物联合治疗的效果要优于序贯治疗、高剂量化疗优于标准剂量的疗效、短间歇高剂量化疗可克服癌细胞的异质性与耐药性。

1.SCLC 的治疗

对 SCLC 治疗的中心环节是联合用药全身化疗,以达到最高的治疗反应率和长期无病生存的目的,同时使并发症发生率降至可以接受的最低程度。应用现行的治疗方案可使患者的整个初治反应率达到 80%～90%,30%～60% 的病例达到完全缓解(放射线和临床检查所见),全部患者的中位生存期约 11 个月,5%～10% 的患者获得长期生存。可以预测,局限期和行为状态良好的患者将获得更高的完全反应率、中位生存期(18～24 个月)和长期生存率(20%～25% 超过 2 年)。

SCLC 对化疗高度敏感,许多化疗药物治疗 SCLC 有效,甚至在单独应用一种药物化疗时就可达到 50%～60% 的反应率。最近少数有着不同作用机制的较新药物也应用于 SCLC 的治疗中。

多数条件允许的 SCLC 患者一般采用 2～4 种药物联合化疗方案进行治疗。较早期的研究提示 4 种药物联用或交替应用的化疗方案可能较好,但是最近对采用依托泊苷与顺铂或卡铂两种药物联合应用的化疗方案分析,通过临床及放射线检查,提示肿瘤对该化疗的反应和多种药物联合应用的化疗方案相同。可以用顺铂来取代卡铂,用药更方便、毒性反应更小,疗效不减。

采用联合化疗可使局限期和广泛期 SCLC 患者的反应率达 80%～90%,完全缓解率分别为 40%～60% 和 20%～30%。目前,局限期 SCLC 的中位生存时间已经达到 18 个月,广泛期 SCLC 为 7～9 个月。虽然,依托泊苷和顺铂或卡铂联合化疗可以被用新发 SCLC 的治疗中,但是最近证据表明,与原有的治疗方案相比较,这两种药物在提高了生存率的同时也伴随着毒性作用的增加(包括中毒死亡),这一点应该引起注意。

局限期 SCLC 5 年生存率可以达到 10%～20%,广泛期 SCLC 5 年生存率也可达到 0～5%。一般情况下,化疗通常每 3～4 周 1 次,持续大约 6 个月。没有令人信服的证据表明持续化疗在 SCLC 治疗中有任何益处。

2.交替化疗

大多数 SCLC 患者治疗失败归因于耐药性克隆的产生,耐药性克隆可以在确诊时就存在,或者在后来的化疗过程中产生。曾经有过假设,认为应用非交叉耐药性的药物交替化疗可以减少耐药克隆的产生。但是回顾分析了交替化疗与顺序联合化疗的 13 个随机对照Ⅲ期临床研究结果后,没有发现能令人信服的证据表明交替化疗方法较为有利,特别是在对广泛期 SCLC 治疗中。

3.增加化疗药物剂量

迄今为止,已经对几种增加 SCLC 化疗药物剂量的化疗方案进行了评价,包括:

(1)轻度增加化疗药物剂量(2～4 倍)不应用生长因子支持。

(2)采用或不采用生长因子支持的短间隔(每周 1 次)化疗。

(3)自体骨髓移植(ABMT)或周围血干细胞移植(PBSCT)或生长因子支持的大剂量药物化疗。

当采用标准药物剂量按计划化疗时,很少有证据表明提高药物剂量可以使大多数患者的生存期明显延长。增加药物剂量可使初治患者的反应率增高,但是这并不能提高整体生存率,相反产生了毒性作用的增加和费用的增高。

大剂量化疗和大剂量的诱导化疗或巩固化疗对 SCLC 的治疗价值需要更进一步的研究来评价。可是鉴于许多 SCLC 患者(几乎 50%)确诊时年龄超过 65 岁,并已常伴有吸烟所导致的内科疾病,因而大多数情况下不宜对 SCLC 患者进行大剂量化疗作用效果的研究,包括干细胞移植支持的大剂量化疗方面的研究。

4.每周 1 次化疗

基于对恶性淋巴瘤和其他肿瘤采用每周 1 次的化疗方案获得的资料,一些研究人员对应用每周 1 次积极的 SCLC 治疗方案的作用进行了评价。Murray 等一报道了对 48 例广泛期 SCLC 患者应用 CODE 方案(环磷酰胺、长春新碱、多柔比星和依托泊苷)的化疗结果,整体反应率为 94%,40% 完全缓解,中位生存期为 61 周。接近 50% 的患者有明显的 4 级骨髓抑制。这些结果似乎优于以往的研究结果,但是后来的 CODE 方案与 CAV 方案和顺铂(或卡铂)交替化疗的随机对照研究中,未能证实毒性作用较大的 CODE 化疗方案对生存的有利影响。多数情况下不赞同对 SCLC 采用这样毒性作用较大的化疗方案。

5.维持或持续性化疗

早期对 SCLC 患者化疗的研究结果支持延长化疗的时间(12～18 个月),但是由于毒性作用增加及二次癌的发生对延长化疗时间的必要提出了疑问。对于初治的 SCLC,最明显的缓解在第 2～3 个化疗周期内发生,超过这一时期后极少能使肿瘤对化行反应继续增加。在出现缓解的患者中,似乎不能肯定连续化疗超过 6～8 个疗程(4～6 个月)会对患者的生存产生任何有益的影响。相反延长化疗时间增加了药物的毒性作用和并发症的发生。

在几项随机对照研究中,有两项英国的研究结果显示了化疗 4～6 个月后再继续化疗可以使生存率稍有增加,但是 1 次由 EORTC 进行的大规模研究结果没有发现持续化疗对生存率的有益影响,研究人员一致认为初治 4～6 个月后再继续维持化疗对 SCLC 患者无益。对 SCLC 患者标准诱导化疗后以生物调节药和抗凝药维持的化疗方案,一些研究得出了对立的结果,因而不能将其视为对 SCLC 治疗的标准方案。

6.复发患者的化疗

除少数例外,80%～90%对联合放、化疗方案有反应的初治患者中的大多数将会出现肿瘤复发和病情进展。通常的规律是肿瘤开始复发时似乎是局限性或者是侵袭一个脏器,然后很快发生血行转移。对于未经过放疗的局限性胸内转移患者可采用胸部放射治疗,对于未入选临床对照研究组、初治后复发的患者可以依据:对初次全身化疗的反应和初次化疗停止后距复发的时间间隔来确定是否应用全身化疗。对于诱导化疗后部分缓解或完全缓解、化疗停止时间超过 6 个月以后的复发 SCLC 患者,再次化疗的反应率为 25%～75%(应用与初次相同或不同的化疗方案)。但是,通常缓解持续时间很短,2～4 个月。化疗方案的选择一般依据初治化疗的用药、肿瘤的缓解情况和患者目的的行为状态,包括 EP、CAV 方案和长期低剂量的依托泊苷或拓扑替康之类的新化疗药物。在最近的一项比较 CAV 方案与拓扑替康治疗复发 SCLC 的随机对照研究中发现,拓扑替康和 CAV 方案的肿瘤缓解率相似,两种化疗方案的生存率无差别。应当加以注意的是,初次化疗效果良好和化疗停止时间超过 6 个月的复发患者,对再次化疗的敏感性和缓解率一般高于在标准的诱导化疗中病情继续进展的患者和化疗停止后 2 个月内复发的患者。

7.高龄和行为状态较差患者的化疗

在所有 SCLC 患者中,以达到治愈为目的的治疗方案通常仅适用局限期、行为状态良好和年龄 65 岁以下的患者。对这一部分患者采用化疗和放疗的综合治疗措施,可使 2 年无病生存率达 25%～40%,长期生存率明显延长。在 ShePherd 的临床分析中,123 例患者＞70 岁,10% 的患者＞80 岁,其中 80% 有合并症,这些老年患者中的 63% 采用联合化疗、16% 接受单药治疗、20% 接受最好的支持治疗。结果支持治疗的中位生存期 1.1 个月,接受放疗的中位生存期 7.8 个月,接受 4 个周期的化疗中位生存期 11 个月。口服依托泊苷广泛用于老年人,但经随机对照研究提示联合持续静脉化疗的生存率比口服依托泊苷有明显的提高;339 例患者口服依托泊苷 50mg 2/d×10d 与静脉滴注依托泊苷加长春新碱化疗比较的研究结果证明,接受静脉化疗的生存期长(中位生存期 6.1 个月比 4.3 个月),提示静脉化疗优于口服化疗。

依照目前的标准,即使是采用最理想的治疗方案也无法治愈这部分 SCLC 患者(占全部新发 SCLC 病例的 75%),治疗目的是姑息性治疗以期提高生活质量和整体生存率。虽然许多患者适合采用标准的治疗方案(包括依托泊苷或卡铂在内的化疗加放疗或不加放疗),但是还应该考虑到有一些高龄和不适于这样综合治疗方案的患者(占全部患者的 20%～25%),对于这类患者已经设计出了以姑息治疗为目的的化疗方案。一些单独口服依托泊苷连续 5d 的报道结果显示,缓解率为 50%～80%,中位生存期为 7～9 个月,而且毒性作用不大。但是,最近报道的比较单独应用依托泊苷与静脉联合化疗疗效的两项随机对照研究均证实,联合化疗组的缓解率、中位生存期和生活质量均优于依托泊苷单独应用组。基于这些研究结果,除非存在着禁忌证,联合化疗仍然是合理的选择方案,甚至还对于高龄或一般条件较差的 SCLC 患者。

8.特殊情况下的化疗

(1)CNS 转移:对于初诊时有 CNS 转移的 SCLC 患者,标准的治疗方案是化疗和同时脑放疗。最近有证据表明对初治患者,单独化疗颅内病变的缓解率可高达 75%(包括完全缓解)。实际上对于单独发生颅内转移患者来讲,中位生存期与局限期 SCLC 相近。对于化疗后发生脑转移的患者,化疗缓解率明显低于初次治疗的患者,对该类患者应该建议施行放射治疗。SCLC 患者软脑膜转移也比较常见,特别是在病变进展快的患者中,全身化疗普遍疗效差,应该选用甲氨蝶呤鞘内注射,伴或不伴有对产生症状的局部区域放射治疗的方案。

(2)对于出现脊髓压迫的患者(占 3% 以上),建议采用大剂量类固醇加放疗这样的标准治疗方案,由于肿瘤的高放射敏感性,极少需外科手术治疗。

9.化疗后二次肺癌的治疗

经过成功治疗后的 SCLC 与 NSCLC 仍然存在发生与吸烟有关的肺或其他部位二次癌的危险性。在一篇对确诊后生存时间超过 2 年的 SCLC 患者回顾研究中发现,每个患者每年再患肺癌的危险为 2%～14%,生存时间达 10 年时这种危险性增加 2～7 倍,大多数再次癌是鳞状细胞癌,不到 20% 可以被切除,已注意到持续吸烟的术后生存患者二次癌的危险性更大。在这些患者中大概有 20% 的患者生存时间可达到 5 年。认识到对少数治疗过的 SCLC 患者仍然存在二次患癌的这一问题,意味着对该类患者可能需要更严格的治疗后追踪监测检查,也需要对该类患者进行预防性化疗方面的研究。

10.新药化疗

SCLC 中有 30% 的患者是局限期,新的化疗药物有紫杉醇类、拓扑异构酶抑制药、拓扑替康、伊立替康(GPT-11)、长春瑞滨(NVB)等。GPT-11 加 DDP 联合化疗有效率 50%,中位生存期 8～12 个月,作为治疗

SCLC 的二线方案,治疗广泛期患者 154 例的有效率 89％,1 年生存率 13.7％,与 EP 方案比较有差别。Marinis 报道 GP(DDP 70mg/m² ,d2;GEM 1200mg/m² ,d1,d8)与 EP 方案比较,广泛期 8 周期、局限期 4 周期,后续胸部放疗,有效率 65％,1 年生存率 38％,2 年生存率 7％,两种方案生存期相同。

(李秋恬)

第九节　肺癌的放射治疗

一、非小细胞肺癌的放疗

(一)非小细胞肺癌放射治疗适应证的选择

1.首选放疗

(1)Ⅰ～Ⅱ期患者由于医学原因不能行手术治疗,预计生存期较长,应选择根治性放疗。

(2)ⅡB～ⅢA 期接近可切除或不可切除的肺上沟瘤,应选择根治性同步放化疗或根治性放疗或术前放疗＋手术治疗。

(3)$T_{1\sim2}$,N_2(＋),术前放疗或根治性同步放化疗或根治性放疗。

(4)不能手术切除的ⅢA、ⅢB 期 NSCLC 应选择根治性同步放化疗或根治性放疗加序贯化疗。

(5)Ⅳ期多发脑转移灶或骨转移的患者,针对转移灶的放疗。

2.术后需辅助放疗

(1)T_1N_0 术后切缘阳性,患者拒绝再次手术治疗,行术后放疗＋化疗。

(2)N_2 术后切缘阳性,行术后放疗＋化疗。

(3)除相同肺叶内多于一处病灶或者有恶性胸腔积液以外的任何 T_4。

(4)切缘不够或者切缘阳性。

(5)大体肿瘤有残留。

(6)多个肺门淋巴结阳性的患者也可考虑加入。

(7)没有进行足够纵隔淋巴结探查,或外科医师认为手术不可靠者。

(8)已经进行术前诱导化疗的患者的术后放疗适应证同上。

3.随访过程中因疾病进展需进行放疗

(1)气道阻塞:腔内近距离治疗。

(2)纵隔淋巴结复发而未接受过放疗可选择同步放化疗。

(3)针对随访过程中转移灶的姑息放疗。

(二)影响放疗疗效的因素

1.年龄和一般情况

在放射治疗的患者中,年龄≤70 岁和卡氏评分≥70 患者的 3 年和 5 年生存率均明显高于年龄>70 岁和卡氏评分<70 者。但这并不意味着高龄患者不必接受根治性放疗,即使是高龄患者,只要一般情况允许,仍可给予根治性放疗。

2.放射剂量

在 20 世纪 80 年代中期一项临床试验中,放疗组 4 年生存率 10％,手术组 45％。但放疗患者中有 97％

剂量不足 40Gy,1/4 的患者剂量不足 30Gy。此后照射剂量提高到 50～70Gy,多数报道的 5 年生存率达 21％～32％。

3.肿瘤体积

肿瘤大小为 3cm、3～6cm 和≥6cm 的 3 年无瘤生存率分别为 30％、17％和 0。临床总结,肿瘤≤4cm 和≥4cm 患者的 3 年生存率分别为 40％和 10％。

4.放疗方式

比较了常规连续放疗、分段放疗和超分割方法的疗效,连续组 5 年生存率 45％,分段组 5 年生存率仅 12％,超分割组 5 年生存率 30％。

(三)根治性放疗的实施规范

1.放疗前的基线评估

常规的放疗前检查应包括:病理诊断;病史采集和全身状况评估;胸部 CT、上腹 B 超、血尿常规、生化常规、脑部 CT 或脑磁共振;放射性核素骨扫描;心电图;肺部功能检查,包括最大肺活量、第 1 秒最大呼气量和一氧化碳弥散量;肺癌标志物,放射性肺损伤标志物。并嘱患者戒烟。

2.放疗定位及靶区勾画

Ⅰ～Ⅱ期患者由于医学原因不能行手术治疗放射治疗规范。

(1)剂量。66Gy/33f 2Gy/f。

(2)靶区。①GTV:包括肺窗中所见的肺内肿瘤范围以及纵隔窗中所见的纵隔受累范围,病变的毛刺边缘应包括在 GTV 中。应基于 CT 所见勾画 GTV 的范围,PET 检查所见可用于分期,而慎用于勾画靶区。②CTV:对所有的组织学类型 GTV 都外放 8mm。除非确有外侵存在,CTV 不应超出解剖学边界。不进行淋巴引流区选择性预防照射。③PTV:为 CTV 加上肿瘤的运动范围,再加上 7mm 的摆位误差。

运动范围确定方法:

模拟机下测量肿瘤的活动范围,作为确定 ITV 的依据。

ITV:PTV＝ITV 外放 1cm(7mm 摆位误差＋3mm 运动范围)。

呼吸门控:PTV＝CTV＋7mm 摆位误差＋8mm 门控变化范围。

延时 CT:PTV＝CTV＋7mm 摆位误差＋8mm 运动范围。

如上所述,对于所有的延时 CT 以及门控患者 PTV＝GTV＋2.3cm。

不能手术切除的ⅢA、ⅢB 期 NSCLC 应选择根治性同步放化疗或根治性放疗规范。

(1)放疗剂量。①单纯放疗模式:60～70Gy/33f。②同步放化疗:诱导化疗＋单纯放疗模式:60～66Gy,2Gy/f。③新辅助性同步放化疗＋手术模式:45Gy。

(2)靶体积。

①GTV:影像学(包括 CT/PET、FOB 等)显示的原发肿瘤＋转移淋巴结区域。GTV 应在 CT 影像上勾画,PET 作为参考。如果 PET 结果显示有病变但 CT 上并无相应的阳性表现,医师应当请影像诊断学医师会诊;如果 CT 有符合病理学改变标准(最短径＞1.5cm)的阳性表现而 PET 是阴性的,则应该根据临床经验将这一病变包括进去。

如果患者有阻塞性肺不张,应考虑将不张的部分置于 GTV 以外。CT 和 PET 均可作为排除不张的依据。经过 3～4 周的治疗,不张的肺可能已经复张,这时候应该重新进行模拟定位。

考虑纵隔淋巴结阳性的标准:最短径＞1cm,或虽然最短径不足 1cm 但同一部位肿大淋巴结多于 3 个。

对侧纵隔、对侧肺门或隆嵴下淋巴结仅在影像学阳性时包入 GTV。

化疗后放疗的患者,GTV 应以化疗后的肺内病变范围为准,加上化疗前的受侵淋巴结区域,如果纵隔或者隆嵴下淋巴结受侵则还应包括同侧肺门。如果化疗后 CR,则应将化疗前的纵隔淋巴结受侵区及肺内病变的范围勾画为 CTV,最少给予 50Gy。如果化疗期间病变进展,GTV 则应包括进展的病变范围。

②CTV:GTV 外放 8mm。除非确有外侵存在,CTV 不应超出解剖学边界。

以下的影像学无受侵证据时的预防性淋巴结照射:如果隆嵴下淋巴结或者纵隔淋巴结受侵,同侧肺门应包入 CTV。

对于右中下叶或者左舌叶,左下叶病变,如果纵隔淋巴结受侵,隆嵴下淋巴结应包入 CTV。对于左上叶病变,如果纵隔淋巴结包括隆嵴下淋巴结受侵,主动脉窗的淋巴结应包入 CTV。

③PTV:为 CTV 加上肿瘤的运动范围,再加上 7mm 的摆位误差。

运动范围确定方法:

模拟以下测量肿瘤的活动范围,作为确定 ITV 的依据。

ITV:PTV＝ITV 外放 1cm(7mm 摆位误差＋3mm 运动范围)。

呼吸门控:PTV＝CTV＋7mm 摆位误差＋8mm 门控变化范围。

延时 CT:PTV＝CTV＋7mm 摆位误差＋8mm 运动范围。

如上所述,对于所有的延时 CT 以及门控患者 PTV＝GTV＋2.3cm。

在临床实际工作中,如果患者的肺功能很差,或者 CTV 体积较大,我们需要在获得肿瘤放疗靶区良好剂量分布的同时考虑到放射毒性,在提高肿瘤剂量与降低正常组织剂量之间取得一个较好的平衡。

3.术后放疗规范

(1)放疗剂量。①完全切除且切缘阴性者:50Gy/25f 2Gy/fQD;②阳性 ECE;镜下切缘阳性:60Gy/30f 2Gy/fQD;③大体肿瘤残留:66Gy/33f 2Gy/fQD 或 63Gy/35f 1.8Gy/fQD＋同步化疗。

(2)靶体积。①GTV:多数时候术后放疗没有 GTV 的概念。切缘阳性,CT、PET、手术记录以及病理可见到的大体残留情况下,GTV 定义同根治性放疗。②CTV:GTV 外放 8mm。手术残端的镜下切缘阳性、切缘不够或者外科医师认为有高度危险的区域列入 CTV。没有进行足够纵隔淋巴结探查时,同侧肺门以及同侧纵隔淋巴结应包入 CTV。如果隆嵴下淋巴结或者纵隔淋巴结受侵,同侧肺门也应包入 CTV。右中叶、右下叶、左舌叶以及左下叶病变,如果纵隔淋巴结受侵,隆嵴下淋巴结也应包入 CTV。左上叶病变,如果有隆嵴下淋巴结在内的纵隔淋巴结受侵,主动脉窗淋巴结也应包入 CTV。如果患者只有病理学阳性的肺门淋巴结,CTV 应包括同侧肺门。除非确有外侵存在,CTV 不应超出解剖学边界。③PTV:PTV＝CTV＋1cm(7mm 系统误差＋3mm 的肿瘤运动范围)。如果纵隔有大体肿瘤残留,则治疗技术同根治性治疗。

4.放疗及质量控制和质量保证(QA/QC)

采用直线加速器 6～8MVX 线实施放疗。QA/QC 包括:3D-CT 扫描与治疗对使用软件及硬件系统进行测试;对放疗设备的校准;建立 3D-CRT 档案;对 3D-CRT 工作人员实施培训,包括:①准确摆位 CT 模拟定位;②设计超薄层 CT 参数;③工作站将 CT 原始图像经 HIS 传输至治疗计划系统(TPS);④工作站根据靶区三维形状和靶区设计勾画 CTV 和受危及器官体积,TPS 算出 CTV 和 PTV 剂量图,以及放疗剂量;⑤据肿瘤体积制作铅模型或光栅,形成 3D-CRT 计划。

5.放疗过程中不良反应的处理

使用 NCICTC(3.0 版)评价急性和慢性毒性反应。放疗过程中主要的不良反应包括:放射性食管炎、急性放射性肺炎、骨髓抑制。

6.疗效评估

采用 NCI 的实体肿瘤评价标准(RECIST),在基线期,对所有可测量肿瘤病灶均应记录并测量,并作为评价的对象(靶病灶)。靶病灶的选择应根据其最大直径和是否可以重复测定。计算所有靶病灶的最长直径之总和,这个值就是基线期最长直径,根据此最长直径的变化判断总有效率。胸部 CT 检查作为测量肿瘤大小、每个靶病灶的反应和评价总的有效率的依据。胸部 CT 检查应在下列时点进行:基线期,放疗结束时,结束后第 30 日、第 3 个月,以后每 3 个月检查 1 次,从第 2 年起每 6 个月检查 1 次,直至肿瘤恶化。对所有患者进行连续 3 年的生存随访。

(四)单纯放射治疗

将所有患者分为早期、局部晚期及晚期(远处转移),对于不同期别患者的治疗分别加以阐释。

1.早期非小细胞肺癌

早期非小细胞肺癌(NSCLC)通常是指 Ⅰ～Ⅱ 期($T_1 \sim T_3 N_0 M_0$、$T_1 \sim T_2 N_1 M_0$)的肺癌,其标准治疗是手术切除,5 年生存率为 33.5%～88%。放射治疗早期 NSCLC 目前限于有手术禁忌或拒绝手术的患者。

(1)适应证

1)由于有严重的内科合并症(多为心肺疾病),可能造成围术期的高风险而不能手术。

2)高龄,心肺功能储备不足,不能承受化疗及一般放疗的患者的姑息治疗。

3)部分患者拒绝手术。

(2)禁忌证

1)患者不能平卧,不能按要求的体位保持一定时间。

2)CT 上病灶边界不明确,影响靶区的精确定位。

3)病灶周围有金属存在,无法获得清晰 CT 图像等为 SRT 的禁忌证。

一般来说,只要患者一般状况评分在 60 分以上者均可耐受治疗,姑息治疗的患者可适当放宽。

(3)放疗技术:尽管随着放射治疗技术的改进,早期 NSCLC 的疗效有了一定的提高,但是,放射治疗的总剂量、靶区范围、分割剂量等问题尚未根本解决。

目前在国内外常用的放疗技术:体网或真空负压袋固定体位,采用呼吸门控或主动呼吸控制或自主呼吸状态下 CT 扫描或采用缓慢 CT 扫描(每层 4～10s)定位;采用金标记植入进行实时肿瘤位置追踪或采用 CT 和加速器同床在线扫描定位。治疗设备多数采用直线加速器,或质子加速器和重粒子加速器。

治疗计划根据不同设备和单位也有相当大的差异,采用直线加速器治疗多用共面或非共面旋转多弧照射(3～10 个弧)或固定多野照射(6～20 个野),不规则照射野形状可用铅块或多叶光栅。直线加速器治疗的剂量分布以相对均匀的高剂量覆盖 PTV 为特点,剂量计算多以等中心或 90%剂量线为参考。在国内体部丫刀治疗多采用单靶点或多靶点填充治疗,剂量分布以不均匀的逐渐递增高剂量覆盖 GTV 为特点,剂量计算以边缘剂量(50%剂量线)为参考。CT 扫描层厚 3～5mm,层距 3～5mm;靶区范围 CTV 在 GTV 外扩 5～10mm。

1)放疗范围:肺门和纵隔淋巴引流区要不要进行预防性照射还没有统一的观点,但倾向于减少预防性照射的范围,仅行累及野放疗,即放疗靶区为影像学上所显示的原发和转移的淋巴结外加一定边界所形成的计划靶体积(PTV)。在临床放疗中,靶区的范围不是对所有病例都一成不变的。要在对其生物学规律认识和理解的基础上,结合患者的具体情况,体现治疗的个体化。因此,设定照射野时,应结合具体病例淋巴结转移可能性(危险性)的高低,还要考虑患者的情况,包括一般状况、肺功能、年龄等。综合上述因素对患者进行评估,选择最佳治疗方案。对于一般情况较差、肿瘤较小、周围型、肿瘤分化较好、血清癌胚抗原抗体水平低的患者行累及野放疗认为更为合理。

2)照射剂量:在 NSCLC 放疗中存在剂量一效应关系,常规分割放疗 50～60Gy 后,仍有 50%左右患者局控失败。所以,建议使用较高的放疗剂量,对于<3cm 直径的肿瘤,总剂量为 64Gy/32 次,6.4 周。对于

>3cm 者,总剂量应该继续提高,或采用超分割或加速超分割放疗,以提高放射生物效应剂量。然而,最佳的照射剂量尚待确定。三维适形放疗技术最适合这部分早期 NSCLC,因为这种技术能明显提高放疗剂量,而不增加正常肺的放射损伤。

3)照射间隔时间:应该使得靶区内晚反应组织在照射间隔的时间内完成亚致死性损伤的修复,以避免严重的并发症。一般认为两次照射的间隔时间至少 6h 才可使得 94％的细胞损伤得到修复。

4)总的治疗时间:虽然延长总的治疗时间可以减轻正常组织急性反应,但却可能导致肿瘤控制率的降低,这一点也在头颈部肿瘤治疗中得到了证实。对于肿瘤倍增快、放疗后加速再群体化明显的肿瘤,为了克服肿瘤干细胞的增殖,放射治疗必须在尽可能短的时间内完成。

(4)结果:单纯放射治疗早期 NSCLC,2 年、3 年、5 年总生存率分别为 22％～72％、17％～55％、6％～42％;2 年、3 年、5 年肿瘤特异性生存率分别为 54％～93％、22％～56％、13％～39％;11％～43％的患者是其他原因死亡;除外死于合并症或第二原发癌因素,5 年癌相关生存率(CSS)可达 13％～60％。完全缓解率为 33％～61％,局部复发率为 0～70％,单独区域淋巴结复发率为 0～7％,远处转移率接近 25％。

单从数据看,放疗效果明显逊于手术,但至今未见两者的比较研究报道,而用现有资料比较两者疗效存在明显的不可比性。

(5)不良反应:目前多数研究结果表明,急性反应中 3～4 级的放射性肺炎发生率为 1.5％～3.0％,1、2 级的放射性食管炎约见于 2/3 的患者,1、2 级放射性肺炎约见于 1/5 的患者。皮肤损伤和慢性气管炎相当少见,无致死性的不良反应。晚期放射性肺损伤的评价十分困难,肺部疾病是老年人常见死因,多数患者在放疗前就合并有慢性阻塞性肺病,即使没有接受过放疗,许多患者也会经历肺功能进行性恶化的慢性过程,高剂量放射毫无疑问会加剧或加快这一过程。由于具体的量化分级难以确定,有时研究者只好简单地将肺损伤分为无症状的肺纤维化和有症状的肺损伤两种。晚期食管损伤主要表现为食管狭窄导致进食梗阻,但这种损伤极少发生。心脏的损伤向来是放疗毒性评价的难点,在早期 NSCLC 放疗中尚未见报道。高分次剂量对大血管、气管、食管以及脊髓的慢性作用还不清楚,单次 24Gy 以上的治疗模式有引起致死性肺出血的报道。

(6)预后因素

1)患者年龄:接受放疗的患者大多年事已高,多项研究发现年龄的预后意义达到或接近 0.05 统计水平。然而,在多数研究中年龄不是一个独立的预后因素,高龄患者放疗的长期疗效与其他报道类似。因此,只要一般情况允许,应给予高龄患者积极的根治性放疗。

2)合并症:多数患者因患有以慢性心肺疾患为主的疾病而不能手术,拒绝手术者占全部放疗者的 0～40.8％。分析多篇文献结果呈现出拒绝手术患者比例越高,总体疗效就越好的趋势。而当使用 CSS 来表示生存疗效时,这种趋势就不复存在。这是因为内科疾病不能手术的患者比例越高,死于非原发癌因素的比例也越高,而 CSS 的计算排除了死于非原发癌的因素,比较客观地反映了放疗对患者生存的影响。

3)肿瘤分期:1997 年 UICC 肺癌分期资料表明,早期 NSCLC 的 5 年生存率病理分期从 T_1N_0 的 67％到 T_3N_0 的 38％,而临床分期患者 5 年生存率从 T_1N_0 的 61％到 T_3N_0 的 22％。主要原因是临床分期不能检出的局部和区域微小淋巴结转移高达 25％～35％。很多放疗资料的分期检查没有包括上腹部和脑 CT 或 MRI,部分患者甚至没有进行胸部 CT 扫描,只有极少患者的分期结合了纵隔镜检查。因此,这些"早期"的病例中必然包括一部分非早期患者,这也是放疗早期 NSCLC 疗效不如手术的重要原因。T 分期在很多研究中都是一个独立的预后因素。

4)肿瘤体积:肿瘤体积是影响肿瘤局部控制的主要因素,其与疗效的关系比 T 分期与疗效的关系更为密切。T_1 期与 T_2 期的区别主要在于体积大小(以 3cm 为界),它们在预后分析中的意义也基本一致。但

是 T_3 期与 T_4 期的划分不再包括体积因素,更多关心的是手术切除的难易程度。放疗受解剖位置影响的程度显著低于手术,而更多地受肿瘤体积的影响。其杀灭肿瘤遵循指数规律,体积越大的肿瘤所需剂量也越高。因而位于不同位置相同体积的病灶放疗的控制情况相差不大。

5)其他:功能状态和体重下降的预后意义存在争议,一部分研究发现功能状态显著影响患者预后,但也有相当数量的研究未观察到功能状态与预后有关。除个别研究认为体重下降与疗效有关外,大多数没有发现体重下降与预后存在明显关系。性别对预后无明显影响。

2.不能手术的局部晚期非小细胞肺癌

局部晚期 NSCLC 指在确诊时尚未发生远处转移,但又不宜手术切除的病变,这部分患者通常分为两类,即ⅢA 期和ⅢB 期,约占 NSCLC 总数的 1/3,是临床上最常见的病变类型。除约 12% 的ⅢA 期和极少数ⅢB 期外,大多数已失去了手术的机会。长期以来,常规分割放疗一直是不能手术的局部晚期 NSCLC 的标准治疗,然而总体的疗效令人失望。近年来开展的非常规分割放疗、适形放疗和质子射线放疗有望提高疗效和减少正常组织的放射损伤。

(1)病例选择:局部晚期 NSCLC 放疗的首要问题是病例选择的标准,即哪些病例适合根治性放疗并能够从中获益,哪些仅适宜接受姑息性放疗,以免增加由于治疗带来的不适和加重患者的经济负担。

对预后影响最大的三个因素依次是患者的功能情况(卡氏评分,KPS)、病期和确诊前体重减轻的情况。RTOG 另一项包括 1592 例患者的单因素分析和递归生存分析显示,KPS、恶性胸腔积液、体重减轻、年龄、T 分期、N 分期和放疗剂量显著影响患者的预后。

根据以上研究,可以认为一般情况差和体重明显减轻患者的预后主要受全身情况的影响。目前对"有利型"的患者应给予积极的局部治疗。所谓"有利型"是指:ⅢA 期的患者,一般情况较好(KPS≥70),在确诊为肺癌前半年中体重下降少于原体重的 5% 者。预后差的因素有:锁骨上和(或)前斜角肌淋巴结转移、恶性胸水、肋骨或椎骨受侵、上腔静脉综合征。部分文献认为病理类型为腺癌、肿瘤细胞分化差者的预后也不好。

(2)常规分割放疗:长期以来,不能手术的局部晚期 NSCLC 一直采用单纯的常规分割放疗,然而总体的疗效令人失望,1 年生存率为 29%~58%,5 年生存率仅为 4%~10%。

1)常规分割放疗的时间-剂量-分割因子:常规分割放疗方法的确立是基于 RTOG 临床试验 73-01 的结果。该研究用随机分组方法试验了下述 4 种放疗方法:①4Gy/次,每周 5 次,照射 20Gy 后休息 2~3 周,然后重复 1 个疗程,总剂量 40Gy/10 次,4 周,共治疗 181 例;②2Gy/次,每周 5 次,总剂量 40Gy/20 次,4 周,共治疗 182 例;③2Gy/次,每周 5 次,总剂量 50Gy/25 次,5 周,共治疗 98 例;④2Gy/次,每周 5 次,总剂量 60Gy/30 次,6 周,共治疗 96 例。结果显示 2 年和 3 年的绝对生存率以第 4 组最好,但是 5 年生存率在四组间无显著差别,均在 5% 左右。3 年肿瘤局控率随着总剂量增加而提高。因而 60Gy/30 次,6 周被确立为 NSCLC 放疗的常规方法。以后的临床实践结果证明,这种放疗方法治疗后的中位生存期为 10 个月左右,5 年生存率约为 5%,肿瘤的胸腔内局控率 30%~40%。

2)常规分割放疗的靶区:常规放疗靶区的大小至今没有统一。近年来,由于 CT 和 MR 的普遍使用,尤其是三维影像重建和融合等现代放疗技术的发展,临床医师确定临床靶区体积(CTV)的准确性大大提高,并可通过三维放疗计划计算机设计系统(3DTPS)准确地显示靶区剂量分布和正常组织受照射的情况。事实上,照射体积的大小与患者所能耐受的剂量成反比关系,照射体积越大,肺的耐受越差,小的靶区能耐受的剂量肯定高于大的靶区。下述靶区的选择似乎更合理,也被更多的人试用,即靶区包括影像学诊断可见的原发灶、转移淋巴结及其直接邻近的淋巴引流区。

具体来说,Ⅲ期 NSCLC 放疗的 CTV 可采用以下建议:原发灶位于上叶或中叶者,包括原发灶、同侧肺门和双侧中上纵隔淋巴引流区(放射野下界到隆嵴下 5～6cm);原发灶位于下叶者,隆嵴下淋巴结阳性时包括原发灶、同侧肺门和全纵隔;隆嵴下淋巴结阴性者时包括原发灶、同侧肺门及中上纵隔。在这种小靶区照射的情况下,总剂量可以超过 60Gy,达 64～66Gy。

实施放疗时,照射的靶区体积还应考虑以下因素:①高能射线通过较多肺组织后在肿瘤表面存在二次剂量建成现象,肿瘤的表层受照剂量较低。②CT 扫描时,最能反映肿瘤实际大小的窗宽和窗位尚待确定。目前临床上常根据纵隔窗反映的情况确定射野大小,有可能低估肿瘤的实际体积。③治疗摆位中的误差。④治疗中患者的移动以及正常呼吸等器官运动造成的误差。因此,计划靶区(PTV)应在 CTV 的基础上适当扩大,一般应包括临床灶外 1.5～2.0cm 和亚临床灶外 1.0～1.5cm 的正常组织。

3)影响疗效的放疗参数:①总剂量:根治一个直径 5cm 的 NSCLC 需 80～100Gy 的剂量,如此之高的照射剂量是常规放疗难以达到的。局部晚期 NSCLC 常规放疗后的局部未控和复发的概率高达 60％～80％,许多资料证明在 NSCLC 的放疗中存在明显的剂量-效应关系。RTOG 对剂量强度与局控率的关系进行的前瞻性随机试验表明,在 5～6 周内接受 50～60Gy 照射的局控率优于接受较低剂量照射者。20 世纪 80 年代以来,各种非常规分割放疗方案三维适形放疗能够在不增加放射损伤的情况下给予肿瘤更高剂量的照射,显示出较高剂量的照有提高疗效的趋势。②疗程:目前较为一致的意见是当治疗目的是根治性时,放疗应连续进行,疗程不应中断;当目的是姑息性时,尤其是患者一般情况较差,可采用分段放疗或低分割(即每次较高剂量,减少治疗次数)的方式,以尽可能减少患者的不适。

3.晚期非小细胞肺癌

肺癌的早期发现比较困难,临床所见多为中晚期患者,需做姑息治疗的患者数并不比根治性疗的少。这部分患者包括经过手术、放疗和化疗后,原发肿瘤未控或复发,或发生远处转移者;确时已有远处转移者;相当一部分局部晚期肺癌的治疗实际上也属姑息的性质。适当的姑息治疗使大多数患者的临床症状改善,痛苦减轻,生存质量提高,并能延长少数患者的生存期。在多数情况下,放疗是姑息和减症治疗的首选方法,疗程短,花费少,操作简便,疗效确切。

晚期肺癌患者的情况有许多不同的状态和变化,应给予个体化的治疗。已临近终末期的患者或生命很短,多数不会得益于姑息放疗。患者的一般情况很差,姑息放疗的疗效也不好。姑息治疗应选择一般情况尚好,预期生命还有数月,且有明显临床症状和体征的患者。另外一些情况也需个别对待,如被确诊为肺癌时已有脑内弥漫性转移患者的预后很差;然而对原发灶治疗数年后出现脑内单发转移灶,则预后明显好,应予积极治疗。

姑息放疗的原则是缓解患者的临床症状而不给患者带来更多的经济负担、不便和不良反应。一般认为姑息放疗应采用大分割方式,以减少患者的不便,且大的分割剂量抑制肿瘤的效应强,出现姑息疗效快。然而分割剂量加大会增加正常组织,特别是后期放射反应组织的损伤,如肺的纤维化、脊髓和心脏损伤,但这类损伤多发生在放射结束后 1 年以上。而这类晚期肺癌患者的预期生命大多不超过 1 年。因而即使给予超过正常组织放射耐受量的放疗,再发生放射并发症以前,患者已死亡。然而,对预期生命较长的患者,在设计姑息放疗计划时,仍应考虑放疗的时间-分割剂量等因素。既能达到姑息治疗目的,又要避免后期放射损伤的发生。

(五)放射治疗和手术的联合应用

肺癌的早期诊断较为困难,在确诊时仅有约 1/3 的 NSCLC 能够手术切除,另有一部分患者勉强能够切除或姑息切除。放疗是治疗 NSCLC 的另一个主要手段,但由于肺和脊髓等重要脏器放射耐受性的限制,肿瘤剂量难以提高,根治性放疗后有 39％～62％的患者在未发生远处转移的情况下出现了局部复发。因此,临床上经常将手术和放疗两种局部治疗方法联合应用,主要形式有术前放疗、术后放疗和术中放疗

3 种。

1.术前放疗

术前放疗兴起于 20 世纪 60 年代,目的是希望通过放疗和手术两种局部治疗方法的有机结合,提高手术切除率、局部控制率和生存率,改善局部晚期 NSCLC 的疗效。从理论上讲,术前放疗能清除亚临床病灶和缩小肿瘤,使肿瘤与周围血管和重要脏器的癌性粘连变为纤维粘连,使手术难度降低并减少术中的医源性扩散,提高手术切除率。

(1)术前单纯放疗:对于传统的术前单纯放疗,目前比较一致的观点是早期肺癌常规做术前放疗肯定无益,并不能增加患者的 5 年生存率,而且增加了术后并发症的发生。但对肿瘤已侵犯肺门及纵隔主要脏器或纵隔有淋巴结转移、估计肿瘤不能完全切除,以及肺上沟瘤伴 Pancoast 综合征者行术前放疗是有益的。

(2)术前放化综合诱导治疗:传统的术前放疗主要用于技术上切除有困难的局部晚期 NSCLC。由于能够切除的 Ⅱ～ⅢA 期肺癌的疗效不尽如人意,术后 5 年生存率为 15%～50%。主要失败原因是局部复发和远处转移。因此,近年来术前诱导治疗的尝试已从技术上切除有困难的病例扩大到上述能够切除的类型,诱导治疗手段也从单纯的术前放疗发展到诱导化疗(又称新辅助化疗)和放化综合的诱导治疗。

术前放化综合诱导治疗目前处于临床试验阶段,其目的主要是评价治疗毒性和探索合理的放化疗剂量及两者的联合方式,虽然有一些有希望的初步结果,但尚不能得出肯定的结论。考虑到Ⅲ期肺癌诱导治疗后仅有不到 50%可考虑手术,而手术又有约 50%的完全切除率,则接受诱导治疗的全部患者只有约 25%的完全切除率,整体疗效的提高并不显著。

(3)术前放疗技术:术前放疗一般设前后对穿大野,包括原发灶、同侧肺门和纵隔淋巴引流区。放射剂量一般为 40～50Gy/20～25 次,4～5 周,放疗结束后 1 个月左右手术。术前放射剂量过高会增加手术并发症。在前述放化疗综合诱导治疗的临床试验中,放疗一般使用中等剂量的超分割或加速超分割方式:总剂量 40～50Gy,每周 5d,每天 2 次,每次 1.2～1.6Gy,同时使用 DDP 为主的联合化疗。最佳的放化疗时间-剂量-分割方案有待进一步研究。

2.术后放疗

(1)术后单纯放疗

1)后肿瘤残留的放疗:清除局部病灶是治愈恶性肿瘤的基本前提,对手术未能切除全部肿瘤组织、病理证实手术切缘有癌残留者和切缘距肿瘤边缘不足 0.5cm 者应给予积极的术后放疗。治疗方法应根据不同的肿瘤残留情况区别对待。照射野包括和剂量可参考以下建议:①原发灶有残留,淋巴结彻底清扫且无转移者,照射野只包括残留部位,2Gy/次,总量 60～66Gy/6～7 周。②原发灶完全切除但有肺门和(或)纵隔转移淋巴结残留者,照射野包括残留淋巴结、同侧肺门和纵隔淋巴结引流区;上纵隔淋巴结残留照射野包括锁骨上区,2Gy/次、40Gy/4 周后缩野照射残留淋巴结至总量 60～66Gy/6～7 周。③原发灶和转移淋巴结均有残留者,照射野包括残留原发灶和淋巴结、同侧肺门和纵隔淋巴结引流区,2Gy/次、40Gy/4 周后缩野照射残留原发灶和残留淋巴结至总量 60～66Gy/6～7 周。④原发灶有残留,肺门和(或)纵隔淋巴结有转移但已彻底清扫切除者,照射野包括残留原发灶、同侧肺门和纵隔淋巴结引流区,2Gy/次、40Gy/4 周后缩野照射残留原发灶至总量 60～66Gy/6～7 周。⑤切缘癌残留和切缘距肿瘤边缘不足 0.5cm 者,给予总量 60Gy/30 次,6 周的照射。以上建议是目前经常采用的方法。

2)原发灶完全切除:肺门和(或)纵隔淋巴结有转移但已被完全切除病例的放射治疗,对这类病例的术后放疗存在争议。许多回顾性资料显示术后放疗提高了疗效,但随机对照的临床试验表明术后放疗的益处非常有限。考虑到术后放疗虽然未能显著改善 5 年生存率,但能够明显提高局控率,因此建议此类患者应接受放疗。照射野包括同侧肺门和纵隔引流区,剂量为50Gy/(25次·5周)。

3)原发灶完全切除且无淋巴结转移的病例:对于原发灶已完全切除且切缘阴性、术后病理证实无淋巴结转移的病例,术后放疗不但无益反而有害。Van Houtte等报道175例患者随机对照试验的结果,所有病例原发灶切除彻底且清理证实无淋巴结转移,术后放疗未显示任何好处,反而使预后变差。有学者报道术后放疗的结果与此相似,术后放疗降低了Ⅰ期患者手术的疗效。

综上所述,术后原发灶和(或)转移淋巴结有残留需辅以放疗和原发灶完全切除的N$_0$病例不需放疗的原则已经确立。肿瘤已完全切除的N$_{1\sim2}$病例是否需术后放疗仍未明了。

(2)术后放化综合治疗:术后辅助治疗除放疗外,还有辅助化疗和辅助放化综合治疗等手段。但无论是20世纪60—70年代使用CAP方案还是20世纪80—90年代以DDP为基础的联合化疗,术后化疗均未能提高疗效。Logan等通过调查,对术后放疗、化疗和放化综合治疗的作用进行了评价。资料包括一个meta分析和22个前瞻性随机临床试验。多数研究的对象为Ⅲ期病例,少数研究包括了未完全切除的Ⅰ期病例或小细胞肺癌(不超过10%)。该研究的结论是术后放疗降低了完全切除经病理证实的Ⅱ～ⅢA期病例11%～18%的局部复发率,但未能改善生存率。早期的强烈化疗对生存率的改善十分有限且毒性很大,现已不用。目前尚无足够资料对现代术后化疗做出评价。

(3)术后放疗的时机:肿瘤细胞加速再增殖并非放疗过程中所特有,手术后残留的肿瘤也有可能发生。Trotti等用加速超分割做头颈部鳞癌的术后放疗,发现局部控制率明显高于术后常规分割放疗;术后6周内开始放疗者局部复发率为14%,6周后开始放疗者上升至40%。但是,Wurschmidt等回顾性分析340例非小细胞肺癌后发现放疗在术后36天内开始者生存率低于36天后开始者,并认为原因可能是术后放疗过早开始使患者由于手术造成的免疫抑制未能及时恢复。但是多数意见认为术后放疗不宜拖延时日,一般主张在术后4周左右开始。

3.术中放疗

使用高能电子束进行术中放疗(IORT)于20世纪60年代始于日本。在我国,目前已有10余个单位开展了这一技术的应用和研究。

IORT是经手术切除或暴露肿瘤,术中直视下单次大剂量准确地直接照射残存肿瘤、瘤床或淋巴引流区。IORT最大的优点是在直视下进行,避免和减少了对肿瘤附近重要脏器的照射。IORT的不利之处是使用单次照射,在放射生物学上表现为①肿瘤乏氧:对放射效应的负面影响增加;②后期反应:正常组织修复SLD的机会减少;③失去了分割放射中肿瘤细胞周期再分布的机会。

IORT在NSCLC中的应用尚处于初步探索阶段。临床报道的例数均很少,从这些资料中无法得出具有普遍意义的结论,IORT在NSCLC治疗中的价值、适应证、最佳剂量、与外照射和化疗配合的方案等均有待进一步研究确定。但以下几点得到多数学者的认同:①IORT在肺癌方面的应用主要是局部晚期NSCLC;②单次10～15Gy的剂量是安全的;③IORT必须与外照射有机地结合进行。

(六)放射治疗与化疗的联合应用

放疗作为局部晚期不能手术NSCLC的标准治疗沿用了多年,但常规放疗的疗效不尽如人意,长期生存率令人失望,仅约为5%。由于超过50%的患者死于远处转移,多年来一直在探索在放疗的基础上结合全身化疗,以减少远处转移。近年来更希望通过合理的放化综合治疗达到不仅减少远处转移率,而且提高局控率的目的。通过多年的研究对放化综合治疗的生物学基础已有一定的了解,临床应用也有了长足的进步。

1.放射和化疗综合治疗的生物学基础

(1)预防抗治疗的肿瘤克隆出现:由于普遍存在的肿瘤细胞群的异质性,敏感的细胞群易被放疗或化疗杀灭,残留的细胞群具有治疗抵抗性,加之肿瘤克隆细胞在增殖中的畸变不断发生,那些抗治疗的克隆细胞亚群也逐步增加。由此,残留肿瘤会在治疗过程中出现治疗抵抗性。对一种治疗方法抵抗的肿瘤克隆细胞往往对另一种治疗方法敏感。因而放射和化疗联合应用有互补作用,从而阻止抗治疗的肿瘤克隆细胞群的产生,提高治疗效果。当然临床上也常常有对放疗和化疗有交叉抵抗性的情况,然而许多实验和临床资料仍表明,放化疗联合应用有可能减少抗治疗克隆的出现。

(2)立体的联合作用:放化联合治疗某一肿瘤时,两种方法杀灭肿瘤的效应各自独立,又互相补充。如对肺癌的治疗,放疗在于控制胸腔内肿瘤,化疗则主要在于控制可能已有的微转移灶。

(3)增效作用:放疗和化疗最终效应大于两者各自使用时的效应,即 $1+1>2$。这些增效作用的确切机制还不很清楚,部分研究显示有以下可能的机制。①肿瘤细胞群同步化:如泰素阻止肿瘤细胞于 G_2/M 期,而 G_2/M 期是细胞周期各期相中对放射杀灭最敏感的;②再氧化作用:乏氧细胞具有抗放射性,DDP 有乏氧细胞再氧化作用,从而提高了细胞的放射敏感性;③乏氧细胞杀灭作用:丝裂霉素有直接杀灭乏氧细胞的作用,因而使放射的效应增加;④阻止放射损伤的修复:在分割放疗期间,部分放射损伤能够修复,使放射杀灭效应减弱。多柔比星、顺铂、博来霉素等能阻止上述放射损伤的修复,从而加重了放射损伤。

(4)减少放射剂量的应用:放射对肿瘤的杀灭呈一级动力学规律,即每次剂量杀灭一定比例的细胞数,细胞数量越大所需剂量越高。如果化疗能够杀灭一定数量的肿瘤细胞,则消灭剩余肿瘤的放射剂量就可以降低。放射剂量的减少有重要的临床意义,它能降低放射并发症的发生率,提高患者治疗后的生活质量。

(5)阻止放疗中残留肿瘤细胞的增殖:常规放疗一般要进行 6～7 周,在此期间残存的肿瘤细胞会发生加速再增殖,因而需要更多的剂量来杀灭这些增殖出来的肿瘤细胞。放疗同时合并化疗能够杀灭或抑制增殖的肿瘤细胞,同时由于处于增殖周期中的细胞对化疗更敏感,所以杀灭效应更强。

(6)降低治疗的毒性:诱导化疗能使肿瘤缩小,放射治疗野因而缩小,使放疗的毒性反应减轻。另外,肿瘤体积缩小后,肿瘤血液供应改善,使得更多的细胞进入增殖周期,提高了肿瘤整体的放射敏感性,因而放射剂量可以适当降低,有利于减少放射并发症。

2.放射和化疗药物相互作用的机制

(1)顺铂(DDP)和放射:20 世纪 70 年代中期,动物实验和临床应用都提示 DDP 和放射合用有可能提高放射的效应。放射前给 DDP 使放射后细胞生存曲线的斜率变小,同时它能阻止亚致死性损伤和潜在性放射性损伤的修复,从而使放射的效应增加。一般认为,临床上把 DDP 作为放射增敏药使用时,以持续静脉滴注更好。

(2)多柔比星(ADM)和放射:已发现 ADM 使放射效应增加的现象,特别当它在放疗期间或放疗刚结束时使用。然而关于其增敏机制还未完全搞清。可能的解释为:①ADM 抑制线粒体和肿瘤细胞的呼吸,导致肿瘤外层细胞氧分压减小,而内层缺氧肿瘤细胞的氧分压相对增加,从而增加了这些缺氧细胞的放射敏感性;②ADM 能阻止放射造成的 DNA 单链断裂的修复。但在胸部放射中,由于 ADM 的心脏毒性会加重放射对心脏的损伤,故不宜联合使用。

(3)丝裂霉素(MMC)和放射:MMC 具有烷化剂样的作用,对缺氧细胞的毒性比富氧细胞更大些。临床前期研究显示:MMC 在放射前使用对放射有增敏作用,但是当在放射后使用时仅有相加作用。由于正常组织内不存在缺氧细胞,所以放射与 MMC 合用从理论上推测不会使正常组织的放射损伤加重。动物实验也没有发现 MMC 对正常早期和后期反应组织的放射损伤有增敏作用。一个头颈部肿瘤前瞻性临床研究的初步结果是:MMC 和放射合用增加了肿瘤的局控率,但没有增加正常组织的放射反应。

(4)紫杉醇和放射:紫杉醇具有抑制微管的作用,阻止细胞分裂,使细胞停滞于 G_2/M。而这一期相的细胞对放射杀灭最为敏感。在放疗前48h使用紫杉醇的放射增敏效力最强。临床试验紫杉醇放射增敏的研究正在进行之中。

（5）拓扑替康（CPT-11）和放射：CPT-11是拓扑异构酶Ⅰ的抑制药，作用于S期细胞，造成DNA损伤。实验研究提示，CPT-11能增加放射的细胞杀灭。当在放射前2～4h给药时增敏效应最强。其增敏作用可能是：①CPT-11阻止放射后SLD和PLD的修复；②放射导致肿瘤细胞群中S期细胞的比例增加，而CPT-11杀灭S期细胞的作用强。临床试验CPT-11放射增敏效应的研究正在肺癌和头颈部肿瘤中进行。

3.放射和化疗综合治疗的临床应用

（1）序贯放化疗：在放疗之前使用化疗，两者序贯进行，也称作诱导化疗，是NSCLC治疗中为避免毒性相加而最常采用的手段。单药试验表明单一细胞毒药物的加入，如甲氨蝶呤（MTX）、多柔比星（ADM）、长春碱（VDS）和长春新碱（VCR）等与放疗联合应用与单纯放疗相比没有延长患者的存活时间。不包含DDP的多药化疗试验中，化疗的加入不延长患者的中位生存期及长期生存率。以DDP为基础的联合化疗试验取得了较好的效果，降低了ⅢA～ⅢB期NSCLC的2年病死率30％，而非DDP联合化疗为18％，长期随访后显示提高了患者的5年存活率。

总之，尽管随机试验证实加入化疗对放射治疗局部晚期NSCLC有肯定的影响，但总的生存曲线并没有显著提高。增加化疗似乎仅减少了远处转移，对局部控制并无明显影响，而局控失败是这些患者治疗失败的主要原因之一。另外，诱导化疗以2～3个疗程为宜。原因如下：①文献报道取得较好疗效的诱导化疗多为2～4个疗程，没有资料表明增加诱导化疗疗程能够提高疗效；②化疗疗程过多，强度过大将影响随后放疗的实施，而放疗是这一类型患者最主要的治疗；③单用化疗控制NSCLC临床病灶是困难的，在临床上经常可以看到化疗1～2疗程时肿瘤有缩小，而继续化疗下去反而出现肿瘤增大的现象。

（2）同时放化疗：同时放化疗是另一种放化综合治疗的方法。其理论上的优势是通过两种治疗的同时直接叠加以增加局部控制的概率。但紧随的不利之处是毒性增加及剂量经常人为变化而难以达到最佳的组合。同时放化疗常见的毒性反应有骨髓抑制产生的白细胞减低症、放射性食管炎、放射性肺炎等。同时放化疗中最常应用的是顺铂、卡铂和依托泊苷等药物的单药使用或联合应用。Schaake-Koning等报道的EORTC的临床试验。在这个随机Ⅱ期试验及随后的Ⅲ期试验中，331例患者随机分成3组。结果显示每日应用DDP组显著提高了生存率：1年、2年和3年生存率分别为54％、26％和16％，而单纯放疗组分别为43％、13％和2％（P＝0.003）。每日联合DDP的放化疗提高生存率的原因是局部控制的改善。

（3）目前研究的方向

①非常规放疗方法：主要是超分割、加速超分割和适形放疗与化疗的联合应用：由于常规放疗和化疗联合应用对提高局部晚期NSCLC疗效的作用有限，近来一些临床试验开始探讨非常规的放疗方法，如超分割、加速超分割和适形放疗与化疗联合应用的有效性，初步结果显示疗效优于常规放化疗。

②新化疗药物与放疗的联合应用：化学药物治疗肿瘤的研究发展非常迅速，新的药物不断涌现。其中一些已用于局部晚期NSCLC的治疗。目前正对这些药物与放疗的联合应用进行临床试验。这些新的化疗药物是：泰素类、异环磷酰胺、长春瑞滨、拓扑替康和吉西他滨。

总之，序贯（诱导）化疗提高了生存率，同时放化疗的疗效尚未明确，一些初步临床试验显示提高了疗效，最终结论有待更多资料的累积。超分割、加速超分割和适形放疗与化疗的联合应用紫杉醇等新的化疗药物与放疗联合应用的基础和临床试验正在进行。

（七）放射治疗肺癌的新进展

1.非常规分割放疗

100多年的临床实践证实分割放疗是行之有效的放疗基本原则。常规分割放疗已沿用了半个世纪，然而疗效并不满意,即局控率不高,放射后遗症明显。常规分割放疗局部晚期 NSCLC 的局部复发率高达60%～80%。提高肿瘤放射效应的方法主要有两种,一是改善放射物理剂量的分布,在减少正常组织照射的同时使肿瘤受到更高剂量的照射,适形放疗即属于这一范畴;二是通过对放疗的时间-剂量-分割等因素的合理调整,提高正常组织的耐受量,增加肿瘤的放射生物效应,即非常规分割的放疗方法。这一方法20世纪 80 年代以来用于临床实践,已证实其对部分肿瘤尤其是 NSCLC 的放疗疗效优于常规分割放疗。

广义的非常规分割包括对常规分割方式中时间-剂量-分割因子的任何修正,在这里非常规分割放疗特指每日照射 1 次以上的分割方式。主要有以下两种类型。①超分割放疗(HRT):与常规分割相比,每次剂量降低,分割次数增加,总剂量增加,总疗程基本不变;②加速超分割放疗(HART):每次剂量降低,分割次数增加,总疗程时间缩短,总剂量做相应调整。

(1)放射生物学基础:分割放射的生物学基础包括 SLD 修复、再增殖、细胞周期再分布和再氧合,即"4R"原理。与非常规分割放疗有关的时间-剂量因子包括分割剂量、总剂量、总疗程时间和分次间隔时间。几十年的临床实践使我们对常规分割放疗的肿瘤放射效应和正常组织的急性反应及后期损伤有了比较清楚的认识,但这些经验可能不适用于非常规分割放疗。这反映在由于分割方式的变化导致的肿瘤组织、早期反应组织和后期反应组织放射效应的变化,即急性反应与累积剂量(周剂量)关系密切,后期损伤则对分割剂量的大小更为敏感,而肿瘤组织的放射反应规律与早期反应组织类似。

①分割剂量与放射损伤:根据放射损伤发生的规律,正常组织可分为早期和后期反应组织,肿瘤组织的放射反应规律类似于早期反应组织。分割剂量的大小和正常组织及肿瘤放射损伤之间的关系可用线性—平方模式(L-Q 模式)来描述,其中的 α/β 参数反映了组织修复放射损伤的能力。α/β 值较小的组织修复 SLD 的能力较强,反之则修复能力较弱。在分割剂量变化时,不同 α/β 值的组织达到某一特定生物效应所需的等效总剂量的变化也不同。较低的 α/β 值意味着较大的等效剂量的变化,反之亦然。由于后期反应组织的 α/β 值较低,早期反应组织 α/β 值较高,因此当分割剂量变化,后期反应组织耐受量增加的幅度高于早期反应组织,换言之,使用较小的分割剂量有利于保护后期反应组织,或者提高其放射耐受剂量。肺组织 α/β 值为(3.3 ± 1.5)Gy,主要是一个后期反应组织。当照射 59.4Gy,每次 1.8Gy,急性放射性肺炎发生率17%,后期放射性肺纤维化为 0。而当照射 60Gy,每次 2.0Gy,分割剂量仅提高了 0.2Gy,上述两项损伤分别升至 34%和 9%。在胸部肿瘤放疗中,肺和脊髓等后期反应组织损伤是限制肿瘤放射剂量提高的主要因素之一,因此,降低分割剂量能提高后期反应组织的耐受量(或减少放射损伤),而对早期反应组织和肿瘤的杀灭效应没有明显影响。

②照射间隔时间与亚致死性损伤修复:使用较小的分割剂量有利于保护后期反应组织的前提是在照射间隔期间 SLD 得以完全修复。修复损伤需要时间,如果照射间隔时间过短,SLD 修复不完善,损伤将会累积。组织修复动力学研究表明 SLD 的修复与照射后时间呈指数性关系,常用半修复时间($T_{1/2}$,50%细胞损伤修复所需时间)来表示。不同组织修复 SLD 的速度是不一样的。皮肤、肾和脊髓的 $T_{1/2}$ 较长(1h 至数 h),小肠黏膜较短(约 30min),肺和结肠介于两者之间。早期反应组织和后期反应组织在修复动力学方面没有本质的区别,重要的是一些希望通过超分割方式得到保护的后期反应组织的 $T_{1/2}$ 较长,两次照射的间隔时间必须足够,这一点在脊髓受到非常规分割照射时尤为重要。Cox 等观察到,肺癌超分割放疗中,两次照射的间隔时间<4.5h 的患者发生后期放射损伤的比例明显高于间隔时间≥4.5h 的患者。总之,在超分割放疗中,两次照射的间隔时间应根据 $T_{1/2}$ 尽可能延长,脊髓以外的正常组织 SLD 的修复至少需 6h,脊髓则需更长时间。分割剂量的大小与修复动力学的关系还不清楚,但有资料表明,分割剂量增大,修复能力减弱。

③总疗程时间与肿瘤细胞加速再增殖:长期以来,人们一直认为在"4R"中,再增殖对分割放疗效应的

影响没有其他 3 个因素重要。这一方面是因为人类肿瘤的体积倍增时间相当长,从 27～166d,所以误认为在 4～7 周的分割放疗中,至多 1 次的肿瘤倍增不足以明显影响放疗的结果;另一方面是因为在放疗过程中大多数肿瘤有一定程度退缩的情况下,残余肿瘤细胞的增殖处于隐蔽状态,不易引起重视。放疗过程中存在肿瘤细胞加速再增殖主要有以下 3 方面的依据:a.肿瘤放疗后复发的时间;b.分段放疗与连续放疗的疗效;c.肿瘤控制剂量与总疗程时间。

近年来一些资料表明在 NSCLC 放疗中存在明显的时间-效应关系,在不能手术切除的局部晚期 NSCLC 高剂量根治性放疗中,疗程中断患者的局部控制率明显低于连续完成治疗者。尤其是在超分割放疗的患者,疗程中断超过 5d 患者的 2 年和 5 年生存率分别为 13% 和 3%,远低于按计划完成治疗者的 24% 和 10%。Komaki 等分析 85 例肺上沟瘤放疗的资料,发现接受分段放疗患者的 2 年局部控制率为 18%,明显低于接受连续放疗患者的 50%。

目前尚无有效的实验方法直接测定放疗过程中肿瘤细胞的增殖状态,也没有一个有效的细胞动力学指标能够单独地准确预测肿瘤细胞在放疗过程中的增殖状态。现已能用流式细胞技术测定人类肿瘤的潜在倍增时间,但其预测肿瘤细胞增殖状态的作用尚有争议。

(2)超分割放疗:超分割放疗的基本原理是使用较小的分割剂量,在不增加后期反应组织损伤的基础上提高总剂量,使肿瘤受到更高生物效应剂量的照射。超分割放疗的益处还包括增加细胞周期再分布的机会和降低细胞杀灭对氧的依赖性,从而提高了肿瘤的放射敏感性。由于早期反应组织和肿瘤一样具有较高的 α/β 值,在肿瘤杀灭效应提高的同时,急性反应不可避免的有所加重。

临床 Ⅰ/Ⅱ 期试验显示超分割放疗提高了 NSCLC 的疗效。傅深等的临床 Ⅲ 期试验显示 54 例 Ⅲ 期非小细胞肺癌超分割放疗的 2 年局控率和生存率分别为 27.8% 和 31.3%,51 例常规放疗分别为 12.5% 和 6%;超分割放疗急性放射性食管炎发生率较高,后期损伤两组无差异。

(3)加速超分割放疗:加速超分割放疗的基本原理是缩短总疗程时间以克服疗程中肿瘤细胞加速再增殖,同时降低分割剂量以保护后期反应组织。在分次间隔时间足够长的前提下,总疗程时间与后期放射损伤的关系不大,急性反应由于周剂量增加而明显加重,因而成为这种分割方式的剂量限制性因素。目前正在研究和应用的 5 种加速超分割放疗方式采用了不同手段来保证急性反应不致过重。这 5 种方式包括

①连续加速超分割放疗(CHART):每次 1.5Gy,每天照射 3 次,连续治疗 12d(周末不休息)(54Gy/36 次,12d)。这是目前疗程最短、周剂量最高的分割方案。试图在肿瘤加速再增殖尚未开始或程度较轻时结束治疗,同时降低总量以减轻急性反应。

②同期小野加量加速超分割放疗(CBHART):在大野(包括原发灶和淋巴引流区)照射的某一时期加用小野(仅包括临床肿瘤灶)。疗程缩短限于临床肿瘤,通过减少加速放疗中正常组织的受照体积来减轻急性反应。

③分段加速超分割放疗(SCHART):总疗程短于常规放疗,疗程中插入休息时间以减轻急性反应。

④后程加速超分割放疗(LCHART):有资料显示肿瘤加速再增殖主要发生在后半疗程。因此,疗程前半段采用常规分割,后程缩野加速超分割照射,同时前半段常规放疗可刺激早期反应组织加速增殖,有利于后程耐受加速放疗。

⑤逐步递量加速超分割放疗(EHART):分割剂量逐步递增,周剂量逐渐增加。符合疗程中肿瘤细胞加速再增殖逐步加重的趋势,同时有利于早期反应组织耐受较高剂量的照射。

临床 Ⅰ/Ⅱ 期和 Ⅲ 期试验结果均显示超分割和加速超分割放疗提高了 NSCLC 放疗的疗效。但是,超分割和加速超分割放疗的急性放射反应明显重于常规放疗,每日剂量不应大于 4.8Gy。对于强烈的短疗程方案,急性反应是主要的剂量限制因素。后期反应组织放射损伤与分割剂量大小密切相关,两次照射至少

应间隔 6h。

2.三维适形放疗

目前常规应用的二维设计的放疗技术存在较明显的缺陷,即未能最大限度地将剂量集中到病变(靶区)内,而使周围正常组织和器官受到较高剂量的照射,从而局控率不高,正常组织损伤较重。1959 年,日本学者 Takahasi 提出适形放疗的概念,即高剂量区分布形状在三维方向与病变(靶区)的形状一致,正常组织受量显著减少,因而称为三维适形放射治疗(3DCRT)。在肺组织能够耐受的范围内,利用这一技术可以给予肿瘤区 70~80Gy 甚至更高剂量的照射。1993 年开始用于临床的 IMRT 技术使三维适形放疗有了更进一步的发展。三维适形放疗在几何上限制了治疗射线束的截面形状,使其由射野视角方向的投影与靶区轮廓一致,如此采用多线束治疗可以得到较好的剂量体积分布。但是如果病灶与周围正常组织或危险器官在立体上难以分离,甚至包裹必须保护的正常组织时,对射线束强度的调制,即调强则可能是唯一能够对该重要器官提供保护的方法。IMRT 的基本原理来自 CT 成像的反思维:自 CTX 线球管出来的均匀射线束经过人体后变成了强度不均匀的射线束。因而如果给予一个强度不均匀的射线来照射,则出射线就可能是均匀的。IMRT 的关键是在照射野内给出强度变化的射线进行治疗,加上使用多野照射,就能得到适合靶区立体形状的剂量分布,而且对靶区要求的剂量强度也可以"适形"。

适形放疗尤其是 IMRT 是放射治疗历史上的一个重大进步,由于它的适形性好,因此能明显增加肿瘤放射剂量,提高疗效,同时有效地保护周围正常组织,减少了放射并发症。目前普遍认为 IMRT 是 21 世纪放疗技术发展的方向。

3.质子射线放疗

带电重粒子在介质中运动的开始阶段,能量损失较小,而在接近其射程终末时,能量突然发生大量释放,在该处形成陡峭的电离吸收峰,称为 Bragg 峰,并在达到该电离吸收峰的最高值时,由于能量几乎全部损失而静止。粒子射线的深度剂量曲线分布特性显示,在其大部分射程内近似恒定剂量(坪段剂量),在其射程末端出现一明显的 Bragg 峰,峰值剂量为坪段剂量的 3~4 倍,并在达到峰值后迅速截止。质子射线的生物学效应与常规低 LET 射线相近,相对生物效应为 1.1。所以光子射线治疗的临床经验完全可以用于质子治疗。

质子射线放疗开始于 20 世纪 50 年代,在近些年里有了较大发展,主要归因于高能加速器的发展,出现了专为医用的质子放疗系统。由于质子射线的 Bragg 峰,加上适形调强放疗,使其放疗的适形性优于迄今所有的放疗方法。因此能显著提高肿瘤放射剂量,有效保护周围正常组织。肿瘤局部控制明显改善,放射损伤减少。Yenemoto 用质子射线治疗 28 例早期 NSCLC,3 年生存率达 51%。质子射线放疗在 21 世纪将会得到发展,然而该系统价格昂贵,在近期内不可能广泛应用。

4.近距离放疗

近距离放疗是将放射源直接贴敷于肿瘤表面或插植于肿瘤中心,其物理剂量分布的特点是近源处剂量很高而随着离源距离的增大,剂量迅速跌落。因而可以给予肿瘤部位非常高的放射剂量,而对周围正常肺的放射剂量较低。但这种剂量分布特点同时也是其致命的缺点:靶区内放疗剂量分布极不均匀。若以距施源管中心 0.5cm 处的剂量为 100%,则在距施源管中心 1.0cm、1.5cm 和 2.0cm 处的剂量分别为 25%、11% 和 6%。因而近距离放疗只能用于支气管腔内的肿瘤,对已向支气管腔外浸润的肺癌,仅适用于直径 <2~3cm 的肿瘤。

近年来,使用较多的是支气管腔内近距离放疗(EBT)。EBT 方法是由纤维支气管镜引导插入 1.7~2mm 直径的施源管,将放射性微粒源送达肿瘤部位进行计算机遥控治疗。EBT 主要用于以下几种情况:支气管腔内的肿瘤引起的管腔阻塞,导致支气管远端的阻塞性肺炎、肺不张、肺实变。用低剂量率放射源照射后的临床症状缓解率在50％～80％。高剂量率放射照射后为60％～90％。然而多数临床报道没有显示患者的中位生存期延长,但患者的临床症状减轻,生存质量改善。另一种情况是用于外放射后有较小残留病灶的患者,作为一个局部加量照射方法,但是残留病灶必须<2～3cm。EBT的主要并发症有:大出血、放射性肺损伤、瘘管形成(气管胸膜瘘、气管纵隔瘘、气管食管瘘)。

综上所述,对于不能手术的局部晚期NSCLC的放射治疗,常规分割放疗疗效不尽如人意,但目前仍是这一病变类型的标准放疗方法;非常规分割放疗显示出令人鼓舞的前景,但最佳的时间-剂量-分割方式及其适用范围有待进一步确认;适形放疗和质子放疗是21世纪放疗技术发展的方向。在照射靶区方面主要的变化趋势是治疗靶区较前适当缩小但更强调"适形"。在剂量方面一是通过改变分割方式提高肿瘤的生物效应剂量,二是通过适形放疗和质子放疗提高肿瘤的物理剂量。

二、小细胞肺癌的放射治疗

小细胞肺癌(SCLC)是来自神经内分泌系统的肿瘤,生物学行为显著不同于NSCLC,表现为生长快、倍增时间短、分裂指数高、常早期出现远处转移,对放疗和化疗敏感。临床上将其作为一个独立的全身性疾病对待,一般根据病变进展的情况分为局限期和广泛期。广泛期小细胞肺癌的治疗以全身化疗为主,局限期则采用化疗结合放疗或手术的综合治疗。

(一)局限期小细胞肺癌的放射治疗

放疗是SCLC的重要治疗手段。Meta分析显示与单纯化疗比较,放疗(40～50Gy,常规分割)＋化疗可将局部控制率提高25％～30％,将生存率提高5％～6％。之后的多项研究发现,化、放疗同步治疗的疗效优于序贯治疗及单一治疗方法,但其不良反应亦相应增加。现大多数研究认为,依托泊苷、顺铂(EP方案)是较好的同步治疗方案,其与胸部放疗联合应用的毒性反应可耐受,且并不影响药物或放疗剂量。

1.同步放化疗的理论依据

包括以下几点。

(1)可降低发生转移的概率:实验研究发现随着肿瘤体积的增长,肿瘤细胞可很快获得转移能力,而SCLC细胞具有较快的增长速度以及较强的转移能力,因此尽早杀灭较多的肿瘤细胞应是降低转移概率的最好办法。

(2)可降低化疗耐药的概率:有研究认为,肿瘤细胞对化疗药物耐药是一个随机发生的基因突变过程,其发生概率与分裂细胞总数呈正相关,所以尽快地降低肿瘤负荷可减小耐药的发生概率。

(3)可降低放疗耐受的概率:新辅助化疗可能会引起DNA修复能力增强,从而使肿瘤细胞获得放疗耐受性,而同步放化疗可减少此种情况的发生。

(4)减少加速再群体化:动物模型发现,治疗后肿瘤细胞增长速度加快,当治疗时间延长时,为达到同样疗效需提高总治疗剂量。早期同步进行放化疗可较快地杀灭肿瘤细胞,减少再群体化的发生。

因此,目前对于LSCLC的治疗,已基本达成共识,即:在患者能够耐受的情况下,化疗(EP方案或其他含铂类、VP-16方案)、放疗同步治疗疗效最佳。但对于放疗的应用时间、放疗靶区、剂量及分割方式,尚存在一定的争议。

2.同步放疗的应用时间

加拿大国立肿瘤研究所(NCIC)发现,早期同步联合EP方案化疗与放疗明显优于晚期同步治疗者。其他对比早期与晚期同步放化疗疗效的随机试验结果不尽相同,部分研究并未发现早期同步治疗的疗效显著优于晚期治疗,但其晚期同步治疗的 5 年生存率仅为 10％左右,远低于 NCIC 研究中早期同步治疗 20％～30％的 5 年生存率。

早期同步放疗可显著提高近期疗效。亚组分析发现,对超分割放疗或含铂类化疗者,早期同步放疗的优势更为明显。最近的 Meta 分析发现,如以初次化疗后 30d 内开始放疗作为早期同步放疗的定义,对于应用了含铂方案的患者或放疗总疗程少于 30d 者,早期同步放疗可显著提高患者的生存率。当放疗总疗程少于 30d,同步应用含铂类化疗方案时,早期同步放疗可明显提高患者长期生存疗效。

3.放疗靶区

传统的放疗定位多在模拟定位机下完成,虽较简便快捷,但无法详细获知各具体器官的剂量分布。而根据 CT 定位进行的三维适形放疗可准确地勾画靶区,了解靶区和危及器官的具体受量,从而给以优化的治疗方案,应作为 SCLC 的标准放疗方式得到广泛开展。传统的放疗靶区包括大体肿瘤体积(GTV)、同侧肺门、双侧纵隔及双侧锁骨上淋巴结区,但随着强效化疗药物的应用,靶区范围已较前缩小,最近的研究倾向于靶区仅限于 GTV 外放 2cm。较小的靶区范围可降低放疗的不良反应并有助于提高放疗、化疗的剂量,但目前尚无随机对照临床试验比较其与传统靶区在治疗效果上的差异。通过回顾性研究,Tada 发现 N_2 及 N_3 患者的上纵隔及锁骨上区边缘复发较多,而 N_0 及 N_1 患者的边缘复发较少,因此建议适度增大前者靶区的上界,而对于后者则可较安全地缩小放疗靶区。另外,对于化疗后肿瘤缩小的患者,靶区勾画的参考标准亦有争议。SWOG 的前瞻性研究将化疗后取得部分缓解的患者随机分为两组,一组以化疗前肿瘤区域作为靶区,另一组以化疗后缩小的肿瘤作为靶区,随访发现两组患者的局部复发率并无显著差异。因此,对于化疗后部分缓解患者,放疗靶区多选择化疗后瘤区。但对于化疗后完全缓解者,放疗靶区多为化疗前受累的淋巴引流区域。

4.放疗总剂量

目前对于 LSCLC 的放疗总剂量,仍有较多争论。现多应用常规分割方式照射,即每日 2Gy,每周 5 次。总剂量多为 45～55Gy。有回顾性研究发现,当总剂量由 30Gy 升至 50Gy 时,局部复发率可由 79％降至 37％,而当剂量在 40～50Gy 时,其局部复发率与 30Gy 无明显差异。因此,总剂量＞50Gy 可能较＜50Gy 获得更好疗效。有研究认为,常规分割条件下,最大耐受总剂量可达 70Gy。对于高剂量放疗,尚需进一步行随机对照研究。

5.放疗分割方式

因 SCLC 具有加速再群体化的特点,理论上,低分割或加速超分割放疗的疗效应优于常规分割。有报道显示,低分割或加速超分割放疗的中位总生存期可超过 20 个月。

(二)广泛期小细胞肺癌的放射治疗

大多数 SCLC 患者确诊时即为广泛期,往往同时有多脏器的转移,主要累及骨、肝、肾上腺、脑等,其预后很差,未经治疗的广泛期患者中位生存期仅 6～12 周。其治疗以化疗为主,并可根据患者的具体情况,予以局部放疗,以减轻症状、减小肿瘤负荷。靶区可包括原发灶及纵隔淋巴结、脑转移灶、骨转移灶等。有学者报道,对于 SCLC 患者,单纯化疗的中位生存期为 6 个月,1 年、2 年生存率分别为 28.9％和 7.8％。而化疗辅助放疗组中位生存期为 11 个月,1 年、2 年生存率分别为 52.8％和 19.7％;相当一部分 ESCLC 患者有呼吸困难、上腔静脉压迫综合征、骨转移疼痛及脑转移、颅内压增高的相关症状,经过放疗后症状缓解率可高达 70％～80％。因此放射治疗可起到延长一定的生存期、缓解症状、改善生存质量的作用。

(三)预防性脑照射

约 10％的小细胞肺癌患者在初诊时被发现有肿瘤脑转移,另外有 20％～25％的患者在随后的一生中被发现有脑转移,随着生存期的延长脑转移发生的可能性增高。在没有对中枢神经系统进行抗肿瘤治疗的情况下,小细胞肺癌 2 年生存患者发生脑转移的可能性高达 50%～80%。65% 的小细胞肺癌患者尸解病例被发现有脑转移。因为脑转移有时候是完全缓解患者的唯一复发部位,而且脑转移发生后通常使患者丧失能力,所以为了减少它的发生,自 20 世纪 80 年代以来预防性脑照射(PCI)已被经常应用。

曾有数项回顾性研究,认为 PCI 与放疗后神经系统及智力损伤有关。但这些研究多缺乏放疗前的基线数据,且未能考虑同步化疗、年龄、疾病等因素的影响。PCI 后的智力损伤可能与身心状态欠佳有关。癌症与白血病协作组 B(CALGB)的一项研究分析了 347 例接受 PCI 患者的情况,这些患者都接受了同步化疗。通过与治疗前基线数据比较,发现治疗后患者情绪状态未受明显影响,但认知能力较前下降,表明 PCI 与同步化疗对智力具有明显的不良反应。

接受 PCI 患者的脑 CT 及中枢神经系统异常的发生率显著高于没有接受 PCI 的患者,脑 CT 扫描显示异常变化,普通体检不容易发现神经系统症状和体征,许多症状通过神经心理学检查才能被发现,只有少数患者有明显症状。脑 CT 异常虽然最终会稳定,但是在治疗结束后的几年内异常变化会加重。神经系统异常改变在 PCI 加同期大剂量化疗或每次放疗 4Gy 的患者最为严重。

目前关于 PCI 的总剂量和分割方式尚无定论。大多数研究的 PCI 总剂量在 30～36Gy,分割剂量 2～3Gy。Meta 分析发现,当总剂量在 36～40Gy 时,脑转移发生率可减少 73%;而 30Gy 可减少 68%;24～25Gy 可减少 48%;8Gy 的总剂量仅可降低 24% 的脑转移发生率,但总剂量并不影响总生存期。另一项研究发现,当 PCI 的总剂量在 20～35Gy 范围内时,剂量与脑转移的预防效果几乎为线形相关。一般认为,为防止发生迟发性脑损伤,单次分割剂量应低于 3Gy。也有研究认为,加速超分割 PCI(30～36Gy,每次 1.5Gy,每日 2 次)疗效较好,且无明显不良反应。目前放疗肿瘤协作组正在进行加速超分割 PCI 的 Ⅱ/Ⅲ 期随机试验(RTOG0212)。关于 PCI 的应用时间,现也并不统一。大多数研究认为应在获得 CR 后进行 PCI,但不应晚于化疗开始后 6 个月。

现在正在进行更多的临床随机研究,对治疗后完全缓解患者加或不加 PCI,这些研究对 PCI 的毒性反应及 PCI 对生存期的影响将会提供更加明确的资料。在这些研究没有完成及发表以前,有专家认为可参照以下的指导原则给予 PCI:①PCI 仅给予完全缓解患者;②每次放疗剂量 2～3Gy,2～3 周内完成,总剂量 24～30Gy;③PCI 不应该在化疗的同一天给予,放疗与化疗的间隔应尽量延长,例如在全部化疗结束后进行。

总的来说,目前评测 PCI 不良反应的研究尚需进一步排除以下因素对神经系统的影响:治疗过程中的抑郁、焦虑情绪、年龄、吸烟、副肿瘤综合征及脑内微转移灶等。根据现有研究结果,为减少晚期神经毒性,PCI 治疗应避免同步化疗,并应使单次分割剂量<3Gy。

(四)肺癌放射治疗的并发症

1.放射性肺损伤

(1)急性放射性肺炎:肺组织受照 25～30Gy 后,呈现急性渗出性改变,病理检查可见毛细血管内皮细胞肿胀、空泡化,血栓形成,肺实质和间质充血,肺泡水肿,胶原纤维肿胀,炎性细胞浸润,肺泡上皮细胞脱落,蛋白性物质渗出。在此阶段多数患者不产生症状,若合并感染即产生与普通肺炎类似的症状。这些急性改变在数周或数月后逐渐消失。

急性放射性肺炎的临床症状多出现在放疗开始后的 1～3 个月。早期的临床症状为低热、干咳、胸闷,较严重尤其是合并感染者有高热、气急、胸痛、咳痰,有时有血痰。体检可闻及啰音,有肺实变表现。部分患者有胸膜摩擦音和胸腔积液临床表现。较严重者出现急性呼吸窘迫,甚至导致肺源性心脏病死亡。度过急性期后,则将经历一个逐步发展到肺纤维化的过程。

肺放射后多数会出现影像学改变,即使在没有临床症状的患者也会出现。所以影像学检查发现肺异常改变的比例明显多于有临床症状者。急性放射性肺炎在常规 X 线胸片显示为弥漫浸润样改变,这些改变的分布与放射野的形状一致。胸部 CT 检查通常的改变为肺密度增加。由于 CT 在区别肺的密度方面比 X 线胸片更敏感,而且能显示出放射剂量越高,肺密度增加越明显的关系。因而更常被用于诊断肺的放射损伤。

急性放射性肺炎的治疗以抗生素和肾上腺皮质激素为主,必要时给予支气管扩张药和吸氧等对症处理。皮质激素的用量要大,10～20mg/d,连续使用 4 周左右,然后逐步减量。骤然停药会引起肺组织潜在放射损伤的表达,使放射性肺炎的症状出现反跳。

(2)后期放射性肺纤维化:放疗 3 个月后,肺放射性损伤的改变主要是逐步发展的纤维化。肺泡间隔有弹性纤维和胶原沉积使之增厚。肺泡缩小塌陷,代之以纤维结缔组织。血管壁上也有胶原沉着,血管壁增厚使管腔狭窄、阻塞。肺的放射性纤维化进展较缓慢,呈隐匿发展。在放疗 1～2 年后趋于稳定。

大多数患者无明显临床症状,或仅有刺激性咳嗽,少数患者有临床症状,特别是那些急性放射性肺炎较严重的患者,表现为气急、运动能力下降、端坐呼吸、发绀、慢性肺心病、杵状指。

肺受放射后,大多数患者的影像学检查中会出现肺的后期放射改变。放疗后 1～2 年,在胸部 X 线上出现肺纤维化的表现,在肺的放射高剂量区有致密阴影,伴纤细的条索状阴影向周围放射。上述表现与放射野的形状基本相似,但也可超过原放射野的大小。肺纤维化的形状和放射野的一致性远不如急性放射肺炎时的表现,肺纤维化的另一个明显改变是肺呈局部收缩状态,即以放射野为中心收缩,使纵隔、肺门移位,横膈上抬。局部肺的纤维化使其余肺有不同程度的代偿性气肿,受照胸膜可出现增厚。有时肺纤维化造成的阴影和肿瘤的局部复发很难鉴别。MRI、PET 和 SPECT 有助于鉴别肺纤维化和肿瘤复发。

肺放射性纤维化尚无有效的治疗方法,重在预防,即在给予肿瘤高剂量照射的同时,尽可能避免和减少对正常肺组织的照射。

(3)与放射性肺损害有关的因素

①放射方面的因素:依据正常组织对放射损伤反应的规律,一般把它们分为急性放射反应组织和后期放射反应组织。急性放射反应组织的生物学特性是这些组织在不断地更新,有较强的增殖能力,其放射反应出现在放疗过程中。而后期放射反应组织多数是那些已经丧失了增殖能力的组织,其放射反应出现在放疗结束以后的不同时期里。放射反应的严重程度或损害大小与受照体积、放射总剂量、分割剂量、两次照射的间隔时间和照射总时间这 5 个因素密切相关。肺属于后期放射反应组织,它对放射损伤的反应形式基本遵循后期放射反应组织的反应规律。

②其他因素。a.年龄:儿童的肺放射耐受性比成年人的肺更差,而且照射儿童的肺必定使胸廓受照射,因而放射不但造成肺纤维化,还使胸廓的生长发育受影响,从而使肺功能的受损更明显;b.照射前肺功能状态:老慢支和肺气肿等慢性阻塞性肺病都使肺的放射耐受量降低,这些患者除容易产生急性放射性肺炎和肺纤维化外,由于肺功能的储备有限,因而若照射同样量的肺体积,正常的肺能耐受,而慢性肺病的患者就不能耐受;c.全身性疾病:血管硬化和糖尿病所致血管损坏会使肺的放射耐受下降;d.合并化疗:放疗的同时合并化疗会降低肺的放射耐受性,特别是使用对肺有毒性的化疗药物,如博来霉素、环磷酰胺、异环磷酰胺、丝裂霉素、长春新碱、多柔比星,亦有报道同时使用干扰素也可能使肺的放射损伤增加;e.肺照射部位:肺底部放射耐受性比肺尖部差。

2.放射性食管损伤

放射性食管损伤有两种表现形式,即早期的急性放射性食管炎和后期的放射性食管损伤。急性放射性食管炎是胸部肿瘤放疗中常见的急性反应,特别在超分割放疗或加速超分割放疗中的发生率更高,

70%～80%的患者出现RTOGⅡ级以上的食管炎。其机制与皮肤急性放射性反应相似,是放射损害了迅速增殖的黏膜上皮生发层细胞所致,一般出现于放疗开始后的2～3周。患者出现进食疼痛、胸骨后疼痛或烧灼感。合并化疗患者的食管炎出现更早,发生率更高,程度更严重。放疗结束后这些症状多可自行消失。食管炎的治疗为对症治疗,可用黏膜表面麻醉药,嘱患者进软食,避免酸、辣等刺激性食物。症状严重不能进食者应给予鼻饲和静脉营养。后期放射性食管损伤很少见,主要是食管狭窄、放射性溃疡、食管气管瘘和瘘管形成。

3.放射性脊髓损伤

早期的放射性脊髓反应主要表现为Lhermitte's征,在常规放疗中的发生率为10%～15%,这是一种脊髓的亚急性放射损害,潜伏期1～10个月。患者在低头时出现背部自头向下的触电感,放射到双足跟,多为一过性。若脊髓放射剂量在耐受剂量(45Gy/10cm脊髓)以内,则患者的上述症状数月后自行消失,不需任何治疗。

放射性脊髓病是脊髓的后期放射性损伤,发生在放疗1年以后。由放射对少突神经胶质细胞和毛细血管的损伤引起,产生神经脱髓鞘等退行性变,严重者有脊髓白质坏死等。临床上脊髓炎表现为横断性脊髓损伤,严重者出现截瘫,瘫痪平面与受照射脊髓段所支配部位一致。

放射性脊髓病是不允许出现的放射性损伤,一旦发生,无有效治疗方法。因此,设计和执行放疗计划时,必须保证脊髓受照射剂量在其耐受范围以内。

4.其他放射性损伤

(1)心脏损害:这是放射对心肌细胞本身或心包等的损伤引起。临床表现为心包积液、心包积血、缩窄性心包炎和心肌病。合并化疗会增加其发生率,在胸部放化综合治疗中一般不应使用多柔比星。

(2)臂丛神经损伤:肺尖癌或锁骨上区淋巴结转移时做高剂量照射引起。照射50Gy以内一般不发生。

(3)放射性肋骨骨折:发生于放疗数年后,表现为放射野内多根肋骨骨折,一般无症状,不需处理。

(陈亚琳)

第十节 肺癌的靶向治疗

近年来随着肺癌分子机制的深入研究,以表皮生长因子受体(EGFR)为靶点的靶向治疗在晚期NSCLC治疗方面取得了巨大进展。

一、以表皮生长因子受体为靶点治疗的理论基础

表皮生长因子受体(EGFR)又称ERBB1或Her-1,属于受体酪氨酸激酶ERBB家族。ERBB家族包括四个成员:EGFR(ERBB1或Her-1)、Her-2(ERBB2)、Her-3(ERBB3)和Her-4(ERBB4)。EGFR分为细胞外的配体结合结构域,疏水的跨膜结构域和细胞内的酪氨酸激酶结构域。EGFR与EGF、转化生长因子α(TGFα)或神经生长调节因子等配体结合后,形成同源二聚体,有时也可与ERBB家族其他成员形成异源二聚体,使细胞内的5个酪氨酸残基自身磷酸化,活化Ras-Raf-MAPK、ERK1、ERK2、PI3K-AKT、JNK等信号传导途径,引发基因转录、蛋白质翻译、DNA合成,促进细胞增殖、迁移、黏附、血管新生和凋亡抑制。已知62%的NSCLC过表达EGFR,而且多数NSCLC的癌组织表达EGF、TGF-α等配体,另外10%欧美人NSCLC以及30%亚裔中存在EGFR基因的突变,这种自分泌环路或组成性活化是小分子酪氨酸激酶

抑制药和抗 EGFR 单克隆抗体治疗 NSCLC 的理论依据。EGFR 酪氨酸激酶抑制药目前根据与 EGFR 结合的可逆性、特异性分为两代。

二、第一代 EGFR 酪氨酸激酶抑制药

1. 吉非替尼和埃罗替尼单药治疗 NSCLC 的疗效及预测因素

在吉非替尼 II 期临床研究 IDEAL1 中,吉非替尼二线或三线治疗进展期 NSCLC,250mg/d 治疗剂量组和 500mg/d 治疗剂量的 ORR 分别为 18.4% 和 19.0%;症状改善率为 43% 和 37%,MS 为 7.6 个月和 8.0 个月。在 IDEAL2 研究中,吉非替尼用于三线或三线以上治疗进展期 NSCLC,250mg/d 和 500mg/d 治疗组的 ORR 分别为 11.8% 和 8.8%,MS 分别为 6.1 个月和 6.0 个月。IDEAL1 和 IDEAL2 研究表明吉非替尼 500mg/d 与 250mg/d 的 ORR 无显著差别,进一步分析发现 IDEAL1 的 ORR 高于 IDE-AL2 的原因在于前者病例中包含 50% 日本人,而日本人的 ORR 达 27.5%,明显高于欧美人种(IDEAL1 和 IDEAL2 试验中均约 10%)。随后进行的与安慰剂随机对照的 III 期临床研究 ISEL 发现尽管吉非替尼治疗组的 ORR 为 8%,与对照组比较有统计学意义,但两组 MS 分别为 5.6 个月和 5.1 个月($P = 0.11$),无统计学意义,而且亚组分析发现腺癌的治疗组和对照组 MS 分别为 6.3 个月和 5.4 个月($P = 0.07$),也无统计学意义。因而 2005 年 6 月 FDA 调整吉非替尼的适应证为已经接受吉非替尼治疗且正在获益的进展期 NSCLC 患者,以及正在参加临床研究的使用者。Chang 等进一步分析 ISEL 实验发现亚裔人治疗组和对照组的 MS 分别为 9.5 个月和 5.5 个月($P = 0.01$),TTP 分别为 4.4 个月和 2.2 个月,而不吸烟者 MS 为 8.9 个月,明显长于吸烟者的 6.1 个月($P = 0.01$),就病理类型而言,腺癌获益尤为明显。Satouchi 等分析 221 例日本 NSCLC 患者后发现吉非替尼治疗的优势人群为腺癌、不吸烟、女性、好的 PS 评分及存在 EGFR 突变患者。2007 年 9 月 5 日公布的 II 期临床研究 INTEREST 中,1466 例一线治疗无效的进展期 NSCLC 患者随机分为吉非替尼组和多烯紫杉醇组,结果显示吉非替尼组的生存期不差于多烯紫杉醇组,而耐受性和生活治量优于多烯紫杉醇组。提示吉非替尼可以作为进展期 NSCLC 二线治疗的一个新的选择。

埃罗替尼 I 期临床研究确定最大耐受剂量为 150mg/d,这可能是由于埃罗替尼与表皮生长因子受体的亲和力强于吉非替尼。埃罗替尼 II 期临床研究中,57 例先前含铂类化疗无效的进展期 NSCLC 患者接受 150mg/d 治疗,2 例(3.5%)CR,5 例(8.8%)PR,20 例(35.1%)SD,MS 为 8.4 个月,1 年生存率为 40%。53 例进展期 NSCLC 患者接受埃罗替尼作为一线治疗,6 周时 ORR 为 22.7%,疾病稳定率(DCR)为 30.1%。80 例年龄 ≥ 70 岁的进展期 NSCLC 患者,埃罗替尼一线治疗后 8 例(10.0%)达 PR,33 例(41.3%)疾病稳定 ≥ 2 个月,MS 为 10.9 个月,1 年和 2 年生存率分别为 46% 和 19%。埃罗替尼和安慰剂随机对照的 III 期临床研究 BR21 中,入组的 731 例进展期 NSCLC 患者先前已接受过一线(50%)或二线(50%)化疗,2:1 随机分为埃罗替尼 150mg/d 或安慰剂。埃罗替尼组的 ORR 为 8.9%,安慰剂组 < 1%($P < 0.001$)。埃罗替尼组的 MS 为 6.7 个月,安慰剂组为 4.7 个月($P < 0.001$)。埃罗替尼组的优势人群为腺癌、不吸烟、女性、亚裔人种以及 EGFR 阳性患者,而且对于男性、吸烟患者,埃罗替尼治疗组也优于对照组。埃罗替尼不仅能够延长患者的生存,也能改善肺癌相关的咳嗽、憋气和疼痛。

Janne 等研究发现 EGFR 基因突变与吉非替尼敏感密切相关,该基因突变在亚裔 NSCLC 中 25%~35% 存在,欧美人中 5%~15%,而 EGFR 基因突变主要发生在亚裔人、腺癌、不吸烟及女性患者中。EGFR 基因突变与吉非替尼疗效之间关系密切,而 EGFR 基因扩增与吉非替尼疗效之间的关系尚无定论。

通过对 BR21 的研究进一步分析发现,EGFR 基因突变与埃罗替尼的客观反应有关,但 EGFR 基因突变与埃罗替尼治疗后的生存期延长无关。EGFR 基因扩增与疗效之间的关系受检测方法的影响,毕竟单

纯检测 EGFR 基因扩增的方法如 FISH、RT-PCR 难以判断扩增的 EGFR 基因是否为突变型。

对于 PS 差不适宜化疗以及拒绝化疗的患者,吉非替尼一线治疗也有不错的疗效,ORR 在 7%～60%,疗效差异大与病例选择性有关。肺癌相关的症状通常在吉非替尼治疗 9～14d 改善,症状改善一般先于肿瘤控制,并常提示疾病控制。另外症状缓解但疾病无客观反应的患者 MS 为 9.7 个月,也长于无症状改善的 4.9 个月。

2.吉非替尼和埃罗替尼联合化疗治疗 NSCLC 的疗效

INTACT1 和 INTACT2 研究表明联合吉非替尼不能增加吉西他滨/顺铂及紫杉醇/卡铂的疗效,但 INTACT2 亚组分析发现腺癌接受吉非替尼维持治疗可能获益。有学者体外研究发现吉非替尼与化疗药物给药顺序影响疗效,先吉非替尼治疗后化疗药起拮抗作用,先给化疗后给吉非替尼起协同作用,后者可能与化疗促进凋亡及阻断肿瘤细胞在 G_2/M 期有关。

小剂量的 NVB 可以改善吉非替尼的 1 年无进展生存。TRIBUTE 和 TALENT 研究发现埃罗替尼联合紫杉醇+卡铂或吉西他滨+顺铂一线治疗 NSCLC,不能提高化疗的 ORR 和 MS,因而目前不推荐化疗联合埃罗替尼一线治疗 NSCLC。对 TRIBUTE 进一步分析发现,埃罗替尼联合化疗可以延长 EGFR 突变患者的 TTP,但不能改善总生存期,对于存在 K-Ras 突变患者,埃罗替尼降低化疗的有效性。

3.吉非替尼和埃罗替尼联合其他靶向治疗 NSCLC 的疗效

化疗联合 Bevacizumab 可以提高 NSCLC 治疗的有效性,而 EGFR 和 VEGFR 信号通路具有相互交叉,因而 EGFR 酪氨酸激酶抑制药联合 Bevacizumab 治疗 NSCLC 具有一定的可行性。Ⅰ/Ⅱ期含 40 例非鳞状细胞癌的进展期 NSCLC 临床研究显示:埃罗替尼 150mg/d,联合 Bevacizumab 15mg/kg,常见不良反应有轻一中度的皮疹、腹泻和蛋白尿,两者联合没有药代动力学方面的相互作用,ORR、SD、TTP 和 MS 依次为 20%、65%、6.2 个月和 12.6 个月。一项Ⅱ期临床研究将含铂类化疗无效的 120 例进展期非鳞状细胞癌 NSCLC 患者随机分为多烯紫杉醇/培美曲塞(Pemetrexed)联合安慰剂组、Bevacizumab 联合多烯紫杉醇/培美曲塞组以及 Bevacizumab 联合埃罗替尼组,3 组中分别有 24%、28% 和 13% 的患者因治疗相关不良反应退出研究,1 年生存期分别为 33.1%、53.8% 和 57.4%,Bevacizumab 联合化疗组和 Bevacizumab 联合埃罗替尼组与单纯化疗组相比,无进展/死亡风险分别为 0.66 和 0.72,3 组间无统计学差异,Bevacizumab 治疗组中 5.1% 的患者出现 5 度出血。结果表明:Bevacizumab 联合化疗或埃罗替尼组作为二线治疗时的 TTP 及 1 年生存优于单纯化疗组,Bevacizum-ab 联合埃罗替尼组的毒性低于化疗组。

Sorafenib 是一个 C-RAF、B-RAF、c-Kit、VEGFR-2、VEGFR-3、PDGFR-β 等多靶点受体酪氨酸激酶,目前已被 FDA 批准用来治疗进展期肾癌和格列卫耐药的胃小肠间质瘤,而且已被欧洲委员会批准用来治疗肝细胞肝癌。一项Ⅱ期临床研究发现 52 例难治性或复发的进展期 NSCLC 接受 Sorafenib 400mg id 治疗,可评估中的 51 例中 30 例(59%)稳定,其中 15 例(29%)肿瘤缩小,但无 1 例达 PR。达 SD 患者的 TTP 为 23.7 周,全部患者的 TTP 和 MS 为 11.9 周和 29.3 周,最常见的不良反应为腹泻(40%)、手足皮肤反应(37%)和疲劳(27%)。Ⅰ期临床研究证实 Sorafenib 400mg 2/d 联合吉非替尼 250mg/d 或埃罗替尼 150mg/d,不良反应可以接受,并且看到部分患者达到 PR 或 SD,相应的Ⅱ期临床研究正在进行中。

环氧化酶-2(COX-2)常在 NSCLC 中表达,抑制环氧化酶-2 可以降低 NSCLC 的生长,减少浸润,拮抗血管新生,促进淋巴细胞浸润。目前有许多 COX-2 抑制剂在进行临床研究。一项Ⅰ/Ⅱ期临床研究,采用 rofecoxib(COX-2 抑制药)联合吉非替尼 250mg/d 治疗铂类治疗复发的晚期 NSCLC,rofecoxib 可以耐受的剂量为 50mg/d,可评价疗效的 42 例患者中 1 例 CR,2 例 PR,12 例 SD,TTP 为 55d,MS 为 144d,主要不良反应为皮疹和腹泻。另外一项Ⅱ期临床研究采用 celecoxib(COX-2 抑制药)400mgBid 联合吉非替尼 250mg/d 治疗铂类治疗耐药的晚期 NSCLC,27 例患者中 2 例出现客观反应,TTP 为 2.2 个月,MS 为 4.6

个月,1例不吸烟女性患者的 TTP 超过 3 年。结果表明吉非替尼联合环氧化酶-2 抑制药的疗效与单用吉非替尼相当。

4.吉非替尼和埃罗替尼的机制与对策

NSCLC 对吉非替尼,和埃罗替尼存在高的原发耐药。尽管部分患者对吉非替尼和埃罗替尼敏感,但一般经过 7~12 个月出现继发耐药。目前研究发现 EGFR 的 20 外显子的插入突变与其他敏感突变相比差 100 倍,已知约 50% 吉非替尼和埃罗替尼获得性耐药患者存在 EGFR 第 20 外显子 T790M 突变,造成 EGFR 与吉非替尼和埃罗替尼结合能力的下降,也有少数患者携带该突变引起原发性耐药。而新近发现 G796A 突变可造成 EGFR 对吉非替尼和埃罗替尼的敏感性下降 50000 倍,也可能是造成吉非替尼和埃罗替尼耐药的原因。最近 Engelman 等研究发现 22 例获得性吉非替尼和埃罗替尼耐药的 NSCLC 中 4 例存在原癌基因 MET 的基因扩增,MET 通过 ERBB3(Her-3)途径活化 PI3K 造成吉非替尼和埃罗替尼耐药,抑制 MET 可以恢复吉非替尼耐药细胞系对吉非替尼的敏感性。另外也有研究认为 BCRP 表达以及 EGFR 的运输异常等可以造成吉非替尼和埃罗替尼耐药。

吉非替尼和埃罗替尼存在不完全交叉耐药。对于因 T790M 突变的 NSCLC 患者,有研究发现 2 代 EGFR 酪氨酸激酶抑制药 HKI-272 等有效,联合 rapamycin 效果更加明显。

5.吉非替尼和埃罗替尼的常见不良反应

吉非替尼和埃罗替尼常见不良反应主要为 1~2 度的皮疹和腹泻,吉非替尼较埃罗替尼少见;而间质性肺炎的发生率为 5%,主要发生在合并有肺纤维化的患者。吉非替尼和埃罗替尼治疗期间出现皮疹患者的疗效优于无皮疹者。皮肤毒性目前主张分为轻、中、重度。

(1)轻度:局部皮肤出现皮疹,症状轻,无双重感染,不影响日常生活。对于轻度皮肤毒性的患者,可以不处理,或局部予以氢化可的松或克林霉素(氯林可霉素)软膏,吉非替尼治疗剂量不应改变。

(2)中度:广泛皮疹,伴轻微瘙痒、皮肤触痛,轻微影响日常生活,无双重感染。对于此种患者,局部予以氢化可的松氯林可霉素或 Pimecrolimus 软膏,同时口服强力霉素或二甲胺四环素,吉非替尼治疗剂量不主张改变。

(3)重度:广泛皮疹,伴严重瘙痒、皮肤触痛,明显影响日常生活,潜在或已发生双重感染。对于重度皮肤毒性的患者,建议减少吉非替尼和埃罗替尼治疗剂量,其他治疗同中度皮肤毒性的患者,另外可以应用甲泼尼龙(甲基强的松龙),上述治疗 2~4 周后症状无明显改善,可停用吉非替尼和埃罗替尼。

三、第二代 EGFR 酪氨酸激酶抑制药

目前正在临床研究的第二代 EGFR 酪氨酸激酶抑制药很多,与靶点可逆结合的有:Lapatinib、Vandetanib(ZD6474)等;与靶点不可逆结合的有:Canertinib(CI-1033)、HKI272、EKB-569 等。

1.Lapatinib

是 EGFR 和 Her-2 双激酶抑制药,目前已被 FDA 批准用来治疗 Her-2 阳性赫赛汀治疗无效的晚期乳腺癌。

2.Vandetanib

是一个双激酶抑制药,主要抑制 VRGFR-2(KDR-2),对 EGFR 也有中度抑制作用。Ⅰ期临床研究发现 Vandetanib 的主要不良反应有皮疹、腹泻、高血压、无症状的 Q-T 波延长,最大耐受剂量为 300mg/d。

3.Canertinib

是一个不可逆的泛 ERBB 家族抑制药。最常见的不良反应是皮疹和腹泻。

4.HKI-272

是一个 EGFR 和 Her-2 的不可逆抑制药。Ⅰ期临床研究显示:HKI-272 最大耐受剂量为 320mg/d,常见的不良反应有腹泻、恶心、虚弱、纳差、呕吐、寒战和皮疹。部分吉非替尼或埃罗替尼耐药的 NSCLC 患者经 HKI-272 治疗 SD 达 6 个月。Ⅱ期临床研究正在进行中。

5.EKB-569

通过与 EGFR 共价结合,不可逆抑制 EGFR 的活性。研究发现 EKB-569 对吉非替尼耐药的 NSCLC 也具有活性。Ⅰ期临床研究显示:EKB-569 的最大耐受剂量为 75mg/d,剂量限制的毒性是 3 度的腹泻,其他常见的不良反应有皮疹、恶心、虚弱。

四、针对 EGFR 的单克隆抗体

针对 EGFR 的单克隆抗体目前正在临床研究的有爱必妥、Panitumumab、Matuzumab(EMD-72000)、Nimotuzumab(h-R3)、MDX-447、mAb806 等,其中爱必妥已被 FDA 批准用来治疗转移性结直肠癌和不能切除的头颈部鳞癌,而 Panitumumab 被 FDA 批准用来治疗难治性的转移性结直肠癌。

1.爱必妥

是一个人鼠嵌合抗 EGFR 胞外区的 IgG_1 单克隆抗体,比内源性的配体亲和力更强,结合 EGF 后促进 EGFR 内吞、降解,也可通过阻断 EGFR 抑制肿瘤细胞生长,另外可通过抗体依赖的细胞毒(ADCC)和补体依赖的细胞毒(CDC)介导的免疫效应细胞杀伤肿瘤细胞。Ⅱ期研究用爱必妥单药治疗复发的 NSCLC,66 例患者中 6 例 EGFR 阴性,ORR 为 4.5%,SD 为 30.3%,TTP 为 2.3 个月,MS 为 8.9 个月。另外一项Ⅱ期临床研究将 131 例初治的进展期 NSCLC 患者随机分为 2 组:吉西他滨＋铂类(顺铂或卡铂)联合爱必妥组,吉西他滨＋铂类组。爱必妥组和无爱必妥组的 ORR 率分别为 27.7% 和 18.2%;TTP 为 5.09 个月和 4.21 个月;MS 为 11.99 个月和 9.26 个月。爱必妥组 14.1% 出现严重的痤疮样皮疹,18.5% 因治疗相关不良反应退出治疗,无爱必妥组无一例出现痤疮样皮疹,10.6% 退出治疗。还有一项Ⅱ期临床研究采用 NVB＋DDP 联合爱必妥组一线治疗 EGFR 阳性的进展期 NSCLC,联合爱必妥组与单纯化疗组的 ORR 分别为 31.7% 和 20.0%;DCR 分别为 84% 和 67%;PFS 为 4.7 个月、4.2 个月;MS 为 8.3 个月和 7.0 个月,1 年生存率分别为 32% 和 26%。Ⅲ期 FLEX 研究表明,NVB＋DDP 联合爱必妥组与 NVB＋DDP 相比,可以延长 EGFR 阳性的进展期 NSCLC 的生存期。NEAR 研究初步的结果显示 13 例 3 期 NSCLC 患者采用爱必妥联合调强放疗,13 例患者中 10 例 PR,3 例 SD,PET 显示所有患者的标准摄取值(SUV)下降。

2.Panitumumab

是一个完全人源化抗 EGFR 胞外区的单克隆抗体,与 EGFR 具有高的亲和力,在人体具有很好的耐受性,不引起人类产生抗 Panitumumab 的抗体。Panitumumab 是一种 IgG_2 亚类抗体,因而不激发明显的 ADCC 反应。一项Ⅰ/Ⅱ期研究采用 Panitumumab 联合标准剂量的紫杉醇＋卡铂治疗 EGFR 阳性的进展期 NSCLC 患者,19 例中 1 例 CR,4 例 PR,最常见的不良反应是皮疹,出现率高达 80%。进一步的Ⅱ期临床研究将 166 例初治、EGFR 阳性的进展期 NSCLC 患者随机分为紫杉醇＋卡铂组和紫杉醇＋卡铂联合 Panitumumab 组,结果显示两组 ORR、TTP 和平均生存时间无统计学差别。

其他的针对 EGFR 的单克隆抗体目前多尚在Ⅰ或Ⅱ期临床研究中。

五、其他

除了上述的第二代 EGFR 酪氨酸激酶抑制药和 Sorafenib 外,目前正在临床研究的多靶点抑制药还有

许多,主要为:

1.Sunitinib

是 c-KIT、FLT-3、PDGFR 和 VEGFR 等多靶点受体酪氨酸激酶,目前已被 FDA 批准用来治疗进展期肾癌和格列卫耐药的胃小肠间质瘤。

2.Pivanex

是第二代组蛋白脱乙酰化酶抑制药。Ⅱ期临床研究结果显示:对于 47 例难治性、进展期 NSCLC 的患者,Pivanex 治疗后 3 例(6.4%)PR,17 例(29.8%)SD≥12 周,MS 为 6.2 个月,1 年生存率 26%。但随后进行的多中心、随机、对照的ⅡB 期临床研究中,因 Pivanex 联合多烯紫杉醇出现明显的不良反应而提前终止。

3.Bortezomib

是一种蛋白酶体抑制药,已被 FDA 批准用来治疗多发性骨髓瘤。SWOG 一项Ⅱ期临床研究结果显示:Bortezomib 联合吉西他滨、卡铂一线治疗 114 例进展期 NSCLC 患者,全部患者平均随访 13 个月,TTP 为 5 个月,MS 为 11 个月,1 年生存率 46%。最常见 3/4 度的不良反应有粒细胞减少(52%)、血小板减少(63%)和疲劳(13%)。进展期 NSCLC 患者生存期 11 个月,在既往的 SWOG 研究中还从未有过,Ⅲ期临床研究正在进行中。

4.其他

其他正在进行研究的靶向治疗有针对 HSP90 的 IPI-504,可能对吉非替尼和埃罗替尼耐药的 NSCLC 有效;RaPamycln 的类似物 Sirolimus 等。

(陈亚琳)

第十一节　支气管肺部其他恶性肿瘤

支气管肺部其他恶性肿瘤约占支气管肺部恶性肿瘤总数的 2.5%～3%。支气管肺部由多种组织组成,故恶性肿瘤的组织类型很多,按组织来源区分,由来自上皮细胞、血液系统细胞、肌肉与结缔组织、血管组织、神经组织和来源不明或混合细胞型六种。在我国胸外科临床实践中,肺肉瘤较为常见。这些恶性肿瘤的临床表现近似肺癌,主要靠病理检查确诊。

一、肺肉瘤

来源于肺肌肉和结缔组织的恶性肿瘤称肺肉瘤,包括纤维肉瘤、平滑肌肉瘤、骨骼肌肉瘤、脂肪肉瘤、软骨肉瘤、纤维组织细胞肉瘤。

【病理】

根据组织来源不同其病理改变各异。纤维肉瘤的光镜图像显示由长条状或梭形纵横交错排列的细胞构成,其间充满较丰富的网状纤维;平滑肌肉瘤可长自支气管和肺血管壁的平滑肌,光镜下见长条型细胞,两端较钝,可见小圆形或多形性细胞;横纹肌肉瘤有多形性,腺泡型和胚胎型,光镜下见多形性和巨细胞,胞质内可见明显的横纹;脂肪肉瘤由脂肪细胞组成,其圆形的细胞核居中,胞质内含有脂肪空泡;软骨肉瘤由片状软骨性瘤细胞组成,细胞核大,可见双核,核仁明显,血供少;纤维组织细胞肉瘤长自一些兼性纤维母细胞和组织细胞,此类肉瘤以梭形纤维母形细胞样细胞为主要成分,典型的可呈波纹状、圆形、多边形等异形组织样细胞也参与组成。

【临床表现和诊断分析】

肺肉瘤罕见，一般累及年轻病人，常有呼吸道症状，表现为咳嗽、咳血痰、胸痛和气短。X线胸片显示肺周边呈圆形、肺结节状巨块阴影，通常边缘清无毛刺，少数病例有空洞形成，肺门及纵隔较少发现肿大淋巴结。软骨肉瘤病例的瘤体内可见钙化影，它与平滑肌肉瘤一样，多为中央型，其他类型的肉瘤为周围型。

X线影像学检查是主要的诊断手段，发现肺部巨大的肿瘤影，影高度怀疑肺肉瘤。长自较大气管的肺肉瘤，可向气管腔内生长，呈息肉状。巨大的中央型肿块。平滑肌肉瘤和软骨肉瘤可经纤维支气管镜活检确诊。周围型肉瘤在CT引导下细针穿刺活检，可明确病理类型。由于肺肉瘤多不侵犯支气管，故痰细胞学检查或支气管镜检查阳性率较低。

【治疗要领】

早期病例，即使中央型肺肉瘤，也以手术治疗为主，根据病情作肺叶或全肺切除。肺肉瘤对化、放疗反应差。病人的预后与病理类型相关，纤维肉瘤和平滑肌肉瘤预后较好，但横纹肌肉瘤、软骨肉瘤、纤维组织细胞肉瘤预后较差，但都较肺癌的预后好。

二、淋巴细胞肉瘤和网状细胞肉瘤

原发于肺的淋巴肉瘤和网状细胞肉瘤均属于淋巴组织的恶性肿瘤，也有发现肺的继发淋巴细胞肉瘤和网状细胞肉瘤，但均属罕见。

【病理】

肿瘤主要侵犯支气管黏膜下组织和肺间质。长自肺门的恶性淋巴肿瘤沿支气管周围和血管周围的间质蔓延扩展，侵犯支气管壁，达其外周的肺间质，但支气管腔一般不被阻塞，被肿瘤累及的淋巴结一般为单个，不融合成团，大体标本切面呈白色或浅棕色，质地较硬，均匀，有弹性。

根据分化程度，淋巴细胞肉瘤分为淋巴母细胞型和淋巴细胞型；网状细胞肉瘤也分为未成熟型和成熟型（组织细胞型）。

【临床表现和诊断分析】

原发于肺的淋巴肉瘤和网状细胞肉瘤在早期均无症状，约50%病例作X线检查时才发现，在中、晚期，当瘤体压迫支气管黏膜，病人有咳嗽、咳血痰，胸痛和肩痛。纵隔型淋巴肉瘤常合并淋巴细胞白血病。肺的继发淋巴细胞肉瘤和网状细胞肉瘤的临床表现与霍奇金病相似。

原发于肺的淋巴肉瘤多位于上肺叶，X线胸片显示圆形、致密的阴影、边缘模糊，约25%淋巴肉瘤累及纵隔，而网状细胞肉瘤少见。由于肿瘤增大，常压迫或侵犯上腔静脉，引起上腔静脉梗阻综合征。少数病例因肿瘤侵犯上腔静脉壁，继发血栓形成，也可引起此综合征，甚至脑血管、腹腔内血管和下肢动脉栓塞并发症。无论是原发或继发的肺淋巴细胞肉瘤或网状细胞肉瘤只能经支气管镜穿刺活检确诊。在晚期痰细胞学检查也有一定价值，如发现颈部或锁骨上有肿大的淋巴结，可做摘除活检。

经各项检查对病变性质尚不明确的病例，可采用诊断性化疗和放疗。经治疗后，肿块阴影迅速缩小，而结节硬化型的霍奇金病含较多纤维成分，肿瘤阴影缩小较缓慢。

【治疗要领】

此两种肉瘤病变广泛，侵犯范围广，手术难以切净，肿瘤对化、放疗均较敏感，故一般不采用手术治疗。外科操作只用作纵隔穿刺活检或开胸活检，纵隔镜检查对某些病例也可明确病例类型。合并有上腔静脉梗阻的病例，为解除梗阻，可考虑姑息性切除大部分肿瘤和清除上腔静脉内的血栓，视病情作静脉搭桥术，以短期缓解症状,创造条件术后作化、放疗。

三、肺部转移瘤

肺脏有体循环和肺循环血运,其血管结构复杂,形成一巨大的网状,全身各脏器的恶性肿瘤,特别发展到晚期,其癌细胞或癌栓均可通过血行转移扩散,停留在肺部继续生长;颈部和纵隔的恶性肿瘤也可通过淋巴逆行转移至肺部;肺的原发恶性肿瘤还可通过血行和淋巴途径转移到同侧或对侧肺叶。本院常见的肺转移癌,多来自子宫绒毛膜上皮癌、结肠直肠癌和乳腺癌。通常肺转移癌为多发性病灶,但也有单个孤立结节的病例。

【临床表现和诊断分析】

在病变早期一般无症状,只有随诊或查体时发现。当肺广泛转移时,病人出现咳嗽、咯血和气短症状,如有胸膜转移,上腔静脉梗阻、癌性淋巴管炎,可出现相应的症状及明显的呼吸困难。

大部分肺转移癌病人有肺外肿瘤病史,但少数病例的肺部转移灶先于原发肿瘤被发现。X线影像学检查是主要的诊断手段,其形态学表现:①单个结节影:多来自消化道、子宫或肾脏的恶性肿瘤及骨肉瘤和神经纤维肉瘤;②多发性结节:可来自任何脏器的癌肿,如结节大小不一,可能已有多次转移;③微小转移灶常是绒癌转移;④癌性空洞多见于来自上皮的恶性肿瘤,例如头颈部癌肿或结肠癌;⑤合并气胸的转移癌多来自骨癌、滑膜肉瘤和下肢纤维肉瘤;⑥淋巴管型转移灶常显示肺内线型和结节网织状,一般来自乳腺癌、胃癌或胰腺癌;⑦腔内型转移癌可引起阻塞性肺炎,多由乳腺癌、直肠癌及肾癌转移;⑧棉絮状转移灶常来自绒癌。来自骨软骨肉瘤的肺转移可见钙化影。

痰细胞学检查对大部分血源性肺转移癌的阳性率均低,但对淋巴管型和支气管腔内型病灶的检出率可达50%。纤维支气管镜检查适用于多个较大的(>2cm)或多发性转移灶,特别是支气管腔内型病灶,其阳性率高达50%～60%。

胸部CT检查可准确发现转移病灶的数目及定位,PET检查进一步鉴别病灶的性质,还可作甲状腺核素扫描,肝癌查AFP,绒癌查HCG等均有助于判断原发灶的定位及肺转移灶的性质。要区别肺部转移与原发灶,只有做病理检查才能确诊。

【治疗要领】

肺部多发性转移癌是肿瘤晚期的表现。只能用与原发癌相似的化、放疗方案继续治疗;对单个转移病灶的病例,如无开胸手术禁忌证,应争取尽早手术,尽可能保守切除,以免再转移到另一肺叶,失去再次手术机会。90年代末,主张对肺转移癌,不论是孤立或单侧多发,还是双侧肺转移癌均应争取手术治疗,作肿瘤结节摘取、楔形切除或肺段切除。只要临床判断可以切除,就不必考虑转移癌的倍增时间和无癌时间,手术治疗后5年生存率可达30%。对多发性肺转移癌,用谢氏直接液氮冷冻技术,待肿瘤结节形成冰球后,再逐一切除。总结近20年的临床经验,其5年生存率已达28.0%。冷冻病例中无癌时间超过24个月的病例,其生存期较长。

(高　源)

第十二节　肺部良性肿瘤

一、乳头状瘤

为良性肿瘤,Mackenzie 在 100 多年前首先使用乳头状瘤一词,其最初认为是喉部的良性肿瘤。可表现为单发、多发或弥漫性生长。除复发性呼吸道乳头状瘤外,其他类型的病因不明。

【分类】

Drennan 和 Douglas 于 1965 年将乳头状瘤分为单发、多发及炎性乳头状瘤三类。Spencer 在 1985 年将其分为以下五类:单发良性、多发良性、良性伴支气管黏膜腺体的表皮乳头状瘤、原位乳头状支气管癌、支气管乳头状瘤。WHO 根据乳头状瘤的组织来源分为两类:鳞状细胞乳头状瘤、移行(细胞)乳头状瘤。

1.鳞状细胞乳头状瘤

为向支气管腔内突起的乳头状肿物,有一个纤维组织核,表面覆以复层鳞状上皮,上皮内偶混有产生黏液的细胞。其结缔组织的蒂有淋巴细胞渗出。1892 年 Siegert 报道首例单发鳞状细胞乳头状瘤。但多为多发,单发者少见,可与咽部同类病变共存,青年人多见。

2.移行(细胞)乳头状瘤

被覆多种上皮,包括骰状上皮、柱状上皮或纤毛上皮,也可见灶性鳞状上皮化生及黏液分泌成分。可为多发,即使无不典型增生的改变,术后也可复发,有恶变可能。1970 年 Osborn 报道了移行细胞乳头状瘤,认为此病与吸烟无关,肿瘤可能源于支气管的基底细胞或其储备细胞。

3.单发乳头状瘤

单发乳头状瘤为极少见的下呼吸道良性肿瘤,占切除的下呼吸道良性肿瘤的 4%,目前认为起源于气管、支气管上皮及其黏膜腺体,已除外其起源于 Kultschitzky 细胞。可与囊腺瘤等其他肺良性肿瘤并存。肿瘤可位于支气管树的任何部位,但多见于叶或段支气管,其组织学分型多为鳞状细胞乳头状瘤。少数位于周边肺组织内,由类似透明细胞或混合上皮型细胞构成。多见于 40 岁以上者,表现为慢性咳嗽、喘鸣、反复发作的肺炎及哮喘样症状。有些病人可自己咳出肿瘤组织。因多位于支气管内,故胸片很少见到瘤体,常需 CT 或支气管体层像检查,CT 可证实为非腔外生长肿瘤及无纵隔淋巴结肿大。支气管镜可见活动性肿瘤及继发于肿瘤的支气管膨胀性扩张。

4.多发性乳头状瘤

Syme 于 1927 年就已有详细报道。多见于 5 岁以下儿童,15 岁以后少见。Ullman 在 1923 年发现提取的瘤细胞可导致狗患同样的肿瘤,故提出其病因为病毒感染。目前认为部分病人是因人体乳头状瘤病毒 6 或 11 亚型感染所致。此类病人也被称为复发性呼吸道乳头状瘤。

此类肿瘤常首先发生在会厌、喉部等上呼吸道,首发于下呼吸道者极少见。部分病人可自愈。但有 2%~17% 的喉部 RRP 患者,因病毒传播而使病变向支气管远端扩散,此类病人易导致上呼吸道梗阻及治疗上的并发症。仅不足 1% 的病人扩散至肺实质,累及细支气管、肺泡,因呼吸道末端的乳头状瘤可呈囊性表现,故双肺多发的囊性或实性病变要考虑为肺内播散。

【临床表现和诊断分析】

声嘶,晚期可见喘鸣及气道梗阻等表现。因大的远端支气管内 RRP 引起气道阻塞,放射学可见肺不张、肺炎、脓肿及支气管扩张等影像。诊断方法为内镜及活检。

单发乳头状瘤易与支气管慢性炎性息肉相混淆。后者病理可见慢性炎症血管增长及水肿的肉芽组织，全部或部分覆盖有正常的纤毛柱状呼吸道上皮，无乳头状的表面结构。

【治疗要领】

根治手术为最佳的治疗方法，一般采用气管部分切除或袖状切除术，如果远端肺组织发生不可逆性损害，也可连同肺组织一并切除，但肺叶切除术应尽量避免。内镜切除虽可缓解症状，但疗效不彻底。也可采用激光烧除术。有个别术后恶变病例报道，切除彻底者极少复发。有人认为近50％的单发支气管乳头状瘤最终导致肺癌。另有人发现在邻近乳头状瘤的支气管上皮处，可见到局灶性原位癌，其可能是本身恶变，也可能是邻近组织发生的癌变。

可供选择的手术方式有：①手术切除或激光烧除；②冷冻疗法、透热疗法；③辅助药物治疗，如氟尿嘧啶、类固醇、疫苗、普达非伦、大剂量维生素 A 及干扰素等。要注意气管切除可导致 RRP 播散，其致命的高危因素有声门下乳头状瘤及长期气管插管。

【预后】

2％～3％的患者可发生恶变，恶变者多为有长期病史者（病史多超过10年），其共同特点为：婴幼儿期确诊，因病重而反复手术或气管切开，在20岁左右恶变为鳞癌，恶变后多在短期内（平均4个月）死亡。发生播散或恶变的高危因素有放疗（儿童）、吸烟（成人）、气管插管及肺实质内病变等。有以上高危因素者15％左右可发生恶变。

二、腺瘤

腺瘤在良性肿瘤中非常少见，某医院胸外科1970～1997年，共手术治疗下呼吸道良性肿瘤212例，其中仅有5例肺腺瘤，约占总数的2.3％。

（一）单型性腺瘤

相似于那些发生在支气管壁的涎腺类肿瘤，只是成分单一。可表现为囊性、囊腺样或实性。

（二）多型性腺瘤

为涎腺类良性肿瘤，其特征是多形性或混合性表现，即：有明显确认的上皮组织，黏液样或软骨样组织的混合存在，上皮成分可为肌上皮或鳞状上皮组成导管状或片状。

多型性腺瘤也被称为混合瘤。Payne 首先报道两例。最初认为其起源于支气管腺体。多见于较大的支气管内，一般位于支气管的软骨部。但肺内也可发生，文献报道发病年龄在47～74岁之间，平均为57岁。男女发病率相等。可无症状，症状为咳嗽、肺炎等，症状期为1个月到20年。胸片可见包块或肺不张，支气管镜见白色息肉样结节，部分阻塞支气管。首选治疗为手术完全切除。原发的多型性腺瘤生长缓慢，淋巴及远处转移极罕见，有人认为位于支气管的多型性腺瘤有潜在的恶性。

（三）乳头状腺瘤

Montes 首先报道乳头状腺瘤，并提出该支气管肿瘤的组织学特点近似于 clara 细胞，后依据可能的细胞起源，将其分为以下两型。

1.Clara 细胞腺瘤

Spencer 于1980年首次报道。极少见。典型的 clara 细胞位于远端细支气管，是无纤毛的柱状或骰状上皮。故肿物多位于肺周边，无临床症状，查体胸片发现钱币样阴影，直径多在1.5cm左右。镜下肿瘤为乳头状排列的骰状上皮细胞组成。术后病人可长期存活。

2.肺泡细胞腺瘤

Yousem 在 1986 年首次报道了 6 例,而 Wada 在 1974 年以"淋巴管瘤"一词报道的病例被认为是最早报道的肺泡腺瘤。肺泡腺瘤由增生的良性肺泡上皮细胞和间叶组织所组成。可能源于肺泡 II 型上皮细胞。Semeraro 在 1989 年提出,肺泡腺瘤是硬化性血管瘤的一型,类似其血管瘤样区。但也有人认为,虽该病与硬化性血管瘤在发病性别、年龄分布、肿瘤部位及临床行为等方面很相似,但其组织学表现不同。

发病年龄在 45～74 岁,平均 59 岁,70% 为女性,几乎所有病人均无症状,多为查体时胸片发现,可位于任一肺叶,多在胸膜下,直径在 1.2～2.8cm,平均约 2cm。手术时,很容易将肿瘤从肺实质内剥出。肉眼为边界清的海绵状结节,无真正包膜,但与正常组织分界清楚。光镜下:瘤体具有单一的组织学特征。瘤体由单层骰状细胞排列的多囊性肺泡腔组成,这些排列的细胞有时表现为图钉状或片状。需与硬化性血管瘤、淋巴管瘤(其囊腔由内皮细胞排列)、错构瘤及囊腺样畸形及支气管肺泡癌相鉴别。

另需注意与支气管肺泡(细胞)腺瘤的差别。后者也被称为"腺样增生"或"不典型腺样增生",常与肺癌(特别是支气管肺泡癌)并存,近期认为其是一种肿瘤,86% 位于上叶,可转变为支气管肺泡癌。

(四)囊腺瘤

为良性肿瘤,少见。Ferguson 在 1988 年报道了气管内囊腺瘤,此为英文文献中的首例报道。认为其源于正常黏膜下层的黏液腺,由黏液分泌细胞构成的腺样或管状结构。位于气管或支气管内,多发生在右侧支气管内,也有左、右侧支气管发病率均等的报道。肿瘤呈息肉样腔内生长,并可阻塞支气管管腔,引起气管道阻塞的症状及咯血。男女发病均等,在 8～66 岁之间发病,平均 33 岁。支气管镜下呈粉红色、较坚韧、覆盖完整上皮的息肉状肿物,很少有蒂。光镜下可见肿瘤是由很多充满黏液的小囊腔组成,囊腔内壁为分化好的黏液上皮。虽然其很少有蒂,但仍可用气管镜刮除、冷冻或激光等完全去除。开胸手术切除仅适用于远端肺组织不可逆损毁或气管镜下切除失败的病例。肿瘤完全切除可获得永久性的治愈。

Kragel 在 1990 年报道首例肺黏液囊腺瘤,认为其不同于囊腺瘤,因黏液囊腺瘤位于肺周边,此也为良性肿瘤。

(五)大嗜酸粒细胞瘤

Hamperl 报道首例,以往被认为是类癌的一个亚型。此类肿瘤源于黏液腺体,为良性上皮类肿瘤。因其胞质内的嗜酸性细小颗粒而得名,这些颗粒是胞质内所富含的线粒体。多见于男性,患者在 22～75 岁之间。无特异性症状。瘤体直径在 1～3cm 之间,胸片表现为边缘清楚的质密影。光镜下肿瘤由胞质内含细小嗜酸性颗粒的细胞群构成。也可见其与类癌混合共存的瘤体。病理上需与类癌鉴别,在光镜下两者表现相似,但在电镜下可明确区分。局部切除预后较好,但也有肺门淋巴结转移的个例报道。

(六)腺泡细胞瘤

此类肿瘤源于涎腺,常发生在唾液腺体,同其他涎腺肿瘤一样也可发生在肺。Fechner 在 1972 年报道首例肺内腺泡细胞瘤,为一男性 63 岁患者,病变位于右肺下叶。Katz 和 Bubis 在 1976 年报道首例主支气管内病变,为一 12 岁女孩,位于右侧主支气管内。Heard 在 1982 年报道首例气管内病变,为 54 岁男性患者。镜下:瘤体由两种细胞组成:一种细胞胞质丰富并有空泡,另一种胞质内含有黑色颗粒。光镜下易误诊为类癌,需借助电镜来确诊,其特点是无类癌样神经内分泌颗粒,腺泡细胞瘤所含颗粒的直径大于300nm,而类癌细胞颗粒的直径小于 300nm。病变多为体检发现,瘤体直径约 4.2cm。首次切除不彻底极易复发,故应作较广泛切除。

三、错构瘤

错构瘤多见于肝脏和肺脏,Albrecht 在 1904 年首先提出"错构瘤"一词,用来描述受累器官的正常组织在发育过程中出现错误的组合、排列,因而导致了类瘤样的畸形。早在 1845 年,Lebert 报道首例含有脂肪及软骨成分的良性肿瘤。1906 年,Hart 首先用"错构瘤"一词形容肺部类似 Albrecht 所描述的良性肿瘤。Moller 在 1933 年曾以"混合瘤"一词报道错构瘤,后"混合瘤"一词被废用。Goldsworthy 在 1934 年定义了肺部错构瘤,称其为"由脂肪及软骨组成的肺部良性肿瘤"。

【分类】

Butler 及 Kleinerman 于 1969 年首先提出肺错构瘤是后天性肿瘤。Fletcher 于 1991 年首先发现错构瘤有增殖性染色体畸变,此类现象以后被多次证实,说明错构瘤细胞内存在异常核型,故认为错构瘤是真正的后天性肿瘤,而决不是"正常肺组织的异常组合",应被归为间质类肿瘤。因其生长缓慢,且多见于高龄患者,同时含有上皮及间质两种组织,故现在尚不能确定其准确特性。以往的错构瘤分有"腺样错构瘤"及"肺胚细胞瘤"等类型。现已将前一类归于先天性囊腺样畸形,后一类归于肺恶性肿瘤。1981 年 WHO 将错构瘤分为以下三类:

1.软骨瘤样错构瘤

典型的表现为伴有纤维及脂肪组织的软骨结节,并混有支气管上皮。在软骨或结缔组织内可发生钙化或骨化,并可在放射学上表现出来。此型最为常见,通常无症状,但可用常规放射学检查或尸检发现。瘤体增长缓慢。

2.平滑肌瘤样错构瘤

瘤体的主要成分是平滑肌和细支气管,应与平滑肌增生相鉴别,后者发生在慢性肺部疾病。其准确的性质不详,它甚至曾被认为是血源性平滑肌异位的产物,例如,"良性转移性平滑肌瘤"。

3.周边型错构瘤

实质型错构瘤的一种类型不同于软骨型错构瘤,有单一的非纤毛、管状上皮,伴不成熟的黏液基质,位于胸膜下,可多发。

肺错构瘤为肺内第 1 位常见的良性肿瘤,人群发病率为 0.25%,占肺部肿瘤的 8%,占良性肺肿瘤的 75%～77%,占肺部"硬币样"病变的 80%。其年发病率为 1/10 万。某医院胸外科在 1970—1997 年间共手术治疗下呼吸道错构瘤 70 例,占同期下呼吸道良性非感染性疾病的 33.0%。

【病理】

病理构成主要是软骨和腺样结构,肉眼观瘤体呈球形,周边的结缔组织间隔使其分叶,无包膜,但分界清,决无浸润,仅个例恶性报道。比较气管内与肺内错构瘤,两者的主要成分都是软骨、脂肪、成纤维细胞及骨组织,但各种成分所占比例明显不同。

肺实质内错构瘤的成分 80% 为软骨,12% 为成纤维细胞,而脂肪及骨组织分别占 5% 和 3%。正常肺组织与瘤体之间多分界不清或呈乳头状,此为成纤维细胞向瘤体外生长到肺泡壁所至。瘤体总是包含有肺泡 Ⅱ 型、纤毛、非纤毛或分泌黏液的细支气管上皮的细胞,此为瘤体是多中心成熟的证据。瘤体周围常见淋巴细胞、浆细胞及巨噬细胞为主的炎性渗出,部分可见浆细胞肉芽肿或非干酪样肉芽肿,但肉芽肿的检查,均未见微生物存在的证据,此类病人并非结节病患者。多发的错构瘤,在多数病例中,不同瘤体的组织成分是相似的,仅少数病例不同,或以软骨成分为主、以纤维组织成分为主。

支气管内错构瘤的成分软骨样组织占 50%,脂肪占 33%,成纤维细胞 8%,骨成分占 8%。软骨样组织与气道软骨无解剖关系,骨成分总是位于软骨成分中,并显出是由软骨化生而来的。幼稚的、激活的成纤维细胞无序地散布在软骨周围,分泌浆液、黏液的腺体散布在脂肪与成纤维结构中,肿瘤的表面由呼吸道上皮覆盖。软骨组织常呈结节状,使瘤体表现出分叶状的特性,可能为多中心生长所至。75% 的瘤体表面光滑,25% 表面呈乳头状。

【临床表现】

文献报道男性多见,男:女为 2～3:1。发病的高峰年龄在 60～70 岁之间,其平均年龄 51～61.7 岁,最小年龄 9 岁,最大年龄 90 岁。86％的患者有吸烟史,平均吸烟史为 44 包/年(5～114 包/年)。某医院资料显示男女比例为 1.3:1,手术年龄在 21～82 岁之间,平均为 49 岁。

肺内错构瘤仅少数引起症状,相反,气管、支气管内错构瘤绝大部分在确诊前 3 个月内可有呼吸道症状,平均约 40％有一种或多种肺部症状。症状以咳嗽、憋气及反复发作的肺炎最为常见,咯血及胸痛等症状少见。

【辅助检查】

X 线检查 肺错构瘤多为单发,仅 2.6％为多发,且多发者多为 2 个瘤体。位于肺实质内错构瘤较多见,90％以上位于肺周边,各肺叶发生的几率无差异,但也有左肺上叶稍多见的报道。肺错构瘤的瘤体较大,直径在 0.2～9.0cm 之间,最大直径可达 30cm,平均 1.5～1.9cm。位于支气管内的错构瘤较少见。约占 1.4％～19.5％,支气管内错构瘤体积较小,直径为 0.8～7.0cm 之间,平均为 2.1cm,以 1～3cm 最多见。我院资料显示仅 5.7％位于叶以下支气管;仅 1.4％为多发;错构瘤最大径在 0.4～9.5cm 之间,平均 2.4cm;约 75％的瘤体直径小于、等于 3cm。以右肺多见,右:左约为 2:1;中上叶多见,上、中叶与下叶之比约为 1.75:1。

80％为圆形,20％有分叶。10％～30％可见钙化,以偏心钙化最多见,管腔型钙化少见;典型的、具有诊断意义的爆米花样钙化极少见。绝大多数的阴影密度均匀,支气管内错构瘤常表现有受累肺组织的不张,而肺气肿、肺实变、斑片状钙化等较少见。约 53％的患者在术前 1～18 年胸片检查未见阴影,而另约 47％的患者则已有阴影。根据术前长期随诊的胸片,测得错构瘤的增长速度为(直径)1.5～5.7mm/年,其倍增时间为 14 年,增长速度与年龄无关。

支气管镜检查帮助不大,即使是对支气管内错构瘤确诊率也很低,约为 16.7％,而误诊率约为 25％,58.3％待查。主要误诊为软骨瘤、肉芽肿、脂肪瘤等。肺内错构瘤,支气管镜检查无 1 例有诊断意义,而经皮穿刺活检 85％可确诊。

【诊断分析】

主要是与炎症及转移性病灶相鉴别。部分病例为术中意外发现,也有伴发肺癌者,其特点:常与肺癌位于同一肺叶,所伴肺癌的组织分型有鳞癌、腺癌及腺鳞癌。细针穿刺是与肺癌鉴别的最佳诊断方法。

肺错构瘤也可是全身疾病的局部表现,常见有以下的全身性疾病。

Carney's triad:即支气管软骨瘤、多发性胃平滑肌肉瘤、肾上腺嗜铬细胞瘤。Cowden 综合征:外胚层、中胚层、内胚层器官的多发错构瘤病。错构瘤综合征:合并其他发育异常或良性肿瘤的肺错构瘤称为错构瘤综合征,此类病人多为 Cowden 综合征患者。合并疾病包括:各种疝、高血压、动脉狭窄、先心病、消化道憩室等。其特点:①75％有两种以上疾病;②都为少见或罕见病;③病情较常人重。但因合并的疾病多无特异性,且无明显的相关性,故有人提出反对。

【治疗要领】

切除术是最有效的治疗方法。气管或近端支气管内较小的错构瘤可经气管镜摘除或激光切除等,如果瘤体较大或位于较远端支气管内,可行肺叶切除、肺段切除、气管、支气管重建或气管内切除术。肺内周边的错构瘤、可经胸腔镜局部切除,同时送冷冻检查确诊。如果合并其他恶性肿瘤、怀疑肺癌、癌体较大或瘤体位于肺中心者,可行肺段、肺叶、双肺叶切除,此类手术仅占 13.2％。而多数患者仅需剜除等局部切除术即可。

【预后】

术后长期随诊,约1.4%的患者于术后10～12年在同一肺叶复发,复发者多为软骨成分为主的错构瘤,复发前后成分无差异,目前认为肿瘤的多中心是术后复发的主要原因。尚无错构瘤恶变的证据,有肺内软骨瘤样错构瘤内发现孤立的肺腺癌转移灶的个例报道,其周围肺组织正常。3.6%术后1～7年发生肺癌,多为鳞癌,也有腺癌,但均在不同肺叶,与同时合并肺癌者相比,后者多在同一肺叶。

四、纤维瘤和软骨瘤

(一)纤维瘤

1767年,Lieutaud尸检一名12岁男孩,发现气管内纤维瘤,此为最早的关于呼吸系统纤维瘤的报道。Turck在1866年首次通过喉镜证实,Killian在1897年首次经气管镜诊断,Elsberg于1906年首次摘除纤维瘤成功。因其常与其他不同含量的间质成分共存,故可见到某些肿瘤即含有纤维瘤成分,也有其他肿瘤成分。这些肿瘤包括:Lombard和Baldenweck在1914年报道的纤维腺瘤、Gatewood和Richmond在1936年报道的纤维软骨瘤、Gibbs在1957年报道的气管神经纤维瘤、Tchedomir和Stefanovitch在1965年报道的黏液纤维瘤等。

【病理】

1.大体

可带蒂或不带蒂,包膜完整,质软或质硬,可有钙化,有上皮覆盖,可见表层有不同程度的血管。

2.镜下

表现为单纯的无细胞结构的纤维组织,或疏松结构的纤维组织,也有囊性变或骨化的报道。

【诊断分析】

纤维瘤可在较大支气管内或肺实质内发生,后者少见。可见于任何年龄,虽然少见,但在间质类肿瘤中,错构瘤未归于此类时,纤维瘤在成人及儿童中均最常见。男女发病相近。

纤维瘤生长缓慢,支气管镜下的表现常不一样,可为支气管腔内结节状或有/无蒂的息肉状肿物,直径多为2～3.5cm。

【治疗要领】

大气道内的纤维瘤可激光烧除或内镜下切除,肺内纤维瘤可保守切除。有人认为纤维瘤可能癌变,故切除应力求彻底。

(二)软骨瘤

早在1845年,Lebert第1个用显微镜证实了肺内含有少量软骨组织的肿瘤,称其为"软骨瘤"。但直到1950年,Franco才首次给予肺软骨瘤以准确的定义。在此之前,一直将肺软骨瘤与肺错构瘤统称为"含软骨类肿瘤",早期文献中不能明确区分。Franco提出软骨瘤专指仅含中胚层的软骨成分的良性肿瘤,不应与错构瘤相混淆,后者含结缔组织及上皮组织。

软骨瘤是位于支气管壁软骨部最常见的支气管内肿瘤,位于肺实质内者少见。此发生部位上的特点不同于错构瘤,因软骨瘤更多见于主支气管,还可能表现为支气管软骨的自生软骨瘤。

【病理】

1.大体

极少大于5cm的球形肿物,与正常肺组织分界清,表面光滑或结节感,可有分叶,有包膜、实性、质硬、半透明,易于剥离。剖面呈黄、白或褐色,瘤体边缘较中心为硬,可见骨化或钙化成分,状如蛋壳。

2.镜下

为被覆上皮的软骨组织,无腺体及其他成分。以往认为软骨瘤是第二常见的间质类良性肺部肿瘤(除外错构瘤),但因其多合并 Carney 综合征,故近期有关单发肺软骨瘤的报告较少。某医院胸外科 1970—1997 年间手术治疗软骨瘤 2 例,占同期下呼吸道良性肿瘤的 0.9%。

【临床表现和治疗方案】

男女发病率相近,年龄:20～64 岁,为典型下呼吸道良性肿瘤的临床表现。肺内软骨瘤术前难以确诊。

切除术后可复发,偶见恶变为软骨肉瘤,而复发者恶变机会更大。故此对大气道内的软骨瘤鼓励扩大切除范围。

Carney 综合征　　此综合征是 Carney 在 1977 年报道首例,并以其名字命名。此综合征是指以下的三个不同的脏器同时发生三种不同的肿瘤:①胃平滑肌肉瘤:多呈巨大包块,且可多发,可位于胃的任何部位,因胃平滑肌肉瘤易造成溃疡、出血,故慢性贫血者占 68.4%。晚期转移到肝、肺,但其恶性程度明显低于单纯原发的胃平滑肌瘤,因后者术后生存期很少超过 3 年,而 Carney 综合征术后生存期多超过 5 年;②肾上腺外嗜铬细胞瘤,52.6% 的 Carney 综合征患者可发现此瘤。可为多发;常有内分泌功能,可分泌儿茶酚胺,引起恶性高血压及颅内出血,此类肿瘤多位于椎旁神经节的任何部位,但最常见在肾上腺外。可发生转移。以上两种肿瘤应予尽早切除。③肺软骨瘤(或错构瘤),87.5% 为单发,也可为多发。瘤体见于任何肺叶,胸片示阴影边缘整齐,可有钙化,术中很易剜除。病理表现:软骨是瘤体的主要成分,有时可见骨形成,瘤体周边为成熟骨及软骨,中心部位为退行性变。其与软骨肉瘤的鉴别在于无有丝分裂,以上三种肿瘤只要同时发现两种即可诊为 Craney 综合征。另有报道可合并乳腺纤维瘤。

此综合征多见于青年女性,仅个别男性病例报道。年龄在 7～37 岁之间。患者多因前两种肿瘤的症状而就诊,仅个别病例首发症状在肺。40 岁以下女性患者,如发现以上三种肿瘤之一,均应全面检查,包括:血常规、便常规＋潜血、上消化道造影、胸片及生化检查,后者包括 24 小时尿的儿茶酚胺降解产物等。如果术前确诊为 Carney 综合征,肺部软骨瘤的治疗应最后考虑,多采用局部切除术。

五、脂肪瘤和平滑肌瘤

(一)脂肪瘤

在 1854 年,Rokitansky 报道了首例下呼吸道脂肪瘤;1927 年,Kernan 报道了首例支气管镜下切除术;1946 年,Watts、Claggett 及 McDonald 报道首例开胸切除术。在中胚层起源的良性下呼吸道肿瘤中,脂肪瘤为第 3 位常见肿瘤,下呼吸道脂肪瘤占所有肺部肿瘤的 0.1%,占肺部良性肿瘤的 4.6%。

【病理】

Watts 首先在 1946 年证实脂肪是支气管的正常解剖结构,其主要位于大气道黏膜下层,由大支气管壁延伸到细支气管。虽然皮下等结缔组织内的脂肪瘤多为多发,但支气管内的脂肪瘤几乎都是单发。

1.大体

气管、支气管壁的脂肪瘤,占 80%,直径多在 1～3cm。以左主支气管内最为常见,可能与左主支气管最长有关。认为其来源于大气道壁内的脂肪组织,向支气管腔内生长者为腔内型,向管壁内、外生长者为哑铃型。20% 位于周边肺组织,瘤体较大,多在 3～6cm 之间,被认为是源于肺周边细支气管的脂肪组织。因其多位于脏层胸膜下,也被称为胸膜下肺型。肉眼为典型脂肪瘤,瘤体覆盖呼吸道上皮,包膜完整,边缘光滑、质软、淡黄色、可有分叶。

2.镜下

其瘤体内仅有成熟的脂肪细胞,可伴有黏液变性,而其他成分如纤维组织、腺体、骨及软骨组织非常少见;钙化也很少见。以此与错构瘤鉴别,而真正符合此特点的肿瘤很少见。如镜下可见形态一致的纤维母细胞的部分胶原纤维,仍为良性肿瘤,被称为梭形细胞脂肪瘤,此时应与脂肪肉瘤鉴别。

【诊断分析】

男性多见,女性仅占 10%～20%。发病年龄在 20～85 岁之间,以 40～60 岁最为多见,平均 51 岁。症状期数周至 15 年,多数病人在出现症状 2 年内手术。除典型症状外,因脂肪瘤内缺乏血管,故无咳血痰的症状,但如合并感染,可有血痰。

实质型脂肪瘤的胸片阴影密度低,阴影内可见肺纹理,此为脂肪瘤特征性表现。管腔型的支气管镜检查,可见圆形、活动的息肉样肿物,基底部窄小形成蒂,但也可呈较宽基底。表面光滑、呈黄色或灰黄色,多数脂肪瘤呈哑铃状,主体位于气管外,窄细的颈位于支气管壁内连接腔内、外的瘤体。活检不易确诊。

需与肺癌鉴别,如为软骨组织形成则需与错构瘤鉴别,而脂肪瘤本身很难与脂肪瘤样错构瘤鉴别,大体上无明显差异。

【治疗要领】

因多位于支气管内,故瘤体多较小。若远端肺组织正常,可行气管切开肿瘤摘除术或支气管袖式切除术,较小的腔内型可行内镜下切除。

(二)平滑肌瘤

在 1909 年,Farkel 就以肺纤维平滑肌瘤报道了此类肿瘤。Deussig 在 1912 年报道首例肺多发平滑肌瘤。肺平滑肌瘤是早期被认识的肺部良性肿瘤之一,其约占肺部良性肿瘤的 2%,是(除错构瘤外),第 4 位常见的中胚层良性肿瘤。因其可为单发也可为多发,肺部的病变也可是其他部位转移而来,特别是与子宫浆膜下平滑肌瘤有关,也有合并多发皮下同类肿瘤的报道,所以该病的准确特性尚不明确。

【病理】

1.部位

此瘤可位于气管、支气管内,也可位于周围肺组织,两种部位上发生率相近,也有气管支气管内多见的报道。

2.起源

支气管内平滑肌瘤来源于支气管壁的平滑肌层,肺实质型可能来源于小气道或血管的肌层。多发者也可来源于肺外平滑肌瘤的转移。

3.大体

气管、支气管内的平滑肌瘤多位于气管下 1/3 段的膜部(后段),左、右侧及各叶支气管发病率无显著差异。为腔内息肉样生长,如舌状,基底较宽,偶见细长的蒂。球形或表面略呈结节状,多小于 4cm,个别可大于 6cm,有包膜、实性、质硬韧,切面呈灰色、粉红色瘤样组织。

肺实质内的此瘤多为单发,大小不等,最大可达 13cm,球形,可呈分叶状,有包膜,其他特点近似支气管内生长的此瘤,并可有囊性变,囊性变者多呈大的囊肿样表现。肺周边的此瘤可呈带蒂息肉样肿瘤,向胸膜腔内生长。

4.镜下

气管内此瘤以平滑肌为主要成分,血管及纤维组织较少,而肺实质内此瘤较前者的纤维组织及血管成分多。镜下见瘤细胞呈梭形,胞质丰富,深染,无分裂象,可见纵行肌原纤维。瘤细胞呈束状或漩涡状交错分布,瘤组织中间夹杂纤维及血管组织。如纤维组织成分较多,也被称为纤维平滑肌瘤。

【诊断分析】

以青年及中年人多见，在 5～67 岁之间，平均为 35 岁。女性多于男性，男女比为 2：3。另有报道：气管平滑肌瘤男稍多于女，肺平滑肌瘤女多于男近 1 倍。放射学无特征性表现，其阴影密度较脂肪瘤为高。

【治疗要领】

手术切除为首选治疗，支气管内不伴远端肺损害者也可经气管镜激光切除。见于女性的良性转移性平滑肌瘤在切除卵巢后可消退。见于新生儿的先天性多发性平滑肌瘤病常导致肠梗阻及肺炎等致命并发症。

（三）平滑肌瘤病

Steiner 在 1939 年首次采用"转移性纤维平滑肌瘤"一词报告一例 36 岁女性患者，因双肺过大的肿物而导致右心衰。Martin 将肺平滑肌病变分为三类：男性及儿童的平滑肌瘤病、女性的转移性平滑肌瘤及肺多发性纤维平滑肌瘤样错构瘤。

Steiner 当时定义转移性平滑肌瘤病为：组织学上原发灶及转移灶均呈良性表现，为分化好的平滑肌细胞及结缔组织构成。多因子宫平滑肌瘤侵入子宫的静脉，造成在肺组织中着床的可能，形成了女性特有的肺转移性平滑肌瘤。肺多发性纤维平滑肌瘤样错构瘤也均见于女性，年龄在 30～74 岁之间，多有子宫肌瘤病史。

肺平滑肌瘤病一般无症状，少数病人有咳嗽、气短，放射学检查见双肺多发结节影，甚至呈弥漫性小结节影，严重者可影响肺功能，长期随诊阴影发展较慢，也有发现分娩后阴影自行消退的病例。病理见平滑肌和结缔组织，缺乏分裂象，可见肺泡或细支气管上皮组成的腺样结构。女性的转移性平滑肌瘤及肺多发性纤维平滑肌瘤样错构瘤与雌激素及黄体酮有关，以上激素含量增高时，瘤体增大，以上激素水平下降后，瘤体缩小，绝经后妇女此病趋于稳定。对尚在卵巢功能期患者，全子宫和双附件切除可望抑制此病的发展。

六、神经和血管性肿瘤

（一）神经源性肿瘤

下呼吸道良性神经源性肿瘤包括神经鞘瘤、神经纤维瘤及神经瘤等三类肿瘤。

1940 年，Rubin 和 Aronson 报道了首例肺的神经纤维瘤病，病人死于肺部并发症。1951 年，Straus 和 Guckien 报道了首例息肉样生长的神经鞘瘤，并在支气管镜下切除成功。1954 年，Tillon 和 Good 报道了首例支气管内的神经瘤。1976 年，Silverman 报道了首例肺内神经鞘瘤。

神经源性肿瘤可位于较大支气管内或肺实质内，以前者多见。可见于任何年龄，男女发病相近。神经源性肿瘤易被误诊为平滑肌瘤、纤维瘤及间皮瘤。瘤体位于肺周边可局部切除，位于支气管内可经支气管镜下切除，因其很易复发，故应保证切除彻底。

（二）副神经节瘤-化学感受器瘤

此类肿瘤属颈动脉体及其相似组织来源的肿瘤，多见于纵隔，肺内较少见。早在 1880 年，Riegner 切除首例颈动脉体类肿瘤成功，这一病例在 1951 年报道。1891 年，Marchand 首先报道了"颈动脉体肿瘤"，Sa-pegno 在 1913 年报道了首例远处转移者，直到 1950 年，Mulligan 建议称此类肿瘤为"化学感受器瘤"，1952 年，Lattes 称此类肿瘤为"非嗜铬副神经节瘤"。Zeman 在 1956 年报道了首例肺内化学感受器瘤，1958 年，Heppleston 报道肺内此类肿瘤，为一名 47 岁男性，被其称为"颈动脉体样肿瘤"。1960 年，Korn 报道首例肺内多发性"化学感受器瘤"。Kemnitz 在 1982 年报道首例肺内原发良性脑膜瘤。

肺内副神经节细胞瘤(节细胞瘤)分为转移性及原发性两类,后者极少见。肺内原发性节细胞瘤有两种类型。多发的、瘤体直径小于3mm的一型称为多发微小型。单发的、瘤体直径大于1cm的另一型称为单发型。因早期认为此类肿瘤源于化学感受器细胞,故而也称为化感器瘤。目前对其来源及特性尚不明确。近期的电镜研究检查发现,肿瘤与化学感受器无关,而与脑膜细胞或肌细胞的特性相近。对多发性微小型化感器瘤的超微结构及免疫组化研究也提示与脑膜细胞有关,故有人认为应称其为微小肺脑膜瘤,其与单发的肺脑膜瘤之间的关系不明。

多发性节细胞瘤是此类肿瘤中最常见肿瘤,瘤体多较小,直径在1～3mm之间,其大小常仅为肉眼可见,通常位于肺部血管周围,多与慢性肺部疾病有关,因其可表现为局部缺血或栓塞所造成的副神经节细胞的残留,故尸检的发现率约为3%。单发性节细胞瘤瘤体较大,直径多在1～5cm,最大者可达17cm。右肺多见。多为中年女性,偶见局部浸润,但术后无复发,有个别肺门淋巴结转移的报道。好发年龄在43～69岁之间,女性多见。患者可有咳嗽、胸痛、憋气等症状。可伴有高血压,可能提示其为功能性肿瘤。

组织形态与类癌、血管外皮瘤相似,但因正常的副神经节覆着于肺血管上,故副神经节细胞瘤常与肺动脉分支部紧密相连。病理诊断常需用免疫组化染色的方法与类癌相鉴别。肺副神经节细胞瘤对S-100蛋白呈阳性反应,对细胞角蛋白和5-羟色胺呈阴性反应;而类癌则相反。

有人建议此类肿瘤在治疗方式上应按恶性肿瘤处理。各部位发生的副神经节细胞瘤约有5%～10%为恶性,而肺内原发者极少恶性报道,如考虑为恶性,应首先除外转移性肿瘤。副神经节细胞瘤在组织学上表现为良性,但出现区域淋巴结转移,此时应诊断为恶性。

肺脑膜瘤:肺实质内脑膜瘤可为原发,也可为转移。原发性脑膜瘤多见于女性,40～70岁多见。多无症状。胸片表现为结节影。肉眼观:边界清晰,呈球形,直径1.7～6.0cm,切面呈灰白色。光镜:肿瘤由含沙瘤样小体的脑膜细胞组成。电镜:可见交错的细胞膜和桥粒。Vimentin、免疫染色肿瘤细胞全为阳性,上皮细胞抗原(EMA)免疫染色部分为阳性,但角蛋白、S-100及神经特异性烯醇化酶免疫染色为阴性。肺内脑膜瘤可能为颅内病变的转移灶,故应作全面检查,以除外颅内病变。原发性肺脑膜瘤的治疗为手术切除,预后好。

(三)血管球瘤

1950年,Hussarek报道了首例气管内血管球瘤,为一位43岁的女性患者。1978年,Tang报道了首例位于肺内的血管球瘤,为67岁女性患者。血管球瘤可发生在皮肤、骨骼、肺及胃肠道。目前认为它源于一种特殊的动静脉分流的细胞。多位于气管,常单发,恶性血管球瘤较少见,多表现为局部浸润,仅有个别广泛转移的病例报道。临床上可引起呼吸困难、咯血等症状。需与血管外皮瘤、类癌及嗜铬细胞瘤等鉴别。因在光镜下易误诊为类癌,而电镜下血管球瘤细胞胞质内无类癌样的神经内分泌颗粒。可激光烧除。预后好,无术后复发的病例报道。

(四)血管类肿瘤

下呼吸道良性血管类肿瘤包括:血管瘤(分为海绵状血管瘤、毛细血管瘤及混合型血管瘤)、血管内皮瘤、淋巴管瘤等。

1.血管瘤

Bouer在1936年首次报道肺血管瘤破裂致死的病人,Hepburn在1942年首次切除肺血管瘤成功,Janes在1944年局部切除多发海绵状血管瘤成功。实为一种肺动静脉的畸形,血管瘤:其发生特点是在婴幼儿的喉部、声门下或气管上部,可导致气道梗阻,可能伴有其他部位皮肤或黏膜下的血管瘤。

【病理】

大体观可为单发或多发的局限性肿物,暗紫色或红色,可有包膜,有薄壁的输入动脉及扩张的输出静脉,其间为曲张的血管窦。

肺海绵状血管瘤:虽少见,但为血管瘤中最常见类型。可能伴有遗传性出血性毛细血管扩张症。镜下见瘤体为扩张的血管窦组成,窦被覆血管内皮细胞,周围可见纤维组织间隔。毛细血管瘤:位于肺周边的血管瘤可凸出肺表面,呈凸凹不平状,无包膜,质稍硬,易于剥离。镜下见大量小血管构成的网状结构,其被覆内皮细胞,腔内为大量红细胞,周边可见少量纤维组织及炎性细胞浸润。因无明显临床症状,此瘤多在尸检时发现。

【诊断分析】

多无症状,有症状者,咯血表现较其他良性肿瘤突出。

透视可见随呼吸改变大小的肺阴影,胸片及 CT 显示无明显分叶的球形阴影,直径在 2～12cm,以 4～6cm 最多见,密度均匀、边缘清晰、光滑、无空洞,偶见弯月状或环状钙化(静脉石)。如呈节段性膨胀的血管瘤,影像可表现为哑铃状或串珠状阴影。有时可见连接肺门与肿物的条索影,此为血管瘤的交通血管。血管造影可确诊。

支气管镜可诊断,必须注意:支气管镜下活检可致大出血,抢救不及时会窒息而死。

【治疗要领】

放疗有效,因该病很少累及气管切开水平以下的气管,故气管切开可用于治疗气道梗阻者,单发的肺海绵状血管瘤可手术切除。

2.血管内皮瘤

为良性肿瘤,但有恶性表现。指有更多的实性瘤体成分,而瘤体的其他部分为血管瘤畸形。Wollstein 在 1931 年报道首例肺血管内皮瘤,为一例婴儿患者,称其为恶性血管瘤。曾被称作"血管肉瘤"。此病常见于皮肤、乳腺及肝脏,在肺内少见。

无包膜,边界不清,质软韧,因有实性成分,故不易被压缩。镜下:多边形或梭形瘤细胞,胞质少、胞核大,瘤细胞排列呈管状、巢状或不规则片状,瘤体内存有腔洞或不规则裂隙,这些间隙中多无血液成分。

以婴幼儿最为多见,可合并先天性心脏病。放射学常表现为单发肺实质内结节影,边缘清晰、密度不匀,也可表现为支气管息肉样病变。可导致血胸或肥大性肺性骨关节病。

尽早彻底切除肿物为最佳治疗,放、化疗效果尚未确定。病人常在短期内死亡。

（高　源）

第十三节　纵隔肿瘤

一、神经源性肿瘤

神经源性肿瘤约占纵隔肿瘤 19％～271％,其种类繁多。大多位于后纵隔脊柱旁沟区域。儿童神经源性肿瘤恶变率较高(50％),成人在 10％以下。Gale 等根据神经细胞的胚胎发生,将其分为三类:神经鞘肿瘤、神经节细胞肿瘤及副神经节细胞肿瘤。

（一）神经鞘肿瘤

神经鞘肿瘤起源于神经嵴的支持细胞,以良性为主,约占 90％。一般分为神经鞘瘤和神经纤维瘤。恶性者为恶性神经鞘瘤也称神经肉瘤。

1.病因与发病机制

神经鞘瘤的发生率较神经纤维瘤略高。发病年龄为 30～50 岁。神经鞘瘤为 Schwann 细胞组成,包膜完整,瘤体生长缓慢。呈结节状,常有变性,质地软硬不一。极少发生恶变。瘤细胞分 Antio A 和 B 两型。

神经纤维瘤多见于 20～40 岁。瘤为实质性,常呈白色,质细嫩无包膜,由增生的 Schwann 鞘和轴索所组成的网包围着。其恶变率为 10%。

恶性神经鞘瘤又称恶性许旺瘤,也称神经肉瘤。发生于婴儿或老年人。常外侵或远处转移。

2.症状与体征

(1)神经鞘肿瘤一般无症状,常在 X 线胸透时偶然发现。

(2)部分病人可有胸部隐痛,偶见 Homer 综合征。

(3)体积大者可占据一侧胸腔,压迫肺与其他脏器引起相应症状,如咳嗽、气急、胸闷等。

(4)哑铃型肿瘤一端在椎管内可压迫脊髓引起脚体麻痹,侵及臂丛神经可致上肢麻痹。

(5)多发性神经纤维瘤可在身体各部呈大小、数目不一的结节状病灶。

3.诊断要点

(1)症状与体征。

(2)胸部 X 线检查,圆形或椭圆形孤立块影大多位于脊柱旁沟上中部。边缘清晰锐利,密度均匀,极少钙化。肋骨下缘受压可引起骨质退行性或增生性改变,压迫椎骨可使椎间孔扩大。

(3)CT 扫描可确定肿瘤是否侵入椎管内,并可显示有无胸膜、肺转移。

(4)MRI,不仅可确定椎管内有无受侵,还可了解受侵的长度。

4.治疗

(1)手术切除最为理想。常规取后外侧切口。体积小、椎管内无肿瘤者可在电视胸腔镜下切除。

(2)椎管内生长的哑铃型肿瘤,应同神经外科医生一起手术。先分离椎管内肿瘤,然后再分离胸腔内部分或分块切除。

(3)瘤体巨大合并上腔静脉综合征者可采用"胸骨正中切口加一侧前胸外侧切口"。在切除肿瘤的同时切除受侵的上腔静脉并行人造血管重建。

(4)恶性神经鞘瘤术后应加用放疗。

(5)术后常见并发症为 Homer 综合征,或椎管内出血造成脊髓压迫。

(6)良性肿瘤预后良好。恶性者多在手术后 1 年内死亡。

(二)神经节细胞肿瘤

神经节细胞肿瘤起源于神经嵴的神经细胞,好发于儿童。包括神经节细胞瘤、神经母细胞瘤。

1.病因与发病机制

神经节细胞瘤为良性肿瘤,多见于儿童。瘤体通常较大,包膜完整。常与交感神经干或肋间神经干相连。若部分在椎管内生长可呈哑铃型。组织学形态是成熟的节细胞在 Schwann 细胞和结缔组织的间质中。其恶变率为 20%～40%。

神经母细胞瘤系未分化的交感神经细胞所组成,高度恶性。其占儿童纵隔神经性肿瘤的 50% 左右。发病年龄多在 5 岁以下。病理形态是神经母细胞在纤维组织网周围形成玫瑰花状的环。本病根据 1988 年 INSS 国际分期分为以下 4 期。

Ⅰ期:肿瘤局限于原发区域:肉眼完整切除,同侧和对侧区域性淋巴结阴性。

Ⅱa期:单侧肿瘤肉眼未完整切除,同侧和对侧区域性淋巴结阴性。

Ⅱb期:单侧肿瘤完整或未完整切除,同侧区域性淋巴结阳性,对侧淋巴结阴性。

Ⅲ期:肿瘤累及双侧;或单侧肿瘤对侧淋巴结阳性。

Ⅳ期:肿瘤扩散到远处淋巴结、骨、骨髓、肝或其他器官。

2.症状与体征

(1)气短、出汗、皮肤潮红等是常见的症状。主要是自主神经节肿瘤细胞产生儿茶酚胺所致。腹泻、腹胀与肿瘤分泌血管活性肠多肽激素有关。

(2)胸痛、Homer综合征、截瘫等是神经母细胞瘤常见的症状。部分患者可出现舞蹈眼、斜视眼震挛、眼球震颤等。可能是抗体产物或免疫反应所致。肿瘤切除后,患者眼的异常运动随之消失。

3.诊断要点

(1)症状与体征。

(2)胸部X线表现因肿瘤分化程度而异。良性者为脊柱旁沟的实质性块影,界限清楚,不少可见到点状钙化。神经母细胞瘤肿块界限不清,也可见到点状钙化,常伴有附近骨质的改变或椎管内侵犯。

(3)尿香草基扁桃酸(VMA)及高香草酸(HVA)升高。此为儿茶酚胺的降解产物。肿瘤切除后可降至正常。复发会再度升高。

(4)肿瘤免疫组化神经元特异性烯醇化酶(NSE)染色均为阳性,单抗免疫显微镜检查,SY38蛋白阳性。

4.治疗及预后

(1)神经节细胞瘤手术切除,预后良好。

(2)神经母细胞瘤的治疗随肿瘤分期而不同。Ⅰ、Ⅱ期者手术切除,必要时加术后治疗。Ⅲ期者应争取完整切除或大部分肿瘤切除,术后加用放疗和化疗。Ⅳ期者主要用化疗,预后异常恶劣。

神经母细胞瘤1岁以内的婴儿比大的儿童预后好。尤其在初生3个月内自然消失率高。据文献报道,2年生存率1岁以下者约47%,1~2岁13%,2岁以上7%。

(三)副神经节细胞肿瘤

副神经节细胞瘤起源于交感神经者称为真正的副神经节细胞瘤,也称嗜铬细胞瘤。起源于副交感神经者称为非嗜铬副神经节细胞瘤或化学感受器瘤。

1.病因与发病机制

非嗜铬副神经节细胞瘤较少见。大多为良性,恶变率为12%左右。肿瘤质软、有广泛的血供。组织学形态为富于血管、腺泡状结构、类上皮细胞成巢。良恶性在组织学上难以区别。

嗜铬细胞瘤也少见,约占纵隔肿瘤的1%。它可产生肾上腺素或去甲肾上腺素。瘤体被血运丰富的胸膜覆盖,肿瘤质软,红褐色,腺样生长。以重铬酸钾染色,镜下胞质内充满棕黄色颗粒。

2.症状与体征

(1)非嗜铬副神经节细胞瘤一般无症状。

(2)嗜铬细胞瘤部分可无症状。但大多出现心悸、气促、出汗、心前区或上腹部疼痛、紧缩感,持续性高血压等表现。这是肿瘤分泌肽类激素所致。

3.诊断要点

(1)症状与体征。

(2)胸部X线表现,块影位于前或中纵隔的上、中部,或内脏纵隔主动脉弓附近。孤立或多发,呈圆形或卵圆形,边缘较清晰。

(3)血儿茶酚胺,24h 尿 VMA(香草基扁桃酸)升高可高度怀疑嗜铬细胞瘤。

(4)间位碘化苄胍(^{131}I-MIBG)闪烁照相辅以快速 CT 扫描可帮助探测藏在心房壁内或紧贴主动脉窗的较隐蔽的化学感受器瘤的存在。

4.治疗

(1)首选手术切除,如肿瘤血管十分丰富,手术十分危险时可仅做活检。术后应行放疗。

(2)手术切除纵隔内嗜铬细胞瘤,具有切除其他部位嗜铬细胞瘤相同的危险。术中要控制血压的剧烈波动。心肌内的嗜铬细胞瘤应在体外循环下手术切除。

(3)良性者术后预后良好,恶性者差。

二、胸腺肿瘤

胸腺位于前上纵隔,附于心包及心底部大血管之上。分左、右二叶,在中线融合呈 H 形。

胸腺参与细胞免疫和神经肌肉传递功能。随年龄的增长而逐渐退化。

成人胸腺肿瘤约占前纵隔肿瘤的 47%。按肿瘤组织学可分为 3 类:胸腺瘤、胸腺癌、胸腺类癌。

(一)胸腺瘤

1.病因与发病机制

胸腺瘤约 90% 位于心包前方之上纵隔,6% 位于后上纵隔。少数可发生在颈部或近膈肌的下纵隔,甚至肺门或肺实质内。胸腺瘤病理学分为四类:上皮细胞型(27%)、淋巴细胞型(22%)、混合细胞型(50%)及梭形细胞型(1%)。其中上皮细胞型和混合细胞型常具外侵性。临床及病理学认为,一旦胸腺瘤浸润到包膜或包膜外,即可视为恶性胸腺瘤。胸腺瘤一般分为以下 4 期。

Ⅰ 期:包膜完整,镜下无肿瘤细胞浸润。

Ⅱ 期:肿瘤浸润包膜或纵隔脂膜。

Ⅲ 期:浸润邻近器官(心包、大血管等)。

Ⅳ 期:胸膜、心包或远处转移。

2.症状与体征

(1)胸腺瘤可发生于任何年龄,但以 50 岁左右多见。

(2)约 50% 病人无任何临床症状。

(3)部分病人有胸部钝痛、气短、咳嗽等症状,近五分之一病人可出现体重减轻、乏力、发热、盗汗和其他不适。

(4)约 40% 胸腺瘤病人可伴重症肌无力。而 10%～15% 重症肌无力病人合并有胸腺瘤。重症肌无力是神经肌肉传导障碍所引起的骨骼肌无力。如眼睑下垂、复视、发音不清、咀嚼无力等。严重时可出现呼吸肌无力,以致死亡。

(5)5% 胸腺瘤病人可伴有单纯红细胞再生不良。这是由于胸腺瘤患者血液中 IgG 抗体抑制红细胞生成素和血红蛋白的合成所致。

(6)梭形细胞型胸腺瘤病人中,10% 可合并获得性丙种球蛋白缺乏症,多为老年病人。这是由于血液中抑制性 T 淋巴细胞抑制免疫球蛋白的合成。

(7)极少数胸腺瘤病人可合并某些自身免疫性疾病,如系统性红斑狼疮、Hashimoto 甲状腺炎、恶性贫血、溃疡性结肠炎等。

(8)17％胸腺瘤病人可发生其他器官肿瘤。

3.诊断要点

(1)症状与体征。

(2)胸部 X 线检查,正位片可见圆形或椭圆形块影,边缘锐利或有分叶。侧位片可见密度较淡、模糊不清的阴影。10％胸腺瘤可见到钙化,瘤体边缘条状钙化影往往提示肿瘤为良性。

(3)CT 扫描可确定胸腺瘤的范围,并提示有无气管或上腔静脉狭窄、胸腔或心包积液、肺内转移、膈肌侵犯等。对术前判断有明显帮助。

(4)外科活检,一般不进行,必要时可行针刺活检或纵隔镜、电视胸腔镜下活检,以获得病理诊断。

(5)同时伴有重症肌无力,对胸腺瘤的诊断有决定意义。

(6)年轻的纵隔肿瘤病人,可查血清 AFP 和 βHCG,以与恶性生殖细胞肿瘤相鉴别。

4.治疗

(1)首选手术治疗:一般取胸骨正中切口,肿瘤体积较大且突向一侧可加用该侧前胸外侧切口(即呈侧 T 形切口),不仅有利于瘤体的完整切除,且便于被侵犯的邻近器官(肺、胸膜、心包等)的同时切除,以及被侵犯的上腔静脉同时切除后的血管移植。

老年或有开胸禁忌者可选用颈横切口。

(2)放射治疗:胸腺瘤不论完整或姑息切除,术后均应放疗。

(3)化学药物治疗:Ⅲ、Ⅳ期肿瘤术后可加用化疗。对不能手术的胸腺可采用化疗加放疗。40％左右的病人可获缓解。常用药物可采用 FACP 方案(氟尿嘧啶 750mg,CTX 800～1000mg,ADM 50mg,DDP 40～60mg)或 CHOP 方案(CTX 800～1000mg,ADM 50mg,VCR 2mg,Pred 100mg)。

(4)胸腺瘤合并重症肌无力,手术要求在切除胸腺瘤的同时彻底清除胸腺组织及脂肪组织。这是手术成功的关键。

术前常规使用维持量抗胆碱酯酶药。术前早晨加用 1 个剂量以使患者安全度过麻醉诱导关。麻醉中禁用箭毒等肌肉松弛剂。术后加用较大剂量皮质类激素(地塞米松 20～30mg Ⅳ微泵 24h 维持。以后改用泼尼松 20～30mg 顿服每日 1 次)。密切观察病情变化,注意鉴别肌无力危象与胆碱酯酶危象。随时准备再次气管插管、人工呼吸机辅助呼吸。

(二)胸腺癌

胸腺癌是具有恶性细胞结构的上皮肿瘤,临床上较少见。在其病理学分类的 8 个类型中以鳞状细胞癌和淋巴上皮瘤样癌相对多见。

1.病因与发病机制

胸腺癌多发生于 60 岁以上男性。癌的包膜多不完整,易浸润到胸膜、心包和肺。常有纵隔淋巴结或胸腔外转移。肿瘤可单独发生,也可在胸腺瘤基础上发生。

2.症状与体征

(1)可具有恶性肿瘤的一般症状,如体重减轻、胸痛、咳嗽、气促等。

(2)少数病人可出现上腔静脉梗阻的表现。

3.诊断要点

(1)症状与体征。

(2)胸部 X 线检查,前纵隔块影边缘常不规则,少部分可有胸骨骨质破坏的表现。

(3)胸腺淋巴上皮瘤样癌其 EB 病毒抗体滴度较高。

4.治疗

(1)胸腺鳞状细胞癌首选手术切除,术后加用局部放疗。预后一般。

(2)胸腺淋巴上皮瘤样癌因其形态学上与鼻咽部淋巴上皮瘤相似,故首选放射治疗。必要时也可手术加放疗。

（三）胸腺类癌

胸腺类癌属胸腺内分泌细胞肿瘤。

1.病因与发病机制

胸腺类癌多见中年男性。组织学特点与其他部位的类癌相似。镜下可见玫瑰花样结构及肿瘤中心性坏死,电镜下可见大量神经内分泌颗粒。免疫组化检查:NSE（＋）、白细胞分化抗原（Leu-7）（＋）、缩胆囊素（CCK）（＋）、嗜铬粒蛋白（＋）、突触素（＋）、免疫球蛋白（－）、卵磷脂胆固醇酰基转移酶（LCA）（－）。

2.症状与体征

(1)少部分病人可无任何临床症状。

(2)多数病人可有胸痛、咳嗽、气促、乏力、贫血、低热等症状。

(3)约 1/3 病人出现 Cushing 综合征,15％病人出现内分泌功能紊乱症,

3.诊断要点

(1)症状与体征。

(2)胸部 X 线示,前纵隔实质性分叶状块影,少数可有点状钙化。

(3)CT 扫描可显示较小体积的胸腺肿瘤及侵犯上腔静脉的表现。

(4)高度怀疑此症的病人可行放射性同位素检查,约 1/3 病人已有骨骼转移。

4.治疗

(1)手术切除加局部辅助放疗为最佳治疗方案。但预后不理想。

(2)化疗一般无明显疗效。

三、生殖细胞肿瘤

生殖细胞肿瘤是较常见纵隔肿瘤之一。发病年龄以 20～40 岁居多,多位于前纵隔。一般分良、恶性两类。良性者为畸胎瘤,恶性者包括精原细胞瘤、非精原性恶性生殖细胞瘤如绒毛膜癌、胚胎癌、内胚叶窦瘤等。

（一）畸胎瘤

1.病因与发病机制

畸胎瘤多为良性,恶变率 10％左右。其发生一般认为是胚胎期胸腺始基发育时,部分多潜殖力组织脱落,随心血管发育植入胸内演化而成。既往将其分为表皮囊肿（起源于外胚叶）、皮样囊肿（起源于外、中胚叶）、畸胎瘤（起源于外、中、内胚叶）。近年研究认为,表皮囊肿和皮样囊肿在组织学检查中也多有 3 个胚叶组织。故现统称为畸胎瘤。

2.症状与体征

(1)较小畸胎瘤可无症状。

(2)体积逐渐增大可出现胸闷、胸痛、咳嗽、气促等症状。

(3)继发感染或穿破相邻器官时可出现多种相应临床症状。若穿破支气管和肺,可咳出皮脂和毛发;

穿破胸膜腔可造成胸腔积液或感染；穿破心包则引起心包炎、心包积液，甚至心包填塞。

3.诊断要点

（1）症状与体征。

（2）胸部 X 线显示，前纵隔圆形或椭圆形块影，多突向一侧。有的叶呈分叶状。阴影密度不均，典型的可见到钙化、骨化、牙齿等表现。

（3）CT 扫描可准确显示病变范围，并可分辨出瘤内所含脂肪、肌肉等组织类型。

4.治疗

（1）手术切除，疗效甚佳。一般选前胸外侧切口，必要时可横断胸骨。瘤体甚大者可选用胸骨正中联合一侧前胸外侧切口，便于切除肿瘤及受侵的病肺。

（2）肿瘤体积大、显露困难者，可先切开囊腔清除部分内容物，然后解剖分离切除囊壁。

（二）精原细胞瘤

1.病因与发病机制

精原细胞瘤的发生多认为由来自性腺外的生殖细胞沿尿生殖嵴向性腺迁移过程中停在正在发育的胸腺附近而形成。好发于青年男性。

2.症状与体征

（1）80％病人均有不同程度的胸闷、胸痛、气急、低热等症状。

（2）约 50％病人有胸内转移的表现。

（3）部分病人可见上腔静脉综合征、锁骨上淋巴结肿大或骨、肝、腹膜后等远处转移。

3.诊断要点

（1）症状与体征。

（2）胸部 X 线示前纵隔块影，密度均匀一致。

（3）CT 扫描约 40％～50％示有胸内转移。

（4）AFP（甲胎蛋白）无明显升高，β-HCG（β-绒毛膜促性腺激素）可升高。一般不超过 $100\mu g/L$。

4.治疗

（1）无明显远处转移者均应积极行手术切除加术后放疗。以胸骨正中切口为理想。

（2）伴有上腔静脉综合征的病人可先行化疗。必要时行手术切除及上腔静脉人造血管移植。

（3）已有骨、肝转移者选用化疗（或介入化疗）加局部肿瘤放疗。

（4）原发性单纯性精原细胞瘤预后较好。5 年生存率为 50％～80％。死亡多由远处转移所致。

（高　源）

第十四节　心脏肿瘤

一、心脏黏液瘤

据多家统计，在心脏原发性肿瘤中，以黏液瘤最为多见，占 35％～50％，心脏黏液瘤也是手术治疗最多的心脏肿瘤。

Crafoord 于 1954 年，由术前诊断并手术切除第一例心脏黏液瘤，从此心导管检查成为确诊心脏肿瘤的主要手段。20 世纪 60 年代以来,随着超声心动图的应用,心脏肿瘤的诊断发生了极为重要的变化,使得大多数心房黏液瘤的病人在生前能经过非创伤性检查而获得诊断;而在此之前 90% 的肿瘤是由尸检或意外地在心导管检查及手术中发现的。

长期以来曾对心脏黏液瘤是否为真正的肿瘤存在着争议,少数学者认为心脏黏液瘤是由机化的血栓黏液样变性而来,但多数学者根据组织学、超微结构、电子显微镜以及组织培养研究,目前已肯定心脏黏液瘤是真正的肿瘤。

心脏黏液瘤可发生任何年龄,有自死产婴儿至 90 多岁的患者,但绝大多数在 30～60 岁,儿童患者罕见。在许多大病例组报道中,女性患者占 70%。心脏黏液瘤有遗传倾向,10% 有家族史。多发性心脏黏液瘤伴面部重度雀斑,手术后易复发及家族性,有学者将其归为综合征。

心脏黏液瘤虽归属为良性,但同样潜在致命的危害,脱落的肿瘤细胞可在脑血管继续生长,破坏血管壁,造成动脉瘤。也曾发现黏液瘤转移到二尖瓣,左心室,房间隔,胸骨、胸壁及骨盆。

在心脏肿瘤中,心脏黏液瘤是能由外科手术治愈的代表,早期诊断及早手术甚为重要,以降低病死率,减少由于房室瓣功能障碍和栓塞并发症引起的病残。

一般认为,心脏黏液瘤为良性肿瘤;报道转移的极少,这些病人很可能属于恶性肿瘤伴大面积的黏液变性、黏液肉瘤或漏诊的多发性良性黏液瘤。但心脏黏液瘤不作手术切除,一般难免有死于梗阻或栓塞等后果。左房黏液瘤的猝死率高达 30%。编者统计,国外 100 例左房黏液瘤等待手术期间死亡率为 8%;国内 143 例心脏黏液瘤等待手术期间死亡率为 6.99%,另有未手术出院 11 例,短期内死亡 4 例,栓塞 3 例。心脏黏液瘤病人总的栓塞发生率为 9%～50%,而左房黏液瘤的体循环栓塞的反复发生率为 30%～40%;尚易合并心内膜炎。左房黏液瘤对二尖瓣血流的影响,如同风湿性二尖瓣病变,肺静脉高压,肺动脉高压及功能性三尖瓣关闭不全都将相继出现;右房黏液瘤对三尖瓣直接的血流影响将导致体循环淤血,并极易使三尖瓣环扩张及钙化。左、右房黏液瘤的长期存在必将引起左、右心或右心衰竭。虽有报道 1 例右房黏液瘤历时 43 年,1 例 95 岁老人尸检时发现一枚巨大左房黏液瘤,但有此类幸免者毕竟为个别现象;而病情走下坡路一般在出现症状后数月至数年。

心脏黏液瘤患者,若手术前病史短,心功能良好,未发生过并发症,手术结果通常良好,手术病死率平均为 5%,国内 323 例手术病死率为 8.92%;手术并发栓塞率为 3.70%,而根据近年来"中国外科年鉴"编辑资料,有所下降。死亡原因中,低心排出量综合征和心力衰竭占首位,为 35.71%;脑、冠状动脉栓塞占17.85%;心脏骤停未能挽回而死亡者占 10.7%。心脏黏液瘤较早期手术后,中度以下的三尖瓣关闭不全和肺动脉高压将逐渐随二尖瓣功能的矫正而改善,二尖瓣狭窄在手术切除黏液瘤后即可消失,中度以下关闭不全可望随左心室缩小而逐渐消退;但若病史长,心肌与肺血管阻力有较明显改变者,术后恢复需要较长的过程,不应忽视后续治疗,包括应用强心、利尿剂数月至一年左右;若术前心功能很差,左房黏液瘤的病理生理已使三尖瓣重度关闭不全,在手术中忽略而未予矫正,或于术前已酿成严重肺血管器质性改变,这类病人虽属少数,但术后预后较差,应加强后续治疗。作二尖瓣或三尖瓣替换术后需抗凝治疗,但在我国有较高的出血并发症,而在三尖瓣替换后,血栓栓塞发生率较高,替换三尖瓣操作时也较易并发心脏传导阻滞。此外,若用生物瓣,目前的生物瓣耐久性均较差。此类问题对预后均有影响,应作为专门问题妥善处理。心房黏液瘤合并心房纤颤者,在术中于复跳后,应电击除颤,术后有房颤不能自动恢复者,亦可除颤,一般能恢复窦性心律者较多,且易于巩固,还对增加每搏心排出量,减少心脏能耗,减免术后血栓栓塞并发症有重要意义,也是影响预后的因素。

Gerbode 等于 1967 年首先报道心房黏液瘤术后复发,此后国内外报道复发者屡见不鲜,复发率为5%～14%,我国上述一组病例的复发率为 5.88%,但是国内外尚均缺乏更长期的随访,上述复发率尚不够精确,而 4%～5% 较为可能。术后头 3～4 年内复发率高,但有早在术后 6 个月内,迟至 7.5 年复发的报道。复发的黏液瘤比第一次切除的黏液瘤生长更快,侵入性更大。较多资料表明黏液瘤切除后血沉如不恢复正常,可能提示肿瘤切除不彻底,或者它处尚有黏液瘤存在,蛋白电泳在切除肿瘤后下降,尔后再上升,也有参考价值。

复发的主要原因有:①切除不充分;②手术时或作心导管时造成心腔内种植;③多部位生长,即黏液瘤自另一个心房或心室病灶长出;④周围栓塞;⑤卵圆窝组织受刺激后又发生新的黏液瘤。间隔外的黏液瘤较易复发,因为它们多发性的机会多、基底广、浸润范围大、切除较不易彻底。也有报道切除复发黏液瘤后有再复发者。

作者统计 1986 年前报道有随访资料的九家文献,计 199 例,晚期死亡 4 例(2.01%),其中 2 例死于栓塞,故不能排除其中包括复发。鉴于心脏黏液瘤切除术后有一定复发率等原因,定期随访十分必要,超声心动图检查是较实用而有效的方法。此外,有报道 1 例妇女患者,患双房黏液瘤,其 7 个子女中 3 个患心房黏液瘤;国内报道一组 12 例中,2 例为母与女的关系,家族倾向在随访中值得重视。作者曾遇 1 例右房黏液瘤切除后两次复发,同时先后发现舌部黏液腺瘤,甲状腺腺瘤,肠息肉,子宫息肉及双侧肾上腺瘤。对多发性腺瘤患者似应检查心脏有无黏液瘤,切除其黏液瘤后可能更需随访。

【病理】

从部位看,心脏黏液瘤大多数单发于心房,国外资料约 75% 发生于左心房,其余主要在右心房,在心室者最少。约 5% 为多发性,即 1 个心腔不只 1 个黏液瘤或 1 个以上心腔同时发生黏液瘤,作者曾有 1 例右心室黏液瘤,是从三个不同位点分别长出。1980～1986 年,我国外科手术 310 例心脏黏液瘤,在左心房者占 91.5%,右心房 5.05%,右心室 2.36%,左心室 0.67%,1 个以上心腔发生者占 1.67%。

在心房黏液瘤中,90% 附着于房间隔卵圆窝边缘的附近或房间隔上部;10% 附着于房间隔以外,最常见是心房前壁,其次在心耳。双房黏液瘤通常是从房间隔的一个病灶向左房和右房长出,作者曾见到一例左房黏液瘤,巨大的黏液瘤在左心房,其蒂部附着在房间隔左侧面,并深入到右侧面,该右侧面局部心内膜表面长有一颗绿豆大右房黏液瘤。

心脏黏液瘤外观常为灰白色胶冻样团块,柔软易碎,呈分叶或梨形,内部有时含有局限性血肿而显出暗红色,有一个或长或短的蒂。

直径 0.4～10cm,重 8～247g。部分症状与肿瘤大小有关,有症状的病人,手术切除的黏液瘤直径大小,左房者平均为 6cm,右房者 7.1cm。尸检标本,无症状病人的左房黏液瘤平均为 4.2cm,右房黏液瘤平均为 0.8cm。

心脏黏液瘤生长于心内膜,向心腔内突出,显微镜观察由多角形细胞和黏液样基质等构成。多角形细胞有正圆至卵圆形的核,缺乏嗜曙红的细胞质,覆盖肿瘤表面,同时在基质中形成小巢和管道。黏液样基质含有丰富的酸性黏多糖,尚有不同量的网状蛋白、胶原蛋白以及弹力纤维和平滑肌纤维。除多角形细胞外,尚有许多浆细胞,淋巴细胞,肥大细胞及组织细胞,但很少见到有丝分裂。

近年来,免疫组化研究黏液瘤组织发生,认为与心内膜或内皮细胞同源;电镜下该肿瘤细胞很像具有多向分化能力的间质细胞。

此外,有人曾用扫描电镜对心房黏液瘤表面与心房球状血栓作比较观察,发现外观光滑的黏液瘤有裂缝和裂口,而这些不规则的表面也正是血栓形成的起源处和栓子的来源。

【临床表现】

心脏黏液瘤最常见的临床表现可分为三类,即梗阻症状、栓塞症状及全身症状,其中前两类症状主要取决于肿瘤的解剖部位及生长速度。病人可无症状,有部分或全部的上述症状,但具有上述全部临床表现者很少见。临床诊断常很难做出,从出现临床症状到做出诊断常有相当长的耽搁,一般是1～2年,但心房黏液瘤的症状发展还是比心脏瓣膜病快得多。

1.全身症状

全身症状的出现可先于梗阻或栓塞症状相当一段时间,包括血沉增快,发热,贫血,体重下降及蛋白异常(通常是血清免疫球蛋白上升)。心脏黏液瘤患者中血沉增快者占60％,发热占40.8％,贫血占40％,体重下降占33％,蛋白异常占34％。90％的患者具有上述一个或一个以上的表现。除上述外,尚可有白细胞增多,皮疹,杵状指(趾),溶血性贫血,血小板减少,C反应蛋白阳性,风湿病的表现如关节炎、关节疼痛及雷诺征表现。

全身症状的起因尚无定论,可能和下述有关:肿瘤的出血和变性,微栓进入肌肉,肿瘤碎片引起的免疫反应。免疫反应可能是免疫球蛋白增加的原因。Currey等提出心房黏液瘤可引起自身免疫反应,类似于心肌梗死后和心脏切开后综合征。血沉增快的可能原因是高丙种球蛋白血症,但未发现球蛋白定性上的异常。左房黏液瘤分泌多糖进入循环,伴抗体形成和高丙种球蛋白血症。左房黏液瘤的溶血性贫血是由于红细胞受肿瘤的创伤而破坏,同样可引起血小板减少及瘀斑。右房黏液瘤却可出现红细胞增多症,有时伴有静息期动脉血低氧。低氧可能由于经过未闭的卵圆孔的右向左分流或合并心房间隔缺损。Frohlich指出,心房细胞产生一种促尿钠排泄的激素,提示心房黏液瘤病人的全身症状可能由心房细胞本身引起,这些症状在黏液瘤切除后大多消失。

2.梗阻症状

梗阻症状是由于黏液瘤阻碍心脏血流或干扰房室瓣膜正常功能而致血流动力学障碍所引起。肿瘤小一般无症状,肿瘤大则可梗阻房室瓣口或几乎充满心腔。如果肿瘤有蒂,部分被压缩而使得肿瘤能来回于心房与心室,房室瓣遭受破坏或变形,并产生梗阻和反流。肿瘤的机械作用是临床症状和类似于某种类型瓣膜性心脏病表现的基础。

左房黏液瘤梗阻血流,使许多病人具有左心室和右心室功能衰竭的症状和体征。最常见的症状是呼吸困难或充血性心力衰竭,临床过程常呈进行性加重,但有一些病人的症状可缓解达许多个月。1/3的病人发生间歇性的二尖瓣口梗阻,间歇性的梗阻是晕厥或猝死的原因。其他症状有胸痛和咯血等。左房黏液瘤心脏杂音的发生率为68.8％,典型的是二尖瓣舒张期杂音,这由黏液瘤于舒张期进入左心室梗阻二尖瓣所致,但也有单纯二尖瓣反流的收缩期杂音。杂音可随时间和体位而改变是黏液瘤的一个重要特征。第1心音有时亢进,而且可因肺动脉高压出现肺动脉瓣区第2音增强,肿瘤在二尖瓣口活动突然受阻可产生额外的心音(肿瘤扑通音),比二尖瓣开瓣音迟,强度低,心尖部最清晰,发生于舒张早期主动脉瓣关闭后0.08～0.12s。

右房黏液瘤常大于左房黏液瘤,可梗阻三尖瓣口而产生三尖瓣狭窄的临床表现,或损害三尖瓣瓣叶导致三尖瓣关闭不全。右房黏液瘤不同程度的梗阻三尖瓣所产生的临床表现有疲乏,颈静脉怒张、搏动,肝肿大,浮肿,腹水,心包积液、心包炎,通过未闭的卵圆孔血流右向左分流则可出现缺氧、发绀、杵状指(趾)、红细胞增多症,肺动脉高压以及猝死等。症状持续时间常比风湿性三尖瓣瓣膜病短。最常见的初期临床表现是活动后呼吸困难而无端坐呼吸,亦可有晕厥,并与体位有关,三尖瓣完全梗阻是猝死的原因,右心衰竭常发展迅速,药物治疗效果不佳。三尖瓣区舒张期杂音是由于肿瘤于舒张期部分梗阻血流;收缩期肿瘤从右心室向右心房移动产生三尖瓣反流和收缩期杂音。三尖瓣也可因受长期的水锤样作用而组织损害。三尖瓣的杂音亦可随体位而改变。肿瘤沿着右房或右室心内膜表面移动,可产生摩擦音,20％的病例有摩擦音。88％的右房黏液瘤病人有心脏杂音或摩擦音。有的尚有肿瘤扑通音,胸骨左缘最清晰,发生于舒张期主动脉瓣音后 0.10～0.13s。

3.栓塞症状

心脏黏液瘤病人栓塞发生率 9%～50% 不等,但在多数病例组约为 1/3。栓塞的共同原因是黏液瘤易碎而又位于心腔。栓塞症状是许多病人的第一个临床表现。栓子的主要成分是黏液瘤脱落的碎片及以后血栓形成的成分;有时在黏液瘤表面形成血栓,脱落后形成栓子,栓子的成分可全部或部分为血栓。来自左侧心腔到体循环的栓子常为多发性,以四肢和脑血管栓塞多见,其次到内脏,冠状动脉栓塞较少见,但有一些明确的报道。凡切下的栓子标本均应做仔细的组织学检查,如发现黏液瘤组织,可因此而确诊。左、右心腔黏液瘤的栓塞发生率相似。肺动脉的肿瘤栓子栓塞与肺动脉的血栓栓塞性疾病有某些不同,后者一般在数周后消退,而前者将持续很长时间,前者可造成一侧肺无血液灌注,而后者这种情况很少发生。栓塞的后果是梗死、出血及血管瘤形成。有时栓子大,引起主动脉梗阻或肺部血管分叉口部位栓塞。栓塞引起多发性动脉瘤已有血管造影证实,最常见的部位是脑血管,但也有报道在肾,肠系膜,肝及脾的动脉瘤,这极易与全身性疾病相混淆,如胶原性疾病中的结节性多动脉炎,全身性红斑狼疮,韦格纳肉芽肿病,血栓性血小板减少性紫癜。造成多发性动脉瘤的机制可能是动脉壁遭瘤栓侵入而破坏,另外的一种可能性是继发于黏液瘤的自身免疫性动脉炎。

【辅助检查】

1.超声心动图检查

因为心脏黏液瘤的临床表现多种多样并且与心脏瓣膜病相似,因此诊断常很困难。自从应用无创伤性检查,特别是超声心动图以来,心脏黏液瘤的诊断取得了卓有成效的进展。

超声心动图是目前确诊心脏黏液瘤的最有价值的手段。M 型超声可发现黏液瘤的存在,征象为心腔内透声差,存在云雾状的异常回声区。二维超声除发现黏液瘤存在外,尚可确定黏液瘤大小,有蒂或广基,附着部位,有关质地和有无液化区存在等征象。多普勒超声心动图主要是发现黏液瘤梗阻血流所引起的血流变化,造成心脏瓣膜关闭不全或狭窄等征象,并可对梗阻的程度进行定量分析。

采用经食管二维超声心动图检查(TEE),准确性进一步提高,特别是对腔静脉、肺动脉、降主动脉和右心房肿物的检出,价值高于经胸二维超声心动图,而且更有助于与左心房血栓的鉴别。

2.心导管检查和心血管造影

这项检查在历史上曾起过于术前确诊心房黏液瘤的作用,但这种作用已几乎被超声心动图所取代。目前心血管造影的作用已很小,只有在超声心动图检查正常而临床上仍高度怀疑或对超声心动图的发现有疑问时才进行。心血管造影诊断左房黏液瘤的方法包括:①在肺动脉注射造影剂,使左房显影;②穿刺房间隔作左房造影电影摄片记录;③左室造影,适用于二尖瓣有轻到中度反流可使左房显影的病例。诊断右房黏液瘤是把造影剂注入腔静脉或直接注入右房。造影中所见黏液瘤的征象为在左房或右房有充盈缺损。心导管检查提示心脏黏液瘤存在的血流动力学改变为:①左室或右室压力曲线的上升支有切迹,尤其是表现为大小和程度有变化,反映肿瘤位置在改变;②舒张期有压力阶差,阶差随着从斜卧到仰卧体位的改变而变化,这与二尖瓣或三尖瓣狭窄的固定的压力阶差不同。心导管检查和心血管造影是有创检查,心导管有使肿瘤破裂脱落引起栓塞的危险,有一定的病死率和病残率,而且有一定数目的假阴性或假阳性,导管穿过房隔还可能引起脑血管、冠状动脉栓塞或猝死等并发症,这项检查已较少应用。

3.X 线检查

所见多为正常或仅见非特异性征象,且取决于肿瘤有否引起瓣膜梗阻或反流。左房黏液瘤可见左房增大,一般为轻度,肺静脉高压,但明显的肺水肿少见。瓣膜关闭不全可引起左房大,有时可见典型的二尖瓣狭窄征象。右房黏液瘤可见右房大,一般为轻度,X线透视有时可见右房壁反常运动。X线片中如见钙化团块,虽极少见但有诊断意义,尤其是青少年患者,因青少年的二尖瓣狭窄中钙化很少见。

4.心电图检查

心脏黏液瘤反映在心电图上是缺乏诊断意义的,且多为正常。可有非特异性的T波或ST段异常。左房黏液瘤偶见左房增大。右房黏液瘤右房大和低电压较常见。大多数病人为窦性心律(80%~100%),少数为心房纤颤,开始为阵发性以后转为持续性。房颤发生率低的原因可能和左房无明显扩大有关。房颤和栓塞无明显关系,大多数有栓塞史的病人是窦性心律者。栓塞的倾向和肿瘤的脆性有关。

5.CT扫描

CT扫描是肺和纵隔疾病检查的重要手段,但对心脏肿瘤的诊断价值有限。心脏运动所致的伪像,严重影响其分辨率。但CT扫描在诊断心脏旁肿块和心包肿瘤,如心包囊肿、间皮瘤、淋巴瘤和脂肪瘤等仍有较高价值,在确定肿瘤向心肌、心包和纵隔伸展时价值优于超声心动图。

6.磁共振显像

磁共振显像(MRI)具有高度的空间分辨率,能清楚地显示肿瘤的位置、大小、范围及其与邻近器官的关系,对心肌内或心包肿瘤的诊断价值优于二维超声心动图,对心腔内肿瘤的诊断价值与之相仿。MRI突出的应用价值还在于可辨别心脏、大血管抑或纵隔肿块,特别是心脏旁肿块,如心外膜脂肪垫、胸膜心包囊肿等;判断纵隔或肺肿瘤有否波及心脏或大血管。这些判断对于如何选择手术治疗及估计预后甚为重要。MRI较高的软组织分辨力亦使其能够对心脏肿瘤性质做较准确的判断。

须指出,除了费用因素外,MRI亦有其局限性。如存在房颤、频发早搏等心律失常时,因干扰心电图门控,影响MRI的分辨力。

【诊断分析和鉴别诊断】

从上述临床表现可以看出,心脏黏液瘤的临床表现可与内、外、神经等多学科的多种疾病相混淆,心血管外科尤需注意与风湿性心脏病二尖瓣狭窄、感染性心内膜炎、心包炎、三尖瓣下移畸形及心脏转移性肿瘤等相鉴别。下列情况应考虑到左心房黏液瘤的可能,及时行超声心动图检查加以鉴别:①心尖部舒张期杂音或伴收缩期杂音,随时间和体位改变而明显变化,坐、立位时杂音明显,卧位时杂音减轻,既往无风湿热病史;②窦性心律时,出现反复的动脉栓塞征;③与体位变化相关的晕厥或猝死;④长期低热,血沉增快,贫血,无风湿热和感染性心内膜炎证据;⑤内科治疗难以奏效的顽固性心力衰竭。

目前,心脏黏液瘤几乎都由超声心动图检查获得初步诊断和术前诊断。以下为心脏黏液瘤与其他心脏肿块从超声心动图表现的鉴别诊断要点。

【治疗要领】

心脏黏液瘤一经确诊,即使症状不明显也必须限期手术。黏液瘤部分梗阻房室瓣口,导致血流动力学障碍,因此病情危重。黏液瘤合并感染性心内膜炎或反复周围栓塞,均应急早手术。若黏液瘤碎片脱落并发脑栓塞,发生偏瘫,如病人意识清醒,病情稳定,亦应及早手术。心脏黏液瘤病人如有长期发热、心力衰竭、贫血及血沉增快,必须鉴别是否由黏液瘤本身引起,如排除其他原因,应不耽搁手术,切除黏液瘤后上述症状大多可以消失。

外科手术是治疗心脏黏液瘤唯一确定性的治疗方法,其他方法对黏液瘤本身尚无效。目前心脏黏液瘤围手术期病死率已降至5%以下。手术的效果良好,大多数病人在心脏黏液瘤切除后较快康复,不需要长期后续治疗。但心脏黏液瘤手术后尚有一定复发率。防止术后复发和手术中因肿瘤破碎引起栓塞是手术的重点注意事项,切除黏液瘤时,应注意别处是否尚有黏液瘤残留。长在心房者,除切除肿瘤蒂附着处以外,应不惜切除更大范围的房间隔或心房壁,除非虑及传导系统,一般应向四周扩大切除至少 0.5cm 以上,可用补片,通常为自体心包,修补;在心室,应彻底切除蒂,蒂呈白色纤维组织状,然后切除蒂附着的心内膜和心肌组织,如不影响乳头肌或冠状动脉主干或主要分支近端,也可考虑多切除一些心内膜和心肌,从心外膜面作加垫片褥式缝合修补。切除完毕后应作彻底冲洗和检查,预防栓塞和肿瘤种植。

黏液瘤术前可影响心脏瓣膜,肿瘤随心脏舒缩有水锤样作用于瓣叶,造成局部增厚可不予处理,如瘤体梗阻房室瓣口,导致二尖瓣环扩大,一般是可逆的,只有在瓣环明显扩大,同时左心室功能差时,才需作瓣环成形术,以减少术后早期的心衰;但如导致三尖瓣环大,三尖瓣严重反流,应予缩环成形。肿瘤侵入心脏瓣膜组织结构,作局部切除后不能成形矫正时,则予作心脏瓣膜替换术。

【手术并发症】

1.心脏黏液瘤堵塞心脏瓣膜口

心脏黏液瘤可随体位的改变而移动,堵塞房室瓣口、主动脉瓣或肺动脉瓣口,容易发生在瘤体巨大、瘤蒂长者,可因此导致病人晕厥或猝死。在平时病人往往自我摸索规律,选择体位,避免发生不适,术前医生应了解病人有无这类病史和病人认为的最适体位,在手术过程中,应与麻醉师密切配合,在接送病人,麻醉诱导期中选用安全体位,防止此类情况发生。

2.栓塞

心脏黏液瘤手术时可发生栓塞并发症,栓子的来源有三:一为气栓,二为体外循环微栓和心内组织碎屑,三为黏液瘤碎片,其中以后者最为重要,因此防止肿瘤破碎是手术中的重点。切开心包后,应避免不必要的翻动心脏,免除心脏跳动中的手指探查,避免插管戳破瘤体,如对左房黏液瘤,不宜在右上肺静脉根部作左心引流插管;对右房黏液瘤插管时应避开瘤体,必要时经上腔插上腔引流管,在体外转流后,直视下再插下腔引流管。在切除肿瘤过程中,应避免肿瘤破碎。切除后,须反复冲洗心腔,如有条件,在切除前用纱布掩盖相邻的房室瓣口。国外曾有文献报道,在经左房切口切除左房黏液瘤时先用网兜兜住黏液瘤,以防止破碎,我们认为此法操作并不方便,有时反而会使肿瘤破碎。在切除巨大肿瘤取出困难时,有些作者采用钳夹蒂部房间隔组织,边提边作强力吸引,达到取出瘤体的目的,此法是可取的,但完成这一步后,必须仔细检查有无肿瘤碎片滞留在心腔内。作黏液瘤切除术时,在连接体外循环管道中,可在动、静脉侧分别安装过滤器,以加强血液过滤。

在心脏黏液瘤切除术中,常须开放多个心腔,手术结束时,应非常重视各部心腔及主动脉根部的排气,以防空气栓塞。

右心腔黏液瘤脱落的栓子可导致肺梗死,左侧心腔者则可导致体循环动脉栓塞,如脑栓塞等。一旦怀疑,胸部 X 线片等可帮助诊断大片肺梗死,脑 CT 可帮助诊断脑栓塞。应根据栓塞后的病理过程,在不同病理变化阶段,采取相应的治疗措施。近年来,由于血管镜的发展,给大的肿瘤碎片栓塞所引起的肺梗死的早期治疗带来了希望;若无血管镜,可用纤支镜或切开肺动脉主干盲目吸引。用手术方法可取出靠近大脑中动脉水平的栓子和肾动脉内的栓子。对于空气栓塞,及早使用高压氧仓治疗可获满意效果。

3.低心排出量综合征

该征仍是目前各种疾病体外循环心内直视手术后最常见的并发症,国内报道低心排出量综合征是心脏黏液瘤切除术后死亡的主要原因。

二、心脏其他原发性肿瘤

心脏原发性肿瘤很少见,Barnes 等于 1934 年临床诊断 1 例原发性心脏肿瘤,此前主要由尸检发现,发生率为 0.0017％～0.28％。在发明现代体外循环心内直视手术之前，心腔内肿瘤生前诊断的正确率仍很低。随着手术技术的进步，心脏肿瘤已成为有希望治愈的心脏疾病之一。心脏肿瘤的表现与心脏的或非心脏的疾病相似，因此，使得确诊复杂化。心脏肿瘤临床表现的变化，主要与它们在心脏内的部位有关。症状的产生是由于肿块的影响，局部侵犯，栓塞或全身体质的变化，因此，必须结合这些症状考虑鉴别诊断。诊断方法上，除心电图、胸部 X 线检查以外，超声心动图被认为是目前最有效的诊断手段，另外，CT、磁共振（MRI）、核素以及数字减影血管造影（DSA）等检查对诊断也有帮助，心导管检查和心内膜活检等也是有效的方法。

心脏原发性肿瘤分为良性和恶性两类。良性者占 75％，恶性者占 25％，恶性者中主要是各种组织类型的肉瘤。

（一）良性肿瘤

1.心脏横纹肌瘤

可能起源于胚胎性成心肌细胞。是婴儿和儿童最常见的原发性心脏肿瘤。约 80％病人的年龄小于 1 岁，30％～50％患者伴有结节性硬化症。除了瓣膜和心包以外，可生长于心脏任何部位。约 90％为多发性；但位于心室者最常见，而左、右心室部位发病率大致相等。50％以上的病例，有一个或一个以上的瘤体凸入一个心腔，产生梗阻症状。

肉眼观肿瘤呈局限性隆起，无包膜，黄褐色到灰色，直径≤2cm。显微镜下的特征是蜘蛛细胞，具有确诊意义。

心脏横纹肌瘤患者的临床表现，取决于肿瘤大小、数目及部位，包括心脏梗阻的症状，心律失常，房室传导阻滞，心包积液，甚至猝死；非特异性的表现包括心脏增大，左室或右室衰竭以及双室衰竭，S_3 和 S_4 奔马律，收缩期或舒张期杂音，可酷似二尖瓣狭窄，二尖瓣闭锁，主动脉瓣狭窄，主动脉瓣下狭窄或肺动脉漏斗部狭窄。

目前的诊断方法主要是二维超声心动图和心导管检查。

有报道对出生数天的婴儿手术切除心脏横纹肌瘤成功。但不是所有患者都有手术指征，Fenoglio 等把病人分为三个预后组：第 1 组为死产或出生后 24h 内死亡，病变以心脏内损害为主，可能死于心脏血流梗阻，占不利于手术者的大多数；第 2 组为另一种极端情况，患者无归诸于心脏的临床发现，死于非心脏的原因，这些患者常有结节性硬化症，但很少有腔内损害而不需治疗；第 3 组为肿瘤并不大到致死，但广泛程度足以引起心脏的症状和体征，这类病变有利于诊断发现，病人适合治疗。Foster 等推荐手术切除引起血流动力学损害的心腔内梗阻病变；但不赞成为纠正低心排出量状态而切除多发性壁内肿瘤，因为肿瘤属于良性，故仅切除心腔内部分而不提倡较为彻底的切除方法，有长期随访支持这种方案的功效。

2.心脏纤维瘤

心脏纤维瘤呈单个出现，部位发病率的高低依次为室间隔，左室前壁，左室后壁，最后为右心室。因为起源于成纤维细胞，其形态和表现和身体其他部位的软组织纤维瘤相同。

临床表现取决于肿瘤的部位，约 50％患者有归诸心脏的症状和体征。McAllisterHA 等的 17 例中，有 8 例突然死亡或发生心室纤颤。这些病例的肿瘤侵占或累及传导系统。位于心室游离壁或心房者可无症状。体征可包括充血性心力衰竭或不能解释的杂音。胸部 X 线检查通常可见心脏增大。

治疗方法是外科手术。除非切除，大多数患者将死于肿瘤引起的心律失常或难以治疗的充血性心力衰竭，通常在年轻时死亡。手术切除位于室间隔的瘤体是困难的，虽有成功的报道，但因接近传导系统而有危险。位于游离壁的则较易切除。有报道作心脏移植治愈不能切除的纤维瘤。

3.血管瘤

血管瘤由良性增生的内皮细胞所构成,通常形成充满血液的管腔。在原发性心脏肿瘤中,血管瘤占3.5%,可发生于心脏和心包的任何部位,主要位于心壁或心腔内。虽然通常为单个的,心脏血管瘤可伴有皮肤或内脏的血管瘤,后者称之为弥漫性血管瘤病。心脏血管瘤多数为心内膜下的小结节,0.2～3.5cm直径,绝大多数发生于成年人,具有多孔性,在心内并无特殊的好发部位。

症状取决于肿瘤的部位。血管瘤可酷似肺动脉漏斗部狭窄或伴有瘤栓的心房黏液瘤,或可梗阻上腔静脉。壁内肿瘤可引起房室传导阻滞或压迫冠状血管而产生心肌梗死相似的症状。病人可有充血性心力衰竭,心包积液,甚至致死的心脏压塞。二维超声心动图、心导管检查和心血管造影使得死亡前诊断较常见。最后诊断须由病理检查。

一个血管瘤的自然病史,主要是由于血管腔内血栓形成而自限性生长,随后机化、纤维化,但有时症状成为问题。随着心脏外科和体外循环技术的进步,对心脏血管瘤更应采取手术治疗。手术切除周界清楚的心脏血管瘤的报道尚不多。对未作切除者的预后尚缺少仔细研究。

4.毛细血管纤维弹性组织瘤

心脏毛细血管纤维弹性组织瘤的很大部分病例无心功障碍,在尸检或手术切除的瓣膜中偶然发现。这种毛细血管瘤,肉眼观像海葵,有多个毛细血管叶状体通过一个短蒂附着到心内膜。它们的结构和正常的腱索相似,具有正常心内膜的全部成分,直径一般小于1cm,在生物学和组织学上为良性。尸检发现该肿瘤可见于儿童和成人。在儿童多数发现于三尖瓣,极少伴有症状,Mc Allister HA 和 Fenoglio JJ 报道46 例成年患者,虽然很大部分在尸检或手术切除的瓣膜中偶然发现,但有 3 例伴有阵发性心绞痛和未估计到的猝死,该 3 例的肿瘤位于主动脉瓣的主动脉侧,部分梗阻冠状动脉口。Frumin H 等报道 1 例成人三尖瓣毛细血管纤维弹性组织瘤患者,在手术切除后胸痛和晕厥症状消失。尽管有报道这种肿瘤患者的症状有胸痛、栓塞现象或猝死,但明确的因果关系尚未确立。

5.脂肪瘤

脂肪瘤可位于心脏各部位和心包。位于心肌者常小而有不规则边缘,位于心包者直径可达 10cm 以上。脂肪瘤除非位于脏层或壁层心包者,通常无症状。外科切除有症状者常能成功,但大多数脂肪瘤不需要治疗。

房间隔脂肪瘤性肥大,可能不是一种真正的肿瘤,而是无包膜的脂肪组织增生。比真正的脂肪瘤更多见。有人复习 32 例脂肪瘤性肥大患者,28%患者的死亡直接与该病有关。大多数病人的年龄大于 60 岁。二维超声心动图和CT无疑增加对这种肿瘤的经验。如需要治疗,则可用现代治疗心律失常的方法和心脏起搏处理。

6.房室结间皮瘤

根据记录,房室结间皮瘤是能引起猝死的最小肿瘤,通常由间皮的上皮排列的多个小囊的损害,这些间皮的上皮缺乏有丝分裂活动。这种肿瘤在房室结中起源有几种可能,包括房室结淋巴管,异位的前肠上皮细胞,或间皮。始终为良性,广泛累及房室结,虽可蔓延到房间隔,但不累及室间隔或房室瓣,因此,His束和束支不受其累,房室传导阻滞总是房室束上者,以窄 QRS 波为特征,这也提示房室结和房室束不同的胚胎起源。

病人的临床过程差异很大,最常见的是,病人为成年女性,50～60 岁间,症状为房室传导阻滞,晕厥,或猝死;但有详细记录,病人有继发于间皮瘤的房室传导阻滞,生存数十年,老年时死亡与间皮瘤无关。临床过程的决定因素仍未明。房室结间皮瘤患者对电子起搏的耐受性很差,已有报道,在心室电起搏中出现致死的心律失常,其原因未明。

7.其他

瓣膜血液囊肿、支气管囊肿、畸胎瘤、淋巴管瘤及神经纤维瘤等,均可为心脏原发性良性肿瘤的病种,但均十分少见。

(二)恶性肿瘤

心脏原发性恶性肿瘤约占心脏原发性肿瘤的25%,几乎均为肉瘤。男女发病率相近,可发生于任何年龄。软组织肉瘤的许多组织类型均可见于心脏肉瘤,且显微镜下与身体其他部位者无区别。心脏肉瘤的种类主要有:心血管肉瘤,横纹肌肉瘤,及纤维肉瘤。主要在心包的间皮瘤和畸胎瘤也可见于心脏。

1.血管肉瘤

血管肉瘤是由恶性细胞形成血管管道的肿瘤,很少见。最常发生于皮肤,皮下组织,但可来自任何血管,包括心脏。虽然只占心外软组织肉瘤的2%,但是心脏最常见的原发性肉瘤。目前,对恶性血管肿瘤尚无明确的分类,归属于此类者有多种名称:恶性血管内皮瘤,血管内皮肉瘤,恶性血管外皮瘤,血管肉瘤及卡波济肉瘤,因为这些亚型的临床过程和预后均相同,故统称为血管肉瘤。

血管肉瘤的性别发病率男性为女性的2～3倍。多发生于右侧心腔,尤以右房多见。右房血管肉瘤常向腔内凸出,可大至2cm直径,梗阻一个或两个腔静脉口,三尖瓣口或同时梗阻三尖瓣口和腔静脉口。大多数累及心包,广泛侵犯心外膜和心外膜下脂肪组织,肿瘤使心包腔消失或机化性出血者,约占病人的30%。

肉眼观,心脏血管肉瘤呈多个出血性结节(或其中一个出血),1～7cm直径,充满右心房或浸润心肌心外膜,累及壁层心包者较少见。显微镜下可见相互吻合的血管管道,管道由典型的内皮细胞排列而成,这种恶性内皮细胞呈圆至椭圆或多形性的,伴有不同数量的有丝分裂,有时堆积成乳头状或丛状。

Glancy DL 等报道37例中32例表现右侧心腔梗阻的体征。McAllister HA 等报道77%患者有右心衰竭或心包疾病的临床表现。包括充血性心力衰竭,心包渗液,呼吸困难及胸膜性的胸痛。但10%患者为突出的非特异性症状,如发热,体重减轻,以及不适等与一般心脏病相比提示恶性病变。

体格检查发现,包括伴循环静脉扩张,肝大,周围水肿,发绀,心音低,或有心包摩擦音。少数有心脏杂音。一般胸片中可见心脏增大征象,心电图不正常,包括非特异性的 ST-T 波改变,低 QRS 电压,电轴右偏,室上性心律失常,右束支传导阻滞或曾有心肌梗死的征象。Glancy DL 报道,搜集的41例血管肉瘤中诊断为心脏原发性者仅占12例,诊断的依据是骨骼、肺脏或原发部位活组织病理切片证实者4例,心包液中发现肿瘤细胞1例,心包充气造影见到肿瘤1例,以及静脉造影诊断1例。从诊断到死亡的生存时间为3～15个月,其中早期死亡的大多数原因为由于血心包而心力衰竭,腔静脉梗阻,或肿瘤侵入心肌,即不能控制的局部病变。但1/2～3/4病人最终有转移证据,如同心外软组织肉瘤,最常见的转移部位依次为胸膜,纵隔淋巴结,肝脏及骨骼,也有肾上腺,脾,肾,脑或肠系膜者。

血管肉瘤与累及心脏的卡波济肉瘤之间的关系已引起更多的关注。虽然,原发性心脏卡波济肉瘤已有报道,但是继发于皮肤,特别在艾滋病(AIDS)患者中更为常见(在一组尸体解剖检查中,确诊者占28%)。此外,血管肉瘤患者通过右心房的肿瘤导致心脏功能障碍,而心脏卡波济肉瘤在临床上很少有迹象;累及心外膜下脂肪组织,少量的心内膜和心肌受累。

血管肉瘤的治疗大多数未成功。因为很少见,很难得见于文献报道。由于局部广泛的病变,手术切除常未可实行。可用放射疗法和化学治疗以达到姑息性治疗的目的。

2.横纹肌肉瘤

横纹肌肉瘤由纹状的肌肉特征的恶性细胞所组成,是第二位常见的心脏原发性肿瘤。见于报道的年龄为3个月～80岁。儿童患者罕见,患者年龄大多为20～50岁。男、女发病率相近。可发生于任何心腔,左、右两侧心脏相近。尸检发现 50％病人的肿瘤发生在心脏的多个部位。横纹肌肉瘤常有心腔内部分,从原发部位侵犯,延伸至其他心腔及心脏瓣膜。50％病人有心包受累,但不像血管肉瘤状的弥漫性受累,而常是肿瘤局部蔓延的结果。延伸至纵隔和胸膜也不少见。约 30％在病程早期有转移。最常见的转移部位包括肺,胸部淋巴结,肝,肾,肾上腺,胰以及骨骼。

显微镜下横纹肌肉瘤可分为三种主要类型,即胚胎型、小泡型及多形型。前两型称为青少年型,多形型主要见于成人。青少年型和成人型在心脏均有发生,而以成人型为主。在显微镜下发现恶性细胞中横纹为诊断横纹肌肉瘤的必要条件,这种特征是该肿瘤起源的证据。成横纹肌细胞光镜常可识别。

大多数病人有非特异性的主诉,包括发热,食欲不振,体重减轻,不适,比心脏疾病更提示恶性,但归因于心肌、心瓣膜及心包病变的症状和体征并不常见。作为心脏原发性横纹肌肉瘤的表现,如最近起病的充血性心力衰竭迅速进行性加重,传导阻滞,心律失常,胸痛,瓣膜功能障碍,心包渗液,以及心肌梗死等均有报道。脑和肺循环栓塞现象,虽比心房黏液瘤少,但亦有报道。心电图通常显示非特异性的 ST-T 改变,但也可发生低电压和束支传导阻滞。胸部 X 线片常见心脏阴影弥漫性增大。其他诊断方法包括超声心动图,CT,血管造影及磁共振。

病死原因一般为局部广泛的浸润或远处转移。许多病人于诊断后 1 年内死亡。单纯手术治疗一般无助于改善生存。处理的建议见后。

3.纤维肉瘤

纤维肉瘤和恶性纤维组织细胞瘤是起源于成纤维细胞的恶性间质瘤。病人年龄 9 个月～75 岁,男、女发病率相似。该肿瘤在左侧或右侧心脏部位发病率相近,而且无相对的好发部位。因为尚存在组织学分类问题,正确的发病率难以肯定。

肿瘤为结节状或浸润型,坚硬呈灰白色。尸检发现 50％以上病人是心脏多处受累,1/3 侵犯心包。半数病人肿瘤的一部分凸入心腔,引起心脏瓣膜口的梗阻或瓣叶受侵犯。

如同其他心脏肿瘤,心脏纤维肉瘤的临床表现多种多样且缺乏特性,易于混淆。最常见的是不能解释的心脏杂音,胸膜性胸痛,发热以及呼吸困难。大多数病人有非特异性心电图改变。McAllister HA 的 14 例中 5 例有远处转移;3 例在死亡前经心血管造影做出诊断,手术切除未成功,均于术后死亡。病人预后差,该组者于诊断后不到 2 年均死亡。

4.心脏平滑肌肉瘤、脂肪肉瘤及滑液细胞肉瘤

此外,心脏骨骼外骨肉瘤,软骨肉瘤均有报道,但均极少见,尚无足够的例数,讨论它们的临床特点。

有人报道,局部根治后辅助化疗,用环磷酰胺、甲氨蝶呤以及阿霉素使肢体肉瘤患者免除疾病和总的生存率改善。也有报道,辅助化疗对预后差的部位肉瘤患者有利。

鉴于组织学上与心脏肉瘤相同的心外肿瘤,经手术、照射、化疗或它们的联合应用,获得成功的治疗,因此,类似的方案似可用于心脏肉瘤。多篇报道证明,单纯手术治疗不能实现长期生存。因为手术很少能获得肿瘤的完全切除,局部失败率高。有报道 1 例心房恶性纤维组织细胞瘤,因 4 次复发作了 5 次手术,在第 5 次手术后死亡,但尸检时未发现远处转移灶。Sorlie D 等报道 1 例高分化血管肉瘤获得 3 年生存,这说明如果切除完全,Ⅰ级肿瘤很少复发,其转移倾向也很小。但若切除不完全,Ⅰ级肿瘤仍有复发的高度危险,并有组织学进展和转移的倾向。因此报道心脏肉瘤自然病史时包括组织学分级是基本的要求。Ⅰ级肿瘤仅有微不足道的转移倾向者,可用极为彻底的外科手术,即心脏移植,单此一项方法而治愈。

因为手术切除常不完全,且常不可能,因此,为获得局部控制,应用放射治疗是重要的措施。虽然包括放射的治疗措施,有助于控制某些病人的肿瘤,但在许多病人局部病变将发展,另外有的发生转移疾病。

尸检发现原发性心脏肉瘤病人中 50％或以上有转移疾病。心外软组织肉瘤首先转移到肺部也反映了

心脏肉瘤的转移行为,不管组织亚型如何,肺是首先转移到的部位,其他部位包括胸膜,淋巴结,中枢神经系统,肝及骨骼,一旦转移疾病发生,如同心外肉瘤,极大多数心脏肉瘤患者是不能治愈了。这时,姑息的化疗,有少数文献报道联合应用环磷酰胺,长春新碱以及氮烯咪胺尚有效,并发现心外肉瘤最有效的药物——阿霉素,对心脏肉瘤疗效却普遍很差,已很少应用。

一种表明化疗有效的使用方法是作为手术和放疗的辅助措施,Rosenberg 等报道,手术和放射治疗后,辅以化疗将改善对心脏肉瘤局部的控制。辅助化疗也用于最初诊断亚临床转移存在的病人。已表明这种方法对四肢肉瘤改善局部复发率和生存率有效。Pizzo PA 等认为,手术、放疗及化疗三种措施都用,是使横纹肌肉瘤手术后残存病变患者能长期生存的唯一方法。因为横纹肌肉瘤代表第 2 位的心脏原发性恶性肿瘤,因此,这种联合疗法是可取的。

Eckstein 等曾报道,1 例左心房恶性纤维组织细胞瘤的 27 岁女性患者,经多学科的处理,手术切除一个无蒂的 10cm×10cm 的肿瘤,CT 检查证实局部复发,用环磷酰胺、长春新碱、阿霉素及氮烯咪胺联合化疗对该病人明显有效,在 9 次周期以后,病人因持续发现放射学上的异常而接受第二次手术,切除全层左房壁和全部房间隔,以及可见的肿瘤组织,因肿瘤侵犯及闭塞右肺静脉而作右肺切除。切下的标本中多数未见肿瘤组织,8 个月之后,又接受一次右侧顶枕部颅内肿块的切除,仍然生存并良好,直至离最初处理 2 年。

这种多学科处理方法的应用,必须很仔细地安排,因为各种治疗的毒性在许多情况下会相加,甚至有协同加害作用。对心脏放射治疗并非无并发症,在接受心脏放疗的病人中,使用心脏毒性药尚缺乏广泛地评价,然而,这些病人当用单一方法治疗时所得的预后很差,肯定了采用这种更为积极方案的合理性。

(三)心脏原发性淋巴瘤

在死于淋巴瘤的病人尸检中,有报道累及心脏的恶性淋巴瘤占 9%～25%,绝大多数为继发于心外的病灶。心脏原发性淋巴瘤最低限度的定义是肿瘤必须仅是累及心脏和心包。McAllister HA 等报道一组 7 例原发性淋巴瘤,占心脏恶性肿瘤的 5.6%,患者年龄为 18～77 岁,男、女性别发病率相似,其中 4 例有心脏的症状和体征,包括充血性心力衰竭、心脏增大及心包渗液。无 1 例死前明确诊断,均在症状开始后不到 1 年死亡。总之,心脏原发淋巴瘤罕见,淋巴瘤侵犯心脏大多继发于心外病灶。已报道有多种类型:霍奇金病,淋巴肉瘤(淋巴细胞淋巴瘤)及网状细胞肉瘤,目前称为弥漫性的组织细胞或大细胞淋巴瘤。尚无资料提示这些淋巴瘤的行为与心外部位者有任何不同,因此,它们的处理应该相似。根据完整的分期,治疗应该根据组织亚型和病期。治疗心肌淋巴瘤中已有些放射治疗的有限经验。心脏淋巴瘤的治疗中,尚未提示化疗的功效,虽然期望心脏淋巴瘤能像其他外部淋巴瘤一样对化疗方案有效,且可治愈。

(四)心脏肉瘤的治疗

起源于心脏的恶性肉瘤的最佳处理方案尚无定论。报道的病例总数太少。报道中相当大比例的病理诊断不够详细,缺乏组织分级资料。应用放疗和化疗细节资料常无从得到。尽管缺乏心脏肉瘤治疗的资料,但心外软组织肉瘤获得有效处理的资料并不少,应用相似的方法可作为治疗心脏肉瘤的根据。心脏肉瘤的预后似乎不应比其他预后差的部位的肉瘤结果差(预后差的部位如躯干)。由于采取系统性的措施,根据原则给予治疗,有报道半数以上的心外软组织肉瘤病人获得了治愈,处理经验可供参考。

影响心外软组织肉瘤预后的若干重要因素已经明确。肿瘤的组织亚型一般影响预后,但进一步鉴定组织亚型的能力尚很差,且错误不少。最重要的预后因素是原发肿瘤组织病理等级。各种细胞的特征和形态的特征用于等级评定。包括细胞的分化程度,有丝分裂的频率,肿瘤有无坏死及细胞外物质的形成。Ⅰ级肿瘤为高分化,Ⅱ级为中等分化,Ⅲ级为低分化。一些学者报道组织分化程度与生存、转移发生率及局部复发有很密切的关系。

肿瘤的大小和解剖位置也是影响软组织肉瘤预后的要素之一,因为均影响切除的可能性,从而关系到局部的控制。头部、颈部、纵隔及腹膜后者,因为肿瘤接近至关重要的结构,常难以充分切除,影响预后。手术切除的彻底性影响预后,Leibel SA 报道一组 109 例,完全切除者的 5 年生存率为 40%,不完全切除者则仅 3%。局部控制对最终结果有明显影响,因为局部一次或一次以上的复发,转移的机会更多。

另一重要预后因素是疾病的阶段。软组织肉瘤的病期有四个参数,即组织分级,肿瘤大小,淋巴结侵犯及远处转移,其中组织学分级是病期最重要的决定因素。随着病期的发展,5 年生存率下降。

软组织肉瘤的最佳处理方案,取决于手术、放疗及化疗等多学科方法的合理使用。开始的治疗一般采用手术,但单纯的局部切除是不充分的治疗。例如,对肢体的肉瘤,单纯切除的局部失败率达 42%～93%;若广泛切除,不同程度切除肿瘤侵犯的解剖结构,包括了大量的肿瘤周围的正常组织,局部复发率为 32%～66%,但广泛切除常遗留显微镜下肿瘤组织,因为肉瘤局部侵入性的生长很快,肿瘤的指状物常延伸到或穿透假被膜,以致发生对周围组织的显微镜下可见的侵犯,侵犯达到离瘤体一定的距离;若局部根治性切除,切除病变所占据的解剖分隔空间内的全部结构,或者截肢,可获接近 80% 的局部控制率,效果优良,但会给许多病人带来明显的功能和美容方面的残缺。对放射治疗与保守的手术切除相结合的疗法已有评价,并已证实术前或术后放射治疗结合保守的手术切除,也能获得可以接受的局部复发率。

三、心脏转移性肿瘤

和其他部位的转移,例如肝、肺或脑相比,肿瘤转移到心脏的概率较少,临床表现也常不明显,但其意义尚关系到它们能酷似更常见的心脏疾病及有时因心脏转移的原因而致命。心脏转移性肿瘤为心脏原发性肿瘤的 16～40 倍。因为某些类型的肿瘤在人群中的发生率在改变,而且治疗手段的不断提高,使某些肿瘤的患者能获得长期生存,历史上的发病率可能已不正确。然而,重要的问题可能是心脏转移的发病率统计随着经治者追索的热情而不同。临床的估计总是低于实际存在,尸检的结果使肿瘤学家和病理学家吃惊。统计困难的原因在于肿瘤转移到心脏常是隐匿性的,其表现能相似于冠状动脉疾病、瓣膜性心脏病等疾病。

心脏转移性肿瘤患者的年龄主要见于 50～70 岁,这和恶性疾病的自然年龄分布相似,男、女性别发病率相等。

心脏转移性肿瘤比较少见的原因与下列因素有关:心肌强烈的搓揉活动,心内膜血管较少,心脏纹状的肌肉系统使用特殊的代谢途径,血流迅速通过心腔,以及心脏和周围结构缺乏淋巴管交通从而使该种扩散方式困难。另外,冠状动脉从主动脉发出时呈直角,使得肿瘤细胞经此血路扩散比较困难,虽然红细胞常规经此通途。

【发病机制】

1. 转移途径

有四种可能的潜在机制,即直接蔓延、血路转移、种植以及淋巴转移。直接蔓延可来自胸腔内肿瘤,如从肺癌,乳腺癌或从长于血管内的肿瘤,后者从肾上腺样瘤生长到下腔静脉进入右心房。种植主要到心包,可导致渗液,栓钉,或缩窄性心包炎;虽然一些学者,如 KlineIK 和 SmithLH 等认为,许多肿瘤转移到心肌是通过淋巴管,这些淋巴管在心肌处处可见。

2. 原发病

心脏转移通常伴转移到其他器官。某些肿瘤,例如黑素瘤,对心脏转移率高,反映该肿瘤广泛转移的倾向性。Parry 引证 Applefeld 和 Roberts 等学者的资料,心脏转移发生率最高的是恶性黑素瘤,急性白血病,以及肺癌或乳腺癌。恶性淋巴瘤也是常见原因。从逆行淋巴路扩散,血路扩散,或直接从其他胸内肿瘤蔓延。鉴于心外肉瘤比较少见,其心脏转移也引人注目。

(1)急性白血病:Roberts WC 等报道,急性白血病患者中,心肌白血病浸润率为 37%。浸润各心腔的心壁,心包及心包下的脂肪组织。白血病的沉积,几乎都呈灶性,常位于心内膜内。其浸润常伴有出血,但也有不同于这两种局部情况者。在许多病人这些浸润和(或)出血不产生可辨认的症状或体征。心肌白血病细胞浸润的程度和心电图改变似有联系。

(2)黑素瘤:Glancy DL 等报道,转移性肿瘤中,黑素瘤累及心脏的发生率最高。心脏转移中,转移到心肌者比心外膜者多,这提示转移到心脏是通过血路途径。

(3)淋巴瘤:恶性淋巴瘤的转移,据 Mc Donnellp 等报道,在各种肿瘤转移到心脏或外周的心包膜中,约占 9%。淋巴瘤累及心脏的临床表现,一般是非特异性的,或在病人活着时不足以识别。肿瘤侵犯心脏远较临床怀疑的广泛。Perry MC 发现累及心脏有三种类型:心包膜,心外膜-外膜,以及弥散的间质-血管周围。认为这三种类型分别与直接蔓延,通过心脏淋巴路的逆流,以及血路扩散相关。

(4)肺癌或乳腺癌:肺癌和乳腺癌累及心脏是通过直接扩散或通过淋巴路的逆流转移,到心脏和心包膜。后一途径可能导致多个小结节的转移灶;而直接蔓延通常是一个部位的侵入。Burnett RC 等认为,血路转移仍是最常见的途径。

(5)肾上腺样瘤:肾上腺样瘤因有时扩散到下腔静脉进入右心房,甚或右心室而著称。Choh JH 等认为,积极的手术方法可能获得成功的切除。

3.转移部位

(1)心包转移:转移到心包可导致心包渗液,心包填塞,或缩窄性心包炎。在鉴别诊断中,应注意纵隔淋巴瘤经放射疗法治愈后可以发生良性的心包炎,而出现与恶性病变相似的表现。

(2)心肌转移:心外肿瘤转移到右心房,可相似于心房黏液瘤和累及三尖瓣,许多种类的肿瘤,例如肉瘤,淋巴瘤,Wilms' 肿瘤(维尔姆斯瘤),肾上腺样瘤,睾丸癌,以及嗜铬细胞瘤等心脏转移都可产生这些表现。继发于转移癌的右心室梗阻,可发生右室流出道梗阻而伴有气短,以及由于右心室过度负荷而猝死。在一些病人,转移的损害是由孤立性病灶引起,可使诊断更为困难。Calaroney 等报道,转移性肿瘤左心房受累,也可产生间歇性瓣膜梗阻,与心房黏液瘤相似;或破碎后引起动脉栓塞。转移到左心室腔内,可引起左室流出道梗阻,Hanley 曾通过取心内肿瘤组织做活组织检查做出诊断。

(3)心内膜转移:心外肿瘤转移直接到心内膜或心瓣膜表面极少见,可能与这些组织血管较少有关。典型的病例,累及心内膜的表现酷似二尖瓣或三尖瓣狭窄。Perry 报道,诸如来自肾、睾丸、肝、肺或甲状腺等癌肿转移到的心内膜瘤栓,可产生血流动力学梗阻,心脏杂音,以及体循环栓塞。

【诊断分析】

心脏转移的检出,对病变广泛、面临死亡的病人也具有学术上的意义,有利于积累诊断治疗的经验。若患者的肿瘤对放疗或化疗有潜在的敏感性,那么确诊心脏转移能够引导到有效的治疗和延长有高质量的生命。最紧要的是要有高度的警惕,尤其对于心脏转移率较高的癌肿,如肺癌、乳腺癌、黑素瘤、急性白血病及淋巴瘤,发展为急性心包炎,心包填塞,心律失常,心脏传导阻滞,心脏增大,或充血性心力衰竭者,应予迅速检查有无心脏转移。

除了上述转移的原发部位和转移到的部位,可能产生某些特点的各种临床表现之外,尚可产生一些其他不常见的表现,包括右向左分流,见于孤立性的转移引起三尖瓣梗阻,患者有卵圆孔未闭,甚至导致发绀出现,此外,尚有心室破裂的报道。

在诊断上,除了病史、体格检查以外,胸部 X 线片、心电图、超声心动图等有创性和无创性检查,均有不同的价值,也利于积累诊断的经验。心电图虽无确诊价值,但可辅助诊断。房性心律失常,尤其是心房纤颤和心房扑动在心脏转移中较为常见,开始为偶发,以后可以固定性。Perry 归纳房性心律失常的机制有如下四种可能:肿瘤累及心房交感神经纤维;肿瘤侵犯心房供血的冠状动脉,导致心房心肌梗死;肿瘤侵犯心房的心肌而非梗死;以及侵犯窦房结产生病窦综合征。其他的心律失常,有阵发性室上性心动过速,期前收缩,继发于肿瘤累及房室结或白血病浸润室间隔的种种传导阻滞。肿瘤转移到心脏,可产生酷似心肌梗死或实际的心肌梗死的表现。肿瘤侵入心肌可产生心电死带而出现 Q 波。

【治疗要领】

心脏转移性肿瘤的治疗受如下因素的影响:病人所患肿瘤的类型,全身情况,以及过去的治疗。放射治疗、化疗或两者均应考虑,取决于病人总的情况。对心律失常和充血性心力衰竭,应给予标准的治疗方法。当肿瘤累及心脏瓣膜时可选择外科手术,也常有通过手术发现转移的情况。此外,全身支持疗法十分重要,其中包括免疫治疗等措施。

四、心包肿瘤

心包肿瘤分为原发性和转移性两类。原发性者又分为良性和恶性两种。

心包膜与心脏解剖关系上密不可分,但壁层心包未与心脏、大血管直接接触,其间有心包腔相隔,有其解剖部位的独立性。在肿瘤的组织类型上除黏液瘤、横纹肌瘤及心脏瓣膜毛细血管瘤之外,心包和心脏肿瘤的组织类型与身体其他部位肿瘤的组织类型是一致的;心脏与心包者也相似,仅各种肿瘤的发生率有所不同。

比较而言,心包壁层部位的转移性心包肿瘤,心包壁层和脏层的原发性肿瘤,比心脏黏液瘤以外的其他心脏肿瘤,较早出现症状,如心包腔的积液积血,填塞症状,X 线检查中尚可能发现其形态改变,甚至有畸形和肿瘤影及心包积液征象等,故较易发现。尤其随着 CT 技术、超声心动图应用的普及,对心包肿瘤的诊断和治疗起了较大的推动作用,可较早期检出。

心包在心脏-心包一体中,有相对的解剖独立性,这一点是心包接受手术的有利条件,因此对心包原发或转移性肿瘤(如直接蔓延者),可在手术治疗上尽量争取。

【病理】

1.心包良性肿瘤

心包的良性肿瘤包括囊肿和实质性两类,后者以脂肪瘤、畸胎瘤及异位性组织较多见。此外,发生在心肌的许多肿瘤,如横纹肌瘤,平滑肌瘤及神经纤维瘤等也可发生在心包。

心包肿瘤通常产生于表层衬里或基底细胞,或从胚胎发育中细胞异位而来。因为心包与心脏及其他纵隔结构的内在关系,基于这种异位原因可发生各种异位的囊肿和肿瘤。

(1)心包囊肿:心包囊肿是常见的心包原发性肿瘤,是心包发育中组织的残存,大多数(70%)位于心脏右缘,也可位于左缘,或凸入前上及后纵隔。

肉眼观,囊肿直径为 1~15cm,囊肿内含黄色浆液,表面光滑而呈多叶状,但在切面上,囊肿通常为单房性,内壁常有小梁。有些病例可见囊肿与心包腔连接。

显微镜下囊壁与正常心包膜相似,包含胶原纤维、弹力纤维以及间皮细胞的衬里,后者局部可过度堆积。极少数者可见钙化和慢性炎症区。

(2)脂肪瘤:脂肪瘤是脂肪组织呈单个的增生,可发生在心脏或心包的任何部位。有报道一些病例多发性脂肪瘤伴结节性硬化症。

肉眼观,有包膜,呈黄色,数毫米到 10cm 直径,表面可有结节状隆起。

显微镜下可见以成熟的脂肪组织为主,含有纤维、血管或黏液基质成分。胎儿型脂肪则很少见。

(3)畸胎瘤:畸胎瘤可良性或恶性,以良性者较常见。大多数畸胎瘤位于心包内,在心底部附着到大血管。儿童年龄组为多见,以女性发病率较高。

肉眼观,大小不一,可大至 15cm 直径。外形光滑,分叶或梨形。切片可见实质性组织和多房性囊肿区并存。

显微镜下几乎所有类型的组织均可见到,但必须辨明具有所有三个胚层来源的组织才能证实诊断。如果其中一种或一种以上的成分显微镜下表现恶性,或者存在转移,那么这种畸胎瘤应归属于恶性畸胎瘤。

(4)异位组织:心包中可有异位的胸腺组织或甲状腺组织,后者也可见于心肌中。

临床上鉴别心包肿瘤可借助于超声心动图或 CT,心包囊肿为囊性征象而脂肪瘤为实质性,畸胎瘤则是兼有实质性和囊性两者并存。

2.心包原发性恶性肿瘤

心包的原发性恶性肿瘤,按照发病率的高低,依次为:

(1)血管肉瘤:血管肉瘤是心包和心脏最常见的原发性肉瘤。男性的发病率为女性的 2～3 倍,可发生于任何年龄,70% 在 20～50 岁之间。虽可发生在任何部位,但 80% 在心包中或右侧心脏中。因为肿瘤属腔内性质,故 25% 会产生梗阻症状;远处转移不常见。

肉眼观,呈单个或多个结节,1～7cm 直径,充满右心房或浸润心肌、心包膜,而较少侵犯壁层心包,有些病例在心房见多个瘤体,少数可凸入三尖瓣或二尖瓣口。

显微镜下可见恶性内皮细胞排列成的血管腔隙,其内皮细胞是圆到椭圆或多形的形状,伴有不同数量的有丝分裂。有的区域内皮细胞可积聚,产生毛细血管或簇状形态。

(2)横纹肌肉瘤:横纹肌肉瘤是第 2 位常见的肉瘤。男性发病稍高,可发生于任何年龄组,但在儿童则罕见。左、右两侧心脏的部位发生率相仿,常部分累及心肌。60% 的病人为多发性病灶,50% 累及心包。

肉眼观,为松软结节状,常有中心坏死,有时见直接和远处转移。

显微镜下可见肿瘤有多种生长图形,包括松的黏液样区、梭形细胞区、少量细胞的集中区、出血区及坏死区。诊断有赖于识别成横纹肌细胞,但有时较困难,因光镜识别横纹率仅 20%～30%,但电子显微镜能识别粗的或细的丝状物。

(3)间皮瘤:间皮瘤为第 3 位最常见的原发性恶性心脏和心包肿瘤。可发生于任何年龄,男性发病率为女性的两倍。未有报道兼有石棉肺者。大多数间皮瘤为弥漫性累及脏层和壁层心包,呈结节状或片状。直接扩散侵犯心外膜下心肌,但从不突入心腔。

肉眼观,肿瘤周界不清,有轻度隆起的结节,结节一般位于房间隔的房室结区。

显微镜下可见小管或由圆形细胞构成的条索,以及排列无序的梭形细胞的集中区。

(4)纤维肉瘤和恶性纤维组织细胞瘤:纤维肉瘤男、女发病率相等,可发生于任何年龄。可位于心包和心脏的任何部位。35% 于心包,50% 在心肌,凸入心腔而引起梗阻症状,约 2/3 为多发性者。

肉眼观,呈结节或浸润,质地坚硬,呈灰白色。

显微镜下,肿瘤由恶性梭形成纤维细胞组成,伴频繁的有丝分裂。细胞排列呈索带状或丛簇,有黏液样变性灶,化生骨。也可有软骨。在恶性纤维组织细胞瘤中,可有与纤维肉瘤相同区域,但常有巨大细胞,梭形细胞常呈编席状的排列。

【临床表现】

心包原发性肿瘤,早期一般无症状,极少数病人有胸部疼痛,有些病人有发热、干咳及心力衰竭的临床症状。早期病人可能有心包摩擦音,后期病人多出现心包填塞的临床表现,颈静脉怒张,静脉压升高,肝肿大,甚至出现腹水,胸水,浮肿及脉压差缩小,奇脉等,一旦出现后期症状,病情常进行性加重。

转移性心包肿瘤,有相当一部分在尸检时发现;其临床表现早期者易被原发病掩盖,典型的症状为心包渗液和心包填塞症状。

【辅助检查】

1.X线检查

透视、摄片,可能显示心影扩大,心包积液征象;畸胎类瘤在胸片上可见到钙化区。心包腔充气对比造影,可能显示心包腔内肿块轮廓。心血管造影可能显示局限性的心外压迫区。

2.超声心动图检查

超声心动图检查已广泛用于心包疾病诊断。可发现实质性肿块和心包积液,对心包积液尤为敏感。

3.CT检查

最初的CT扫描受到生物学运动的影响,现代CT检查装置克服了上述因素等影响,明显增加了有用的信息。虽然生物运动可能仍对心脏腔室部位的诊断有所影响,但对心包部位的诊断已能相当正确。

4.磁共振检查

磁共振检查的主要优点是能够对任何平面进行扫描,提供心脏、大血管以及心包膜的图像,不受放射线或静脉内造影剂的影响。通过磁弛豫时间对组织特征的潜在分辨能力,优于CT和超声心动图。但无论CT或磁共振,对组织定性均是困难的;从总体来看,除某些部位以外(如胰腺),磁共振在定位或定性能力上均优于CT。

5.纵隔镜检查并活组织取样病理学检查

是能达到局部直观和病理学诊断的有效手段,但内镜检查也有其局限性,对观察局部与外部联系的状况受到限制,尚须结合其他辅助检查。

6.心电图检查

恶性心包渗液和心包填塞的心电图征象,为可见低电压,窦性心动过速,T波的各种改变。心电图的低电压缺乏特异性,心包积液时敏感性不高。Rinkenberger RL等报道,大量心包渗液或心包填塞时,心电图可有较为特异的征象,即心电交替现象,在心电描记中,每隔2次或3次心跳,P波和RST波的图形改变。完全性心电交替,包括心房和心室复合波同时出现交替现象,仅见于心包填塞。心包渗液出现心电交替现象的机制是心脏悬浮在液体介质中可使心脏有超常的大摆动,当心脏较靠近胸壁时,P波和R波高,当心脏向后移动时,P波和R波的幅度下降。心包渗液常见的心律失常是心房扑动,心房纤颤,多灶性房性心动过速,以及非持续性的、突发的阵发性房性心动过速。

【诊断分析】

有学者曾归纳临床上引导诊断心包肿瘤的参考意见:①心包渗液反复出现,特别是血性渗液,而缺乏炎性病变的证据,如结核等;②心影轮廓异常,局部呈不规则的凸出或结节状,应引起高度怀疑;③无明显原因难以控制的心力衰竭,特别对有显著静脉压升高,肝肿大,腹水和持续性浮肿者应疑及;④不可解释的胸痛伴有脉压差缩小,奇脉和上腔静脉阻塞现象者。转移性心包肿瘤的诊断与原发性心包肿瘤相似,身体其他部位有原发病变伴心包渗液者诊断较易,如原发灶不易发现时,则须与心包原发性肿瘤相鉴别。

【治疗要领】

1.心包良性肿瘤

对心包良性肿瘤有如下理由而应积极采取手术治疗：①早期手术可能获得满意的切除；②切除良性肿瘤，可预防恶性变，即使是心包囊肿也可防止继发感染；③即使不能全部切除，有时仅能作部分切除，也可缓解症状；④手术至少能最终采取病理标本，明确诊断，除外恶性病变。

2.心包原发性恶性肿瘤

对心包原发性恶性肿瘤，首先应争取手术切除。但单纯手术切除、单纯放射疗法，或单纯化疗，效果均较差，联合治疗可能获得比较好的效果。疗效与肿瘤组织类型、药物敏感程度及病人的耐受力有关。

3.心包转移性肿瘤

对心包转移性肿瘤，能切除者应尽量切除，例如从周围组织蔓延来的肺癌转移，可作肺和心包切除。

心包穿刺为常用的治疗和诊断方法，其作用有：①作诊断研究；②解除心包填塞；③在做心包切除前达到心包减压；④处理大量复发性心包渗液。心包穿刺抽液可由数种途径，最常用的是剑突下径路，如果渗液为局限性者，有时从胸骨旁甚至心尖径路，后两者只有在透视或超声心动图检查引导下进行。心包穿刺的并发症有心律失常，冠状动脉破损，甚至猝死。有条件者，心包穿刺时应有血流动力学监测（飘浮导管），心电监护及超声心动图检查引导，这样比较安全。

（高　源）

第八章　乳腺癌

一、发病概况及易患高危人群

乳腺癌是最常见的恶性肿瘤之一,目前,全球每年约有 130 万患者被确诊为乳腺癌,约有 50 万人死于乳腺癌。

乳腺癌的发病率西欧和北美最高,亚洲最低,但在 1955—1990 年,日本和新加坡的发病率迅速上升。在美国,每年约有 19 万女性被确诊患有乳腺癌,因乳腺癌致死的人数达到 44300 人。对女性来说,乳腺癌已成为仅次于肺癌的杀手。

乳腺癌和其他恶性肿瘤一样,有一定的家族倾向。母亲患乳腺癌的,女儿比其他人患乳腺癌的可能性要大得多,姐妹中如有两个或以上患乳腺癌,其家族成员患乳腺癌的可能性较一般人高 3 倍。

乳腺癌患病具有以下高危因素:①年龄在 45～59 岁;②月经初潮早于 12 岁;③绝经晚于 50 岁;④未婚、未育或高龄生产患者(初产年龄＞35 岁);⑤家族有患乳腺癌者,尤其 BRCA1 和 BRCA2 基因携带者;⑥对侧乳房曾患癌者;⑦有放射线接触史;⑧服用避孕药物史;⑨曾患功能性子宫出血或子宫体腺癌者。

二、乳腺癌的自我检查

乳腺癌主要表现为无痛性肿块,易引起自身注意,因此定期自我体检,做到早期发现,早期治疗。自我检查包括看看乳房是否有肿胀、硬结、突起或异常分泌液,在镜子前观察其乳房的形状有无变化,乳房的皮肤有无塌陷、肿胀及乳头有无偏斜等。最后用手触摸双侧腋下,以便尽早发现腋窝肿块。乳腺癌中极少数乳房未触及肿块,称为隐匿性乳腺癌,腋下触及肿块常为首发症状。

三、乳腺癌的诊断

根据病史及临床表现大多数乳腺癌可以作出诊断,但要想早期发现,并提高临床诊断与病理诊断的符合率,还需做一些特殊检查帮助诊断。

1.病史

注意了解病人的年龄、职业、生活习惯、月经、哺乳史、既往史、既往乳腺疾病史、乳腺癌家族史、放射线接触史等乳腺癌高危因素。

2.体征

乳腺癌的相应临床表现常为逐渐增大的乳腺肿块,呈现不规则形或扁圆形,或长圆形肿块。触摸时表面不光滑,开始时可以移动,后渐固定,可伴有疼痛,少数病人乳头有溢液,呈乳汁样、水样或呈血性。若乳房外形出现变化,乳头、皮肤凹陷,皮肤"橘皮样"改变,则高度怀疑乳腺癌,如果腋下触摸到肿块,质地较硬,活动,无疼痛,应尽早到医院检查。

3.辅助检查

(1)乳腺钼钯:为35岁以上女性乳腺癌筛查常用的检查手段,钼钯X线摄片的射线剂量小,其致癌危险性接近自然发病率,因此对人体危害极小、使用安全。乳腺癌的X线表现为高密度影,边界不规则,或呈毛刺征,肿瘤所在区域皮肤增厚,皮肤凹陷,周围腺体组织结构紊乱,腋窝可见类圆形淋巴结影,肿块内可见针尖样、泥沙样簇状钙化,每平方厘米超过15个钙化点时,则乳腺癌的可能性很大。

(2)乳腺超声:乳腺超声多普勒检查无损伤性,可反复使用,对于鉴别肿块的囊实性意义较大,并通过进行血供情况评价,可提高其判断的敏感性,其超声表现为低回声肿块,边界不清,呈蟹足状,纵径大于横径,后方回声衰减,内回声不均,可见点状强回声。

(3)乳腺磁共振检查:为乳腺一种无损伤检查手段,其敏感性高,结合肿瘤增强曲线对乳腺癌的诊断率达99%以上,特别对要求保乳患者的术前评估有重要意义,它可以更精确地描述肿瘤的大小,包括毛刺浸润的范围,是否为多源性肿瘤等,但也有一定的局限性,比如检查费用较高,对乳腺钙化的敏感性不高等。

(4)穿刺细胞学检查:即以细针直径(0.7～0.9mm)直刺肿块,在负压下抽吸出细胞碎屑,然后推玻片上镜检,80%～90%病例可获得较肯定的细胞学诊断。乳头溢液未叩及肿块者,可做乳头溢液涂片细胞学检查。乳头糜烂疑为湿疹样乳腺癌时,可做乳头糜烂部刮片或印片细胞学检查,此诊断不能定性诊断,现不主张应用。

(5)乳腺空心针穿刺活检术:为目前常用的乳腺癌诊断的检查手术,以后将逐渐替代手术活检冷冻病理检查。

(6)乳腺肿物切除活检:对疑为乳腺癌者,可将肿块连同周围乳腺组织一并切除,做快速病理检查,而获得诊断,不主张切除部分肿瘤组织进行病理学检查。

(7)乳腺导管内镜检查:乳管内镜检查是将一根直径为0.75mm(0.6mm或0.95mm)的内镜由乳腺导管口插入,并通过医用监视器,一边观察乳腺导管内的情况,一边向乳管末梢探进,最远可到达第四或五级乳管分支。超细乳管内镜是由超细光导纤维传像束、导光束、微小的自聚焦镜和镜头组成,通过乳管内镜检查可以清晰地观察乳腺导管壁及管腔分泌物的情况,如:有占位性病变,可描述其色泽、大小、形状、光滑程度等。乳腺导管癌、导管内乳头状瘤、导管炎症分别有其特征性的乳管内镜下表现,因而可据此作出诊断。此外,乳导管内镜还可以在乳管内镜的引导下,进行乳管灌洗,行细胞学检查;进行病灶的活检,以获得病理确诊;对病灶进行体表皮肤的标记或通过乳导管镜下置定位导丝,而为手术准确地定位;以及通过乳管镜对乳管内良性疾病的治疗。同时,乳管镜还可辅助病变乳管微创切除手术。乳管镜检查可使50%的乳头溢液患者免于外科手术,尤其对于积乳症及乳管扩张症,通过乳管冲洗及介入治疗可达到彻底治愈目的。

(8)乳腺微创活检新技术:乳腺微创活检技术是一种新型真空辅助活检系统,该系统无需精确地定位,一次就可进针,旋转切割肿瘤,是一种较理想的乳腺微创活检系统。当发现乳腺内有病变组织,需要进行活检明确病变性质时,通过该系统穿刺活检,可以取得充足的乳腺组织,进行病理检查。该方法简单、可靠;与开放手术活检相比,创伤小、恢复快;与空芯针穿刺相比,取得的组织量更大,标本更连续,提高了病理检查的准确性。乳腺微创活检技术是影像发现乳腺异常的首选和最佳活检技术,适合所有影像发现的乳腺病变。

(9)腺癌前哨淋巴结活检技术:前哨淋巴结(SLN)是最早接受肿瘤区域内淋巴引流和发生肿瘤转移的第一站淋巴结,如果该淋巴结没有转移,其他淋巴结出现转移的概率非常小,一般在5%以下或更低。通过前哨淋巴结活检来预测腋窝淋巴结是否有转移,从而避免不必要的腋窝淋巴结的手术清扫,简化手术程序,缩短手术时间,从而提高乳腺癌病人生活质量。

四、乳腺癌的分型、病理及预后

1.乳腺癌的组织学分型及病理

(1)非浸润性癌

①导管内癌(DCIS)。肿瘤细胞仅限于导管内,没有间质浸润。导管内的癌细胞可排列成实性、筛状、乳头状、低乳头状、匍匐状等。依据核异型程度,结合管腔内坏死、核分裂及钙化等,通常将 DCIS 分为三级。当见到不同级别的 DCIS 混合存在或在同一活检组织或同一管腔中存在不同的 DCIS 结构时,尽可能提示各种级别 DCIS 所占的比例。

②小叶原位癌(LCIS)。病变位于末梢导管小叶单位,75%的病例可见伴有末梢导管的 Paget 扩展。低倍镜下见小叶结构存在,一个或多个小叶的腺泡由于细胞的增殖导致不同程度扩张。常见类型(经典型)的增殖细胞单一、体积小、核圆形、大小均匀、核仁不清楚,染色质均匀分布,胞质稀少,细胞轮廓不清,排列松散,坏死、钙化及核分裂均少见。变异型是指大腺泡、多形细胞、印戒细胞、大汗腺细胞、粉刺型等。

③乳头乳晕湿疹样癌 Paget 病。在乳头、乳晕鳞状上皮内出现恶性腺上皮细胞,其下方常伴有导管内癌。当伴有显著的浸润性癌,则按浸润性癌的组织学类型进行分类,并注明伴发乳头乳晕湿疹样癌病。

(2)原位癌早期浸润

①导管原位癌早期浸润。导管内癌局部少量癌细胞突破基底膜,向间质生芽浸润,浸润的癌细胞没有脱离导管壁。

②小叶原位癌早期浸润。小叶原位癌的癌细胞突破末梢乳管或腺泡的基底膜,浸润到小叶内间质,但仍局限于小叶内,没有小叶间间质的浸润。

(3)微浸润性癌:指在原位癌的背景上,在小叶间间质内出现一个或几个镜下明确分离的微小浸润灶。当不能确定是浸润时,应诊断为原位癌。

(4)浸润性癌

①浸润性导管癌。

②浸润性小叶癌。

③小管癌。一种特殊类型的乳腺癌,预后良好,其特征是具有高分化的小管结构,小管由单层上皮细胞组成。

④浸润性筛状癌。一种预后良好的浸润性癌,其组织形态类似筛状导管内癌,可混合部分(<50%)小管癌成分。

⑤髓样癌。髓样癌是一种特殊类型的乳腺癌,其形态学特点为肿瘤边界清楚、癌细胞呈合体样、异型明显、呈大片块状分布、缺乏腺样结构、间质成分少,并伴有大量淋巴细胞浸润。

⑥粘液腺癌。以产生丰富的细胞内和(或)细胞外黏液为特征的乳腺癌。包括黏液癌、黏液性囊腺癌、柱状细胞黏液癌和印戒细胞癌。

⑦原发性神经内分泌肿瘤。是一组形态学特征与发生在胃肠道和肺部的神经内分泌肿瘤相同的肿瘤,肿瘤中有 50%以上的癌细胞表达神经内分泌标志。本组肿瘤不包括神经内分泌标志染色有散在或局部阳性细胞的非特殊型乳腺癌。

⑧浸润性乳头状癌。浸润性乳头状癌大部分发生于绝经后妇女。镜下可见浸润性乳头状癌呈膨胀性

生长、边界清楚、有纤细或钝的乳头状突起。癌细胞胞质呈典型的双染性,可见顶部突起。核中度异型,肿瘤间质不丰富。

⑨浸润性微乳头状癌。浸润性微乳头状癌临床上通常表现为实性肿块,有72%～77%的病例在发现乳腺肿物时即有腋下淋巴结转移征象。镜下特征肿瘤细胞排列成小的细胞簇,形成微乳头或微腺管,位于类似于脉管的间质裂隙中。纯型浸润性微乳头状癌罕见,多为混合型。浸润性微乳头状癌特殊的生长方式与其伴有的脉管浸润和淋巴结转移有关,其淋巴结转移率明显高于非特殊型浸润型导管癌,预后差。因此,镜下发现浸润性微乳头状癌成分即诊断,并标出所占比例。

⑩大汗腺癌。90%以上的肿瘤细胞显示大汗腺细胞的细胞学和免疫组化特征。

⑪化生性癌。是以腺癌成分伴有明显的梭形细胞分化、鳞化和(或)间叶分化(伴骨化生的癌、伴软骨化生的癌、产生基质的癌、癌肉瘤)的一组异质性癌。化生的梭形细胞癌和鳞状细胞癌可不伴有腺癌成分而单独存在。化生性癌可依据肿瘤成分分成许多亚型。

⑫富脂质癌。90%的肿瘤细胞胞质内含有丰富中性脂质的乳腺癌。

⑬分泌性癌。一种罕见的低级别恶性肿瘤,伴有实性、微囊状和小管结构,肿瘤细胞可产生丰富的胞内和胞外抗淀粉酶消化的PAS染色阳性物质。

⑭嗜酸性细胞癌。由70%以上嗜酸细胞构成的乳腺癌。

⑮腺样囊性癌。一种具有低度侵袭潜能的恶性肿瘤,组织学特征与涎腺同类肿瘤相似。

⑯腺泡细胞癌。是一类显示腺泡细胞(浆液性)分化的肿瘤。

⑰富糖原透明细胞癌。富糖原透明细胞癌是一种特殊类型的乳腺癌,其形态学特点为超过90%的癌细胞胞质透明,其内富含糖原。

⑱皮脂腺癌。形态学上具有皮肤附件皮脂腺分化特征的一种原发性乳腺癌。目前尚无证据表明其来源于乳腺皮肤的皮脂腺。

⑲炎性癌。

2.预后因素

乳腺癌预后的相关因素很多,其中主要与肿瘤侵犯范围及病理生物学特性有关。

(1)肿瘤大小:肿瘤大小是一个有价值的病理预后因素,它是与预后有关的准确地以数量来表示的最重要变量之一。肿瘤大小与组织学受侵的淋巴结数有关,但具有独立的预后价值。肿瘤大小与最终转移概率是线性对数关系。且肿瘤越大,出现转移的时间越短。原发灶1～2.5cm的患者,首次治疗后出现转移的中位时间为42个月,而肿块在8.5cm或以上的患者,中位时间仅为4个月。肿瘤大小校正后,内侧病变较外侧病变预后稍差,原因可能为内侧病变更易侵犯内乳淋巴结(而腋淋巴结阴性),这样一些淋巴结阴性患者实际上系淋巴结阳性。淋巴结阴性患者肿瘤大小是特别重要的决定预后的因素。淋巴结阴性的浸润性导管癌或小叶癌,若肿瘤直径为1cm或1cm以下,或者特别类型(如黏液性、乳头状、管状、真髓样)淋巴结阴性的浸润性癌,直径在3cm以下,其预后都很好。在一项系列研究中,连续调查767例乳腺癌患者,其中符合上述条件者占29%,这些患者20年实际在没有区域淋巴结转移及远处转移的情况下,原发灶越大和局部浸润越严重,预后越差。

(2)腋淋巴结转移:腋窝淋巴结的阳性数是所有预后因素中最有价值和最稳定的因素。通常符合要求的淋巴结清扫应至少切除10个淋巴结。受侵淋巴结的数越多,患者的生存率越低,复发率则越高。腋淋巴结无转移时预后好,有转移时预后差。且转移数目越多预后越差。转移位置高,预后越差。

(3)远处转移:多于1年左右死亡。

(4)肿瘤的病理类型和分化程度:肿瘤的病理类型、分化程度,肿瘤的侵袭性以及宿主对肿瘤的免疫能力是影响预后的重要因素。特殊型乳腺癌的预后较非特殊型好,非特殊型癌中非浸润性癌比浸润性癌预后好,分化好的肿瘤预后比分化差的好。有些肿瘤恶性程度高,在生长迅速时可出现坏死,肿瘤坏死严重说明肿瘤的侵袭性强,预后较差。

(5)甾体激素受体与预后:肿瘤细胞雌激素受体的存在与否是最重要的生化指标。甾体激素受体测定不仅可作为选择激素治疗的参考,也可作为估计预后的一个指标,受体阳性病人的预后较阴性者好,两者的预后相差约10%,尤其在淋巴结转移阳性的病例中更明显。在雌激素受体和黄体酮受体中,黄体酮受体更为重要,两项都是阳性者的预后较单一项阳性或两项都是阴性者预后好。尽管激素受体状况与预后有关,但对预后的影响不大。肿瘤呈中等大小且淋巴结为阴性的患者,ER呈阳性时其预后仅略好于ER呈阴性时,因此受体状况不能用于精确地判断预后,不能因受体阳性而省去辅助治疗。然而,作为预见性因素测定激素受体是十分重要的。不管是辅助性治疗还是转移性病变的治疗,ER状况已明确是激素治疗的预见性因素。

五、治疗

乳腺癌是一种全身性疾病,综合治疗应是乳腺癌治疗的总原则和最佳治疗方案。综合治疗就是根据患者疾病的分期、体能状态,有计划地、合理地应用现有的各种治疗手段,包括手术、化疗、放疗、内分泌治疗、生物靶向治疗等,以得到最好的临床疗效,使乳腺癌患者都能获得最大益处。

1.手术治疗

手术治疗仍为乳腺癌的主要治疗手段之一。术式有多种,对其选择尚缺乏统一意见,总的发展趋势是,尽量减少手术破坏,在设备条件允许下对早期乳腺癌患者尽力保留乳房外形。早期乳腺癌可采用肿物局部手术切除配合根治性放疗,既保留了乳房外观和功能,又得到与根治术相同的疗效,目前该技术在国内外得到广泛开展。

无论选用何种术式,都必须严格掌握以根治为主,保留功能及外形为辅的原则。乳腺癌患者除下列情况:①肿瘤已有远处转移者;②年老体弱不能耐受手术者;③一般情况差,呈现恶病质者;④重要脏器功能障碍不能耐受手术者,均应首选手术治疗。手术方式如下。

(1)乳腺癌根治术:

①1894年Halsted及Meyer分别发表乳腺癌根治术操作方法的手术原则。原发灶及区域淋巴结应作整块切除;切除全部乳腺及胸大肌、胸小肌;包括肿瘤上下缘周围3cm皮肤及皮下组织;腋淋巴结做整块彻底的切除。

②Haagensen改进了乳腺癌根治手术,强调了手术操作应特别彻底,主要有:细致剥离皮瓣;皮瓣完全分离后,从胸壁上将胸大肌、胸小肌切断,向外翻起;解剖腋窝,胸长神径应予以保留,如腋窝无明显肿大淋巴结者则胸背神经亦可以保留。胸壁缺损一律予以植皮。

(2)乳腺癌扩大根治术:包括乳癌根治术即根治术及内乳淋巴结清除术,清除第一至第四肋间淋巴结,同时需切除第二、三、四肋软骨。手术方式有胸膜内法及胸膜外法,因其创伤大,并发症多,现多不采用。

(3)乳腺癌改良根治术:目前常规手术方式。

Ⅰ式:保留胸大肌、胸小肌的改良根治术(Auchincloss手术)。皮肤切口及皮瓣分离原则同根治术。先做全乳切除(胸大肌外科筋膜一并切除),将全乳解剖至腋侧,然后行腋淋巴结清除,清除范围基本同根治术,胸前神径应予保留,最后,将全乳和腋淋巴组织整块切除。

Ⅱ式:保留胸大肌,切除胸小肌的改良根治术(Patey手术)。皮肤切口等步骤同前,将乳房解离至胸大肌外缘后,切断胸大肌第四、五、六肋的附着点并翻向上方以扩大术野,在肩胛骨喙突部切断胸小肌附着点,以下步骤同根治术,但须注意保留胸前神经及伴行血管,最后将全乳腺、胸小肌及腋下淋巴组织整块切除。

(4)乳房单纯切除术:作为一种古老术式而曾经被乳癌根治术所取代。近年来随着乳癌生物学的发展,而全乳切除术又重新引起重视。它的适应证:一是对非浸润性或腋窝淋巴结无转移的早期病例,术后可以不加放疗。二是对局部较晚期乳癌用单纯切除术后辅以放疗。该术式不适于中青年妇女的早期病。它的主要适应证应限年老体衰者或某些只能行姑息切除的晚期病例。

(5)保留乳房乳腺癌切除术。

(6)乳房再造:国内大多数乳腺癌就诊时已属中晚期,多采用改良根治术或根治术,影响女性形体完美,给患者造成一定的心理压力,现代外科治疗应兼顾肿瘤学的安全性和美容学的美感两方面。如患者有再造要求,病期为原位癌或Ⅰ、Ⅱ的早期乳腺癌,无严重心肺疾病及糖尿病即可施行乳房再造。乳腺癌术后乳房再造的方法有假体置入(硅凝胶、水囊)和自体组织移植两大类。目前以自体组织移植乳房再造为主。常用的自体组织有下腹直肌皮瓣、背阔肌肌皮瓣、臀大肌肌皮瓣等。再造分后期再造和即时再造两种方法。前者多于乳腺癌术后2年进行。即时再造既是在完成乳腺癌改良根治术后同期进行乳房再造。同样安全有效,不增加并发症和死亡率,并且获得满意的乳房形态。乳房再造术后不影响术后放化疗及术后检查随访。

(7)微创乳腺手术:对乳腺癌不用手术切除,而用经皮穿刺或间质消融的方法完全去除或破坏肿瘤以进行微创乳腺癌治疗的研究在进行中,用于完成经皮穿刺切除术的工具已被开发出来,包括激光间质治疗、射频、高频聚焦超声、冷冻消融和微波治疗在内的间质消融治疗技术正在研究当中。在这些被研究的方法中,有一种或多种将成为常规开放式切除术的有效替代治疗选择。但这类方法的一个重要问题就是如何能更好地确定消融术后乳腺中是否还有残留病变。成像技术可能有助于实现这个目标。但迄今为止,这些方法仍在研究当中,现仍不鼓励在临床试验以外的情况下使用这些治疗方法。

2.放射治疗

放射治疗是乳腺癌的重要治疗手段之一,与手术治疗相比较少受解剖学、病人体质等因素的限制。放射治疗多用于综合治疗,包括根治术之前或后做辅助治疗,晚期乳腺癌的姑息性治疗。近十余年来,较早的乳腺癌以局部切除为主的综合治疗日益增多,疗效与根治术无明显差异,放射治疗在缩小手术范围中起了重要作用。

(1)术前放射治疗

适应证:①原发灶较大,估计直接手术有困难者;②肿瘤生长迅速,短期内明显增长者;③原发灶处有明显皮肤水肿,或与胸肌粘连者;④腋淋巴结较大或与皮肤及周围组织有明显粘连者;⑤应用术前化疗肿瘤退缩不理想的病例;⑥争取手术切除的炎性乳腺癌患者。

术前放疗的作用:①可以提高手术切除率,使部分不能手术的患者再获手术机会;②由于放射抑制了肿瘤细胞的活力,可降低术后复发率及转移率,从而提高生存率;③由于放射,延长了术前观察时间,有使部分已有亚临床型远处转移的病例避免一次不必要的手术。

术前放疗的缺点:增加手术并发症,影响术后正确分期及激素受体测定。

术前放疗的应用方法:术前放射应尽可能采用高能射线照射,可以更好地保护正常组织,减少并发症。放射技术方面,目前多数采用常规分割,中等剂量。一般不用快速放射或超分割放射。放射结束后4～6周施行手术较为理想。

(2)术后放射治疗:对术后全身治疗包括化疗和(或)内分泌治疗者,具有下列高危因素之一,需术后放射治疗。①单纯乳房切除术后(照射胸壁及淋巴引流区);②原发肿瘤最大直径≥5cm,或肿瘤侵及乳腺皮肤、胸壁;③腋淋巴结转移≥4 个;④T_1、T_2、淋巴结转移 1～3 个,包含某一项高危复发因素(年龄≤40 岁,激素受体阴性,淋巴结清扫数目不完整或转移比例＞20％,Her-2/neu 过表达等)的患者,可以考虑术后放射治疗;⑤原则上所有保乳手术后的患者均需要放射治疗。

(3)放射治疗靶区及剂量。

①锁骨上/下野。

上界:环甲膜水平。

下界:与胸壁野上界相接,即第一肋骨下缘水平。

内界:体中线至胸骨切迹水平沿胸锁乳突肌的内缘。

外界:肱骨头内缘。

照射剂量:DT50Gy,5 周,25 次,可应用电子线和 X 线混合线照射,以减少肺尖的照射剂量。

②胸壁野。

上界:锁骨头下缘,即第一肋骨下缘。

下界:对侧乳腺皮肤皱褶下 1～2cm。

内界:体中线。

外界:腋中线或腋后线。

照射剂量:可采用 X 线或电子线照射,全胸壁 DT50Gy,5 周,25 次。

电子线照射时常规全胸壁垫补偿物 DT 20Gy,2 周,10 次,以提高胸壁表面剂量。常规应用 B 超测定胸壁厚度,并根据胸壁厚度调整填充物(组织补偿物)的厚度,并确定所选用电子线的能量,减少对肺组织和心脏大血管的照射剂量,尽量避免放射性肺损伤。采用 X 线切线野照射时需给予胸壁补偿物以提高皮肤剂量。

③腋窝照射野。对未做腋窝淋巴结清扫,或腋窝淋巴结清扫不彻底者,需做腋窝照射。

(4)早期乳腺癌保乳手术后的放疗:VincentVinh-Hung 等对国际上 15 个临床随机研究共计 9422 例的综合分析得出三个重要的结论:①保乳术后不做放疗病人复发危险性是做放疗的 3 倍;②不做放疗病人病死率上升 8.6％;③至今尚未发现保乳术后可不做放疗的病理因素或临床因素。因此,保乳术后的放疗是必不可少的。

关于早期乳腺癌保乳手术后放疗和化疗的次序问题:Bellon 等研究 10 年的随访结果:保乳术后先化疗后放疗组 10 年无事故生存率、无远地转移生存率及总生存率分别为 43％、55％和 61％;而先放疗后化疗组分别为 40％、49％和 56％,P 值分别为 0.88、0.70 和 0.41,无显著差异。先化疗后放疗组的局部复发、远地转移和区域复发率分别为 16％和 25％;先放疗后化疗组分别为 11％和 33％,P 值为 0.41,亦无显著意义。Smitt 等报道切缘状态对放化疗次序的影响。切缘无肿瘤的病人,保乳术后放疗和化疗的次序对疗效无影响;切缘近或切缘有肿瘤时,先化疗后放疗组复发率为 29％,先放疗后化疗组为 4％。

现在早期乳腺癌保乳手术和放射治疗的综合治疗技术已较成熟,但是长期随访的结果表明还有一定的后期并发症,为进一步提高疗效而采取的措施有:①调强适形放射治疗;②部分乳腺短疗程放疗;③腋窝前哨淋巴结的研究。

(5)放射治疗为主的治疗:以往对局部晚期肿瘤、无手术指征者做放射治疗,往往是姑息性的。近年来,随着放射设备和技术的改进及提高,以及放射生物学研究的进展,放射可使局部肿瘤获较高剂量,而周围正常组织损伤较少,治疗效果明显提高。目前,开始进行小手术加放射治疗早期乳腺癌的研究,使放射治疗在乳腺癌的治疗中从姑息转向根治性。多数作者认为对原发灶＜3cm,N_0 或 N_1 的病人可考虑小手术加放疗。对于局部晚期的乳腺癌,放射治疗仍是一种有效的局部治疗手段,放射前切除全部肿瘤或做单纯乳房切除可提高疗效。

(6)复发、转移灶的放射治疗乳腺癌术后复发适当的局部照射治疗可以提高生存质量、延长生存期。大野照射比小野照射疗效好,应当尽量采用大野照射。对于复发病例,应当使用放疗、化疗综合治疗,尤其对于发展迅速的复发病例。乳癌发生远处转移时首先考虑化疗,适当地配合放射可缓解症状,减轻病人痛苦。如骨转移病人经放疗后疼痛可减轻或消失。对于有胸椎、腰椎转移的病人,放疗可以防止或延迟截瘫的发生。

3.化学药物治疗

乳腺癌是一全身性疾病,当乳腺癌发展到>1cm,在临床上可触及肿块时,往往已是全身性疾病,可存在远处微小转移灶,只是用目前的检查方法尚不能发现而已。手术治疗的目的在于使原发肿瘤及区域淋巴结得到最大程度的局部控制,减少局部复发,提高生存率。但是肿瘤切除以后,体内仍存在残余的肿瘤细胞。基于乳腺癌在确诊时已是一种全身性疾病的概念,全身化疗的目的就是根除机体内残余的肿瘤细胞以提高外科手术的治愈率。

(1)新辅助化疗

术前化疗的意义:①尽早控制微转移灶。②使原发癌及其周围扩散的癌细胞产生退变或部分被杀灭,以减少术后复发及转移。③进展期乳癌以及炎症型乳癌限制了手术治疗的实施,术前化疗降低肿瘤临床分期,提高切除率和保乳率。④可以根据切除肿瘤标本评价术前化疗效果,作为术后或复发时选择化疗方案的参考。

术前化疗的方法:①术前全身化疗。术后辅助化疗方案均可应用于新辅助化疗,推荐含蒽环类和(或)紫杉类药物的联合化疗方案。②术前动脉灌注化疗。有胸内动脉插管及锁骨下动脉插管两种方法。

(2)术后辅助化疗

术后辅助化疗的适应证:①淋巴结阳性的绝经前妇女,不论雌激素受体情况如何,均用已规定的联合化疗,应当作为标准的处理方案。②对淋巴结转移数目较少(1~3个)的绝经后患者,如果具有受体阳性、HER2阴性、肿瘤较小、肿瘤分级Ⅰ级等其他多项预后较好的因素,或者患者无法耐受或不适合化疗,也可考虑单用内分泌治疗。③对淋巴结阴性乳腺癌,术后辅助化疗只适用于那些具有高危复发风险因素的患者(患者年龄<35岁、肿瘤直径≥2cm、分级Ⅱ~Ⅲ级、脉管瘤栓、HER2阳性、ER/PR阴性等)。

对辅助化疗的现代观点:①辅助化疗宜术后早期应用,争取在术后2周应用,最迟不能超过术后1个月,如果待病灶明显后再用,将降低疗效。②辅助化疗中联合化疗比单药化疗的疗效好。③辅助化疗需要达到一定的剂量,达到原计划剂量的85%时效果较好。④治疗期不宜过长,对乳腺癌术后主张连续6个疗程的化疗。⑤以往认为乳腺癌腋下淋巴结阴性、原发灶<1cm的患者无需行辅助化疗,但是,约有25%的腋下淋巴结阴性的患者日后发生复发或转移,因此现在认为即使早期的患者也可进行辅助化疗。对于原发肿瘤<1cm,同时淋巴结阴性,辅助化疗应该个体化。有些肿瘤小、淋巴结阴性、组织学类型较好的乳腺癌,回顾性研究表明局部治疗可以获得长期生存,因而不需要化疗。但是对复发高危人群即使腋淋巴结阴性也应该进行辅助性化疗。高危人群包括雌激素受体(ER)阴性、哺乳期或妊娠时所患乳腺癌、有明显的家族倾向者,病理报告中血管或淋巴管内有癌栓形成或神经受累及(或)35岁以内的患者。

(3)骨转移的化疗:联合化疗对脑、肝、肺等软组织转移比对骨转移效果好。但也有报道用强有力的联合化疗使骨转移癌灶完全消失。对病变局限者,可配合放疗。

(4)中枢神经系统转移的化疗

①若无脑水肿,可先用X线体层扫描定位,给予放射治疗。有脑水肿的患者,应先用利尿药甘露醇及

大剂量皮质激素控制脑水肿。

②病变广泛或无法定位时,可先用易透过血脑屏障的脂溶性化疗药,如西氮芥(CCNU)口服100mg,每3～4周1次,司莫司汀(MECCNu)125mg口服每4～6周1次。

(5)癌性胸腔积液的化疗:尽量抽净胸腔积液,再选用下列化疗药注入胸腔:①消瘤芥40～60mg;②氮芥10mg;③噻替派30mg;④丝裂霉素6～8mg;⑤氟尿嘧啶1000mg;⑥顺铂90～120mg。以上化疗药,除顺铂为每3周注射1次(同时全身水化)外,一般每周胸腔内注射1次。

(6)常用的化疗方案

药物

①蒽环类方案:CAF、FAC、AC、CEF、FEC(C,环磷酰胺;A,阿霉素多柔比星;E,表阿霉素;F,氟尿嘧啶);

②蒽环类与紫杉类联合方案:A(E)T、TAC(T,多西他赛);

③蒽环类与紫杉类序贯方案:AC T/P(T,多西他赛;P,紫杉醇);

④其他可能对乳腺癌有效的化疗方案;

⑤HER-2阳性患者化疗时可考虑联合曲妥珠单克隆抗体治疗。

具体用法

①CMF方案:是乳癌化疗的经典方案。

环磷酰胺(CTX)500mg/m²,静脉注射d1;

甲氨蝶呤(MTX)50mg/m²,静脉注射d1、d8;

氟尿嘧啶(5-FU)500mg/m²,静脉滴注d1、d8;

每4周为1个周期,共6个周期。

②FAC方案

5-氟尿嘧啶(5-FU)500mg/m²,静脉滴注d1、d8或d1、d4;

阿霉素(ADM)50mg/m²,静脉注射d1;

环磷酰胺(CTX)500mg/m²,静脉注射d1;

每3周为1个周期,共6个周期。

CAF方案

环磷酰胺(CTX)500mg/m²,静脉注射d1;

阿霉素(ADM)50mg/m²,静脉注射d1;

5-氟尿嘧啶(5-FU)500mg/m²,静脉注射d1;

每4周为1个周期,共6个周期。

③AC-T或AC-D

阿霉素60mg/m²,静脉注射d1 q21d×4;

环磷酰胺600mg/m²,静脉注射d1 q21d×4;

4周期后接着泰素175mg/m²或泰素帝75mg/m²,静脉注射3h d1 q21d×4。

说明:AC方案加大ADM剂量并不增加生存期。用AC-T序贯可以降低复发率和病死率。ER阴性的病人得益较大,而ER阳性的病人后4个周期泰素的作用被三苯氧胺所淹没。所以,对ER阴性、经济条件较好的病人AC-T是一个很好的选择。加泰素帝的方案可以使临床和病理缓解率上升,生存期的结果尚待进一步观察。

④AC-T 剂量密集法

阿霉素 60mg/m²，静脉注射 d1 q14d×4；

环磷酰胺 600mg/m²，静脉注射 d1 q14d×4；

4 周期后接着泰素 175mg/m²，静脉注射 3h d1 q14d×4。

说明：疗程中使用 G-CSF 支持。研究显示增加给药强度的高剂量化疗，即使采用骨髓或外周血干细胞移植技术都不能提高乳腺癌的疗效。增加剂量密度可以增加疗效，而使用 G-CSF 支持可以降低增加剂量密度造成的不良反应。

⑤TAC

泰素帝 75mg/m²，静脉注射 d1 q21d×6；

阿霉素 50mg/m²，静脉注射 d1 q21d×6；

环磷酰胺 500mg/m²，静脉注射 d1 q21d×6。

说明：TAC 方案比标准的 FAC 方案有明显优势。无病生存率、复发率均显示出优越性。不管 ER 状态阴性还是阳性，TAC 方案均比 FAC 方案更好。TAC 中泰素帝用每周给药法（30～35mg/m²，静脉注射，d1、d8）可减少骨髓抑制。其他非血液学毒性 FAC 高于 TAC。因此，TAC 方案是近年来新出现的对淋巴结阳性乳腺癌术后辅助化疗的较好的化疗方案。

⑥PA

泰素 175mg/m²，静脉注射 d2 q21d×6；

阿霉素 40mg/m²，静脉注射 d1 q21d×6。

⑦DA

泰素帝 75mg/m²，静脉注射 d1 q21d×6 或 35mg/m²，静脉注射 d1、d8、d15 q28d×6；

阿霉素 50mg/m²，静脉注射 d1 q21d×6 或 q28d×6。

说明：DA 和 PA 一样，在乳腺癌有较好的疗效，有效率为 74%～81%。对有不良预后因素的病人是一个非常好的选择。由于有较高的骨髓抑制发生，建议泰素帝采用周剂量方法，只是化疗时间稍有延长。

⑧Xeloda

希罗达 1000mg/(m²·d)，口服，每日 2 次，d1～14，q21d，一直持续到疾病进展。

在对晚期、转移性乳腺癌病人的研究中，观察到了希罗达单药的疗效。研究病人中 100% 接受过泰素，91% 的接受过蒽环类药物治疗，单药使用希罗达有效率可达 20%，稳定率 43%。对泰素和蒽环类药物抗拒的有效率也是 29%。对晚期病人选择联合化疗方案有困难的是一个很好的姑息化疗药物。它的副作用都是可以处理的，不显著影响病人的生活质量。

4.内分泌治疗

100 多年前人们就采用卵巢切除来治疗晚期乳腺癌。20 世纪 70 年代抗雌激素药物——三苯氧胺（他莫昔芬）的临床应用，开创了乳腺癌内分泌治疗的新时代。内分泌疗法不良反应小、方便患者服用，临床效果与化疗相似。

（1）内分泌治疗简史：1895 年，Beatson 对 3 例晚期及复发性乳腺癌采用卵巢切除术使肿瘤得到控制，开创乳腺癌内分泌治疗的先河；20 世纪 50—60 年代，人们仍较多应用外科手术切除内分泌器官（卵巢、肾上腺、垂体）或放射方法来治疗晚期乳腺癌。但这些内分泌疗法有很多不良反应，临床上仅 1/3 患者有效。由于一些新的内分泌疗法的出现，通过手术和放疗方法在乳腺癌内分泌治疗中的地位逐渐下降，目前已极少采用。20 世纪 30—40 年代内分泌药物开始用于乳腺癌治疗，到 20 世纪 60—70 年代，雌激素受体的发现和分离，以及三苯氧胺的应用，推动了内分泌药物在乳腺癌治疗中的应用进程。随着对乳腺癌细胞内雌激素受体复合物机制的深入研究,内分泌药物的应用日趋成熟。目前,可供选择的内分泌药物有抗雌激素制剂、黄体酮制剂、芳香化酶抑制药、促黄体激素释放激素类似物、黄体酮制剂和雄性激素等。内分泌疗法可用于各期乳腺癌的治疗,甚至用于某些高危人群的乳腺癌预防。

(2)内分泌治疗的疗效:内分泌治疗的疗效与内分泌功能状态无关,而与肿瘤细胞的分化及激素受体状况有关,癌细胞胞质和胞核内激素受体含量越高,内分泌治疗效果越好。通过内分泌治疗,只要病例选择得当,疗效并不比化疗差;而内分泌治疗的不良反应较化疗明显减少,利于巩固性治疗;患者的生存质量高。内分泌治疗可降低非转移性乳腺癌的术后复发率和病死率,相对于化疗有一定优势。

(3)常用的内分泌治疗药物

①雌激素受体调节药

三苯氧胺:应用于乳腺癌的治疗开始于 20 世纪 70 年代,对 ER 阳性患者有效率达 60% 左右。雌激素受体阳性的乳腺癌患者术后辅助应用 5 年三苯氧胺,疗效十分显著,总体可分别降低 47% 的复发率和 26% 的病死率。术后辅助化疗后再序贯应用 5 年三苯氧胺,较应用一种治疗方法可进一步降低病死率和复发率。三苯氧胺为低毒性的内分泌一线用药,对绝经前、后的妇女均有较好治疗作用,一般不主张与其他内分泌治疗药物合用。三苯氧胺的推荐剂量为 20mg/d。剂量增加,疗效并不增加,而毒性却极大地增加。大规模临床试验表明,应用三苯氧胺的最佳疗程是术后服药 5 年,延长使用时间,疗效增加不明显,而不良反应明显增加。此外,三苯氧胺还可以减少对侧乳腺癌的发生率以及降低高危妇女的患乳腺癌的风险。三苯氧胺较常见不良反应有潮热(10%~20%)、恶心、呕吐(10%)、阴道分泌物增加,阴道干燥、外阴瘙痒、不规则阴道出血、视网膜病变引起的视力减退以及肝功能损害(如转氨酶升高、脂肪肝等)、闭经和血管栓塞和静脉炎等。较严重的不良反应是发生子宫内膜癌的危险性增加,服用 5 年者,发生子宫内膜癌的危险性增加 3~4 倍,定期妇科检查或子宫 B 超可起到一定预防作用。

托瑞米芬:是三苯氧胺的类似物,与三苯氧胺有相似的雌激素和抗雌激素活性,Ⅲ期临床试验已证实,在转移性乳腺癌的一线治疗中,托瑞米芬组和三苯氧胺组的有效率相似,但托瑞米芬的不良反应较轻。在非转移性乳腺癌的辅助治疗中,托瑞米芬组和三苯氧胺组疗效相似。在应用三苯氧胺有较大不良反应时,可考虑应用托瑞米芬。

雷洛昔芬:是选择性雌激素受体调节药(SERM)的一种,SERM 是指抗雌激素药物在有些部位(如肿瘤)起到阻断 ER 的作用,而在另一些部位(如骨骼、心血管)则起到刺激 ER 的作用。雷洛昔芬对 ER 有高亲和力,对乳腺和子宫有抗雌激素样作用,而对骨骼、血管内皮平滑肌细胞显示雌激素样作用,所以过去常被用来预防老年女性的骨质疏松和降低血清胆固醇。临床治疗效果显示,雷洛昔芬可降低 ER 阳性乳腺癌的复发率,而子宫内膜癌的发生率并不上升,反而有轻度降低。雷洛昔芬无明显不良反应,对肝功能无影响。

②芳香酶抑制药或灭活药:绝经后女性体内雌激素主要来源于卵巢外的雄激素向雌激素的转变,这种转变需要有芳香化酶的作用,主要在肾上腺完成。而芳香酶抑制药或灭活药可阻断绝经后女性体内雌激素的来源,所以可用于绝经后女性乳腺癌患者。临床上应用的芳香化酶抑制药有氨基导眠能(氨鲁米特,AG)、兰他隆(福美司坦)、来曲唑(芙瑞、弗隆)、瑞宁得(阿那曲唑)等,芳香酶灭活药有依西美坦。

氨鲁米特:为第一代芳香化酶抑制药,能阻断肾上腺分泌的雄烯二酮向雌酮的转变,主要用于绝经后晚期乳腺癌的治疗。三苯氧胺治疗失败后用 AG 做二线治疗者,有效率达 50%。AG 的选择性抑制作用差,故应用氨鲁米特时需同时应用氢化可的松或泼尼松。AG 的主要毒副作用是疲乏、烦躁、眩晕等。目前此药已近淘汰。

兰他隆:是一种非竞争性芳香化酶抑制药,属于第二代芳香化酶抑制药。兰他隆需肌内注射给药,有微弱的雄激素活性。一般作为二三线治疗药物。对 AG 治疗失败患者,改用兰他隆缓解率分别为 10% 和 21%。

来曲唑和阿那曲唑:属第三代芳香化酶抑制药,具有高选择性,不影响糖皮质激素、盐皮质激素和甲状腺的功能等特点,故应用来曲唑时,不需加用肾上腺皮质激素。来曲唑用于绝经后晚期乳腺癌的治疗,疗效优于甲地黄体酮或 AG,且不良反应较少。此药用作绝经后妇女乳腺癌的辅助治疗疗效优于三苯氧胺,故已用作绝经后、受体阳性妇女的第一线用药。常用剂量为 2.5mg/d。术后辅助用药时间一般为 2~5 年。常见的不良反应有皮肤潮红、阴道干涩、胃肠道功能紊乱(厌食、恶心、呕吐、腹泻)、乏力、关节痛或强直、嗜睡、头痛、皮疹等,通常易为病人耐受。

依西美坦:为芳香化酶失活药,主要用于绝经后、受体阳性妇女,其他芳香化酶抑制药治疗失败的复发、转移性乳腺癌及术后辅助治疗。

③促黄体激素激动剂(LH-RH-a):卵巢分泌的雌激素、孕激素受垂体分泌的促性腺激素(卵泡刺激素和黄体生成素)调控。黄体激素释放素类似物的作用相当于药物性垂体切除。LH-RH-a 作用机制是与垂体促性腺激素释放激素的受体结合,使促性腺激素分泌受抑制,达到选择性药物垂体切除、全面抑制卵巢功能的目的,使绝经前妇女体内雌激素达到绝经后妇女体内雌激素水平,用药后患者停经。目前药物有戈舍瑞林、诺雷德、亮丙瑞林(抑那通)。临床上应用的"双德"疗法是指,每月 1 次诺雷德肌内注射,然后服用瑞宁得,主要用于绝经前高危病人及复发、转移的乳腺癌病人。一般停止用药后,月经可自然恢复。LH-RH-a 的主要不良反应为停经综合征(更年期综合征),表现为烦躁、忽冷忽目前药物有戈舍瑞林、诺雷德、亮丙瑞林(抑那通)热、易激动、失眠等。

④黄体酮类药物:黄体酮类药物的主要作用为拮抗雌激素,对抗雌激素对乳腺及子宫内膜的作用。它抑制了腺垂体分泌的催乳素,发挥抗乳腺癌的作用。另外,黄体酮类药物可以促进蛋白质合成、改善食欲,适用于晚期特别是有恶病质的病人。黄体酮对绝经后激素受体阳性者疗效较好,一般绝经年限越长疗效越好,闭经 10 年以上者有效率达 43%,而绝经 5 年以下者有效率仅为 20%。三苯氧胺治疗失败者应用黄体酮治疗有效率达 26%,而黄体酮治疗失败后应用三苯氧胺有效率仅为 0.5%,故黄体酮常用作二线内分泌治疗药物。常用的药物有甲地黄体酮(美可治、宜利治,MA)和甲黄体酮(曼普斯同、倍恩,MPA)。一般认为,甲地黄体酮和甲黄体酮作为内分泌治疗药物,可达到与三苯氧胺同等疗效,但由于不良反应较多,临床上主要作为进行性及复发、转移性乳腺癌的治疗用药。

⑤雌激素:雌激素治疗乳腺癌的作用机制是通过机体内分泌环境的改变而限制癌细胞的生长。雌激素常用于治疗绝经后 5 年以上患者,尤以去势治疗有效而又复发恶化者效果较好,对雌激素受体阳性者的有效率可达 55%~60%,治疗皮肤、软组织转移有效率较高,对内脏及骨骼转移有效率较低。目前临床应用的雌激素制剂为已烯雌酚,雌激素的不良反应较多,一部分还可造成肿瘤的发展,现在已较少应用。

⑥雄激素:雄激素可抑制垂体的促生殖腺激素,从而抑制滤泡刺激素及黄体生成素,进而使乳腺组织萎缩。雄激素对晚期乳腺癌有一定的疗效,对绝经后乳腺癌有效率达 20%~31%,对受体阳性者有效率达 46%。雄激素治疗不受年龄的限制,治疗骨转移效果较好,有效率达 30%。雄激素治疗有效者平均生存期为 18~20 个月,而无效者为 7~10 个月。常用的雄激素制剂有丙酸睾酮,肌内注射,至出现男性化倾向。不良反应主要为男性化症状,如声音变粗,出现胡须等,其他尚有高血钙和水钠潴留等,患者常因此而被迫停药,停药后上述不良反应多可自行消失。

(4)内分泌治疗的方法

①去势治疗:包括手术去势和放射去势。前者用于全身情况较好,急需内分泌治疗生效者;后者用于全身情况差,难于耐受手术者。未经选择的病例应用卵巢切除的有效率为 30%~40%,而激素受体阳性的

病例有效率可达 50%～60%。目前预防性去除卵巢主要用于绝经前(尤其 45～50 岁)淋巴结转移较广泛的高危险复发病例,同时激素受体测定阳性者,对绝经后或年轻病例则不适合做预防性去除卵巢。

②药物治疗:在乳腺癌的治疗中,内分泌治疗是除手术以外其他各种治疗方法中最古老的方法,也是最常用的方法之一。乳腺、子宫内膜和前列腺的生长和分化是由性腺激素调节的。起源于这些部位的恶性肿瘤的生长有激素依赖性。降低性腺激素水平或干扰与激素受体相互作用的内分泌或激素疗法是乳腺癌、子宫内膜癌和前列腺癌的有效治疗方法。常见药物有三苯氧胺、醋酸甲地黄体酮、醋酸甲羟黄体酮等。

内分泌治疗与化疗作用机制不同,其不良反应较化疗小,维持时间较长,患者有较好的生活质量。乳腺癌是激素依赖性肿瘤,受雌激素及孕激素的调控。雌激素或孕激素受体阳性的病例应用内分泌治疗有较好的效果,而 ER、PR 阴性效果差,所以,激素受体阴性者一般不考虑用内分泌治疗。同样,如果以往用内分泌治疗对肿瘤有效、疾病再进展的病例,改用其他内分泌药物治疗,其有效率还是比较高。内分泌药物的选择除了根据患者的年龄、病灶部位、手术到复发的间隔时间以及受体测定等因素外,还要根据不同药物的作用机制以及不良反应而定。

(5)内分泌治疗时的几个注意点

①绝经前患者辅助内分泌治疗首选三苯氧胺,三苯氧胺治疗期间,如果患者已经绝经,可以换用芳香化酶抑制药。

②绝经后患者优先选择第三代芳香化酶抑制药,建议起始使用。

③绝经前高危患者,如经济情况允许,可首先选择"双德"疗法(诺雷德和瑞宁得联合应用),效果较三苯氧胺为佳。

④应用三苯氧胺或其他内分泌药物期间,肿瘤复发或转移,或疾病进展,可改用另一种类型的内分泌治疗药物。

⑤孕激素类药物作为二线药物,主要用于晚期乳腺癌且其他内分泌药物治疗失败者,特别适用于有恶病质者。

⑥内分泌疗法一般在放化疗结束后序贯用药,通常不采取与放化疗联合用药。

⑦某些老年复发、转移性乳腺癌,可考虑单独使用内分泌治疗。

⑧术后辅助内分泌治疗的治疗期限为 5 年,针对具有高复发危险因素的患者,可以延长内分泌治疗时间,延长用药仅针对第三代芳香化酶抑制药。

5.乳腺癌的靶向治疗

(1)人表皮生长因子受体 2(HER2)及作用于 HER2 靶点的药物:HER2 是具有跨膜酪氨酸激酶活性的生长因子受体,它表达于包括胃肠、呼吸道、泌尿道、乳房和胎盘等正常组织。虽然目前暂未发现与 HER2 受体结合的生理性的高亲和力配体,但它可以与 EGFR 家族其他成员形成异二聚体,通过激活下游效应分子,紧密地参与细胞信号转导,从而最终影响细胞的运动、增殖和存活。约有 15%～25% 的乳腺癌病人存在 HER2 基因扩增和/或过表达的情况。

1)曲妥珠单抗曲妥珠单抗,是针对 HER2 的细胞外结构域的完全人源化单克隆抗体,也称赫赛汀,是1998 年经食品药品管理局批准的用于治疗晚期及转移性乳腺癌的一线或辅助治疗药物,同时,联合曲妥珠单抗化疗可提高早期乳腺癌的总生存期。尽管曲妥珠单抗取得了令人瞩目的疗效,也存在着自身的缺陷和局限性:其治疗仅限于 HER-2 阳性患者、易引起心脏毒性,而且有些 HER2 阳性乳腺癌患者在曲妥珠单抗治疗中病情进展,如何克服耐药性仍是目前亟待解决的问题。

2)其他靶向 HER2 的药物拉帕替尼是一种小分子酪氨酸激酶抑制剂,能抑制 HER1 和 HER2 的活性。临床前研究显示,拉帕替尼通过降低 HER1 及 HER2 同型或异型二聚体的磷酸化,阻断该通路信号传递,抑制细胞增殖并诱导细胞凋亡。在对曲妥单抗耐药的 HER2 转移性乳腺癌的一项随机Ⅲ期临床研究治疗中,拉帕替尼和曲妥珠单抗联合靶向治疗已被证明是有效的:拉帕替尼联合曲妥珠单抗治疗的患者 PFS、CBR 明显改善,死亡风险率降低了 26%。且与曲妥珠单抗无交叉耐药,能通过血脑屏障,对曲妥珠单抗耐药及脑转移患者是一种新的选择。

帕妥珠单抗是人工合成靶向 HER2 的另一种人源化单克隆抗体,与 HER2 的胞外区结合,可以抑制 HER2 与家族其他成员(主要是 HER3)二聚体的形成,阻断信号通路转导,该药联合曲妥珠单抗能够发挥协同阻断 HER2 信号转导的作用。一项名为 CLEOPATRA 的Ⅲ期临床评价帕妥珠单抗联合曲妥珠单抗的随机试验显示,在转移性 HER2 乳腺癌患者中,曲妥珠单抗加多西他赛联合帕妥珠单抗与不联合治疗组相比,PFS 有显著改善(18.5 月 vs 12.4 月)。这项试验已导致 FDA 批准帕妥珠单抗用于联合紫杉醇类和曲妥珠单抗作为治疗 HER2 转移性乳腺癌的一线治疗药物。同时,与曲妥珠单抗相比,有更小的心脏毒性。

T-DM1 是一种新型抗体药物,是 MCC(一种结直肠癌的突变蛋白)将曲妥珠单抗与微管抑制剂美坦辛 DM1 偶连在一起的形成的新型药物。由于该药兼顾靶向和细胞毒药物特点,T-DM1 单药疗效优于拉帕替尼联合卡培他滨,且耐受性良好。2013 年 2 月,美国 FDA 正式批准 T-DM1 作为治疗 HER2 阳性晚期乳腺癌患者的药物。

(2)三阴性乳腺癌及靶向治疗:大约有 10%～17% 的乳腺癌患者被诊断为三阴性乳腺癌(TNBC)。与其他类型乳腺癌相比,TNBC 具有发病年龄更早、肿瘤体积更大、恶性程度更高、复发转移更快等特点。到目前为止,由于缺乏特异性治疗靶点,辅助化疗仍然是治疗 TNBC 的最主要的方法,没有十分成熟的靶向治疗运用于临床。但随着对 TNBC 研究的深入开展,TNBC 的靶向治疗药物研发工作也得以日益深入。

1)ADP-核糖聚合酶(PARP)阻断剂 PARP 是一种 DNA 单链断裂修复酶。PARP 抑制剂(PARPI)能抑制 BRCA1/2 介导的同源重组 DNA 修复,从而导致细胞凋亡。研究数据显示,PARP 是 TNBC 的一个有效靶点。一项Ⅰ期临床试验的初步结果表明:PARPIOlaparib 作为单一药剂与诱导 DNA 损伤的化疗药物联合治疗 TNBC 呈现良好耐受性,且不良反应少。此外,在另一项治疗转移性 TNBC 的Ⅱ期临床试验中,结果显示接受 PARPIIniparib 治疗的患者显著改善 PFS 和总生存期(OS)。

2)血管内皮生长因子(VEGF)抑制剂血管生成在肿瘤的浸润性生长和远处转移过程中起着至关重要的作用,VEGF 已被认为是促进肿瘤血管生成最强的细胞因子。贝伐珠单抗是一种重组人源化单克隆抗体,可特异性与 VEGF-A 及其衍生物结合并干扰其引起的内皮细胞增殖,抑制肿瘤内新生血管的形成,从而起到延缓肿瘤生长和转移的作用。临床试验 RIBBON-2 亚组分析中,在卡培他滨、吉西他滨或多西他赛一线治疗转移性 TNBC 的化疗方案中加入贝伐单抗后,中位 PFS 从 5.1 个月增加至 7.2 个月,总缓解率(OR)提高 10%。

3)表皮生长因子受体(EGFR)抑制剂 EGFR 为膜酪氨酸激酶受体,主要介导 MAP 激酶信号通路和 AKT 信号通路,在肿瘤细胞的损伤修复、增殖、侵袭和新生血管形成等方面起重要作用。西妥昔单抗是针对 EGFR 的人源化嵌合单克隆抗体,可与细胞表面的 EGFR 特异性结合,并竞争性阻断表皮生长因子及其他配体与 EGFR 的结合,从而阻断肿瘤细胞内信号传导,抑制增殖并诱导凋亡。由于大多数 TNBC 过表达 EGFR,提高了靶向 EGFR 治疗 TNBC 的可能性。现阶段,EGFR 抑制剂的运用还停留在临床试验阶段,且没有显示出明显的治疗效果。通过抗 EGFR 来治疗 TNBC 的方法还有待进一步研究证实。

4)TNBC 中活化的其他信号通路有研究表明在 TNBC 中,PI3K 信号通路的活化可能是与 PTEN 和 INPP4B 缺失之间负反馈调节的结果,PI3K 途径是一个很有前途的治疗靶标。PI3K 通路抑制剂联合 PARP 抑制剂治疗乳腺癌的早期临床试验也正在进行中。雄激素受体(AR),是甾体类激素受体家族的一员,在超过70%的乳腺癌中有阳性表达,而在TNBC中AR检测阳性率大约30%。活化的AR通过多个信号转导途径(Wnt/β—catenin、JAK/STAT3、MAPK,Notch等)参与乳腺癌的发生发展过程。最近一项关于抗雄激素药物比卡鲁胺在AR阳性、ER/PR阴性转移性乳腺癌患者的Ⅱ期临床试验研究显示出较好的较高的临床获益率(CBR)和PFS。

(3)乳腺癌干细胞靶向治疗:肿瘤干细胞学说认为在肿瘤组织中存在有极小部分具有很强的自我更新能力和分化潜能的未分化细胞,这类细胞能不断地产生新的肿瘤干细胞和肿瘤细胞,是肿瘤发生、复发及转移的根本原因,也是导致放化疗耐受的根源。为了提高治疗效率,针对乳腺癌干细胞(BCSC)治疗的相关研究正在进行中 CD44$^+$/CD24low是乳腺癌干细胞的基本表型标记,有研究证实阿片生物碱(那可丁和罂粟碱)对CD44$^+$/CD24low的肿瘤干细胞具有细胞毒作用,使细胞周期阻滞在G2/M期,导致细胞凋亡。另有研究表明,阻断在BCSC自我更新和分化中起重要作用的Notch、Wnt、Hsp27等信号转导通路使BCSC的比例明显下降,为乳腺癌的预防和治疗提供了新的靶标。Qiu等发现Notch1单克隆抗体(mAbs)引起CD44$^+$/CD24low细胞群和微球体的减少,因此,利用这种方法就能减少TNBC的转移和复发。靶向Notch途径的主要是γ分泌酶抑制剂(GSIS),能阻止Notch释放活性细胞内片段。GSISPF-03084014在乳腺癌动物模型被证实通过多种机制与多烯紫杉醇产生协同抗癌效应。Wnt信号通路在乳房微环境中的失调对乳腺癌的形成和转移具有重要影响,在乳腺上皮细胞中的Wnt1的表达会增强干细胞的自我更新能力,同时抗凋亡和延缓衰老的能力也增强。在乳腺癌干细胞样细胞中,Wnt信号相对于正常干细胞样细胞更多的被活化,研究发现,Wnt信号通路能够被盐霉素抑制,导致细胞凋亡并减少肿瘤干细胞。热休克蛋白27(Hsp27),一个ATP独立的小Hsp,它的表达与细迁移和乳腺癌细胞的药物抗性相关。Hsp27的作用在于调节乳腺癌干细胞上皮-间质转化(EMT)和NF-κB活性,减少的Hsp27的表达可以抑制乳腺癌肿瘤干细胞的迁移能力。有研究表明,Hsp27是乳腺癌干细胞的表皮生长因子介导的VM活性的关键下游分子。

(田　丹)

第九章　胃肠肿瘤

第一节　胃良性肿瘤

胃的良性肿瘤少见,而十二指肠良性肿瘤更为少见。近半个世纪以来,由于胃镜普及应用,胃息肉及胃良性肿瘤被发现增多。

按组织来源不同分为两类:

1.起源于胃黏膜上皮细胞的肿瘤

胃息肉、息肉病。

2.起源于间叶组织的肿瘤

平滑肌瘤、腺肌瘤、血管瘤、神经源性肿瘤。

一、胃十二指肠息肉

胃十二指肠息肉以往认为少见,现经纤维胃镜检查后被发现增多,胃十二指肠息肉现已成为胃镜诊治中的常见病,男性多于女性。

根据息肉的组织发生、病理组织形态,可分为腺瘤性息肉、增生型息肉和炎性纤维样息肉等。

1.症状

大多数胃十二指肠息肉无症状,多在胃镜检查或 X 线钡餐检查时被发现,息肉生长较大者可出现上腹部不适、疼痛、呕血、黑便等症状,疼痛无规律,表现为钝痛,位于贲门处的较大的息肉可引起吞咽困难,位于幽门十二指肠较大的息肉可引起幽门梗阻症状。

2.检查

息肉症状不明显,临床诊断较困难,多依靠 X 线钡餐和胃镜检查。

纤维胃镜检查:息肉多位于黏膜皱襞的顶点或在皱襞之间,增生性息肉多呈近丘状小的隆起,腺瘤性息肉呈半球形,球形,椭圆形隆起,或有蒂,蒂长数毫米至数厘米不等,取息肉活检,可确定有无恶变。

胃镜下息肉良恶初步诊断:①良性息肉常小于 2cm,表面光滑,有光泽,呈淡红色不易出血,有蒂或无蒂。②恶性息肉常大于 2cm,广基,息肉表面凹凸不平,有结节,附白苔,多有糜烂,易出血。

3.治疗

(1)内镜治疗:大多数息肉均可用内镜治疗。

1)内镜电切术:常用高频圈套法电切除术。

适应证:①有蒂或短蒂息肉;②切断面直径小于 1cm;③基底无恶变者;④息肉数目少于 50 个。

禁忌证：①出凝血时间不正常者或有出血倾向；②不配合内镜治疗或有严重全身器质性病变者；③息肉基底大于2cm；④活检证明已有恶变者。

内镜电切息肉并发症有出血、穿孔。

2）内镜Nd-YAG激光治疗：

适应证：主要适用于Ⅰ型、Ⅱ型胃息肉或多发性胃息肉。

用表面照射和将导光纤维端插入息肉内凝物相结合方法治疗。

（2）坏死疗法治疗：

适应证：①有蒂或无蒂息肉；②息肉底部小于2cm者；③基底部无恶变者；④出凝血时间延长者或胃息肉合并出血者。

通过纤维胃镜用针穿刺到隆起息肉内，穿刺深度不能进入胃肌层，将肿瘤灵Ⅱ号注射到息肉黏膜底部，使黏膜水肿变灰白色，药液扩散范围超过息肉范围0.3cm即可，用药量不能过大，药液不能扩散到胃壁肌层，以防止穿刺过深引起胃壁坏死穿孔。多发胃息肉逐个注射治疗。胃息肉治疗后，每年随访一次，注意有无复发和癌变。

（3）经腹胃部分切除：

适应证：①有症状或出血性息肉；②胃息肉广基、短蒂腺瘤性息肉；③多发性息肉；④活检证实有癌变。

手术方式：①胃息肉局部楔形切除：适用于胃体部多发性息肉，广基腺瘤性息肉无恶变。②胃大部分切除：胃窦部多发性息肉，胃体、胃底多发性息肉。③全胃切除：全胃多发性息肉或息肉并发癌变者。

二、胃十二指肠平滑肌瘤

胃十二指肠平滑肌瘤临床少见。分为良性平滑瘤和平滑肌肉瘤，但临床表现很难区分其良、恶性。病理检查可以确诊，平滑肌瘤来源于胃壁肌层，也可来自胃黏膜肌层或血管肌层。

平滑肌瘤早期位于胃十二指肠壁内，随着不断扩展，肿瘤可向黏膜下向肠壁内生长（内生型）或向肠腔外生长（外生型），内生型为常见形式，以胃体部多见，其次为胃底、胃窦、贲门。约有2.1%胃平滑肌瘤可发生恶变，5%～20%十二指肠平滑肌瘤可发生恶变。

1.症状和诊断

临床上多无症状，肿瘤增大表现为上腹部疼痛、腹胀、食欲减退、黑便、贫血，胃窦部巨大平滑肌瘤，以腹部肿块或幽门梗阻症状就诊，十二指肠平滑肌瘤增大时常引起幽门梗阻症状就诊。

X线钡检查或气钡双重造影，腔内型肿瘤可见胃黏膜呈圆形或椭圆形充盈缺损，边缘光滑，如充盈缺损内有龛影者，为黏膜糜烂或溃疡形成所致，腔外平滑肌瘤如肿瘤较大，可见胃腔受压变小，位于小弯侧可见小弯轮廓凹凸不平，胃蠕动受限或消失。

CT及MRI检查，可明确肿瘤位置、大小与邻近组织关系，对治疗方案选择有帮助。

平滑肌瘤和平滑肌肉瘤的鉴别诊断：一般的说平滑肌瘤体积多小于5cm与周围分界清楚，周围黏膜正常，肿块表面黏膜溃疡少见。反之，平滑肌肉瘤体积多大于5cm，边界不清，向周围组织浸润，表面黏膜有糜烂或溃疡。

2.治疗

手术治疗，如术前内镜取材确诊平滑肌瘤，肿瘤小于5cm者，可切开胃壁将平滑肌瘤剜出或局部楔形切除。若术前不能确诊，特别是肿瘤位于胃底部大于5cm，可做胃大部分切除术，术后进一步病理检查。

患者不愿手术治疗或有手术禁忌证者也可采用坏死疗法治疗。通过纤维胃镜用针穿刺到隆起的平滑肌瘤内,注射肿瘤灵Ⅱ号药液,注射量是瘤体积的1/6~1/5,使胃黏膜变灰白色。穿刺针不能深防止胃壁全层坏死穿孔。

三、胃十二指肠血管瘤

胃血管瘤较罕见,常见于胃体、胃窦部,多发生于黏膜下层或浆膜下层,大多数有身体其他部位血管瘤存在。

1.症状

胃十二指肠平滑肌瘤无明显症状,多因上消化道出血而出现呕吐,便血才引起注意而就医。

2.检查

X线钡餐检查:如海绵状血管瘤呈海绵状扩张,且管腔粗细,厚薄不均匀,并由肌层向黏膜层突出,因而有光滑的充盈缺损。

纤维胃镜检查:可见血管瘤大小、形态、位置有利于明确诊断,还可选注射、激光治疗。

3.治疗

可作胃大部分切除将血管瘤病变切除,胃内局限性海绵状血管瘤也可采用坏死疗法,通过胃镜用针穿刺到血管瘤内注射肿瘤灵Ⅱ号药液,使血管瘤表面局部胃黏膜变灰白色,将血管瘤组织杀死达到治愈目的。

(张圣林)

第二节　胃癌

胃癌是消化系统最常见的恶性肿瘤,其发病率居消化道恶性肿瘤之首,但有明显的地区差异性。日本发病率最高男性为76.9/10万人口,女性为35.9/10万人口;巴西男性为53.6/10万人口,女性为25.1/10万人口;新加坡华人,男性为37.3/10万人口,女性为15.4/10万人口;冰岛男性为31.4/10万人口,女性为14.0/10万人口;而美国、加拿大、丹麦、法国、瑞典、澳大利亚发病率均在15/10万人口以下。说明亚洲、东欧的发病率明显高于北美及西欧。但在高发区中也有低发点,如亚洲的印度、印度尼西亚、马来西亚则胃癌发病率很低。我国属于胃癌高发区,同样也有明显地区差异。在我国西北、东北、江、浙沿海一带为胃癌高发区,而中南、西南、尤其是广西,胃癌发病率低。

在我国,胃癌的死亡率居各类恶性肿瘤死亡率的首位,占全部恶性肿瘤死亡人数的23.02%。有资料报告,我国每年死于胃癌者达20万左右,其中男性胃癌的死亡率为20.95/10万人口,女性为10.16/10万人口。按世界人口调整率计算,男性死亡率为32.36/10万人口,女性为15.93/10万人口。胃癌的发病率及死亡率,近些年以来都有明显下降的趋势。其下降的原因可能与食物的贮藏及保存方法有关,如以腌制、烟熏改为冷冻保鲜。食物的构成显著改变,如奶制品、新鲜蔬菜、水果及鱼、肉、蛋白成分增加。我国胃癌发病率没有降低,可能与引起胃癌的一些危险因素没有减少,保护因素没有广泛采取有关。如有学者报道:我国青藏高原干旱少雨,水果、蔬菜少,当地人以进食高盐半加工贮存的蔬菜(酸菜、腌菜)和熏、烤制食物为主;一些高发区饮水及谷物中硝酸盐含量高以及霉菌污染重。

胃癌发生与男女性别之间有一定差异,世界各地男性胃癌的发病率及死亡率均高于女性,但一般为2:1,在我国也是男性发病率及死亡率高于女性,基本上是2:1。

胃癌可发生于任何年龄,但其发病率在 20 岁以后逐渐上升。国外报道胃癌的高发年龄,男性为 56 岁,女性为 54 岁;国内报道以 50～60 岁者为胃癌高发年龄组。近年来国内有报道年轻人胃癌发病有上升趋势,因而有人认为在我国胃癌发病的年龄较国外稍早。

一、原 因

胃癌的确切发病原因尚不清楚,但多数学者认为可能与下列因素有关。

1.饮食因素

我国胃癌高发区居民多食盐腌制食物,饮食中食盐过多,可使胃及十二指肠内容物渗透压增高,进而刺激十二指肠壁的渗透压感受器,引起胃排空时间延长,导致食物及其他胃内容物在胃内滞留时间过长;而食物中机械、化学的刺激又加重了对胃黏膜的损伤,极易引起慢性胃炎,甚至萎缩型胃炎,其中一少部分可以演变成胃癌。日本胃癌发病率所以增高,其重要原因之一是日本国民食用的大米多先用滑石粉及葡萄糖处理,而滑石粉的化学性质和结构与石棉纤维近似,而石棉纤维又是一种致癌物质,故食用经滑石粉处理的大米可能与胃癌高发有关。我国人民喜食油炸及熏制的食物,这些食物中含有大量的 3,4-苯并芘。动物实验证明,3,4-苯并芘是一种极强的致癌物,很可能引起胃癌。另外,在我国胃癌高发区居民的食物及饮水中硝酸盐含量较高,长期进食含有高硝酸盐食物后,胃肠内硝酸盐的含量增高,在胃内受细菌硝酸盐还原酶的作用,变成亚硝酸盐,而亚硝酸盐则易和食入体内的胺、酰胺及其他含氨物质作用而生成亚硝胺及亚硝酰胺。动物实验证明,亚硝胺及亚硝酰胺有较强的致癌作用。进食发霉的食物中含有大量的霉菌,而有些霉菌所产生的毒素已被证明是强烈的致癌物质,故也可能是引起胃癌的因素。另外,霉菌本身也可以合成亚硝胺,从而间接的产生致癌作用。调查资料说明新鲜蔬菜、水果对胃黏膜具有保护作用,因为新鲜蔬菜、水果中含有大量的维生素 A、C。维生素 C 具有阻断亚硝酸盐和二级胺合成亚硝酰胺的作用,同时新鲜蔬菜和水果有诱导组织细胞产生多环芳烃羟化酶的作用,此酶可抑制致癌物质的激活,并促进苯并芘致癌物质的代谢。食物中所含 β-胡萝卜素的减少可能与胃癌的发生有关,胃黏膜非典型增生患者血清中 β-胡萝卜素的含量低于胃黏膜正常者,而胃癌病人血清中 β-胡萝卜素的含量则远较非典型增生者低,说明食物中缺乏 β-胡萝卜素可能与胃癌发生有关。胃癌病人血清中铬、钴含量较低,锰、铜的含量较高,当发生胃癌后,血清中硒则降至最低水平。这些微量元表的变化与胃癌的发生也可能有关。

2.遗传因素

调查材料认为,遗传因素在胃癌病因中的作用比较肯定。如有明显家族性聚集的倾向,一般认为胃癌病人亲属中胃癌的发病率比对照组高 4 倍。如美国黑人中胃癌发生率比白人高,前者男性发病率为 19.4/10 万人口,女性为 9.1/10 万人口;后者男性为 10.8/10 万人口,女性为 4.3/10 万人口。再如新加坡华人的发病率明显高于马来西亚人,前者发病率仍高于当地的美国白人。这些都说明在胃癌的发生中,遗传因素起着重要作用。近年来,有学者报道了有关胃癌的遗传模式,有几种观点被提出:①胃癌是由一个显性基因或降低了外显率的显性基因,或一个隐性基因决定的;②是由两对基因共同决定;③是多基因决定的,与肿瘤的易感性有关。致癌物质引起细胞核基因突变,随着突变基因的增加,并达到一定浓度时,正常细胞才转化为癌细胞。另外,染色体的畸变(包括数目、结构的异常)可引起癌变。染色体鉴定证明人体癌症中染色体畸变最常涉及的染色体是第 7、8、9、14、17、20、21 号,说明影响恶变转化或细胞增殖的基因座位,可能在这些染色体上。1993 年,日本学者大井章史在发现了胰内分泌细胞癌能分泌产生不同样的肽类激素的异质癌细胞,随后以发现胃癌也有同样的异质癌细胞,并发现这些细胞都是处在 G_0/G_1 期细胞。他认为癌是一种遗传基因突变所致的疾病,由于连续发生的癌基因以及癌抑制基因的突变,这种具有异常基因突变的细胞株的反复增殖,形成了癌肿。大井章史特别研究了 P_{53} 遗传基因突变及其 DNA 排列顺序,初步提出了 P_{53} 基因(具有癌基因和抑癌基因双重作用)的突变和胃癌发生的关系,他认为 P_{53} 是位于细胞核染色体短臂上的一种蛋白质,在正常情况下它对进入增殖各周期或停留在 G_0 期以维持正常的细胞增殖周期。但 P_{53} 在多种因素作用下(如黄曲霉素),而发生其基因突变——DNA 排列顺序变化。此时即失去上述正常作用,无论是静止型、扩张型或更新型细胞进入 G_0 期后未经修复,不受限制的大量进入增殖期,按细胞增殖动力学的规律即迅速由 G_1 期进入 S 期、G_2 期、M 期,从而形成细胞的过度增殖则发生癌。

3.癌前病变

近来研究证明:癌前病变与胃癌发生有密切关系,是指在一定条件下容易发生胃癌的一些疾病。主要包括:慢性萎缩型胃炎、胃息肉、胃良性病变切除后的残胃和良性胃溃疡。

(1)慢性萎缩型胃炎与胃癌:慢性萎缩型胃炎是一种较为常见的慢性胃炎,其发病率约占慢性胃炎的 3%~15%,其病因不十分清楚,可能因饮食不当、药物刺激、物理、化学因素作用、细菌感染,特别是幽门螺杆菌感染、免疫功能紊乱、神经内分泌功能紊乱等多种因素引起。在临床上无特异性表现,主要依靠纤维胃镜及胃镜下活组织检查进行诊断。纤维胃镜直观可见:胃黏膜失去正常橘红色,代之以苍白色、灰白色,黏膜下毛细血管可透见,黏膜表面不光滑而呈节结颗粒状,严重者凹凸不平,甚至呈典型的鹅卵石样改变。如在萎缩的同时又有明显增生,可见有黏膜皱襞肥大,甚至类似肥厚性胃炎;如化生明显时,可见在萎缩的黏膜上有白色线状所组成的网状结构。胃镜下取活组织做病理检查,则可见到固有腺体萎缩,以浆细胞为主的炎性细胞浸润,纤维组织增生,肠上皮化生,幽门腺化生及不典型增生等特点。其中应特别指出的是肠上皮化生(即正常胃黏膜上皮细胞被肠上皮所代替)的部位与胃癌发生的部位是一致的。因此慢性萎缩型胃炎和胃癌的发生关系密切。如一组病例随访 2~10 年后,发现有 1.18%~6.6% 的患者发生胃癌,Oegkert W 对萎缩型胃炎演变成癌的时间进行了研究,认为其癌变时间自发现萎缩型胃炎起一般需 10 年以上,平均为 16~24 年。

(2)胃良性病变手术切除后残胃与胃癌:胃良性病变手术切除后残胃主要是指胃溃疡、十二指肠溃疡手术切除后的残胃。1950 年以前有因胃良性病变手术切除后的残胃发生残胃癌的报道,1954 年 Kublmayer 和 Kintion 对维也纳大学病理室 50000 例尸检结果进行了分析,其中有 363 例做了 Billroth Ⅰ式或Ⅱ式胃肠吻合手术,此 363 例中有 40 例发生残胃癌,占 11.01%;而 49637 例没有切除胃的尸检中仅有 5.3% 发生胃癌。1968 年 Hilbe G 等报告,没有切除胃的病人胃癌发生率为 5.4%,而进行胃切除手术后的残胃癌的发生率则高出前者 2 倍,约有 10%。纤维胃镜问世以来,残胃癌的检出率明显提高,手术后残胃所以易发生胃癌的原因,一般认为与"术后碱性反流性胃炎"有关。吻合口是经常受肠液反流作用的部位,故有利于癌的发生。因十二指肠液(尤其是胆汁)反流入胃,可引起吻合口炎症。胃黏膜受胆汁的作用,可发生萎缩型胃炎和酸分泌能力下降,使胃的黏膜屏障遭到破坏,以致有利于致癌物质直接与胃黏膜接触而发生胃癌。良性胃病手术后残胃癌发生是需要经过一定时间,一般来说,手术后短时间内不易发生残胃癌,而随着手术后间隔时间的延长,残胃癌的发生率就增多,多数学者报道在手术 20 年后易发生残胃癌。

在手术 10 年后随着手术间隔时间的延长而残胃癌发生率增高,Billroth Ⅱ式手术可能更易使其残胃发生胃癌。

(3)胃息肉与胃癌:胃息肉与胃癌发生关系密切。1950 年以后,特别是纤维胃镜问世以后,对胃息肉与胃癌的关系有了更进一步的认识。1990 年 Jnina orlowska MD 等结合其经验和世界文献提出:胃息肉是指一切隆起于胃黏膜的病变,其中一部分可发展成癌(或称癌变),一部分始终保持良性,也有少数和胃癌同时存在。

胃息肉并不常见,其发生频率各家报道有所不同,从 7 名外国学者及 1 名中国学者统计结果表明:经胃镜、手术、尸检显示其发现率为 0.12%～8.7%，平均为 1%～3%。55～57 岁为最高发病年龄，男性发病率高于女性 1 倍，好发于胃窦、胃体等胃的中下部。

息肉的组织学分类：1977 年 WHO 统一将胃息肉分为二大类，一是增生性息肉，二是腺瘤样息肉。

关于增生性息肉与胃癌的关系：胃息肉恶变可以通过两个途径，一是在增生性息肉内出现上皮异型增生，进而恶变；二是在增生性息肉内产生了腺瘤样改变，再发展成为癌。Camga J 对 93 例增生性息肉长期随访中其演变过程认为由增生性息肉发展成癌是从正常上皮经过轻度、中度、重度不典型增生的漫长过程而来的，这些变化在息肉的浅表部分最明显。光镜下可见到腺体呈严重的不典型增生，腺凹不规则，腺体背靠背现象多见，固有层局灶性不典型增生细胞，接近不典型增生的是肠上皮化生细胞，黏膜内可见到中等分化腺癌。

关于腺瘤样息肉与胃癌发生的关系：腺瘤样息肉恶变的潜能性远比增生性息肉为大，其癌变率平均为 41%，与胃癌的共存率为 30%，息肉大于 2cm 者癌变率明显增高；广基息肉多有异性上皮增生，故癌变者多；腺瘤样息肉恶变的途径也是经过轻、中、重度腺上皮化生和不典型增生演变而来的。

（4）良性胃溃疡与胃癌：多数人认为一少部分胃溃疡可以转变为胃癌，一般认为胃溃疡以后发生胃癌的百分率为 1%～6%。我国溃疡病癌变协作组 1991 年对 8 个地区 16 所医院近 10 年胃溃疡癌变多中心研究资料提示：在 10044 例经手术胃切除的病例中发现 210 例溃疡型胃癌占 2.09%，研究资料进一步指出：在此 210 例中，其癌组织周围伴有萎缩型胃炎者占 38.6%，其中重度萎缩者占 74.5%，伴有肠化生者占 75.3%。研究还发现所发现的溃疡癌与随访 2～10 年的萎缩型胃炎癌变率近似，此研究的结论是：溃疡癌变在病理上是存在的，但溃疡本身似乎不是癌变的原因，其溃疡周围黏膜伴随病变则与胃溃疡癌变关系密切。胃溃疡癌变易发生的部位和良性胃溃疡好发部位相同。我国溃疡病癌变协作组研究后指出：210 例溃疡型胃癌中，97 例发生在胃窦部，占 46.2%；50 例发生在胃角，占 23.8%；39 例发生在胃体，占 18.6%；17 例发生在胃小弯，占 8.08%；3 例发生在胃底，占 1.42%；4 例发生在贲门，占 1.9%；以胃窦、胃角、胃体最多。胃溃疡病人随访一定时间后，约有 2%～3% 病人演变成胃癌；由于其癌变原因可能与溃疡周围存在的萎缩型胃炎、肠上皮化生及不典型增生有关，故其癌变时间可能与萎缩型胃炎癌变时间相同，多在 10 年以后。

（5）幽门螺杆菌感染与胃癌：自 Marshall 于 1983 年自胃黏膜中分离出幽门螺杆菌（HP）以来，不少学者都在研究 HP 感染与胃炎、消化性溃疡及胃癌发生的关系，虽然各家意见不同，但大部分人认为 HP 感染作为环境因素之一，与胃炎、消化性溃疡及胃癌有着密切的关系。Parsonnet 等发现 37 例肠型胃癌中有 33 例其非胃癌黏膜切片内有 HP，占 89.2%；而 22 例弥漫型胃癌中仅 7 例有 HP 存在，占 31.8%；优势比为 17.17（P＜0.01），说明 HP 感染与慢性胃炎及肠型胃癌有关。他认为慢性胃炎与胃癌关系密切，两者在流行病学、病理、免疫、生化等方面都有许多相似之处。慢性胃炎→胃黏膜萎缩→肠上皮化生→异型增生→胃癌这一模式已为国内外多数学者所接受。

二、病理

1.早期胃癌的病理所见

早期胃癌无论在内镜下或手术中，其肉眼所见与其分型有关，且两者所见基本相同。日本内镜学会有关早期胃癌的分型已被国内外学者所公认，共分为三型：隆起型（又称Ⅰ型早期胃癌）、平坦型（又称Ⅱ型早期胃癌）、凹陷型（又称Ⅲ型早期胃癌）。

在临床实践中很少见到单纯的Ⅰ、Ⅱ、Ⅲ型，而多表现为混合型，故从临床实际应用出发，又将此三种肉眼所见类型衍变八型,即Ⅰ型、Ⅱ$_a$型、Ⅱ$_a$＋Ⅱc型、Ⅱ$_b$型、Ⅱ$_c$型、Ⅲ型、Ⅲ＋Ⅱ$_c$型、Ⅱ$_c$＋Ⅲ型。

Ⅰ型:肉眼所见为胃黏膜上有一局限性稍高隆起,但隆起黏膜与周边黏膜界线清楚,和周围黏膜相比其色泽变淡或暗红,内镜直视下反光增强或发暗,黏膜表面粗糙不平,多呈细小颗粒或结节状改变,多为单发,亦有多发。

Ⅱ$_a$型:实际上属于平坦型早期胃癌,病变稍隆起于周围黏膜,但隆起程度低于Ⅰ型,隆起黏膜表面肉眼所见改变与Ⅰ型相似。

Ⅱ$_a$＋Ⅱ$_c$型:也属平坦型早期胃癌。肉眼所见的特点是病变黏膜稍隆起,而在轻微隆起的表面又可见到有一极浅表的凹陷,类似在隆起表面有一糜烂形成,隆起黏膜表面类似Ⅰ型的改变。

Ⅱ$_b$型:是典型的早期平坦型胃癌。肉眼可见病变黏膜不隆起,但可见到局部黏膜色泽、光泽度、黏膜的平滑度和周围黏膜不同,而呈Ⅰ型早期胃癌黏膜表面改变,单发者多,肉眼较难诊断,易误诊。

Ⅱ$_c$型:也属平坦型早期胃癌。肉眼仅可见一局限性浅表凹陷的边缘不整齐,凸凹不平,或呈细小节结状改变;二是凹陷底部不平坦,有凸凹不平感,随着凹陷的加深,可见到在凹陷底部有孤立的隆起,称癌性小岛,其黏膜变淡或变暗;三是凹陷周围除有萎缩型胃炎改变外,尚可见到有黏膜集中形成的黏膜皱襞,其皱襞有其独特之处,包括集中黏膜皱襞不是逐渐变细,而是越接近凹陷越粗,且黏膜皱襞色变淡,有镐状变薄、棒状增厚、互相融合、突然中断、蚕食样改变等恶性征象。

Ⅲ型:属溃疡型胃癌。肉眼可见于黏膜上可见一较深凹陷,类似胃溃疡,且极易与良性胃溃疡相混淆,其特点为溃疡一般较小,且溃疡边缘、溃疡底部及溃疡周围集中有上述恶性征。本型最多见,且诊断相对较容易。

Ⅲ＋Ⅱ$_c$型:其肉眼所见特点是在胃黏膜上有一较大面积深凹陷,类似胃溃疡,但在其周围尚有一面积相对较小的浅凹陷,浅凹陷部分明显小于中央之深凹陷,其凹陷边缘、底部及周围黏膜及其皱襞集中表现出上述描述的溃疡型胃癌的恶性征象。本型较多见,易于诊断。

Ⅱ$_c$＋Ⅲ型:其肉眼所见特点恰与Ⅲ＋Ⅱ$_c$型相反,即在胃黏膜上有一面积较大的浅凹陷,而在其中央则有一面积相对较小的深凹陷,凹陷的边缘、底部及周围黏膜皱襞集中情况,都呈现恶性征象。

以上八型中,Ⅰ型属于隆起型早期胃癌;Ⅱ$_a$型、Ⅱ$_b$型、Ⅱ$_a$＋Ⅱ$_b$型都属于平坦型胃癌的三个亚型;Ⅱ$_c$型、Ⅲ型、Ⅲ＋Ⅱ$_c$型、Ⅱ$_c$＋Ⅲ型均属于早期溃疡型胃癌,以后四型最多见,易诊断,以Ⅱ$_b$型最少见,易漏诊。

2.进展期胃癌的病理所见

进展期胃癌称之为中、晚期胃癌,其大体所见与其分型有关。关于进展期胃癌分型大多数学者都采用Borrmann分型,但我国学者则单独提出了自己的分型方法。

Borrmann Ⅰ型:又称蕈伞型、菜花型和肿块型。癌肿突向胃腔内生长,表面粗糙,呈绒毛乳头状或结节状,边缘常较清楚,表面可有溃疡形成及继发感染,肿瘤基底较宽,但病变较局限,转移发生比较晚。

Borrmann Ⅱ型:又称非浸润溃疡型。于胃腔内可见一较大溃疡,溃疡周边高起,溃疡边缘壁较厚,呈不规则结节状隆起,或称堤岸状隆起,质硬。在隆起的边缘壁上,有时可见有糜烂,其基底部呈灰色、白灰或棕色的坏死物。主要是向深层组织浸润,癌肿与周围界限清楚。

Borrmann Ⅲ型:又称浸润溃疡型。其特点在主要方面与Borrmann Ⅱ型相似,但癌肿边缘可有癌组织向周围呈小范围的浸润性生长,癌肿与周围健康组织间无明显界限,实际上是在隆起浸润的肿块上发生的癌性溃疡。

Borrmann Ⅳ型:又称弥漫浸润型。癌组织沿胃壁各层组织间隙向四周扩散,常先累及黏膜下层的疏松结缔组织。癌变可局限于胃壁的一部分或广泛累及胃的大部分,病变局限于幽门时则形成该处的环形狭窄及胃扩张,如累及胃的大部时,由于广泛的纤维组织增生,使胃壁增厚变硬,胃腔变窄;累及全胃时则整个胃壁僵硬而呈皮革状,称为皮革胃。在癌区也可见到黄白色结节、糜烂或溃疡。此型恶性程度高,早期即可发生转移。

我国学者将进展期胃癌分为三型,即肿块型(相当于 Borrmann Ⅰ型),溃疡型(相当于 Borrmann Ⅱ及Ⅲ型),浸润型(相当于 Borrmann Ⅳ型)。这种分型便于诊断,便于记忆。

3.胃癌的组织学分类

胃癌的组织学分类有多种,现将其主要分类介绍如下:

WHO 依据胃癌的组织学类型和癌细胞分化程度将胃癌分为:腺癌(包括乳头状腺癌、管状腺癌、黏液腺癌和印戒细胞癌)、腺鳞癌、鳞状细胞癌、未化分癌及未化类癌。

Laum 根据 1344 例外科手术标本的组织学结构和组织化学的研究,把胃癌和肠上皮化生结合起来,以癌的组织发生学为基础,将胃癌分为两大类:即肠型胃癌和弥漫型胃癌。肠型胃癌分化好,占全部病例的53%;弥漫型胃癌为未分化型,预后不好。在胃癌高发区中肠型胃癌占 51.8%,弥漫型胃癌占 34%,两者比值为 1.52。在胃癌低发区肠型胃癌占 35.9%,弥漫型胃癌占 48.9%,两者比值为 0.73。

胃癌大多为单中心发生,多中心发生的较少见。多中心发生者也常为相距不远的两处或数处上皮细胞同时发生癌变,以后逐渐发展融合而成一个瘤块,偶尔在相距较远的两处上皮细胞先后发生两处癌变而形成双癌。

4.胃癌的转移与扩散

初起时癌细胞仅局限于上皮层而未突破基底膜,称为原位癌,当癌细胞突破基底膜时,即使是早期胃癌也可发生转移,胃癌转移有以下途径。

(1)直接蔓延:癌细胞突破固有基底膜后,即可沿胃壁向纵深蔓延,待穿透黏膜肌层后,癌组织可在黏膜下层广泛蔓延。当浸润至胃壁全层并穿透浆膜层后,即可向邻近组织蔓延,直接蔓延至横结肠系膜、胰腺、腹膜、大网膜及肝脏。

(2)淋巴转移:当癌组织侵入黏膜下层时,就可在黏膜下淋巴网转移,这说明此时虽属早期胃癌,同样可以转移播散。贲门癌可向上扩展至食管,胃窦部癌可侵入浆膜下层后即可向十二指肠蔓延。胃癌局部浸润越深,发生淋巴转移的机会就越大。淋巴转移一般是先转移至肿瘤邻近淋巴结,以后顺序由浅入深发生深组淋巴结转移。胃的淋巴结大致可分为三组:第一组是邻近癌肿的胃壁旁浅淋巴结,如贲门旁、胃大小弯及幽门上下等;第二组是引流线组的深组淋巴结,如脾门、脾动脉、肝总动脉、胃左动脉及胰、十二指肠后淋巴结;第三组是包括腹腔动脉旁、腹主动脉、肠系膜根部及结肠中动脉周围的淋巴结。第三组淋巴结有转移时则肿瘤已失去根治机会。具有特殊意义的淋巴结转移有沿胸导管转移至左锁骨上淋巴结,通过肝圆韧带淋巴管转移至脐周围。多数学者将胃的淋巴结转移分为 16 组:①贲门右;②贲门左;③胃小弯;④胃大弯;⑤幽门上;⑥幽门下;⑦胃左动脉旁;⑧肝总动脉;⑨腹腔动脉周围;⑩脾门;⑪脾动脉旁;⑫肝十二指肠韧带内;⑬胰头后;⑭肠系膜根部;⑮结肠中动脉周围;⑯腹主动脉。

(3)血行转移:除隆起型早期胃癌可通过血行向肝脏转移外,一般血行转移常见于进展期胃癌,最常转移的脏器有肝、肺、骨、肾及中枢神经系统。

(4)种植转移:当肿瘤侵至浆膜面后,癌细胞可脱落而发生腹膜种植转移,在腹腔形成多个转移的肿瘤结节,有广泛腹膜转移时可发生腹水。另外,肿瘤可转移至直肠前隐窝的腹膜,经直肠指诊可触及,有特殊诊断意义。

三、临床症状与诊断

胃癌的临床表现与其病变所处早晚有关。目前在临床上将胃癌分为早期胃癌与进展期胃癌。

1.早期胃癌

凡癌组织入侵局限于黏膜下层以上者,不论其病灶范围的大小,有否淋巴结转移均称早期胃癌。近年来国内外不少学者又相继发现癌灶直径小于1.0cm、大于0.5cm的小胃癌及癌灶直径在0.5cm以下者的微小胃癌,或原位癌,这些都属于早期胃癌的范围。早期胃癌70%以上可以毫无症状,有些即使出现一些上消化道症状,也属非特异性,对早期胃癌的诊断无特殊意义。但在以下情况,出现一些上消化道症状时,应高度怀疑其是否有胃癌存在。

(1)胃息肉,特别是腺瘤样息肉切除后又出现上消化道症状时(此时息肉可复发或再生恶变);

(2)胃切除手术10年后,出现消化道症状者;

(3)年龄大于36周岁,良性溃疡近期腹痛加重、无规律,经内科正规治疗4～6周后症状未见好转;

(4)50岁以上男性萎缩型胃炎,以往胃镜检查有重度肠上皮化生及不典型增生者,并伴有严重胃酸缺乏、顽固的食欲不振、胃胀满及疼痛者;

(5)对于一般人群中既往无胃病史,突然出现上腹不适、胃痛、疼痛无规律性、食欲不振、特别是厌油食而除外有肝病者;既往有胃病史,40岁以后突然发现有疼痛程度及规律性明显改变者;40岁以后出现原因不明的黑便及粪便潜血持续阳性;有阳性家族史而40岁以后出现原因不明的上消化道症状者。这些症状只能怀疑有胃癌之可能,只有经纤维胃镜及活组织病理检查后,可以发现一部分早期胃癌。

2.进展期胃癌

凡癌组织侵入至胃壁肌层直到浆膜者均称进展期胃癌。此时多有淋巴、血行及直接浸润转移,病变已经进入晚期,可出现一些较特殊的症状。因癌肿增殖而发生的能量消耗、抵抗力低下、营养不良的症状,如乏力、食欲不振、恶心、消瘦、贫血、水肿、发热、便秘、皮肤干燥、毛发脱落等。

(1)因胃癌溃烂引起的症状,如上腹部疼痛、消化道穿孔及出血等;胃癌疼痛常为咬啮性,与进食无明确关系,或进食后加重,以后疼痛逐渐加重而呈持续性。

(2)癌肿出血时可表现为粪便潜血阳性,呕血或黑便,5%的患者可出现大出血。

(3)癌肿穿孔可表现为急腹症,如突然剧烈的腹痛、全腹紧张如板状、压痛及反跳痛明显、肝浊音界消失、肠鸣音消失、发热等腹膜炎表现。

(4)胃癌的机械性作用所引起的症状,如由于胃内肿块造成胃充盈不良而引起的饱胀感,以及厌食、腹痛、恶心、呕吐;胃癌位于贲门附近时可引起呃逆、咽下困难;位于胃窦时可出现幽门梗阻的表现,检查时有胃型、胃蠕动波及振水者。

(5)位于胃体下端及胃窦者,还常可触及腹部包块存在。

(6)癌肿播散所引起的症状,如肝大、腹水、黄疸以及癌细胞转移至肺、脑、心、前列腺、卵巢、骨髓等器官而出现相应的症状,锁骨上淋巴结及颈淋巴结肿大等。

四、实验室及其他检查

实验室检查:血液检查可见红细胞、血红蛋白偏低,粪便潜血强阳性,癌胚抗原(CFA)阳性率21.15%。

内镜检查:比较安全,痛苦不大,可取活检,是最可靠的诊断方法,应列为胃癌诊断首选。

影像学检查:X 线钡餐检查,早期胃癌必须气钡双重造影才能确诊。进展期胃癌:蕈伞型以充盈缺损为主,高度大于 0.5cm,基底宽,表面不平,边缘不整,无明显龛影。局部溃疡型,以龛影为主,深度大于 0.5cm,龛影底不规则,边缘隆起成环堤,局部蠕动消失。弥漫浸润型,黏膜平坦,胃小区消失,壁僵硬,蠕动消失。

B 超检查:对进一步了解有无肝转移、腹膜后淋巴结转移、有无腹水、对于决定手术与否有帮助。

CT 扫描:对进展期贲门癌可显示肿瘤大小、侵犯范围、肝有无转移、腹膜后淋巴结有无转移,对估计手术有帮助。

五、胃癌的临床病理分期

胃癌的 TNM 分期

T 分期(浸润深度)

T_1:肿瘤侵及粘膜固有层、粘膜肌层(M)或粘膜下层(SM);

T_{1a}(M):肿瘤侵及粘膜固有层、粘膜肌层(M);

T_{1b}(SM):肿瘤侵及粘膜下层(SM)。

T_2(MP):肿瘤侵及固有肌层(MP)。

T_3(SS):肿瘤侵及浆膜下层(SS)。

T_4:肿瘤侵及浆膜(SE),或邻近组织(SI);

T_{4a}(SE):肿瘤侵及浆膜(SE);

T_{4b}(SI):肿瘤侵及邻近组织(SI)。

注:肿瘤穿透肌层,进入胃结肠或肝胃韧带,或进入大网膜、小网膜,但未穿透覆盖这些结构的脏层腹膜,定义为 T_3,如果穿透脏层腹膜肿瘤则定义为 T_4。

N 分期(淋巴结转移数目)

N_1:1～2 枚;

N_2:3～6 枚;

N_3:≥7 枚;

N_{3a}:7～15 枚;

N_{3b}:≥16 枚。

M 分期

肝转移(H_1);腹膜转移(P_1);腹腔脱落细胞检查阳性(CY_1);其他远隔脏器转移(M_1);胃区域淋巴结以外的转移。注:胃区域淋巴结:包括 No.1～ No.12 和 No.14v(食管浸润时,No.19、No.20、No.110、No.111 也属区域淋巴结),除此之外的淋巴结转移定义为 M_1。NO_{8a}、NO_{12a} 属区域淋巴结,NO_{8p}、NO_{12b}、NO_{12p} 定义为 M_1。

结肠癌的分期基于原发肿瘤的侵润深度(用 T 来代表),是否有淋巴结转移(用 N 来代表)和远处转移(用 M 来代表)。结肠癌分为四期(Ⅰ,Ⅱ,Ⅲ,Ⅳ),Ⅰ期为早期癌,Ⅳ期为晚期扩散癌。

六、治疗

手术治疗为胃癌首选治疗方法,根据病人不同情况,辅以化疗、放疗、免疫治疗、中医治疗等综合治疗。

胃癌治疗原则：

Ⅰ期胃癌：行根治性切除，术后一般不用化疗、放疗。

Ⅱ、Ⅲ期胃癌：行根治性切除，术后辅以化疗、放疗。

Ⅳ期：行姑息性胃大部分切除或全胃切除，邻近器官一道切除，不能切除者行改道手术，术后辅以其他治疗。

1.手术治疗

临床检查无明显转移征象，重要脏器无严重器质性病变，估计能忍受手术者均应给予剖腹探查的机会。有时即使有远处转移，如锁骨上淋巴结转移，但患者伴有幽门梗阻、穿孔等严重并发症，应给以姑息性手术的机会，以缓解症状，减轻痛苦。为提高手术疗效，提高术后5年存活率，还应注意术后同时配合化疗、放疗及中医药等综合治疗较为妥当。

(1)根治性切除术：即将胃癌的原发病灶连同部分胃组织及其相应区域的淋巴结一并切除，在临床上不残留任何癌组织，并重建消化道。因其区域淋巴结清除范围不同而分为 R_0、R_1、R_2、R_3 4 种不同的根治手术。将第 1 站淋巴结(N_1)全部清除的为 R_1 手术；未将第 1 站淋巴结完全清除的则称为 R_0 手术，同样清除全部第 2 站(N_2)及第 3 站(N_3)淋巴结者分别称为 R_2、R_3 手术。手术切除应离肿瘤边缘6～8cm，根治性远侧胃大部切除术或全胃切除时，十二指肠至少切除3cm；根治性近侧胃大部切除术，食管下端需切除3～5cm。

胃癌切除的范围，通过临床资料看到，常规应用全胃切除，广泛性淋巴结清扫，包括切除部分脏器在内的扩大根治术等，虽癌肿切除更为彻底，但死亡率和并发症明显增高，生活质量下降，5年治愈率也没有明显提高。因此，大多主张按具体情况既彻底切除癌肿，又避免不必要的扩大手术范围，采取一般以胃大部切除为主的根治性切除术，以提高术后生活质量。如癌体大、胃体癌、浸润型癌、胃周围淋巴结转移多或已侵犯邻近的某些脏器，只要无远处转移，仍以作根治性全胃切除甚至扩大根治术为好。

(2)姑息性手术：胃癌常因局部浸润、腹膜播散、远处淋巴结转移或血道播散而失去根治性手术的机会，只能作姑息性手术切除以减少出血、穿孔、梗阻等严重并发症的发生，姑息性切除术后能减轻机体对肿瘤的负荷，有利于提高术后化疗、免疫治疗等综合治疗的疗效。

(3)短路手术：多半是癌肿处于晚期，手术探查无法切除者，多见于幽门窦胃癌、胃窦不能做姑息切除，但由于肿块大，阻塞了胃通道而引起幽门梗阻时，为了缓解病人症状，再做胃空肠吻合术，解除幽门梗阻症状。有报道短路手术后平均生存时间为 7.66 ± 0.75 个月，中间时间为 5 个月。

2.化学治疗

多数学者对手术前、中进行辅助化疗的意见是一致的，有关术后化疗的评价曾有过争论，主张化疗者认为可以延长1～3年生存期，个别可延长至6年。但也有相反的认识，认为术后化疗并不能延长其生存期，甚至影响机体的免疫机能。根据日本的经验，术后给予中等剂量的丝裂霉素(每周4mg，总量为40mg)对Ⅱ期胃癌有效，并发现对预防肝转移有明显作用。而大剂量丝裂霉素静脉内短期给药、大剂量丝裂霉素自肝、脾动脉及腹腔内灌注，同时长期服用环磷酰胺均无显著效果。有医院证明，胃癌术后化疗可以明显提高Ⅱ、Ⅲ、Ⅳ期胃癌患者的5年生存率，与单纯手术组的对照相比，有非常显著差异。

(1)常用化疗药物：目前多数学者认为氟尿嘧啶及丝裂霉素应为首选治疗胃癌药物。氟尿嘧啶自1958年应用于临床以来，国内已作为治疗胃癌的常规药物，但疗效并不满意，总有效率在20%左右(11%～55%)，有效期短，平均4～5个月。替加氟(FT-207)为1968年由Hiver合成的氟尿嘧啶衍生物，在体内经肝脏活化后转变为氟尿嘧啶而发挥作用，抗瘤谱两者相似，毒性是后者的1/6，总有效率也为20%左右。丝裂霉素，其作用与烷化剂相似，总的客观有效率为10%～15%，反应期短，平均2个月，由于该药对血液反应毒性大,缓解期短,故常在联合用药中应用。亚脲类药物对胃癌有一定疗效,有效率一般为 $10\%\sim15\%$,有效期 $2\sim3$ 个月,其中以甲基环己亚硝脲(甲基-CCNU)的疗效最好,与氟尿嘧啶近似。其他药物还有环磷酰胺、阿糖胞苷、塞替派、长春新碱等均有一定疗效。

(2)早期胃癌的化疗:但多数学者认为病变仅限于黏膜层的早期胃癌,即使有第 1 站淋巴结转移,在 R_1 根治手术后其生存率为 100%;息肉状黏膜内癌(Ⅰ 和 Ⅱ $_a$)均无淋巴结转移,R_1 术后全部存活,故不需要进行化疗。但病变已超过黏膜层者,即使在黏膜下层以上,手术后还是进行适当化疗为好,因为此种病人往往都有淋巴或直接蔓延转移。

(3)进展期胃癌的化疗:进展期胃癌的化疗,应视为手术治疗的重要辅助治疗方法。多数学者主张,进展期胃癌在手术前两周及手术中应各给一次化疗药物,以防止或减少术中癌细胞扩散。在术后应进行正规化疗,即二年内进行 5 个疗程化疗,第 1 年完成 3 个疗程,每疗程 $6\sim8$ 周,休息(间隔)2 个月后,再做第 2 次、第 3 次;第 2 年上半年及下半年各进行 1 个疗程化疗,从术后第 3 年开始,即可停止化疗。

(4)化疗方法:手术前后化疗方案包括术前化疗、围手术期化疗与术后化疗三部分,化疗前应评估患者的体力状况(PS)并在化疗过程中密切检测患者对药物毒性的耐受性。

1)术前化疗:5-FU 可用卡倍他滨替代。

① 优选方案。包括三类:特素与卡铂、顺铂与氟尿嘧啶、奥沙利铂与氟尿嘧啶。

a.特素与卡铂:特素 $50mg/m^2$,IV,d1,5 周;卡铂 AUC＝$2mg/m^2$,IV,d1,5 周。

b.顺铂与氟尿嘧啶-1:顺铂 $75mg/m^2$,IV,d1,29,35 天/周期×1;氟尿嘧啶 750～1000,IV,d1～4,29～32(持续 24h),35 天/周期×1。

c.顺铂与氟尿嘧啶-2:顺铂 $15mg/m^2$,IV,d1～5,21 天/周期×2;氟尿嘧啶 800,IV,d1～5(持续 24h),21 天/周期×2。

d.奥沙利铂与氟尿嘧啶-1:奥沙利铂 $85mg/m^2$,IV,d1,35 天/周期,3 个周期后化疗;化疗之后再治疗 3 个周期;亚叶酸 $400mg/m^2$,IV,d1,35 天/周期,3 个周期后化疗;化疗之后再治疗 3 个周期;氟尿嘧啶 $400mg/m^2$,IVP,d1,35 天/周期,3 个周期后化疗;化疗之后再治疗 3 个周期;氟尿嘧啶 $800mg/m^2$,IV,d1,2 天(持续 24h),35 天/周期,3 个周期后化疗;化疗之后再治疗 3 个周期。

e.奥沙利铂与氟尿嘧啶-2:奥沙利铂 $85mg/m^2$,IV,d1,15,29;氟尿嘧啶 $180mg/m^2$,IV,d1～33(持续 24h)。

f.顺铂与卡倍他滨:顺铂 $30mg/m^2$,IV,d1,5 周;卡倍他滨 $800mg/m^2$,O,d1～5(BID),5 周。

g.奥沙利铂与卡倍他滨:奥沙利铂 $85mg/m^2$,IV,d1,15,29,5 周;卡倍他滨 $625mg/m^2$,O,d1～5(BID),5 周。

②备选方案。推荐强度没有优选方案高,包括两类:伊立替康与顺铂、特素与氟嘧啶。

a.伊立替康与顺铂:伊立替康 $65mg/m^2$,IV,d1,8,22,29;顺铂 $30mg/m^2$,IV,d1,8,22,29。

b.特素与氟嘧啶-1:特素 45～50mg/m^2,IV,d1(每周),5 周;氟尿嘧啶 $300mg/m^2$,IV,d1～5(持续),5 周。

c.特素与氟嘧啶-2:特素 45～50mg/m^2,IV,d1,5 周;氟尿嘧啶 625～825mg/m^2,O,d1～5(BID),5 周。

2)围手术期化疗:常规术前、术后各治疗 3 个周期,包括三类:ECF(表柔比星、顺铂和氟尿嘧啶)、ECF 改良方案、氟尿嘧啶与顺铂。

①ECF:表柔比星 $50mg/m^2$,IV,d1,21 天/周期,术前、术后各×3;顺铂 $60mg/m^2$,IV,d1,21 天/周期,术前、术后各×3;氟尿嘧啶 $200mg/m^2$,IV,d1～21(持续 24h),21 天/周期,术前、术后各×3。

②ECF 改良-1:表柔比星 $50mg/m^2$,IV,d1,21 天/周期,术前、术后各×3;奥沙利铂 $130mg/m^2$,IV, d1,21 天/周期,术前、术后各×3;氟尿嘧啶 200mg/m²,IV,d1～21(持续 24h),21 天/周期,术前、术后各×3。

③ECF 改良-2:表柔比星 50mg/m²,IV,d1,21 天/周期,术前、术后各×3;顺铂 60mg/m²,IV,d1,21 天/周期,术前、术后各×3;卡倍他滨 625mg/m²,O,d1～21(BID),21 天/周期,术前、术后各×3。

④ECF 改良-3:表柔比星 50mg/m²,IV,d1,21 天/周期,术前、术后各×3;奥沙利铂 130mg/m²,IV,d1,21 天/周期,术前、术后各×3;卡倍他滨 625mg/m²,O,d1～21(BID),21 天/周期,术前、术后各×3。

⑤氟嘧啶与顺铂:氟尿嘧啶 800mg/m²,IV,d1～5(持续 24h),28 天/周期×6(术前×2～3、术后×3～4);顺铂 75～80mg/m²,IV,d1,28 天/周期×6(术前×2～3、术后×3～4)。

3)术后化疗:在基于氟嘧啶的放化疗前后进行氟嘧啶化疗,包括输注氟尿嘧啶与口服卡倍他滨。

①5-Fu 与亚叶酸-1。放疗前:亚叶酸 20mg/m²,IVP,d1～5,28 天/周期×1;5-Fu 425mg/m²,IVP,d1～5,28 天/周期×1。放疗中:亚叶酸 20mg/m²,IVP,d1～4,31～33,35 天/周期×1;5-Fu 400mg/m²,IVP,d1～4,31～33,35 天/周期×1。放疗后:亚叶酸 20mg/m²,IVP,d1～5,28 天/周期×2;5-Fu 425mg/m²,IVP,d1～5,28 天/周期×2。

②改良方案-1。放疗前后:卡倍他滨 750～1000mg/m²,O,d1～14(BID),28 天/周期×放化疗前 1、放化疗后 2。

③改良方案-2。放疗前后:亚叶酸 400mg/m²,IV,d1,15 或 d1,2,15,16,28 天/周期×放化疗前 1、放化疗后 2;氟尿嘧啶 400mg/m²,IVP,d1,15 或 d1,2,15,16,28 天/周期×放化疗前 1、放化疗后 2;氟尿嘧啶 600mg/m²,IV,d1,2,15,16(持续 22h),28 天/周期×放化疗前 1、放化疗后 2。

④改良方案-3。放疗中(二选一):氟尿嘧啶 200～250mg/m²,IV,d1～5 或 d1～7(每周),5 周;卡倍他滨 625～825mg/m²,O,d1～5 或 d1～7(BID)(每周),5 周。

4)腹腔干淋巴结清除患者的术后化疗方案

①卡倍他滨与奥沙利铂:卡倍他滨 1000mg/m²,O,d1～14(BID),21 天/周期×8;奥沙利铂 130mg/m²,IV,d1,21 天/周期×8。

②卡倍他滨与顺铂:卡倍他滨 1000mg/m²,O,d1～14(BID),21 天/周期×6;顺铂 60mg/m²,IV,d1,21 天/周期×6。

应该提出的是,术前辅助化疗,从理论上讲可以抑制癌细胞的活性,特别是杀灭或抑制浸出浆膜面的癌细胞,防止手术中的种植播散,提高治愈率;还可使肿瘤体积缩小,周围组织纤维化,提高手术切除率,消除手术视野及切缘上的亚临床灶,降低术后复发率;还可降低血管和淋巴管中癌细胞扩散,防止发生远隔转移,考虑到胃癌术后腹腔局部复发或转移较多的事实,除了切除不够彻底,手术时已存在的亚临床转移灶或手术引起的播散、种植均是可能因素,故在术前给予化疗是合适的。而在实际上已有不少报道认为术前辅助化疗和对照组相比都说明有明显疗效,起到延长生存期的作用。术后化疗,可以巩固手术治疗的效果,同样可以延长其生存期。

3.放射治疗

放疗主要作为手术治疗后的辅助手段,也有和化疗合并应用的。如 Lomard 癌中心先给患者 2 个月 FAM 方案化疗,其后再进行二个疗程放疗(3 周一疗程,间隔 2 周再进行第 2 个疗程),收到一定效果。但多数人认为由于胃癌细胞对放射治疗很不敏感,而正常胃肠道黏膜上皮细胞又易被射线损伤,因而照射剂量就受到一定限制,故目前尚不宜对胃癌进行单独放射治疗,但可作为胃癌术前或术中的辅助治疗,有一定价值。有人报道术前进行放疗可以减少由于手术操作而引起的癌肿扩散和转移,也可使肿瘤易于切除而提高手术切除率,可使Ⅱ、Ⅲ期胃癌的疗效提高 10% 左右。照射剂量一般需 3000～4000rad,而在术中手术切除肿瘤进行胃肠道吻合前,做一次较大剂量的照射,可以消灭切除后残留于照射野内的癌细胞。

4.内镜下治疗

无论是早期或进展期胃癌,都可通过胃镜进行治疗,尤其是近些年来日本学者已较多的采用内镜下切除治疗早期胃癌。

(1)早期胃癌的内镜下治疗:早期胃癌内镜下治疗始于1900年常岗等人用息肉切除法治疗隆起型早期胃癌,之后曾试用过内镜下注射自力霉素等抗癌药物,以后经内镜用激光及微波治疗。目前内镜下对早期胃癌的治疗大致可分:组织破坏法,即采用激光、微波使病变组织坏死的治疗方法及组织切除法,已发展有双用(加倍)勒除器进行早期胃癌的内镜切除术,取得较好效果。根据经验,以2cm以内黏膜层的高分化腺癌效果最好。

具体方法:①首先应准确确定病变范围,通过双重对比造影及胃镜完成;②对应切除的范围进行标记,可于距离病变5~10mm处用针形手术刀轻轻贴在黏膜上,通上30W电流,以3~4mm为间隔进行标记,③使局部隆起便于切除:常用方法有二,一是用3.7% NaCl溶液20ml+0.1mg肾上腺素,二是用50%葡萄糖液20ml+0.1mg肾上腺素,经内镜注射针在每个全周标记点上注射一周,这样就可使包括病灶及其周围胃黏膜形成一个大于10~20mm的隆起;④手术切除,用针形手术刀加上150W电流在隆起边缘像连接标点似的做全周性切开,然后用单条纤维丝或双用纤维丝挂在勒除器上,通上150W电流进行全周性切除,将切除病变取出,再检查有无出血,最后拔出内镜;⑤术后于切除两断2mm以上处取2mm大小的组织做病理切片检查,如两断端2mm上为非癌性黏膜时,定为癌阴性;如有癌细胞时,定为癌阳性,同时注意有无黏膜下浸润。如断端为阴性,癌未侵及黏膜下层者,即可于切除后3、6、12个月随访,如未见异常,以后可每年随访一次;如断端为阳性或癌细胞已侵及黏膜下层者,应追加上外科手术,行根治切除。

通过此法共治疗279例,其中隆起型150例,凹陷型129例(Ⅱc型119例,Ⅱa+Ⅱc型10例);乳头状腺癌25例(9.0%)、高分化腺癌236例(占84.5%)、中分化腺癌18例(占6.5%);279例中完全切除者266例,尚有13例未完全切除,切除率为95.1%。术中并发症有:穿孔9例,占3.2%,其中1例剖腹探查后行修补手术,8例用排气针排气后,绝对禁食即痊愈;出血17例,占6.09%,其中1例需输血,另16例均经内镜下止血成功。术后观察10年6个月,其他部位有新生胃癌者12例。此方法简单而易行,只要适应证选择好,对早期胃癌治疗还是可取的。

(2)进展期胃癌内镜下治疗:作为对进展期胃癌的姑息治疗,经内镜使用各种激光(Nd-YAG激光、氩氖激光、铜或金蒸气激光)、微波、高频电凝固等治疗,已被广泛使用。Nd-YAG激光治疗主要是利用高功率激光所产生热能使癌组织凝固,燃烧和碳化,达到对瘤组织完全破坏的目的。水岛等曾做以下动物实验:当用高功率Nd-YAG激光短时间照射狗的胃黏膜时,在照射点的中央部形成白色凝固斑,其周边发红和水肿,进一步形成溃疡,经过3~4周,溃疡瘢痕化。组织学观察可见表面黏膜凝固坏死,以及呈楔状分布深达黏膜下层的水肿性变化。当激光与胃黏膜的距离为3cm,对正常胃壁的同一部位进行30W、3秒钟8次或45W、3秒钟3次或65W、3秒钟3次照射,胃壁未见穿孔现象;但当输出功率为45W,连续照射24秒钟时,则会出现胃壁穿孔。故适当功率、适当时间用Nd-YAG激光治疗,还是安全的。Nd-YAG激光对胃壁的影响,还与胃黏膜的血流量有关。铃木等用氢清除率法测定胃黏膜血流量的同时,用Nd-YAG激光对正常胃壁照射,距离1~2cm,功率30~80W,时间4秒钟。正常范围血流量下(40~80ml/min,100g)激光输出功率50W时,胃壁受影响的深度为固有肌层,功率提高到80W时则胃壁的浆膜下层也受影响。胃黏膜的血流量越大,胃壁受激光的损害越浅;相反,胃黏膜的血流量越小,胃壁受激光的损害越深。照射应从病变的外缘开始,激光远端功率以40W为宜,照射时间不应超过2秒钟。

Nd-YAG激光治疗胃癌的适应证:①治疗胃癌引起的出血;②缓解或解除癌肿引起的胃腔狭窄(以上

均属姑息治疗);③也可对癌浸润于黏膜下层以上的早期浅表性胃癌进行根治治疗。治疗胃癌出血,据报道 18 例中获得完全止血者有 14 例,暂时止血者 3 例,有效率为 99.4%,控制出血的病例中约半数生存期在 3 个月以上。治疗胃癌引起的狭窄,病变和狭窄的部位不同,治疗效果也有差异。幽门癌及残胃癌的疗效就不如食管癌及贲门癌,前者有效率占 36%,后者可达 70%。主要原因是幽门癌及残胃癌出现梗阻症状时,癌肿已很大,且癌肿广泛浸润胃壁,使其运动功能障碍,因此疗效不佳。在 Nd-YAG 激光治疗胃癌狭窄得到缓解时,约 80% 患者生存在 3 个月以上。

不过近年来多利用光动力学的原理,即在照射前 24 小时先给患者注射光敏剂——血卟啉,利用其在注射 24 小时后正常细胞中之血卟啉已排出,只有癌细胞中仍有血卟啉存在,并且可维持 72 小时原理,在注射光敏剂后 24 小时、48 小时、72 小时分别用这些激光治疗,对正常胃黏膜无损伤,而仅作用于癌组织引起凝固、坏死、脱落,从而缓解症状。这种方法称激光光动力学治疗,其疗效 Nd-YAG 为好。

5.坏死疗法治疗

早期胃癌的治疗:通过胃镜用针穿刺到黏膜癌灶内黏膜层注射肿瘤灵 II 号药液,使黏膜变灰白色水肿,灰白色水肿范围超原位癌灶 0.5cm 以上,使癌灶及周围黏膜及黏膜下层组织坏死。但注意穿刺针不能过深,只能穿刺到黏膜下层不能穿刺到胃壁肌层,已避免胃壁肌层全层坏死发生胃穿孔。

进展期胃癌治疗:

适应证:①作用晚期胃癌姑息治疗;②年老体弱胃癌出血病人,伴有心、肺等器官功能不全不能耐受手术者;③胃癌伴有幽门梗阻不愿手术者。

通过纤维胃镜用针穿刺到胃癌灶内或出血处癌灶内,注射肿瘤灵 II 号药液,使肿瘤组织呈灰白色水肿,范围较大胃癌,可分几点注射治疗,使癌组织坏死达到减少瘤荷,改善症状延长生存期目的。

6.预后

从整体上说,除早期胃癌进行根治手术切除者外,胃癌目前所有的治疗方法都不十分理想。未经治疗的胃癌自出现症状后,平均生存期约一年,90% 的病人在一年之内死亡,未切除肿瘤的各种改道手术,并不能影响其自然病程。

影响胃癌预后的因素很多,但主要的是与肿瘤病期早晚、肿瘤的恶性程度、肿瘤浸润及转移的广度、机体的免疫反应等有关。当然,采取治疗措施是否正确合理也很重要。胃癌是我国常见的恶性肿瘤,由于其发病率高,疗效不理想而严重影响人们的健康,故认真研究其病因,早期诊断,早期治疗,减少死亡率,改善其预后是目前大家十分关心的问题。

(陈亚琳)

第三节　小肠肿瘤

一、概述

小肠肿瘤包括十二指肠、空肠和回肠肿瘤。临床上比较少见,原发性小肠恶性肿瘤更为罕见。由于起病较隐蔽,缺乏特异性症状,因此早期诊断较困难,常被忽视,往往由于出现梗阻、出血等并发症而手术时才获明确的诊断。目前随着各种辅助性诊断和影像学的进展,早期的确诊率已有所提高。

（一）发病情况

小肠长度占整个胃肠道的 70％～80％。小肠黏膜占胃肠道总面积的 90％以上，小肠位置处于胃和结肠两个癌肿高危区之间，而小肠肿瘤的发病率仅占胃肠道肿瘤的 5％，其中恶性肿瘤约占胃肠道肿瘤的 1％～2％。良性肿瘤的发病率明显低于恶性，国外尸检报告则良性多于恶性，其原因可能系良性肿瘤临床上无症状，在施行其他手术甚至尸检时才被发现。男性、女性之比为 3：2，3/4 的病人发病年龄为 30～59 岁，平均 42.8 岁，国外平均年龄为 59 岁。

结直肠癌发病率较小肠癌高 40～60 倍，小肠癌发病率低的原因如下。

（1）肠内容物在小肠运行较快，缩短肠黏膜与食物中潜在的致癌物质接触的时间。

（2）小肠内容呈流体状态，稀释致癌物质，对肠黏膜损伤较少。结肠，特别是左半结肠，腔内水分被吸收，肠内容物为半固体，致癌物质浓度高，结肠黏膜易恶变。

（3）动物实验示胃肠道致癌物质亚硝基胺，仅形成于酸性环境，小肠内容物为碱性，不利于肿瘤生长。

（4）小肠黏膜微粒体有较多的苯并芘羟基酶，能使小肠腔内潜在致癌物质 3,4-苯并芘灭活解毒，排出体外。

（5）小肠壁内含大量密集的淋巴组织，是产生免疫球蛋白 A（IgA）的主要场所，高浓度 IgA 有抵御病毒和潜在致癌物质的作用，淋巴组织中所含的大量 T 淋巴细胞，使肠壁具有高免疫力。

（6）肠内容物中有些物质需要经细菌作用才能成为致癌物质，胆盐经细菌作用能转化为甲基偶氮甲醇导致动物的结肠癌，小肠内的细菌较少，需细菌参与代谢的致癌物质显著减少。

（7）小肠黏膜上皮细胞更新率高，癌变的机会减少。

（8）人体胚胎发育过程中，中肠形成较晚，胚胎残留组织少，演变成肿瘤的机会也少。小肠肿瘤与小肠免疫低下有关，免疫缺陷疾病和长期应用免疫抑制剂治疗的病人，小肠恶性肿瘤的发病率增高。小肠恶性肿瘤病人常有免疫系统缺陷，10％～15％伴有其他系统恶性病变，而人体第二个原发肿瘤的发病率一般仅为 0.3％。

小肠肿瘤与遗传疾病有关，如结肠家族性腺瘤性息肉病、家族性黏膜皮肤色素沉着胃肠息肉病（Peutz-Jeghers 综合征）等。

小肠肿瘤与慢性肠道炎性疾病有关，如克罗恩病（Crohn 病）。

（二）临床表现

小肠肿瘤无特有的临床症状，早期症状隐匿，确诊较难，在出现并发症前往往易被忽视，小肠肿瘤术前诊断明确者只占 1/3。

1.腹痛

大多数病人（70％）均有不同程度不明确部位的腹痛，多系不规则、轻重不等的隐痛、胀痛或阵发性疼痛，由肿瘤牵引，肠蠕动紊乱引起，一般为脐周隐痛、胀痛。进食后加重，往往不引起病人重视。一旦并发梗阻或穿孔，表现为急腹症，因此而就诊。

2.腹部肿块

近半数病人可触及腹部肿块。肿块位于浆膜层，向腔外生长，容易叩及。如位于黏膜层，向腔内生长，则不易触及。有时因不全性肠梗阻，可触及近端扩张肠段。如果肿块时隐时现，出现时腹部伴有阵发性疼痛，在成年人应考虑为肿瘤引起肠套叠。空肠肿瘤一般肿块在左上腹，回肠肿瘤多位于下腹部。小肠系膜游离，肿块活动度较大。良性肿瘤边缘清楚，活动度较大。恶性肿瘤则边界不清，表面欠光滑，质地硬，活动度较小。

3.肠梗阻

肿瘤向腔内生长多引起肠腔梗阻或形成肠套叠。小肠腺瘤、脂肪瘤、纤维瘤等良性肿瘤,易诱发肠套叠,表现为腹部阵发性疼痛、呕吐,腹部触及肿块,症状缓解则肿块随之消失,如此症状反复发作。较大肿瘤阻塞肠腔,表现为慢性不完全性肠梗阻,或是急性肠梗阻。肿瘤也可沿肠壁浸润生长,引起肠腔环形狭窄,见于腺癌或恶性淋巴瘤。肿瘤向腔外生长易引起压迫肠管或扭转。由于小肠内容物为流体,肠腔狭窄梗阻,受压折叠和扭转均需达到一定程度才出现症状,病程呈进行性。

4.消化道出血

多数表现为长期反复少量出血,粪便隐血阳性,导致慢性贫血。常见间歇性柏油样便或血便,很少有大量鲜血便甚至休克,以恶性间质瘤、平滑肌肉瘤、血管瘤、恶性淋巴瘤的出血较多。肠壁浆膜下恶性间质瘤或平滑肌肉瘤可破坏引起腹腔内出血和急性腹痛,较为罕见。

5.肠穿孔

急性穿孔见于恶性淋巴瘤,出现急性腹膜炎导致急腹症,一般均为肿瘤后期。肿瘤破溃前若被大网膜或周围肠管包裹,这种慢性穿孔则引起腹壁内炎性肿块、腹腔脓肿。可穿破至邻近肠管形成肠内瘘,出现腹泻,排脓血便后,腹部症状、体征可缓解,甚至穿破至膀胱、子宫,出现小肠膀胱瘘和小肠子宫瘘。

6.其他

贫血、体重下降、发热、腹泻、腹水等是小肠恶性肿瘤的症状,类癌肝转移者易出现皮肤潮红、低血压、阵发性腹痛及腹泻等类癌综合征。十二指肠肿瘤可压迫胆总管出现黄疸。

(三)诊断

小肠肿瘤不多见,临床表现变化多端,并无一定规律。术前确诊率不高,误诊率高达 70%～90%,由于缺乏理想的检查措施,必须对本病保持警惕性。

原因不明的腹痛,特别是位于脐周和右下腹;慢性不全性肠梗阻,呕吐、排便等症状能暂时缓解;反复上消化道出血,粪便经常伴有隐血,原因不明缺铁性贫血;成人肠套叠或腹部出现肿块。各种检查包括胃镜、纤维结肠镜及小肠钡剂检查均未见异常,就应进行必要的辅助检查,密切随访,慎重排除小肠肿瘤,必要时甚至剖腹探查(表 9-1)。

表 9-1   小肠肿瘤的诊断影像学比较

项目	优点	缺点
腹部平片	可提示肠梗阻	无特异性
胃肠钡餐检查	显示肿块病变、黏膜缺损或肠套叠	不能见到肠腔外病变,无助于分期
小肠钡剂造影	比常规胃肠钡餐检查灵敏	须插入十二指肠管和操作技巧
CT	进行分期,有助于诊断肿瘤类型	看不到肠腔或黏膜面
胃镜	直接检视十二指肠黏膜面,活检,息肉摘除	侵袭性,限于十二指肠,必须结合超声内镜才能排除黏膜下病灶
推进式小肠镜	深入检查近端小肠并活检	与胃镜相同
双气囊电子小肠镜	检视 70%以上小肠,比小肠钡剂造影更灵敏	不具备活检功能,费时,增加病人不适

1.小肠钡剂造影

传统的小肠钡剂造影由于小肠内钡剂充盈不连续,肠管不能充分扩张,钡剂易凝集,以致影像迂回折叠,很难显示典型黏膜征象;且小肠蠕动过快,钡剂易越过病变部位而致遗漏,其确诊率不高,通过改进造影方法,以期提高诊断率。

小肠钡剂造影即小肠钡剂灌肠：经胃管向十二指肠第二段，加压注入钡剂和甲基纤维素，进入小肠后不但能观察肠腔也能显示肠黏膜，见到肿瘤侵犯黏膜区后形成黏膜局限性消失、破坏、溃疡及腔内充盈缺损，不易发现较小（直径＜1cm）壁内型与腔外型生长肿瘤，也不能发现腔外肿块与周围脏器的关系，小肠钡剂造影的阳性率约在30％左右，但对双气囊小肠镜进镜方式可提供帮助。

2.内镜检查

应用内镜检查小肠病变，由于操作困难，成功率不高；同时受内镜视野所限，诊断率也较低。近年来改进了内镜检查方法，仍不满意。

（1）推进式小肠镜：从口侧进镜能到达屈氏韧带下80～100cm，其长度为220～250cm，较120cm的标准小肠镜为长，仍不能达到远端空肠和回肠。

（2）双气囊电子肠镜：又称为探头型小肠镜，其直径约为5mm、长260cm或直径6.8mm、长276cm，前端带气囊或探头，插入胃后随胃肠蠕动将小肠镜带到小肠，50％的病例可达回肠末端。对小肠行自上而下和自下而上的检查，是一项安全、直观、可靠的检查手段，必要时可结合内镜下超声、穿刺等辅助手段，是目前诊断黏膜、黏膜下层肿瘤的理想方法。由于视域限制，仅能窥视50％～70％的小肠黏膜。

（3）胶囊内镜：近年来，Swain等提出胶囊内镜，是一项无创、价格相对昂贵的检查方法。胶囊移动的不可控性，肠道内气体、液体对病灶检出率有较大影响。对小肠病灶易遗漏，误诊率较高。可作为筛选手段。

（4）纤维结肠镜：应用儿童纤维结肠镜经回盲瓣窥视末端回肠。

3.DSA

以消化道出血为主要表现的小肠肿瘤，消化道出血速度＞0.5ml/min，行急诊肠系膜上动脉造影，根据造影剂异常浓集、动静脉分布，推断肿瘤性质和出血部位，选择性动脉造影检出阳性率可达50％～72％。急性出血可见造影剂进入肠腔，慢性失血。可显示肿瘤或血管异常病灶影，对血供丰富的肿瘤，如间质瘤、平滑肌瘤、血管瘤有较高诊断价值。造影检查前应避免行钡餐检查，以免钡餐影响检查结果。术前或术中如能行高选择性动脉插管注射染色剂亚甲蓝，可显示病变范围，有助于术中定位。

4.腹部放射性核素扫描

是一种无创性的检查手段。^{99m}Tc核素扫描，适用于小肠肿瘤伴慢性消化道出血病例。一般出血速度达0.1～0.4ml/min就有可能检出病灶。其优于血管造影之处在于数小时内均可摄影检查，整体阳性率不高（＜20％），临床价值有限。

5.PET

是一项诊断代谢率升高的肿瘤性病变的较敏感的方法。它采用代谢标记（氟脱氧葡萄糖）来评价肿瘤的代谢活性。由于肿瘤的高代谢率，使肿瘤组织与周围正常组织相比，有较高的FDG吸收和残存。有报道显示，FDG-PET在发现小肠肿瘤、间质瘤微小转移灶及监测治疗效果方面更具优势。

6.腹部超声、CT、磁共振检查

其价值是与腹内其他肿块相鉴别，对某些小肠肿瘤，如间质瘤、恶性淋巴瘤可显示小肠壁弥漫性增厚，肠外压迫和肠腔内肿瘤，特别是腔外小肠肿瘤，有一定诊断价值。通过检查能发现有无肝、脾、腹腔内淋巴结转移。欧洲学者提出胃管内注入钡剂结合CT检查小肠肿瘤的方法，目前仍在探索中。

7.腹腔镜检查

经腹腔镜检查腹内各段小肠，并可行肠壁及淋巴结病理检查，在诊断困难时也可采用。

（四）治疗

明确诊断后应早期手术。

1.术中探查

应自十二指肠开始,经十二指肠悬韧带,向远端仔细触摸肠壁直至回盲部,探查肠壁有无增厚、结节,腔内肿瘤过小、较柔软容易忽略。对有怀疑的肠壁可行透照法检查。提起可疑肠段,用强光源置于对侧,照射肠管。有病变的部分透光较差,再结合触摸以期发现病变。如上述方法仍无收获,应行术中内镜检查。内镜医师应与手术医师配合,经口或经空肠戳孔插入内镜,也可用结肠镜由肛门插入逆行进入回肠,可快速全方位对整个小肠进行检查。可疑病灶可在内镜顶部透照显示。局部肠壁浆膜外可缝线结以做定位标志。术前行选择性肠系膜上动脉造影的消化道大出血病例,造影导管可留置。术中经导管注入亚甲蓝 1ml,蓝染肠段则为病灶存在。

总之,触摸法、透照法,术中内镜检查,向肠系膜血管内注射亚甲蓝等方法,应联合应用,结合进行。特别应注意,小肠肿瘤有时呈多发灶,务必谨慎检查,谨防遗漏。

术中对疑为恶性病变的病例,术中应做全面探查,如肝脏和腹主动脉旁淋巴结。

2.小肠良性肿瘤

应根据肿瘤大小以及在肠壁的位置,行局部肿瘤切除、肠壁楔形切除或累及肠段部分切除。距回盲瓣 5cm 以上的回肠良性肿瘤,可以保留回盲瓣,不足 5cm 往往行回盲部切除。当肿瘤较大,有坏死或合并溃疡,难以与恶性肿瘤鉴别,应按恶性肿瘤处理。

3.小肠恶性肿瘤

应将肿瘤及其两侧各 20cm 的肠段,所属肠系膜淋巴结一并整块切除,以达到根治目的。位于十二指肠特别是第二段者行十二指肠切除术。如位于距回盲瓣 20cm 以内的回肠末端肿瘤,行右半结肠切除术。

小肠肿瘤已属晚期,有远处转移,如全身情况尚佳,局部能切除,仍应切除原发病灶。有梗阻和出血的肿瘤,切除后可去除症状。肿瘤不能切除的梗阻病例,旁路手术可暂时缓解症状。复发病例仍应积极再次手术探查,争取再次切除机会。

4.放疗、化疗和免疫疗法

对恶性淋巴瘤有一定效果,对其他恶性肿瘤往往无效。

（五）预后

小肠良性肿瘤手术切除效果良好。

小肠恶性肿瘤切除率较高,往往因术前不能及时诊断延误治疗,效果欠佳,5 年生存率平均为 25%。一般认为腺癌预后最差,5 年生存率为 15%～20%,类癌预后最好,5 年生存率为 50%～70%,10 年生存率为 40%～50%。恶性间质瘤和恶性淋巴瘤位于其间,5 年生存率为 25%～35%。一般认为部位越高,预后越差,可能因十二指肠部位的腺癌较多,且手术难度大。

二、小肠常见肿瘤

（一）小肠腺癌

腺癌是小肠最常见的恶性肿瘤。约占小肠恶性肿瘤的 30%～50%。绝大多数位于十二指肠,占小肠腺癌的 30%～40%。其发病率向远端小肠渐次下降。十二指肠腺癌多位于十二指肠第二部,尤其是壶腹部周围和乳头下方。70% 的空肠癌发生在屈氏韧带以下 100cm 范围内,70% 的回肠癌发生在回盲瓣以上 100cm 远端回肠。Crhon 病大多数腺癌发生在回肠,家族性腺瘤性息肉病、结肠外息肉性病灶最常见的部位是壶腹部,其恶变危险性较一般人群高 100～200 倍。好发于 50～60 岁,男女之比为 1.2：1。

1.病理

腺癌的大体形态可分为息肉型、溃疡型、弥漫型和缩窄型。十二指肠腺癌中溃疡型多见于第二部。向肠壁深层浸润，基底坏死形成溃疡，易出血，偶可穿孔。缩窄型多见于第三部和第四部，沿肠壁呈环形浸润，易致十二指肠梗阻。空肠和回肠腺癌，以缩窄型最为常见。组织学类型，乳头状腺癌和管状腺癌占十二指肠的80%以上，其他有黏液腺癌、胶样癌和未分化癌。空肠及回肠腺癌主要有乳头状腺癌、黏液腺癌和未分化癌三型。部分小肠腺癌是由腺瘤恶变而来，绒毛状腺瘤恶变率最高。

瘤细胞播散到附近淋巴结或转移到肠系膜淋巴结、腹膜后淋巴结，晚期血行转移到肝、胰、卵巢、肺及骨骼等处。十二指肠腺癌转移率为20%～50%，转移较迟。

2.临床表现

症状因病变部位、肿瘤类型、性质、浸润和生长方式等不同而异。早期症状不明显，十二指肠较其他小肠部位出现症状较早。上腹痛类似溃疡病，有时向腰背部放散，进食服药后不缓解；消化道出血以便血、黑粪为主，呕血少见；恶心、呕吐、腹胀等肠梗阻症状，肿瘤位于第二部，出现梗阻性黄疸。空、回肠癌早期可有腹痛、消瘦、贫血和发热，以后出现消化道出血、梗阻、排便习惯改变、腹部肿块和穿孔。

3.诊断

胃肠钡餐检查、十二指肠低张造影，90%的病人可显示病变，对十二指肠癌的诊断有帮助，可发现内镜不易到达的第四部癌肿，纤维十二指肠镜对第一、第二部癌肿的诊断率较高，可直接观察病变部位、范围和形态，也可行组织病理学检查。其他小肠病变需要小肠钡剂造影或小肠镜检，CT检查可发现转移灶。在某些情况，腹部超声、磁共振检查或血管造影也有帮助。对可疑病例应尽早行剖腹探查术。

4.治疗

（1）十二指肠腺癌：应以外科手术治疗为主。根据癌肿所在部位、病变进展程度、病人年龄、全身情况决定手术方案。放疗及化疗不敏感。免疫及生物治疗对杀伤肿瘤细胞、预防复发起一定作用。

1）胰十二指肠切除术：根治性手术方法，包括肝十二指肠韧带淋巴结清扫（第十二组），必要时加行肠系膜上动脉周围淋巴结（第十四组）、腹主动脉淋巴结（第十六组）清扫，手术切除率明显高于胰头癌的切除率。

2）保留幽门胰十二指肠切除术：癌肿未侵及球部，无明显幽门的上下淋巴结转移者，可行保留幽门的胰十二指肠切除术。

3）节段性十二指肠切除术：十二指肠第三、第四段癌，若无胰腺浸润，特别是界限清楚的小病灶，可行节段性十二指肠切除术、空肠十二指肠端端吻合术。

4）旁路手术：胃空肠吻合术、胆囊空肠吻合术，或胆总管空肠吻合术，适用于晚期病例，以解除消化道梗阻及梗阻性黄疸，以期提高生活质量。

（2）空回肠腺癌：应行根治性切除术，包括病变肠段、肿瘤近远端20～30cm肠段及肠系膜区域淋巴结。回肠末端腺癌行右半结肠切除术，如有远处转移，可行姑息性切除，对于肿瘤已广泛浸润固定而无法切除者，如伴梗阻，可行梗阻近远端肠吻合以解除梗阻。化疗和放疗均无作用。小肠腺癌特别是息肉样病灶局限于黏膜或黏膜下。有时可行内镜下息肉切除或黏膜切除。

5.预后

空回肠腺癌由于诊断较困难，得不到早期诊断和治疗，疗效较差，5年生存率为20%。1997年，Johns Hopkins医院报告28年经验，十二指肠壶腹部癌根治切除术120例病人，5年生存率为36%。十二指肠第三、四段癌由于生物学特性不同，较易早发现，不侵及胰管胆道，预后明显较第一、二段为好。外科手术治疗效果取决于肿瘤浸润深度及有无淋巴结转移。

（二）小肠间质瘤

以往单从形态学角度考虑,将起源于平滑肌的梭形细胞肿瘤称为平滑肌肿瘤。自从免疫组化问世以来,认识到这类原发于消化道,起源于胃肠道壁 Cajal 细胞（ICC）或与 Cajal 细胞同源的间叶干细胞的梭形细胞肿瘤,是一种非肌源性、亦非神经鞘源性肿瘤,称为胃肠道间质瘤。瘤细胞有 c-kit 基因及其产物 CD117 的表达。现今大多数胃肠道梭形细胞瘤是胃肠道间质瘤,而不是很少见的平滑肌瘤和平滑肌肉瘤。

胃肠道间质瘤最常发生于胃,约占 60%～70%。小肠占 20%～30%,结直肠占 10%,食管约占 5%。偶尔也见于网膜、肠系膜和腹膜后。胃肠道间质瘤发病率为每年（1～2）/10 万,平均发病年龄为 60 岁,男女发病率差别不大。小肠间质瘤多见于女性。

1.临床表现

小肠间质瘤最常发生于空肠,其次为十二指肠和回肠。早期往往无症状,肿瘤增大或转移时才显现症状,如间歇性腹痛、腹部肿块、消化道出血、肠梗阻或发热等。其他如乏力、腹泻、厌食、体重下降等非特异性症状,腹部肿块质地较硬、活动度稍差。有时在体检、内镜检查、影像学检查或因其他原因手术探查时偶尔发现。

2.诊断

由于小肠间质瘤在解剖、病理和临床表现等方面有其特殊性,而各种检查方法又有一定局限,诊断有时较困难。

（1）内镜检查:内镜下小肠间质瘤呈圆形、椭圆形或蕈状隆起,表面光滑,顶部时有凹陷或有溃疡,表面覆盖白苔或血痂,触之即出血,超声内镜下细针穿刺活检,诊断率可高达 91%。但甚易造成细胞脱落移植性转移。

（2）消化道造影:可显示黏膜病变如局限性黏膜消失、破坏甚至溃疡,不易发现较小壁内病灶（直径＜1cm）及腔外型生长病灶。

（3）腹部 CT:有助于发现较大的小肠间质瘤,并可明确肿瘤与周围脏器的关系。

（4）DSA:以消化道出血为主要表现的小肠肿瘤,出血速度＞0.5ml/min 即可显示病灶。对血供丰富的肿瘤有诊断价值,很难定性。

（5）腹部核素扫描:消化道出血速度达 0.1～0.4ml/min 可检查出肿瘤的大致部位。

（6）PET:应用代谢标记 FDG（氟脱氧葡萄糖）评价肿瘤的代谢活性,由于肿瘤的代谢率升高,与周围正常组织形成对比,有较高 FDG 的吸收和残留。FDG-PET 对发现小肠肿瘤和微小转移灶有一定帮助。

临床上疑有小肠病变,一般先应除外食管、胃及结肠等处病变,然后采用小肠钡餐或胶囊内镜做筛查,消化道出血者可用 DSA 或放射性核素扫描,最后可行双气囊小肠镜检。

3.病理

病变最后确诊要依靠病理及免疫组化等手段。小肠间质瘤根据其组织形态中梭形细胞和上皮样细胞的比例分为梭形细胞、上皮样细胞和混合细胞三型。CD117 测定是诊断小肠间质瘤最为重要的指标,胃肠道间质瘤的免疫组化测定,除波形蛋白阳性外,CD117 阳性率接近 100%且为弥漫强表达,并无所在部位和良、恶性差异。约 70%的胃肠道间质瘤表达 CD34 多为弥漫强表达。胃及直肠要比小肠高得多,值得提出的是,胃肠道间质瘤也有肌源性或神经源性标记的表达,如 a-SMA、MSA、Desmin、PS-100 等。其中小肠表达 CD34 最低。而其他标记物如 a-SMA 阳性率较高,切勿误诊为平滑肌肿瘤,平滑肌细胞和神经源性肿瘤不表达 CD117 是鉴别点。

胃肠道间质瘤有良性、恶性的区别,一般根据肿瘤大小和核分裂数决定。参照国外 Lewin、国内侯英勇等对间质瘤的诊断标准,分为良性、潜在恶性和恶性三类。

肯定恶性指标为：

(1)术中发现肿瘤播散或转移。

(2)肌层、黏膜或周围组织浸润。

(3)脉管浸润或瘤栓形成。

(4)肿瘤性坏死。

(5)核分裂数为 10 个/50HPFs 或以上。

(6)瘤细胞围绕血管呈簇状排列。

(7)细胞密集且明显异型。

潜在恶性指标为：

(1)肿瘤与周围组织粘连。

(2)肿瘤直径>5cm。

(3)细胞丰富。

(4)核分裂数>5/50HPFs。

(5)周围无正常组织。

具备一项潜在恶性指标为潜在恶性,具备两项潜在恶性指标以上或一项肯定恶性指标为恶性,无肯定恶性指标也无潜在恶性指标为良性。

十二指肠间质瘤直径>4.5cm 多为恶性。30%位第二段,无第一段。第二段往往为良性。空肠回肠间质瘤直径>5cm,核分裂数≥5 个/50HPFs 的多为恶性;直径<5cm,核分裂数<5 个/50HPFs 的多为良性。

4.治疗

(1)手术治疗:小肠间质瘤对放疗、化疗近乎绝对耐受,手术仍然是首选治疗方式。疑有小肠间质瘤的病例,应及早剖腹探查。由于间质瘤血供丰富,质地脆,易牵拉破裂导致播散、种植及转移。术前尽量避免腹部体检时对肿瘤的按压,术中应严格遵循无瘤操作和整块切除的原则,避免触摸瘤体,彻底切除原发肿瘤病灶,保证切缘阴性和肿瘤包膜完整,当肿瘤与周围脏器有粘连或浸润。切勿勉强分离,应做包括周围脏器在内整块切除,以达到根治要求。大网膜是恶性间质瘤术后种植的温床,应附加预防性大网膜切除,以减少术后复发。淋巴结很少转移。不必行淋巴结清扫。合理完整的肿瘤切除是影响预后的决定性因素。

空肠回肠间质瘤行肠段切除时要求两端切除缘距肿瘤 5cm 以上,十二指肠第二段肿瘤直径>5cm,或距十二指肠乳头<3cm,应行胰十二指肠切除术,距十二指肠乳头>3cm 者,可行局部肠切除。其切缘必须超过肿瘤边缘 2cm。

(2)药物治疗:甲磺酸伊马替尼(Glivec)是特异性分子靶向药物酪氨酸激酶抑制剂,能选择性作用于胃肠道间质瘤细胞 c-kit 酪氨酸激酶受体,抑制其活性。从而抑制和对抗酪氨酸激酶激活,阻止肿瘤发生发展。目前用于不能切除或复发转移的 c-kit 阳性病例。经过 1～3 个月治疗,缓解率达到 54%,34%的病人情况稳定,剂量为 400mg/d 或 600mg/d。最终大部分使用 IM 的病人都会发生耐药。目前国外开发新的靶向治疗药物,是多种酪氨酸激酶的抑制剂。Sunitinib 用于治疗 IM 耐药病人。

5.预后

小肠间质瘤的恶性程度较胃间质瘤为高,一般认为 ki67 的检测可反映肿瘤的基本性质,指标过高是危险信号,p53 计数>50%是诊断恶性的重要指标。二者指数同时高表达,提示预后较差。

（三）原发性小肠恶性淋巴瘤

原发于小肠黏膜下淋巴滤泡的恶性肿瘤称为原发性小肠恶性淋巴瘤,有别于全身恶性淋巴瘤侵及小肠的继发病变,约占所有小肠恶性肿瘤的15％～20％,为第三位。胃肠道是淋巴结外最常见的部位。其中胃占2/3以上,其余为小肠和结肠均分。小肠恶性淋巴瘤中以回肠最多见,约50％,其次为空肠,十二指肠最少。

小肠恶性淋巴瘤是10岁以下儿童最为常见的肠道肿瘤,本病的发病年龄有两个高峰期,即15岁以前和40～60岁,男女之比为2：1。

1.病理

小肠恶性淋巴瘤绝大多数为非霍奇金淋巴瘤,属B淋巴细胞型,T淋巴细胞型较少,起因于乳糜泻。发病原因不明,与机体细胞免疫功能失调有关,艾滋病、长期应用免疫抑制剂的器官移植病人,小肠恶性淋巴瘤发病率明显增高。病程较长,病变范围较广的慢性非特异性溃疡性结肠炎、Crohn病和低γ球蛋白血症病人也易发生小肠恶性淋巴瘤。小肠恶性淋巴瘤可同时或异时伴发结肠癌。小肠恶性淋巴瘤常为单发,多发性约占25％,分布在不同部位,病灶间有正常肠段分隔,常误诊为Crohn病。大体形态有浸润型、缩窄型、溃疡型和息肉型四种。浸润型肿瘤沿肠壁黏膜下生长,肠壁变厚、变硬,失去弹性,继之肠腔渐扩大,形成局限性膨胀,呈动脉瘤样。缩窄型引起肠腔变窄,导致梗阻。溃疡型易出血穿孔。息肉型常致肠套叠。主要转移途径是淋巴管转移。较早转移到病变肠管周围淋巴结,进而沿肠系膜淋巴管至区域淋巴结。并向远处转移。血行转移较少,出现也较晚,可转移至肺、肝、肾、脾等处。病灶也可直接累及肠系膜、腹膜后、腹膜和邻近脏器,甚至穿透形成内瘘。

2.临床表现

小肠恶性淋巴瘤的主要临床表现为腹痛、恶心、呕血、贫血和消瘦。也可出现腹泻、乏力、食欲减退等症状。腹痛呈间歇性和痉挛性,提示不全性肠梗阻。肠套叠多见于小儿。肿瘤通常较大,70％直径超过5cm。广泛分布黏膜下,临床上常叩到腹块。发热不常见,如有发热,说明病程较晚。消化道出血、梗阻和穿孔(25％以上)常是主要表现。化疗期肿瘤细胞坏死,穿孔发生率更高。消化吸收不良可在诊断前已出现多年。大量腹水蛋白丢失导致低蛋白血症。

3.诊断

X线钡餐检查可拟诊为恶性病变,但很难明确诊断为恶性淋巴瘤。主要X线征象为节段性肠狭窄、肠壁浸润黏膜纹理紊乱破坏和消失,小肠型套叠或回结肠型套叠。通过内镜检查可直接观察病灶。活检可以确诊并明确类型。腹部肿块者B超及CT可了解其部位、大小、与周围脏器的关系。

Dawson提出小肠恶性肿瘤的诊断标准:

(1)无浅表淋巴结肿大。

(2)白细胞总数、分类和骨髓活检在正常范围内。

(3)胸部X线摄片无纵隔淋巴结肿大。

(4)肿瘤主要位于腹壁,除病灶附近肠系膜淋巴结外,腹内其他淋巴结应无肿大。

(5)肝、脾未见肿瘤侵犯。

传统的AnnArbor淋巴分期系统被Musshoff修订。20世纪90年代中期,Blackledge在国际会议提出新的分期法,制订治疗方案,并估计预后,很快获得认可并广泛采用。上述各种方法基本分为四期:第一期,局部病变;第二期,区域性侵犯;第Ⅲ和Ⅳ期,进展期伴转移。

胃肠道淋巴瘤的分期见表9-2。

表 9-2 胃肠道淋巴瘤的分期

分期	Ann Arbor 累及部位	分期	Musshoff 累及部位	分期	Blackledge 累及部位
ⅠE	胃肠道肿瘤部位无淋巴结累及	ⅠE	肿瘤局限于胃肠道	Ⅰ	肿瘤局限胃肠道,未穿透浆膜层,无邻近病灶
ⅡE	胃肠道肿瘤病灶累及横膈一侧淋巴结	ⅡE1	肿瘤伴区域淋巴结累及(如腹腔)	Ⅱ	肿瘤伴淋巴结累及
		ⅡE2	肿瘤伴区域外膈下淋巴结累及(如主动脉旁)	Ⅱ1	区域淋巴结(胃肠系膜)
				Ⅱ2	区域外淋巴结(主动脉旁、腔静脉后)
ⅢE	胃肠道肿瘤病灶累及横膈两侧淋巴结	ⅢE	肿瘤伴累及横膈两侧淋巴结	ⅢE	肿瘤伴浆膜浸润,邻近结构浸润,浸润关键部位(如ⅡE期胰腺,ⅡE结肠)穿孔、腹膜炎
ⅣE	胃肠肿瘤病灶浸润淋巴系统外组织(如骨髓、肝)	ⅣE	肿瘤伴淋巴结外浸润(如骨髓、肝)	ⅣE	肿瘤病灶累及横膈两侧淋巴结或其他淋巴结外浸润(如骨髓)

4.治疗

手术切除是首要治疗方法,恶性淋巴瘤对放疗及化疗较敏感,应以根治性切除术为主,术后辅以放疗和化疗。

根治性切除手术是将病变小肠连同肠系膜区域淋巴结一并切除。侵及邻近器官应做联合脏器切除。十二指肠恶性淋巴瘤行胰十二指肠切除术。回肠末端则行右半结肠切除术。由于恶性淋巴瘤生长方式有时为推挤而非明显浸润,因此切除机会仍较癌高,不可轻易放弃切除机会。不能切除者,放疗后待肿块缩小,再行手术切除。正常小肠对放射线耐受较差,照射后易引起肠穿孔、出血和狭窄等放射性肠炎并发症。对不能行根治手术者,争取姑息性切除。病期甚晚无法切除者,如有消化道梗阻,应行旁路手术缓解症状。

手术证实有肠系膜淋巴结转移或有肿瘤细胞残留,术后辅以放疗。随着化疗药物和化疗方案的发展,术后化疗与放疗相似,也有较好疗效。根据分期选用初期一线方案(COP,CHOP),即长春新碱(VCR)、环磷酰胺(CTX)、泼尼松等。根据病情配用多柔比星(ADM)和顺铂(DDP)等组成联合化疗方案。

5.预后

预后与疾病分期及细胞类型有关。ⅡE2 以上病期,肿瘤直径>10cm,T 淋巴细胞型预后较差,多发性肿瘤预后更差。5 年总生存率为 30%~40%。根治性切除术后 5 年生存率约 50%~95%,姑息性切除术后 5 年生存率为 10%~30%。Ⅰ 期 75%,Ⅱ 期 40%~50%,Ⅲ 期 25%,Ⅳ 期 10%。

(四)小肠类癌

小肠类癌源于肠壁 Lieberkuhn 腺泡的 Kulchitsky 细胞,是肠道黏膜层中的梨状细胞,底部较大,位于基底膜,顶部较小,指向黏膜隐窝的管腔。每个隐窝有 5~10 个 Kulchitsky 细胞。细胞与肾上腺髓细胞相似,细胞的胞质颗粒能与银盐结合染色呈棕褐色嗜银颗粒,称为嗜银细胞。类癌也称为嗜银细胞瘤。肠道嗜银细胞是一种胺前体吸收和脱羧(APUD)细胞,类癌也是一种 APUD 瘤。

类癌可以发生在全身各器官,根据胚胎来源分为前肠肿瘤(支气管、胰、胃)、中肠肿瘤(小肠、近端结肠、卵巢)和后肠肿瘤(远端结肠、直肠)。它们的临床表现、生长特征、染色性质各不相同。

类癌不常见,占小肠恶性肿瘤 1.5%~2.6%。国外类癌的发病率远较国内为高,是小肠恶性肿瘤的 47%,仅次于腺癌居第二位,约有 20%~30%的病例为多发性,病灶可多达数十个。类癌好发于小肠远端,80%在远端回肠 60cm 以内,其中阑尾多见,占 50%左右,空肠和十二指肠甚少(均约 5%~6%)。多见于中年以上，国外报道平均年龄 65 岁，男女之比为 1.5：1。

1.病理

类癌是隆起于黏膜下的坚硬结节，光滑无浸润，可移动，有完整包膜，直径 1～3cm，7％＜1cm，偶有＞10cm，生长缓慢，局部可有侵入肌层及浆膜，切面呈黄色、棕褐色。肠段通常变为收缩和纤维化，肠系膜血管硬化，很少导致肠梗死，系由肿瘤分泌 5-羟色胺，导致明显的促结缔组织增生反应。可转移到肠系膜区域淋巴结、肝，偶尔也转移到骨、肺、脑和皮肤。

显微镜下见肿瘤细胞聚集成细胞巢，周围为索条和小柱，细胞巢被纤细的结缔组织基质分开，良、恶性不取决于细胞形态而取决于其生物学行为，小肠类癌的恶性倾向性高，空回肠类癌转移率为 35％。转移与原发肿瘤的大小有关，肿瘤直径＜1cm，转移发生率为 2％；直径 1～2cm，转移率为 50％；直径＞2cm 转移率高达 80％～90％，转移灶常比原发灶为大，十二指肠类癌 20％有肝转移。阑尾的转移率较低。

2.临床表现

病变发展缓慢，小肠类癌肿瘤不大，长时期可无症状。约 1/3 的病例就诊时已有转移，空回肠类癌的转移发生率明显高于胃肠道其他部位的类癌。当肿瘤生长穿透浆膜时，易发生转移。由于局部肠壁显著纤维化致肠腔狭窄，或肠襻粘连。临床上表现为慢性不完全性肠梗阻。末端回肠类癌可引起肠套叠，有时右下腹可及腹块。肠腔黏膜完整，一般不破溃，很少有溃疡，出血穿孔机会较少。肝转移后出现类癌综合征。

类癌综合征：由于嗜银细胞分泌生物活性物质如 5-羟色胺、组胺、血管活性物质、多巴胺、缓激肽、前列腺素、肾上腺素、去甲肾上腺素等。一般经门静脉至肝脏，在肝脏代谢并灭活，类癌肝转移后，生物活性物质进入体循环仍保持其生物活性，表现为皮肤阵发性潮红、腹痛、腹胀、腹鸣和水样腹泻，支气管哮喘，后期出现心瓣膜病变，主要累及右房室瓣和肺动脉瓣，因增厚、缩短而至心瓣膜狭窄，闭锁不全，并可累及中枢神经系统。血清 5-羟色胺增高＞0.5～3.0μg/ml，尿 5-羟吲哚乙酸排出量增高＞6～9μg/24h，均有助于诊断类癌综合征。

3.诊断

X 线检查、内镜检查等难以确诊，往往须剖腹探查才能明确，B 超和 CT 可了解肝内有无转移。扫描可发现类癌综合征的病灶，敏感度为 90％；如无类癌综合征，敏感度为 60％。

4.治疗

手术治疗为主，空回肠类癌由于恶变转移率甚高，临床上不论大小均应视为恶性肿瘤处理。切除范围包括肿瘤上下 15cm 的病变小肠，区域淋巴结及相关肠系膜行根治性切除。局部肿瘤不能切除而有肠梗阻现象者，应行肠道的短路吻合以解除梗阻。位于十二指肠的较大恶性类癌，或位于降部，应行胰十二指肠切除术。十二指肠其他部位直径＜1cm 的肿瘤，可行病变肠段局部切除。局限于一叶或一段的肝转移癌可行肝叶、段切除术。肝脏较广泛转移者应考虑肝动脉栓塞术。

类癌对放疗及化疗不敏感。大多数类癌有生长抑素受体表达，生长抑素 Somatostatin 衍生物如 Octreotide 和 Lanreotide 有助于缓解类癌综合征的症状达 95％，降低尿中 5-羟吲哚乙酸 80％排出量，同时使肿瘤体积缩小。

5.预后

小肠类癌发展缓慢，病程也较长。根治性切除术后，5 年生存率约 60％～70％，部分病人局部淋巴结和肝有转移。只要切除病灶，即使原发肿瘤未能切除，仅做短路手术也可存活多年，个别病例长达 10 年。

（五）肠平滑肌瘤

以往将小肠间质瘤误为平滑肌瘤，真正的平滑肌瘤发病率远较小肠间质瘤少。免疫组化确定其平滑肌表型，一般无 CD117 和 CD34 表达，SMA 和 Desmin 弥漫性阳性表达。

平滑肌瘤有良性和恶性平滑肌肉瘤之分，平滑肌瘤通常较小（直径＜1cm），边缘清楚，偶然发现黏膜下病灶。组织学检查含少量梭形细胞，没有或轻度细胞不典型，很少核分裂。平滑肌肉瘤一般较大，常累及附近器官结构，表现出血坏死病灶，组织学检查较良性平滑肌瘤细胞数增加，核不典型，核分裂数通常＞5/10HPFs，肿瘤细胞坏死。

手术是主要治疗方法，由于缺乏 C-Kit 酪氨酸激酶受体，甲磺酸伊马替尼对平滑肌肉瘤无效。

（六）小肠良性肿瘤

小肠良性肿瘤在肠道肿瘤中最少见，与小肠恶性肿瘤相反。好发部位自上而下逐渐递增，大约半数小肠良性肿瘤在回肠以腺瘤、脂肪瘤和血管瘤等最为多见。

1.小肠腺瘤

发生于肠黏膜上皮，多数呈乳头状或息肉样，向肠腔内突出。表面覆盖黏膜和黏膜下组织，可以单发，也可为多发性。一般较小，直径仅数毫米，也可达 3～4cm。很少到巨大程度。带蒂，蒂多为细长。腺瘤可以发生恶变，因为腺瘤内含有绒毛成分和腺管成分多少不同，可分为三种组织学类型：管状、绒毛管状、绒毛状。其中绒毛状腺瘤恶变率最高。管状腺瘤恶变率较低，绒毛管状腺瘤在二者之间。亦可与全胃肠道息肉病同时存在。

一般无症状，最常见的临床症状为肠套叠，发生率约占 50％，是成人肠套叠的常见原因。表现为阵发性腹痛、恶心、呕吐，疼痛时腹部出现肿块，症状缓解后肿块也消失，也可因绞窄性肠梗阻，甚至出现腹膜炎而急诊手术。乳头状瘤较脆，易出血，约 30％的病人出现不同程度消化道出血。

诊断明确应手术切除，检查腺瘤表面黏膜，如有糜烂或溃疡，必要时行冰冻切片病理检查，如有恶变，按腺癌原则处理。带蒂腺瘤也可通过内镜摘除。

2.脂肪瘤

大多为单发，亦可多发。见于小肠任何部位。较常见于小肠远端。绝大多数位于黏膜下层，向肠腔突出。少数则位于肠壁浆膜下层。瘤体一般较小，无临床症状。偶因出现肠套叠症状来诊，与其他良性小肠肿瘤相比，较少发生消化道出血。

X 线钡餐检查表现为 X 线透光，边界清楚，壁间病灶随压迫改变形状，CT 扫描示均匀低密度影，内镜下示黏膜下橘黄色光滑病灶。

手术切除是唯一治疗方法，腔外生长脂肪瘤可将肿瘤摘除。一般行肠段切除，脂肪瘤极少发生恶变。

3.血管瘤

很少见。约占小肠良性肿瘤的 10％，多为黏膜下先天性发育异常血管丛，向肠腔内突出，少数来自浆膜下血管，属错构瘤。肿瘤多为单发，偶为多发性。可分为毛细血管瘤、海绵状血管瘤和混合状血管瘤。

临床主要表现为消化道出血，间歇性黑粪、血便，导致贫血，偶可表现为急性大出血。一般无腹痛也无腹块。

选择性肠系膜上动脉造影，可明确出血部位、病灶数目和病灶大小，并与其他小肠肿瘤和引起消化道出血疾病相鉴别，有诊断意义。

手术切除是主要治疗方法。由于肿瘤较小、质软，术中定位较困难，可采用肠管透照、术中内镜检查等方法明确出血部位后，切除病变肠段，术中应详细探查标本，确定病灶，必要时行病理检查，以免遗漏。

4.布氏腺错构瘤

也称为布氏腺病，位于近端十二指肠，并不常见，一般无症状。常于内镜检查时偶然发现，大的错构瘤表现为消化道出血和梗阻，不存在恶变，局部切除即可。

5.肠道结节性淋巴样增生

表现为黏膜下多发性大淋巴样滤泡,一般无症状,偶可伴腹泻和消化不良,很少导致肠套叠,常发生于IgA 缺乏症或不同程度免疫缺陷,典型的病例累及远端空肠和回肠,很少延及近端结肠。一般无临床意义。偶可预示发展为淋巴瘤。

(七)小肠转移性肿瘤

侵及小肠的继发性肿瘤,较原发性小肠恶性肿瘤更为多见,转移到小肠的原发性肿瘤多来自腹腔内器官。通过直接蔓延或脱落细胞种植。如结肠、胃、子宫颈、卵巢和肾等是常见原发部位。腹腔外肿瘤转移到小肠甚少见,主要是通过血行转移,以皮肤黑色素瘤为多,其他有乳腺癌和肺癌。由于血供丰富,小肠是黑色素瘤最常转移部位,偶尔也可见原发性小肠黏膜的黑色素瘤。

临床表现有广泛转移和小肠转移症状。出现厌食、体重减轻、出血、贫血和部分小肠梗阻症状。

治疗应行姑息性切除,如肿瘤不能切除,则行旁路手术。切除后可改善生活质量,也可延长存活期。

(八)有关小肠肿瘤的综合征

1.PeutZ-Jeghers 综合征

家族性黏膜皮肤色素沉着胃肠息肉病其特点为家族遗传性,黏膜皮肤色素沉着或褐色斑,最常分布于口唇、齿龈、颊黏膜、腭黏膜、指和趾末端、手掌、足跖及肛周等处。同时胃肠道有多发性息肉,以空回肠为多见,胃、十二指肠、结肠等处较少。常引起腹痛、便血和贫血等症状,可引起肠套叠、肠梗阻,少数可癌变。

2.Gardner 综合征

多发散在性腺瘤,主要位于结直肠,也可见于小肠及其他胃肠道,恶变率甚高。综合征包括皮肤囊肿、骨瘤、皮肤和肠系膜纤维瘤、脂肪瘤、滤泡状牙瘤、牙囊肿和下颌骨结构改变,此病系家族性,为常染色体显性遗传。

3.Juverule 息肉病

幼年息肉病,多见于新生儿和10 岁以下儿童,主要分布于左半结肠,偶见于胃和小肠,临床症状以肠套叠和便血为主,出血量不多,极少病例报道幼年性息肉恶变,尚不认为是癌前期病变。

4.神经纤维病Ⅰ型

本病出现全身性神经纤维瘤及皮肤色素斑,同时有胃肠道神经纤维瘤,表现为出血、肠梗阻和肠套叠,易恶变为神经纤维肉瘤。

5.Cronkhite-Canada 综合征

特点为整个胃肠道息肉和外胚层缺陷,如脱发、皮肤色素沉着、指甲萎缩。肠息肉可见水肿,黏膜固有层中有囊腺体,肠道内丢失蛋白,伴有钾、钙、镁缺乏。

6.家族性腺瘤性息肉病(FAP)

是由于 APC 基因的 5q21 突变引起的常染色体显性遗传疾病,表现为结直肠腔内满布大小不一的腺瘤,不经治疗,40 岁左右几乎全部癌变。病变也涉及胃、十二指肠。

(冯　毅)

第四节　结肠息肉

息肉是一个形态学名词,泛指一切空腔脏器向腔内突出和隆起的病变,结肠腔内的隆起性病变称为结肠息肉。息肉在组织学上可分为多种,不同的组织学病变,其性质决然不同,处理也各异。

一、管状腺瘤

这是单发腺瘤中最常见的一种,以往曾称为腺瘤性息肉或息肉样腺瘤,现已统称为管状腺瘤。腺瘤乃指腺体之异常增生,结肠黏膜的腺体呈管状,正常结肠管状腺体的细胞分裂和 DNA 合成主要局限在腺管的下 1/3,然后沿腺管向上逐渐分化为成熟的杯状细胞和吸收细胞。当细胞分裂和 DNA 合成失控后即形成腺瘤。组织学上腺瘤除管状腺体结构外,还常伴有乳头状(即绒毛状)成分。两种结构成分所占比例不同决定了腺瘤的性质。Appel 指出,管状腺瘤中绒毛状成分应<5％,当绒毛状成分达 5％～50％时则属混合性腺瘤,＞50％时则为绒毛状腺瘤。Shiny(1979)则认为,管状腺瘤中绒毛状成分应<25％,在 25％～75％时属混合性腺瘤,＞75％时为绒毛状腺瘤。鉴于标准不同,各种腺瘤所占比例各家报道差异较大,且无可比性。为此,1981 年在我国第一次大肠癌病理专业会议上提出统一标准为:绒毛状成分<20％为管状腺瘤,20％～80％为混合性腺瘤,＞80％为绒毛状腺瘤。由于腺瘤在不同部位的绒毛状成分比例有差异,故活组织检查时所见与整个腺瘤摘除后检查所见常不一致。据我国浙江省大肠癌协作组报道 1991 例结肠腺瘤中各种腺瘤的比例分别为 92.7％、6.1％和 1.2％。然而临床上所见腺瘤中绒毛状腺瘤和混合性腺瘤的比例远较普查和尸解中所见为高。管状腺瘤大多呈圆形、椭圆形或不规则状,表面光滑或呈分叶状,粉红色或暗红色,质软,并随腺瘤增大而逐渐变实;可有一长度不一的蒂或呈广基无蒂。即使有蒂腺瘤,在其初期仅 3～5mm 时也常呈广基型。总之,管状腺瘤中有蒂的比广基的多见。腺瘤的蒂是正常黏膜的延伸,内含纤维血管,并无腺瘤结构。故当腺瘤发生恶变,最初成为原位癌或局灶癌或黏膜内癌时,亦即现在称为上皮内瘤变,其实并未侵及其蒂或基底。腺瘤大小不一,自几毫米至几厘米,一般腺瘤越大,恶变的概率也越大,当腺瘤＞2cm 时恶变显著增加。组织学上,腺瘤可表现为轻度腺体增生,即腺体数量增多,但其上皮细胞的大小、形状、细胞核的位置、染色深浅,以及杯状细胞数等均无改变;亦可表现为除腺体数量增多外,尚伴有上皮细胞形态与染色的不同程度改变和核分裂;甚至腺细胞呈现明显的多形性,以及间质有浸润,称之为重度不典型增生或高级别上皮内瘤变。由于癌变常起自腺瘤的某一部分,活组织检查时不一定能取到标本,故欲明确有无癌变,必须摘除整个腺瘤进行检查。当癌变局限在腺瘤内时,以往称为腺瘤癌变或原位癌,现在只能诊断为高级别上皮内瘤变,不能诊断为癌。当癌变穿透黏膜肌层并浸润至黏膜下层时,才称为浸润型癌。

(一)临床表现和诊断

多数腺瘤常无自觉症状,往往是在纤维结肠镜或 X 线钡灌造影时偶尔发现。临床上最常见的症状为便血。按腺瘤部位,便血可为鲜红色、暗红色、或仅粪便隐血阳性,多数与粪便不混,涂于粪便表面,出血量不多,偶尔引起下消化道大出血。当腺瘤部位高,长期慢性小量出血时,可引起贫血。结肠内较大的有蒂腺瘤偶尔诱发肠套叠;直肠内较大的有蒂腺瘤还可随排便脱出肛门外,甚至需用手法回纳。在多发性腺瘤或腺瘤较大的病例,还可产生腹痛、便秘、腹泻等症状。偶尔蒂细长的腺瘤可发生蒂部扭转、坏死而自行脱落。

惯常通过直肠指检、纤维结肠镜和气钡灌肠双重对比造影,明确诊断并无困难,重要的是应认识到腺瘤呈多发性或与癌症并存者并不少见,故临床检查时切勿满足于发现一个腺瘤,而忽视全面的检查。鉴于直肠和乙状结肠是腺瘤最好发的部位,约有 2/3 以上的腺瘤发生在这一范围内,而气钡灌肠双重对比造影对这一范围内的小病变常显示不清,故在常规直肠指检和纤维结肠镜检后,对乙状结肠平面以下的病变,由于纤维结肠镜在定位的正确性上较差,宜加做硬管乙状结肠镜检以助定位。

（二）治疗

结直肠腺瘤一经发现，均应及时去除。按腺瘤大小、部位、数目、有无癌变等情况可采取不同的方法。经内镜摘除腺瘤无疑是最简便的方法，也是首选的方法。＜2cm 的有蒂腺瘤，多数能在内镜中以圈套器电灼摘除。

对广基腺瘤的处理应视大小、部位区别对待。＜1.0cm 的广基腺瘤发生癌变的概率低，在咬取活组织检查以确诊有无癌变的同时，可一期经内镜电灼摘除，1.0～2.0cm 的广基腺瘤则需先期做活组织检查，确诊无癌变后，二期经内镜电灼摘除。对位于距肛缘 8cm 以内且＞1.0cm 的广基腺瘤，宜经肛门或经骶行局部切除术。对位于距肛缘 8cm 以上且＞2.0cm 的广基腺瘤，则宜行局部肠段切除术。

对多发性息肉的处理，首先应明确息肉性质，如息肉系腺瘤，原则上多发性腺瘤宜作结肠部分切除或次全切除术，除非腺瘤极小（＜1.0cm），仅 2～3 个，分散分布，可经内镜予以电灼摘除，并严密随访、观察、定期复查。如腺瘤较多，即使较小，亦仍以结肠部分切除或次全切除为宜。一般不主张做姑息性结肠分段切除术或多处结肠切开的局部腺瘤切除术。如活组织检查判断息肉非肿瘤性，则无恶变危险，可予随访、观察、定期复查，无需行切除手术。

二、绒毛状腺瘤

这是一种癌变倾向极大的腺瘤，癌变率为 40％，被认为是一种癌前病变，其发病率仅管状腺瘤的 1/10，好发于直肠和乙状结肠。临床所见绝大多数为广基型，呈绒毛状或粗颗粒状隆起，伴有宽广的基底，大者可侵占肠周径的大部，其表面可覆盖一层黏液，质地多较管状腺瘤软。少数绒毛状腺瘤为有蒂，活动度极大。组织学上绒毛状腺瘤呈多数乳头状分支，中心为血管结缔组织，表面由单层柱状或假复层上皮和杯状细胞覆盖，腺体成分极少，又称为乳头状腺瘤。腺瘤的细胞分化不一，可有散在的分化较差区，但腺瘤病变仅局限在黏膜层。绒毛状腺瘤本身很少多发性发生，然而管状腺瘤与绒毛状腺瘤可并存，成为多发性腺瘤。

绒毛状腺瘤的癌变倾向已公认，但对其癌变率的报道却差异很大。究其原因有二：①对腺瘤的分类标准不同，癌变率也就会有很大差异。②绒毛状腺瘤癌变初起时仅局限于某一部位，此时除非对每一腺瘤常规连续切片，否则遗漏诊断是难免的，故癌变率的报道在 20％～75％，而一般认为在 40％左右。

（一）临床表现和诊断

绒毛状腺瘤在临床上主要表现为便血、便频、排便不尽感和黏液便。这些症状可同时存在或仅其中一或两个，极易被误认为慢性肠炎或痢疾。如不作进一步检查，是不会发现病变的。大的绒毛状腺瘤尚可分泌较多黏液，在巨大的绒毛状腺瘤时可产生大量黏液性腹泻，多达 3000ml，从而引起严重脱水、电解质紊乱、代谢性酸中毒和细胞外容量减少，如不予以及时补充、纠正，并去除肿瘤，可危及生命。鉴于这是一种少见的特殊的临床表现，因此临床医师对此需警惕和认识。部分位于直肠和乙状结肠的较大绒毛状腺瘤也可在排便时经肛门脱出，此外还可引起肛门坠胀不适、里急后重、便秘和腹部疼痛等症状。

一般通过直肠指检和纤维肠镜检即能发现并作出诊断。但绒毛状腺瘤在其初起时较小易软检查不仔细很易被忽视遗漏；当腺瘤较大时则需注意整个腺瘤柔软度是否均匀，有无异常硬结感和腺瘤基底有无浸润感，表现为腺瘤在肠壁上是否可任意活动和活动时与肠壁有无牵连感。

（二）治疗

绒毛状腺瘤在处理上应较管状腺瘤更为谨慎，因为前者具有两大特征，一是腺瘤基底与正常黏膜分界不明显，容易残留、复发；二是癌变率高。原则上直径＜1.0cm 者可经内镜电灼摘除，＞1.0cm 者凡直肠指检可叩及的宜经肛门或经骶行局部切除术,完整切除整个腺瘤,包括基底周围 0.5～1.0cm 正常黏膜;对腹膜反折平面上者宜经腹做局部肿瘤切除或局部肠段切除术。对多发性腺瘤的患者宜选做病变肠段切除,即结肠部分切除或次全切除术。由于多发腺瘤的再发率和癌变率均较单发腺瘤高,故处理时应干净彻底。

三、腺瘤伴高级别上皮内瘤变

在息肉中,腺瘤之所以单独列为一种类型,除组织学特征与其他息肉不同外,更重要的是它可能恶变,绝大多数学者认为腺癌来自腺瘤,也有认为一开始就是癌,并非从腺瘤演变而来。然而腺瘤与癌间的密切关系却是不容否认的。临床上经常可见到腺瘤伴不同程度不典型增生直至癌变,以及某些癌肿标本中伴有腺瘤残留的痕迹。在临床上和尸解中也确实见到仅 2～3mm 大小的癌肿,并无腺瘤结构,说明癌肿乃是原发的。事实上这两种情况都是存在的。腺瘤会变癌,但又不是所有腺瘤都会变癌。腺瘤癌变的规律尚未完全阐明。腺瘤大小是影响癌变的重要因素之一,<1.0cm 的腺瘤,一般未见有发生浸润性癌,>1.0cm 者癌变机会增大,1.0～2.0cm 者癌变率约 10%,>2.0cm 的腺瘤癌变率可高达 50%。腺瘤中绒毛状成分的多少是影响癌变率的另一个重要因素。腺瘤存在的时间则是发生癌变的第三个因素,因为癌变本身是一个缓慢的过程,多数学者认为癌变所需时间为 10 年以上。腺瘤形态则是第四个相关因素。广基腺瘤的癌变率明显高于有蒂腺瘤,广基腺瘤发展为浸润性癌的机会也比有蒂腺瘤多。但也有认为形态学上的差异实际上还是源自广基腺瘤中绒毛状成分居多之故。

对处于癌前变化的上皮细胞,以往称为异型增生或不典型增生。当发现成堆具恶性特征的细胞时,即认为其为局灶癌和原位癌或腺瘤癌变。自 2000 年 WHO 将包括结直肠在内,还有子宫颈、阴道、胃、泌尿道、前列腺、乳腺等器官中肿瘤统一采用"上皮内瘤变"(IN)来取代原来沿用的异型增生和不典型增生后,废除了原位癌、局灶癌、黏膜内癌、癌疑、癌变趋势等名称。凡细胞改变局限在黏膜层面尚未浸润至黏膜下层者均只能称为"上皮内瘤变"。重度异型增生称为高级别上皮内瘤变,低、中度异型增生则为低级别上皮内瘤变。因此高级别上皮内瘤变与原位癌、局灶癌、黏膜内癌、癌疑、癌变趋势等名词均为同义词。唯有当细胞变化浸润至黏膜下层时才是真正的浸润性癌,才能冠以"癌"。这一新的规定是要强调癌与非癌间存在着明显生物学行为的差异,故不能混为一谈。同时在处理上也就避免了"过度治疗"之弊病。

根据新的规定和理念,腺瘤是否伴上皮内瘤变在处理上并无区别。即使是伴高级别上皮内瘤变也没有什么差异。重要的是诊断是否正确。因此非浸润性病变不能称为癌,也就不应按癌处理。反之浸润性癌就应按癌的处理原则来对待。按理病理诊断是治疗的依据是不会错,也不应该错的。但在临床实践中,在区分高级别上皮内瘤变与浸润性癌这个问题上,差错往往是难免的。原因不在病理检查,而在病理取材,提供的标本材料无法让病理科医师做出正确的鉴别。因为在显微镜下必须看到有黏膜下层组织才能判断肿瘤的浸润性。在这种情况下正确的病理诊断和治疗的决策将依赖临床医师、内镜医师和病理医师三者间的密切配合。临床医师应从临床资料包括体检、腔内 B 超、肠镜所见、CT 等进行综合分析,在临床高度怀疑为恶性时,应重复活检送病理检查;内镜医师应特别注意病变是否具有某些恶性肿瘤的特征以及肿瘤基底的浸润感和活动度,在病变偏大时,需从多部位、多方向钳取组织作病理检查;病理医师则对具有恶性特征而标本量太少、组织太少无法判断其浸润性时要求补充标本量再检。总之在新理念和新规定下要严防"治疗过度"又要杜绝"治疗不足"的偏向和弊病。

原则上有蒂腺瘤宜争取一次完整摘除,可采用套摘或蒂部电灼钳除,除非特别大或蒂粗的腺瘤需经手术行局部切除。对广基腺瘤,亦应争取作完整摘除;对无法完整摘除的广基腺瘤宜作局部切除,并需包括浅肌层以判断肌层是否浸润。尽量保证标本的完整性,切忌分次咬取成碎片,导致肿瘤残留与创面的再种植。

四、家族性腺瘤息肉病

这是一种染色体显性遗传性疾病,表现为整个结肠布满大小不一的腺瘤,如不及时手术,终将发生癌变。但它不是先天性疾病,出生时肠内并无腺瘤,常常随着青春发育逐渐出现。此病与性染色体相关,父母均可遗传,大约50%的子女有患病的危险,其外显率为95%。另50%未遗传得病者不会再遗传。一般认为,如40岁仍未出现腺瘤,虽有家族史也不会再发病。目前已知此病具有极高的基因突变率,但其基因的突变与疾病的严重程度并非完全一致,临床变异表明还存在其他基因、环境因素或机遇的影响。

(一)病理特点

家族性腺瘤灶息肉病在病理上具有三大特点。

1.多发性

家族性腺瘤灶息肉病与非家族性结肠多发性腺瘤的区别在于前者有家族史和遗传史,腺瘤数目也有很大区别,一般息肉症的腺瘤数>100个,可多达5000个,平均1000个。

2.多形性

在同一个标本中,不但腺瘤大小不一,自数毫米至数厘米,90%以上0.5cm,仅1%>1.0cm;既有广基腺瘤,又有带蒂腺瘤;有管状腺瘤,也有绒毛状腺瘤或混合性腺瘤,多数为管状腺瘤。在形态上有光滑的、分叶状的或不规则的腺瘤同时存在。显微镜下可见到从单纯的腺体增生到腺体性肿瘤,细胞分化不一,甚至可有癌变。在部位分布上整个结肠都有,以直肠和乙状结肠为高发和密集,分布明显不均匀,而且直肠几乎罕有幸免受累者。近年来还发现大约1/2病例同时伴有多发性胃腺瘤或十二指肠腺瘤。

3.癌变率100%

家族性腺瘤性息肉病是一种癌前病变,如果不治疗,几乎肯定发生癌,并最后死于肠癌。癌病变前病程的长短不一,自5~20年,平均10年。但并不意味每一个腺瘤都会变癌其中必有一二个发生癌变。影响癌变的因素大致有下列几方面:①腺瘤的大小,<1cm的腺瘤罕有发生癌变的,>1.0cm癌变的危险性增加,>2.0cm者发生癌变的概率就极高。②腺瘤中绒毛状成分的多少,因为绒毛状腺的癌变率比管状腺瘤要高5~10倍,混合性腺瘤则介于二者之间。③细胞异型增生的程度,按Morson分类,可分为轻、中、重度三个等级,重度异型增生则相当早期癌变。根据WHO上皮内瘤变的新理念和规定,分为低级别与高级别两个等级。原重度异型增生现在相当为高级别上皮内瘤变,虽不称为癌,却是肯定的癌前病变。据St. Marks医院报道,约有2/3病例在明确诊断时已有癌变存在,而在癌变病例中约有50%病例具有两处或两处以上的癌灶。轻、中度异型增生归属低级别上皮内瘤变。

(二)临床表现

1.肠道症状

本病两性的罹率基本相等。临床上息肉病可分为三期,即临床前期、腺瘤期和癌肿期。腺瘤诊断的中位年龄为16.5岁。腺瘤期又可再分为隐匿期和有症状期,最初出现的症状为便血、腹泻、黏液便,有少数直至发生肠梗阻、穿孔或严重贫血、恶病质等并发症,这时才引起病员注意而就诊。最初症状出现的中位年龄为29岁,诊断息肉病的中位年龄为33岁。癌肿期是指从诊断结直肠癌至死于结息肠癌。诊断结直肠癌的中位年龄为36岁,中位死亡年龄则为40岁。

2.肠道外表现

Gardner综合征大约在1/4~1/3患者中伴有肠道外表现,可表现为下列任何一种情况。

（1）皮肤囊性病变：例如皮脂囊肿或皮样囊肿，多见于面部、背部和四肢，且可呈多发性，可发生儿童期或腺瘤出现前。

（2）骨瘤：主要发生在面骨和颅骨，常是硬的牙质骨瘤，亦可发生在长骨，表现为隐匿性良性骨瘤。在高达 3/4 病例中下颌骨有多发性小骨瘤，这种骨瘤的存在常是发生腺瘤的一个预兆。

（3）纤维组织肿瘤：如间皮瘤，可出现在前腹壁、腹腔内或肩胛部，以女性多见。间皮瘤不会转移，但可呈扩张生长，引起肠梗阻、输尿管压迫等并发症。间皮瘤的发生率在 4%～12%，最常发生在以往结肠手术后，但亦可发生在未作出家族性腺瘤灶息肉病诊断之前。

（4）家族性腺瘤性息肉病患者具有较高胃十二指肠息肉的发生率。在 1/2 家族性腺瘤性息肉病患者中可见胃底腺息肉症。这是一种非肿瘤性病变，在胃底部可出现几百个广基息肉，几毫米大小，含有囊状扩张的胃底腺，但无上皮间变。这种病变亦可发生在非息肉症患者。另外，在多数息肉症患者中还发现多发性十二指肠腺瘤，位于十二指肠第二、三段内，包括 Vater 壶腹，可多达 50 个腺瘤，并以 3～5mm 大小的息肉为多见，呈不规则状，常位于黏膜皱襞上。需注意的是，貌似正常的十二指肠黏膜在组织学检查中可见有腺瘤性变化。

（5）十二指肠或壶腹周围癌的发病率在家族性腺瘤灶息肉病病例中可高达 10%，为一般人群的 100 倍。约在 40% 患者中同时具有多发性腺瘤，是家族性腺瘤性息肉病癌变病例手术后常见的死亡原因之一。

（6）甲状腺乳头状癌，几乎都发生在女性患者中。女性家族性腺瘤性息肉病患者发生甲状腺癌的危险性为一般人群的 100～160 倍。

（7）先天性视网膜色素上皮肥大是一种双侧多发性病变。以＞4 个双侧病变作为标准，60%～80% 家族性腺瘤性息肉病患者属阳性，其诊断特异性几乎 100%。资料显示，在先天性视网膜色素上皮肥大阳性家属中，以先天性视网膜色素上皮肥大作为家族性腺瘤息肉病的一种标志，其预测价值达 100%。

（8）在 17% 家族性腺瘤性息肉病患者中可出现牙齿畸形，11% 有多余齿，9% 有阻生齿。这些情况的发生率均较正常人群高。

3.Turcot 综合征

当家族性腺瘤息肉病患者同时伴有中枢神经系统恶性肿瘤时，即称为 Turcot 综合征。但绝不是结直肠癌的脑部转移。然而，无论何种情况，预后都很差。

（三）诊断

1.诊断标准

①腺瘤数＞100 个。②具有遗传倾向，在有家族史的患者腺瘤数＞20 个即符合诊断标准。

2.诊断方法

主要依靠直肠指检、硬管乙状结肠镜和纤维结肠镜检。由于直肠和乙状结肠是最好发的部位，通过直肠指检和硬管乙状结肠镜检，已可明确诊断。但为了制定手术方案，除直肠指检外，还必须做纤维结肠镜检以了解近侧结肠的情况。对肠镜中所发现的息肉疑有恶变者，均应进行组织学检查来确定其性质。对 20 岁以上的患者还应进一步做纤维胃镜检查，以了解胃十二指肠内有无息肉。有腺瘤者，视其间变程度每 1～2 年复查 1 次。

对疑有腹腔内间皮瘤的病员应做腹部 CT 扫描，但无需常规做腹部 CT 扫描来排除无症状的间皮瘤。

鉴于先天性视网膜色素上皮肥大对诊断方法具有高度敏感性和特异性，现已将眼底镜检查列为临床上未罹患者第一代亲属的辅助检查。此外，还可用相关基因标志物来发现家族性腺瘤息肉病基因携带者，可信度几乎达 100%。

（四）治疗

家族性腺瘤息肉病的治疗以手术治疗为主。鉴于它具有肯定的恶变倾向，故在明确诊断后应及早手术。手术年龄一般在 16 岁以上即可。年龄太小，可能腺瘤尚未全部出现，年龄太大又可能癌变。虽说在 40 岁必然癌变，但在 20 岁发生癌变者亦有，故不宜久等。

术式可按下列原则选用。

（1）对无癌变的年轻患者，尤其直肠和右侧结肠内腺瘤不太密集时，首选术式应为结直肠次全切除、升结肠直肠吻合术，术中一期电灼清除保留段肠腔内腺瘤。对右侧结肠内腺瘤较密集者则可行结肠全切除、直肠次全切除、回肠直肠吻合术。术中一期电灼清除保留段直肠内的腺瘤。

（2）对无癌变而右侧结肠和直肠内腺瘤均极密集者，宜作结肠全切除、直肠黏膜剥除、回肠储存袋肛管吻合术，储存袋可采用"丁"字形或改良"丁"字形。储存袋宜取末端回肠约 25cm 长一段成形，并辅以暂时性失功性回肠造口，二期关闭造口。

（3）对行升结肠直肠吻合或回肠直肠吻合的病例，术后如腺瘤再生迅速，经频繁电灼仍无法清除干净者，宜将保留段结肠切除，行回肠储存袋肛管吻合术，并加做辅助性失功性回肠造口。

（4）对结肠内腺瘤发生癌变的病例宜做结肠全切除、直肠黏膜剥除、回肠储存袋肛管吻合术。

（5）对直肠内腺瘤发生癌变的病例则应做结肠全切除、永久性回肠造口术。

（6）对行回肠储存袋肛管吻合术后发生储存袋炎或排便控制功能极差伴失禁者，只能再次手术切除储存袋，改做永久性回肠造口术。

（7）对结肠内腺瘤有两个以上发生癌变的患者宜行一期结直肠全切除，永久性回肠造口术。

五、幼年性息肉

幼年性息肉又称先天性息肉，是一种错构瘤，属大肠黏膜上皮的错构瘤，主要发生于儿童，以 10 岁以下儿童多见，尤以 5 岁左右最多。但可发生于任何年龄，只是以小儿为多见。男性多于女性。息肉好发在直肠和乙状结肠，多数发生在距肛缘 5cm 之内的直肠。息肉多呈圆球形或椭圆形，鲜红、粉红或暗红色，表面光滑，如继发感染可呈现粗糙颗粒状或分叶。其大小平均 1cm 左右，多数为有蒂。组织学上息肉蒂为正常的大肠黏膜，当由蒂转为息肉时，大肠黏膜组织变为炎性肉芽组织，并由大量结缔组织、血管组织、单核和嗜酸性细胞浸润，其中还有许多黏液腺增生和含有黏液的囊肿组成。因此，在组织学上不是肿瘤，也不属于肿瘤性，而是正常组织的异常组合，故称为错构瘤。

关于错构瘤形成的机制还不清楚。有认为其发生与黏膜慢性炎症引起腺管阻塞，黏液滞留有关。故又称滞留性息肉。以往认为错构瘤不会恶变，但最近发现也有发生恶变者。

临床表现主要为便血和息肉自肛门脱出两大症状。便血多呈鲜红色，涂于粪便表面或呈便后滴血，与粪便不混，出血量不多，酷似内痔出血。息肉自肛门脱出惯常发生于用力排便时，便后即自行缩回肛门内。个别出现在结肠内的息肉还可引起肠套叠。

诊断主要依靠直肠指检和纤维结肠镜检。44％息肉位于直肠指检可及范围内，如在排空粪便后仔细扣摸或能叩及。71％则在硬管乙状结肠镜中可以看到。70％息肉为单发，30％则多发，可累及胃及小肠。此患者也有家族倾向。

治疗上可经肛门镜或纤维结肠镜电灼切除，或在直肠指检叩到息肉的蒂部后，用线将蒂扎紧，待其坏死而自行脱落。对息肉位置较高而患儿不能合作者可暂不处理，随访观察，因为这类息肉极有可能自行脱落。

六、Peutz-Jegher 综合征

此病又称黑斑息肉综合征,是一种常染色体显性遗传疾病。顾名思义,其临床特点为皮肤、黏膜的色素沉着,并有多发性胃肠道息肉(错构瘤)。单发的错构瘤伴皮肤、黏膜色素沉着者较少见。息肉可分布于整个胃肠道,自数个至数百个不等,大小不一,>0.5cm 的息肉均带有蒂。至于色素沉着多表现在口唇、口腔黏膜、手指、足趾、手掌与足等部位,1~4mm 大小的黑色素或黑褐色斑点,不高出于皮肤平面。

此病与家族性腺瘤息肉病均为遗传性疾病,又都是胃肠道多发性息肉,但有几点是不同的:①本病息肉为错构瘤,家族性腺瘤息肉病则为腺瘤。②本病恶变率较低,家族性腺瘤息肉病如不治疗,100%癌变,是典型的癌前病变。③本病有明显色素沉着性斑点,家族性腺瘤息肉病则无。

据此,Peutz-Jegher 综合征的诊断标准应具备下列几点:①家族遗传史;②胃肠道息肉,组织学证明为错构瘤;③皮肤、黏膜的色素性沉着。

治疗基本上与幼年性息肉相同。能从内镜中摘除者可用内镜;内镜中无法摘除者可剖腹手术。但由于本病恶变率低,故多数主张行肠切开息肉摘除,而不像家族性腺瘤息肉病那样行广泛肠切除术。但亦非绝对,尚需视具体病变范围、息肉多少、分布密度、有无恶变等因素决定。此外,还可采用术中内镜与肠切开摘除或肠段切开相结合的方法。

七、炎症性息肉

1.假息肉病

此病主要发生于慢性溃疡性结肠炎和 Crohn 病时。在这两种病时,由于慢性炎症的刺激,可形成肉芽肿,这些肉芽肿往往是多发的。在肉芽肿形成的早期,如炎症能获控制并消退,肉芽肿尚可随之消失。但如慢性炎症不能得到有效的控制,持久的慢性刺激也可使肉芽肿发生恶变。而这种恶变惯常与病程的长短呈正相关。在病程持续 10 年以上后,恶变率就明显增加,20 年时的恶变率为 12.5%,25 年时达 25%,30 年时恶变达 40%,故被认为是一癌前病变,大肠癌变的高危因素之一。以往只知慢性溃疡性结肠炎的恶变可能,现知 Crohn 病亦有癌变可能。因此,对这些假息肉病应慎重处理。

2.炎性息肉

是指单发的非特异性炎症所产生的息肉。在组织学结构上与假息肉病并无不同,但不会癌变,而且往往在炎症消退后,息肉可自行消逝。

3.血吸虫性息肉

在慢性血吸虫病时,结肠黏膜下常有血吸虫卵沉着,其周围伴纤维组织增生,形成虫卵结节。当虫卵多时,固有膜内亦有虫卵沉着,并破坏腺管,引起增生。一般血吸虫卵结节体积不大,呈小球状或条索状,并常呈族状分布。外观中央呈橘黄色,周围呈灰白色。在长期、慢性、反复感染的病例中,这种息肉可进一步发展成炎性肉芽肿,而血吸虫性炎性肉芽肿具有很大癌变倾向。据我国浙江省 1974—1976 年死亡病例回顾调查结果,加善县既是日本血吸虫病的最高流行地区,也是大肠癌死亡率最高的地区。其大肠癌的发病变为 44.19/10 万,标化死亡率为 2265/10 万,均高居全国之首,接近世界大肠癌高发的西欧和北美等一些国家。

4.良性淋巴样息肉和息肉病

直肠具有丰富的淋巴组织。在末端回肠的淋巴滤泡则可呈丛状分布。在肠道炎症时,直肠黏膜下的

淋巴滤泡即可增生,形成息肉并突入肠腔。所谓息肉,实质上是增生的、高度活跃的淋巴样组织。细胞分化成熟,其上覆有正常的直肠黏膜上皮,是一种良性病变,完全不同于恶性淋巴瘤。在临床上,良性淋巴样息肉好发于腹膜反折以下的直肠,并以单发为多,亦有多发,但极少多于6个以上者。其大小多数<1cm,偶尔可大至3cm。多数表现为广基的黏膜结节,白色或灰黄色,表面光滑。患者常无自觉症状;仅在直肠检查时才被发现,活检后证实。如不予以处理,往往在半年至10年后才自行消逝。当息肉呈多发性时,称为良性淋巴样息肉病,应与弥漫性恶性淋巴瘤性息肉和多发性腺瘤性息肉病相鉴别。在处理上,因为本病不会恶变故无需做结肠全切除术。在活检获得组织学确证的基础上,经内镜予以电灼清除即可。

八、增生性息肉

增生性息肉又称间变性息肉,是一种原因不明的黏膜肥厚、增生性病变,表现为黏膜表面的圆形、露珠样突起、稀疏、较小,且为多发性,以直肠和乙状结肠为多见,并多见于中老年和尸解中。由于并不产生临床症状,故多在检查时偶尔发现。组织学上呈现黏膜肥厚、增生,但结构基本正常,腺管可稍延长,并呈囊状扩大趋势。其特征为细胞更新周期稍有不平衡,细胞数略为增多,细胞分裂带略有扩大,但细胞分化完全。这种有限的细胞分裂和充分的细胞分化是非肿瘤组织的重要标志,表明息肉将不发展成腺瘤或癌。从临床观察也提示,这只是一种暂时性病变,无需做进一步特殊处理。

(冯　毅)

第五节　结直肠癌

大肠包括结肠和直肠两部分。发生在大肠不同部位的癌瘤,虽有各自的临床特征,但在肿瘤的生物行为特性上有很多共同之处,故在外科上常将结肠癌与直肠癌作为一个整体看待,简称之为结直肠癌。

一、流行病学

结直肠癌已成为我国最常见的恶性肿瘤之一。近年来呈上升之势。其中以结肠癌的发病上升尤为显著。但在全国范围内其发展是不平衡的。在经济发展快的城市和地区它的发病率增加显得十分突出。从全国而言,它占恶性肿瘤的第四、五位。在上海市已上升至第二位,仅次于肺癌,超越了胃癌。同时肿瘤部位的分布也发生了相应变化。在全国直肠癌多于结肠癌约占60%～70%。但在高发城市和地区结肠癌已多于直肠癌。上海市结肠癌已占55%～60%。我国直肠癌中约有3/4位于腹膜反折以下,属低位直肠癌。直肠癌一般以男性好发,适龄男女发病率的比为1.3～1.4∶1。我国结直肠癌发病的变化与国际上的发病情况基本是相仿的。例如在结直肠癌低发地区——印度、塞内加尔、东欧,直肠癌的发病率高于结肠癌,而高发的北美、西欧、澳大利亚等则结肠癌高于直肠癌。从美国不同种族的发病情况来看,文化和社会经济的差异,如生活方式(饮食习惯、吸烟、饮酒、生育情况、体力活动、高危职业)或可能是基因和环境因素的相互作用。在少数种族中,发病率、死亡率和生存情况受到优质保健护理和预防性医疗的影响。在美国不同种族和民族发病率的分布上可分为三个水平:日裔美籍人和美国的白人与黑人发病率最高,华裔和菲律宾美籍人发病率居中,墨西哥裔和美国土人的发病率最低。从移民的研究中清楚显示出移居美国的年代越久,其发病率越接近美国而不同于原来国家。这一特点在第二、三代移民中表现得非常明显,从而再次显示出所谓种族或民族的差异主要在于环境因素或更简单地说是生活方式、饮食习惯的改变。移民发病率的变化,不但见于美国,澳大利亚的资料也足以说明这一点,例如来自波兰、南斯拉夫、希腊、意大利的澳大利亚移民在移居前死于结肠癌的危险性为澳大利亚人的 0.3～0.7 倍,但在澳大利亚居住 16 年以上的波兰移民,死于结肠癌的危险性就与澳大利亚出生的人相同。但来自南斯拉夫、希腊和意大利的移民患结肠癌的危险性仅 0.7。而移民澳大利亚的波兰人一般具有较高的社会经济地位和远离农村,这必然要影响移民前结肠癌死亡率的基础水平。

世界各国城市中结直肠癌的发病率比农村高,居住在城市比出生在城市更具有重要意义,但这一情况在我国一些地区有例外。例如浙江省嘉善县地处农村,结直肠癌的发病率则高居全国榜首,这是因为该地区为血吸虫病流行区,也是结直肠癌的高发区。上海市的青浦县也是血吸虫病流行区,其结直肠癌的发病率也较某些大城市高。据美国的统计报道,认为城市较农村高发的原因在于社会经济状况,社会经济越发达的地区结直肠癌的死亡率也越高。Baguet 等报道,作为城市发达标志的人口密度与结直肠癌的发病是平行的。在美国文化程度较高的阶层中,白人直肠癌的发病率比黑人高,但结肠癌则无差异。

有报道在某种职业人群中,结直肠癌的危险性有所增高。例如在汽车制造工业,由于暴露在木材、金属、塑料、玻璃纤维以及各种浓烟和溶剂中,这些技术工人结直肠癌的发生率和死亡率的危险性增高 2～3 倍。有报道,在石棉与结直肠癌间也有一些关系,尤其是石棉,因为在与石棉接触的结直肠癌病员中肿瘤组织内可见石棉纤维与石棉体的形成。但也有报道,结直肠癌的发生率与石棉暴露、时间、潜伏期等无关。

此外,还发现结直肠癌与体力活动呈负相关,尤其与左半结肠癌关系密切,右侧结肠和直肠也有此现象。据报道久坐工作(活动量<20%)的发病率为活动量>80%工作时间者的 1.6 倍。

结直肠癌在一些高发国家中被认为是一种老年的常见病。美国的资料显示,90% 发生在 50 岁以后的患者。但我国结直肠癌的发生比西方国家要年轻,30 岁以下的达 11%～13%。40 岁以下约占 1/3。因此患者平均比国外年轻 10 岁以上。但随着我国步入老龄化社会,结直肠癌的高发年龄亦已推后与西方国家相仿。

二、病因学

导致结直肠癌发生的危险因素可分为相对危险与绝对危险两类。

(一)饮食中的脂肪、纤维素与热卡

目前认为饮食因素在结直肠癌发生中具有极其重要的地位。流行病学观察和实验研究表明,饮食结构在结直肠癌发生中具有决定性地位。脂肪消耗量的增加与结直肠癌发病率的上升是平行的,消耗脂肪量高的人群,其结直肠癌的死亡率也高。从低脂肪饮食区至高脂饮食区的移民研究发现,其结直肠癌的发生率与原来国家相比明显增高了。从日本移民至夏威夷的居民患结肠癌的死亡率明显升高,从波兰移民至澳大利亚的居民也呈现死亡率的增高。许多对照病例的研究均支持脂肪摄入与结直肠癌的相关性。但也有流行病学资料并不证实这种相关性,例如美国犹他州结肠癌的发病率比美国平均发病率低得多,而按人口每人的脂肪的消耗量则是相同的。流行病学资料之所以出现这种矛盾现象,可能是因为没有考虑那些对抗结肠癌发生的保护性饮食因素。北欧的一个研究发现,丹麦人的结肠癌发病率明显比芬兰人高,虽然脂肪摄入量是相同的,但芬兰人摄入纤维素量比丹麦人高,表明纤维素可能具有调节脂肪的致癌作用。最近,Willett 等再次证实结肠癌的发生与动物脂肪的消耗量呈正相关。此外,最近的一个流行病学研究分析脂肪摄入与各种癌肿的关系中,发现脂肪摄入与结直肠等 6 种癌肿的发生有关系。

大多数流行病资料表明,结肠癌与总的脂肪消耗量相关,而不是与特殊的食物脂肪有关。但也有从流

行病学研究阐述脂肪类型与结肠癌的关系,一些研究认为与动物脂肪相关,另一些研究支持植物脂肪作用最大。在二甲肼(DMH)诱发的实验性结肠癌中,高浓度植物油和多不饱和脂肪膳食的动物具有较高的发病率。反之,高度多不饱和鱼油和单不饱和橄榄油则在动物的化学性诱导的结肠癌中却并无增强作用。Reddy 等(1991)报道,在一组化学性诱发的结肠癌实验中发现,脂肪类型、脂肪消耗量以及消耗脂肪所处的时间均对结肠癌的发生有作用。有两个报道表明,单不饱和脂肪对结肠癌起抑制作用。Anti 等(1992)报道一个双盲对照研究的结肠腺瘤患者对补充 12 周鱼油进行活检。在补充鱼油 2 周内结肠隐窝的上端部分增生速度减慢,这种减慢被认为是鱼油具有抑制腺瘤形成的作用。

食物脂肪在结肠中促发癌肿的生化机制尚未肯定,推测有几种机制:①食物脂肪引起胆汁中类固醇增高,后者对结肠上皮有损害作用,并可引起结肠上皮的过度增生;②在脂质过氧化过程中产生的自由基有促进致癌作用;③某些脂肪酸通过结合细胞膜,引起细胞膜流动度的改变和对致癌物质反应的变化,从而促进其致癌作用;④亚油酸过多可增加前列腺素的合成,后者则起促癌剂的作用,刺激细胞增生;⑤食物脂肪决定肠道细菌群的性质,而肠道细菌在致癌原在肠内的代谢中具有重要地位;⑥脂肪的致癌作用并不在于其化学成分特殊,而与其高热量相关,脂肪的热量高者,致癌性最强。

食物脂肪应限制在什么水平能防止其对结肠的致癌作用,现在还不清楚。在美国和某些西欧国家,饮食中平均脂肪含量约占总热量的 40%,这与第三世界国家饮食中脂肪仅占总热量的 10%～25%形成鲜明对照。实验动物的研究显示,当食物脂肪从总热量的 10%增至 40%时,将产生诱发结肠肿瘤的剂量效应。

饮食中另一个与结直肠癌发生有关的因素是纤维素。Burkitt 和 Trowell 首先提出,非洲黑人饮食中含纤维素较高,因而大肠癌的死亡率较摄入纤维素极少的白人低。但此后的流行病学研究结果却不一致。这种不一致可能由于食物纤维素是一个多种多样的复合物,其唯一的共同点是对人的消化酶的作用具有抵抗力。不同的纤维素具有不同的生理化学特性,并可通过各种途径影响结肠的环境和结肠黏膜。有些食物纤维素如麸糠通过结肠并无变化。另一些纤维素,如果胶几乎完全被结肠内细菌所分解,且大部分变为短链脂肪酸。这些脂肪酸调节结肠 pH,并被结肠细胞用作主要能量来源。

大多数流行病学研究只是从总体来分析纤维素食物与结肠癌的关系,并未研究特殊的纤维素。有些研究报道结直肠癌的发生与特殊的纤维素或特殊的含纤维食物相关,Kunes 等发现,十字花科的蔬菜如花茎甘兰、花椰菜、卷心菜、汤菜对结肠癌具有抵抗作用。但不清楚其作用是由于这些蔬菜中的纤维素的作用,还是由于所含化学物质,如萝卜硫素能刺激酶来中和自由基。动物模型中显示,特殊的食物纤维素麸糠和植物纤维素具有抵抗致癌原引起的结肠癌的作用,果胶则不能;某些纤维素则能引起结肠黏膜的变化,表示其促进致癌过程的作用。在实验性诱发的结肠癌中,食用小麦麸糠、果胶可增加 DNA 合成、黏膜团块和细胞移行,但燕麦麸糠则不能引起这些变化。必须强调,这些效应可能不一致,还可能与种族、性别或其他因素有关。

纤维素对防止结肠癌发生的作用机制尚未阐明,有下列几种可能性:①纤维素使物质在结肠中通过时间缩短,从而使肠腔内致癌原与结肠黏膜的接触时间缩短;②纤维素与肠腔内的致癌原结合和稀释,从而减轻了其有害作用;③胆汁酸代谢引起的结肠菌种改变;④食物纤维素在结肠内代谢为短键脂肪酸后使结肠内 pH 降低。pH 的下降引起可能有害的游离脂肪酸和胆汁酸去离子化。最近 Cummings 报道 12 个国家中 20 个人群结肠癌的发生率与粪便量呈负相关,并指出当纤维素摄入>18g/d,使粪便量>150g/d 时,可预防结肠癌的发生。

动物研究和一些流行病学资料提示,热卡摄入过多和肥胖可增加各种器官癌的发生率。

Tanaenbaum 的早期和最近研究都证明限制热卡摄入和降低体重可抑制化学性诱发的肿瘤,包括结肠癌。国际流行病学关系研究和病例对照研究表明,增加热卡摄入和增加体重都使患结肠癌的危险性增加。

美国癌肿学会的研究发现,体重指数与结肠癌的发生率呈正相关。但也有流行病学研究未发现体重与结肠癌之间有关系。在最近举行的关于癌肿发生中热卡和能量消耗的研讨会上得出结论:营养过度直接与癌肿的高危险性有关。同时必须注意到,热卡摄入、能量消耗、体重和内分泌环境之间有着复杂的关系,即使热卡摄入过多确实增加癌肿发生,尚需分清主要因素究竟是热卡、代谢率或体重的直接作用或是多因素的综合作用。

最近几年来,美国和其他国家提出一些预防癌肿的饮食标准,美国癌肿学会(ACS)、国立癌肿研究所(NCI)推荐的方案如下。

(1)减少脂肪摄入至总热卡的 30% 以下。

(2)增加纤维素摄入至 20～30g/d,最高达 35g/d。

(3)包括各种蔬菜和水果。

(4)防止肥胖。

(5)适度饮酒。

(6)尽量少吃腌和烟熏的食品。

上述食谱中脂肪减至总热卡的 30% 仍可能太多,如减少至总热卡的 20%～25% 可能更为恰当。但至少美国结直肠癌的总发病率虽仍属高发,却已呈下降趋势。

(二)饮食中的维生素和矿物质

结肠癌的发生率明显受环境的影响,在环境因素中,流行病学研究集中在饮食习惯和食物选择上,除了脂肪、纤维素和热卡外,还开始研究具有抗氧化作用的微营养素以及矿物质。抗氧化物具有清除或中和某些氧代谢产物的伤害作用。这些代谢产物损伤 DNA、脂质膜和蛋白质。这种分子水平损伤如不受抑制就会促进癌肿的形成。有几种维生素、矿物质和微量元素具有抗氧化作用,因此,学者们着重观察研究微营养素和维生素 A、C、E 值低时结肠癌是否增多。

维生素 A 和前维生素 A 物质诸如 β 胡萝卜素与癌肿的关系已被广泛研究。现已发现某些维甲酸有助于预防皮肤、肺和膀胱癌。它们也用于治疗白血病、骨髓发育不全综合征及前骨髓细胞白血病。动物实验提示维生素 A 在预防结肠癌中具有作用。

维生素 C 的研究结果则是矛盾的。有些研究显示,维生素 C 缺乏的动物肿瘤增多,但另一些结果则相反。人类流行病学研究表明,在维生素 C 摄入低的人群中,直肠癌的发病率是增加的。

在有些研究中血清低维生素 E 值伴结肠癌危险性增高。血清维生素 E 值的纵向研究也显示,在某些癌肿患者此值呈现较低的倾向。然而维生素 E 在结肠癌形成的作用仍不清楚。钙是一种降低结肠黏膜上皮细胞过度增生的矿物质。设想这种局部作用可能有助于减低结肠癌的危险性,尤其在高危人群中。流行病学研究亦认为增加钙的摄入具有保护作用。在实验动物化学性诱发结肠癌的干预研究中也明显地显示,补充钙的摄入可降低结肠癌的发生率。流行病学资料还显示,在低硒地区结肠癌的发病率升高,临床上结直肠癌患者的血硒值明显低于正常。在化学性诱发结肠癌的动物实验中,同样显示低硒饮食的癌肿发生率是高的,而额外补充硒则有助于防止结肠癌的发生。补充硒能防止结肠癌的发生的机制尚不清楚,但最近的临床研究显示,硒能明显提高结肠癌患者的细胞免疫功能。

(三)遗传因素

遗传在结直肠腺瘤性息肉和结直肠癌中是一重要因素,临床上遗传因素表现较为突出的有:家族性腺瘤性息肉病和遗传性非息肉病性结直肠癌,包括部位特异的结直肠癌和癌家族综合征。

家族性腺瘤性息肉病是一种常染色体显性遗传性疾病,具有 95% 的外显率,其子女有 50% 得病的概率,此病如不治疗,最终必将癌变。在 40%～70% 的患者中可测到 APC 基因的突变,但结直肠癌中仅占

1%左右。

遗传性非息肉病性结直肠癌最初称为癌家族综合征(CFS),最近称为 Lynch 综合征 I 和 II 型。Lynch 综合征的主要特点是没有多发性结肠息肉。但 Lynch 综合征的基因传递模式是常染色体显性遗传。它占整个结直肠癌的 6%左右,与家族性腺瘤性息肉病不同的是,它并无预兆的征象或生物标记可帮助临床医师识别,因此诊断 Lynch 综合征唯一关键是家族史。Lynch 综合征 I 型的特点是部位特异性结直肠癌,且发病年龄早,并好发于右侧结肠(可达 70%),较多同时或异时性多原发结肠癌。Lynch 综合征 II 型,除 Lynch I 型的特点外,常伴有子宫内膜和卵巢癌。在某些 Lynch II 型的家族中伴有其他恶性肿瘤,如输尿管和肾盂的移行细胞癌、胃癌、小肠癌和胰腺癌。

所谓散发性结直肠癌,现在也常发现其家族性危险性增加,在结肠癌患者的第一代亲属中患这种恶性肿瘤的危险性增加 2～3 倍,结直肠腺瘤患者的亲属也具有同样患大肠癌的危险性。结肠镜检的资料显示,结肠癌患者的第一代亲属具有 2 倍患腺瘤性息肉的危险性。如果结肠癌患病年龄＜55 岁或具有多发性肿瘤,则其家族患结肠癌的危险性就增加,甚至好几代都患结肠癌。从这些亲属的研究显示,家族危险性的增高是由于轻度至中度的遗传易感性。这种易感性存在于大部分甚至绝大部分结直肠癌和腺瘤性息肉的患者。现有资料表明,遗传因素决定个体对结直肠癌的易感性,而环境因素则调节这种易感性。

(四)结肠炎性疾病

在结肠炎性疾病中有三种疾病与结直肠癌关系最密切。慢性溃疡性结肠炎是公认癌变危险性较高的疾病,但其癌变危险性与病期长短以及病变部位和范围有关。病期达 10 年者,危险性开始增加,病变局限于左侧结肠者危险性增加,溃疡性直肠炎和溃疡性直乙结肠炎的患者癌变危险性增高。因此从总体而言,溃疡性结肠炎患者发生结直肠癌的危险性比无结肠炎者高 10～25 倍。但是最近的一大组报道 25 年累积危险性仅 9%,而结直肠癌患者中伴溃疡性结肠炎者仅 1%。溃疡性结肠炎在北美和西欧发病较高,我国相对较少,故我国结直肠癌中,溃疡性结肠炎癌变所致者更为少见。

Crohn 病是另一个可发生恶变的肠道炎性疾病。据估计其发生癌的危险性比一般人群高 4～20 倍。Crohn 病恶变的分布,小肠占 25%,结直肠占 70%,5%分布在胃肠道其他部位。虽然在 Crohn 病中癌肿发生于肉眼上呈现正常胃肠道的机会(33%),比溃疡性结肠炎(4%)高,但大多数癌肿发生在炎性肠段,尤其是狭窄和长期瘘管处。转流的小肠和膈外的结直肠都是易发生癌的部位。所幸现在转流手术已被废弃,故这危险已较罕见,但如膈外的直肠残端留置时间长,则是有危险的。

血吸虫性结肠炎也是一种癌变较高的疾病,在我国血吸虫病流行区就表现得非常突出。例如浙江省的嘉善和海宁既是血吸虫病流行区,也是结直肠癌的高发区,其发病率和死亡率均居全国农村之首,死亡率占恶性肿瘤死亡的 1/4,较其他省市高 4～9 倍。从各家报道的临床资料来看,有学者报道 1754 例结直肠癌患者中,合并血吸虫病者 266 例,占 15%～17%。某医院报道 1120 例结直肠癌标本中,伴血吸虫病者占 18.1%。杭州肿瘤医院报告 507 结直肠癌中,有 27.4%伴血吸虫病。在某医院报道的 314 例结直肠癌中,高达 96.1%伴有血吸虫病。上述资料充分反映了结直肠血吸虫病与癌肿的密切关系。由于血吸虫卵长期沉积于结直肠黏膜,引起慢性炎症、反复溃疡形成和修复,导致黏膜的肉芽组织形成,继之发生癌变。某医院 3678 例晚期血吸虫病患者中,有 241 例(6.55%)伴结直肠血吸虫性肉芽,其中 62.7%并发腺癌,有力地说明血吸虫病是结直肠癌发生的一个重要因素。

(五)结直肠腺瘤

结直肠腺瘤是临床上最常见的一种息肉样病变,约有 2/3 结直肠息肉系腺瘤。组织形态学上腺瘤可分为管状、绒毛状和管状绒毛状三种,其中以管状腺瘤最为常见,纯绒毛状腺瘤较为少见,仅占所有腺瘤的 5%。腺瘤的这种分类主要根据绒毛成分的比例,因为腺瘤上皮结构在形态学上并非均匀,当绒毛成分占

0～25％时,称为管状腺瘤,25％～75％时为管状绒毛状腺瘤,75％～100％绒毛时才称绒毛状腺瘤。腺瘤从外部形态上又可分为有蒂、广基和扁平三种。并非所有腺瘤都呈息肉样,有些仅在黏膜面上有轻微隆起,称为扁平的息肉。较大的腺瘤和绒毛状腺瘤更易发生高级别上皮内瘤变。流行病学资料显示,结直肠瘤的高发地区与结直肠癌的高发区是一致的。在大组息肉切除的病理检查中可看到高级别上皮内瘤变的频发性,这可以解释在癌肿切除标本中常发现其邻近存在着良性腺瘤,这一情况表明具有遗传倾向的结肠癌病例,包括家族性腺瘤性息肉症和遗传性非息肉病性结肠癌综合征。Gilbertson 报道一组回顾性研究,在 25 年中对 45 岁以上无症状人群每年作一次乙状结肠镜检查,并摘除所见腺瘤,结果使直乙结肠癌的发病率比预计减少 85％。最近,Selby 等也证明,在以往 10 年中曾做过乙状结肠镜筛查者其远端肠癌的发生率降低 3 倍,对 NPS 资料的初步分析表明,凡进入结肠镜监测计划者,其结肠癌发生率与相应年龄的一般人群相比降低 75％以上。这些资料提示阻断腺瘤生长可防止结肠癌。当然也有认为癌肿的发生是原发的,也是即一开始就是癌。因为有一些很小的非息肉样侵袭性腺癌,其邻近并无腺瘤,究竟两种情况都可能存在,或是即使最微小的腺瘤也可能发现有恶变,这是争论的焦点尚有待澄清。

(六)其他个人高危因素

以往曾患结直肠癌的患者再次患结直肠癌的危险性显然比正常人高。据 St.Marks 医院报道,在 3381 例结直肠癌进行切除手术的患者中,异时性结直肠癌的发生率为 1.5％,随访 5 年的病例中,其发生率为 5％,如切除手术时同时做腺瘤摘除者,则其发生率为 10％,虽然绝大部分异时性结直肠癌发生在切除术后 10 年内,但有报道异时性结直肠癌的发生率为 3.4％,且 67％发生在初次切除手术后 11 年以上。从而表明异时性结直肠癌的危险性似乎是终身的。

女性曾患乳腺癌、卵巢癌或子宫颈癌者,发生结直肠癌的危险性明显高于无上述病史者。据美国 SloanKettering 癌症中心肿瘤登记资料分析,乳腺癌患者的结直肠癌危险性分别为 1.2 和 1.1,而且以后患结直肠癌的危险性与诊断乳腺癌时的年龄相关,<45 岁者的危险性更高,分别为 1.6 和 1.9 比 1.1 和 1.0。此外,随访时间的长短也有关,10 年后发生直肠癌的危险性为 1.66,15 年后为 2.05。卵巢癌患者发生结直肠癌的相对危险性以接受放疗的患者为明显,尤其接受放疗后 5 年以上的患者;在未做过放疗的患者中,以后发生结直肠癌的危险性仅限于结肠,而且发生结肠癌的危险只限于术后最初二年内,5 年后的危险也就消失。子宫癌患者与卵巢癌患者具有同样发生结肠癌相对危险性,结肠癌的危险性比直肠癌更高,并随时间而增高,尤其接受过放射治疗的患者,因为根据不同地区和移民人群的资料认为子宫癌、乳腺癌和结肠癌可能具有相同的发病因素。

射线与癌肿发生间的因果关系,最早来自第二次世界大战日本原子弹爆炸后存活者的流行病学资料。虽然早期资料并未显示出任何关系,但长期随访结果表现结直肠癌的死亡率明显增高。1957 年 Slaughter 报道第一组放疗后发生黏膜癌的病例,包括 2 例结肠癌和 1 例肛管癌。此后有许多这种因果关系的病例和动物实验研究报道。病例研究表明,宫颈癌经放疗以后发生结直肠癌的危险增高。但是,患妇科癌肿的女性患第二种癌的危险性也是增高的。卵巢癌患者经放疗后比未放射的患者 5 年后患结直肠癌的危险性确实增高。同样良性疾病接受放疗后患结直肠癌的危险性也是增高的。因此,从放疗后 5 年开始应严密监测结直肠癌的发生。

三、基因突变与结直肠癌的发生

结直肠癌的形成,从腺瘤发展为腺癌,分子生物学的改变,原癌基因的激活和抑癌基因的灭活、突变在整个过程中起着至关重要的作用。从腺瘤-腺癌序列中所显示各种基因在其中各阶段所起的作用不但表明基因是癌肿形成和发展的不可或缺的参与因子,而且远比现有了解要复杂。从现有资料和对涉及基因改变的了解,为诊断、预防和治疗提供了新的理念和措施。鉴于每个病例在形成和发展过程中占主导作用的基因改变不全相同,临床上就表现为不同类型。当前对家族性结肠腺瘤病(FAP)和遗传性非息肉病结直肠癌(HNPCC)的基因变异是研究最多和相对了解最多的两种类型。

(一)家族性腺瘤性息肉病(FAP)

家族性腺瘤性息肉病是腺瘤-癌序列以遗传为基础的例子。FAP是一常染色体显性遗传性疾病,在发病上并无性别差异。其外显性是高的,几乎所有易感性者至 50 岁都将受罹,也无种族区别。基因频率在 1/25000～1/5000,因为至少有 30%患者缺乏家族史,故可以想像自发性突变率是高的。

区别 FAP 与一般多发腺瘤性息肉的要点是腺瘤的数目。组织学上腺瘤都是一样的,但数目可多达几百个乃至上千。腺瘤发病的年龄为 12～15 岁。息肉引起的症状可有 25 年左右,然后在平均 35～40 岁时发生癌。这就是 FAP 的一般发展规律。对一个有息肉病家族史的青年,从 15 岁起就应进行监测。一旦发现腺瘤,常以左侧结肠受侵最著。如果在监测过程中出现腺瘤,一般认为这是结肠切除术的指征。因为高达 2/3 有症状患者中在诊断时已伴结直肠癌,约有 5%FAP 患者在 20 岁时已发生结直肠癌。因此,在处理上切勿因患者年轻而推迟手术时机。

Herrera 等(1986)在 1 例 FAP 和严重精神迟钝患者的细胞基因学研究中发现在染色体 5q 的畸形,利用这一信息,在 5q 上侧面与一多形标志物连接进行连锁分析。用这些探针很快建立了对这一染色体 q21～22 区的基因连锁。随着确立连锁和发展新的侧连标志物和 C11p11、YN5-48、YN5-64、D5S37 和 EF5-44。有了这些标志物,就有机会识别携带者与非携带者状态,可信度 95%。虽然有能力识别携带者,但连锁分析用于临床倾向性则还有许多限制。

肿瘤分子遗传学研究发现,部分肿瘤发生具有遗传学基础,故肿瘤遗传相关的易感基因检测对肿瘤高危人群的筛检具有实用价值。1987 年克隆出与 FAP 相关的基因 APC。基因知识的发展证明突变可遍及整个基因,最初并无证据表明某个突变伴有特殊的疾病表型。然而在过去几年中重要基因型-表型关系已开始显露出来。视网膜色素上皮先天性肥大(CHRPE)在息肉病中是一个有用的早期临床标志物,但在腺瘤病受累者和家族中多达 20%患者是没有的。已经证实无 CHRPE 病变的患者及其家族在 APC 基因 5 至外显子 9 上有突变。据报道在起病较晚的家族中有对腺瘤呈节段性分布,而且腺瘤数远较典型 FAP 少。这种稀疏性 FAP 家族的基因突变位于 5 区。这种稀疏性表型还伴有 3 区的突变。反之,密集性的,尤其侵犯直肠的 FAP 可伴有 APC 基因特殊部分的突变,在 15 外显子区编码 12554 和 1467 之间。因为外显子 15 很大,可分成许多节段。在 5 区或以上与 3 区或以下方向的截短性突变伴有较为稀疏的表型,虽然不及稀疏性 FAP 那么明显。Vasen 等指出,对 3 区以上(编码 1250 或 3 区以上)突变的病例宜作结直肠切除术,反对在这种情况时作较为保守的结肠次全切除、回直肠吻合术。

Davies 等描述了严重 Gardner 综合征表型(齿和骨异常)在家族的受累成员中 APC 突变发生在编码 1444 和 1560 之间。同组还有较高比例伴间皮瘤。Eccles 等描述间皮瘤时突变发生在 APC 基因的编码 1924 区,而息肉侵犯是极少的。这些报道多未显示出 APC 基因的突变密集区,但显示了预测间皮瘤的倾向性。在 70%～85%的典型 FAP 病例中截短检测是不正常的。很可能任何截短检测异常都将真正是病理性的。

APC 基因所产生的蛋白质的精确功能还不完全了解。但 APC 蛋白可能阻断或延迟转录。其功能相当肿瘤抑制基因产物的作用。

(二)遗传性非息肉病结直肠癌(HNPCC)

遗传性非息肉病结直肠癌有两大特点,一是家族性、遗传性,二是并无结肠息肉病,不是由结肠息肉癌变而来。HNPCC 也是一种常染色体显性遗传疾病,占所有结直肠癌病例的 2%～5%。发病年龄较早,平均在 40～50 岁;右侧结肠好发,尤以升结肠和横结肠;同时性或异时性多原发结直肠癌的发生率明显增高,结肠外癌如子宫内膜癌、卵巢癌、胃癌、小肠癌、上泌尿道癌和肝胆系统癌的发病率也明显增多。

鉴于 HNPCC 缺乏 FAP 中那种特征性疾病表型,要识别它是困难的,为此需要一个谨慎的临床标准。1990 年国标协作组织对 HNPCC 的诊断标准取得了一致意见,称为 Amsterdam 标准,包括下列 5 项:①家族中有 3 个或 3 个以上成员患结直肠癌;②3 个人中有 1 个是另 2 个的第一代亲属;③2 代或 2 代以上的家族受累;④1 个或 1 个以上发病时<50 岁;⑤排除 FAP。需要排除 FAP 是罕有提及的,但当遇到稀疏性 FAP 时,鉴别可能会有困难,显然上述诊断标准具有一定的缺陷,因为它没有包括前述的其他临床特征,如好发于右侧结肠、多原发癌和结肠外肿瘤等。因而出现了许多改良的标准。然而,在有精确的标准之前,也许可能具有 HNPCC 家族史的患者会被排除在 Amsterdam 标准之外。根据现有资料和认识,HNPCC 最基本的基因缺陷是错配修复基因的突变,其中最主要的是 hMSH2 和 hMLH1,这两种基因的突变占至今为止所报道 HNPCC 中 89 个种子系突变的 94%,其他涉及的基因变异有 hPMS1 和 hPMS2,以及 TGF-βIIR,但相对重要性目前都是极小的。

由于当前越来越多学者认识到 Amsterdam 标准作为筛查、诊断 HNPCC 的不敏感性,加拿大多伦多 MountSinai 医院提出了一个改良的诊断标准:①家族中有 3 个或 3 个以上成员患癌症,一个是结直肠癌,另两个可是任何胃肠道、妇科(子宫内膜或卵巢)或生殖泌尿系癌;②3 个家族患癌中 2 个为第一代;③除外 FAP;④任何年龄<35 岁的结直肠癌患者,或除结直肠癌外具有多原发癌,不论基家族史。

Amsterdam 标准虽然作了修改,但仍有不少显示错配修复基因突变的 HNPCC 家族不符合 Amsterdam 标准。目前还不知道这类家族的比例究竟有多少。现在虽然对遗传性癌症综合征的 DNA 检测已很普遍,但必须注意基因信息的独特敏感性,和有许多关于基因结果阳性或阴性尚难回答的问题。作为 HNPCC 的分子筛查需检测 4 个与其相关的错配修复基因的突变,无疑其复杂性和费用都是无法使大多数 DNA 诊断实验室列为常规检查,故许多实验室首先进行肿瘤 DNA 的微卫星不稳定性的检测。如果检测结果显示复制错误阳性(RER+),则再进一步对错配修复基因 hMSH2 和 hMLH1 进行突变检测;如果 RER,而家族史符合 Amsterdam 标准者,则测定 APC 基因有无突变。肿瘤 DNA 错配修复基因的检测除具有筛查、诊断意义外,对化疗药物的选用也有参考和指导意义。因为某些伴错配修复缺陷的癌细胞对烷化剂和顺铂具有明显抗药性,但对异搏拓构酶-Ⅰ抑制剂-Camptothecin 则较敏感。

四、病理学

(一)大体表现

在我国,直肠癌中以腹膜反折平面以下的低位直肠癌为好发,约占 3/4,而腹膜反折平面以上的直肠癌仅占 1/4。对直肠癌的大体病理描述应包括大小、形态、侵犯肠壁周径的范围、浸润深度、浸润范围、有无梗阻、穿孔、残留腺瘤、肿瘤边缘至肠切端距离、切除深部边缘的深度、有无同时存在的其他癌肿、腺瘤、息肉或特异性、炎性肠道疾病等。

形态学上结直肠癌可能有三种不同表现。①外向型或隆起型,呈息肉样突向肠腔内,可以是广基的或有蒂的,此型病变多数发展慢、恶性程度低、相对浸润较浅,并以右侧结肠为好发部位。②内向型或浸润型,呈皮革样,肠壁内弥漫性浸润,但肠腔表面可无破坏,就像皮革样胃一样,但癌肿表面也可有溃疡,此型多为低分化、恶性度高、发展快、预后差,以左侧结肠为多见。③溃疡型又称为局限溃疡型常呈碟型,边缘隆起外翻,中央凹陷,底为坏死组织,癌肿向深层呈浸润性发展,其恶性度介于前二型之间,是直肠癌中最常见的一型。局限溃疡型以直肠为好发,它与浸润型中的溃疡不同,因为浸润溃疡型肿瘤向肠壁深层浸润性发展,与周围组织分界不清,中央坏死形成底大的深在溃疡,溃疡边缘黏膜虽略呈斜坡状抬高,但不是外翻状。在这类患者中,如在溃疡边缘采取组织作活检,结果常为阴性,易引起误诊。

　　早期癌在形态学上又可分为三型:①息肉隆起型(Ⅰ型),组织学上属黏膜内癌,大体上可分为有蒂的(Ⅰp)和广基的(Ⅰs)两种。②扁平隆起型(Ⅱa型),组织学上为黏膜下癌。③扁平隆起溃疡型(Ⅱa+Ⅱc),中央凹陷为一小的浅表溃疡。此型亦系黏膜下癌。

　　由于部分癌肿起自腺瘤,细胞呈多形性,核分裂增多,并有间质浸润,称为腺瘤癌变。一般癌变早期并不侵犯腺瘤的蒂柄和基底,在显微镜下仅部分癌变,尚有腺瘤结构残留,故又称为原位癌。当癌肿穿透黏膜肌层,侵至黏膜下或固有肌层时才称为侵袭性癌或浸润性癌。

(二)组织学分类

　　根据当前国际上通用的分类,结直肠癌可分为①腺癌:这是临床上最常见的一类。根据细胞分化程度,分为高分化、中分化与低分化。根据显微镜下形态又可分为管状腺癌、乳头状腺癌和管状乳头状腺癌。②黏液腺癌:在间质中出现大量黏液,可呈大片"黏液湖"形成,或呈囊腺癌结构,囊内充满黏液,并衬以分化较好的柱状上皮。③印戒细胞癌:大量黏液位于细胞内,使细胞核被挤于一侧,状如印戒,故有印戒细胞癌之称,是低分化癌其恶性度较细胞外黏液癌尤高。④腺鳞癌:又称腺棘细胞癌:是一种腺癌与鳞癌并存的肿瘤,腺癌部分细胞分化较好,鳞癌部分细胞分化大多较差。⑤鳞状细胞癌:其细胞分化多为中度至低度,呈典型鳞癌结构,主要发生在肛管和肛门周围。⑥基底鳞状细胞癌:严格说这属于肛管癌。⑦绒毛膜癌。⑧髓样癌。

　　结直肠癌在组织学上有一个特点,即可以同时在一个肿瘤中出现两种或两种以上的组织学类型,在细胞分化程度上也常不均匀一致。因此术前活组织检查,甚至术中冰冻切片检查,均不能完全反映该肿瘤的真实情况。唯有在整个肿瘤切下进行全面切片检查后,才能做出正确的组织学诊断。

(三)恶性程度

　　按 Broder 分级,视癌细胞分化程度可分为四级。Ⅰ级:2/3 以上的细胞分化良好,属高分化、低恶性;Ⅱ级:1/2~2/3 癌细胞分化良好,属中等分化、一般恶性;Ⅲ级:不足 1/4 癌细胞分化良好则属低分化、高恶性;Ⅳ级:为未分化癌。

(四)扩散途径

结直肠癌的扩散有多条途径。

1.直接浸润

　　是最基本的途径,它向三个方向扩展,沿肠壁纵行方向的扩散一般较慢,常局限在 5~8cm 范围内,尤其向远端的扩散极少＞2cm。沿肠壁水平方向的环形扩散,一般浸润肠周径 1/4 约历时 6 个月,浸润肠周径 1/2 历时一年,而浸润肠周径一圈者约历时二年。肿瘤向肠壁深层的浸润,自黏膜、黏膜下、肌层、浆膜下和浆膜,然后穿透肠壁侵入肠周围脂肪组织,进一步侵入邻近结构和器官如前列腺、膀胱、子宫、附件、阴道壁、盆壁、骶骨等,最后可产生内瘘或与这些器官、结构融合、固定,局部广泛浸润和形成冰冻盆腔。

2.淋巴转移

　　结直肠黏膜无淋巴管,淋巴网分布在黏膜下和浆膜下,汇集后流入与血管伴引的淋巴管和淋巴结。首先至结肠上淋巴结,然后经结肠旁淋巴结进入中央组。回流至肠系膜血管根部的肠系膜上淋巴结和肠系膜下淋巴结,最后汇入乳糜池。淋巴转移是结直肠癌最主要的扩散途径,直肠的淋巴引流有三个方向,最主要的引流方向是向上,先至肿瘤平面系膜内淋巴结,再至肿瘤平面上系膜内淋巴结,沿直肠上血管至肠系膜下血管,根部淋巴结,然后至主动脉旁淋巴结,最后经胸导管汇入左锁骨上淋巴结。腹膜反折以上直肠只有向上的淋巴引流,腹膜反折以下直肠的淋巴引流主要仍是向上,但同时有侧方的淋巴引流;两侧沿直肠侧韧带直肠中血管引流至髂内淋巴结和闭孔淋巴结,向前,男性可与前列腺、精囊和膀胱的淋巴丛交通,女性则与阴道后壁、阔韧带、子宫及附件的淋巴交通。位于齿线以下平面的癌肿除上述二条转移途径外,尚可通过盆底肛提肌和坐骨直肠窝内淋巴管引流至腹股沟淋巴结和髂外血管淋巴结。

3.血行播散

血行播散大多发生在淋巴转移之后,通过淋巴进入血液,也可因直接侵犯血管,引起播散,鉴于直肠的静脉回流经门静脉首先经过肝脏,因而肝脏是血行播散中首先受害的脏器,之后及侵及肺、骨、脑等,极少数癌细胞通过静脉直接进入体循环,肺或骨骼成为首先受罹器官。

4.种植播散

是癌细胞脱落所造成,腹膜腔种植是临床上最常见的一种,是由于癌肿穿透肠壁浆膜面后,癌细胞脱落种植于壁层或脏层腹膜,并可迅速扩散至全腹腔,但多数以原发肿瘤附近或盆腔底部腹膜最密集。吻合口种植则是临床上另一常见的类型,由于癌细胞脱落于肠腔内,然后种植于吻合上口。一般认为健全完整的黏膜面癌细胞是无法种植存活的,新鲜的创面上则完全有可能种植存活,但最新的认识认为即使完整无创面,肿瘤细胞种植的可能性还是存在的。腹壁切口的肿瘤种植可能由于术中对创面保护注意不够所致,但往往切口种植不只是一个局部问题,而是整个腹膜腔种植中的一小部分。

5.神经侵犯

神经周围的播散虽然比较少见,但却是预后不佳的提示,通常由于肿瘤侵袭神经周围或神经鞘后,沿供应结直肠的神经扩散。

（五）临床病理分期

结直肠癌的临床病理分期是根据肿瘤局部浸润扩散范围、区域淋巴结转移情况以及有无远处脏器转移三项指标进行评估的结果,其意义在于为判断病情的发展、决定治疗方案以及估计预后提供依据。目前常用的分期方法有 Dukes 分期和国际 TNM 分期。自 1932 年 Dukes 提出对结直肠癌的分期标准后,几经改良,已使其各期含义完全不同,如不注明何种改良,已无法了解其所指病情究竟如何,同时也使各组资料无法对比,为此,1978 年我国第一次大肠癌科研协作会议上,对 Dukes 分期的改良方案作了统一使用标准,这一改良方案的原则是在尊重 Dukes 原始各期含义的基础上进行更细致的划分,具体如下。

A 期　　肿瘤局限于肠壁。

A_0　　肿瘤局限于黏膜层或原位癌。

A_1　　肿瘤侵及黏膜下层。

A_2　　肿瘤侵犯肌层。

B 期　　肿瘤穿透肠壁,侵入肠周脂肪结缔组织或邻近器官,无淋巴结转移,尚可切除者。

C 期　　不论肿瘤局部浸润范围如何,已有淋巴结侵犯者。

C1　　肿瘤附近淋巴结有转移。

C2　　肠系膜血管根部淋巴结有转移。

D 期　　远处脏器有转移,如肝、肺、骨骼、脑等;远处淋巴结如锁骨上淋巴结转移;肠系膜血管根部淋巴结伴主动脉旁淋巴结有转移;腹膜腔广泛转移;冰冻盆腔。

1950 年,国际抗癌联盟(UICC)提出国际上应统一采用 TNM 分期作为恶性肿瘤的临床分期,以便正确反映和比较各组资料的情况和疗效。以后由美国癌症分期和疗效总结联合委员会(AJC)承担对大肠癌分期的研究,并建议采用 UICC 的 TNM 分期系统。至 1978 年 AJC 的建议在 UICC 会议上得到认可和推荐之后,几经修改,至今已被广泛采用,并有取代 Dukes 分期的趋势。因为在表达肿瘤病理分期上更为精确。

T   原发肿瘤。

Tx   局部浸润深度不详。

T_0 临床上未发现肿瘤。

Tis   原位癌(黏膜癌),高级别上皮内瘤或侵犯黏膜肌层的肿瘤。

T_1 癌肿侵及黏膜下层。

T_2 癌肿侵犯固有肌层,但未超越肠壁。

T_3 癌肿穿透肠壁累及肌层至浆膜下或无腹膜的结肠周围或直肠周围组织。

T_4 癌肿穿透出浆膜直接并侵入邻近器官或结构者。

N   区域淋巴结。

Nx   淋巴结情况不详。

N_0 淋巴结无转移。

N_1 结直肠周围淋巴结有转移,受侵淋巴结数 1～3 个。

N_2 结直肠周围淋巴结有转移,受侵淋巴结数 ≥4 个。

M   远处转移。

Mx   远处转移情况不详。

M_0 无远处转移。

M_1 有远处转移。

根据上述 TNM 分期的含意,国际 TNM 分期的具体标准如表 9-3 所示。

表 9-3   TNM 病理分期

病期	TNM 分类
0 期	Tis,N_0,M_0
Ⅰ期	T_1,N_0,M_0
	T_2,N_0,M_0
Ⅱ期	
ⅡA	T_3,N_0,M_0
ⅡB	T_4,N_0,M_0
Ⅲ期	
ⅢA	T_1～2,N_1,M_0
ⅢB	T_3～4,N_1,M_0
ⅢC	任何 T,N_2,M_0
Ⅳ期	任何 T,任何 N,M_1

五、临床表现

结直肠癌是一生长较慢的恶性肿瘤。原发肿瘤的倍增时间平均 620 天,这表明肿瘤在产生临床症状前已经历了较长时间的生长和发展。早期可无症状或因其症状缺乏特异性而未引起患者和医师的重视,及至就医做出诊断常已非早期;而后期症状又视其发病部位、病变范围、类型以及有无并发症而异。

（一）右侧结肠癌

右侧结肠在解剖学上具有肠腔大、肠壁薄的特点，右侧结肠的内容物又多呈液状；病理学上，右侧结肠癌以隆起型病变多见，此类病变恶性度低，发展缓慢，故肿瘤向肠腔内生长至较大，导致肿瘤表面缺血、坏死、溃破、出血和继发感染。这些特点构成了右侧结肠癌临床表现的基础。患者主要表现为原因不明的贫血、乏力、疲劳、食欲减退、消瘦、消化不良和发热等症状。绝大多数患者并无肠道症状，偶有腹部隐痛不适。后期约有 60％～70％患者在右侧腹部叩及一肿块，这是右侧结肠癌的表现，但并不是早期的征象。少数也有以低位小肠梗阻为首发症状，以及也有表现为阑尾包块、脓肿者，实质是癌肿穿破引起的局限性脓肿。

（二）左侧结肠癌

右侧结肠腔较细，内容物多呈半固体，而左侧结肠的癌肿又以浸润型较多，导致肠腔的缩窄、变细而发生梗阻。早期在临床上可表现为排便习惯改变如腹泻、便秘，或腹泻与便秘交替，便血或黏液血便，血液与粪便相混，呈暗红色或紫红色，出现大出血者罕见。当肠腔变细或癌肿浸润至浆膜层后，患者可出现左侧腹部或下腹部隐痛，并随着肠腔狭窄的发展，呈现进行性便秘、排便困难、腹胀以至最后发生梗阻。

（三）直肠癌

早期直肠癌在临床上常无症状，或者症状无特异，因而常不引起患者和初诊医师的重视。多数患者早期可有排便习惯改变和便血，呈现便频、排便不尽感。便频不同于腹泻，前者只是次数比正常多，但粪便性状正常或改变不多；排便不尽感则为排便后不久又感有便意，但却无粪便排出，或仅排出少量粪质间并有少量黏液血便。直肠癌多为小量便血，色鲜红，可与粪便不混合，常被患者和医师误为痔出血而忽视。当癌肿浸润肠腔 1 周时，可出现便秘、排便困难、粪便变细，并伴下腹胀痛不适等慢性肠梗阻症状，部分患者在便秘之前可有腹泻与便秘交替症状。

直肠癌当穿透肠壁浸润前列腺或膀胱时，可出现尿频、尿急、尿痛、血尿、排尿障碍或淋漓不尽等感觉，如癌肿穿透膀胱，则可形成直肠膀胱瘘，尿中可出现气体逸出和粪质。女性直肠前壁癌当穿透肠壁后可浸润阴道后壁，引起白带增多；如穿透阴道后壁则形成直肠阴道瘘，阴道内出现粪质和血性分泌。直肠后侧壁癌穿透肠壁后浸润盆壁、骶骨和骶神经丛，引起尾骶部疼痛、坠胀感。这些症状都是晚期表现，通常患者伴有乏力、消瘦、贫血、体重减轻等全身症状。

直肠癌累及肛管或肛门周围时，除有便血外，常有肛门疼痛和肛门口有块状物突出，多数患者伴有便频和排便不尽感。当癌侵及肛管括约肌时，可发生排便失禁。由于肛管的淋巴引流可首先至腹股沟淋巴结，当有淋巴转移时，腹股沟区可出现肿大、质硬的淋巴结，继之融合成团。此外，肛管的淋巴引流尚可沿直肠中血管至髂内和闭孔内血管旁淋巴结，若浸润闭孔神经，患者可出现顽固性会阴部疼痛并向大腿内侧放射。这些都是癌肿的晚期表现。

六、诊断

（一）结肠癌的诊断

直肠癌从出现症状至明确诊断，其中 60％患者，历时平均 6 个月以上，文献报道的各组病例，早期患者仅占 2％～7％。鉴于结肠癌的发病率明显上升，因此早期诊断已成为当前迫切需要解决的问题。

1.警惕早期症状

对有下列任何一组症状的患者都应警惕患结肠癌的可能，并应及时做进一步检查：①原因不明的贫血、乏力、消瘦、食欲减退或发热；②出现便血或黏液血便；③排便习惯改变、腹泻、便秘或腹泻与便秘交替，或呈便频排便不尽感,或进行性排便困难、粪便变细等;④沿结肠部位的腹部隐痛、不适,或间歇性腹胀,排气后减轻;⑤发现沿结肠部位的腹部肿块。

2.对可疑患者的检查步骤

(1)直肠指检:应列为常规检查项目。虽然指检不能直接触到结肠肿瘤,但有几方面的意义:①指套上染有血性粪便是结肠癌可能的强有力的间接证据;②排除直肠内多原发肿瘤,包括腺瘤和癌;③少数乙状结肠及直肠上端癌在直肠指检时可能触及肠外有肿块;④指检中发现直肠前 Douglas 窝内有肿瘤浸润,乃是晚期盆腔腹膜播散的征象,提示预后不良。

(2)纤维结肠镜检查:这是诊断结肠癌最主要而有效的手段,因为它能直接看到病变,了解大小、范围、形态、单发或多发,有无其他伴随的病变,最后通过活组织检查明确病变的性质。但纤维肠镜检具有几个缺点:①定位能力差,常不能正确判断其部位;②有盲区并且有时由于肠痉挛或肠腔狭窄,阻碍肠镜前进,看不到病变,造成假阴性结果;③肉眼中病变似恶性,但活组织检查结果却为良性,提示阴性结果。因此,对上述三种情况之一的患者必须进一步给予气钡双重对比灌肠造影检查。

(3)气钡双重对比灌肠造影:这是诊断结肠癌最常应用的检查项目。应用稀钡和空气灌肠双重对比的检查方法,有利于显示结肠内较小病变,其清晰度远优于单纯钡剂灌肠摄片。由于癌肿首先破坏黏膜,继之浸润肠壁肌层,因此在 X 线照片上表现为:黏膜紊乱、黏膜纹中断、肠壁僵硬、边缘不规则、结肠袋形消失;隆起型病变常表现为肠腔的一侧充盈缺损;溃疡型癌则表现为肠壁不规则伴有龛影,其周围较透明;浸润型癌当尚局限于肠壁一侧时,则表现为一侧肠壁的收缩;当癌肿已浸润肠壁一圈时,则可见环状或管状狭窄。但不论何种类型病变当侵及肠周径一圈时,均可呈现肠腔变细、变狭窄,甚至钡剂通过受阻。结肠癌侵犯肠管的长度较短,一般不超过 10cm,在 X 线片上正常黏膜与受破坏黏膜间界限清楚。

结肠癌与良性腺瘤在 X 线中的区别主要在于后者不破坏黏膜结构,亦无浸润,故即使出现充盈缺损,其表面光滑,边缘整齐,结肠袋依然存在。

(4)B 型超声检查:这不是诊断结肠癌的主要手段,仅在腹部叩及肿块时,B 超对判断肿块究竟是实质性或非实质性可能有帮助;但结果并非绝对可靠,因为肿块周围均为肠段,肠腔反射常会干扰实质性肿块图像,但在结肠癌时,B 超对判断有无肝转移有一定价值,故应列为术前常规检查之一。

(5)CT 扫描或 MRI 成像检查:不是结肠癌的常规术前检查项目。早期可见病变部位肠壁的局限性增厚、浸润。但在下列情况下是必需的:①临床检查发现腹部肿块活动度差或完全固定,为了解癌肿周围结构或器官的浸润,以判断手术风险与切除可能性,应作腹部 CT 扫描或 MRI 成像检查。②B 超提示肝内有占位病时,应进一步作 CT 扫描或 MRI 成像检查以精确了解转移病变的大小、数目、部位,以及是否适于手术切除。

(6)血清肿瘤标志物:目前尚无一种特异的肠癌抗原可用于早期诊断。临床上应用最广是癌胚抗原(CEA)测定,这是一种细胞膜糖蛋白,在大肠癌和其他组织中存在这种抗原,在结肠癌和其他非胃肠道癌肿以及结肠炎时均可能升高。但在结肠癌早期,CEA 值升高者不多,且与癌肿侵袭范围相关。用于术后监测复发、播散及判断预后则有一定价值。糖抗原 19-9(CA-19-9)是一种从结肠癌细胞株 SW116 中分离出来的肿瘤相关抗原。在胰腺癌时,它具有较高敏感性和特异性。对结直肠癌的敏感性则不及 CEA,但特异性却高于 CEA。CEA 与 CA-19-9 间并无明显相关性,因而联合检测时可起互补作用,使敏感性达86.36%,特异性达 88.79%,尤以用于术后监测,对早期发现复发和转移是一较为有效的措施,可列为术后常规监测随访的检查内容之一。

3.诊断要点

(1)右侧结肠癌:①原因不明的贫血、乏力;②消化不良;③右侧腹部持续性隐痛不适;④右侧腹部可叩及肿块；⑤粪便隐血试验阳性；⑥结肠镜中可看到具特征性病变。

（2）左侧结肠癌：①排便习惯改变，便频、便秘或二者交替；②便血或黏液血便多数与粪便相混；③进行性排便困难和腹部胀痛，排气后有短暂缓解；④结肠镜中见到特征性病变；⑤气钡灌肠双重对比造影可显示具有特征性病变。

（二）直肠癌的诊断

直肠癌的诊断应不困难，因为我国直肠癌约有 3/4 位于腹膜反折平面以下，属手指可及范围，因此只需通过直肠指检就能发现病变，有经验的外科医师，用轻柔的手法和令患者充分放松，有时甚至可能触及距肛缘 9～10cm 的肿瘤。因此直肠指检是诊断直肠癌的首要检查方法。为使直肠指检获得满意结果，患者宜取左侧卧位，两腿屈曲＞90°。检查者站于患者右侧，右手指充分润滑，轻按肛门后壁，以解除患者肛门反射性痉挛，并嘱其做深呼吸，手指随肛门括约肌的自动舒缩缓慢地滑入至最深处。然后依次检查直肠四壁，并逐渐退出。注意有无触痛、肿块、肠壁柔软度，肠腔有无狭窄及括约肌张力和收缩能力。如发现有肿块，应记录其大小、形状、性质、活动度、表面感觉、位置（包括在肠壁上的方位、占肠周径多少、肿块下缘距离）、肿瘤位直肠后壁是否与骶骨有浸润的感觉；女性直肠癌，尤其位于直肠前壁时更需注意检查与阴道、子宫和附件和关系，有否生殖器官侵袭；肿瘤是否与盆壁或盆腔固定；已婚女性应做阴道检查，以进一步了解肿瘤有无侵犯盆腔生殖器；手指退出后尚需注意指套上有无血染以及血液的颜色。

对手套上染有血液而直肠指检未触及肿块，或指检未发现异常但粪便隐血试验阳性，或直肠指检阴性而无法解释临床症状者，均必须进一步作结肠镜检查。诊断直肠癌，用硬管乙结肠镜检已经足够，但如条件许可，纤维乙状结肠镜检可能更为可靠，因为漏诊的机会将大大降低。无论直肠指检是否发现病变，对有直肠出血或排便习惯改变症状的患者，原则上都应做内镜检以确定病变性质和部位。从全面完整的诊断来说，应做纤维全结肠镜检，以免遗漏同时性多原发癌和其他腺瘤。因此，诊断直肠癌，直肠指检加纤维结肠镜检是两项最基本的检查，但对确诊直肠癌的患者，当前认为硬管直肠镜乃属术前必查项目。

对于无条件做纤维全结肠镜检的病例，为排除多原发肿瘤的存在，宜加做气钡双重对比灌肠造影摄片检查。但对诊断直肠癌来说，钡灌造影是无用的，甚至会给人以假象，造成误诊，尤其对低位直肠内早期、较小的病变，因为进行钡灌对插入肛管往往已通过或超越病变，灌入大量钡剂后 X 线无法显示病变，而人们却误以为并无病变存在。因此气钡灌造影阴性只能排除多原发病变，却不能排除直肠癌。

按理直肠癌的诊断并不困难，然而临床所见早期病例为数不多，其原因为早期症状不明显或并无特异，因而未引起患者和初诊医师的重视，而当作痔疮、慢性肠炎、痢疾等进行治疗，未做必要的检查。因此，对每一个有便血或排便习惯改变的患者，均应常规做直肠指检和纤维结肠镜检，只有通过及时检查才能及早发现和诊断直肠癌。

对已经诊断为直肠癌的患者，尚应进一步了解其浸润深度和有无淋巴结转移。直肠指检对肿瘤浸润深度的判断，按美国结直肠肿瘤协作会议（UKCCCR）推荐可分为三级：①活动，指肿瘤可自由活动，与周围结构无粘着；②融合，指肿瘤活动度降低，与周围结构有牵连；③固定，与周围结构完全固定。但这种临床判断主观性太大，其正确性完全随临床医师的经验而定。对此，直肠癌内 B 超（EUS）具有 90％ 的诊断正确性，近年来已成为直肠癌诊断中不可缺少的一个检查项目。在 EUS 中，肿瘤的局部浸润深度则分为四级：①uT_1：肿瘤局限在黏膜和黏膜下层；②uT_2：肿瘤侵及肌层，但未穿透肠壁；③T_3：肿瘤侵及直肠周围脂肪组织；④uT_4：肿瘤侵及邻近脏器。通过腔内 B 超，不但可了解肿瘤浸润，还可检查局部淋巴结有无受累。据报道在有经验的专科中心，对淋巴结侵犯判断的正确性可达80％。采用腔内 B 超对肿瘤浸润深度判断的正确性可高达95％，尤其对肿瘤较为局限时。当癌肿已侵犯至肠外，为进一步了解它对周围组织、器官的影响，应做盆腔 CT 扫描或 MRI 成像检查。CT 扫描对肠壁内浸润深度判断的正确性不及腔内 B 超，但对肠外中度至广泛的播散则有较高的诊断正确性。Thoeni 等(1981)建议对 CT 所见按下列分期进行判断：Ⅰ期,肠腔内肿块,肠壁未见增厚;Ⅱ期,肠腔内肿块伴肠壁增厚＞0.5cm,但未侵及周围组织;Ⅲa 期,肿瘤已侵犯肠周组织,但尚未侵及盆腔壁;Ⅲb 期,肿瘤已侵及盆腔壁;Ⅳ期,盆腔内肿瘤伴远处转移者。盆腔 CT 对肿瘤局部播散判断的正确性达 90%。以往曾认为 CT 与 MRI 检查对直肠癌盆腔播散范围的判断价值是相仿的。但随着 MRI 技术和读片能力的提高加上 MRI 本身对软组织显影的辨别能力更优于 CT,当前国际上已更多地主张采用 MRI 来了解直肠癌的播散情况,特别对直肠系膜筋膜有无受累情况的了解具有很大价值。目前国内因 MRI 设备尚不够普及故尚不能广泛采用 MRI 成像检查,同时也就缺乏这方面的经验。

在做出直肠癌诊断前,还需对肿瘤的恶性度及其生物学特性有所了解,鉴于直肠癌在病理学上常非均匀一致,应自肿瘤不同部位,多处吸取组织标本做病理检查及细胞 DNA 含量(倍体的流式细胞计测定),以全面反映肿瘤的情况,并可参考这些检查结果来制订治疗计划和判断预后。

约 1/3 直肠癌患者在初次检查时已有肝转移,凭体检和肝功能测定能发现者极少,主要需依靠肝脏 B 超及 CT 扫描或 MRI 成像。从检测的敏感性和诊断正确性来说,二者相仿;B 超属无伤害性检查,价廉、简易、可反复使用,但定位性差;CT 或 MRI 检查价贵、定位准确,二者可以互相补充。可以先做 B 超,如发现有转移,再进一步作 CT 或 MRI 扫描定位。

七、治疗

(一)外科治疗

1.治疗原则

手术切除仍是目前治疗结肠癌最主要且有效的手段。在进行手术治疗时应遵循下列原则。

(1)当癌肿局限于肠壁时,应切除病变肠段及其淋巴引流区以达到根治的目的。此时,根治性切除是首选的治疗。

(2)对癌肿已穿透肠壁或已伴区域淋巴结转移的,采用根治性切除手术虽也能达到根治的目的,但无法排除残留肉眼看不见的微转移的可能,为此必须加强手术前后的综合治疗。

(3)对原发癌肿尚能切除,但已有远处转移的病例,应在全身化疗的基础上,尽早切除原发肿瘤,然后进行综合治疗,如转移病变为单发,则可视患者情况一期或分期切除转移灶。

(4)对肿瘤局部较为固定,但尚无远处转移的病例,只要无重要结构或器官受累,应在加强综合治疗的基础上,尽量争取切除原发肿瘤。因为肉眼中无法区分炎性浸润或癌性浸润,尤其在结肠癌中经常发现临床上认为局部有严重浸润的病变,组织学检查结果却为炎性浸润、剥离面并无癌浸润。

(5)对局部癌肿确已无法切除的病例,为解除或防止梗阻,首先做内转流(捷径)术;对无法行内转流术者,则可选做近端结肠造口术。

(6)对多发性肝转移的病例,可经胃十二指肠、胃右或胃网膜右动脉插管至肝动脉内放置化疗泵进行区域化疗。

(7)由于结肠癌不适宜采用放疗,故对已穿透(浸润)浆膜面的结肠癌病例可在切除手术时放置腹腔化疗泵,以备术后腹腔化疗之用。

2.结肠癌的外科治疗

(1)盲肠、升结肠和肝曲部位癌宜选做右半结肠切除术。

(2)横结肠癌选做横结肠切除术。

（3）脾曲和降结肠癌选做左半结肠切除术。

（4）乙状结肠癌则选做乙状结肠切除术。

（5）右侧结肠癌并发结肠梗阻时，可选做急症右半结肠切除一期吻合术，不加做近端结肠造口术。

（6）左侧结肠癌并发结肠梗阻，可选做左半结肠切除，近端结肠术中灌洗后一期吻合术，或结肠次全切除一期吻合术，或左半结肠切除一期吻合＋近端结肠辅助性襻式造口术。

3.直肠根治性切除术的种类

直肠根治性切除术可分为两大类。一类为永久性结肠造口术，包括：①腹会阴直肠切除术（A-PR，Miles 术）；②后盆腔清除术；③全盆腔清除术；④经腹直肠切除、结肠造口术（Hartmann 术）。另一类为保肛手术，包括：①直肠前切除术（AR），低位前切除术（LAR），超低位前切除术（ULAR）；②直肠经腹切除术、Parts 结肠肛管吻合术；③结肠经肛管拉出切除术（改良 Bacon 术）；④结肠袋-肛管吻合术；⑤结肠成形结肠肛管吻合术；⑥括约肌间直肠切除术（ISR）；⑦经肛门直肠肿瘤局部切除术；⑧经骶直肠肿瘤局部切除术。

4.根治性直肠切除术的理论基础

实施根治性直肠切除术，除了治好病以外，目前人们对手术提出了更高要求，不但能存活，还要有良好的生活质量，其中主要是有满意的控制排便功能。大量临床实践已证实，在中下段直肠癌中保肛手术与腹会阴切除术的总疗效并无明显差异，而生活质量上，前者明显提高。说明部分直肠癌患者，在不影响其 5 年生存的前提下，可以避免永久性腹部结肠造口这一令人不愉快的手术。当然仍有一部分患者最后仍需作永久性结肠造口术，正确选择术式对每个外科医师来说是首要的，如果判断错误，无疑会给患者带来无法弥补的伤害。为此，每一个外科医师在决定术式时，对一些基本概念必须有清楚的认识。

（1）根据当前对直肠淋巴引流的认识，位于腹膜反折以上的直肠淋巴引流只有向上，并无向两侧和向下；腹膜反折以下的直肠淋巴引流，只有当向上的淋巴管被癌细胞堵塞后，可以发生向下的逆行扩散，但这种逆行扩散的范围还是有限的。只有当癌肿侵犯齿线及其以下肛管时，才有同时向上和向下经肛提肌和坐骨直肠窝至腹股沟淋巴结的淋巴引流。

（2）直肠壁内癌逆行扩散的范围是决定手术的重要因素，以往认为，肿瘤远端肠段切除应不少于 5cm，而且往往把直肠切除后的局部复发，特别是吻合口复发归咎于直肠远端肠段切除不够，并错误地认为只要远端肠段切除足够就可避免局部复发。Williams（1983）指出，直肠癌远端扩散的范围，在 90％病例＜2cm，凡远端扩散范围＞2.5cm 者，几乎都是 DukesC 期或高恶性病变，而这些病例即使做了腹会阴切除术，最后仍无法改变其不良结局。已有大量资料表明，保肛手术与腹会阴切除无论在局部复发或远期疗效上均无差异；而且现在认识到，直肠癌切除后的局部复发，特别吻合口复发仍来自盆腔、肠外而不是吻合口本身。因此一般认为远端肠段切除不少于 2cm 便可，而以切除 3cm 较为安全。

（3）直肠在骶骨前呈弧形行走于骶凹上，当直肠从骶凹上完全游离、拉直后，往往有 3～5cm 的延伸。因此，术前直肠指检测定肿瘤距肛缘的距离，在直肠充分游离后，肿瘤往往随之上移，而上移之距离常因人而异，术前无法正确判定。以往凭直肠指检确定肿瘤部位后决定术式，完全忽视了直肠可以延伸、肿瘤部位可变异的这一解剖特点，结果使一部分患者丧失了保留肛门的机会。

（4）保肛手术的实际意义是保留健全的排便控制功能，包括良好的括约功能，完整的肛管皮肤、感知便意，鉴别排便、排气的功能，以及一定的粪便储存功能，所以并非仅是形式上保持从会阴部排粪。应提到的是，不论是用股薄肌或臀大肌替代的括约肌成形术，或肛门原位重建的手术，都不属保留肛门手术的范畴，而只是会阴部结肠造口术的各种改良，不能混为一谈。

（5）直肠根治性切除术追求的目标首先是长期生存，同时又要讲究术后生活质量。为了降低术后局部复发、提高长期生存,手术必须遵循"全直肠系膜切除(TME)"的操作原则进行手术。也就是说不论经腹会阴切除术或低位、超低位直肠前切除术,都应该按照全直肠系膜切除的要求进行操作。TME 已成为直肠根治性切除的金标准手术操作原则。这与以往把腹会阴切除术视作直肠癌的金标准术式完全是不同的理念。当前国际上直肠癌的首选术式已是保肛手术或肛门括约肌保留手术(SSR),而腹会阴切除术(APR)则沦为直肠癌的最后一种术式选择。所谓 TME 操作原则,包含下列几个要点:①手术必须在直视下从骶前间隙即盆筋膜壁层与脏层间进行锐性分离;②整个手术操作必须保持盆筋膜脏层亦即直肠深筋膜的完整无缺;③对于肿瘤位于腹膜反折下的低位直肠癌,原则上直肠背侧的系膜宜全部切除。但肿瘤远端肠管的切除有 2cm 已足够;对肿瘤位腹膜反折上的中上段直肠癌直肠系膜的切除可遵守肿瘤远端系膜切除不少于 5cm 的原则。有人称其为直肠系膜次全切除。全直肠系膜切除不是一种术式,而是直肠根治性切除时手术操作应遵循的原则。故不应,也不能称为"全直肠系膜切除术",这是认识上的原则。

为什么强调 TME,这是因为 Heald 等首先在直肠系膜中发现了未被人们注意的癌细胞播散,在即使无明显淋巴结受侵的情况下,也可存在肿瘤细胞巢。而按照传统手术操作,在直肠系膜中进行钝性分离的话,癌细胞的残留、播散和种植是无法避免的。这也就是为什么长时期以来不论把切除范围扩至多大,但复发率始终居高不下,而生存率徘徊不上。因为直肠系膜内的癌细胞播散代表着癌肿的第一站播散。第一站的癌肿不能彻底清除其他部位清除再干净彻底,也是枉然。当前正是通过贯彻了 TME 的操作原则,直肠癌的局部复发率一下子降至 10% 以下,5 年生存率提高到了 78% 左右,直肠癌的手术疗效得到了显著的提高。同时保肛手术的比率也明显提高,成了直肠癌的首选术式,术后生活质量无疑较前有了较大的改善。不但使腹部永久性结肠造口的概率显著降低,而且排尿生殖功能健全者明显增多。这种生活质量的提高应该归功于 TME 操作规范不仅保证了局部根治的彻底性,由于直肠游离更完善,提高了切除后吻合的可能性。同时因为直乙结肠的分离重视了正常解剖层次,可以清晰看到自主神经包括腹主动脉前两侧交感神经和盆腔内两侧副交感神经丛,从而可以予以保护避开,防止损伤。在采用 TME 操作规范后所出现的一切可以说明 TME 作为金标准操作规范是合理和正确的。

TME 操作规范的执行,在直肠癌外科手术治疗史上是一个新的里程碑,因为数十年来第一次使局部复发率降到历史最低水平和 5 年生存率提高到一个新水平。但我们看到局部复发率并未完全消除。在进一步分析原因时发现,除手术操作这一因素外,病期是影响疗效的另一个决定性因素。在病期因素外,除已经强调淋巴结有无受累和淋巴结受累数外,局部浸润范围是又一个独立影响因素。不仅 T_3 和 T_4 期的预后不同,在 T_3 期还发现直肠系膜中肿瘤播散范围和手术分离间的关系,亦即环切缘(CRM)是否受累,肿瘤距直肠系膜筋膜间的距离,≤2mm 者复发率明显升高。这是以往未被注意和强调的一个新概念。为了术前正确判断 CRM 是否受累,当前已可通过 MRI 成像来检测,并为进一步术前辅助治疗提供更为有力的支持和依据。

(6)手术器械的发展为低位前切除术提供了有益的物质基础。因为低位直肠癌切除后能恢复肠道持续,需在盆腔深部完成吻合的难度极大,传统的缝合,术后产生吻合口瘘的概率甚高。管状吻合器的发展就是为了解决低位缝合的困难。可是管状吻合器最难的部分是远端肠段的荷包吻合。双吻合器的问世,远端用闭合器闭合,再用管状吻合器完成切割钉合,不但简化了手术操作,更提高了端端吻合的成功率。最新凯度弧形闭合器的出现,更进一步促进了低位与超低位吻合的完成。闭合、切割一次完成,减少了术中污染的潜在风险,成为外科医师施行保肛手术重要的帮手和工具。因此在保肛手术日益增多成为直肠癌的首选术式的今天,手术器械的发展同样是对提高保肛手术成功率功不可没的一个重要环节。

(7)微创手术的发展为外科治疗提供了一个新理念和多一种选择。自 20 世纪 80 年代第一例腹腔镜胆囊切除术获得成功后,外科开始了"腹腔镜手术时代"。随着三维摄像技术的发展和通过监视器显示腹腔内解剖结构能力的提高,腹腔镜手术不但变得容易多,而且得到迅速的发展。接着新的辅助器械设备的不断出现,为各种腹部手术通过 CO_2 氧腹进行探查提供了方便同时保障了电凝的安全使用。腹腔镜结直肠手术始于 90 年代初,分为全腹腔镜手术与腹腔镜辅助手术两种。腹腔镜手术最大的优点是创伤小,疼痛轻,肠功能恢复快,住院时间短,术后康复快。这就是微创手术的特点。但由于腹腔镜手术是无法用手去按扪和探查感觉,因此对肿瘤定位会有难度,对探查同时性多原发病变更有困难。初起时在戳创部位或开窗部位发生肿瘤细胞种植、复发的发生率较高,之后发现随着技术的熟练,发生率已明显降低,不再成为问题。这里反映了一个学习曲线。通过大量临床实践目前已可证明无论从肠段切除长度,淋巴结清除数目,在手术彻底性上腹腔镜手术与剖腹手术间均无差异。Franklin 等报道一组非随机前瞻性多中心研究,在194 例大肠癌进行腹腔镜或剖腹手术,平均随访 22 个月,切除淋巴结数,切除长度,以及生存率和无瘤间歇期均相仿。剖腹手术复发率 7%,腹腔镜手术 8%。Lacey 等报道一组西班牙随机对照研究,结果显示腹腔镜手术与剖腹手术在清除淋巴结数,切缘长度,病理分期等方面都相同,而腹腔镜手术组并发症较少。总之,现有报道一致认为腹腔镜手术对结肠良恶性病变都是安全的,其近期疗效与剖腹手术完全相当。对于早、中期癌肿完全可以经腹腔镜手术予以切除。对于巨大或局部进展期的癌肿则以剖腹手术为宜。

5.直肠癌手术方式的选择

根据上述基本认识,术式选择应遵循下列原则。

(1)选择何种术式,应根据患者全身情况和肿瘤局部情况进行综合考虑;对能耐受经腹手术的患者,还应根据术中所见和直肠充分游离后,按肿瘤远端切除不少于 2cm 正常肠段的要求,来决定术式,而不能仅凭术前直肠指检来决定术式。

(2)位于腹膜反折平面以上的直肠病变,原则上均可选做直肠前切除端端吻合术。由于腹膜反折上直肠只有向上的淋巴引流,无向侧方或向下淋巴引流,故无需做扩大的侧方淋巴清扫术或腹会阴切除术。

(3)腹膜反折平面以下直肠癌,在直肠充分游离至盆底,切除肿瘤及其远端不少于 2cm 正常肠段后,提肛肌上残留直肠的长度是决定保肛手术方式的重要因素。对提肛肌上残留直肠≥2cm 者,应首选低位前切除端端吻合术(LAR);残留直肠在 1～2cm 者可选用双吻合器进行低位吻合术;残留直肠＜1cm 无法用双吻合器进行低位吻合者,可选用结肠肛管吻合术(Parks 术)或改良 Bacon 式结肠拉出切除术,亦可选作结肠 J 型袋肛管吻合术。

(4)当直肠充分游离后发现肿瘤距提肛肌＜2cm,或癌肿已浸润提肛肌,或癌肿位于肛管内者应选腹会阴切除术(Miles 术)。

(5)腹膜反折下直肠癌,术中发现直肠侧韧带有浸润,但无远处转移,患者全身情况良好者,可做扩大根治的侧方淋巴清扫术。至于盆神经丛是否保留,应视神经有无肿瘤浸润而定,有浸润者不宜保留神经。

(6)女性的腹膜反折以下直肠癌,如癌肿位于直肠前壁且已浸润至深肌层,或癌肿已侵及肠周径逾 1/2圈者,宜选作后盆腔清除术,即一并切除子宫、双侧附件及阴道后壁。

(7)男性直肠前壁癌肿浸润前列腺或膀胱,但无远处转移,且患者全身情况良好者,可考虑全盆腔清除术。

(8)对癌肿局部浸润已穿透肠壁、术前检查活动性较差的病变,宜术前化放疗,一般给予照射 4000～4500cGy,放疗结束后休息 4～6 周,再行手术;化疗可用 5-FU/LV 或卡培他滨,从放疗开始用至手术。如术前未行辅助放疗,而术中发现经分离后尚能切除,但对局部切除彻底性可疑,估计局部复发可能性较大,而肿瘤切除后提肛肌又尚完整无损的病例,可做 Hartmann 术(直肠切除结肠造口术),局部以银夹作标记,术后加作辅助化放疗。两年后复查盆腔 CT 扫描未见复发,亦无远处播散征象,患者有恢复肠道连续意愿者,可再次剖腹探查,确证无复发后重行吻合。

（9）对肿瘤局部尚能切除但已伴肝内转移，而转移属单发、孤立灶原则上应争取作原发灶与转移灶一期切除。为提高手术耐受性和防止术后隐匿的微转移灶迅速增大、恶化，术前宜在积极全身支持的同时给予静脉化疗2～3疗程，然后再手术，这样不但可提高手术切除率、手术安全性并降低术后迅速恶化概率。对肿瘤局部尚能切除，但肝内转移为多发性，无法考虑一期切除者，可先给予全身支持治疗加全身化疗，并配合介入治疗1～2次后进行原发肿瘤切除，术后继续化疗加介入治疗。如肝内转移灶缩减至一个或局限于一侧时，可再争取作转移灶切除术。如转移灶仍属不能切除原则上介入治疗以3次为限，全身化疗一般至少作6疗程，即每3个月评判一次。对无效即病情呈进展的患者可考虑更改化疗方案。

（10）肿瘤位于腹膜反折下，并局限于黏膜或黏膜下层、低恶性、增生型、肿瘤直径<3cm者，可做经肛门或经骶直肠肿瘤局部切除术。

（11）对某些高龄、体弱或伴严重心、肺、肝、肾功能不全、无法耐受经腹手术的低位直肠癌的患者，如肿瘤尚局限于肠壁，其直径<3cm者，可经肛门或骶做直肠肿瘤局部切除术，手术前后加放射治疗及化疗。

（12）如临床检查感直肠肿瘤活动度降低或固定，盆腔CT提示肿瘤已浸润至肠外邻近器官或结构而无远处转移的病例，均应先行术前化放疗或插管介入区域化疗；对伴梗阻的病例，可先行近端暂时性结肠造口减压，经放疗或介入治疗后如肿瘤见缩小，可再行确定性手术，这样可提高切除率和降低局部复发率；如肿瘤未见缩小，可不必再行手术。

（13）肿瘤局部固定、广泛浸润或冰冻盆腔、伴或不伴远处转移或腹腔广泛播散者，则仅做横结肠造口以解除或预防梗阻，并辅以全身化疗。

6.并发急性结肠梗阻时的外科处理

结肠梗阻多系直肠癌的晚期并发症，常呈隐匿性发展，突然发作，或呈渐进逐步加重，因此可表现为急性或慢性、完全性或不完全性，进行性不能缓解或间歇性可逆的。梗阻的原因可以是肿瘤增生、缩窄引起肠腔闭塞，或由于肿瘤部位的急性炎症、充血、水肿、出血、坏死而致阻塞，亦可因钡剂、果核、蔬菜、粪块造成堵塞，加上局部水肿、痉挛而导致完全阻塞，当炎症、水肿消退后，堵塞松动，肠腔又恢复通畅。但不论其梗阻原因为何，一旦发生，均应按急症对待和处理。因为结肠梗阻形成一个闭襻性肠腔，肠腔内压力不断增高，将引起肠壁血管受压，血运障碍而导致缺血、坏死和穿孔。在结肠中，盲肠是肠壁最薄的部分，也是最易发生缺血穿孔的部位，在癌肿局部也可因肿瘤浸润肠壁使之变脆，当肠腔内压力增高而破溃。

鉴于绝大多数梗阻的发生是晚期癌肿不可避免的结果之一，这些患者常伴长期慢性消耗、贫血、长期摄入减少，加上梗阻后水电解质紊乱，多数患者全身情况较差，而不少患者系老年，常伴各种伴发病，因而急症手术死亡率较高。为此，术前务必积极支持、准备，尽可能有效地改善全身情况，以提高患者对手术的耐受性，使急症手术得以顺利完成。为避免闭合肠襻过度扩张而致穿孔，手术前的准备时间必须缩短，具体可视梗阻程度和患者情况而定。术前支持和准备应包括有效的胃肠减压、纠正水电解质紊乱和酸碱平衡失调、快速补充容量、纠正低蛋白和贫血，并给予抗生素特别是抗厌氧菌药物，对心功能不全的患者予以适当处理。通过术前积极准备，手术死亡率可望明显降低。文献报道结肠梗阻的手术死亡率在18%～38%，据作者经验，338例结直肠癌并发结肠梗阻的手术死亡率为10.95%，急症一期切除的手术死亡率3.77%，而结肠造口减压组的手术死亡率为26.5%，表明导致手术死亡率高的主要原因为晚期癌肿本身。

在手术处理上，视患者的具体情况有几种不同的选择：对全身情况良好，局部解剖条件许可的患者应争取做一期肿瘤切除术，不论是否符合做保肛手术的条件，原则上不宜一期吻合，如果近端结肠腔在术中能彻底灌洗清洁，那么一期吻合后近端结肠应做失功性造口，以保证愈合，防止吻合口瘘，二期关闭造口。对于患者全身情况很差，无法耐受一期肿瘤切除手术，或局部肿瘤太大切除有困难者，可先做横结肠襻式造口减压，术后在积极全身支持治疗的同时，辅以区域化疗或放疗，在患者全身情况改善和局部肿瘤缩小后,行二期肿瘤切除术。如急症手术探查发现腹腔广泛转移,肿瘤无切除可能者,横结肠造口是唯一可供选用的术式,术后也不宜考虑放疗,至于是否可行化疗亦应视患者具体情况而定。

拟行急症一期肿瘤切除时,如肿瘤切除后可再行吻合、保留肛门的病例,在肿瘤游离并断离后,应将肿瘤肠段放入一无菌塑料袋中,在肿瘤近端切口,充分排空肠内容,然后自阑尾根部插入一 Foley 导管至盲肠,气囊充气,导管则与阑尾扎紧,自导管内灌入生理盐水 3000～5000ml,最后 1000ml 中加入卡那霉素 1g 或庆大霉素 16 万 U,和 0.5％甲硝唑 200ml,将近端结肠清洗干净,并将肠腔内灌洗液全部排空。这样经术中肠道清洗准备,为一期吻合创造有利的条件,导管拔除后,阑尾切除,残端常规双重单纯结扎。为确保安全,尽管术中肠道灌洗清洁满意,一期吻合病例仍以加做近端横结肠失功性造口为宜。对需做一期腹会阴切除的病例,为减少术中污染,应先断离直肠上端或乙状结肠,将近端结肠提至腹腔外,让肠内容物排入塑料袋内,充分排空,以防肠造口后大量粪便排出而污染切口。

7.直肠癌并发穿孔的外科处理

肠穿孔是直肠癌最严重的并发症,常发生在病变的晚期。穿孔也可发生于癌肿部位,由癌肿溃破所致,亦可发生癌肿近端的结肠,以盲肠最多见。根据穿孔后腹膜污染程度和范围,临床上可表现为弥散性腹膜炎、局限性腹膜炎和局限性脓肿形成。发生弥漫性腹膜炎的患者,常伴有中毒性休克。对发生穿孔的患者,一经诊断,应尽早手术,清除腹腔内粪便,并防止粪便进一步进入腹腔。手术前应积极改善全身情况,有效地防治休克,包括氧吸入、输血、补液、纠正酸中毒、静脉给予广谱抗生素(包括抗厌氧菌药物)和胃肠减压等。一般术前准备时间不宜太长,争取在 1～2 小时内完成。

在手术处理上,目前认为经积极有效的抗休克治疗,多数患者对手术还是能够耐受的。因此,只要患者全身情况许可时,对局部肿瘤,如有可能切除,应尽量争取做一期切除术,此时进行二期切除手术的可能性极小,而一期切除的目的在于去除病灶,杜绝继续污染的来源,无需考虑根治,只能姑息治疗。以往主张对这种急症情况的手术宜越简单越好,然而这种看似安全的近端结肠造口减压,实际上已转流粪便。对癌肿穿孔的病例来说,实际上造口远端至穿孔部位近端这一段肠腔内的积粪,术后继续进入腹腔成为腹腔污染恶化的来源,这是术后再次休克或休克持续无法改善,甚至继续恶化的原因。对于癌肿确已无法切除者,一般以乙状结肠双管造口,一期开放减压,并在术中彻底灌洗清除远端乙状结肠腔内积粪,以尽可能避免远端肠腔内积粪成为污染腹腔的来源。对穿孔发生在近端结肠的病例,穿孔部位应予修补,如穿孔离肿瘤不太远,而癌肿无法一期切除时,亦可利用将穿孔肠段提出腹壁外置造口。总之,对全身情况无法耐受切除术或局部肿瘤无法切除的病例,不应勉强切除手术,而以结肠造口术为首选。

(二)放射治疗

放射治疗是除外科手术切除外第二个比较有效的治疗方法。以往认为放射治疗对直肠癌是属于不太敏感的范畴,但最新的认识,直肠癌是属于放疗敏感有效的范畴,当然放疗并不能替代手术,但却是手术治疗的一个重要辅助手段,尤其对肿瘤术后局部复发的防治具有一定的作用。直肠癌位于盆腔内,一旦癌肿穿透肠壁、侵入直肠周围组织,单纯依靠手术切除无法达到根治的目的,放射治疗则是唯一有助于清除这些沉积在盆腔内癌细胞的措施,作为辅助治疗,放疗的作用在于杀灭癌细胞或降低癌细胞的活力。根据临床上放疗应用的时间和方式不同,辅助放疗可分为外照射,包括术前、术后、术中和夹心外放疗以及腔内放疗两种。而辅助性放疗的目的有三:①降低局部复发率是历来进行辅助治疗,不论术前或术后最主要的目的;②促使肿瘤缩小,使原来不能切除的肿瘤变为可切除,从而提高手术切除率,并达到根治性切除的目的;③通过肿瘤的缩小,特别是肿瘤远端的退缩,使原拟腹会阴切除术者可行保留括约功能的手术。

但作为姑息性治疗为目的时,就需视具体病情而定,包括术后局部复发或局部晚期已不能切除。如局部广泛浸润、冰冻盆腔、经手术探查无法切除,为缓解其疼痛、出血等症状而进行的治疗。根据对放疗的要求不同,放射的剂量也就因人而异。对不拟手术或无法手术的病例可采用总剂量较大、60Gy 的放射治疗。但这里需特别注意对于局部复发或局部进展期属 T_4 的病变有部分经放疗后肿瘤明显缩小变为可切除者,又可再次进行手术。故对于这类病例宜在照射达 45Gy 时进行一次复查,对病变进行评估,对照射后病变无明显进步、改变的病例继续进行照射,对照射后病变有缩小趋势者可暂停照射,每二周复查一次直至 6 周,争取给予再次手术切除的机会。

　　1.术前放疗

　　是指手术前,先放疗。其优点为:①通过放疗使癌细胞活力降低,从而大大降低残留癌细胞的存活率。②使原来巨大、固定的肿瘤缩小,因而显著提高手术切除率,在切除标本的病理检查中显示淋巴结的阳性率明显减少,肿瘤局部浸润深度变浅,个别原先较小的病灶放射后可完全消失,因此术前放疗具有将癌肿降期的效果。③放射生物学的研究表明,癌细胞对射线的敏感性与局部组织的血氧供应呈正相关。术前放疗的肿瘤血供尚未受到手术的破坏,其效果应比手术后放疗更佳。④接受照射的病变肠段术时大部切除,故无肠道放射性损害的问题。

　　术前放疗目前有两种方案。一种是术前短期小剂量,即总剂量 25Gy,1 周内分 5 次,每次 5.0Gy,结束后 1 周内即行手术。这种方案在北欧应用较多,对降低局部复发率的疗效是肯定的。缺点是手术后并发症发生率较高,因为肿瘤来不及缩小,故不能提高切除率,更不能提高保肛手术成功率。因此作为辅助治疗的目的而言三个中只完成了一个,另两个是无法完成的。唯一优点是术前只需 2 周时间即可进行手术,没有延误手术,担心病情进展的危险。原先认为这一方案还有一个缺点,即对病人的长期生存无影响。但最新报道了 SRCT(P=0.008)1168 例随机对照中位随访 13 年的结果,放疗组的总生存率为 38%,对照组 30%,癌肿特异生存率分别为 72% 比 62%(P=0.03),局部复发率分别为 9% 比 26%(P<0.001),据此可以得出结论即使小剂量短期快速术前放疗对局部复发率和长期生存率都是有益的。另一方案是采用中等剂量的术前放疗,其主要缺点为手术必须推迟 10 周,一般照射中等剂量需 4~5 周才能完成,照射后又需休息 6 周,待放射组织的急性反应消退后再行手术,无形中手术需推迟 10 周,因此发生远处转移的概率也就增加。据 Leaming(1980)报道,术前放疗组的局部复发率为 11%,远处转移率为 22%,而单纯手术组的局部复发率为 17%,远处转移率为 15%,说明术前放疗后局部复发确有减少,但远处转移则有所增多。显然放射线对控制局部病变可能有效,但对远处播散的预防却是无能为力。

　　防止和治疗远处的任务应该由化疗来完成。为了进一步提高手术前辅助治疗的疗效,同时也为了减少放疗期间发生远处转移播散的危险性,近年来主张术前放疗时还给予化疗。鉴于 5-FU/LV 是第一个被国际公认对结直肠癌有确切疗效,并批准作为结直肠癌标准辅助化疗方案的药物。此外,还证明 5-FU 具有放射增敏作用,因而将 5-FU/LV 与放疗同时应用。实践证明术前放化疗比单用放疗的效果更佳。当前国际上已接受术前放化疗同时进行的辅助治疗,称为新辅助治疗,并作为局部进展期(T_3、T_4 期)低位直肠癌的标准治疗。从现有资料证明,这种新辅助治疗具有下列几大优点:①能使大量不能切除的病例转变为可手术切除;②能有 13%~20% 病例达到病理肿瘤完全缓解(pCR),显然这是提高无瘤生存的基础;③可使大部分术前判断需作 APR 的病例进行保肛手术;④不良反应并不比单纯术前放疗或术后放化疗大。

　　无疑,放疗的疗效与剂量是正相关的,但大量资料表明术前大剂量放疗并不能达到所期望的作用和疗效,而大剂量放射所产生的组织反应却严重妨碍了手术的进行,因此目前多认为术前放疗以中等剂量(4000~4500cGy)较为合适。最近也有报道术前放射量为 3000cGy,每次照射 250cGy,休息 8 周,再行手术,获得良好疗效。术前放疗对降低局部复发率的疗效较为肯定,但在多数资料中显示其疗效却未反映到 5 年生存率上。Higgins 于(1975 和 1981 年)分别报道美国退伍军人外科肿瘤协作组(CASDG)700 例距肛缘 25cm 内结直肠癌的术前放疗结果,提示对 5 年生存率确有提高。此外,Wassif 等报道一组鹿特丹的资

料表明在 T_3 和 T_4 组病例中,术前放疗总的 5 年生存率明显提高达 50%,对照组仅 18%(P<0.001)。可见术前放疗主要适用于 T_3 和 T_4 包括 N_0 和 N_1 的病变。

放疗对吻合口愈合的影响也与剂量相关,不少资料表明,当剂量>5000cGy 时,吻合口漏的发生明显增加。因此,术前中等剂量放疗是安全的,并不会影响吻合口愈合,而对降低复发和提高疗效则可发挥有益的作用。

2.术后放疗

与术前放疗不同之处在于:①原发肿瘤切除后肿瘤负荷明显减少,放射线对残留癌细胞的作用相应提高。②手术时对可疑有癌肿残留的部位可用银夹作标记,便于术后放射时目标更明确,照射野可缩小,以减轻对周围结构、器官的不必要照射的反应。③直肠肿瘤切除后空出的盆腔常被坠入的小肠占据,而小肠对射线是非常敏感、易受损害的,即使是中等剂量也可产生小肠的放射性损害,轻者发生小肠梗阻,重者甚至发生小肠会阴瘘,这是术后放疗在决定剂量时必须注意避免的问题。Mohuiddin 报道美国 MDAnderson 医院 97 例术后放疗的小肠梗阻发生率为 18%,而单纯手术组术后小肠梗阻发生率为 5%。但其他报道小肠梗阻发生率术后放疗者并不增高。④如果直肠肿瘤切除后盆腔内进行吻合,恢复肠道连续者,术后照射是无法避开吻合口的,因而吻合口狭窄和放射性直肠炎是极为常见的两大放射不良反应,也是比较棘手的后遗症。⑤手术破坏了局部血供,术后血管栓塞,局部组织血氧供应减少,严重影响残癌放射的敏感性和疗效,因此术后放疗也有其不足之处。

然而,术后放疗对降低局部复发率的效果是肯定的。Withers 报道 MDAnderson 医院 55 例术后放疗的盆腔复发率为 9%,143 例单纯手术的盆腔复发率为 25%。Gunderson(1985)报道美国麻省总医院 95 例术后放疗盆腔复发率为 8%,103 例单纯手术的盆腔复发率则高达 43%。但单纯术后放疗对长期生存则无影响,必须配合术后辅助化疗才有生存率的提高。

最近(2003)德国的一组前瞻性随机对照了术前放化疗与术后放化疗对局部进展期(T_3、T_4)低位直肠癌的疗效结果,显示虽然在 5 年无病生存(DFS)和 5 年总生存(OS)二组并无差异,但在局部复发率、保肛率、吻合口狭窄以及急性 3/4 级毒副作用方面,术前放化疗组均明显优于术后放化疗组。这就是当前国际上无论北美或欧洲都接受术前放化疗作为标准治疗的理由。

3.夹心放疗

是指术前放疗+手术+术后放疗,这样可以兼有术前和术后辅助放疗的优点。Mohuiddin(1982)报道 Teffson 大学医院对 25 例 DukesBC 期直肠癌采用夹心放疗,手术日晨照 1 次 500cGy,术后再照 4500cGy,经 6~8 个月随访无盆腔复发。Gunderson(1983)报道国麻省总医院对 13 例 DukesB、C 期直肠癌采用夹心放疗,术前照 5 次共 1000cGy,术后再照 4500cGy,或术前 1 次 500cGy,术后再照 5000cGy,经 26 个月以上的随访,仅 1 例盆腔复发。这些初步结果令人鼓舞的,但其远期疗效尚无确切报道。

4.术中放疗

这是近年来发展的一种新形式,既不同于术前,又不同于术后,但严格地说接近术后放疗,却又避免术后放疗的一些缺点。其特点为肿瘤负荷小,目标明确,血氧供应影响尚小,小肠及其他内脏可予保护避开照射野,一次完成照射,程序简化,不影响整个治疗过程。但多数情况下术中照射常用剂量为 1000~2000cGy,相当外照射剂量的 3 倍,因此术中放射与术前或术后外放射结合可明显提高剂量和疗效,又避免大剂量放疗的反应,尤其适用于局部进展性癌肿。据 MayoClinic(1992)的经验,局部进展性癌行术中放射+外放射与单纯外放射相比,局部复发率明显降低,分别为 20% 与 76%;存活率明显提高,3 年生存率分别为 50% 与 24%。

5.腔内放疗

包括接触放疗与 192Ag 间质治疗两部分。先行接触放疗,6 周内照射 4 次,每次持续不超过 2 分钟,剂量在 20～30Gy,其目的是使肿瘤突出部分明显缩小。间隔 4～6 周后在肿瘤内插入两根 4cm 长 192Ag 针,两针间隔 16mm,24 小时内可释放出 20～30Gy 照射量。由于腔内放射采用的是低电压,穿透力弱,对肠壁外,特别是区域淋巴结并无作用,因此只适用于 T_1 和 T_2 分化良好或中等分化的隆起型伴或不伴浅表溃疡、活动度大、容易叩及的 <4cm 的腺癌。据 Berard 报道,按上述标准治疗,复发率为 45%。但其他一些学者报道复发率达 18%～30%。Papillon 等认为结果差异的唯一解释是,病例选择和放射技术的不同。192Ag 植入确可增加肿瘤控制的机会,这是其他一些报道中未注意到的。

(三)化学疗法

化学治疗在结直肠癌治疗中不但是一个重要组成部分,而且已成为不可或缺的部分。随着新一代化疗药物的不断开发,其疗效非常突出,其地位也就日显重要。虽然它不能取代外科手术,但对外科手术的辅助作用却已是有目共睹,不容否认的事实。过去认为化疗可有可无,只能缓解症状,只能起一个延长生存的姑息作用,没有长期生存的效果。现在已经证明化疗与外科手术结合可提高外科手术的疗效,并提高术后的长期生存,因而化疗作为外科手术的辅助地位也就被确立下来。

1.术后辅助治疗

(1)现有几种可供选用标准化疗方案的发展:氟尿嘧啶(5-FU)是第一个被国际认可,对结直肠癌有效的化疗药物。因为它的效应确切、重复性好,毒副作用相对较轻,单药应用对疗效低,有效时限短,对有效病例延长生存时间在 6～12 个月,对生存率无影响,似乎并不能提高 5 年生存率。Higgin 等首先报道在 1～4 个淋巴结阳性病例中,术后联合应用 5-FU 与甲基亚硝脲(MeCCNU)组的 5 年生存率(51%)明显高于单纯手术组(31%)。接着 Buyse 等综合 27 个随机研究近 10000 例接受术后辅助化疗的资料中发现,联合应用 5-FU 患者的 5 年死亡率比对照组减少 17%,表明辅助化疗是有效的。其中有两个最引人注目的报道是美国 NSABP 的 C-O1 研究和 NCI 国际协作组的 INT-035 研究。前者在 1166 例随即对照研究中显示接受 MOF(5-FU+长春新碱+甲基亚硝脲)组的 5 年生存率(67%)比对照组(59%)高,P<0.05。INT-035 研究重复了 MayoClinic 和 NCCTG 的早期研究,在 929 例淋巴结阳性病例的随机对照研究中发现接受了 5-FU+左旋咪唑(Lev)组的复发危险性降低 41%,总的 5 年生存率提高 33%(65% 比 54%,P<0.05);单独应用 Lev 则无任何效果,因此在 1990 年 NIH 会议上一致推荐 5-FU+Lev 作为标准化疗方案。继之,MNSABPc04、GINIO-JITAC-01、NSABPc-03 等一系列研究中 5-FU 与四氢叶酸钙(LV)联合的疗效优于 MOF,总生存率分别为 84% 比 77%,且毒副作用更轻(1% 比 16%);5-FU+Lev 与 5-FU+LV 相比略逊于 5-FU+LV,5-FU+LV 再加 Lev 效果并不更佳,但毒副作用更大;5-FU+LV 用 6 个月已足够,5-FU+Lev 需用 12 月疗效才与 5-FU+LV 相仿,如只用 6 个月则疗效达不到 5-FU+LV。上述研究反复证明了以 5-FU 为主的辅助化疗对 DukesC 期(Ⅲ期)结直肠癌具有提高 5 年生存率的作用。同时 5-FU+LV 亦被国际正式确认为第一个标准辅助化疗方案。

在具体实施上,MayoClinic 采用静脉推注 LV 和 5-FU,连续 5 天,每月一次为一疗程,连续给 6 个疗程。在欧洲,则采用静脉持续滴注 LV 和 5-FU,每天剂量 24 小时内滴完,连续应用 2 天,每 2 周一次作为一周期,2 个周期为一疗程,同样应用 6 个月共 12 周期。两种不同用法究竟有何区别?从药动学角度5-FU+LV 是 S 期特异血浆半衰期极短,仅 8～14 分钟的药物。因而采用持续静脉滴注以提高肿瘤细胞毒的作用在理论上是合理的。通过 6 个随机对照 1219 例荟萃分析显示,虽然在总的生存率上差异不著,但静脉滴注组的有效率(RR)22%,静脉推注组 14%,差异明显。在不良反应上中性粒细胞减少滴注组仅 4%,推注组 31%,手足综合征滴注组 34% 明显高于推注组,其他不良反应则二组间并无明显差异。这些资料表明滴注的不良反应较推注要轻。因而被欧洲各国广泛采用。在美国,部分学者认为推注更为方便对改善患者生活质量有利故仍采用推注。总之,目前在具体应用中不但在给药方法上有差异,在具体剂量上也出现了许多不同的方案。但有一点是肯定的,即不论滴注或推注,大剂量 LV 或小剂量 LV,5-FU 剂量又如何,反正 5-FU 与 LV 联合用于术后辅助治疗,用足 6 个月的疗程对提高术后 5 年生存率都是有效的,而且没有明显差别。

随着新一代化疗药物的不断开发和出现,伊利替康和奥沙利铂在转移性结直肠癌一线治疗中显示出良好疗效。欧洲的多中心国际研究 MOSAIC 汇集了 2248 例 Ⅱ 期和 Ⅲ 期结肠癌病例随机应用奥沙利铂(OXA)+5-FU/LV(FOLFOX4)进行辅助治疗,并与 5-FU/LV 进行对照,结果显示全组 3 年无病生存率(DFS)FOLFOX4 组为 77.9%,明显优于 5-FU/LV 组 72.8%,P<0.01。Ⅱ 期的 3 年无病生存率分别为 86.6% 和 83.9%。Ⅲ 期的 DFS 为 71.8%,5-FU/LV 65.5%。4 年时全组总的 DFS 分别为 75.9% 比 69.1%(P=0.0008),Ⅲ 期 DFS 分别为 69.7% 比 61.0%(P=0.002),Ⅱ 期 85.1% 比 81.3%(P=0.179)。2005 年更新 2004 年 DFS 全组分别为 75.9% 比 69.1%(P=0.0008)Ⅲ 期分别为 69.7% 比 61.0%(P=0.002),Ⅱ 期 85.1% 比 81.3%(P=0.179)。这一结果证实 FOLFOX4 作为联合化疗明显优于 5-FU/LV,并被国际公认作为 Ⅲ 期结直肠癌辅助化疗的标准治疗,可用于取代 5-FU/LV。但从不良反应而言,FOLFOX4 的不良反应特别是中性细胞减少的发生率 41.1% 远远高于 5-FU/LV 的 4.7%,中性粒细胞减少性发热和败血症的发生率也明显偏高;胃肠道反应包括腹泻、呕吐的发生率 FOLFOX4 组亦比 5-FU/LV 组高。但各种原因导致的死亡并无差异。因而认为还是安全的,但不良反应发生率的增加在具体应用时是必须考虑和重视的一个问题。

卡培他滨是新一代氟嘧啶类前体药,由口服给药。其作用能模拟持续静脉滴注,具有安全避免静脉穿刺和静脉炎,使用方便,病人顺应性佳,既减少医护工作者时间及工作量,又提高患者生活质量,延长患者与家人团聚时间等优点。在进展期病变一线治疗其缓解率(RR)明显高于 5-FU/LV(P<0.0002)而不良反应的发生率除手足综合征外的明显低于 5-FU/LV。在对 Ⅲ 期结肠癌辅助化疗的 X-ACT 研究中,通过 1987 例的随机对照研究显示 3 年无病生存(DFS)64.2% 比 60.6%(P=0.0528),两组差异不显著;3 年无复发生存率(RFS)65.5% 比 61.9%(P=0.0407),表明有明显差异;总生存率(OS)81.3% 比 77.6%(P=0.0706),无显著差异。在进一步多变量分析时则显示 DFS(P=0.014)、RFS(P=0.003)和 OS(P=0.0208)均有显著差异,不良反应则明显低于 5-FU/LV。因而 2005 年 3 月 31 日、2005 年 6 月 15 日先后被欧洲药监管理局(EMEA)和美国食品和药品监督管理局(FDA)批准为 Ⅲ 期结肠癌患者术后辅助化疗的标准治疗方案。

(2)Ⅱ 期结直肠癌术后是否需给辅助化疗:至此 Ⅲ 期结直肠癌的辅助化疗已有 3 个可供选用的标准治疗方案。那么 Ⅱ 期结直肠癌是否应给予术后辅助化疗呢?从上述的资料,答案是否定的。当然最近有两个研究是支持 Ⅱ 期应用辅助化疗的。一个是 JCO 多项临床试验回归分析,另一个是 QUASAR 研究结果。后者比较了化疗组与观察组,结果显示化疗组复发率 15.4% 观察组 19.1%(P=0.04),5 年复发率化疗组 22.2% 观察组 26.2%(P=0.001),5 年生存率化疗组 80.3% 观察组 77.4%(P=0.02)。显然 Ⅱ 期病例从术后辅助化疗所得到的是 5 年生存率仅提高 3%。因此目前尚不推荐对 Ⅱ 期患者常规进行术后的辅助治疗,而是应根据 Ⅱ 期结肠癌的风险评估原则进行评估,对具有高危因素的患者应推荐辅助化疗。根据 ASCO 指南高危因素包括下列几项:T_4 期病变,肠梗阻,肠穿孔,低分化肿瘤,静脉、淋巴管侵犯,神经周围浸润,以及受检淋巴结<10 个。

(3)术后辅助化疗应从何时开始:辅助化疗的目的有二,一是清除术前和术时可能存在和出现在体内的肿瘤细胞以防止术后转移和复发的发生;二是消灭未被发现的微转移,彻底清除残留的癌灶。因此为了达到这一目的,术后辅助化疗当然宜早不宜迟。但又必须考虑手术创伤对患者机体的影响,是否能耐受化疗药物对机体可能产生的不良反应。因此具体需视患者术后康复的情况来决定。原则上应争取在术后4～6周时开始,尽量勿超过6周。据瑞典的一个Ⅲ期结肠癌辅助治疗研究报道8周以上化疗患者的存活率比8周内化疗组差,与单纯手术组相同。同样地在SAFFA研究中手术后超过8周开始辅助治疗的患者存活率明显降低。

2.进展期和转移性结直肠癌的化疗

至今为止,临床所见至少75%属中晚期,约有25%出现临床症状时已伴转移性病变,而且最后约有50%病例将死于转移性病变。在可以手术切除的肝或肺转移患者中约有25%～30%的5年生存率,而绝大多数的转移性病变出现时已属不能手术切除的病变。对这些患者,化疗就成了唯一的治疗选择。

自20世纪50年代氟尿嘧啶(5-FU)问世,并首先成为转移性结直肠癌化疗的支柱性药物,然而其有效率亦仅10%～20%左右,且每位总的生存时间也仅11～12个月左右。因为最初证实有效的方案是美国Mayo Clinic介绍静脉推注连续5天,每月一次为一疗程的方案,此后de Gramont等证实采用持续滴注的给药方法缓解率有所提高,肿瘤进展时间(TTP)延长,中位生存时间虽无明显改变,但毒副作用发生率明显降低,症状明显减轻,尤其是中性粒细胞减少,发生率降低。因而已成为当前国际上更多国家和学者愿意采用的给药方法。

20世纪90年代后期伊利替康和奥沙利铂的相继问世,通过大组国际性多中心随机对照研究迅速证明无论是伊利替康与5-FU/LV(FOLFIRI)联合应用或奥沙利铂与5-FU/LV(FOLFOX)联合应用,在总的缓解率(RR),肿瘤进展时间(TTP),或无进展生存(PFS),总的生存时间上均明显优于5-FU/LV。只是不良反应的发生率,特别是中性粒细胞减少的发生率显著增高,奥沙利铂有周围神经毒的反应,伊利替康则有迟发性腹泻的反应。但与5-FU/LV相比并未增加死亡率,可以认为还是安全的。因而FOLFIRI与FOLFOX迅速被国际接受为转移性和进展性结直肠癌的一线化疗方案。而且在进一步的研究中还证明,当应用FOLFOX方案失败后再用FOLFIRI或在应用FOLFIRI失败后再用FOLFOX依然有效,而且何者先用,何者后用,在最后总的生存时间上并无明显差异,而患者的最终生存时间从原来5-FU/LV的12个月,现在可延长至2年(24个月)左右,疗效无疑有了显著提高。

由于新一代口服氟嘧啶类药物卡培他滨的出现,其疗效至少不比5-FU/LV差,而不良反应的发生率明显降低,使用安全而方便,因而迅速成为在联合化疗方案中取代5-FU/LV并成为当前发展的一个新趋势。XELOX、XELIRI、CAPOX、CAPIRI方案正在成为当前新的国际性多中心随机研究的内容。至少初步结果表明是安全的,疗效也是不错的,并有可能取代FOLFIRI和FOLFOX成为新一代的一线治疗方案。

总之,对转移性和进展期结直肠癌的化学治疗至少目前可得出下列结论。

(1)5-FU/LV静脉滴注比静脉推注是一个更为令人满意的途径。

(2)两种化疗药物联合应用治疗转移性结直肠癌比单用5-FU/LV更为有效。

(3)5-FU/LV和伊利替康与5-FU/LV和奥沙利铂在疗效上相仿,并无明显差异,只是在不良反应上二者有所不同,因此可视患者具体情况进行选用。

(4)口服氟嘧啶类药物——卡培他滨至少像5-FU/LV一样有效。卡培他滨与奥沙利铂或伊利替康联合的研究表明在这些联合中卡培他滨是可以被接受取代5-FU/LV的。

(5)在进展期患者情况良好的条件下,是可以进行二线治疗的。在伊利替康失败的患者可以用FOL-FOX,是一种合理的更换;在奥沙利铂失败的患者,FOLFIRI或伊利替康是可以选用的替代方案。

(6)转移性结直肠癌采用现有的三种药物(5-FU/LV、伊利替康、奥沙利铂)可以提高总的生存率。

（四）分子靶向治疗

历来对肿瘤的药物治疗主要对象是肿瘤细胞。希望能找到一种对肿瘤细胞杀伤力大的药物，能消灭体内的肿瘤细胞。然而至今为止还没有一种药物可达到这样的要求。尤其对实体瘤。之后曾想到采用提高机体免疫功能来达到最终杀灭肿瘤细胞之目的，但通过临床实践显示依靠提高免疫力对控制肿瘤发展的作用不大。即使与化疗联合亦未能显示令人满意的效果。随着肿瘤分子生物学的进展，开始将治疗目标转至肿瘤发生的源头——基因。希望通过改变基因的手段来达到提高治疗效果，控制肿瘤的发生和发展，这就是分子靶向治疗的最初设想。鉴于肿瘤的发生和发展是一个对阶段、多步骤的过程，其中涉及的原癌基因与抑癌基因的突变、表达，不但为数众多，相互制约关系更为复杂，但这已成为当前研究热点和深受关注的课题。目前在结直肠癌中已获证明被开发有效的药物有下列几种。

1.贝伐单抗

这是一种血管生成的抑制剂，是人源性单克隆抗体。它的靶点是 VEGF 基因。其作用即在 VEGF 与其受体结合前先与 VEGF 结合从而使其灭活。VEGF 是血管形成和新生血管发展的主要成分。肿瘤在达到 $1\sim2mm$ 时，肿瘤细胞可以通过扩散，从其周围液体中获得营养和氧。一旦肿瘤大小进一步增大，必须要有新生血管来支持肿瘤。VEGF 是激起这些新生血管的信号系统中的关键组成部分。为阻断新生血管生成过程，目前已进行了许多研究。贝伐单抗是被证实唯一在结直肠癌中有实质性作用的药物。通过大量Ⅱ期和Ⅲ期临床研究，贝伐单抗用于治疗进展期和转移性结直肠癌的疗效已获肯定。因而贝伐单抗已获美国 FDA 首批应用于临床，同时这些研究结果为贝伐单抗的临床应用提供了下列参考意见。

（1）大剂量（10mg/kg）与小剂量（5mg/kg）同样有效，但似乎小剂量疗效更高，且不良反应亦较轻，较少。因此以选用 5mg/kg 为宜。

（2）在结直肠癌中单用贝伐单抗几乎是无作用的，必须与标准化疗联合应用。

（3）贝伐单抗不会引起化疗中所见的那些副反应包括恶心、呕吐、腹泻、血细胞减少和乏力等。它有自身独有的严重毒副作用如高血压、蛋白尿、动脉血栓形成、黏膜出血（主要是鼻腔）、伤口愈合受损以及胃肠道穿孔。

（4）贝伐单抗可以与 5-FU/LV 联合应用，也可以与 FOLFOX 联合应用，与 XELOX 联合应用。目前临床上常应用 FOLFIRI 或 FOLFOX 作为一线方案，加用贝伐单抗 5mg/kg 每 2 周一次联合治疗。当然其最终疗效如何，尚有待进一步临床研究。

在临床应用贝伐单抗时还有二点需注意：①目前尚无证据支持贝伐单抗用于结直肠癌辅助治疗。因为作为抗血管生成的策略对微转移可能是无效的。另外贝伐单抗可引起严重的致命的毒副作用。因此在辅助治疗中应用贝伐单抗仅限于有良好设计的临床研究。②静脉推注的 5-FU/LV 与贝伐单抗联合治疗对 5-FU、伊利替康、奥沙利铂已失效的结直肠癌患者是无效的。

2.西妥昔单抗（爱必妥）

这是一种表皮生长因子受体（EGFR）抑制剂，是一种嵌合体单克隆抗体选择性地与表皮生长因子受体（EGFR）结合。EGFR 则是一个 170000kD 跨膜糖蛋白，它在信号发送途径中影响细胞生长、分化和生存。通过 c-225 结合到 EGFR 受体结合部位，阻止受体细胞内酪氨酸激酶的磷酸化，从而阻止受体发送信号。临床前的模型表明无论在体外或体内单药西妥昔单抗对结直肠癌都有效，与化疗药物联合应用效果更佳。推荐剂量为 400mg/m² 第一周，以后每周给 250mg/m² 静脉滴注 1 小时以上。120 例结直肠癌患者应用伊利替康（CPT-11）失败后加用西妥昔单抗仍有 22.5% 的客观有效率（RR），75% 患者出现皮疹，12% 为 3 级。这种皮疹酷似粉刺（痤疮）但不是粉刺，而是 EGFR 抑制剂的一个特征。此外还有 3 例出现严重过敏反应而停用。随后的临床研究显示了 c-225 与每周滴注 5-FU/LV 联合和与 FOLFIRI 联合或与每周滴注 FOLFOX 联合都有效。

3.其他 EGFR 靶向药物

(1)Panitumumab(ABX-EGF)是一种完全人类化的单克隆抗体,其靶点也是 EGFR。在Ⅱ期临床研究中显示 RR 为 10%,SD 38%。中位有效时间 5.2 个月,中位生存时间 7.9 个月。绝大部分患者有粉刺样皮疹。在 148 例患者中仅 1 例出现剂量限制性过敏反应,表明这一药物比西妥昔单抗过敏反应的发生率低。虽然这样比较是非随机的,但是此药在作用方式和单药有效性方面与西妥昔单抗完全相同。在一个Ⅱ期临床研究中 19 例一线治疗用伊利替康/5-FU/LV＋Panitumumab 的 RR 为 47%,SD 为 32%。

(2)Matuzumab(EDM 72000)另一个完全人类化的抗 EGFR 的单克隆抗体。在早期临床研究中已显示了在结直肠癌中的抗肿瘤作用。

(3)与抗 EGFR 单克隆抗体相比,EGFR 的酪氨酸激酶抑制剂在转移性结直肠癌中的地位尚未广泛研究。然而 gefitinib 作为单药在化疗失效的结直肠癌中无效,与 FOLFOX 联合一线治疗 RR 达 78%。二线在 30%～33%,但毒副作用也大,3/4 级腹泻达 49%。Erlotinib 与 XELOX 联合较可行,但不太有效,与 FOLFOX 联合看来也是可行的。总之,尚有待进一步临床研究来证实。

4.抗 EGFR 与血管生长抑制剂联合应用

动物模型表明将 EGFR 抑制剂和抑制 VEGFR 的药物联合应用可起到增强疗效和协同作用。据此进行了将西妥昔单抗与贝伐单抗联合与伊利替康或不加用伊利替康治疗对伊利替康已失效的结直肠癌患者进行比对。伊利替康剂量为原已失效时应用的剂量,西妥昔单抗按 $400mg/m^2$ 第 1 周,$250mg/m^2$ 第 2 周起每周一次,贝伐单抗则为 $5mg/kg$ 每 2 周一次,三药联合组(n＝47 例)RR 37%,TTP 7.9 个月,两种单抗联合组(n＝40)RR 20%,TTP 5.6 个月。从现有研究表明两种不同单抗药物联合应用加或不加伊利替康不但是有效的,也是安全可行的。

总之,分子靶向治疗为进展期和转移性结直肠癌患者提供了进一步延长生存期的希望。但如何更合理选用这些药物来达到满意的效果还有许多有待进一步研究和阐明的问题。无疑,分子靶向治疗代表了当前最新的发展和未来发展的趋势,是值得大家关注和去探索的一个新领域。

（冯　毅）

第十章　肝肿瘤

第一节　肝癌的诊断与分期

肝癌出现了典型的临床症状,诊断并不困难,但往往已经是晚期。所以,凡是中年以上,特别是乙肝、肝硬化的患者如有原因不明的肝区疼痛、消瘦、进行性肝大者,应及时作详细检查。目前,采用甲胎蛋白(AFP)检测、B型超声、CT等实验室和现代影像学检查,诊断正确率可达90%以上,有助于早期发现,甚至可检出无症状或体征的极早期小肝癌病例。

一、实验室检查

(一)甲胎蛋白(AFP)

AFP测定对诊断肝癌有相对的专一性,检测肝癌最特异的标志,具有确立诊断,早期诊断、判断疗效和复发、估计预后等价值,并可广泛用于肝癌的普查。①确立诊断:临床认为,AFP≥200μg/L持续2个月或AFP>400μg/L持续1个月,无活动性肝病的证据,并排除妊娠和生殖腺胚胎癌,即可做出肝癌的诊断。②早期诊断:因为AFP由肝癌细胞产生,因此,当体内仅有少量癌变细胞时,AFP即可升高。根据AFP升高对肝癌做出诊断,可早于肝癌症状出现6~12个月,有助于对肝癌做出早期诊断,从而早期治疗,有助于改善肝癌的治疗效果。③判断疗效、判断复发:肝癌的根治性切除后,体内没有产生AFP的肝癌细胞,血中AFP含量的下降则会遵循其半衰期规律,约每3~9.5天减半,一般在2个月内降至正常水平。如果手术后AFP水平不下降或下降较慢,则需要考虑是否有残留肝内病灶或肿瘤有远处转移。如果AFP水平降至正常后再次升高,则高度怀疑肝癌复发。同理,AFP也可用于判断射频消融等局部治疗及TACE治疗的疗效。④估计预后:肝癌血清中的AFP主要由肝癌细胞产生,因此AFP含量在一定程度上可反映肿瘤的情况。临床研究发现,AFP的浓度及其动态变化与肝癌患者的症状、预后和肝癌分化程度有关。肝癌早期患者AFP含量远远低于中晚期患者。一般肿瘤越小,AFP含量越低。肝细胞癌的AFP含量最高,阳性率可达70%,混合型肝癌约占25%,肝胆管细胞癌一般均为阴性。患者血AFP浓度越高,上升越快,症状多越严重,预后较差,肿瘤细胞分化程度越低。血浓度低者可能有两种情况:一类症状较轻,预后较好,肿瘤细胞分化程度较好;另一类症状较重,预后很差,肿瘤细胞分化程度多较差。⑤肝癌的普查:相对于B超、CT、MR等影像学检查,AFP普查肝癌具有方便简单、费用低且特异性高等优点,可广泛用于肝癌的普查。

(二)其他肿瘤标志物

肝癌的各种标志物甚多,但对原发性肝癌缺乏特异性。联合检测对AFP阴性病例有一定参考价值。

其他应用比较普遍的标志物还有：AFP 异质体、α-L-岩藻糖苷酶（AFU）、异常凝血酶原（APT）、CA19-9、癌胚抗原、组织多肽特异性抗原等。

二、影像学检查

现代影像学技术的发展，使肝癌的早期发现、早期诊断成为可能，并使肝癌的定性、定位诊断水平再次发生重大飞跃。

（一）超声检查

超声检查是肝癌诊断必不可少的检查项目，因其方便、有效、无创伤、价格低廉、可重复使用，被认为是肝癌普查和随访的首选方法。B 超检出的低限是 1～2cm，可清楚显示肝内胆管扩张和门静脉、肝静脉、下腔静脉内有无癌栓。彩色多普勒超声除具备 B 超的一般特征外，尚具有观察病灶内动脉血流频谱和肝内血管通畅度的特点，对癌栓诊断更明确。近年来，随着超声造影剂研究方面的发展，超声造影被越来越多的运用到肝癌的诊断中，提高了 B 超下小肝癌和肝内微小转移灶的检出率。

1.普通 B 超及超声多普勒表现

原发性肝癌的超声分型可延用大体病理学的分型方法，即分为巨块型、结节型和弥漫型。

（1）巨块型：一般表现为球形膨胀性生长肿块，边界清楚但不规则，少数在肝实质中浸润生长，边界模糊。肿块多为强回声，粗而不均，强回声中多可见不均质低回声区，部分中心可见坏死液性腔，表现为低或无回声区。瘤内有时可见"块中块"征，是多个肿瘤整合而成的特征性表现。肿块周边或附近区域，常可探及直径 1～2cm 的播散结节。肿块边缘多有低回声晕，较薄，表现为外线模糊，内线清楚。彩色多普勒超声一般显示肿块内血供丰富，可见较粗大的血管直接伸入肿瘤内并发出分支供应肿瘤。部分表现为围绕肿瘤周边丰富的血流并向瘤内发现小分支。多普勒频谱一般表现为丰富的动脉样血液。较粗大的血管多为高速动脉血流，瘤内点状血流表现为低速低阻血流。因肝癌多在肝硬化基础上发生，表现为肝实质回声弥漫性增强。

（2）结节型：表现为肝内 1 个或多个实性肿块，形态一般较规则，呈圆形或椭圆形，一般边界清楚。直径＜3cm 的肝癌因瘤内成分相对均一，以低回声多见，而较大的肿瘤因内部可出现坏死，多呈混合性回声或强回声。肿块周边多有薄的低回声晕。部分肿瘤可伴侧方声影，在强回声肝癌中尤有意义。肝癌后方回声可有轻度增强。彩色多普勒显示肿瘤血供丰富，肿瘤内或周边可见丰富的动脉血流。结节型肝癌多在肝硬化背景上发生，多表现为肝实质回声弥漫性增强。

（3）弥漫型：表现为肝脏肿大，形态失常，肝实质回声极不均匀，其内可见斑块状强回声弥漫而不均匀分布于肝实质内，难以分辨出肿瘤的边界。肝内正常结构紊乱，肿瘤附近管道走行变形、扭曲。门静脉壁显示不清或残缺，常于门静脉管腔内探及实性的癌栓回声，该征象是诊断肝癌的重要特征。晚期出现淋巴结转移时，可见肝门部、胰腺周围及腹膜后大血管旁有肿大的淋巴结。彩色多普勒多显示肝门部肝动脉明显扩张，其在肝内分布紊乱。门静脉管壁扭曲、不规则，流速缓慢，部分可见充盈缺损。如在实变的门静脉内引出动脉血流，对明确诊断癌栓有重要意义。

2.超声造影

又称声学造影，是利用造影剂使用后散射回声增强，明显提高超声诊断的分辨力、敏感性和特异性的技术。随着仪器性能的改进和新型声学造影剂的出现，超声造影已能有效地增强心肌、肝、肾、脑等实质性器官的二维超声影像和血流多普勒信号，反映和观察正常组织和病变组织的血流灌注情况，已成为超声诊断的一个十分重要和很有前途的发展方向。有人把它看作是继二维超声、多普勒和彩色血流成像之后的第三次革命。肝癌的超声造影表现类似于肝癌 CT 检查的表现。主要表现为动脉相肿瘤的增强，门静脉相迅速消退。

超声造影原理：血细胞的散射回声强度比软组织低 1000～10000 倍，在二维图表现为"无回声"，对于心腔内内膜或大血管的边界通常容易识别。但由于混响存在和分辨力的限制，有时心内膜显示模糊，无法显示小血管。超声造影是通过造影剂来增强血液的背向散射，使血流清楚显示，从而达到对某些疾病进行鉴别诊断目的的一种技术。由于在血液中的造影剂回声比心壁更均匀，而且造影剂是随血液流动的，不易产生伪像。

对于不同的应用，需要选用不同的造影剂。目前最受关注的是用来观察组织灌注状态的微气泡造影剂。通常把直径小于 $10\mu m$ 的小气泡称为微气泡。造影剂的分代是依据微泡内包裹气体的种类来划分的。第一代造影剂微泡内含空气，第二代造影剂微泡内含惰性气体。以德国先灵利声显为代表的第一代微气泡声学造影剂，其包裹空气的壳厚、易破，谐振能力差，而且不够稳定。当气泡不破裂时，谐波很弱，而气泡破裂时谐波很丰富。所以通常采用爆破微泡的方式进行成像。它利用爆破的瞬间产生强度较高的谐波。心脏应用时，采用心电触发，腹部应用时，采用手动触发。以意大利博莱科声诺维为代表的第二代微气泡造影剂，其内含高密度的惰性气体六氟化硫，稳定性好，造影剂有薄而柔软的外膜，在低声压的作用下，微气泡也具有好的谐振特性，振而不破，能产生较强的谐波信号，可以获取较低噪声的实时谐波图像，这种低MI 的声束能有效地保存脏器内的微泡，而不被击破，有利于有较长时间扫描各个切面。由于新一代造影剂的发展，使得实时灰阶灌注成像成为可能。

但是，B 超诊断肝癌时也存在缺点：容易受肺和肋骨的影响，存在超声难以检测到的盲区。检查结果重复性差，其准确程度受操作者的解剖知识和经验、以及操作水平的高低、是否细致的影响。

（二）电子计算机断层扫描（CT）

CT 已成为肝癌定位和定性诊断中最重要的常规检查项目。CT 可帮助临床医生明确肝癌的诊断，准确地显示病灶在肝内的位置、数目、大小及其与重要血管的关系，对决定治疗方案有着非常重要的作用。因此，有条件时肝癌的 CT 检查应为必需项目。

肝癌在 CT 平扫上表现为圆形、椭圆形、片状或不规则的低密度影，CT 值约 34HU，低于正常肝组织 20HU 左右；肿瘤内部密度不均匀；边缘清楚或不清，此取决于肿瘤有无包膜以及病灶周围是否有侵犯。注射造影剂后，肝动脉期癌瘤呈高密度增强；门脉期内肝组织的密度不断上升，肿瘤密度逐渐下降，此期内，肝组织的密度增高较多，而相比之下癌灶的密度增高较小，与正常肝组织的 CT 值相差更大，癌灶的边界在CT 更加清楚。病灶中心不增强的低密度区为肿瘤坏死。当门静脉有瘤栓时，CT 平扫示门静脉扩张、腔内有高密度影，增强后则为腔内低密度影或密度不均。

对于常规 CT 难以诊断的肝内微小病灶，可行 CT 合并肝动脉造影（CTA），或经肝动脉注入碘化油后 1～3 周，再行 CT 检查，由于碘化油有亲肿瘤作用，并能较长时间滞留于肿瘤的血管中达数周甚至数月，此时的 Lipiodol-CT（亦称 LP-CT）可检出 0.5cm 的微小肝癌。

（三）磁共振成像（MRI）

MRI 是一种非放射性检查方法，不应用含碘造影剂，目前对肝癌诊断的应用还不及 CT 广泛，可作为CT 诊断的辅助和补充手段。肝癌在 MRI 表现为：T_1 加权像上为低信号，T_2 加权像上为高信号，N(H) 加权像多数病例肿瘤部分与周围肝实质信号差别不大或肿瘤部分表现为略高的信号。巨块和结节型肝癌MRI 能很好地显示出肿瘤的部位、大小和范围。弥漫型肝癌则常显示不清。如瘤内中心坏死，MR1 可见瘤内高低信号共存混杂；门静脉、肝静脉和下腔静脉中的瘤栓可使血液流动效应消失，在 T_1 加权和 N(H) 加权像上呈较高的信号，在 T_2 加权像上呈较低的信号。

（四）肝动脉造影

自 1953 年 Seldinger 创用经皮穿刺股动脉插管的方法行内脏血管造影以来,选择性或超选择性肝动脉造影已成为肝癌诊断中的重要手段之一。但由于此法属侵入性技术,加上左肝和乏血管型肝癌显示略差,在定位诊断方面多首选 CT 与 B 超。目前的检查指征为:临床疑肝癌或 AFP 阳性而其他影像学检查阴性者;各种非侵入性显像方法难以确定占位病变性质者;或作肝动脉栓塞疗法者。

原发性肝癌的肝动脉造影主要表现为:①肿瘤血管,出现于早期动脉相,见肿瘤区内出现管腔大小不均的紊乱血管;②肿瘤染色,出现于实质相,肿瘤密度较周围肝实质浓,显出肿瘤的大小和形态;③肝动脉及其分支移位、扭曲、拉直或扩张;④肝动脉分支受肿瘤侵犯可呈锯齿状、串珠状或僵硬状态;⑤动静脉瘘;⑥"池状"或"湖状"造影剂充盈区等。

（五）放射性核素显像

放射性核素显像以前曾是肝癌诊断的重要手段之一。但由于核素显像的分辨率低,随着 CT、B 超、MRI 等显像技术的发展,核素显像检查的临床应用价值有所下降。近年由于单光子发射计算机断层仪(SPECT)和单克隆抗体作放射免疫显像的应用,其重要性又得到一定的重视。常用于肝癌临床诊断的检查有:^{99m}Tc-PMT 扫描、SPECT 显像和肝血池显像等。肝血池显像常用于肝癌与血管瘤的鉴别诊断。

近年来,PET 显像获得了长足的进展,^{18}F-FDGPET-CT 被越来越多的应用于肝癌的诊断中。^{18}氟标记的氟代脱氧葡萄糖(^{18}F-FDG)是葡萄糖的类似物,进入体内即可参与葡萄糖代谢。由于恶性肿瘤细胞具有生长快、细胞葡萄糖转运蛋白增多和细胞内磷酸化酶活性增高等生物学特性,使肿瘤细胞内的糖代谢显著增加,FDG-PET 显像表现为放射性浓聚,同时用半定量指标 SUV 值进行定量分析。^{18}F-FDG-PET 在肿瘤诊断中的作用有以下几个方面:①查找肿瘤的原发部位。②早期发现肿瘤。③评价肿瘤的良、恶性及恶性程度。④肿瘤的临床分期。⑤肿瘤治疗后的疗效评估,确定有无残留或复发。肝脏是葡萄糖代谢的主要器官,肝癌组织中 FDG 聚集原因目前的主要观点认为:正常肝脏组织磷酸化酶(己糖激酶)活性低而去磷酸化酶活性高(葡萄糖-6-磷酸酶),结果是磷酸化率(K3)与去磷酸化率(K4)之比为常数;在肝脏肿瘤中则与之相反,去磷酸化酶活性增高,K4/K3 比例倒置,肝肿瘤的 PET 图像的多变性与 K4/K3 呈正相关。并有作者指出利用动态 PET 肝脏肿瘤显像分析 ^{18}F-FDG 代谢模型可以预测细胞的分化程度及预后,也可以反应肿瘤对治疗的反应程度。

据国内报道:^{18}F-FDG 对肝细胞癌的阳性预测率可达 55%,但国外 Trojan J 等研究证明 FDG 对肝细胞癌的诊断价值有限。肝癌的 PET 形态学表现多变,分的不均是主要的特点,同一病灶的不同部分及不同病灶放射性分布不一致。另外,有人研究了肝内病变 FDG 的摄取情况,认为肝内的占位性病变对 ^{18}F-FDG 的摄取可以分成四种形态表现。形态的多样性与肿瘤的分化程度有关。肿瘤治疗后评价多数学者都认为 PET/CT 具有积极的作用,Torizuka 等人对肝细胞癌介入治疗后进行了评价发现:介入治疗后的肝脏显像可以分成三种类型:A 型肿瘤摄取 FDG 增加,B 型与非肿瘤区摄取相同,c 型摄取减少或缺损,A 型、B 型说明肿瘤细胞还有活性。而 C 型说明肿瘤细胞已经因失活性或已经坏死,PET/CT 在评价介入效果方面起到 CT 不可替代的作用。Anderson 对肝细胞癌进行射频消融治疗的效果研究表明,PET 显像对肿瘤治疗效果的评价明显优于 CT 和 MRI。

由于 ^{18}F-FDG-PET 在肝癌诊断中存在的假性及敏感性低的问题。特异性示踪剂的开发显得十分重要。^{11}C-Acetate(乙酸盐)在组织内可以迅速转变为乙酰辅酶 A。乙酰辅酶 A 是三羧酸循环的始动物质,^{11}C-Acetate 通过血流迅速分布于组织,参与三羧酸循环。最后以 CO_2 的形式被清除。^{11}C-Acetate 对肝细胞癌诊断较为敏感。Ho CL 等人的对比研究表明 ^{11}C-Acetate 诊断肝细胞癌的敏感性为 87.3%,同时研究还表明两种示踪剂的联合应用对肝细胞癌的敏感性可以达到 100%,另外表皮生长因子受体显像剂被认为是最有希望的新型肝癌诊断的正电子放射性药物。随着放射性药物学的发展,加之多层螺旋CT的超薄层三期增强扫描必将对肝癌乃至小肝癌的诊断提供更可靠的依据。

　　肝穿刺取肿瘤组织做病理检查、锁骨上淋巴结活检、皮下结节活组织检查、腹水找癌细胞、腹腔镜等对原发性肝癌的诊断亦有一定价值。但是,这些检查均为有创检查,有出血、胆漏、肿瘤种植等风险,一般只有在以上各项检查还不能确立诊断时才考虑使用。

三、诊断标准和临床分期

　　目前国内应用较多的是2001年中国抗癌协会肝癌专业委员会制定的诊断标准和临床分期。

(一)原发性肝癌的临床诊断标准

　　1.AFP≥400ng/ml,能排除妊娠、生殖系胚胎源性肿瘤、活动性肝病及转移性肝癌,并能触及肿大、坚硬及有大结节状肿块的肝脏或影像学检查有肝癌特征的占位性病变者。

　　2.AFP<400ng/ml,能排除妊娠、生殖系胚胎源性肿瘤、活动性肝病及转移性肝癌,并有两种影像学检查有肝癌特征的占位性病变或有两种肝癌标志物(DCP、GGTⅡ、AFU、CA19-9等)阳性及一种影像学检查有肝癌特征的占位性病变者。

　　3.有肝癌的临床表现并有肯定的肝外转移病灶(包括肉眼可见的血性腹水或在其中发现癌细胞)并能排除转移性肝癌者。

(二)原发性肝癌的临床分期标准

　　Ⅰa 单个肿瘤直径≤3cm,无癌栓、腹腔淋巴结及远处转移;Child A。

　　Ⅰb 单个或两个肿瘤直径之和≤5cm,在半肝,无癌栓、腹腔淋巴结及远处转移;Child A。

　　Ⅱa 单个或两个肿瘤直径之和≤10cm,在半肝或两个肿瘤直径之和≤5cm,在左右两半肝,无癌栓、腹腔淋巴结及远处转移;Child A。

　　Ⅱb 单个或多个肿瘤直径之和>1,0cm,在半肝或多个肿瘤直径之和>5cm,在左右两半肝,无癌栓、腹腔淋巴结及远处转移;Child A。

　　有门静脉分支、肝静脉或胆管癌栓和/或 Child B。

　　Ⅲa 肿瘤情况不论,有门静脉主干或下腔静脉癌栓、腹腔淋巴结或远处转移之一;Child A 或 B。

　　Ⅲb 肿瘤情况不论,癌栓、转移情况不论;Child C。

(三)其他分期

　　1.TNM 分期(UICC/AJCC,2010 年)

　　T—原发病灶

　　Tx:原发肿瘤不能测定

　　T0:无原发肿瘤的证据

　　T1:孤立肿瘤没有血管受侵

　　T2:孤立肿瘤,有血管受侵或多发肿瘤直径≤5cm

　　T3a:多发肿瘤直径>5cm

　　T3b:孤立肿瘤或多发肿瘤侵及门静脉或肝静脉主要分支

　　T4:肿瘤直接侵及周围组织,或致胆囊或脏器穿孔

　　N—区域淋巴结

　　Nx:区域内淋巴结不能测定

N_0:无淋巴结转移

N_1:区域淋巴结转移

M—远处转移

Mx:远处转移不能测定

M_0:无远处转移

M_1:有远处转移

分期:

Ⅰ期:$T_1N_0M_0$

Ⅱ期:$T_2N_0M_0$

ⅢA期:$T_{3a}N_0M_0$

ⅢB期:$T_{3b}N_0M_0$

ⅢC期:T_4,N_0M_0

ⅣA期:任何 T,N_1M_0

ⅣB期:任何 T,任何 N,M_1

组织学分级(G):

Gx:组织学分级不明

G_1:高分化

G_2:中等分化

G_3:低分化

G_4:未分化

纤维化分级(F):

F_0:纤维化分级 0~4(无纤维化至中等纤维化)

F_1:纤维化分级 5~6(严重纤维化或肝硬化)

2.巴塞罗那临床肝癌分期(BCLC,2010)见表 10-1。

表 10-1　巴塞罗那临床肝癌分期

期别	PS 评分	肿瘤状态		肝功能状态
		肿瘤数目	肿瘤大小	
0 期:极早期	0	单个	<2cm	没有门脉高压
A 期:早期	0	单个	任何	Child-Pugh A-B
		3 个以内	<3cm	Cluld-Pugh A-B
B 期:中期	0	多结节肿瘤	任何	Child-Pugh A-B
C 期:进展期	1~2	门脉侵犯或 N_1、M_1	任何	Child-Pugh A-B
D 期:终末期	3~4	任何	任何	Child-Pugh C

　　BCLC 分期与治疗策略,比较全面地考虑了肿瘤、肝功能和全身情况,与治疗原则联系起来,并且具有循证医学高级别证据的支持,目前已在全球范围被广泛采用。但是,亚洲(不包括日本和印尼)与西方国家的 HCC 具有高度异质性,在病因学、分期、生物学恶性行为、诊治(治疗观念和临床实践指南)以及预后等方面都存在明显差异。同时,我国有许多外科医师认为 BCLC 分期与治疗策略对于手术指征控制过严,不太适合中国的国情和临床实际,仅作为重要参考。

（四）肝癌的鉴别诊断

1.AFP阳性肝癌的鉴别诊断

AFP阳性的肝癌应与妊娠期、生殖腺胚胎性肿瘤、消化道肿瘤、急慢性肝炎、肝硬化等疾病相鉴别。

（1）妊娠期：妊娠期AFP升高，如B超未发现肝占位，可予随访。AFP通常在分娩后转为阴性。如AFP继续升高，应考虑合并肝癌可能。

（2）生殖腺胚胎性肿瘤：多有相应有肿瘤临床表现和体征，可通过睾丸检查或妇科检查以排除之。

（3）消化道肿瘤：胃癌、胰腺癌等消化道肿瘤偶有AFP升高，但一般浓度较低，CEA可升高。常无肝硬化表现，无乙肝背景，无门脉癌栓形成。B超、CT、胃肠道钡餐、胃肠镜可协助诊断。另外，消化道肿瘤肝转移常为多结节甚至弥漫性生长。

（4）急性肝炎：较易鉴别，一般均有明显肝功能异常而无相应的肝内占位病变，肝功能好转时AFP可下降，且一般为AFP轻度升高。慢性肝炎、肝硬化时与肝癌的鉴别有时很困难。因慢性肝炎、肝硬化时肝内常可有肝硬化结节，此时的肝硬化结节与AFP不高或轻度升高的小肝癌很难鉴别，必须做细致的肝脏影像学检查，并定期复查肝功能和AFP。另外，可检测AFP异质体或DCP等以协助诊断。

2.AFP阴性肝癌的鉴别诊断

AFP阴性肝占位的性质多样，易误诊。需要与肝癌鉴别的疾病包括：继发性肝癌、肝血管瘤、肝囊肿、肝包虫、肝脓肿、肝肉瘤、肝腺瘤、肝局灶性结节性增生及肝结核等。

（1）继发性肝癌：继发性肝癌多为胃肠道肿瘤肝转移，尤其以结直肠癌肝转移最为常见。常有结直肠癌原发灶表现，如大便习惯改变、便血、里急后重等，多无肝病背景，CEA可升高。影像学检查常见多个散在分布，大小不一的类圆形病灶，多为少血管型肿瘤；B超以强回声型多见，可出现同心环样的分层现象，边缘可出现弱回声晕带，部分有靶征或亮环征。超声造影常可协助诊断。

（2）肝血管瘤：肝血管瘤一般女性多见，病程常较长，发展慢，常无肝病背景，AFP阴性。超声显像多为高回声光团，边界清，无晕圈，内可见网状结构，较大又浅表者加压可变形，彩色多普勒检测无动脉血流。CT增强扫描可见起自周边的高密度区域，并随着时间的发展缓慢向肿瘤中心发展。肝小血管瘤最难与AFP阴性的小肝癌鉴别，常需要行穿刺活检以资鉴别。

（3）肝囊肿和肝囊尾蚴病：病史均较长，常无肝病背景，一般情况好，超声检查可见液性暗区。肝囊肿者常多发，可伴多囊肾。肝囊尾蚴病患者常有疫区居住史，B超和CT可见液性暗区内有更小囊泡存在。肝囊尾蚴病合并感染者可出现类似肝脓肿的临床表现。

（4）肝脓肿：常有畏寒、发热、肝区疼痛、白细胞升高等感染表现，无肝炎病史，抗感染治疗常有效。超声检查在脓肿未液化时常易与肝癌混淆，但病灶边界多不清，无低回声晕，有液化者可见液平面，但仍需要与肝癌中央坏死鉴别。必要时可行肝穿刺活检。

（5）肝肉瘤：极少见，多无肝病背景，与AFP阴性肝癌难鉴别。多误诊为原发性肝癌经手术切除后病理证实。

（6）肝腺瘤：临床少见，多见于女性，可有口服避孕药史，常无肝病史，超声和CT检查常难以与肝癌鉴别。必要时可行肝穿刺活检以资鉴别。

（7）肝局灶性结节性增生：临床少见，可无肝病背景，彩色多普勒部分可测得动脉血流。影像学检查有时可发现中心疤痕，此为肝局灶性结节性增生特征表现。超声造影中FNH的特征增强表现为明显的从中央向周边离心型轮辐状强化，与肝癌表现不同。

（8）肝结核：临床很少见，可无肺结核，肠结核病史，变可无午后潮热、消瘦等结核病常见表现，多无肝炎或肝病背景。影像学检查较难与肝癌区分，常需手术切除后病理确诊。

另外,肝脏邻近器官肿瘤有时与肝脏关系密切,如胆囊癌肝侵犯、胃平滑肌瘤或肉瘤、胃肠间质瘤等,有时很难鉴别。可考虑剖腹探查以明确诊断。

(刘红芳)

第二节　原发性肝癌的分子靶向治疗

一、细胞周期和细胞凋亡

野生型 p53 基因是一种抑癌基因,具有转录激活、诱导细胞凋亡和调节细胞周期等功能,可使 DNA 损伤的细胞发生凋亡。其作用机制至少可分为依赖转录激活和不依赖转录激活两种。近年发现 PHC 患者中 30%～55% 可检出 p53 基因突变,且其突变与患者的地理分布有关。在食谱中黄曲霉毒素水平较高的地区,常见有第 249 密码子由 AGG 突变为 AGT,表明黄曲霉毒素的致 PHC 作用可能与引起 p53 基因突变有关。HBV 与 PHC 的关系十分复杂。HBV 的 X 基因产物 HBxAg 可与 p53 物理结合形成复合物,干扰 p53 的正常生理功能,抑制 p53 介导的依赖转录激活作用的细胞凋亡,导致肝细胞癌变。而在慢性 HBV 感染过程中,HBxAg 则扰乱正常的细胞周期,当野生型 p53 存在时可促进其介导的不依赖转录激活作用的细胞凋亡,防止癌细胞形成。而当 p53 突变或与 HBxAg 结合时则该作用消失,导致 PHC 细胞产生。

c-myc 基因对细胞凋亡具有双向调节作用。当与抑癌基因共同存在时促进细胞凋亡,而与致癌因素共同存在时则起促进细胞增殖作用。有实验表明,PHC 组织中的 c-myc 基因表达水平明显高于癌旁组织。突变型 p53、bcl-2 能抑制 c-myc 表达增强导致的细胞凋亡,三者在 PHC 的发生发展中相互影响,起重要作用。

白介素-1β 转换酶基因(ICE)家族的基因与线虫的死亡基因 ced-3 有 30% 的同源性,其过量表达可致细胞凋亡,被认为是人类的死亡基因。研究表明 ICE 家族在细胞凋亡过程中起中心环节作用,是凋亡信号传递过程的共同途径。

Bcl-2 基因表达产物具有阻止细胞凋亡、延长细胞存活时间作用,但不影响细胞增殖。过度表达则引起细胞转化。在某些 PHC 细胞系,如 HCC-T 和 HCC-M 等,表达的 bcl-2 能够抑制多种因素引起的细胞凋亡,但不影响 T 细胞介导(信号转导途径)的靶细胞凋亡。在另外一些 PHC 细胞系,如 HepG2 则不表达 bcl-2 基因,故该基因不参与这些细胞的凋亡过程。

此外 Rb 基因、nm23 基因和 bax 基因等均可抑制肝细胞生长或促进细胞凋亡,从而抑制肝细胞癌的发生,而 ras 基因等促进肝细胞增殖导致肝细胞癌的发生。

肝细胞凋亡信号转导途径与已发现的介导细胞凋亡的受体家族基本相同,属于肿瘤坏死因子(TNF)受体家庭。启动凋亡的三种主要受体/配体依赖性机制是:①Fas 介导的通路:Fas 较广泛地分布于多种类型的细胞表面,其配体为 FasL,主要由活化的 T 淋巴细胞表达。Fas 介导的肝细胞凋亡是 CTL 发挥溶细胞活性的途径之一,但在 PHC 形成中是否起重要作用各家看法不一。Jobo 等检测了 PHC 患者血清中的可溶性 Fas,结果比正常对照明显增高,认为 Fas 与 PHC 密切相关。而 Kubo 等通过免疫组织化学定位研究 Fas 和 FasL 与凋亡的关系,结果发现在癌旁组织 Fas 系统表达与凋亡密切相关,但在 PHC 的凋亡中则不起重要作用;②TGFβ1 受体和 Activin 受体介导的通路:TGFβ1 是一种广泛存在的生长抑制因子,Activin(苯丙酸诺龙)是 TGFβ1 超家族成员。两者均可在体内、外诱导肝细胞凋亡。PHC 细胞可过度表达胰岛素受体 1 阻碍 TGFβ1 介导的细胞凋亡；③TNF-α 受体介导的通路：TNF-α 是一种主要由单核—巨噬细胞分泌的具有多种生物学活性的多肽调节因子，TNF-α 和受体 TNF-R1 结合后可通过诱导肝细胞凋亡参与肝脏疾病的发病过程。

二、癌基因和抑癌基因

PHC 的发生和发展是一个极其复杂的过程，阐明其机理的任何进展都将为人类最后征服这种恶性肿瘤带来益处。PHC 的发生、发展和其他恶性肿瘤一样，有众多基因的参与，其中一些基因的表达增高，一些基因的表达降低。正常细胞的周期是由这两大类基因调控的：一类促进细胞生长和增殖，阻止细胞发生终末分化，目前发现的癌基因主要起这种作用；另一类则促进细胞成熟，向终末分化，最后发生凋亡，抑癌基因主要起这种作用。两种作用维持着细胞增殖的动态平衡，一旦这种平衡遭到破坏，就可能导致细胞恶变。某些致病因子（如 HBV、HCV 感染等）可导致正常肝细胞基因的损伤，既可引起癌基因的激活，又能引起抑癌基因的失活，癌基因与抑癌基因的平衡被破坏，是 PHC 发生的分子生物学基础。近十余年来，分子生物学和细胞生物学的迅速发展对癌基因和抑癌基因的研究取得很大进展。导致 PHC 中基因异常表达的可能方式有基因突变、重排、倒位、缺失、插入失活、表达差异、异常剪切等。

下面将简单介绍一些在 PHC 组织中异常表达的抑癌基因、癌基因，以及与 PHC 相关的其他基因。

（一）p53 基因

p53 基因定位于 17 号染色体的短臂上（17p13.1），全长约 20kb，它是基因毒性、致瘤性和非基因毒性等多种应激刺激的感应器。在肝细胞癌（HCC）中，p53 基因的突变是最常见的基因改变之一，邵华等研究发现：62 例 PHC 标本 p53 总突变率为 19.4%，其中早期、中期、晚期突变率分别为 10.5%、15.0%、35.0%，18 例肝硬化标本 p53 总突变率为 5.6%，第 7 外显子的突变发生在 249 位密码子第 3 号碱基上，为 G：C-T：A 的颠换突变，第 8 外显子的突变发生在 273 位密码子第 1 号碱基上，为 C：G-T：A 的转换突变。Fang 等利用基因芯片技术对白蛋白-SV40 病毒转基因鼠肝肿瘤模型进行微阵列比较基因组学分析研究发现，没有 p53 蛋白和 Rb 基因，细胞周期阻滞和（或）程序性细胞死亡（凋亡）会受到抑制，从而导致基因不稳定和突变的积累。在这个转基因模型中由于 p53 基因失活，影响 ras 基因和 Rho 蛋白通路 G_1 期向 S 期过渡期间改变。

（二）p21 基因

p21 位于第六号染色体短臂，可以结合并抑制多种不同的细胞周期蛋白/CDK 复合物，因此可以通过 CDK 的作用阻止细胞进入 S 期。研究表明几乎所有正常细胞的细胞周期蛋白/CDK 复合物都能与 p21 结合，而转化细胞则缺乏这种功能。p21 是 p53 下游的一个靶分子，与 PHC 的发生关系密切。

研究发现在 PHC 中 p21 基因的 mRNA 水平和蛋白表达水平不一致。p21mRNA 在 PHC 组织中的表达水平低于癌旁肝组织，Hui 等分析发现在 38.1%（8/21）的 PHC 组织中 p21mRNA 的表达水平低于癌旁肝组织，并发现 PHC 中 p21 基因的表达改变受 p53 基因的调节。Furutani 等也发现 PHC 组织中 p21 的 mRNA 表达水平明显降低。而 p21 蛋白在 PHC 组织中过度表达，提示 p21 作为 CDK 抑制因子在 PHC 癌变过程中功能出现异常。

（三）p16 基因

p16 基因位于染色体 9p2.1 上，全长 8.5kb，包含 2 个内含子和 3 个外显子（exon），编码近 16kDa，含 148 个氨基酸的蛋白质，是 1994 年从肿瘤病毒转化细胞中作为细胞周期素依赖性蛋白激酶 CDK4 的相关蛋白而被鉴定的。p16 蛋白参与对正常细胞周期的调控，能特异性地抑制细胞周期蛋白 D（cyclinD）-CDK4 复合物的活性；p16 基因与 Rb（编码相对分子质量为 $105 \times 10^3 \sim 110 \times 10^3$ 的核磷蛋白 pRb）、p53 等抑癌基因有密切关系,被称为多瘤抑制基因(MTS21)。在许多种肿瘤中都有较高比例的突变、缺失或重排存在,如头颈部肿瘤、肺癌、乳腺癌、膀胱癌等多种人的肿瘤细胞中都高频率地存在着 p16 基因的改变,而且其改变比 p53 基因改变更能引起细胞恶变。p16 对细胞周期调控是通过 p16/cyclinD1/pRb 途径得以实现的。

最近有资料表明,该基因的缺失可能与 PHC 发生有关。Hui 等发现 p16 蛋白在 PHC 细胞系和组织中缺失的频率分别是 50%(3/6)和 34%(11/32)。而 Northern 杂交却未见 p16mRNA 的表达改变,即使 p16 蛋白缺失的标本,癌和癌旁肝组织之间也无 mRNA 水平的表达差异,提示 p16 基因在 PHC 中的失活机制发生在转录以后。

(四)N-ras 基因

ras 基因家族与人类肿瘤相关的特征性基因有三种,即 H-ras、K-ras 和 N-ras。有研究发现 N-ras 基因是首先被证实的人 PHC 转化基因之一,N-ras 主要突变热点集中在第 12 位、第 13 位和第 61 位密码子。在肝细胞性 PHC 中 N-ras 第 12 位、第 13 位密码子基因突变率达 79.31%。Manam 等采用动物实验证明,化学致癌剂可致鼠 PHCN-ras 第 12 位和第 13 位密码子的 G-T 突变,首次证明 N-ras 突变在鼠 PHC 的发生中起重要作用。Challen 等对 19 例原发 PHCN-ras 基因第 61 位密码子进行检测发现突变 3 例,突变均发生于伴有肝硬化 PHC 患者。N-ras 是通过 G 结合蛋白信号转导系统发挥效应的原癌基因,正常情况下 N-ras 编码的 p21 蛋白将生长信号转导到靶细胞的效应分子后自动失活,而突变的 N-ras 将使其编码的蛋白维持高度活化状态,连续刺激细胞增殖,发生癌变。

(五)PTEN 基因

抑癌基因 PTEN 定位于人染色体 10q23.3,全长 200kb,包含 9 个外显子和 8 个内含子。PTEN 基因是继 p53 基因之后发现的人类肿瘤中最常突变的抑癌基因。PTFN 基因在肝脏中缺失导致胰岛素抵抗、脂肪变性、炎症和癌症。研究表明 PTEN 负性调控肿瘤细胞周期的作用主要是通过其磷酸酶活性对 PI3K/Akt 及 MAPK/ERK1/2 信号通路负性调控实现的,并且主要是细胞核的 PTEN 参与了细胞周期的调控。Manlio 等最近研究发现通过提高不饱和脂肪酸的水平可以上调小 RNA-21 在肝细胞的表达,从而抑制 PTFN 基因在肝细胞的表达,体现了一种新的监管机制,即不饱和脂肪酸的水平影响 PTEN 的表达,引发肝脏疾病。研究表明:在 12%(4/33)PHC 组织中存在 PTEN 基因的突变,均位于内含子区域;Northern 杂交发现 PTEN 在 PHC 中有 4.8kb、2.0kb、1.8kb 三个转录子,其中 4.8kb 和 1.8kb 的转录子在 PHC 组织中的表达水平低于癌旁肝组织,2.0kb 的转录子在 PHC 组织中的表达水平高于癌旁肝组织。

(六)Rb 基因

视网膜母细胞瘤基因(Rb)是一种肿瘤抑制基因,位于染色体 13q14 上,跨度 180~200kb,含 27 个外显子。Rb 在细胞生长、分化中发挥重要作用,它编码的 Rb 蛋白能控制细胞的增殖和分化。有学者利用组织芯片及免疫组织化学技术研究 40 例肿瘤组织及其相应癌旁、远癌正常组织,发现 Rb 蛋白缺失率在 HCC 肿瘤组织中为 42.5%,显著高于癌旁和远癌正常肝组织(P<0.05),但与 HCC 肿瘤的大小和组织学分级均无统计学相关性(P>0.05)。Rb 基因的表达对由 CDK 家族调控的细胞周期这一分子机制有重要意义,各家族成员在调控细胞衰老的过程中通过影响 Rb 基因的表达及其蛋白质的活性发生作用,Rb 基因也通过影响它们的表达控制着细胞衰老,两者密切相关,而 Rb 基因又起到了中心与桥梁的作用。

(七)APC 基因

APC 基因的突变在 PHC 中很少发生,但是在肝细胞腺瘤中较常见。Fujimoto 等研究 25 例我国启东地区 PHC 标本,发现 APC 基因 10H 仅占 7%。

(八)SIRP 基因

SIRP 基因广泛表达在多种组织细胞内。我国学者对 SIRPa 在 PHC 内的表达进行了研究,发现 PHC

组织中 SIRPa 仅表达降低占 60％(36/60)，且 SIRPa 在 PHC 中的低表达与肿瘤大小、有无癌栓形成密切相关；体外研究发现转染野生型 SIRPa 仅基因的 PHC 细胞系，其生长受到明显抑制。

（九）RIG-E 基因

RIGE 基因是从全反式维 A 酸诱导的早幼粒细胞白血病细胞中分离得到。Northern 杂交分析发现该基因在 PHC 组织中的表达水平明显降低。

（十）FHIT 基因

FHIT 是一新发现的肿瘤抑制基因。在 64.3％(9/14)的 PHC 细胞系存在 FHIT 基因的低表达，但无碱基突变；免疫染色发现 50％(5/10)的 PHC 细胞系中无 FHIT 蛋白的表达；原位杂交发现 29.4％(10/34)的 PHC 组织中存在 FHIT 第 5 外显子的缺失，61.5％(8/13)的 PHC 细胞系中存在 10H 或染色体转位，提示 FHIT 基因的异常表达与 PHC 密切相关。Schlott 等发现 FHIT 基因的缺失在 PHC 组织、局灶性结节增生(FNH)、正常肝细胞的发生率分别是 7/10、2/10、1/10，其中第 5~7 和 5~8 两个外显子的缺失在 PHC 和 FNH 中均存在，提示这两个外显子的缺失可能与肝细胞的增生有关。

（十一）p73 基因

p73 基因是新发现的肿瘤抑制基因，所编码蛋白质与 p53 蛋白高度同源。Mihara 等用 RT-PCR 法研究发现 p73mRNA 在所有 48 对 PHC、癌旁肝组织中均低表达(Northern 杂交检测不到)，其中在 PHC 组织中 10H 的发生率是 20％(5/25)。SSCP 法分析未见该基因的突变，提示 p73 基因的 10H 可能和 PHC 的发生有关。

（十二）c-myc 基因

c-myc 基因及其表达产物在 PHC 中普遍高表达。Lemmer 等用黄曲霉素 B1 诱发大鼠原发性 PHC，发现 c-mycmRNA 从喂饲后 3 周开始表达水平明显增加，提示 c-mycmRNA 的表达水平增加，可能是大鼠 PHC 发生的早期遗传改变。

（十三）cyclinD1 基因

Southern 杂交和免疫组化法研究发现在 PHC 癌组织中 cyclinD1 基因扩增和蛋白过表达的发生率是 13％(4/30)。Nishida 等研究发现 cyclinD1 在 PHC 中扩增的发生率是 11％(5/45)，并与其 RNA 的过度表达相关，可能是 PHC 发生的后期事件。

（十四）β-catenin 基因

Terris 等发现 β-catenin 基因第 3 外显子在 PHC 的突变率是 19％(14/73)，其中 14 例存在 β-catenin 基因突变的标本，有 10 例存在 β-catenin 蛋白的过表达，提示 β-catenin 基因致癌机制，主要是因突变导致 β-catenin 蛋白稳定性增加，β-catenin 蛋白聚集所致。Huang 等用 SSCP 法研究发现 β-catenin 基因在 PHC 中突变率是 41％(9/22)，9 例有 β-catenin 基因突变的标本，都同时有 β-catenin 蛋白的过表达。

（十五）MXR7 基因

MXR7 基因定位在性染色体上，与人发育调控基因 glypican3(GPC3)同源。MXR7 mRNA 在 PHC 组织中表达阳性率是 74.8％(143/191)，而在癌旁肝组织中表达阳性率却只有 3.2％(5/154)，其阳性表达与血清 AFP 分泌水平、肿瘤低分化、包膜浸润密切相关。国内的研究发现 MXR7 mRNA 在 PHC 组织中表达阳性率是 76.7％(23/30)，而在癌旁肝组织表达阳性率却只有 13.3％。在 AFP 阴性 PHC 病例中仍有 90％(9/10)的标本可检测到 MXR7 mRNA 的表达，提示 MXR7 的异常表达可能是 PHC 发生的早期基因改变。

（十六）MAGE、GAGE-1、GAGE-2 基因

这三个基因最早是从人黑色素瘤中得到，又称黑色素瘤抗原基因。Suzuki 等发现 PHC 组织中

MAGE-1 基因表达率是 30%(18/60)，MAGE-2 表达率是 15%(9/60)，MAGE-3 表达率是 25%(15/60)；31.7%(19/60)的标本至少表达一种 MAGE 基因，13.3%(8/60)的标本表达全部 3 种 MAGE 基因，而 60 例癌旁肝组织均无 MAGE 基因的表达，提示 MAGE 基因可作为 PHC 基因治疗的候选靶基因。Schlott 等研究发现 GAGE-1、GAGE-2 基因在 10 例 PHC 标本中有 6 例阳性表达(无基因突变)，10 例 FNH 标本和 10 例正常肝组织中均无这两个基因的表达，提示 GAGE-1、GAGE-2 基因可作为鉴别诊断肝脏良恶性肿瘤的基因标记之一。

（十七）MDM2 基因

MDM2 基因编码具有多种功能的磷酸蛋白，在细胞分裂和转录调控中发挥重要作用。Schlott 等发现 MDM2 mRNA 在 10 例 PHC、10 例 FNH、10 例正常肝组织中均表达，但 MDM2 基因仅在 PHC 中发生突变，突变率是 30%(3/10)，并发生在锌指结构区，而在 FNH、正常肝组织中均无该基因的突变，提示 MDM2 基因的突变与 PHC 的发生相关。Qiu 等研究发现 MDM2 基因在 PHC 组织中高表达，23 例 PHC 中有 6 例存在 MDM2 基因的表达水平高于癌旁肝组织，其表达与 PHC 的浸润能力有关。

（十八）TGF-β 基因

Abou 等发现三种类型的 TGF-β mRNA 均在 PHC 组织中高表达，但在正常肝组织中低表达，而这三种 TGF-β 受体的表达水平无明显改变；免疫组化染色可见 TGF-β 蛋白在 PHC 和癌旁肝组织中均高表达，而在正常肝组织中不表达或低表达。Lemmer 等用黄曲霉素 B1 诱发的大鼠 PHC，发现 TGF-β 从喂饲后 3 周开始表达水平明显增加，同时 TGF-β 蛋白的表达水平亦明显增加，提示 TGF-β 表达水平增加可能是大鼠 PHC 发生的早期事件。

（十九）EGFR 基因

EGFR 基因即 c-erbB1 基因，正常情况下主要分布在上皮来源组织中，在正常肝组织中几乎不表达，在人 PHC 和癌旁肝组织中的表达一般增加。Romach 等分析自然形成的小鼠 PHC 癌组织中 EGFRmRNA 的表达，发现 EGFRmRNA 在 91%(21/23)的 PHC 组织中表达减少，提示 EGFR 表达降低可能在小鼠 PHC 的形成中起重要作用。

（二十）IGF-2 基因

人的 IGF-2 基因全长 30kb，定位在染色体 11p15.5，完整的核苷酸序列中至少含有 9 个外显子及 4 种组成各异的启动子可编码多种不同的 IGF-2mRNA。肝硬化及 PHC 发生早期，IGF-2 呈过度表达状态，加速癌前肝细胞恶性生长，最终导致肝细胞癌变。IGF-2 水平与肝病患者病情严重程度有关。IGF-2 在癌旁组织中加速癌前肝细胞的无限制生长和恶性转化，在癌组织中则维持 PHC 细胞的恶性生长特性。我国 PHC 绝大多数是由肝炎病毒感染所致的三部曲，即肝炎→肝硬化→肝癌。肝炎病毒复制上调了 PHC 组织 IGF-2 的表达。HBV 的 X 蛋白通过 PKCp44/p42MAPK 信号通路使 Sp1 磷酸化，增加其与 DNA 结合力，激活 IGF-2 基因的启动子 P4，导致 IGF-2 过表达，这可能是调节 IGF-2 基因表达的重要机制，从而在细胞癌变过程中促进细胞的分裂。HCV 核心蛋白也通过 PKC 信号通路激活启动子 P4，发挥正性调节 IGF-2 转录功能，导致 IGF-2 过表达。

DNA 甲基化是一种表观遗传修饰。异常的 DNA 甲基化，主要发生在基因启动子区 CpG 岛，癌基因 CpG 岛低甲基化伴有此区域基因激活。IGF-2 基因启动子 P3 和 P4 再激活是大多数乙型肝炎病毒阳性 PHC 的重要特征。P3、P4 活化则由于其 DNA 去甲基化，特异性的"基因印迹"丢失现象导致。推测肝炎病毒阳性的 PHC 发生机制,可能为 HBV 等肝炎病毒反式激活 IGF-2 胚胎型启动子 P3、P4,使其 DNA 去甲基化,基因印迹丢失,P3、P4 活化从而促进 IGF-2 异常表达。异常激活和过表达的 IGF-2 与 IGF-2R 结合,使 IGF-2R 酪氨酸激酶被激活产生自身磷酸化,启动下游信号通路,促使具有高增殖活性的癌前肝细胞转化及抗凋亡,诱导 VEGF 等作用。IGF-2 通过自分泌或旁分泌生长刺激机制,促进癌细胞增殖,并与其他信号通路共同促进肝细胞 PHC 发展、侵袭或转移。磷脂酰肌醇蛋白多糖 3 通过结合 ECM、生长因子和黏附分子等参与肿瘤细胞的增殖、分化、Wnt 信号通路调节、黏附和转移等。GPC-3 通过其 N 端的富含脯氨酸区域特异性与 IGF-2 及 IGF-2R 结合,刺激 IGF-2R 及下游信号分子如胞外信号调节激酶磷酸化,启动随后的信号转导,促进 PHC 发生、发展。IGF-2 为缺氧诱导血管生成因子,缺氧时癌细胞 IGF-2mRNA 过度表达,刺激合成 VEGF 增加。P53 基因突变是肝细胞癌发生、发展的一个常见事件。突变的 P53 蛋白丧失了其抑癌功能,导致细胞生长调节失控。密码子 249 突变的 P53 蛋白明显上调 IGF-2 及其受体 IGF-2R,激活信号转导途径。上调 IGF-2 可能与突变的 P53 蛋白增加 IGF-2 胚胎型启动子 P3、P4 表达有关。

(二十一)GNMT 基因

Chen 等发现 7 例 PHC 组织中均缺失一段 0.8kb 的基因片段,经测序证实与人类氨基乙酰甲基转移酶(GNMT)基因高度同源;该学者又检测了 4 个人类 PHC 细胞系,均未发现该基因的表达;免疫组化证实 GNMT 蛋白仅在癌旁肝组织中表达,而在 PHC 组织中却不表达。

(二十二)M6P/IGF-2R 基因

有文献报道 M6P/IGF-2R 在 18%～33% 的 PHC 中发生突变,在无肝硬化、肝炎病毒阴性的 PHC 患者,M6P/IGF-2R 发生 10H 的频率是 69%(11/16),有 10H 的 PHC 患者,25% 发生另一等位基因的点突变,提示该基因可能在 PHC 的发生、发展中扮演肿瘤抑制基因功能的角色,并可能是 PHC 发生的早期基因改变。

(二十三)Gal-4 基因

Gal-4 属 β 半乳糖苷结合凝集素家族,是一种可溶性蛋白。Kondoh 等报道 Gal-4(1.2kb)与 PHC 的关系,发现 5 例 PHC 组织中有 4 例存在 Gal-4mRNA 在 PHC 组织中明显高表达,而对应癌旁肝组织却低表达。

(二十四)UGT 基因

Strassburg 等研究发现 UGTIA 基因在 PHC 组织中表达降低,而 Kondoh 等发现 5 例 PHC 标本中 UGT2B4(2.5kb)的表达均明显高于癌旁肝组织。UGT 对化疗药物有抵抗作用,推测不同的 UGT 亚型可能在 PHC 的发生中扮演不同的角色。

(二十五)rpP0 基因

已有文献报道 rpP0 基因在 PHC 组织中高表达,Kondoh 等发现 5 例 PHC 组织中 rpP0 基因(1.2kb)的表达均明显高于癌旁肝组织,且与 PHC 的组织学分级有关。

(二十六)Dek 基因

Dek 基因是一种 DNA 结合核蛋白,最早从急性髓细胞白血病细胞中分离得到。Kondoh 等分析发现 5 例 PHC 组织中 Dek(2.7kb)的表达水平均明显高于癌旁肝组织,且与 PHC 的组织学分级有关,并发现 Dek 基因可能是通过抑制 p53 基因的功能而发挥癌基因的作用。

(二十七)IGFBP 基因

IGFBP 基因与肿瘤的关系密切,其编码蛋白能调节 IGF 与其受体的结合。Kondoh 等发现 5 例 PHC 组织中有 4 例存在 IGFBP-1 表达水平的升高。

（二十八）Vitronectin 基因

Vitronectin 是一种黏附蛋白,在体外能导致正常细胞或肿瘤细胞的黏附和播散。Jaskewickz 等发现 PHC 患者 Vitronectin 和其他 ECM 蛋白的表达水平增加,并能刺激 PHC 细胞的侵袭和转移。Kondoh 等发现 80％(4/5)的 PHC 组织中存在 Vitronectin(1.6kb)的表达水平明显高于癌旁肝组织。

（二十九）E-cadherin 基因

上皮型钙黏着蛋白(E-cadherin)基因在 PHC 中频繁出现 10H 或甲基化。Zhao 等用免疫组化研究发现 E-cadherin 蛋白的表达与 PHC 的分级相关。在分化程度低,尤其是小梁型或腺泡型生长方式中较易检测到该蛋白的表达。

（三十）AR 家族基因

Scuric 等用 DDPCR 技术克隆了一个醛糖还原酶(AR)家族基因,与人醛糖还原酶基因 62％同源,该基因在 5 例 PHC 组织中均高表达,而在对应癌旁肝组织中却低表达。

（三十一）CYP3A4 基因

CYP3A4 在化学致癌过程中发挥重要作用。Kondoh 等分析发现 CYP3A4(2.2kb)基因在 5 例癌旁肝组织、3 例 PHC 组织中表达升高,而在 2 例正常肝组织中表达水平较低,认为 CYP3A4 基因可能在慢性肝损伤、肝脏癌前病变中发挥一定作用。

（三十二）端粒酶基因

Takahashi 等研究发现端粒酶基因 hTERT mRNA 在大部分 PHC 组织中表达,在癌旁肝组织中却不表达($P<0.01$),其表达水平与端粒酶的活性相关($P<0.01$);端粒酶基因 hTERC mRNA 在 PHC 和癌旁肝组织中都表达,但在 PHC 组织中的表达水平高于癌旁肝组织($P<0.01$)。

（三十三）与 aryl-dialkyl-phosphatase 高度同源的 PHC 相关基因

有学者利用 DDPCR 技术克隆了与肝解毒功能有关的芳基-二烷基-磷酸酶高度同源基因,Northern 杂交证实该基因在正常肝组织中高水平表达,在癌旁肝组织中表达水平降低,而在 PHC 组织中不表达或低表达,提示该基因可能起抑癌基因的功能。

（三十四）STW21(HCCA2)和 STW22(HCCA3)

最近用 DDPCR 技术克隆了两个 PHC 正相关新基因,分别命名为 STW21(HCCA2)和 STW22(HCCA3),其中 STW21 仅在 PHC 组织中高表达,阳性率是 79％(34/43),而在正常肝组织和癌旁肝组织中均不表达;STW22 基因在 PHC 组织和癌旁肝组织中均表达,但在癌组织中的表达强度明显高于癌旁肝组织,阳性率是 78％(33/42)。两个新基因的表达与 PHC 细胞的浸润和增殖能力有关,可能是 PHC 发展的晚期遗传改变。

三、恶性演变的过程

PHC 的发生可能与多种危险因素有关。在 PHC 自然发生的情况下,正常肝细胞是如何变成癌细胞的呢?

前面提到,我国 PHC 有一定的地理分布特点,东南沿海地区 PHC 死亡率明显高于其他地区,而西南部地区的贵州、云南,PHC 的发病率是全国最低的。就 PHC 的性别差异,男性 PHC 发病率约为女性的 3 倍。目前一般认为 HBV 感染是我国 PHC 发生的主要原因。从感染 HBV 后即持续 HBsAg 阳性演变成 PHC 的模式。一般认为要经过肝炎→肝硬化→肝癌这一过程。临床研究资料表明,PHC 癌旁肝组织的病理改变显示,经肝炎肝硬化发展为 PHC,或肝炎肝硬化与 PHC 同时发生的病例占一半以上。但值得指出的是,临床研究资料还显示有近一半 HBsAg 阳性的 PHC 病例没有肝炎肝硬化改变,而表现为慢性肝炎,甚至是完全正常的肝组织。说明从 HBV 感染演变为 PHC,不一定要经过肝硬化,可能还存在着肝炎→肝癌和正常肝组织→肝癌另外两种模式。这部分患者 PHC 的病因,可能是 HBV 及其他致癌因素所致。

实验研究表明,在化学致癌物作用下,肝细胞的癌变过程可以被启动,继而出现肝细胞增生灶、增生结节,至肝细胞癌。例如,在实验条件下,二乙基亚硝胺(DEN)作为启动剂,能使一定数量大鼠肝细胞被致癌物启动。给予选择性促进剂二乙酰氨基芴(2-AAF),能抑制正常肝细胞的增生,而被启动了的肝细胞不被 2-AAF 抑制。将部分肝脏切除后,迅速增生形成大量肝细胞增生性病变(包括增生灶和增生结节)。这些增生性病灶被认为是癌前病变,其绝大多数病灶可停滞或改建成类似正常的肝细胞,最终仅个别病灶演变为癌。此模型将 PHC 形成的启动和促进过程分开,有利于研究癌变的启动和促进过程的机理及影响因素。所诱发的肝细胞增生性病变是启动的肝细胞增生所致,且同时发生,同步生长,有利于研究其在癌形成不同阶段的特性,及其向癌演变的规律。

在肝细胞再生过程中,c-myc 和 N-ras 两种癌基因短暂的表达增加,在化学致癌物诱发大鼠 PHC 变过程中 c-myc、N-ras 的异常表达已有不少报道。我们知道 c-myc 具有与核 DNA 结合的磷蛋白基因密码,与 DNA 复制有关;N-ras 基因表达蛋白属于 G 蛋白家族,与跨膜信号的传递有关。在实验性大鼠 PHC 变过程中的不同阶段能观察到 c-myc、N-ras 癌基因的改变,发现在肝变异细胞、肝细胞增生性病变(包括灶和结节)以及肝细胞癌中,均检测到 c-myc、N-ras 基因表达增加,而且两者的表达随病变进展呈增加的趋势。表明这些癌基因直接参与肝细胞的癌变,它们的高表达对维持 PHC 细胞的恶性表型具有重要意义。研究表明,癌发生需要两种或更多种癌基因的协同作用和连续作用才能导致癌的形成。在实验中从促癌阶段至癌形成过程中,c-myc、N-ras 相伴存在,表达平行增高,提示两者具有协同作用。Land 等用小鼠前列腺为模型进行研究,发现单独导入 ras 或 myc 只诱发癌前损伤,而 ras 与 myc 共转染的表达则有明显的癌变形成。

关于 N-ras 和 c-myc 的协同作用,认为由于 N-ras 表达异常,致使跨膜信号传递改变,进而启动 c-myc 核癌基因,使细胞 DNA 合成加强,细胞分裂增加,最终导致细胞增殖失控而形成 PHC。在大鼠癌变的启动阶段,部分肝细胞内有 N-ras mRNA,而 c-myc mRNA 在促癌阶段才出现,晚于 N-ras 癌基因的表达。肝细胞增生结节中,c-myc 在诱癌发展阶段出现,也迟于 N-ras 的表达,与上述观点相符合。

此外,γ-GT 是胚胎肝细胞合成的酶,成熟肝细胞则不表达。当肝细胞损伤后新生的和癌变的肝细胞 γ-GT 水平则会重新升高。在实验性 PHC 诱变过程中,γ-GT 的出现被认为是 PHC 前病变的特征和标志。实验研究表明,启动阶段 N-ras 已有表达,早于 γ-GT 的表达;促癌阶段,肝细胞增生结节内 γ-GT 明显阳性,所检测的癌基因仅 N-ras 有少量表达;相反,结节外肝组织中两种癌基因的表达均较高,而 γ-GT 却呈阴性;诱癌中后期,γ-GT 灶和 c-myc、N-ras 癌基因表达在病变分布上有一定的吻合,癌基因表达的范围较 γ-GT 灶要大。表明癌基因表达与 γ-GT 的再现,在实验性 PHC 变过程中有各自的规律和特点。γ-GT 的表达主要集中在肝细胞增生性病变及癌变部位,即与肝细胞异型性变的关系比较密切,异型性大者 γ-GT 的表达程度高;c-myc、N-ras 在形态异常不明显的肝细胞中也有表达,它们从诱癌中期才较明显地分布于增生结节及后期的癌灶中,因为 2-AAF 又是一种弱的肝致癌物,加上肝大部分切除的刺激,这些可能是促癌阶段增生结节外肝细胞中 c-myc、N-ras 表达明显增高形成一高峰的原因。这种表达反映的很可能是细胞的复制活跃程度。有报道在诱癌中晚期 c-myc、NPras 表达的增高与肝细胞癌变关系密切,并从分子水平进一步证实了肝细胞增生结节(嗜碱、嗜酸或透明细胞结节)与癌变关系密切。

流行病学调查结果显示：我国男性 HBsAg 阳性率为 10.34％，女性为 7.33％，两者发病率之比为 1.4：1，差异并不大。而在 PHC 高发区男女性 PHC 的发病率之比为 3：1，两者存在明显差异。因此，单以 HBsAg 阳性率的差异还不能完全解释男女性之间 PHC 发病率的差异。

男性 PHC 患者之所以多于女性，一种解释是：男性乙肝患者较女性乙肝患者更多地接触到与 PHC 发病相关的其他危险因素，包括黄曲霉毒素、乙醇、不良的饮食习惯、性激素等。下面对这些因素进行一些分析。

黄曲霉毒素：从环境而言，黄曲霉毒素的污染在性别上无明显差异，两性所面临的污染机会是相近的。但是，男性食量较大，因此所摄入的黄曲霉毒素相对于女性而言较高。此外男性乙肝病毒携带率较女性高。我们的研究结果显示，在乙肝感染的背景上，很少量的黄曲霉毒素就能使 PHC 发病的危险增加约 3 倍。

嗜酒：我国嗜酒者中男性远远多于女性，而饮酒与原发性 PHC 的发生有一定的联系，在法国 Cote 市 91 例原发性 PHC 的调查中发现，80％ PHC 患者有嗜酒的习惯，酒龄一般在 10 年以上，平均每天饮酒量为 250～500g。我国学者对原发性 PHC 的调查发现，饮酒与原发性 PHC 的发病有着非常密切的关系。乙醇主要在肝脏代谢，嗜酒可使肝实质长期、反复地受到损害，致使肝细胞弥漫性变性、坏死和再生，肝小叶结构反复破坏和重建，导致酒精性肝硬化，诱发 PHC。因此，乙肝患者再加上长期嗜酒，无疑使肝脏受到双重损害，增加了 PHC 发生的机会。

脂肪肝：长期高糖、高脂肪、高胆固醇饮食及饮酒均可导致脂肪肝的发生，这些不良的饮食习惯往往是男性多于女性。营养物质过剩，超过了身体新陈代谢的需要，脂肪就会在体内，包括在肝脏中储存起来。如果再饮酒成癖，则会阻碍肝细胞内线粒体氧化脂肪酸的能力，导致脂肪蓄积在肝内，形成酒精性脂肪肝，最终可以导致肝硬化。关于荤、素饮食与癌症的关系调查表明，荤食组癌症的发生率比素食组高 13.2 倍。因此，美国癌症协会在防癌指南中建议，降低总脂肪的摄入，每日摄入脂肪不超过总热量的 30％，胆固醇不超过 300mg。

性激素：男女性 PHC 发病的明显差异与两性体内性激素水平的不同有很大关系。我国学者对 PHC 患者肿瘤组织中的雄激素受体和 ER 检测显示：雄激素受体增多，ER 减少，而外周血中雄激素水平不高，雌激素水平明显增高。应用放射自显技术发现在 PHC 患者的癌组织具有主动摄取血清睾酮的能力，高浓度雄激素受体的肿瘤组织摄取血清睾酮的数量要高于低浓度雄激素受体的肿瘤。众多研究结果表明，原发性 PHC 的发病与男性体内雄激素的高水平状态有关。关于雌激素与 PHC 的关系，有学者认为，生理条件下的雌激素水平具有抑癌作用，一方面它可以抑制肝脏增生结节的恶变，另一方面能够抑制 HBV 转录和 DNA 复制。此外，还可以增加肝脏内巨噬细胞的非特异性免疫作用。由于雄激素和雌激素对 PHC 分别起着促进和抑制作用，使得男女性 PHC 的发病存在明显差异。

（刘红芳）

第三节　肝内胆管细胞癌的化学治疗

肝内胆管细胞癌是一种起源于胆管上皮的恶性肿瘤，在我国占原发性肝癌的 3％左右。组织学上胆管细胞癌呈柱状或立方形，胞质呈嗜酸性，无胆汁小滴，偶有黏液分布，排列成腺泡状、囊状或乳头状，间质结缔组织多，血管丰富。其发病因素、临床表现、及治疗与肝细胞肝癌有明显不同，目前一般将其视为不同的两种疾病（表 10-2）。

表 10-2 肝细胞癌和肝胆管细胞癌的临床病例特点

	肝细胞癌	肝胆管细胞癌
性别	男性多见	女性多见
肝病背景	肝炎感染,肝硬化	肝内胆管炎症、肝吸虫
肿瘤质地	软	硬
门静脉癌栓	常见	少见
转移方式	肝内转移	肝门淋巴结转移
血液供应	大多富血供	乏血供
CT 增强所见	等或低密度	极低密度
肿瘤标志物	AFP	CEA,CA19-9
伴发肝硬化	多,重	少,轻
栓塞化疗	可有效	多无效

治疗方面,尽管手术切除仍是胆管细胞癌唯一可能治愈的手段,但大多数患者发现时均为晚期,失去手术治疗的机会,因此,化疗成为目前胆管细胞癌主要的治疗手段。目前以吉西他滨、氟尿嘧啶类药物及铂类药物为主,反应率在 20%～30% 之间。胆管细胞癌辅助化疗及新辅助化疗目前未被证实能延长患者生存时间,临床上不主张推荐。目前主要应用于进展期胆管细胞癌的治疗。

一、单药治疗

由于肝内胆管细胞癌与肝外胆管癌都属于胆管癌,虽然化疗疗效有差别,但化疗方案基本一致。早在 20 世纪 70 年代,人们就开始尝试用治疗胃癌或肠癌的化疗方案应用于胆道系统的恶性肿瘤。常用的药物有 5-FU、丝裂霉素(MMC)、多柔比星等。5-FU 单药有效率为 0～40%,中位生存期为 2～12 个月,5-FU 与 MMC、多柔比星联合应用在有效率及生存时间上均未见提高。近年来,随着化疗药物的发展,卡培他滨、吉西他滨、伊立替康、奥沙利铂等药物的问世,给胆管细胞癌的治疗带来了希望。口服化疗药卡培他滨治疗胆管癌疾病控制率为 28%,中位生存期达 8.1 个月。国外报道单药吉西他滨治疗晚期胆道系统恶性肿瘤,缓解率为 26.1%,无进展生存时间 8.1 个月,总生存时间为 13.1 个月。另报告替吉奥(S-1)单药一线治疗进展期胆道系统癌的多中心 II 期临床研究,S-1 80mg/(m² · d),分 2 次,连续 4 周,休息 2 周。共入组 41 例患者,40 例可评价,完全缓解 1 例(2.5%),部分缓解 13 例(32.5%),疾病稳定 17 例(42.5%),疾病进展 7 例(17.5%),失访 2 例。总有效率为 35%。中位生存期为 9.4 个月,该研究认为 S-1 单药治疗是值得推荐的化疗方案。亦有研究报道了吉西他滨单药治疗进展期胆道癌的临床研究的 meta 分析,总生存时间在 4～14 个月之间。

二、联合治疗

虽然胆管细胞癌的单药化疗取得一定疗效,但临床应用上大都以联合化疗为主。国外有研究用 MMC 联合卡培他滨或高剂量吉西他滨治疗进展期胆道肿瘤,分别获得较好疗效。总生存时间分别达到 6.7 个月和 9.25 个月。另外还有采用卡培他滨联合奥沙利铂一线治疗晚期胆道系统恶性肿瘤的多中心 II 期前瞻性研究,47 例患者接受奥沙利铂 130mg/m²,d1,卡培他滨 1000mg/m²,bid,d1～d14,每 3 周重复。结果中位生存期为 12.8 个月。Kim 等报告的一项临床研究,S-14 联合 DDP 治疗转移或复发的胆道系统肿瘤,共入组 51 例病人,给予 S-1 40mg/m², bid, d1~d14, DDP 60mg/m², d1, q3w, 结果 CR 4%, PR 26%, SD 42%, PD 18%, 中位生存期为 8.7 个月。Cho 等报告卡培他滨联合吉西他滨治疗进展期胆囊癌的临床研究, 吉西他滨 1000mg/m² iv, d1、d8, 卡培他滨 1000mg/m², bid, d1~d14, 每 3 周重复。入组 24 例病人, 结果 8 例达到 PR, 10 例 SD, 1 年生存率为 58%。此外, 还有多项临床研究评估联合化疗对胆管细胞癌的疗效。但有效率均不能取得满意效果。

三、分子靶向治疗

分子靶向治疗应用于胆管细胞癌目前研究较少, 临床应用不多。虽然目前仍在尝试阶段, 效果仍需进一步研究证实, 但为我们胆管细胞癌的治疗指明了方向。目前主要有 Vandetanib(ZD6474)、索拉非尼、厄洛替尼等, 初步研究证实了其有效性, 但临床收益较小, 仍需探索新的治疗药物和联合治疗方案。

总之, 根据目前的研究文献结果, 有几种方案可供进展期胆管癌患者选择: 一般状况好的患者可以从联合化疗中获益, 主要为以下药物的联合: 吉西他滨、氟尿嘧啶类药物及顺铂, 反应率为 20%~30%, 中位生存期为 8~12 个月。一般情况略差或高龄的患者可以考虑予氟尿嘧啶类或吉西他滨单药化疗。

目前, 不论在胆管癌的辅助、新辅助还是姑息化疗方面, 都缺乏大样本量、前瞻性的随机对照研究, 这一方面与胆管癌发病率较低有关, 另一方面反映了人们对胆管癌的化疗缺乏信心, 故至今仍无标准的化疗方案。美国 NCCN 指南亦只是笼统的推荐可以使用氟尿嘧啶类药物或吉西他滨为基础的化疗方案进行治疗, 而未进一步明确具体方案。一些新药的问世可能会给胆管癌的化疗带来更好的疗效, 希望未来关于胆管癌的研究能有所突破。分子靶向药物治疗目前只是显示出初步效果, 未来还有很长路走。然而, 化疗联合靶向药物治疗可能是胆管细胞癌治疗今后的方向, 希望在不远的将来胆管细胞癌的治疗能有明显进步。

(李洪涛)

第四节　肝癌的放射治疗

【诊断标准】

(1)实验室检查包括血常规、肝肾功能、凝血系列、血清 AFP(10%~15%假阴性)、乙肝丙肝病毒感染检查等。

(2)影像学检查包括胸片或胸部 CT, 强调做腹部增强 CT 或增强 MRI。可以行细针穿刺活检, 以取得病理诊断。

【临床分期】

采用 AJCC 第 6 版或第 7 版。

1.AJCC(第 6 版)

原发肿瘤(T)

Tx: 原发肿瘤不能确定;

T₀: 无原发肿瘤证据;

Tis: 原位癌;

T₁: 孤立肿瘤, 未侵及血管;

T_2：孤立肿瘤侵及血管，或多发肿瘤，均小于 5cm；

T_3：多发肿瘤，且大于 5cm，或肿瘤侵及门静脉与肝静脉主要分支；

T_4：肿瘤直接侵犯除胆囊外的邻近器官或出现脏器穿孔。

区域淋巴结（N）

Nx：淋巴结转移不能确定；

N_0：无区域淋巴结转移；

N_1：有区域淋巴结转移。

远处转移（M）

Mx：远处转移不能确定；

M_0：无远处转移；

M_1：有远处转移。

分期

Ⅰ期	$T_1 N_0 M_0$
Ⅱ期	$T_2 N_0 M_0$
ⅢA 期	$T_3 N_0 M_0$
ⅢB 期	$T_4 N_0 M_0$
ⅢC 期	任何 T，N_1，M_0
Ⅳ期	任何 T，任何 N，M_1

2.AJCC（第 7 版）

原发肿瘤（T）

Tx：原发肿瘤不能确定；

T_0：无原发肿瘤证据；

Tis：原位癌；

T_1：孤立肿瘤，未侵及血管；

T_2：孤立肿瘤，侵及血管，或多发肿瘤，均小于 5cm；

T_{3a}：多发肿瘤，且大于 5cm；

T_{3b}：任何大小的单发或多发肿瘤侵及门静脉与肝静脉主要分支；

T_4：肿瘤直接侵犯除胆囊外的邻近器官或出现脏器穿孔。

区域淋巴结（N）

Nx：淋巴结转移不能确定；

N_0：无区域淋巴结转移；

N_1：有区域淋巴结转移。

远处转移（M）

M_0：无远处转移；

M_1：有远处转移。

分期

Ⅰ期	$T_1 N_0 M_0$
Ⅱ期	$T_2 N_0 M_0$
ⅢA 期	$T_{3a} N_0 M_0$

ⅢB 期 $T_{3b}N_0M_0$

ⅢC 期 $T_4N_0M_0$

ⅣA 期   任何 T，N_1，M_0

ⅣB 期   任何 T，任何 N，M_1

【治疗规范】

1.可切除肿瘤

部分肝切除术或肝移植。肝部分切除术适用于手术能达到切缘阴性且患者有足够的肝功能储备者，其 5 年总生存率一般为 35%～40%；肝全切加肝移植可应用于严重肝硬化、肿瘤小于 5cm 且无血管侵犯者，其 5 年总生存率可达 70%。

2.不可切除肿瘤或医学原因无法手术者

可以选择下列治疗：消融术（射频、冷冻、酒精注射）、栓塞化疗、单纯放疗、同期化放疗、立体定向放疗、单纯化疗或支持治疗。射频消融主要适应证是深部肿瘤且肿瘤直径≤3cm 者；冷冻治疗可治疗直径达 6cm 的肿瘤，但需要开腹进行；酒精注射由于价格便宜曾被广泛使用，但只能治疗小肿瘤且需要多次注射，冷冻消融和酒精注射在美国等国家已经不再应用；栓塞化疗和肝动脉化疗有效率为 40%～50%；全身化疗有效率为<20%，无生存获益，目前很少采用。另外，合并慢性肝炎患者行抗病毒治疗。

【放疗】

早在 20 世纪 60 年代就开始了有关原发性肝癌放疗的研究，但由于肝脏本身对放射的耐受性差，限制了放疗剂量的给予，因此，传统的全肝放疗仅达到姑息治疗的目的。近年来，放射生物学研究证实，肝细胞性肝癌（HCC）的 α/β 值>10Gy，其放疗的敏感性类似于低分化鳞癌。另外，在临床上观察到部分肝脏可以接受较高的放疗剂量，同时放射物理的巨大进步，即三维适形放疗（3D-CRT）和调强放疗（IMRT）技术的应用，从剂量学的角度既能给予肿瘤局部较高的放疗剂量，同时由于又可以更好地保护肿瘤周围的正常器官，尤其是能够使肿瘤周围的正常肝脏得到更好的保护，正是这些放射生物学和物理学方面的进步大大推动了放疗在肝癌治疗中的应用，近年来国内外广泛开展了有关肝癌放疗的研究，而且取得了可喜的疗效。

1.放疗的疗效

（1）小肝癌的放疗：近期法国的 Francoise 等报道了不宜手术肝癌单纯放疗的前瞻性 Ⅱ 期临床研究结果，入组者为高龄、心肺及肝功能差，术后或射频消融等治疗后复发的患者，肿瘤大小：1 个病灶≤5cm，2 个病灶≤3cm，均给予三维适形放疗 66Gy/33f，结果显示有效率高达 92%，其中 80% 达到完全缓解，3 年无复发生存率>40%。

（2）放疗联合介入治疗（TACE）：肝脏为肝动脉及门静脉双重血供，正常情况下，门静脉供应肝实质的大部分血供（75%～85%），肝动脉供血则占少部分（20%～25%）。而 HCC 的血供 90% 以上为肝动脉供血，此为 TACE 的理论基础，通过肝动脉注入栓塞剂，可以阻断或减少肿瘤的主要供血，使肿瘤缩小及坏死，正常肝脏组织不会受到严重影响。多篇随机对照研究表明，TACE 是已失去手术切除机会的原发性肝癌的一线治疗手段，在增加肿瘤局部控制率、防止肿瘤复发、延长生存时间、改善症状等方面有优势。但是由于 HCC 的部分血供来源于门静脉，尤其在肿物周边，单纯 TACE 不能使门静脉供血的病变得到控制，即单纯 TACE 治疗后会有部分肿瘤细胞残存，而这些残存的肿瘤细胞则成为日后复发、转移的根源；TACE 术后肿瘤血供可以通过侧支循环的建立或栓塞血管的再通，导致肿瘤复发致使肝癌的远期疗效不佳。正是由于 TACE 治疗的上述局限，从理论上讲 TACE 联合放疗可以提高患者的疗效，事实上已有多篇临床研究也证实了这点。如 Guo 回顾性分析 76 例不能手术切除大肝癌患者行介入联合放疗治疗，常规放疗 30～50Gy，同期 89 例单纯行 TACE 治疗，有效率（CR＋PR 率）介入联合放疗组 47.4%，单纯 TACE 组

28.1%(P<0.05),1年、3年生存率介入联合放疗组分别是64.0%、28.6%,单纯TACE组分别是39.9%、9.5%(P=0.0001)。某研究所回顾性分析203例手术不能切除肝癌患者,放疗联合介入治疗54例,同期单纯介入治疗149例,放疗中位剂量为50Gy,有效率放疗联合介入组为76%;单纯介入组为31%(P=0.001),1年、3年生存率放疗联合介入组分别是71.5%、24.0%,单纯TACE组是59.6%、11.1%(P=0.026)。Jinsil等报道了158例不能手术、放疗联合介入治疗的原发性肝癌患者,其肿瘤大小为(9.0±3.0)cm,放疗平均剂量为(48.2+7.9)Gy,1.8Gy/f,有效率为67.1%,1年、2年、5年生存率分别为59.4%、30.5%、9.0%。另外,近期发表的一篇关于原发性肝癌介入联合放疗的荟萃分析也同样证实了不论是有效率还是生存率,介入联合放疗均优于单纯介入治疗,因此,介入联合放疗逐渐成为晚期不可手术HCC患者的标准治疗,当然我们期待设计良好的Ⅲ期临床研究来进一步证实介入联合放疗的优势。

(3)肝细胞型肝癌伴门静脉/下腔静脉癌栓的放疗:肝细胞型肝癌伴门静脉/下腔静脉癌栓的发生率为34%～50%。放疗对于门静脉/下腔静脉癌栓同样有效。如Tazawa等报道肝癌伴门静脉和下腔静脉瘤栓的患者,放疗后的有效率为50%,放疗有效的患者1年生存率为61%;有人曾分析158例原发性肝癌伴门静脉/下腔静脉癌栓的患者,其中接受外照射者44例,未接受外照射者114例,中位放疗剂量为50Gy,外照射组CR为34.1%,PR为11.4%,1年生存率外照射组为34.8%,未接受外照射组为11.40/0(P<0.001)。

(4)肝细胞型肝癌腹腔和腹膜后淋巴结转移的放疗:Zeng的一项研究中,62例肝细胞肝癌腹腔和腹膜后淋巴结转移的患者接受了放疗,同期有另外63例患者未接受放疗,放疗的有效率达96.8%,放疗组与非放疗组的中位生存期分别为9.4个月和3.3个月(P<0.001)。Yoon等报道了51例肝细胞型肝癌腹腔和腹膜后淋巴结转移的患者接受放疗的疗效,有效率为76.5%,1年、2年生存率分别31.0%、15.7%。

也有临床研究证实,肝细胞型肝癌有远处转移,如肾上腺、骨转移时,放疗可以达到很好的缓解症状的姑息性治疗目的。

2.放疗的适应证

结合目前的研究证据,原发性肝细胞型肝癌放疗的适应证包括:①肿瘤局限于肝内的患者,但由于肿瘤邻近或侵及周围大血管,或由于肝功能差,或患者有严重合并症,如心肺功能差而无法接受手术切除,或者患者拒绝手术治疗。②手术切除不彻底的患者。③原发性肝癌介入治疗后病变残留和复发的患者。④有门静脉、肝静脉和下腔静脉瘤栓的患者,有腹腔和腹膜后淋巴结转移的患者。⑤有远处转移,如肾上腺、骨转移的患者。

3.放疗的实施

(1)放疗技术:采用三维适形或调强放疗技术,以便在给予肿瘤局部高剂量的同时尽量保护周围正常组织,尤其要尽可能保护部分正常肝脏不受到照射,射野到达靶区的距离要尽量短。也建议使用呼吸控制技术,以减少放疗过程中靶区的移动。

(2)靶区定义:大体肿瘤(GTV)要在增强CT上定义,也可以参照MRI和介入治疗后碘油沉积的范围。大体肿瘤基础上还要考虑到亚临床病变的大小,即定义CTV,中国医学科学院肿瘤医院在这方面利用大切片技术做了一些研究,共检测了76例原发性肝细胞型肝癌患者的380张大切片。61例(80.3%)的患者有亚临床病变外侵,外侵的中位距离是1.0mm,外侵的平均距离是1.2mm,范围0～8.0mm。手术前AFP升高的患者较疗前AFP正常的患者出现亚临床病变外侵的可能性大(93.9%对69.8%,P=0.009);肿瘤分级不同出现亚临床病变外侵的可能性也不同,肿瘤分级越高出现亚临床病变外侵的可能性越大(P=0.000),Ⅰ级为16.7%(1/6),Ⅱ级为79.1%(34/43),Ⅲ级为96.3%(26/27)。但是亚临床病变外侵的距离大小只与肿瘤的分级有关,外侵的中位距离分别是:Ⅰ级0mm(范围0～0.2mm),Ⅱ级0.8mm(范围0～4.5mm),Ⅲ级1.5mm(范围0～8.0mm)。基于以上研究建议:为了包括100%的亚临床病变,对于不同肿瘤分级的原发性肝细胞型肝癌采用放疗时,推荐在大体肿瘤外放的距离分别是:Ⅰ级 0.2mm,Ⅱ级 4.5mm,Ⅲ级 8.0mm。

另外,还要考虑靶区的移动和摆位误差,最终确定出计划靶体积(PTV),一般要在大体肿瘤外外放 1.0～1.5cm 形成计划靶体积。

(3)放疗剂量和分割方式:放疗剂量多在 5000～6000cGy,但可以根据肝功能的情况(Child-Pugh 肝功能分级 A 或 B 级时才能放疗,而 C 级患者不能接受放疗)、肿瘤的大小和位置等适当增减。Park 等研究认为,50%等剂量曲线所包括的正常肝组织的体积分别在<25%、25%～50%、50%～75%时,放疗剂量分别为≥59.4、45～54、30.6～41.4Gy;50%等剂量曲线包括的正常肝组织的体积>75%,则不予放疗。上海肿瘤医院的一项研究显示:在采用 3D-CRT/IMRT 和主动呼吸控制的情况下,对于<10cm 和≥10cm 的原发性肝癌其最大耐受剂量分别是 62Gy 和 52Gy。多采用常规分割放疗,即每天 1 次,200cGy/次,每周 5 次。而大分割放疗的优劣有待进一步研究。

4.放疗的并发症

(1)急性不良反应:主要是肝功能损伤,骨髓抑制,恶心、呕吐,严重者有上消化道出血等。多数急性毒副作用在治疗后可以恢复。

(2)放疗后期(4 个月内)的肝损伤:放疗结束后的后期损伤即放射诱发的肝病(RILD)。它的临床表现和诊断标准是:①接受过肝脏的放疗。②临床表现有两种:典型的 RILD 发病快,患者在短期内迅速出现大量腹水和肝脏肿大,伴 AKP 升高到正常值的 2 倍以上,或 ALT 上升至正常值的 5 倍以上;非典型 RILD 仅有肝脏功能的损伤,AKP 升高到正常值 2 倍以上,或 ALT 上升至正常值的 5 倍以上,没有肝脏的肿大和腹水。③能排除肝脏肿瘤进展、放疗或介入后、药物性肝病或病毒性肝炎活动造成的临床表现和肝功能的异常。RILD 一旦发生死亡率很高,因此在制定放疗计划时要充分评估患者的身体状况,尤其是对肝功能分级的评价,根据患者的具体情况制定出合理的放疗方案,以尽量预防和避免放射诱发的肝病的发生。根据我国的资料,肝脏的耐受剂量(全肝平均剂量)在 Child-Pugh A 级患者是 23Gy,Child-Pugh B 级患者只有 6Gy,本结论来自于大分割放疗,即每次 4～6Gy,每周照射 3 次,总剂量 50Gy 左右。

【随访】

2 年内每 3 个月随访 1 次,内容包括病史与体检、实验室检查(肝功能、AFP 等)、胸片或胸部 CT、腹部 CT 或 MRI 扫描等,之后每 6 个月随访 1 次。

(赵　喜)

第五节　肝癌的中医治疗

对于肝癌的中医药治疗已有 50 余年的历史,积累了丰富的经验。

一、治疗原则

1.病证相结合

肝癌是一种病因病机极其复杂的疾病,病情发展变化快,而且治疗困难,在发展过程中,一方面肿瘤的增大导致压迫、浸润、转移,另一方面,全身功能失调紊乱,表现出一系列的病理变化。因此,不能只看到肿瘤的一方面而忽视了功能,也不能只强调辨证施治而无视肿瘤的特性。只有有机地相互结合,才能协同增效,取得预想的结果。在分析病情时首先要运用中医的辨证来认识疾病,以了解肝癌发展过程中涉及的脏腑,邪正虚实情况,还要熟悉病肝癌的病理细胞学类型和分期及是否有转移及转移的部位、范围。这样将辨证与辨病很好地结合起来,才能从宏观和微观上整体把握疾病的程度及发展变化趋势。由于患者个体差异和病机不同,即使同一临床分期的病人证型可能会不同。由于疾病发展变化的缘故,证型特别是兼夹症在疾病的演变过程中会因人而异。因此,将辨病与辨证结合起来,可以纵观全局,既了解病的情况,又了解证的情形,以便更好地指导治疗。

现代医学的发展,使得中药的研究也在不断地深入,近十几年来,在中药药理学的研究中,发现了很多中药具有抗肿瘤和免疫调节的作用,正确运用中医辨证施治法则,结合现代医学和中药药理学的研究成果选方用药,确能起到很好的治疗效果,如同为清热解毒中药,有的具有很强的抗癌活性,有的则无,有的作用于此脏器,有的作用于彼脏器,有的具有免疫增强作用,有的则有免疫抑制效应。在应用清热解毒治则时,应据情选用适合的药物,可提高治疗效果。

在拟方用药时,应特别注意辨病与辨证相结合。首先应注意灵活运用"同病异治"原则,根据肝癌的临床表现出来的不同证候采用不同的治疗法则。原发性肝癌可能是肝郁脾虚型,也可能是气滞血瘀型,也可能是热毒蕴结型,其治法迥然有别。在选方用药时,应在辨证的基础上,结合肝癌的生物学特征,选择对肝癌治疗作用比较强的药物。可根据现代医学的研究,按药物作用的不同类型选用,如喜树、斑蝥、水蛭、独角莲、守宫、蟾蜍等主要作用为细胞毒,可直接杀伤癌细胞,而人参、补骨脂、灵芝、麦冬、猪苓等主要调节瘤细胞的异常代谢,使其趋向正常,赤芍、丹参、川芎、红花、桃仁等主要具有抗凝促纤溶和改善机体微循环的作用,可抑制肿瘤细胞的生长,增强其他药物的作用强度。扶正培本方药能促进细胞因子及其他免疫调节物质的产生,以调节机体的免疫。组方时,可以把不同作用途径、不同作用方式、不同作用环节的药物,结合辨病与辨证,使其发挥协同作用,以增强抗癌效果。

在辨病与辨证相结合的过程中,还应充分考虑季节、地区、人的体质、年龄等的不同而采用相应的治疗方法,即所谓因时、因地、因人制宜。由于季节不同,地理环境的不同,治疗方法也各异。同为肝癌,沿海地区和内陆及华北地区的表现不同,故治疗有异。在同一地区,由于季节不同,用药也会有异,如秋冬寒凉,阳气内藏,故慎用苦寒之品;夏季湿热病证常见,故清利湿热之品多用,慎用辛热之物。由于人的性别、年龄、体质的不同,治疗用药也应时时注意,老年人气血不足,脏腑亏损,故治疗应注重调理脏腑功能。体质有寒、有热、有湿、有虚、有瘀之不同倾向,治疗时也应充分注意,才能药物中的,效果更好。

2.标本缓急,注重治本

标与本,是病变过程中各种矛盾双方的主次关系,就人体抗癌能力与致癌因素来说,前者是本,后者是标。就致癌因素与症状来说,致癌因素是本,症状是标。在肝癌的发病过程中,脏腑功能失调,正气亏虚是根本原因,因此,扶正提高人体的抗病能力是治本。而致癌因素作用于人体脏腑组织器官,从而破坏了人体的阴阳平衡,进而表现出了一系列的症状,只有致癌因素的消除,症状才会最终消失。在原发和转移的关系上,原发肿瘤是本,转移肿瘤是标。原发病灶消退,继发病灶也会相继消退。在于并发症的关系上,肝癌是本,并发症是标。在治疗过程中,消除内外致癌因素,扶正、控制和消除肿瘤病变是治本,各种并发症治疗是属治标。标证不除,会加重机体的负担,导致病情的发展。病本不去,疾病难以痊愈。治标是权宜之计,治本才是根本之图,即"急则治标,缓则治本"。在肝癌发展的初期或术后、放化疗后的间歇期,症状不重或很少,此时应着重治本,提高机体的抗病能力,抑制肝癌的发展,防止复发和转移。在标本兼有时,应注重标本同治,以期很快控制病情的进展。

3.扶正祛邪,权衡轻重

肝癌在发生发展的过程中,无不表现出正与邪的关系,扶正即是补法,以补气血阴阳之不足和脏腑的虚损，来调动机体内在的抗癌能力。祛邪即所谓攻法，以抑制和杀灭癌细胞来消除癌肿。在扶正与祛邪法则的具体运用时，要认真细致地观察和分析正邪双方力量对比情况，并根据肿瘤大小、病程、病期、体质强弱决定以祛邪为主，或以扶正为主，或攻补兼施。

从癌肿发展的进程看，大体可分为以下几个阶段，初期正虚轻微，中期邪盛为主或正虚邪实，最后为正气极度虚弱，因此，辨证治疗时应根据正邪关系的变化，做出相应的治法。如《医宗必读·积聚》谓："初者，病邪初起，正气尚强，邪气尚浅，则任受攻；中者，受病渐久，邪气较深，正气较弱，任受且攻且补；末者，病魔经久，邪侵凌，正消残，则任受补。"早期肿瘤局限，癌肿较小，症状轻微或无，机体健壮，此时邪气尚浅，正气未虚，治疗宜采用攻邪为主，可选用破瘀散结之品，但也应注意顾护正气，注意祛邪而不伤正，或大攻小补，或攻中有补。癌症至中期，肿块增大，或有转移，病人饮食减少，症状突出，机体正气消耗较重，此时，正邪交争，正虚邪实，宜采用攻补兼施之法，攻邪常用活血化瘀、软坚散结、清热解毒等，扶正则常用益气养血、生津润燥、滋补肝肾、健脾和胃等法。临床上常常以放疗作为攻邪的重要手段，以中药扶正固本作为扶正的大法，中西医结合，相得益彰，能取得很好的疗效。至癌症晚期，癌肿生长迅速，肿块较大且坚硬如石，全身状况明显衰弱，大肉陷下，大骨枯槁，乏力盗汗，显出恶病质。此时正气衰败，不耐攻伐，此时若一味攻伐，不但不能达到目的，反而会更伤人体正气，加速疾病的发展。因此，治疗应以扶正为主，祛邪抗癌为佐。多采用大补小攻的措施，以期迅速改善病人一般状况，增强机体抗病能力，佐以小剂抗癌之品，控制病情发展，使邪正之间的力量对比发生逆转，待体质恢复，再采用攻补兼施之法。

4.内服外用，表里结合

中药外治疗法是通过药物的渗透、腐蚀等作用来达到治疗肿瘤的目的，中医外治方法众多，适用于肝癌的主要有膏药贴敷法、含漱疗法等。膏药贴敷法是通过药物的直接作用或渗透作用，多采用大毒或剧毒的药物来祛除病邪。此法可大幅度减轻药物毒性给机体带来的损害，此法适用于肝癌的疼痛。含漱疗法是通过应用清热解毒等药物含漱以治疗肝癌化疗、放疗引起的或并发的口腔、牙龈、咽喉部炎症、糜烂、溃疡及腹水等。外治疗法也应根据中医辨证施治的原则选方遣药，配合内服中药扶正祛邪可起到局部和整体、外表和内里的相互兼顾的作用，从而起到更好的治疗效果。肝癌的治疗，应用止痛消肿、活血逐水的中药外敷，祛邪而不伤正，配合内服药物，内外兼治，可望取得效果。

二、常用治疗方法

中医治疗肝癌必须坚持辨证论治原则，根据其证候表现，通常采用下列治法。

1.解毒法

肝癌是邪毒留着所致，故治当解毒。此法在临床肿瘤病治疗中使用较广泛，大量研究表明，许多具有清热解毒作用的中药对肿瘤细胞有一定程度的直接或间接抑制、杀灭作用，常用斑蝥、全蝎、蜈蚣、守宫、南星、蟾酥、土鳖虫、半枝莲、半边莲、天花粉、砒霜、白花蛇舌草、山豆根等。有的还能提高机体免疫功能，如白花蛇舌草、山豆根、汉防己、穿心莲等，有的能提高单核巨噬细胞或淋巴细胞的作用。用白花蛇舌草、半枝莲、山豆根等药物组成的复方与化学药物同用，初步见到能增强化学药物的治疗效果；汉防己、青黛等配合放射治疗有协同作用；某些清热解毒药尚能影响机体内分泌系统，如白花蛇舌草可能增强肾上腺皮质功能，而肾上腺皮质激素能提高化学药物的治疗效果，这些机制可能有助于说明清热解毒药对化学治疗和放射治疗的增效原理。清热解毒药还有抗菌、消炎、退热、散肿、排毒或中和毒素的作用，能预防和治疗肿瘤并发感染。但清热解毒药性多寒凉，易伤脾胃，影响运化，损伤阳气，服用时间过长和用量过大，对身体会产生不良影响。凡脾胃虚弱、胃纳不佳、肠滑易泻及阳气不足的患者慎用，或辅以健脾药。

解毒有清热解毒法、以毒攻毒法。清热解毒常用白英、龙葵、蛇莓、青黛、大青叶、板蓝根、半枝莲、半边莲、垂盆草、白花蛇舌草、七叶一枝花、鱼腥草、金银花、野菊花、凤尾草、鬼针草、土茯苓、红藤、马齿苋、猪殃殃、猫人参、核桃树枝、石上柏、黄芩、黄连、黄柏、白头翁、苦参、狗舌草、栀子、猫爪草、蒲公英、牛黄等，以毒攻毒常用水银、砒霜、硇砂、牙硝、青矾、雄黄、斑蝥、蜈蚣、蜣螂、蟾酥、蜂房、蛇莓、毛茛、商陆、乌头等。但解毒药多属苦寒、有毒之物，常易伤正，因此，必须与其他方法配合，辨证使用。

2.活血化瘀法

肝癌之肿块属中医积聚，主要病理为血瘀。因此，治疗当活血化瘀，由于气血互用，气为血之帅，血为气之母，故常与行气法同用，以增强活血化瘀的功效。常用八月札、柴胡、陈皮、青皮、枳壳、郁金、丹参、桃仁、红花、赤芍、三棱、莪术。研究表明，活血化瘀法可以改善肿瘤患者血液的高凝状态，改善微循环，增加血管通透性，软化结缔组织，消炎止痛，可能改善实体瘤局部的缺氧状态，提高对放射治疗的敏感性。某些有活血化瘀作用的中药有直接杀灭肿瘤细胞的作用。研究表明，癌瘤周围有大量纤维蛋白沉积，并形成纤维蛋白网络，使抗癌药物和免疫活性细胞不易深入瘤内。因而癌组织周围纤维蛋白的积聚，是癌细胞得以在体内停留、生长、发展，最后形成癌块或转移灶的重要因素之一。有些活血化瘀药具有增强纤维蛋白溶解性和降低纤维蛋白稳定性的作用，从而可能防止或破坏肿瘤周围及其癌灶内纤维蛋白的凝集。通过改善肿瘤组织的微循环及增加血流量，使抗癌药物、免疫淋巴细胞到达肿瘤部位，发挥抗癌作用，并能提高抗体水平，增强机体免疫力，从而有助于减轻症状，消除肿块。恶性肿瘤病人血液中的血清蛋白（主要是纤维蛋白、免疫球蛋白）、脂质、血小板的异常等可使血液循环处于"高凝状态"，能使肿瘤细胞黏附而发生种植，活血化瘀法通过其促进血液循环，能减弱血小板凝聚性，降低恶性肿瘤病人的血液黏滞度，使癌细胞不易在血液中停留、着床、种植，减少恶性肿瘤扩散和转移的机会。

3.化痰散结法

中医认为"顽痰生百病"，"凡人身上中下有块者，多是痰"，故常用化痰散结法治疗。常用鳖甲、石见穿、莪术、海藻、贝母、土鳖虫、山慈姑、黄药子、牡蛎、生薏苡仁。研究表明，化痰散结之类药物均有不同程度的抑杀肿瘤细胞的作用，善于消散囊肿及其他良性肿瘤，亦可能有减少或控制恶性肿瘤周围炎症分泌物的作用。

4.消瘤破积法

《素问·阴阳应象大论》云："其实者，散而泻之。"《素问·至真要大论》指出："实者泻之"、"坚者削之"、"留者攻之"。肝癌在体内表现为癥瘕积聚，盘根错节，留着不去，肿块与日俱增，此时邪气炽盛，治宜消瘤攻坚、通利破积之法，以荡涤积滞、推陈致新、溃散癌块。适用于各肝癌初、中期肿块明显、形体壮实、正气未虚者。常用三棱、莪术、乳香、没药、土鳖虫、斑蝥、蒲黄、牡蛎、贝母。本类药物都有一定的抑杀肿瘤细胞的作用，一部分药物如蟾酥、蜈蚣、甜瓜蒂等在适量时尚能增强机体免疫功能，可能起到促进肿瘤消退的作用。由于本类药物功效峻猛，且多有毒，对人体的正气有一定的损害，给药时应严格掌握剂量及疗程。当病邪已去大半，应注意顾及正气，使祛邪与扶正有机地结合。

5.扶正补虚法

《素问·刺法论》指出"正气存内，邪不可干"。强调了正气对疾病的发生和防御的重要意义。肝癌发病迅猛，邪毒嚣张，病情险恶，病人多具有进行性消瘦乃至恶病质的特点，并出现阴、阳、气、血偏虚的见证。扶正培本就是指扶助人体的正气，调节阴阳、气血的不平衡，它可以提高患者抵御肿瘤的能力，控制肿瘤的发展。明·李中梓《医宗必读·积聚篇》说："积之成者，正气不足，而后邪气踞之。"早在宋元期间成书的《卫生宝鉴·卷十四》云："养正积自除……令真气实，胃气强，积自消矣。"扶正补虚法的运用，必须仔细分辨体内阴、阳、气、血的孰盛孰衰，要把扶正与祛邪辩证地统一起来，扶正是为祛邪创造必要条件。常用黄芪、人参、白术、党参、黄精、枸杞子、菟丝子、紫河车、鸡血藤、熟地黄、淫羊藿、怀山药、麦冬、肉苁蓉、巴戟天、龟甲。扶正固本法可以提高机体的免疫力,增强细胞免疫功能,减轻放化疗毒副作用,抗突变,对细胞内的核酸、蛋白质合成和环核苷酸的代谢和产生有影响。扶正固本还能减轻放、化疗的毒副作用,防止复发转移,提高治疗效果,延长生存期。

扶正补虚常用益气健脾法、壮阳补肾法、滋阴养血法、养阴生津法。益气健脾适用于脾胃气虚证。肝癌中晚期或化疗后脾胃功能损害,表现食欲减退、饮后胃胀、神疲乏力、大便溏薄、恶心呕吐,舌淡胖、苔薄白,脉细弱等。另外,手术前可以运用此法,可培补机体,提高免疫能力;手术后,可减轻胃肠道并发症。常用党参、黄芪、白术、茯苓、炙甘草、当归、怀山药、炒扁豆、薏苡仁、陈皮等。

壮阳补肾适用于肾阳虚或脾肾不足证。肝癌中晚期或化、放疗后出现形寒肢冷、神疲乏力、腰酸冷痛、尿频而清、大便溏薄、舌淡质胖、苔薄白、脉沉细等。常用熟附子、干姜、炙甘草、淫羊藿、仙茅、巴戟天、杜仲、川断、肉苁蓉等。

滋阴养血适用于血虚、肾阴不足之证。肝癌晚期癌症因发热、感染、败血症、肿瘤溃烂、渗液致阴液亏损者或合并咯血、便血等出血症状,放、化疗后引起的潮热、口咽干燥、五心烦热、头昏耳鸣、舌红无苔、大便干结及血象减少等阴血不足等症,可用本法以收良效。常用熟地黄、当归、白芍、制首乌、女贞子、龙眼肉、红枣、鸡血藤、紫河车、枸杞子、龟甲胶、玄参、沙参、黄芪。

养阴生津适用于阴虚内热之证。肝癌晚期体质消耗、癌毒热盛,或放疗后灼耗阴液,表现午后低热、手足心热、口渴咽干、大便结、夜寝不安,或有咳痰血,舌红苔薄或无苔,脉细弦数等。常用北沙参、天冬、麦冬、生地黄、玉竹、石斛、怀山药、枸杞子、天花粉、知母、鳖甲、五味子等。

三、肝癌分期分阶段论治

肝癌是情志病变而起,由于长期的精神刺激或突然受到剧烈的精神创伤,超过了人体生理功能所能调节的限度,引起体内的阴阳气血失调,脏腑经络气机紊乱及肝功能活动失常而发。"怒伤肝"导致肝功能失调。肝气郁结、血液凝滞不畅,因而成瘀,瘀积日久,肝内血液得不到气的推动,造成气血不通。肝内局部得不到气血的供养而发生坏死而成肿块,日久不散,越积越久,使肿块坚硬如石。肝癌属于中医"积"、"肠蕈"、"血臌"等范围,《诸病源候论·癥瘕病诸候》中说:"癥瘕者,皆由寒温不调,饮食不化,与脏气相搏结所生也。"郑伟达教授认为:肝癌是气滞有形,血瘀有物,固定不移,痛有定处,虽得之于气,但受病于血。慢性肝炎治疗不彻底,或祛邪不利,忽视扶正;或饮食不节,酗酒成性;或情志不遂,暴怒伤肝;或过于劳累,日久终致脏腑功能的衰退。虽病位在肝,涉及脾肾,气血的失调,正气的虚损,尤其是肝癌晚期,气虚血滞,气血瘀毒相互搏结不化,加上正气的极度衰败,毒邪过盛,肿瘤迅速发展,出现正不胜邪之危象。

(一)辨证论治

以人为本,重视个体差别,体质强弱,年龄大小,肿瘤的大小,有无转移,能否采用手术、放化疗治疗,在手术、放化疗中,如何中西医优势互补,如何采用局部治疗和整体治疗相结合,如何采用祛邪扶正和攻补兼施治疗等。治疗肝癌总原则,是化瘀解毒,疏肝健脾。

1.化瘀解毒、软坚化结

肝癌得之于气,受病于血,当调和气血,以使阴平阳秘。怪病责之于痰,除益气养血外,注意活血化瘀以利于肿瘤的回缩,佐以软坚化痰之品,而不宜以水蛭、虻虫等破血消瘀之品以徒伤其正,而加速病情的恶化。

2.扶正为重,祛邪为辅

肝癌一旦发现,均已正虚,扶正主要是调补肝脾肾,益气养血,即以无形胜有形,正复积自除,机体可以依靠正气的恢复以及扶正中药调节免疫功能来抑制或消灭肿瘤细胞。祛邪为辅,郑伟达教授不赞同采用大剂量的,经药理检验证明有抗癌作用的中药,组成苦寒清泄,攻伐消痞之品,否则"徒伤胃气……反以速其危",乃犯虚虚实实之戒。

3.疏肝理气,健肝补胃

脾胃为后天之本,调理肝脾肾,益气养血扶正,首先要注意调理脾胃,"损其肝者缓其中",中州得运则气血可生,水湿可运,痰无所生,气机得畅,此乃"有胃气则生也"。

(二)肝癌分期治疗法

1.肝癌早期

即亚临床肝癌诊断成立至症状出现,约8~9个月。约90%可获得早期肿瘤切除,术后5年生存率可达60%~70%,而2cm及以下的5年生存率达90%。

在未做手术前的临床表现:肝肿块固定不移,坚硬如石,疼痛拒按,饮食不振,心烦易怒,小便黄,舌苔黄腻,脉弦滑。

辨证论治:瘀毒互结,肝气郁结兼以湿热。

治法:化瘀解毒,疏肝理气,清热利湿。

方药:黄药子15g,山慈姑10g,三七(冲)3g,重楼10g,蜂房6g,乳香6g,没药6g,白花蛇舌草15g,半枝莲15g,半边莲15g,柴胡10g,枳壳10g,鳖甲15g,茵陈30g,香附10g,川芎10g,白芍15g。每日1剂,连服30天。

中成药:慈丹胶囊,每次5粒,每天4次,症消癀丸,每次1/3瓶,每天3次。

2.肝癌中期

指由症状与体征出现至黄疸、腹水、远处转移出现,约4个月。肿瘤直径已达9~10cm,门静脉支内已有癌栓,此期20%左右有切除可能,切除后5年生存率仅20%。

(1)在未能做手术的临床表现:肝区多块肿瘤,固定不移,坚硬如石,疼痛拒按,饮食不振,恶心呕吐,消瘦,心烦易怒,小便黄,大便多次,质稀溏,舌苔黄腻,脉弦滑。

辨证论治:瘀毒互结,肝郁脾虚,肝胆湿热。

治法:化瘀解毒,疏肝健脾,清热利湿。

方药:太子参20g,白术10g,茯苓10g,炙甘草6g,扁豆12g,怀山药20g,薏苡仁15g,川断10g,补骨脂10g,黄药子15g,山慈姑10g,三七(冲)3g,重楼10g,蜂房6g,乳香6g,没药6g,白花蛇舌草15g,半枝莲15g,半边莲15g,柴胡10g,香附10g,郁金10g,茵陈30g,红枣6枚,生姜3片。

中成药:慈丹胶囊,每次5粒,每天4次,症消癀丸,每次1/3瓶,每天3次,参灵胶囊,每次5粒,每天4次,连服30天。

(2)在手术后的临床表现:少气懒言,乏力自汗心悸失眠,面色萎黄或黧黑,肌肉瘦削,饮食锐减,精神郁闷,胸胁胀闷不舒,或胀痛,善太息,舌质淡紫,苔灰糙,或光红无苔,脉细数或弦细。

辨证论治:瘀毒互结,肝郁脾虚,气血不足。

治法:化瘀解毒,疏肝健脾,补气养血。

方药:当归10g,黄芪15g,川芎6g,白芍10g,熟地15g,三七(冲)3g,黄精10g,紫河车6g,桑椹子10g,何首乌10g,丹参10g,太子参20g,白术10g,茯苓10g,炙甘草6g,扁豆12g,怀山药20g,薏苡仁15g,川断10g,补骨脂10g,柴胡10g,香附10g,红枣6枚,生姜3片。

中成药:慈丹胶囊,每次 5 粒,每天 4 次,参灵胶囊,每次 5 粒,每天 4 次,连服 30 天。

(3)手术后复发的临床表现:两胁胀痛或刺痛,腹部结块,推之不移,胸闷腹胀,胁痛足肿,纳呆便溏,神疲乏力。舌淡红或暗红,有瘀斑,苔薄白或薄黄,脉弦滑。

辨证论治:瘀毒互结,气滞血瘀,脾虚湿阻。

治法:化瘀解毒,理气消滞,健脾化湿。

方药:黄芪 30g,太子参 30g,当归 10g,川芎 10g,白芍 10g,三七(冲)3g,黄精 10g,紫河车 6g,桑椹子 10g,丹参 10g,白术 10g.茯苓 10g,炙甘草 6g,扁豆 12g,怀山药 20g,薏苡仁 15g,川断 10g,补骨脂 10g,柴胡 10g,香附 10g,半夏 10g,苍术 10g,厚朴 10g,红枣 6 枚,生姜 3 片。

中成药:慈丹胶囊,每次 5 粒,每天 4 次,固本保元胶囊,每次 5 粒,每天 4 次,连服 30 天。

3.肝癌晚期

指黄疸、腹水或肿瘤远处转移的出现至死亡,仅约 2 个月。此期已缺乏有效延长病人生命的治疗办法。

临床表现:上腹肿块胀顶不适,消瘦乏力,怠倦短气,腹胀纳少,进食后胀甚,眠差转侧,口干不喜饮,大便溏数,溺黄短,甚则出现腹水、黄疸、下肢水肿、舌苔白、舌质胖、脉弦细。

辨证论治:瘀毒互结,脾肾亏虚。

治法:化瘀解毒,健脾益肾、利水退黄。

方药:黄芪 30g,党参 30g,白术 10g,茯苓 10g,炙甘草 6g,扁豆 12g,怀山药 20g,薏苡仁 15g,川断 10g,补骨脂 10g,马鞭草 30g,商陆(醋制)6g,槟榔 15g,鳖甲(醋制)20g,大腹皮 30g,桂枝 10g,泽漆 6g,猪苓 10g,车前子 10g,牵牛子 10g,泽泻 10g,大黄 6g,半边莲 15g,茵陈 30g,红枣 6 枚,生姜 3 片。

中成药:慈丹胶囊,每次 5 粒,每天 4 次,固本保元胶囊,每次 5 粒,每天 4 次,甘芫逐水胶囊,每次 3 粒,每天 4 次,连服 30 天。

(三)肝癌介入后的治疗法

临床表现:两胁胀痛或刺痛,腹部结块,推之不移,胸闷腹胀,纳呆乏力,面色萎黄无华,大便稀溏,舌淡红或暗红,有瘀斑,苔黄腻,脉细弦。

辨证论治:瘀毒互结,气血不足,脾肾亏虚。

治法:化瘀解毒,补气养血,健脾益肾。

方药:当归 10g,黄芪 30g,党参 30g,黄精 10g,紫河车 6g,桑椹子 10g,何首乌 10g,丹参 10g,白术 10g,茯苓 10g,炙甘草 6g,扁豆 12g,怀山药 20g,川芎 6g,白芍 10g,熟地 15g,三七(冲)3g,薏苡仁 15g,川断 10g,补骨脂 10g,木香(后入)10g,砂仁(后入)10g。

中成药:慈丹胶囊,每次 5 粒,每天 4 次,固本保元胶囊,每次 5 粒,每天 4 次,症消癀丸,每次 1/3 瓶,每天 3 次,连服 30 天。

(四)肝癌转移的治疗法

本病经手术、介入治疗后复发、转移的患者面色萎黄,精神疲惫,情绪低沉,肝区疼痛、纳差、身体消瘦、身疲乏力、腰膝酸软、发热、黄疸、腹水,肿瘤增大,又见门静脉癌栓,舌苔黄腻,脉细弦。

辨证论治:瘀毒互结,肝郁脾虚,肾气不足,兼以湿热。

治法:化瘀解毒,疏肝健脾,补肾益气,清热利湿。

方药:黄芪 45g,太子参 20g,当归 10g,川芎 6g,白芍 10g,熟地 15g,三七(冲)3g,黄精 10g,紫河车 6g,丹参 10g,白术 10g,茯苓 10g,炙甘草 6g,扁豆 12g,怀山药 20g,薏苡仁 15g,川断 10g,补骨脂 10g,柴胡 10g,枳壳 10g,香附 6g,炙米壳 10g,元胡 10g,川楝子 10g,台乌药 10g,青皮 6g,茵陈 30g,大腹皮 30g。

中成药:慈丹胶囊,每次5粒,每天4次,茵陈双白丸,每次1g,每天3次,症消癀丸,每次1/3瓶,每天3次,甘芫逐水胶囊,每次3粒,每天4次,连服30天。

【按语】

1.肝癌手术前的症状

邪气盛而正气不亏,治疗应以攻为主兼以扶正,先局部治疗,后调整整体。在治疗上,应以化瘀解毒,软坚散结,为手术前打下基础,这就是围术治疗法。药用黄药子15g,山慈姑10g,三七(冲)3g,重楼10g,蜂房6g,乳香6g,没药6g,白花蛇舌草15g,半枝莲15g,半边莲15g,黄芪15g,当归10g,柴胡10g等。中成药:慈丹胶囊,每次5粒,每天4次,症消癀丸,每次1/3瓶,每天3次,连服30天。

2.肝癌手术中的症状

正气不足兼有邪气,表现为:气血不足,肝郁脾虚,手术后虽然肿块切除,但癌细胞还留存体内,恐有复发和转移,因此,千万不能掉以轻心,采用中医药的优势。治疗宜巩固疗效,使其不复发转移,应采取攻补兼施,以人为本,运用心疗、药疗、食疗、体疗相结合。治疗上化瘀解毒,疏肝理气,健脾补肾之药。太子参20g,白术10g,茯苓10g,炙甘草6g,扁豆12g,怀山药20g,薏苡仁15g,川断10g,补骨脂10g,柴胡10g,白芍12g,枳壳10g,川芎6g,香附6g,当归10g,炙米壳10g,元胡10g,川楝子10g,台乌药10g,青皮6g。中成药:慈丹胶囊,每次5粒,每天4次,参灵胶囊,每次5粒,每天4次,连服30天。

3.肝癌手术后的治疗

肿块已消,邪气已去。但正气不足,气血亏虚,脾胃不足。这个时候应巩固治疗。个别患者又出现新的症状,但要有信心治疗,坚持运用四位一体的优势,使其不复发不转移。治疗宜补为主兼以祛邪,调理全身。运用补气养血,健脾补肾之药物。当归10g,黄芪30g,党参30g,川芎6g,白芍10g,熟地15g,三七(冲)3g,黄精10g,紫河车6g,桑椹子10g,何首乌10g,丹参10g,白术10g,茯苓10g,炙甘草6g,扁豆12g,怀山药20g,薏苡仁15g,川断10g,补骨脂10g,红枣6枚,生姜3片。中成药:慈丹胶囊,每次5粒,每天4次,参灵胶囊,每次5粒,每天4次,连服30天。

4.肝癌介入后的治疗

主要是正气不足,邪气有余,症状主要表现在:头晕目眩,面色无华,身体消瘦,四肢无力,饮食不佳,恶心呕吐,舌苔厚腻,脉细弦滑。主要为气血不足,脾肾亏虚的虚证。又见瘀毒互结,胃气上逆,湿热内蕴的实证。因此,治疗上应以人为本,以扶正为主,兼以祛邪,带瘤生存。欲速则不达,一味强调无瘤生存,过度化疗,使生活质量急度下降,造成贫血或严重失血,最终人财两空。

5.肝癌转移的治疗

肿瘤是全身的疾病,而局部的表现突出。在治疗上,应发挥中西医优势互补,西医治标,中医治本。西医治疗局部,中医调理全身。采用四位一体的以人为本治疗,减轻症状,减少痛苦,提高生存质量,控制转移,防止复发。只要患者树立信心,战胜自我,正确引导,妥善治疗,带瘤延长生命完全有可能。

四、常见辨证论治

1.肝气郁结型

主证:两胁痛,右胁胀痛、坠疼,胸闷不舒,生气后加重,饮食见少,肝大,舌苔薄白,脉弦。

辨证:肝郁气滞。

治则:疏肝理气。

中成药:慈丹胶囊,每次5粒,每日4次。癀消癀,每次1g,每日3次。参灵胶囊,每次4粒,每日3次。

汤药：柴胡 12g，当归 12g，杭芍 15g，白术 10g，云茯苓 10g，郁金 10g，香附 10g，八月札 30g，甘草 4g，沙苑子 15g，青皮 10g。

按语：肝主疏泄条达，肝气不疏，阻于胁络，故见胁肋胀痛；疏泄失常，气机不畅而胸闷不舒；肝郁困脾，脾运失司故纳少；气滞则血瘀，故可见胁部肿块。治以疏肝理气法。以柴胡、郁金、香附、青皮疏肝理气，解郁止痛；当归、杭芍、沙苑子柔肝养血；八月札理气活血；白术、云茯苓、甘草健脾和中。

2.气滞血瘀型

主证：胁痛如刺，痛引腰背，痛处固定，入夜更剧，胁下痞块巨大，舌质暗，有瘀点、瘀斑，脉沉细或涩。

辨证：气滞血瘀，恶血内结。

治则：行气活血，化瘀消积。

中成药：复方莪术消瘤胶囊，每次 5 粒，每日 4 次。癥消癀，每次 1g，每日 3 次。参灵胶囊，每次 4 粒，每天 3 次。

汤药：降香 10g，元胡 10g，三棱 10g，莪术 10g，土鳖虫 10g，生牡蛎 30g，八月札 20g，赤白芍各 10g，郁金 10g，炮山甲 10g，白屈菜 15g，当归 10g。

按语：气郁日久，必生瘀血，阻于肝络，不通则痛，故肿块日大，胁痛如刺，痛处不移；肝血为阴，夜为阴时，故瘀血入夜则痛剧。治以行气活血，化瘀消积法。三棱、莪术、赤芍、土鳖虫活血攻瘀；降香、元胡、郁金、八月札、白屈菜理血行气止痛；当归、白芍养血柔肝；炮山甲、生牡蛎养阴软坚消积。

3.湿热结毒型

主证：病势加剧，发热出汗，心烦易怒，口干口苦，身黄目黄，胁肋刺痛，腹胀腹满，恶心纳少，便干尿赤，舌质红绛而暗，舌苔黄腻，脉弦滑或滑数。

辨证：肝胆湿热，瘀毒内结。

治则：清热利胆，泻火解毒。

中成药：慈丹胶囊，每次 5 粒，每日 4 次。癥消癀，每次 1g，每日 3 次。

汤药：小叶金钱草 30g，虎杖 30g，姜黄 15g，栀子 10g，丹皮 15g，茵陈 20g，蒲公英 30g，白英 30g，龙葵 30g，蛇莓 30g，半枝莲 30g，厚朴 10g，大腹皮 10g，羊蹄根 20g，莱菔子 15g。

按语：肝郁气滞日久，气有余便是火，故气郁日久，化热化火，火热蕴于肝胆，致烦躁易怒，口干口苦；湿热阻于胆道而身目发黄；舌脉均为瘀毒火热之征。金钱草、茵陈清利湿热退黄；姜黄疏肝利胆而行血；虎杖、栀子、丹皮、蒲公英、白英、龙葵、蛇莓、羊蹄根凉血解毒，清热泻火；厚朴、大腹皮、莱菔子行气导滞而消胀。

4.肝阴亏损型

主证：胁肋隐痛，绵绵不休，纳少消瘦，低热盗汗，五心烦热，头晕目眩，黄疸尿赤，或腹胀如鼓，青筋暴露，呕血，便血，皮下出血，舌红少苔，脉虚细而数。

辨证：肝血亏耗，阴虚内热。

治则：养血柔肝，养阴益血，出血者凉血止血。

中成药：慈丹胶囊，每次 5 粒，每日 4 次。癥消癀，每次 1g，每日 3 次。参灵胶囊，每次 4 粒，每天 3 次。

汤药：生地 20g，白芍 15g，当归 10g，女贞子 15g，墨旱莲 30g，生龟甲 20g，生鳖甲 20g，丹皮 15g，嫩青蒿 10g，山萸肉 15g，生山药 10g，沙参 30g，生黄芪 20g，云苓皮 30g，半边莲 30g。

按语：毒热之邪属阳，阻于肝胆易耗伤肝阴，日久肝血亏耗，气阴两虚，故胁肋隐痛，阴虚内热，兼以邪毒蕴内，故见烦热、低热、黄疸及出血诸症；肝气横逆，则脾虚不运，水湿不化，腹内停水致腹胀如鼓、肢肿。治以养阴柔肝，益气养血。生地、女贞子、墨旱莲、生龟甲、生鳖甲、山萸肉滋阴清热；白芍、当归养血柔肝；

丹皮、嫩青蒿清虚热;生黄芪、云苓皮、生山药健脾益气;沙参益气养阴;半边莲清热利湿。

加减:低热加青蒿、地骨皮、白薇、银柴胡、乌蔹莓等。高热加寒水石、生石膏、滑石,或加水牛角、羚羊角粉;或加清开灵、牛黄清热散等。黄疸加茵陈、姜黄、虎杖、金钱草、龙胆草等。出血加侧柏炭、仙鹤草、血见愁、蜂房、水牛角、三七(冲)、云南白药(冲)等。疼痛加降香、元胡、郁金、白屈菜、云南白药、没药、乳香、川楝子、苏木、徐长卿、两面针等。腹胀加木香、厚朴、青陈皮、大腹皮、莱菔子、焦槟榔、枳实等。腹水加泽泻、泽漆、猪苓、云苓、车前子、商陆、半边莲、二丑等。恶心呕吐加半夏、竹茹、伏龙肝、旋覆花、代赭石、玉枢丹等。肢凉怕冷加附子、肉桂。腹泻便溏加炮姜、草豆蔻、儿茶、苍术、炒扁豆等。

五、中医对肝癌的辨证论治三辨三忌

癌症的成因,是由正气先虚,而后邪气凑之,导致气滞血瘀,聚痰蕴毒,相互搏结而成。故在治疗中,早期宜攻中寓补;中期宜攻补兼施;晚期宜补中寓攻,但也不能强求分期。总之,因人、因病灵活应用,方可克敌制胜。所用药物,不论补泻消散,尽量选用具有抗癌作用之品,可取事半功倍之效。

(一)三辨

1.辨虚扶正以抗癌

"养正则积自消",可见扶正法在肿瘤治疗中的重大意义,而扶正首先应辨明气血阴阳亏损,以便"损者益之,虚者补之",调和阴阳,生化气血,促进人体的免疫功能,增强自身的抗癌作用。每当发现肝脏癌变,大多已属中、晚期,所以更宜峻补,扶正以祛邪。

(1)气虚:症见神倦懒动,语声低怯,头晕自汗,面色白,舌淡苔薄,脉虚。宜选用:人参、党参、太子参、黄芪、白术、山药、甘草等。黄芪宜生用,用量 30~60g;党参或太子参,可用 20~30g;如防其壅滞,则加陈皮等。

(2)血虚:症见头晕乏力,心悸少寐,爪甲无华,舌淡失荣,脉细。常选用:当归、川芎、白芍、地黄、丹参等。

(3)阴虚:症见午后发热,虚烦少寐,盗汗遗精,头晕目涩,口干咽燥,舌红少苔或剥苔,脉细数。可选用:天冬、麦冬、沙参、玉竹、女贞子、墨旱莲、龟甲等。

(4)阳虚:症见形寒肢冷,面色惨淡,大便溏泄或完谷不化,舌淡胖,苔滑白,脉沉迟。当选用:肉桂、淫羊藿、补骨脂、鹿角片、五加皮、韭菜子等。其他如百合、扁豆、桑寄生、续断、杜仲、大豆、核桃枝(夹)、薜荔果、胡麻仁、火麻仁、豌豆等。都具有扶正抗癌作用,可随证选用。

2.辨证祛邪以制癌

肝癌治疗中,祛邪的目的在于化积,包括:行气散结,活血消肿,化痰软坚,清热解毒等法。《黄帝内经》有"坚者削之"、"客者除之"、"结者散之"、"留者攻之"的论点,邪去则正自安。

(1)气滞:症见脘腹胀满或攻痛,得嗳气矢气则舒,舌苔薄白或微腻,脉弦。宜选用:木香、乌药、香附、小茴香、枳壳、八月札、郁金、莪术等。

(2)血瘀:症见痛有定处,按之有块,压之更痛,或痛如针刺,逢夜加重,舌质紫暗,或有瘀斑,脉涩。应选用:乳香、没药、桃仁、红花、延胡索、大黄、川田七、石见穿、蜂房、蟾皮、壁虎、丹皮、柞木、虎杖、天葵子、鬼箭羽、姜黄等。

(3)湿痰:症见胸脘痞闷,恶心呕吐,大便溏泄,或肢肿腹大,苔腻或黄,脉濡或缓滑。可选用:厚朴、枳壳、猪苓、茯苓、土茯苓、车前草、薏苡仁、生半夏、菖蒲、鲜南星、瓜蒌、薤白、瞿麦、石韦叶、墓头回、荸荠、海藻、牡蛎、常山、防己、徐长卿、山慈姑、黄药子等。

清热解毒之品,也是抗癌的重要组成部分,如七叶一枝花、半枝莲、蒲公英、白英、龙葵、鱼腥草、紫草、牛黄、青黛、败酱草、半边莲、野葡萄根、地锦草等,可以酌情选用。因肿瘤是由邪毒致病,大凡邪毒每易化火,正如所谓"凡痞结之处必有阳火,郁伏于中……宜以苦辛寒药清之开之,然非易事也。"

3.辨病选药以治癌

因肿瘤的发病部位和性质有所不同,根据肝癌的特殊情况,选用适当的药物,如莪术、石见穿、虎杖、生鳖甲、龟甲、八月札、猫人参、凤尾草、夏枯草、龙胆、郁金、生姜、铁树叶、熊胆、牛黄等,其中以生鳖甲、鹿角片、八月札、石见穿、白花蛇舌草、虎杖、猫人参等为主选药物,所谓"治病必求其本"。

(二)三忌

1.忌破血

在祛邪化积法中,宜活血不宜破血。通过临床观察,施用破血之品,如三棱、水蛭、穿山甲、皂角刺等,对肿瘤虽有消坚止痛作用,但应用过久,每易导致肿瘤扩散或转移,盖因破血之药,能使瘀毒在脉络中"随波逐流",到处乱窜,联系临床本病生存的病例来看,大多未投破血方剂,或虽用而未久;相反,若持续用之,虽能取效一时,但预后不良。

2.忌烟酒

烟之为害,前人早有"耗血损气"之诫。近代发现若吸烟多者,不仅折损其寿,且因香烟产生的焦油(明显致癌因素),除对肺癌有直接关系外,还能导致喉癌、食管癌、膀胱癌、胰腺癌等多种癌症的发生。若癌症患者抽烟,犹如抱薪救火,自取速亡。

酒之为害,比烟稍逊一等,因酒辛热有毒,烈酒更甚。扁鹊谓:"过饮腐肠烂胃,溃髓蒸筋,伤神夺寿。"东垣谓:"酒大热有毒,饮酒入胃,先走肝胆二经。"肝癌者饮之,煽动内风相火,风得火势,火借风热,因而昏迷、抽搐、失血等险象环生,祸不旋踵。

3.忌讳医

古有成语"讳疾忌医"。现代忌医者仍不乏其人,在农村中仍有"信巫不信医"之俗,也有信中医不信西医,或信西医而不信中医,从而贻误中西医两法治疗的时机及优越性,令人不胜惋惜。

(陈亚琳)

第十一章　胆肿瘤

第一节　胆囊良性肿瘤

一、概述

胆囊良性肿瘤的分类较为混乱,既往的文献将胆囊乳头状瘤和胆囊息肉笼统地称作胆囊良性肿瘤,但从病理学角度应合理地分为胆囊腺瘤和胆囊良性间叶组织肿瘤两大类。胆囊腺瘤发病率国内外文献报道差别较大,为 $0.2\%\sim2.0\%$,占胆囊息肉样病变的 $3.6\%\sim17\%$,多见于中老年妇女。良性间叶组织肿瘤是来源于支持组织的胆囊良性肿瘤,主要包括纤维瘤、平滑肌瘤、血管瘤、脂肪瘤、黏液瘤、神经鞘瘤等,临床少见。

胆囊息肉样病变(PLG)又称隆起性病变,是影像诊断学对所发现的突入胆囊腔内的隆起性病变的统称。它包括了多种胆囊良性或早期恶性的病变,如胆囊良性肿瘤、假性肿瘤和早期胆囊癌等,其中一部分并非真正的胆囊肿瘤。有此表现的疾病包括:①增生性病变,如胆囊胆固醇性息肉、胆囊腺肌瘤、淋巴组织增生性息肉、原发性胆囊黏液增生症等;②炎性病变,如胆囊炎性息肉、黄色肉芽肿性胆囊炎等;③肿瘤性病变,如胆囊的良性肿瘤(腺瘤、血管瘤、脂肪瘤、神经纤维瘤等)和早期恶性病变(腺癌等);④异位组织,如胃黏液、肠黏液、胰、肝组织等的胆囊移位等。近年来,随着 B 超和 CT 等影像诊断技术的应用,胆囊息肉样病变的检出率明显增多,国内大宗流行病学报告在常规体检人群中 PLG 的检出率为 0.9%,综合文献报道,B 超的检出率可达 $1.0\%\sim9.8\%$,其中胆固醇性息肉最多见,占 $50\%\sim87\%$。

(一)病因学

胆囊的慢性炎症及结石的长期刺激和损伤所导致的胆囊上皮细胞异常增生可能是引起本病的主要原因。

(二)病理学

胆囊腺瘤可发生在胆囊的任何部位,以体、底部较为多见;多为单发,约 1/3 病人为多发,向胆囊腔内生长,直径 $0.3\sim2.0cm$,多数 $<1cm$。少数病人的胆囊黏液上可发生众多的乳头状腺瘤,称为乳头状瘤病。组织学上可进一步分为乳头状和非乳头状肿瘤。

1.乳头状腺瘤

可再分为有蒂和无蒂两种,镜下显示为分支状或树枝状结构,带有较细的血管结缔组织蒂,与胆囊壁相连,有单层立方或柱状上皮覆盖,与周围正常胆囊黏液上皮移行较好。

2.非乳头状腺瘤

大部分有蒂,镜下见多数增生的腺体被中等量的结缔组织间质包绕,偶尔腺体显示囊样扩张。该型腺瘤以腺体的管状增殖为主体,故称为腺管腺瘤。有时可见杯状细胞或基底颗粒细胞的肠上皮化生改变。

胆囊腺瘤和腺肌瘤有恶变倾向,是胆囊癌的癌前期,常称其为胆囊癌相关性病变,其余的非肿瘤性息肉(胆固醇性息肉和炎性息肉等)则为非胆囊癌相关性病变(约占92%)。腺瘤和腺肌瘤多为单发,直径多数＞1cm;非肿瘤性息肉则大多数为多发,绝大部分直径＜1cm。这些病理学特征在决定治疗时有一定的参考价值。胆囊腺瘤经过腺瘤性增生到腺瘤细胞中、重度异型增生,最终恶变为癌,癌变率为6%～36%。胆囊腺肌瘤又称胆囊腺肌增生症,是以胆囊黏液和肌纤维肥厚、罗-阿氏窦(R-A sinuses)数目增多、窦腔扩大并穿入肌层为特征的一种增生性疾病。病变通常位于胆囊底部,形成结节,癌变率为3%～10%。其发病机制可能与胆囊内长期高压有关。病变区R-A窦扩大、增多并形成假憩室,可深达黏液下层和肌层,窦隙内衬以柱状上皮,呈腺样结构,周围为增厚的平滑肌纤维所包绕。扩大、增多的R-A窦形成假憩室,内含黏液或胆砂、胆石,有管道与胆囊相连,故亦有胆囊憩室之称。病变分为弥漫型、节段型和局限型,以局限型最为常见。

二、诊断及鉴别诊断

(一)临床表现

胆囊良性肿瘤的症状与肿瘤的部位有关。位于底部、体部者一般无明显临床症状,大多于体检或其他疾病做B超检查时发现。位于颈部附近者可有上腹闷胀不适、隐痛,偶有脂餐后加重或绞痛发作,症状与胆石症难以区分,合并急性感染时可出现急性胆囊炎的症状及体征。

(二)临床诊断

临床诊断基本上依赖影像学检查。

B超是最实用和有效的检查方法,可见突入胆囊腔内的光团,其后方无声影,不随体位改变而移动位置。B超可显示病变的大小、形态、内部结构、与胆囊壁的关系,并能鉴别有无结石并存。B超的诊断符合率可达90%以上,反复多次的超声检查还可提高诊断符合率。

彩超的诊断价值更高,能观察光团内有无彩色血流,可与临床上最常见的胆固醇性息肉相鉴别。

内镜超声(EUS)诊断的准确性明显高于普通超声,可高达98%。EUS将胆囊壁分为3层:内层为高回声的黏液及黏液下层,中间为低回声的肌纤维层,外层为高回声的浆膜下层及浆膜层。EUS对鉴别肿瘤性与非肿瘤性息肉有较高的价值,胆固醇息肉轮廓呈颗粒状,内部为点状高回声,并可见清晰的3层囊壁。若EUS显示息肉轮廓呈结节状,内部为低回声,则多为肿瘤性息肉。

当瘤体较小时,CT的检出率低,其诊断价值不如彩超和EUS。行CT增强扫描时,如瘤体有强化,则有助于胆囊肿瘤的诊断。当胆汁过分黏稠,或胆囊积脓,胆囊萎缩,尤其又伴有胆囊颈部结石时,B超可能会出现假阴性结果。此时行CT增强扫描对于鉴别与胆汁密度相近的肿瘤有特殊诊断价值。有文献报道,正电子发射计算机断层显像-CT(PET-CT)对胆囊息肉样病变的良恶性鉴别有较高价值,但价格昂贵,临床应用少。

三、治疗

(一)整体治疗方案

诊断明确且有手术指征的患者,建议行胆囊切除术,推荐行腹腔镜胆囊切除术。术中检查标本,对于有怀疑恶变可能的胆囊行冷冻切片检查。

（二）常规治疗

临床治疗最好的方法是手术切除，腹腔镜胆囊切除术为首选，但对高度癌疑的胆囊息肉患者不宜行腹腔镜手术。治疗的关键是如何从众多的胆囊息肉样病变中鉴别出胆囊的"肿瘤性病变"，并识别出癌前病变或早期胆囊癌。各项检查方法尚不能区分其病理性质时，往往需经病理切片检查才能确诊。临床上要从两方面把关，其一是严格掌握手术指征。既不能因担心胆囊息肉有癌变可能而扩大手术指征，把很多非肿瘤性息肉病人的正常功能的胆囊切除，给病人带来不必要的损失。也要及时处理肿瘤性息肉，以免以后一旦发生癌变而错失手术良机。综合文献上各家报道，胆囊息肉样病变的手术指征为：①单发，直径 1cm 以上者；②年龄 50 岁以上，广基而单发的病变；③病变在短期内基底变宽、有增大趋势或病灶周围的黏液有浸润、增厚表现；④合并胆囊疾病，如胆囊结石、急性或慢性胆囊炎，有明显临床症状者；⑤息肉较大、长蒂或胆囊颈部息肉，影响胆囊排空，有胆绞痛发作史者；⑥合并胆囊壁不规则增厚者。对于暂无手术指征者，因其仍有潜在恶变的可能，应定期随访观察。如发现病变发生变化，则应及时手术治疗。凡行胆囊切除术者，胆囊切下后应立即剖开检查，如病变像肿瘤者，均应送冷冻切片检查，明确肿瘤性质、肿瘤位置以及侵犯范围。

（李洪涛）

第二节　胆囊癌

一、概述

胆囊癌（GBC）是指发生在胆囊（包括胆囊管）的癌肿，由于胆囊管特异的解剖结构和生物学行为，部分学者认为将胆囊管癌列为一种独立的疾病更为合理。尽管目前对胆囊管癌的定义存在争议，但国内外主要文献和著作仍将胆囊管癌定义为胆囊癌。

胆囊癌是最常见的胆道恶性肿瘤，在消化道肿瘤中仅次于胃、结肠、直肠、食管、胰腺占第 6 位，占胆囊手术的 1%～2%，尸检检出率 0.55%～1%。胆囊癌好发于 50～70 岁的老年人，约 3/4 以上的胆囊癌患者年龄超过 65 岁。女性患者约为男性患者的 2～3 倍，其中部分原因是女性的胆囊结石病发病率高于男性。近年来国内外的流行病学资料显示，胆囊癌的发病率有逐年上升的趋势，上海市肿瘤研究所 2005 年的流行病学调查资料显示，上海市胆道癌（胆囊癌、胆管癌）的发病率以约 5% 逐年递增。不同地区和种族的人群发病率有明显差异，以欧裔犹太人及美国的印第安人发病率最高，女性中胆囊癌的发病率以智利（27/100000）和波兰（14/100000）最高。在美国每年有 6000～7000 例新增胆囊癌确诊病例，尽管总的发病率不到 2/100000，但新墨西哥州的土著女性的发病率高达 14.5/100000。美国墨西哥裔、西班牙裔和印第安人的发病率高于平均水平的 6 倍以上，黑人的发病率最低。在我国则以西北部较高，且胆囊癌的发病率低于胆管癌的发病率。我国胆囊癌占同期胆道疾病的构成比为 0.14%～3.18%，平均为 1.153%。中华外科学会胆道外科学组对全国 1098 例胆道癌手术病例的分析，其中胆囊癌 272 例（24.8%），肝外胆管癌 826 例（占 75.2%）。

胆囊癌恶性程度高，早期缺乏特异性症状而不易诊断，癌肿极易向肝等邻近器官浸润和出现远处淋巴结转移而不能根治性切除，预后极差。西方国家的文献报道胆囊癌总的 5 年生存率仅为 5%～38%，出现淋巴结转移或远处转移的患者 5 年生存率更低,平均生存时间不足 6 个月。除少数病人因胆囊结石病等症状就医而获得早期诊断外,绝大多数病人出现明显的临床症状时,已属晚期。因此,改善胆囊癌预后的关键是早期诊断、早期治疗,以及合理的综合治疗方案,有效控制胆囊癌的浸润和转移。近年来,随着对胆囊癌分子生物学特性以及对肿瘤耐药、放化疗增敏、新一代化疗药物、生物治疗和靶向治疗等方面研究的深入,为从根本上改善中晚期胆囊癌预后指明治疗方向,同时也必将会改变以往对胆囊癌综合治疗不佳的固有观念,更加重视胆囊癌的综合治疗。

(一)病因学

胆囊癌的确切原因尚不明确,但以下危险因素可能与之相关。

1.胆石症

胆石症是与胆囊癌相关的最主要危险因素:75%～95%的胆囊癌合并胆囊结石;胆囊结石患者胆囊癌的发生率比无结石者高 7 倍;结石直径>3cm 比<1cm 患胆囊癌的危险性高 10 倍;症状性胆囊结石患者(特别是有反复发作的胆囊炎)患胆囊癌的风险明显高于无症状性胆囊结石患者;胆囊结石患者发生胆囊癌的比例约为 0.4%,未经治疗的胆囊结石患者 20 年内发生胆囊癌的危险性为 0.2%～0.4%;约 1%的因胆石症行胆囊切除术的胆囊标本可发现隐灶癌。

胆囊结石致癌机制是综合作用的结果,包括结石的机械刺激、炎症、胆固醇的代谢异常、胆汁刺激和致癌物质的作用等。慢性黏液损伤是胆囊新生物恶性转化的重要促发因素。结石可引起胆囊黏膜慢性损伤或炎症,进而导致黏膜上皮发育异常,后者具有癌变倾向。胆石长期机械刺激胆囊黏膜→胆汁排空障碍、胆汁淤滞与感染→不典型增生或肠上皮化生→癌变。胆汁中的厌氧菌(梭状芽孢杆菌)使胆胺→核脱氢反应→去氧胆酸、石胆酸(致癌物质)。

2.胆胰管连接异常(APBDJ)

APBDJ 易发生包括胆囊癌在内的胆道恶性肿瘤。胆总管囊肿患者患胆道肿瘤的风险均增加,其中胆囊癌的发生率约为 12%。可能的机制是:胆汁成分的改变、基因突变和上皮细胞增生。胰液反流→胆汁中的卵磷脂被胰液中的磷酸肽酶 Aa 水解→产生脱脂酶卵磷脂→被胆囊吸收→积聚在胆囊壁内→胆囊上皮细胞变性和化生→癌变;慢性炎症→胆囊黏液损伤→再生修复→不典型增生或上皮异形化→癌变。

3.细菌感染

有文献报道,伤寒和副伤寒杆菌的慢性感染和携带者患胆囊癌的危险性比正常人高 100 倍以上,印度最近的临床对照研究发现,伤寒杆菌携带者的发病率是非携带者的 8 倍以上,具体机制不明。最近的研究发现,胆汁和胆囊癌组织中可检测到幽门螺旋杆菌,其是否与胆囊癌的发生相关值得进一步研究。

4.胆囊腺瘤

胆囊腺瘤是癌前病变,癌变率为 6%～36%;单发、无蒂、直径>1cm 的胆囊息肉恶变的危险性增高,如合并结石则更增加了癌变的危险性。癌变机制可能为:腺瘤-腺癌的顺序性病变。

5.胆囊腺肌瘤

又称胆囊腺肌增生症,是以胆囊黏液和肌纤维肥厚、罗-阿氏窦数目增多、窦腔扩大并穿入肌层为特征的一种增生性疾病。病变通常位于胆囊底部,形成结节,癌变率为 5%～15%。其发病机制可能与胆囊内长期高压有关。病变区 R-A 窦扩大、增多并形成假憩室,可深达黏液下层和肌层,窦隙内衬以柱状上皮,呈腺样结构,周围为增厚的平滑肌纤维所包绕。扩大、增多的 R-A 窦形成假憩室,内含黏液或胆砂、胆石,有管道与胆囊相连,故亦有胆囊憩室之称。病变分为弥漫型、节段型和局限型,以局限型最为常见。

6.溃疡性结肠炎

胆囊癌的发病率为一般人群的 10 倍,发病机制不明,可能为:胃肠道中的梭状芽孢杆菌使肠肝循环中的胆汁酸→还原→3-甲基胆蒽;胆道梗阻感染→胆汁中的胆酸→去氧胆酸、石胆酸(致癌物质)。

7.瓷性胆囊

慢性胆囊炎合并胆囊壁钙化,即"瓷胆囊",恶变率为 12.5%～61%。

8.Mirizzi 综合征

大多数学者认为,胆囊结石可以引起胆囊黏膜持续性损害,并可导致胆囊壁溃疡和纤维化,上皮细胞对致癌物质的防御能力降低,加上胆汁长期淤积,有利于胆汁酸向增生性物质转化,可能是胆囊癌发生的原因,而 Mirizzi 综合征包含了上述所有的病理变化。

9.肥胖

体重指数＞30 的年龄在 20～44 岁的女性,患胆囊癌的风险是 2.53 倍。

10.其他因素

原发性硬化性胆管炎,雌激素,以及致癌物质如:偶氮甲苯、亚硝胺、甲基胆蒽、二氧化钍等。

11.与胆囊癌发生相关的分子机制

文献报道与胆囊癌关系比较密切的基因有 p53,K-ras,CDKN2(9p21),Bcl-2,C-myc 和 COX-2。Bcl-2基因是被发现的第一个凋亡抑制基因,Bcl-2 表达可抑制细胞凋亡、延长细胞寿命、增加细胞其他突变机会或使突变基因在细胞内聚积,导致细胞恶性转化。研究发现,Bcl-2 表达增加是抑制胆囊病变组织中细胞凋亡的机制之一,与胆囊癌的分化程度有密切关系。C-myc 基因可能通过促进 survlvln 的表达来抑制胆囊癌细胞凋亡,有待进一步的实验证实。最近有文献报道环氧化酶-2(COX-2)在血管内皮生长因子介导的肿瘤发生中具有重要作用。

(二)病理学

1.大体分型

胆囊癌多发生在胆囊底部,其次为胆囊壶腹和颈部。通常表现为胆囊内的肿块,也可表现为局部胆囊壁增厚或息肉样新生物。根据大体外观可分为乳头状和非乳头状。日本胆道外科协会将 GBC 分为隆起型和扁平型。隆起型可以为乳头状或结节状。也可分为浅表型和浸润型。

2.组织学分型

分为 5 种:腺癌(90%)、未分化癌(42%)、鳞癌(3%)、混合型(1%)、其他少见肿瘤如腺鳞癌、燕麦细胞癌、癌肉瘤等(2%)。

90%以上为腺癌,可分为①硬癌(60%):纤维组织丰富、质地硬,早期表现为胆囊壁的局限性硬结或增厚;常早期侵犯肝,淋巴转移率较高;晚期整个胆囊壁可增厚、胆囊腔闭塞成为较大硬块;胆囊管阻塞时,胆囊可积液、肿大。②乳头状癌(25%):肿瘤软而呈胶状,细胞内含有较多假黏液蛋白,可长至较大,充满胆囊内腔;较少直接侵犯肝,淋巴转移率低。③黏液腺癌(15%):质软、突入胆囊腔内,可生长至较大的体积,肿瘤常发生坏死及出血。

其余 5%～20%为分化不良或未分化癌:未分化癌恶性程度高,转移早,预后极差。按癌细胞分化程度的差异,可分为高、中、低和未分化腺癌,分化程度高则预后较好,分化差或未分化癌预后最差。

3.转移途径

胆囊癌可多种途径播散,包括直接侵犯、淋巴、血行、沿神经血管丛播散、腹腔内种植、胆管腔内播散等。直接侵犯(肝脏及周围脏器)和淋巴转移是胆囊癌的主要转移方式。在确诊的胆囊癌病例中,癌肿局限在胆囊壁仅约 25%,出现局部淋巴结转移或侵犯肝脏等邻近脏器 35%,40%存在远处淋巴结或脏器转移。

(1)直接侵犯:占 65%～90%,因胆囊床一侧的胆囊壁没有浆膜层,胆囊癌通过胆囊床直接侵犯肝(第

Ⅳ和Ⅴ肝段)比较多见。同时由于胆囊静脉丛直接回流入附近的肝,癌肿既可沿血管神经丛直接侵犯肝实质,晚期也可经血行途径引起肝内远处转移或远处脏器转移。癌肿可直接侵犯胆囊周围邻近脏器(胆总管、胃窦、十二指肠、胰腺和横结肠等),或经血管神经丛沿肝十二指肠韧带上下蔓延,直接侵犯肝外胆管或肝门周围淋巴结转移压迫胆总管而致梗阻性黄疸。

(2)淋巴转移:占40%～85%。当胆囊肌层受犯时,即可出现淋巴结转移,胆囊癌淋巴结转移的模式和范围与胆囊的淋巴引流途径是一致的。淋巴结转移绝大多数首先发生在胆囊管淋巴结,其次是胆总管周围淋巴结和肝门淋巴结,最后转移至其他区域淋巴结:胰腺周围、十二指肠旁、门静脉周围、腹腔干、肠系膜上动脉周围淋巴结等。少数可逆行向上转移至沿肝门部。

(3)血行转移:占20%～25%,经胆囊深静脉回流至肝方叶,表现为近原发灶处肝内局部肿块,伴或不伴卫星结节;肺转移较少见。

(4)沿神经蔓延:少见,占10%～15%。可沿胆囊壁内或肝十二指肠韧带内神经丛蔓延。

(5)胆管内播散:少见,肿瘤沿胆囊颈管下行至胆总管,在颈部和胆总管内壁种植,癌组织也可脱落进入胆总管,造成梗阻性黄疸。

(6)腹腔种植:少见,胆囊癌破溃或穿孔致腹腔广泛种植。

二、诊断

(一)临床表现

1.症状

胆囊癌早期因缺乏特异性症状而不易被察觉,当出现明显的临床症状时,多已属晚期并已有转移而无法根治性切除,预后极差。胆囊癌早期可出现一些类似于良性胆道疾病(急性或慢性胆囊炎、胆石症等)的症状,如上腹部隐痛、胀痛不适、恶心、呕吐、乏力、纳差等。

(1)右上腹痛不适:是胆囊癌最常见的症状(60%～87%),40%的胆囊癌患者可出现腹痛症状加重、发作频率增多或持续时间变长。

(2)恶心、呕吐:占30%～40%,与急慢性胆囊炎有关,少数因肿瘤侵犯十二指肠致幽门梗阻。

(3)黄疸:约30%患者因肿瘤直接侵犯或肝门淋巴结转移压迫肝外胆管或胆管内播散均可导致梗阻性黄疸。

(4)其他:少数病人因合并感染或肿瘤性发热,而出现低热。一旦出现上腹部肿块、黄疸、腹水、明显消瘦、贫血和邻近脏器压迫症状,提示已属晚期。

2.体征

早期胆囊癌无特异性体征。合并急性胆囊炎时可有右上腹压痛;胆总管受到侵犯或压迫时,可出现阻塞性黄疸;胆囊管阻塞致胆囊肿大、肿瘤累及肝或邻近器官时可叩及腹部肿块;晚期还可出现肝大、腹水、下肢水肿等。

(二)实验室检查

迄今尚未发现对诊断胆囊癌具有重要诊断价值的特异性肿瘤标志物。血清和胆汁中CEA(癌胚抗原)及CA19-9(糖链抗原)测定对早期诊断有一定的帮助,特别是后者的阳性率较高,可用作辅助诊断和根治术后的疗效观察。有研究表明,CA19-9及CEA平行法联合检测可将灵敏度提高到84.4%,系列法联合检测可将特异度提高到90.7%。迄今未发现对胆管癌具有特异性诊断价值的基因标志和诊断方法,文献报道与胆囊癌关系比较密切的基因有p53,K-ras和CDKN2(9p21)。细针穿刺细胞学检查特异性高,但敏感性差、假阴性率高,且有一定并发症,临床很少应用。

(三)医学影像学检查

1.超声检查

超声具有简便、无创、费用低、可反复检查等优点,为首选的检查方法。超声对胆囊癌的诊断敏感性为85％,诊断符合率80％。对胆囊微小隆起性病变以及早期胆囊癌的诊断价值优于CT,可作为胆囊癌的筛选检查方法,因此,定期行超声检查对早期诊断胆囊癌具有重要价值。

(1)B超:B超下诊断胆囊癌有4种类型:Ⅰ型为隆起型,乳头状结节从胆囊壁突入腔内,胆囊腔存在;Ⅱ型为壁厚型,胆囊壁局限或弥漫不规则增厚;Ⅲ型为实块型,因胆囊壁被肿瘤广泛浸润、增厚,加之腔内癌块充填形成实质性肿块;Ⅳ型为混合型。超声能清晰显示病变的大小、部位、数目、内部结构以及胆囊壁的厚度和肝受犯范围。其不足是:易受胃肠道气体干扰,对同时患有胆囊结石的微小胆囊黏液隆起性病变检出率低。

(2)彩色多普勒超声:彩色多普勒超声能测及肿块内血流,可与胆囊胆固醇性息肉和结石鉴别。对胆囊隆起性病变的鉴别诊断具有重要价值。同时能无创地精确显示胆管和肝受犯范围和程度,以及肝门区主要血管(肝动脉、门静脉等)的受犯情况,与CT和MRI血管成像价值相近,甚至可替代血管造影。对胆囊癌的精确分期和手术可切除性评估有较高价值。此外,近来开展的超声造影检查对胆囊癌诊断准确率更高。

(3)实时谐波超声造影(CEUS):通过周围静脉注射六氟化硫微泡造影剂,随后用CnTI谐波技术在低声压下对病灶进行观察,可以实时观察肿块增强的方式及回声强度变化,并且与周围肝实质进行对比,有利于对病灶范围做出判断。

(4)内镜超声(EUS):EUS是近年来发展起来的一项技术,采用高频探头隔着胃或十二指肠对胆囊进行扫描,避免了肠道气体的干扰,不仅能检出<5mm的病变,并可清晰地显示出胆囊壁的3层结构,能精确判定胆囊壁各层结构受犯深度和范围、周围血管受犯情况以及区域淋巴结有无转移,因而对胆囊癌早期诊断、精确分期及手术可切除性评估具有更高价值,可作为超声和彩超检查的补充手段。

2.动态增强CT

(1)CT的优势:CT具有较高的软组织分辨率,对胆囊癌的诊断、分期、评估手术切除可能性均有帮助,是术前不可缺少的检查,对治疗方案的决定、术式的选择和预后判断具有很高价值,在这方面CT明显优于超声检查。增强CT能够精确显示肿瘤直接侵犯肝或肝门部、是否有肝转移、淋巴结及邻近脏器转移情况。

(2)CT的典型表现:①胆囊壁局限或整体增厚,多超过0.5cm,不规则,厚薄不一,增强扫描有明显强化。②胆囊腔内有软组织块影,基底多较宽,增强扫描有强化,密度较肝实质低而较胆汁高。③合并慢性胆囊炎和胆囊结石时有相应征象。厚壁型胆囊癌需与慢性胆囊炎鉴别,后者多为均匀性增厚;腔内肿块型需与胆囊息肉和腺瘤等鉴别,后者基底部多较窄。薄层和增强CT扫描可精确显示胆囊壁厚度及胆囊壁的浸润深度、肝及邻近器官和组织的受犯范围和程度、有无区域淋巴转移和肝内转移等。

(3)螺旋CT血管成像(CTA):CTA能对门静脉、肝动脉等周围血管受犯情况可做出精确判断,对术前可切除性评估具有重要价值。CT对判断胆囊癌可切除和不可切除的准确率分别为80％和89％。

3.磁共振(MRI)

(1)MRI的优势:与CT相比,MRI具有更高的对软组织分辨率,在对腔内小结节型早期胆囊癌的显示优于CT。磁共振胆管成像(MRCP)可无创地获取整个肝内外胆道树的影像,对胆管受犯范围和程度可做出精确判断;磁共振血管成像(MRA)能精确地显示肝门区血管的受犯情况,与CTA价值相近。MRI对胆囊癌的术前分期、可切除性评估、手术方式的选择及评估预后等具有较高价值。

（2）胆囊癌的 MRI 典型表现

Ⅰ期：胆囊壁局限性或弥漫性不规则增厚，胆囊内壁毛糙不光整或凹凸不平，可伴有突向腔内的菜花状或结节状肿块，T_1WI 呈低信号，T_2WI 呈等偏高信号，MRCP 可见胆囊内充盈缺损影，但胆囊壁的浆膜面光整。

Ⅱ期：胆囊窝内不规则异常软组织肿块，与胆囊壁分界不清，胆囊壁外层即浆膜面毛糙，胆囊窝脂肪间隙模糊不清，但与胆囊窝邻近肝组织分界尚清晰。

Ⅲ期：胆囊窝脂肪间隙消失，胆囊区见不规则软组织肿块，T_1WI 呈等偏低信号，T_2WI 呈等偏高信号，肿块占据胆囊大部分囊腔，胆囊基本形态不同程度消失，MRCP 表现为胆囊不显影或胆囊显示不清。胆囊窝周围邻近肝实质内出现异常信号，T_1WI 呈偏低信号，T_2WI 呈高信号，边缘不规则，与胆囊分界不清。

Ⅳ期：胆囊癌的 MRI 和 MRCP 表现除了上述Ⅲ期的表现外，还可有直接侵犯胃窦部、十二指肠，侵犯邻近腹膜、肝十二指肠韧带的表现，侵犯肝内外胆管和结肠等，以及腹腔肝门淋巴结转移、胰腺及胰头周围淋巴结转移、后腹膜淋巴结转移等的相应 MRI 征象。

MRA 能精确地显示肝门区血管的受犯情况，同时 MRCP 还能精确显示肝内外胆管受犯范围和程度。Kim 等报道 MRI 结合 MRA 和 MRCP 可以用于检查血管侵犯情况（灵敏度 100％，特异度 87％）、胆管受犯（灵敏度 100％，特异度 89％）、肝受犯（灵敏度 67％，特异度 89％）和淋巴结转移（灵敏度 56％，特异度 89％）。但由于存在运动伪影，缺乏脂肪和部分容积效应，MRI 往往难以评估胆囊癌对十二指肠的侵犯，且 MRI 也难以显示网膜转移。磁共振 B-TFE 序列是近年来采用的一种新的成像序列，属于梯度回波序列中的真稳态进动快速成像序列，具有扫描速度快、运动伪影少等特点，目前在临床中主要用于心脏、大血管的检查。有研究说明该技术能够清楚地显示增厚的胆囊壁、胆囊内的肿块及胆囊腔的改变，对于病变的检出率明显高于 MRI 常规序列。该序列除了能显示胆囊本身的改变外，还能清晰地显示病变对邻近肝、胆道等有无侵犯。而且在该序列中血液亦呈现为高信号，故也可以清楚显示病变对血管的包绕、侵犯及血管内有无癌栓，也有利于血管与淋巴结的鉴别。B-TFE 能够提供较多的胆囊癌的术前分期信息，对临床客观地评价患者术前情况、确定手术方式、评估预后提供了很大帮助。

4.正电子发射——断层扫描（PET-CT）

PET-CT 是目前判断胆囊占的良恶性、胆囊癌根治术后的有无复发和转移的最精确的检查方法，同时能精确显示意外胆囊癌行胆囊切除术后的肿瘤残余情况以及远处淋巴结和脏器的转移情况。一项研究对 16 名临床症状、影像学检查均提示良性胆囊病变的患者行 FDG-PET，诊断胆囊癌灵敏度为 80％，特异度为 82％。目前，FDG-PET 在诊断胆囊癌中的作用仍在研究，其不足是检查费用昂贵，应根据患者个体情况来选择。

5.内镜逆行胰胆管造影（ERCP）

ERCP 对胆囊癌常规影像学诊断意义不大，仅有一半左右的病例可显示胆囊，早期诊断价值不高，适用于鉴别肝总管或胆总管的占位病变或采集胆汁行细胞学检查。

（四）鉴别诊断

胆囊癌的鉴别诊断根据肿瘤的病程而不同。早期的胆囊癌主要与胆囊息肉、胆囊炎和胆囊结石鉴别。对老年女性、长期患有胆囊结石、胆囊萎缩或充满型结石、腹痛症状加重、发作频率增多或持续时间变长时，应警惕胆囊癌的可能，宜做深入检查。晚期胆囊癌需要与原发性肝癌侵犯胆囊鉴别，肝癌侵犯胆囊后可在胆囊区和肝门部形成较大肿块，类似晚期胆囊癌侵犯肝门胆管或淋巴结转移。胆囊颈管癌可直接侵犯或通过淋巴转移发生高位的胆管阻塞，临床表现类似肝门部胆管癌。胆囊癌常需与以下疾病鉴别。

1.胆囊腺瘤性息肉

与早期胆囊癌鉴别困难，年龄＞50岁；单发息肉，直径＞1.2cm；蒂宽、胆囊壁厚者，应高度怀疑恶变，尽早手术。

2.胆囊胆固醇沉着症

常多发，超声为等回声团，无声影，直径多＜10mm；彩超不能测及血流。

3.胆囊结石

B超为强光团回声伴声影，可多发，位置可随体位变化。

4.黄色肉芽肿性胆囊炎

病人一般情况好；常有反复胆囊炎发作病史；胆囊壁明显增厚但形态较光整、内壁光滑。

5.原发性肝癌侵犯胆囊

多有肝病史，AFP明显升高，肿块较大、多位于胆囊窝区或肝门部。

（五）临床分期

目前胆囊癌的主要分期有3种：Nevin分期（1976年）、美国抗癌联盟（AJCC）分期和日本胆道外科学会分期（淋巴结分站）。其中AJCC的TNM分期是目前被广泛接受的分期方法，正确的分期是选择合理治疗方案和判断预后的主要依据。

1.Nevin分期

根据肿瘤侵犯胆囊壁的深度分期。Ⅰ期：肿瘤位于黏液内；Ⅱ期：肿瘤侵犯黏液下层和肌层；Ⅲ期：肿瘤侵犯胆囊壁全层，无淋巴结转移；Ⅳ期：肿瘤侵犯全层伴胆囊周围淋巴结转移；Ⅴ期：肿瘤直接侵犯肝或邻近脏器或远处转移。

2.AJCC分期

美国癌症联合委员会（AJCC）推出了肿瘤TNM分期第7版（2009年10月，芝加哥），其中胆囊癌TNM分期发生了较大变化。

（1）胆囊管癌在第6版是属于肝外胆管癌，现并入胆囊癌范畴。

（2）淋巴结分为两站，N_1，肝门淋巴结：胆囊管淋巴结，胆总管、肝动脉、门静脉旁淋巴结；N_2，其他区域淋巴结：腹腔干、十二指肠旁、胰腺周围、肠系膜上动脉周围淋巴结等。与第5版的淋巴结分站相似（但具体的淋巴结归属略有不同：门静脉旁淋巴结从第5版的N_2变成了第7版的N_1）。淋巴结转移明确作为确认ⅢB（N_1）和ⅣB（N_2）的标准。

（3）胆囊癌分期的改变可对肿瘤的可切除性和患者的预后做出更准确的判断。不能根治性切除的T_4期重新并入Ⅳ期。

（4）强调意外胆囊癌再次根治性手术的必要性及胆囊癌生物学特性的特殊性。

3.JSBS分期：日本胆道外科学会（淋巴结分站）

N_1　胆囊颈淋巴结及胆总管周围淋巴结。

N_2　胰十二指肠后上淋巴结、肝总动脉旁淋巴结和门静脉后淋巴结。

N_3　腹腔动脉淋巴结、主动脉旁淋巴结和肠系膜上动脉淋巴结。

N_4　其余更远处的淋巴结。

三、治疗

（一）治疗原则

胆囊癌的治疗目标是：根治；延长生存期，提高生活质量；缩短住院时间。治疗原则也有三，即早期治疗、根治治疗、综合治疗。改善预后的关键是：重预防，早发现早治疗，规范胆囊癌手术，重视综合治疗。

1.早期治疗

早期治疗的关键在于早期诊断。由于胆囊癌早期症状不典型，临床上不易早期诊断。大多数是在常规胆囊切除术中或术后（包括开放胆囊切除术和腹腔镜胆囊切除术）快速冷冻活检或石蜡病理中确诊。这类患者多为 Nevin Ⅰ期、Ⅱ期或 TNM 分期为 0 期、Ⅰ期，以往认为仅行胆囊切除术即可达治疗目的。但近年的研究表明，由于胆囊壁淋巴管丰富，胆囊癌可有极早的淋巴转移，并且早期发生肝转移也不少见。因而，尽管是早期病例，亦有根治性切除的必要。

对有胆囊癌易患因素的病变行预防性胆囊切除术，特别是对 50 岁以上的慢性萎缩性胆囊炎、结石直径＞3cm，瓷性胆囊、胆囊息肉、胆囊腺肌病、原发性硬化性胆管炎（PSC）、胰胆管汇合异常等患者，应行预防性胆囊切除术。

2.根治治疗

胆囊癌根治性手术的目标是肿瘤完全切除，病理学切缘阴性，切除范围至少应包括胆囊、受累的肝（切除胆囊附近 2cm 以上肝组织，甚至肝右叶切除或扩大肝右叶切除）和区域淋巴结。淋巴清扫要求将整个肝十二指肠韧带、肝总动脉周围及胰头后方的淋巴结缔组织连同血管鞘一并清除，真正使肝门骨骼化才符合操作规范，必要时还需游离胰头十二指肠，行腹主动脉周围骨骼化清扫。若位于胆囊颈部的肿瘤侵犯胆总管，或胆囊管手术切缘不够，应该进行胆总管切除和肝管空肠吻合。

3.综合治疗

不能切除或不宜切除的胆囊癌，可采用综合治疗，包括化疗、放疗、免疫治疗、中医治疗和靶向治疗等。对放化疗等辅助治疗的效果存在争议，传统的观念认为胆囊癌对放化疗均不敏感，疗效有限。但随着辅助治疗的研究深入，新的放化疗技术方法的进步以及新的化疗药物的应用，越来越多的前瞻性研究显示了令人振奋的结果，放疗、化疗及免疫治疗等综合治疗能明显地提高胆囊癌患者的生存时间和生活质量，因此，随着胆囊癌的综合治疗的研究不断深入，综合治疗将会更加受到重视。

（二）整体治疗方案

1.胆囊癌治疗方法选择的依据

在选择胆囊癌的治疗方法前，需弄清以下情况。

（1）肿瘤情况：TNM 分期是国际公认的确定治疗方法的依据之一，包括肿瘤的大小、胆囊壁的浸润深度、肝受犯范围和程度、淋巴结转移情况，肝外胆管和血管（尤其是门静脉和肝静脉）的受犯范围和程度，邻近脏器（胃、十二指肠、胰腺和横结肠等）受犯情况，以及远处脏器是否有转移等。通常 0～Ⅲ期可选择手术治疗，Ⅳ期则根据具体情况可选择手术和姑息性治疗。

（2）肝功能情况：对需要行较大范围肝切除的患者，术前应对肝储备情况进行精确评估。

（3）全身情况：包括年龄、心肺功能、糖尿病、其他脏器严重病变。

2.治疗方法的选择

应严格按照病理分期（TNM 分期）、邻近器官受犯情况、肝功能情况及病人的全身情况，选择合理的治疗方案。

（1）手术治疗

1）单纯胆囊切除术：沿肝将胆囊完整切除。Tis 及Ⅰ期切缘阴性患者 5 年生存率可达 90％以上。

2）胆囊癌根治术：包括完整切除胆囊及胆囊床外 2cm 以上的肝组织，将肝十二指肠韧带骨骼化清扫（包括肝门区后胰头后淋巴结）。Ⅱ期、Ⅰ期切缘阳性患者，5 年生存率 70％～90％。

3）扩大根治术：胆囊癌根治术同时需切除邻近脏器（胃、十二指肠、结肠等），累及肝外胆管时，同时行肝外胆管切除、胆管空肠鲁氏 Y 形吻合术,甚至胰十二指肠切除术。Ⅲ期及部分ⅣA期患者,5年生存率可达 20%～40%。

4)姑息性手术:对部分Ⅳ期胆囊癌患者出现相关的并发症,为延长患者生存时间或改善患者生活质量而施以相应的手术,5年生存率 0～5%。

姑息性减黄术:对无法根治性切除或不能耐受手术的胆囊癌患者出现梗阻性黄疸时,可行 PTCD 外引流或置入金属内支架管,或经 ERCP 置入塑料胆道内支撑管或金属内支架管,近来可回收胆道金属内支架及具有内放射治疗作用的金属胆道支架管,也开始应用于临床。部分能耐受手术的患者,也可行肝胆管空肠鲁氏 Y 形吻合术、U 管或 T 管支撑引流术、金属胆道支架置入术。

胃空肠吻合术:伴有十二指肠梗阻。

姑息性胆囊切除术:对伴有胆囊炎患者,出现局限性腹膜炎,胆囊可能发生坏疽甚至穿孔时。

(2)规范胆囊癌的活检方法:不应剖开胆囊取组织活检,应整块切除胆囊送检,避免胆汁外溢、癌细胞播散和种植。

方法:在胆囊肿块周围正常肝、胃、肠处解剖和分离,整块切除胆囊游离缘肿块,将胆囊从胆囊床全层切下。肿瘤位于胆囊床一侧或向肝浸润性生长应行肝楔形切除;肿块向横结肠、十二指肠、胃窦部浸润性生长则应行胃、肠部分切除术;黄色肉芽肿性胆囊炎和胆囊胃肠道瘘:肿块处穿刺活检,化学胶封堵。

高度癌疑照此方法处理而病理为良性病变者,亦不应视为违反医疗常规,但对此观点,因受现行的医疗规范的限制,目前尚有争议。

(3)腹腔镜在胆囊癌诊治中的相关问题:当腹腔镜胆囊切除未及时发现肿瘤时,关于腹壁戳孔处肿瘤种植和胆囊切除几个月内便有腹腔内广泛播散的事实(发生率约 6%,发生穿孔种植或腹腔播散的患者平均生存时间不足 10 个月),已越来越引起人们关注,因此,术前高度怀疑或已确诊为胆囊癌的患者,一度被视为腹腔镜手术的禁忌。若在腹腔镜手术下怀疑为胆囊癌(可切除)时,应立即中转开腹手术。腹腔镜胆囊切除术中应避免胆囊破裂、胆汁外溢,应用标本袋装入标本后取出,并常规剖检胆囊,对可疑病灶,应及时送快速病理检查。

随着腹腔镜技术的完善以及对术中操作的重视和改进,由于 50% 以上的胆囊癌患者在手术时被发现不能切除,因此,部分学者主张:对 TNM 分期Ⅰ～Ⅲ期胆囊癌患者,先行腹腔镜探查,如经探查发现肿瘤能被切除则转开腹手术,如不能切除则终止手术,或选择其他治疗方法。优点是创伤小、恢复快,可明显改善病人的生活质量、缩短住院时间,也有利于其他综合治疗方法的尽早实施。

(4)化疗

1)术后辅助治疗:以往的文献报道显示胆囊癌的化疗效果不佳,常用的药物有氟尿嘧啶(5-FU)、丝裂霉素(MMC)、多柔比星、表柔比星、顺铂等。近年来,一些新的化疗药开发并应用于胆管癌的治疗,以及化疗增敏方面的研究的进展,胆管癌的辅助化疗值得期待。例如:紫杉醇、紫杉特尔、依立替康、吉西他滨等。单一用药的有效率约为 10%;联合化疗:FAM 方案(5-FU＋ADM＋MMC)、吉西他滨＋顺铂、吉西他滨＋紫杉特尔、吉西他滨＋氟尿嘧啶等,有效率为 15%～30%。有文献报道口服希罗达对胆管肿瘤效果较好,对晚期胆囊癌有效率为 50%。

某医院普外科对胆囊癌和肝外胆管癌体外药敏实验的研究发现,药物敏感性由高到低依次为紫杉醇(TAL)100%,吉西他滨(GZ)75%,米托蒽醌(Mito)66.7%,长春新碱(VCR)58.3%,羟喜树碱(HPT)58.3%,丝裂霉素(MMC)48.9%,卡铂(CP)48.5%,顺铂(DDP)46.7%,表柔比星(EADM)46.7%,多柔比星(ADM)30.3%,氟尿嘧啶(5-FU)33.3%,甲氨蝶呤(MTX)15.6%。结果提示,胆囊癌和胆管癌对 TAL,GZ,Mito,VCR,HPT 较敏感,MMC,CP,DDP,EADM 次之。

近年来有关胆囊癌化疗的系列性研究报道逐年增加,尤其是一些新的化疗药开发并应用于胆道癌的治疗,以及化疗增敏方面的研究的进展,辅助化疗的价值将日益受到重视。目前较为常用的胆囊癌化疗方案有:紫杉醇或紫杉特尔或吉西他滨联合奥沙利铂的方案。

2)术前辅助化疗:胆囊癌的新辅助化疗,临床应用少,鲜有报道。

3)选择性动脉插管灌注化疗:有报道在手术中经胃网膜右动脉置管入肝动脉,经皮下埋藏灌注药泵,于切口愈合后,选用 FMP 方案等化疗药物进行灌注化疗,根据病情需要间隔数周重复使用。此外,通过门静脉注入碘化油加入化疗药物,使其微粒充分进入肝窦后可起到局部化疗和暂时性阻断肿瘤扩散途径的作用,临床应用取得了一定效果,为无法切除的胆囊癌伴有肝转移的病人提供了可行的治疗途径。

4)腹腔化疗:腹腔内灌注顺铂和氟尿嘧啶对预防和治疗胆囊癌的腹腔种植转移有一定的疗效。亦有报道开腹手术直视下置入缓释氟尿嘧啶,未开腹术后患者通过腹腔引流管在 B 超指导下将缓释氟尿嘧啶洒于胆囊床周围,可能会延长生存期。

(5)放疗

1)适应证:胆囊癌根治术后、不能切除或姑息性切除的晚期胆囊癌、术后局部复发者。

多组前瞻性的研究结果显示,胆囊癌对放疗有一定敏感性,可减少胆囊癌根治术后的复发率,对术后局部复发的病例以及不能切除或姑息性切除的晚期胆囊癌可缓解症状和延长生存时间。其中以 Kresl 和 Coworkers 的报道效果最好,外照射联合氟尿嘧啶等化疗可使根治性切除术患者的 5 年生存率由 33% 提高到 64%。近年来,伽马刀、射博刀等定向放射也有应用于胆囊癌原发灶和转移灶的治疗,可能有一定疗效,但缺乏大宗资料的研究。

2)放疗方法选择:放疗方法有术前、术中、术后放疗以及经 PTCD 导管实施腔内照射,临床上应用最多的是术后放射治疗。术前放疗的目的是:降低肿瘤细胞的活性,减少术中转移的机会;尽可能地缩小肿瘤,增加手术切除的机会。但术前放疗临床应用少,鲜有报道。根据手术中明确的肿瘤部位和大小,并以金属夹对术后放疗的区域做出标记,进行外照射治疗。照射的剂量为 40～70Gy,分 5～7 周完成。术中放疗的剂量通常为 20～30Gy,术后可联合外照射和化疗治疗:45Gy 外照射、氟尿嘧啶 350mg/m² 第 1～5 和第 28～32 天滴注化疗。

体外照射范围,原则上应包括原发灶和区域淋巴结。病灶局限又无远处转移的非根治性切除是术后体外照射的最好适应证。综合各家术后放疗结果报道,接受术后放疗的病人中位生存期均高于对照组,尤其是对于 Nevin Ⅲ 期、Ⅳ 期或非根治性切除的病例,相对疗效更为明显。术后放射治疗一般在术后 4～5 周开始,外照射 4～5 周,选择的剂量既为肿瘤的治疗量又应在正常组织耐受范围之内。一般每周照射 5d,1/d,每次为 1.8～2.0Gy。治愈性切除的预防性照射进行 5 周,总量为 50Gy,非治愈性切除的放射总量为 60～65Gy。腔内照射是指通过 PTCD 的导管将 ²²⁶镭、⁶⁰钴及 ¹⁹²铱等密封的小放射源送入胆管腔内的放疗。腔内照射具有局部病灶照射剂量大、周围脏器放射损伤小的优点,尤其适用于胆管狭窄。但对远离放射源的胆管断端及手术剥离面照射剂量不够,所以一般将腔内照射与体外照射联合应用,剂量分别为 10～20Gy 和 40～50Gy。

(6)介入治疗

1)介入性胆道引流术:对已失去手术机会伴有黄疸的晚期胆囊癌,尚可采用介入性胆道引流术减黄,如 PTCD 外引流或经 PTCD 或 ERCP 途径置入胆道内支撑管或金属内支架引流等。

2)介入区域性化疗:对肿瘤姑息性切除和肝转移患者还可行介入区域性化疗。具体方法是首先行选择性腹腔动脉造影,导管进入肝总动脉后,30min 内持续输注丝裂霉素 20mg,以后隔 6 周重复 1 次上述治疗。从第 2 次起每次丝裂霉素剂量为 10～15mg,每个患者至少接受 5～7 次治疗,总剂量为 75～85mg。也可选用紫杉醇、吉西他滨和奥沙利铂等化疗药物。结果表明,高选择性动脉内化疗对肿瘤局限于胆囊壁(Nevin Ⅰ～Ⅲ期)者效果较好;如果肿瘤侵犯胆囊壁以外,区域性化疗起不到控制肿瘤生长的作用。介入区域性化疗的优点是:①靶器官的药物浓度高;②术前应用使肿瘤和周围血管之间产生炎性间隙,有助于提高手术切除率;③术后应用可杀死体内残留的肿瘤细胞,减少术后复发和转移;④对于不能切除的胆囊癌患者,介入性区域性化疗能有效地抑制肿瘤生长,延长患者生存期;⑤减轻全身性的毒副作用。

(7)靶向治疗:有关胆囊癌的靶向治疗的研究报道不多,但研究已证实表皮生长因子受体(EGFR)和C-Erb-B2在胆囊癌组织中均有表达,因此,厄洛替尼,一种口服的表皮生长因子的酪氨酸激酶抑制药物,可用于胆囊癌的靶向治疗。环氧化酶-2(COX-2)在血管内皮生长因子介导的肿瘤发生中具有重要作用,预示COX-2抑制药可用于胆囊癌的靶向治疗药物,也可与化疗联合。

(8)其他治疗:其他治疗方法包括免疫治疗、生物治疗、中医治疗、射频消融治疗等,疗效尚不确定。有文献报道应用干扰素 α-2b 及胸腺肽或胸腺五肽、白介素-Ⅱ等生物制剂联合化疗,可提高疗效。

3.意外胆囊癌的诊治

意外胆囊癌是指在术中未能及时发现而在术后经病理证实的胆囊癌,常见原因有:术中未能认真剖检胆囊而漏诊;急性胆囊炎手术因胆囊壁明显增厚而不易发现病灶;胆囊息肉行腹腔镜胆囊或开腹手术以及胆囊壁增厚误诊为黄色肉芽肿性胆囊炎等,术中未送病理检查。1997 年 6 月至 2001 年 5 月,上海市 40 家二三级医院手术病理证实胆囊癌 390 例,其中意外胆囊癌 78 例,所有病例 TNM 分期均在Ⅲ期以下(0 期 9 例,Ⅰ期 27 例,Ⅱ期 31 例,Ⅲ期 11 例),无一例再手术。

2009 年 10 月,AJCC 会议强调了意外胆囊癌再次根治性手术的必要性,应根据癌肿的部位、大小、浸润深度、累及范围、病理分期、术中是否播散,决定是否再手术及手术方式。①病理分期:查阅原始病历资料、术前术后影像学资料、手术记录、病理巨检和镜检报告;②癌肿是否播散:了解术中胆囊破裂、癌组织破碎、胆囊大部分切除残留黏液烧灼、LC 穿刺孔种植、有无腹块,腹水。一般而言,Ⅱ～Ⅲ期的意外胆囊癌应再手术治疗,术前应行相关检查,排除癌症转移或播散。

其实大多数意外胆囊癌只要术中仔细剖检胆囊并及时送病理检查是可以发现的,因此,意外胆囊癌防治的关键首先是在术中仔细剖检胆囊并及时送病理检查,对符合再手术条件的应及时再手术。

4.胆囊癌并发症的处理

(1)胆囊癌相关并发症的处理:合并急性胆囊炎胆囊肿大坏疽甚至穿孔,可行姑息性胆囊切除或胆囊造口术;出现阻塞性黄疸时,可根据具体情况选择合适的减黄方法,如内引流或外引流等;出现十二指肠梗阻时可行胃空肠吻合术等。

(2)胆囊癌术后并发症的处理:胆囊癌的术后并发症发生率为 20%～30%,死亡率为0%～4%,主要包括:腹腔脓肿、胆汁瘤、胆道感染、肺部和伤口感染、胆道狭窄严重时可出现黄疸等。对胆汁漏、腹腔感染可在超声引导下穿刺置管引流,并加强营养支持和积极抗感染治疗;对出现黄疸患者,可采用介入性胆道引流减黄术,如 PTCD 外引流或经 PTCD 或 ERCP 途径置入胆道内支撑管或金属内支架引流减黄。

5.出院后建议

(1)适当休息。

(2)调节饮食,加强营养。消炎利胆、保肝治疗。

(3)门诊定期随访复查:定期复查 B 超或 CT、肝功能、CEA 及 CA19-9 变化等。

(4)行胆道外引流患者,保持引流通畅,并记录每日引流量。

(5)胆道梗阻患者,如出现腹痛、发热和黄疸,及时到医院就诊。

(6)根据整体治疗方案安排辅助放化疗等治疗。

6.胆囊癌的预后

目前胆囊癌的预后仍很差,系列的大宗病例资料回顾性研究显示,胆囊癌患者(包括手术和非手术)的5年生存率不足5%,平均生存时间不足6个月,根本原因是40%以上的患者就诊时已属晚期,不能根治性切除,根治性切除率仅约25%。根治性手术可明显提高生存率,其生存时间主要取决于肿瘤侵犯胆囊壁的深度和范围以及淋巴结转移情况根治性切除患者的总的5年生存率超过40%,T_1期行单纯胆囊切除术患者的5年生存率接近100%,T_2及T_3期没有淋巴结转移的患者根治性切除术后5年生存率超过50%,出现黄疸、淋巴结转移或远处转移的患者5年生存率为0%~10%。

(1)影响预后的因素:临床因素中,意外胆囊癌预后最好,中位生存期26.5个月;可疑胆囊癌患者中位生存期为9.2个月。同时,因肿瘤引起的梗阻性黄疸、胆道感染以及肠梗阻这一系列合并症均影响其预后。

病理因素方面,与绝大多数恶性肿瘤一样,胆囊癌预后与TNM分期明显呈正相关,分期越晚预后越差,其中T分期尤其重要。T分期不但指肿瘤侵犯深度,同时预示淋巴结转移以及远处转移的概率;不同T分期患者,手术切除率不同,直接影响患者预后。淋巴结转移以及远处转移患者,均提示预后差。

(2)治疗方法与预后:手术切除是胆囊癌唯一有效的治疗方法,其预后与能否行根治性切除术以及切缘是否阴性密切相关。$T_{1a}N_0M_0$患者,行单纯胆囊切除术,术后切缘为阴性者,术后5年生存率为99%~100%;$T_{1b}N_0M_0$患者为95%~100%。$T_2N_0M_0$患者行根治性切除术(切缘为阴性者),术后5年生存率为60%~80%,高于行单纯胆囊切除患者的5年生存率(10%~22%)。T_3患者行根治性切除术后5年生存率为15%~63%。T_4患者绝大部分由于伴有门静脉侵犯或腹膜种植等原因,无法根治性切除,故行姑息性手术,或行内支架置入术,其术后5年生存率几乎为零。

(3)胆囊癌的生物学特性与预后:胆囊癌恶性程度高、预后差,在基因水平上研究胆囊癌的生物学行为,有助于胆囊癌的早期诊断和治疗。胆囊癌的发生、发展是一个多基因共同作用的结果,许多基因与胆囊癌的发生、发展、转移以及预后有密切关系。目前对胆囊癌相关基因的研究集中在对p53和ras基因,关于其他基因的报道很少。随着胆囊癌分子生物学研究的进一步发展,将逐渐揭示胆囊癌发生、发展、转移的基础,并寻找特异性高、敏感性高、简便实用的肿瘤标记物用于临床检测,改善胆囊癌的预后情况。

7.胆囊癌的预防

改善预后的关键是:重预防,早发现早治疗,规范胆囊癌手术,合理的综合治疗。预防胆囊癌最有效的方法是:对有胆囊癌易患因素的病变行预防性胆囊切除术,特别是对50以上的慢性萎缩性胆囊炎、结石直径>3cm、瓷性胆囊、胆囊息肉、胆囊腺肌病、原发性硬化性胆管炎(PSC)、胰胆管汇合异常等患者,应行预防性胆囊切除术。流行病学研究资料显示,全人群中其胆囊结石患者20年内发生胆囊癌的概率不足0.5%,对无症状胆囊结石患者,行预防性胆囊切除术是不必要的。

(1)一级预防:即病因预防。胆囊癌仍无明确的病因,国内外的流行病学研究已经证明:胆囊结石、瓷化胆囊、胆囊息肉以及沙门菌感染等是胆囊癌的最重要的危险因素。加强卫生宣教,对老年胆囊结石患者等有危险因素的人群,定期门诊随访,必要时行预防性胆囊切除。

(2)二级预防:即早发现、早诊断、早治疗。对于具有危险因素患者如胆石症、胆囊息肉患者,一旦发现恶变可能,建议手术治疗。腹腔镜胆囊切除术中发现的意外胆囊癌患者,需术中冷冻明确肿瘤病理分期和切缘情况,以确定是否行进一步根治性手术治疗。同时建议腹腔镜胆囊切除术中尽量避免胆囊破损,取出胆囊标本时应置入标本袋内以防止意外肿瘤造成切口种植。对于不能行根治性切除术的患者,建议行姑息性治疗,解除胆道梗阻,其方法如内引流术、内镜胆道内支架置入术、PTCD术等。

(3)三级预防:康复预防。对不能手术或手术后的患者,争取康复治疗,包括减黄、保肝支持治疗以及中西医结合治疗,以减轻痛苦,提高生活质量。

（4）预防复发转移的措施：①预防性全身化疗：根据个人具体情况制定个体化治疗方案；②局部放疗：根据个人具体情况制定相关治疗方案；③细胞因子免疫治疗；④细胞过继免疫治疗；⑤分子靶向治疗；⑥中医治疗。

（刘红芳）

第三节　胆管癌

一、概述

胆管癌（CCA）是一种来源于胆管上皮的肝胆系统恶性肿瘤，可分为肝内胆管癌（ICC）和肝外胆管癌（ECC）。

肝内胆管癌又称外周型胆管癌（PCC），为来自肝内胆管二级分支以下胆管树上皮的恶性肿瘤，约占胆管癌的 10%。ICC 具有发生隐匿、恶性程度高、发展迅速、临床预后差等特点。世界范围内 ICC 占原发性肝癌的 10%～20%。其发病率近年来呈上升趋势，欧洲每年新增原发性肝癌约 50000 例，其中 20% 为肝内胆管癌。由于 ICC 位于肝实质内，过去通常将其称为胆管细胞性肝癌与肝细胞肝癌一道统称为原发性肝癌。但 ICC 具有更高的淋巴结转移率，而淋巴结转移是影响 ICC 预后的重要因素，肝切除和淋巴结清扫已成为提高 ICC 患者预后的常规手术。因 ICC 生物学行为（肿瘤发生、侵袭和转移等）与肝细胞肝癌显著不同，而与肝外胆管癌一致，因此更多的学者主张将肝内胆管癌归入胆管癌的范畴。

肝外胆管癌是指发生在左右肝管至胆总管下端的胆管癌，约占胆管癌的 90%，按其发生部位，可分为：①上段胆管癌，或称高位胆管癌、肝门胆管癌，肿瘤位于肝总管、左右肝管及其汇合部，位于后者部位的癌肿又称 Klatskin 瘤；②中段胆管癌瘤位于胆囊管水平以下、十二指肠上缘以上的胆总管；③下段胆管癌，肿瘤位于十二指肠上缘以下、肝胰壶腹以上的胆总管。其中肝门部胆管癌占肝外胆管癌的 55%～75%，中下段胆管癌占 25%～45%。因肝门部胆管癌特殊的解剖部位和病理学特点，在处理上不同于中下段胆管癌，因此，通常将肝门胆管癌和中下段胆管癌分别讨论。

胆管癌的发病率有逐年上升的趋势，不同地域之间发病率差异很大，主要原因是各地环境危险因子不同。欧洲每年新发胆管癌为 10000 例，年龄标化的年发病率为 1.5/10 万，绝大部分病人发病时超过 65 岁，高峰年龄为 70～80 岁。男性略多于女性，可能与原发性硬化性胆管炎的男性发病率高有关。西方国家肝内胆管癌的发病率持续增加，可能与其国家的工业化有关。美国每年新增胆管癌约 2500 例，胆管癌的发病率为 1/10 万至 2/10 万，日本和以色列最高分别为 5.5/10 万人和 7.3/10 万人，年龄多在 50～70 岁。在我国，尚无胆管癌发病率的精确数字，但从临床资料总结发现，肝外胆管癌的发病率已高于胆囊癌，病人的年龄大多在 50～70 岁，男性与女性的比例为 2∶1～2.5∶1。

胆管癌预后很差，总的 5 年生存率不足 5%。肝内胆管癌的 5 年生存率为 13%～42%，平均生存时间为 18～30 个月。肝门胆管癌的预后最差，平均生存时间短于肝内胆管癌和中下段胆管癌，为 12～24 个月。可能与肝门胆管癌特殊的解剖部位有关，因其起病隐匿、难以早期发现，大多数患者就诊时已属晚期，肿瘤常因侵犯周围重要血管和肝而不能根治性切除，且术后极易复发（复发率高达 60%～90%），75% 的患者在 1 年内死亡。因此，改善胆管癌预后的关键是早期诊断、早期治疗，以及合理的综合治疗。

（一）病因学

胆管癌的确切原因尚不明确。目前，已确认胆管慢性炎症和胆道梗阻诱发的胆道细胞损伤是胆管癌发展进程中的两个主要因素，炎症状态下胆汁微环境中释放的细胞因子可导致细胞恶性转化。胆管癌可能与以下危险因素相关。

1.原发性硬化性胆管炎（PSC）

在西方国家，与胆管癌发病关系最密切的疾病是 PSC。一项瑞典研究发现 8% 的 PSC 患者在 5 年之内发生胆管癌。PSC 患者容易在早期（30～50 岁）罹患胆管癌，常见为多病灶并难以切除。PSC 病人胆管癌危险性增加是由于上皮性炎症不断增生并随着胆汁中内源性诱变剂产生而发生，并且胆汁淤积可进一步增加发生胆管癌的危险性。在因 PSC 而行肝移植术切除的肝标本中，36%～40% 可发现隐灶性胆管癌。

2.肝吸虫病

肝吸虫病是另一个比较明确的危险因子。麝猫后睾吸虫感染在泰国、老挝、马来西亚北部存在地方性，这些地区胆管癌的发生率高。肝吸虫致癌机制可能与成虫在胆管内蠕动的机械性刺激，虫体代谢产物和胆汁成分的化学刺激有关。感染麝猫后睾吸虫的叙利亚仓鼠可观察到胆管上皮细胞的恶性转化。另外地方性的致癌因素比如用盐腌的鱼引起的人体亚硝酸复合物增加被认为对麝猫后睾吸虫感染有协同作用。

3.先天性胆管扩张症

与胆管癌的发生有一定关系。癌变率可高达 30%，其中 75% 发生在成年人胆管囊肿（包括 Caroli 病），平均年龄 40～50 岁。未经治疗的胆管囊肿患者在 30 岁时发生恶性肿瘤的可能性达 15%～20%，较散发性病例发病年龄明显提前，病程越长癌变的危险性越高。肿瘤发病的机制可能与下列因素有关：胆胰管异形汇合、胰液反流入胆道、慢性炎症、细菌感染。胆管囊肿伴有肝内外胆管结石时，癌变的风险更大。

4.胆胰管连接异常（APBDJ）

易发生包括胆囊癌在内的胆道恶性肿瘤。胆总管囊肿患者患胆道肿瘤的风险均增加，其中胆囊癌的发生率约为 12%。

5.肝炎病毒

病毒性肝炎是亚洲较常见的危险因素，10% 以上的胆管癌病人患有肝炎。我国是 HBV 感染的高发区，HBV 携带者约占总人口的 9%。大量的流行病学和分子生物学研究已证实了 HBV 是人肝细胞癌（HCC）和肝内胆管细胞癌的重要的致病因素。中美合作对上海市区 1997 年 6 月至 2001 年 5 月间年龄在 35～74 岁的 658 例胆道癌新病例进行流行病学调查，收集 390 例胆囊癌、195 例胆管癌和 73 例壶腹癌的临床资料，结果胆管癌患者血清中 HBV 的感染率高达 72%，国内外学者先后在肝外胆管癌组织中检测出 HBVDNA 及 HBV 的翻译产物，提示 HBV 的慢性感染与肝外胆管癌的发病密切相关。近来研究发现表明，丙型肝炎病毒（HCV）也是肝细胞癌危险因子，并且在胆管癌组织中已识别出 HCV 的 RNA。HBV 和 HCV 为嗜肝细胞性病毒，由于肝细胞与胆管细胞在胚胎发生上有同源性、在解剖学上有连续性且内环境也相同，因此 HBV 和 HCV 可感染肝细胞和肝内、外胆管细胞。当 HBV 和 HCV 感染胆管上皮细胞，在免疫作用下造成病毒性胆管细胞损伤，但其确切致癌机制尚不清楚。

6.胆石症

在西方非常少见，但在亚洲相当普遍，接近 10% 的肝内胆管结石病人将产生胆管癌。在日本，有 6%～18% 接受肝切除的胆管癌病人有肝内胆管结石，在中国台湾则高达 70%。在我国，20 世纪 80 年代前肝内外胆管结石的发病明显高于胆囊结石，20 世纪 80 年以后随着生活水平提高和环境卫生明显改善，胆囊结石的发病明显高于胆管结石。肝内胆管结石与肝内胆管癌密切相关，癌变率 0.36%～10%。一般认为，是肝胆管结石对胆管壁的长期机械刺激以及所引起的慢性胆道细菌感染和胆汁滞留产生的致癌物质(如胆蒽和甲基胆蒽等)等因素,导致胆管壁的慢性增生性炎症,继而引起胆管黏膜非典型上皮增生。对不同级别的胆管癌和胆管结石伴发黏膜上皮不典型增生的细胞 DNA 含量进行测定,提示此不典型增生是胆管癌的癌前病变,以后可逐渐移行成腺癌。

7.溃疡性结肠炎

胆管癌发生率 0.4%～1.4%,较一般人群高 9～21 倍,平均年龄 40～50 岁;病程长、全结肠受累更易患胆管癌;药物治疗和肠切除术不能降低其发生率。与溃疡性结肠炎致胆囊癌相同,发病机制不明,可能为:胃肠道中的梭状芽孢杆菌使肠肝循环中的胆汁酸→还原→3-甲基胆蒽(致癌物质),以及胆道感染等因素有关。

8.伤寒和副伤寒杆菌感染和带菌者

患胆管癌危险性比正常人高 100 倍以上,机制不明。

9.胆管腺瘤和乳头状瘤

临床少见,但具有恶变倾向,是癌前病变。

10.手术

行胆管空肠鲁氏 Y 形吻合术、肝胰壶腹括约肌成形术后,由于肠内容物及细菌反流入胆管内,长期反复感染和机械性损害亦可导致胆管黏液上皮增生、癌变。

11.其他

暴露于某些化学物质和放射性核素可能诱发胆管癌(如亚硝胺、石棉、胶质二氧化钍、氡等)。某些药物如异烟肼、甲基多巴、口服避孕药等,以及 EB 病毒感染、错构瘤等也可能是胆管癌发生的危险因素。口服亚硝胺类化学物质可诱发仓鼠的胆管癌,如同时伴有胆道不完全性梗阻,则胆管癌发生率更高。

据上海市胆道癌临床流行病学调查资料,既往有胆囊炎病史者胆管癌的危险性升高,调整的比数比(OR)为 1.9(95% CI 1～3.3)。肝硬化者胆管癌的危险性明显增加,OR 为 3(95% CI 1～9.1)。尚无证据显示吸烟与普通人群胆管癌发生有关,但吸烟与 PSC 患者胆管癌的发生密切相关。近来研究提示肥胖也是肝外胆管癌发生的危险因素之一。

(二)病理学

1.大体分型

巨检时,胆管癌可分为乳头型、结节型、硬化型和弥漫型。肿瘤可以多中心和伴发胆囊癌。

(1)硬化型:最常见,多位于肝门部。呈生姜样质硬肿块,剖面灰白色或淡黄色,胆管壁极度增厚,中央仅见纤细腔道,甚至完全闭锁,与正常胆管交界处呈漏斗样缩窄。肿瘤常沿胆管周围组织、神经淋巴间隙、血管浸润扩展,并可侵犯肝实质。有时肿瘤沿黏膜向近或远端胆管浸润延伸,黏膜增厚和发白处即为肿瘤组织。

(2)乳头型:少见,多位于胆管下段和壶腹部。肿瘤呈息肉状或菜花样向腔内生长,扩张的胆管壁薄,隔着胆管壁能叩及质软肿瘤,边界清晰、稍能推动。癌细胞分化程度高,很少向胆管周围、血管、神经侵犯,手术切除率高,预后好。

(3)结节型:少见,多位于胆管中下段。肿瘤小而局限,呈结节状凸向胆管腔,管腔不规则狭窄,胆管壁稍增厚。肿瘤可侵犯胆管周围组织、血管和肝。此类型癌细胞分化程度高、生长缓慢,切除率较高,预后稍好。

(4)弥漫型:极少见。肿瘤细胞分化程度低,肝内外胆管受到广泛侵犯,胆管壁广泛增厚,呈一条索状管道结构,管腔狭窄,管周结缔组织炎症反应明显与硬化性胆管炎难以鉴别。手术切除率极低,预后极差。

2.组织分型

98%以上为腺癌。高分化腺癌最常见,占60%～70%,中分化占15%～20%,低分化及未分化腺癌少见。镜检时,胆管癌大部分是分化良好的有黏液分泌的腺癌,甚至在其转移灶中有时也很难找到腺体及细胞的异形。癌细胞呈腺泡状、小腺腔、腺管状或条索状排列。癌细胞为柱形,核长卵型,浅或深染,异形性不大。同一腺腔中细胞异质性,核质比例升高,核仁明显,间质和周围神经浸润。腺腔周围的间质富于细胞,并呈同心圆排列,这些都是胆管癌的重要特征。其中,正常的腺上皮和那些核大、核仁明显的腺上皮存在于同一腺腔中最具有诊断价值。硬化型胆管癌伴有明显纤维化。部分胆管癌伴有神经内分泌分化,这种癌的预后较差。胆管癌可向肝十二指肠韧带旁、肝总动脉与腹腔动脉周围淋巴结转移,亦可向胰头后和肠系膜上动脉周围淋巴结扩散,肝转移亦较多见,但较少发生远处转移。

3.转移途径

直接侵犯和淋巴转移是胆管癌的主要转移方式,血行转移和种植转移少见。胆管癌常沿胆管周围组织、神经淋巴间隙、血管浸润扩展,并可侵犯肝实质。有时肿瘤可沿黏膜向近或远端胆管浸润延伸。胆管癌具有较高的淋巴结转移率。

二、诊断

(一)临床表现

1.症状

胆管癌早期缺乏特异性临床表现,仅出现中上腹胀、隐痛不适、乏力、纳差等症状。当出现尿色加深、巩膜与皮肤黄染时,部分病人(20%～30%)因伴有ALT轻度升高,易误诊为肝炎而进入传染病病房治疗。部分病人有胆石病史,可出现中上腹绞痛,伴畏寒、发热等症状,甚至已行胆道手术,术中发现有胆管狭窄而仅放T管引流,再次手术时取狭窄处胆管壁活检,才发现为胆管癌。少数病人在ERCP时发现扩张的胆管内有充盈缺损,酷似结石,肿瘤较大时也可不出现黄疸。大多数病人表现为黄疸进行性加深,尿色深如红茶,大便呈陶土色,伴皮肤瘙痒。经B超、CT等检查,发现有肝内胆管扩张、肝大。肝功能检查直接胆红素和总胆红素明显升高,碱性磷酸酶和血清总胆汁酸值升高,才考虑为胆管癌而做进一步检查。胆管癌的临床表现取决于肿瘤发生在胆管的部位,常见症状如下。

(1)黄疸:梗阻性黄疸是肝外胆管癌最常见的症状(90%以上),而肝内胆管癌则很少出现黄疸。中上段胆管癌多表现为进行性无痛性黄疸,少数下段胆管癌和壶腹部癌,可因肿瘤坏死脱落而表现为波动性黄疸。

阻塞性黄疸相关症状有:皮肤瘙痒、尿色加深如浓茶、大便色浅或陶土便等。

(2)腹痛不适:部分晚期病人以及合并胆石症的患者,可出现肝区疼痛、中上腹痛不适等症状。

(3)畏寒、发热:合并胆道感染时可出现畏寒、高热,甚至可发生急性梗阻性化脓性胆管炎,常需急诊胆道引流。

(4)消化道症状:包括食欲缺乏、纳差、腹胀、腹泻、恶心等。

(5)出血倾向:黄疸病人可发生出血倾向及凝血机制障碍,表现为牙龈出血或鼻出血,也可因严重的肝硬化并发门脉高压性上消化道出血等。

(6)其他:乏力、消瘦;病人主诉上腹部肿块等。

2.体征

(1)黄疸:皮肤巩膜进行性黄染,伴皮肤瘙痒可见皮疹或皮肤抓痕。

（2）胆囊肿大：肝门部胆管梗阻时肝外胆管不扩张，胆囊萎瘪，通常不能叩及肿大胆囊。但当癌肿累及胆囊管致阻塞时，胆囊亦可积液肿大。中下段胆管癌引起的胆道低位梗阻，常可叩及肿大的胆囊。

（3）肝大：上段胆管癌起先来自左或右肝管时，首先引起该侧肝管梗阻、肝内胆管扩张、肝实质萎缩和门静脉支的闭塞，门静脉血流向无梗阻部位的肝内转流，该肝叶便增大、肥厚，可产生肝叶肥大—萎缩复合征。

晚期患者现肝淤胆肿大、消瘦、右上腹包块和腹水等。因此，对出现淤胆三联征、腹痛和消瘦的患者应考虑到胆管癌的可能。如果既往有 PSC 病史，则高度怀疑发生胆管癌。

（二）实验室检查

肿瘤相关抗原检测是诊断胆管癌的另一条途径。胆管癌患者血清胆红素、碱性磷酸酶、谷氨酰转移酶明显升高和凝血酶原时间延长等，但对诊断胆管癌价值不大。血清和胆汁中 CA19-9 值和 CEA 的显著升高对胆管癌有一定诊断价值，其中以 CA19-9 价值更高，当血清 CA19-9＞100U/ml 诊断胆管癌敏感性和特异度分别可达 89％和 86％。因此，CA19-9 还可用作判断肿瘤是否根治性切除以及术后的疗效监测。但在胆道感染时，胆管良性病变病人的 CA19-9 值亦可显著升高。因此，术前宜在胆道感染得到控制的情况下检测血清 CA19-9 值，当 CA19-9＞222U/ml 时应高度怀疑为胰胆管癌。有研究表明，CA19-9 及 CEA 平行法联合检测可将灵敏度提高到 84.4％，公式 CA19-9＋（CEA×40）的诊断准确率为 86％。血清 CA242 的敏感性较 CA19-9 低，但特异性比 CA19-9 高。CA50 诊断胆管癌的敏感性可达 94.5％，但特异性只有 33.3％。CA125 特异性高达 96％，且在胆道炎症中，血清 CA125 几乎不升高，故血清 CA125 显著升高对胆管癌的诊断有一定价值，但敏感性只有 28％。国内梁平报道，从人胆管癌组织中提取、纯化出一种胆管癌相关抗原（CCRA），建立了血清 CCRA 的 ELISA 检测法，对胆管癌的诊断敏感性达 77.78％，特异性达 75％。近来有研究认为，肿瘤型 M2-丙酮酸激酶（TuM2-PK）检测胆管癌的敏感性和特异性分别高于 CA19-9。另有研究将黏蛋白类（MUC5AC）作为胆管癌新的肿瘤指标。

在细胞学检验中，胆汁脱落细胞检查诊断胆管癌的阳性率太低，仅 6％～27％。经 ERCP 内镜刷洗物或经 PTCD 刷洗物细胞学检查，阳性率可有所提高，但癌细胞播散、并发胆道出血、胆瘘、胆道感染的机会增加，临床应用较少。常规细胞刷检的敏感性和特异性分别为 37％～63％和 89％～100％。主要用于对 PSC 患者定期检查胆管上皮细胞的异型程度，以便能早期诊断和及时治疗。数字图像分析（DIA）和荧光原位杂交检验（FISH）显著提高了细胞刷检的诊断率。FISH 是通过荧光检测染色体扩增来判断，可显著提高 PSC 病人胆管癌的诊断率。

迄今未发现对胆管癌具有特异性诊断价值的基因标志和诊断方法。文献报道与胆管癌关系比较密切的基因有 K-ras，C-myc，C-neu，C-erbB2，C-met，p53，Bcl-2。p53 肿瘤抑制基因的过表达或 K-ras 基因突变与胆管上皮细胞的异型和肿瘤的侵袭性相关。p53 基因突变率为 25％～75％，p53 蛋白表达阳性，与胆管癌分化程度密切相关，在中、高分化胆管癌中表达明显。在胆囊癌和胆管癌中，ras 癌基因常通过点突变被激活，突变率可达 60％～75％，K-ras 基因点突变在硬化型和浸润型肝门部胆管癌中多见。C-met 基因表达增加可能在胆管癌的侵袭和转移机制具有重要作用。凋亡抑制基因 Bcl-2 的过表达可抑制细胞凋亡、延长细胞寿命、介导免疫逃逸，导致细胞恶性转化。Bcl-2 蛋白在胆道癌中表达率可达 50％～84.2％，与肿瘤的分化程度密切相关，其表达率随分化程度增高而降低，呈负相关，与 p53 相反。C-erbB2 蛋白表达与基因扩增高度相关，与胆道癌的转移和预后有着密切的关系。

（三）影像学检查

当病人有上述临床表现，B 超检查发现肝内胆管扩张，而肝外胆管未发现结石或无胆道疾病既往史，应对胆管梗阻的部位和性质做进一步检查。随着影像诊断技术的发展，目前对胆道梗阻的部位已能作出精确诊断,但对梗阻的性质(尤其肝门部和胆胰结合部病变)的判断尚不满意。由于肝门部和胆胰结合部病变的多样性、组织结构的不均质性以及各项影像学检查方法具有各自的局限性,常需联合多种影像学检查技术检查。目的不仅是对病变的部位和性质作出准确判断,还要明确胆管受犯范围和程度,有无血管受犯等,为术前评估肿瘤切除可能性和选择合理的治疗方案提供依据。影像学检查的原则是合理、有效、简便、无创、费用低。

肝门部胆管癌的影像学特征是:梗阻以上肝内胆管扩张、肝门区肿块、肝外胆管不扩张、胆囊空虚;中下段胆管癌的影像学特征是:梗阻以上肝内外胆管扩张、胆囊肿大、胆管中下段占位。但不同的影像学诊断技术各有不同的特点和局限性。

1.超声检查(US)

超声为首选的检查方法。胆管癌的超声表现是低回声或中等回声光团,后方无声影,可与结石相鉴别(强回声光团后方伴声影)。直接征象:肝总管或胆总管内单个或多个孤立的乳头或息肉状突起肿块,边缘不规则,无包膜等回声或减弱回声,无声影;浸润型或结节型则管壁增厚,管腔渐变窄或突然截断。间接征象:梗阻以上胆管扩张。超声诊断梗阻性黄疸的病因诊断正确率为78.8%,定位诊断正确率为92.5%。因此超声在判断梗阻性黄疸的梗阻部位及病因方面具有很高的临床实用价值。

(1)彩色多普勒超声:彩超可测及肿瘤内彩色血流,及动脉频谱,与结石相鉴别;同时能无创地精确显示胆管和肝受犯范围和程度;尚可观察肝动脉、门静脉血流有无"狭窄后湍流"现象,以判断肿瘤是否侵犯血管。对胆管癌的精确分期和手术可切除性评估有较高价值。辅助超声造影检查对肝内胆管癌和肝门部胆管癌的诊断更高。

(2)实时谐波超声造影(CEUS):通过周围静脉注射六氟化硫微泡造影剂,随后用CnTI谐波技术在低声压下对病灶进行观察,可以实时观察肿块增强的方式及回声强度变化,并且与周围肝实质进行对比,有利于对病灶范围作出判断。

三维超声重建可以更客观地显示胆管,能够提供更丰富信息,对胆管下段癌的早期诊断分型、手术切除性评价有重要意义。组织谐波成像技术能明显减少胆管下段的胃肠气体干扰,病灶周围噪声明显减少,增强病灶界面回声,使图像更均匀清晰。

(3)内镜超声(EUS):EUS分辨率高、不受气体干扰,不仅能通过十二指肠镜直接观察十二指肠乳头部位有无病变,还能清晰地显示胆管壁结构、肝门区肿块、胆管壁外病变、局部淋巴结转移、血管和胰腺实质受犯等情况,也可同时用细针穿刺活检以明确病变性质。因此,EUS对肝门部胆管癌和中下段胆管癌的术前分期、可切除性评估很有帮助。

(4)胆管腔内超声(IDUS):近年来IDUS的应用逐渐增多,通过PTC穿刺或十二指肠镜将超声探头直接插入胆管腔内进行检查,其优点是不受肠道内气体干扰,对胆管受犯范围和程度、周围血管和淋巴结转移的诊断准确率高于其他超声检查、CT和血管造影等。

2.动态增强CT

(1)CT的优势:CT具有较高的软组织分辨率,对胆管癌的诊断、分期、评估手术切除可能性均有帮助,是术前不可缺少的检查,对治疗方案的决定、术式的选择和预后判断具有很高价值。增强CT能显示梗阻近端的胆管扩张、肝内转移病灶和区域淋巴结肿大,尚能显示胆管壁增厚或胆管腔内肿瘤。

(2)CT的典型表现:不同部位的胆管癌在CT上表现各不相同,周围型肝内胆管癌可见边缘不规则肿块,可伴有肝叶萎缩及局部肝内胆管扩张(黄疸不明显)。肝门部胆管癌和近肝门区的肝内胆管癌有时可见肝叶肥大-萎缩复合征(一侧胆道梗阻导致受累肝叶萎缩,而未受累肝叶增生),常伴重度肝内胆管扩张(可呈"蝴蝶征")。肝外型胆管癌则在肝门或壶腹周围可见肿块,伴有肝外胆管壁增厚及近端胆管扩张。

胆管癌多为硬化型,纤维组织丰富而血供少,因此胆管癌的强化不如肝细胞肝癌明显且多为延迟性强化。薄层 CT 扫描大大提高了胆管的分辨率,能发现<1cm 的胆管癌,并可进行三维重建获得完整的胆管树图像。

(3)螺旋 CT 胆管成像(SCTC):经静脉胆管造影行螺旋 CT 重建的胆管树,因受血清胆红素的干扰(血清胆红素>3mg/d1),图像质量欠佳。可采用经 PTC,PTCD 或 ENBD 导管在胆管内注入胆管造影剂再行薄层 CT 扫描,三维重建后的胆管树图像可代替 PTC 或 ERCP。CT 胆管成像临床应用较少,已被磁共振胆管成像(MRCP)取代。

(4)螺旋 CT 血管成像(CTA):CTA 能对门静脉、肝动脉等周围血管受犯情况可作出精确判断,对术前可切除性评估具有重要价值。

3.磁共振(MRI)

(1)MRI 的优势:MR 的软组织的分辨率高于 CT,是目前影像学诊断技术的最佳选择。MRI 可采用不同的扫描序列和成像参数,不但能显示扩张胆管的形态,还可提供关于肿瘤范围、胆管壁受犯情况以及有无肝内转移等信息。还可结合磁共振血管成像 MRA,观察门静脉和肝动脉是否受犯。胆管肿瘤在 MRI 上的特征为:在 T_1 加权时为低信号,T_2 加权时高信号,动态增强扫描可表现为延时相周边强化。MRI 对胆管癌的术前分期、可切除性评估、手术方式的选择及评估预后等具有较高价值。

(2)磁共振胆管成像(MRCP):MRCP 是指通过磁共振胆管成像技术,获取整个肝内外胆管树的影像。MRCP 对胆管受犯范围和程度可作出精确判断,且具有无创伤、无需注射造影剂、不受胆管分隔的影响、无放射性、不受血清胆红素水平和肝内胆管"分割"的影响等优点,因其无并发症、安全性好,而易被病人接受,目前已广泛在临床上应用,MRCP 已替代 PTC 和 ERCP 的诊断作用。

(3)磁共振血管成像(MRA):MRA 能精确地显示肝门区血管(门静脉、肝动脉)的受犯情况,与 CTA 价值相近。

4.经皮肝穿刺胆管造影(PTC)与内镜下逆行胰胆管造影(ERCP)

PTC 及 ERCP 是从不同途径向胆管内注入造影剂使胆管显影,有共同影像特征:①负性充盈缺损;②恶性截断征,如鼠尾征、鼠咬征、线样征或锥形、鸟嘴征、杯口形或 U 形;③间接征象:近端胆管不同程度的扩张,可呈为"软藤征"或"垂柳征"改变。

PTC 能清楚地显示梗阻近端胆管扩张,胆管断面呈截断征、鸟嘴征、不规则狭窄等各种形态,有时可见扩张的胆管内有圆形、椭圆形或结节状充盈缺损。PTC 的缺点是当左、右肝管被肿瘤分割时,右侧肝内胆管容易显示,左侧显示较差。如采用多点穿刺,则增加出血、胆瘘的发生率。PTC 主要显示胆管腔情况,不能显示胆管壁的情况,就难以与胆管的其他狭窄性病变进行鉴别诊断。

ERCP 可以显示肿瘤的下界和梗阻以下胆管的情况,同时可分别取胆汁和胰液进行细胞学、酶学、生化和分子生物学检查。但在胆管腔完全堵塞时,ERCP 仅能显示梗阻远端胆管情况。如胆管高度狭窄,造影剂加压进入肝内胆管,又容易引起重症胆管炎。

同时行 ERCP 和 PTC 检查可以完整地显示肿瘤的上下缘,对判断肿瘤的大小、范围和决定手术方案具有重要的作用。但它们属于侵入性检查,有出血、胆漏、胆管炎和胰腺炎等并发症。所以,PTC 和 ERCP 虽有其不可比拟的优点,但随着 MR 技术的不断成熟,其诊断功能已被 MRCP 替代。尽管如此,PTC 和 ERCP 在胆管癌的治疗仍具有不可替代的价值:既可经 PTCD 或经 ERCP 置入鼻胆管或塑料内支撑管对部分胆管癌病人进行必要的术前减黄,又可对晚期无法切除或不能耐受手术的胆管癌病人置入胆道支撑管或金属内支架治疗。

5.核素扫描检查

胆道系统最常用的示踪剂是^{99m}Tc标记的二乙基亚氨二醋酸（^{99m}Tc-EHIDA），其特点是显影快、图像清晰，病人受辐射剂量小，突出优点是在肝功能损伤，血清胆红素浓度升高时亦可应用。胆管梗阻时显像时间的延迟和延长，有助于黄疸的鉴别诊断。胆囊管梗阻时胆囊不显影。在胆管癌的应用报道较少。

6.PET-CT

PET-CT能清晰显示<1cm的病灶，对判断病变性质及术后随访有无复发、淋巴结转移或全身转移具有较高价值，但检查费用昂贵，临床应用少。

7.胆管镜检查

（1）术中胆管镜检查：可了解胆管内有无肿瘤、结石残留、胆总管下端及肝内胆管主要分支开口有无狭窄等情况，并可用网篮取出结石及进行活检。

（2）术后胆管镜检查：术后经T管瘘道或皮下空肠盲襻行胆管镜检查、取石和组织活检。有胆管或胆肠吻合狭窄者可置入气囊行扩张治疗。

8.腹腔镜探查

尽管术前影像学检查已能对胆管受犯范围和程度、血管受犯情况、能否手术切除等作出精确判断，但至少有20%～30%或以上的患者术前判断能切除而在手术探查时发现已不能切除，生存时间仅为6～12个月。因腹腔镜手术创伤小、恢复快，目前有一些学者主张在开腹手术前先用腹腔镜探查来判断能否切除。这样可减少病人的创伤。

（四）鉴别诊断

肝内胆管癌需与肝细胞肝癌鉴别；中下段胆管癌需与十二指肠癌、胰腺癌、壶腹癌等鉴别。由于肝门部病变的多样性，肝门部胆管癌应与胆囊癌、近肝门区的肝癌、肝门转移性淋巴结、肝胆管结石、胆管内肝癌癌栓、Mirizzi综合征、原发性硬化性胆管炎、胆胰结核、胆管损伤等鉴别。尤以胆囊癌侵犯肝门部胆管、肝门区肝癌侵犯肝门胆管与原发性肝门部胆管癌的鉴别比较困难。

（五）临床分期

目前尚无一种分期方法可以精确地反映肿瘤可切除性和相关生存率。常用的有3种分期方法：美国癌症联席委员会（AJCC）的TNM分期系统、日本胆道外科协会分期和改良Bismuth-Corlette分期法。

1.肝内胆管癌分期

（1）美国标准UICC/AJCC（第7版）的TNM分期

1）原发肿瘤（T）

Tx：原发肿瘤不能评估。

T_0：无原发肿瘤证据。

Tis：原位癌。

T_1：单发肿瘤无血管侵犯。

T_{2a}：单发肿瘤伴血管侵犯。

T_{2b}：多发肿瘤伴或不伴血管侵犯。

T_3：肿瘤穿透脏层腹膜或直接侵犯肝外组织。

T_4：肿瘤伴导管周围侵犯。

2）区域淋巴结（N）：包括位于肝门的，沿肝动脉的，沿门静脉的和沿下腔静脉肾静脉之上的淋巴结（膈下淋巴结除外），非区域性淋巴结被侵及表明有远处的转移（M_1）。

Nx：区域淋巴结无法评估。

N_0：无区域淋巴结转移。

N_1：区域淋巴结转移。

3）远处转移（M）

Mx：无法判断是否有远处转移。

M_0：无远处转移。

M_1：有远处转移。

4）分期

0 期：Tis，N_0，M_0。

Ⅰ期：T_1，N_0，M_0。

Ⅱ期：T_2，N_0，M_0。

Ⅲ期：T_3，N_0，M_0。

ⅣA 期：T_4，N_0，M_0。

任何 T，N_1，M_0。

ⅣB 期：任何 T，任何 N，M_1。

（2）日本胆道外科协会分期（LCSGJ 分期）

1）T 分期指标：①单一病变；②≤2cm；③无血管或浆膜侵犯。T_1 满足所有指标；T_2 满足 3 个指标中的 2 项；T_3 满足 3 个指标中的 1 项；T_4 没有满足的指标。

2）区域淋巴结（N）

N_0：无区域淋巴结转移。

N_1：有区域淋巴结转移。

3）远处转移（M）

Mx：无法判断是否有远处转移。

M_0：无远处转移

4）分期

Ⅰ期：T_1，N_0，M_0。

Ⅱ期：T_2，N_0，M_0。

Ⅲ期：T_3，N_0，M_0。

ⅣA 期：T_4，N_0，M_0。

ⅣB 期：任何 T，N_1，M_0；任何 T，任何 N，M_1。

2.肝外胆管癌的分型和分期

（1）Bismuth-Corlette 分型：肝门胆管癌由于占胆管癌病人的大多数及解剖部位特殊，特别引人关注，1975 年 Bismuth-Corlette 将肝门胆管癌分为 4 型，这种分型法对肝门胆管癌的手术方案有指导作用。

Ⅰ型：肿瘤位于肝总管，未侵犯汇合部。

Ⅱ型：肿瘤累及汇合部，未侵犯左右肝管。

Ⅲ型：肿瘤已侵犯右肝管（Ⅲa 型），或左肝管（Ⅲb 型）。

Ⅳ型：肿瘤同时侵犯左右肝管。

（2）美国标准 UICC/AJCC 的 TNM 分期：由于淋巴结转移是影响胆管癌预后的重要因素，1997 年开始国际抗癌协会（UICC）颁布的恶性肿瘤 TNM 分类标准中，对肝外胆管癌进行了 TNM 分期。

1)肝门胆管癌 AJCC7thTNM 分期

①原发肿瘤(T)

Tx:原发肿瘤不能评估。

T$_0$:无原发肿瘤证据。

Tis:原位癌。

T$_1$:肿瘤局限于胆管,侵犯肌层或结缔组织。

T$_{2a}$:肿瘤穿透胆管壁,侵犯胆管周围结缔组织。

T$_{2b}$:肿瘤侵犯邻近肝实质。

T$_3$:肿瘤侵犯单侧门静脉分支(右支或左支)或单侧肝动脉(肝右或肝左动脉)。

T$_4$:肿瘤侵犯任何以下器官:门静脉主干或其双侧分支或肝总动脉或双侧二级胆管或单侧二级胆管及其同侧的门静脉或肝动脉。

②区域淋巴结(N)

Nx:区域淋巴结无法评估。

N$_0$:无区域淋巴结转移。

N$_1$ 局部淋巴结转移,包括:肝门淋巴结(胆囊管淋巴结及胆总管、肝动脉、门静脉旁淋巴结)。

N$_2$ 转移至主动脉周围、肠系膜上动脉周围和(或)腹腔干淋巴结。

③远处转移(M)

M$_0$:无远处转移。

M$_1$:有远处转移

4)分期

0 期:Tis,N$_0$,M$_0$。

Ⅰ期:T$_1$,N$_0$,M$_0$。

Ⅱ期:T$_{2a\sim b}$,N$_0$,M$_0$。

ⅢA 期:T$_3$,N$_0$,M$_0$。

ⅢB 期:T$_{1\sim 3}$,N$_1$,M$_0$。

ⅣA 期:T$_4$,N$_{0\sim 1}$,M$_0$。

ⅣB 期:任何 T,N$_2$,M$_0$。

任何 T,任何 N,M$_1$。

2)远端胆管癌分期(AJCC7th)

①原发肿瘤(T)

Tx:原发肿瘤不能评估。

T$_0$:无原发肿瘤证据。

Tis:原位癌。

T$_1$:肿瘤局限于胆管组织。

T$_{2a}$:肿瘤穿透胆管壁。

T$_{2b}$:肿瘤侵犯邻近肝实质。

T$_3$:肿瘤侵犯胆囊、胰腺、十二指肠或其他邻近器官,但不包括腹腔干或肠系膜上动脉。

T$_4$:肿瘤侵犯腹腔干或肠系膜上动脉。

②区域淋巴结(N)

N_0:无区域淋巴结转移。

N_1:区域淋巴结转移。

③远处转移(M)

M_0:无远处转移。

M_1:有远处转移。

④分期

0 期:Tis,N_0,M_0。

ⅠA 期:T_1,N_0,M_0。

ⅠB 期:T_2,N_0,M_0。

ⅡA 期:T_3,N_0,M_0。

ⅡB 期:$T_{1\sim3}$,N_1,M_0。

Ⅲ期:T_4,任何 N,M_0。

Ⅳ期:任何 T,任何 N,M_1。

(3)肝门胆管癌的 T 分期(2001 年 JarnaginWR)

T_1 期:肿瘤局限于肝管汇合部和(或)单侧扩展至二级胆管。

T_2 期:肿瘤侵及肝管汇合部和(或)单侧扩展至二级胆管同时合并同侧门静脉受累和(或)同侧肝叶萎缩。

T_3 期:肿瘤侵及肝管汇合部并且双侧都扩展至二级胆管;或肿瘤单侧扩展至二级胆管同时合并对侧门静脉受累;或肿瘤单侧扩展至二级胆管同时合并对侧肝叶萎缩;或肿瘤累及门静脉主干或者双侧门静脉受累。

(4)JSBS(日本胆道外科协会)分期系统:JSBS 分期是根据有无肝转移(H)、腹腔转移(P)、远处转移(M)以及淋巴结分站(N)等指标进行分期。

三、治疗

(一)治疗原则和目标

手术切除是目前胆管癌根治的唯一手段,能否根治性切除取决于病变局部范围、血管侵犯、有无远处转移等。以往认为胆管癌的放化疗效果不佳,但随着辅助治疗的研究的深入,新的放化疗技术方法的进步以及新的化疗药物的应用,越来越多的前瞻性研究显示了令人振奋的结果,放疗、化疗及免疫治疗等综合治疗能明显地提高胆管癌患者的生存时间和生活质量,因此,合理的综合治疗也是必不可少的。

胆管癌的治疗目标是:力争根治性切除;尽量延长生存时间,提高生活质量;缩短住院时间。

治疗原则是:早期诊断、早期治疗;根治性切除;合理的综合治疗;预防复发和转移。

(二)整体治疗方案

1.胆管癌治疗方法选择的依据

在选择肝癌的治疗方法前,需对肿瘤的可切除性、病人能否耐受手术等进行精确评估。

(1)肿瘤局部和胆道条件:肿瘤大小、Bismuth 分型、TNM 分期、胆管受犯范围和程度、有无肝叶萎缩等。

(2)血管条件:肝动脉、门静脉受犯范围和程度,是否需要血管切除创建? 能否创建? 如何创建? 从肝中静脉与肿瘤的关系以及第三肝门粗大的肝短静脉能否利用，分析达到肝切缘阴性所需的肝切除范围，是半肝切除还是扩大切除甚至全肝切除。

（3）肝功能状况和肝储备功能：吲哚青绿排泄试验（简称 ICG 试验）结合螺旋 CT 肝体积测定对制定肝切除手术方案的更有价值。

（4）对可能预留的肝叶进行充分评估：肝叶是否代偿增大，血供情况，引流该叶的肝静脉和肝段术中是否可以保留，选择性胆管引流后黄疸减退情况，肿瘤切除后胆管是否能重建等；术中是否行门静脉和（或）肝动脉切除重建，肝血流阻断以及术后并发症对肝功能的影响。

（5）术前对拟切除肝叶的门静脉分支进行栓塞（PVE）：以刺激预保留的肝叶代偿增大，改善术后预保留肝叶的储备功能，有助于减少术后肝衰竭的发生率。

（6）全身情况：包括年龄、心肺功能、糖尿病、其他脏器严重病变等。

2.胆管癌的术前评估

术前应根据患者的全身情况、对手术的耐受能力、病变的范围和程度以及有无远处转移等方面，对肿瘤切除可能性进行精确的评估。目前缺乏一种既能明确肿瘤范围，并能对手术可切除性、切除方式及预后都有较好指导作用的术前评估。

以肝门胆管癌为例，Bismuth 分型法对肿块与胆管系统的定位有价值，并对手术方法及治愈性切除方式有指导作用，但不能反映出肿块与周围其他结构的关系，亦不能作为病程的定期。TNM 分期则可反映出肿瘤对胆管外的脏器、血管的侵犯和淋巴结转移情况。因此，如能将两个系统结合起来，则能对肝门胆管癌进行更精确地术前评估。

国内学者采用"两步评估法"，取得较好效果。其做法为：根据术前影像学资料进行 T 分期，并分析 T 分期对肿瘤切除率、手术方法的指导作用及与预后相关性；再结合 Bismuth 分型法分层，分析两者结合对治愈性手术方式选择及切除率的指导价值。T 分期为：T_1 期，肿瘤局限于肝管汇合部和（或）单侧扩展至二级胆管；T_2 期，肿瘤侵及肝管汇合部和（或）单侧扩展至二级胆管同时合并同侧门静脉受累和（或）同侧肝叶萎缩；T_3 期，肿瘤侵及肝管汇合部并且双侧都扩展至二级胆管；或肿瘤单侧扩展至二级胆管同时合并对侧门静脉受累；或肿瘤单侧扩展至二级胆管同时合并对侧肝叶萎缩；或肿瘤累及门静脉主干或者双侧门静脉受累。研究资料显示，Bismuth Ⅰ 型/T_1 期肿瘤切除率及根治性切除率均高于其他分型/分期；T_3/任何 Bismuth 分型或 Bismuth Ⅳ 型及任何 T 期均无根治性手术切除可能。在同一 T 期，Bismuth Ⅰ 型、Ⅱ 型、Ⅲ 型间手术切除率并无显著性差异，Bismuth Ⅳ 型则无根治性切除可能；而在相同 Bismuth 分型随 T 分期增加切除率降低。另外，当 T_2 期伴单侧门静脉侵犯且左右门静脉汇合可疑受侵犯时，则需要在肝切除基础上联合对侧门静脉部分切除后再吻合。改良 T 分期并没有对不同的 T 分期肿瘤位置进行严格限制，因此，和 Bismuth 分型结合对临床工作指导意义更大。

出现下列情况，常提示肿瘤不能根治性切除：双侧Ⅱ级以上胆管受犯；门静脉主干受犯并累及汇合甚至双侧分支；一侧肝叶萎缩而对侧门静脉分支受犯；一侧肝叶萎缩而对侧Ⅱ级以上胆管受犯；远处转移（腹膜、肺、肝多处转移以及远处淋巴结转移等）。

对肝门胆管癌应取积极手术治疗的态度，只要没有手术禁忌证，均应行手术探查。Wetter 在讨论 Klatskin 瘤的鉴别诊断时指出，发现有 31% 的假阳性率。因此他认为，在无病理证据情况下，不要认为预后不佳而过早地去下肿瘤不可治愈或不能切除的决定。

3.术前是否减黄（术前胆道引流）

目前胆管癌的术前减黄已非必需，取决于病人的全身情况和有无急性胆管炎，仅在病人一般情况差、不能耐受手术或伴有急性胆管炎发作时应用。

术前减黄的优点是：能有效降低胆道高压所引起的并发症发生率；减少肝叶切除所致肝衰竭；不足是：有出血、感染、胆漏等并发症；肝功能改善有限。

（1）适应证：①血清胆红素＞170～205μmol/L；②难于定性，在胆管引流等同时可获得胆管树图像评估分期、分级等；③长期、持续性黄疸患者；④合并严重营养不良、一般情况差的病人；⑤合并严重胆管感染；⑥高位胆管癌或进展性胆囊癌须行扩大肝叶切除者。

（2）常用的引流方式：①PTCD；②经十二指肠镜插入鼻胆管或临时胆管支架引流；③手术引流。术前胆管内引流的主要方式是经内镜放置临时胆管内支撑管；外引流的主要方式是PTCD。

（3）选择内引流还是外引流：理论上内引流优于外引流：胆汁进入肠道，更符合生理状态，减少体液和电解质丢失，有利于改善患者营养状态、减轻内毒素血症。但由于内引流后，肠道内细菌可进入胆道内而易诱发急性胆管炎，因此，也有学者主张术前先选择外引流，如患者不能耐受手术或肿瘤无法切除，再转为内引流（放置胆管金属支架或塑料内支撑管）。

PTCD引流还是经内镜胆管引流？经十二指肠镜插入鼻胆管或临时胆管支架引流适用于低位胆管梗阻，不适于肝门胆管梗阻，如失败应改行PTCD或应尽早手术，以预防急性胆管炎发作。经内镜放置胆管支撑管不仅有导致急性胆管炎和胰腺炎的可能，还易造成肝、十二指肠韧带充血水肿，增加手术难度。同时，PTCD简单易行、置管成功率高引流效果好，且随着介入技术进步，并发症发生率明显减少；因此，近年来越来越多的学者认为，不论是上段还是中下段胆管癌的术前胆管引流首选PTCD。

PTCD引流是一步法还是两步法？一步法是指PTCD导管插过肿瘤狭窄部位和肝胰壶腹括约肌进入十二指肠内，部分胆汁可经导管侧孔进入十二指肠内。两步法是指先行PTCD单纯外引流（导管放置在肝内胆管，不通过梗阻部位），待患者一般情况好转后再决定是手术还是放置金属胆道支架。各有利弊，目前倾向于外引流：胆管炎危害大于内引流好处。

（4）完全引流还是选择性引流：肝门部胆管癌存在肝门胆管分割现象，单侧穿刺引流常不能达到满意效果，多点穿刺则增加并发症的风险。如有肝叶切除的可能，引流的肝叶应是被保留的肝叶部分。

（5）引流时间：动物实验发现，即使胆红素降至正常，肝功能恢复至少需6周以上。但延长引流时间则增加导管堵塞和感染的风险，甚至肿瘤进展播散而延误手术，而引流时间过短则效果不明显。综合文献资料，引流时间以4～6周为佳。

4.胆管癌的手术治疗

手术治疗是唯一可能治愈肝门部胆管癌的方法，目的是切除肿瘤和恢复胆道通畅。肝内胆管癌应遵循原发性肝癌治疗原则；肝门部胆管癌（包括近肝门区的肝内胆管癌）应行肝叶或肝段及相应肝胆管的切除和胆道重建；中段胆管癌且局限者可行胆管部分切除、胆管空肠鲁氏Y形吻合术；对下段胆管癌和中段胆管癌累及胰腺者应行胰十二指肠切除。

胆管癌的手术治疗主要包括根治性切除、姑息性切除和单纯引流术。根据手术切缘有无癌细胞残留，手术切除可分为：R_0切除，即切缘镜下检查无癌细胞；R_1切除，切缘镜下可见癌细胞；R_2切除，切缘肉眼可见癌细胞。

由于胆管炎性狭窄、畸形、结核、硬化性胆管炎、转移性癌肿、肝癌胆管癌栓都可产生与胆管癌相同的临床表现，故只要病人没有手术禁忌，均应积极手术探查，必要时经术中冷冻切片或快速石蜡切片检查以明确诊断。在未经手术探查和病理证实之前，不能随便下胆管癌的诊断，不能轻易下肿瘤不能切除的结论，也不能随便放置记忆合金胆道内支架。术前应从患者的全身情况、对手术的耐受能力、病变的范围和程度以及有无远处转移等方面，对肿瘤切除可能性的进行精确的评估，并选择合理的手术方式和辅助治疗方案。

（1）肝门胆管癌的手术方式

1）肝门胆管癌根治性切除术：实施肝门胆管癌骨骼化切除，将包括肿瘤在内的肝段或肝叶、胆总管、胆囊、部分左右肝管以及肝、十二指肠韧带内除血管以外的所有软组织整块切除，将肝内胆管与空肠做鲁氏Y形吻合。

2）肝门胆管癌扩大根治性切除术：视肿瘤累及肝管范围的不同或是否侵犯血管，在肝外胆管骨骼化切除的同时，一并施行左半肝、右半肝或尾叶切除、门静脉部分切除、修补，或整段切除后血管重建。

肝门部胆管癌特殊的转移方式常是局部切除术后复发率居高不下的根源。肝门部胆管癌主要是沿胆管壁上下浸润及向神经周围、淋巴间隙播散，从而使胆管周围重要结构如肝动脉、门静脉、肝实质等易受到侵犯，其中肝、十二指肠韧带结缔组织内癌细胞残留是肝门部胆管癌切除后易复发的重要因素。故有学者提出联合部分肝切除，必要时联合胰十二指肠切除的扩大根治术，并要求手术中遵循不触碰肿瘤原则，达到整个术野都不能有癌细胞残留。其术式包括肝门部胆管癌切除、肝、十二指肠韧带骨骼化切除、必要时做肝叶切除和（或）尾状叶切除连同门静脉和（或）肝动脉切除。

以往的观点认为，肝门部胆管癌行联合肝叶切除的胆管癌根治术时，近端肝内胆管的重建条件需断端切缘无癌侵犯，暴露良好，因而对左、右肝管均受累的Ⅳ型肝门部胆管癌则无法行联合肝叶的根治性切除，往往需行肝移植术。另外对血管侵犯的处理，以往的观点认为，由于多数患者长时间的阻塞性黄疸，肝储备与代偿能力明显下降，行长时间的肝门阻断和血管重建术需慎重。而现在较以往的观念有改变，主要归纳如下：①左、右肝管均累及，限于Ⅰ级胆管内（Ⅳ型），可做扩大3叶切除术。有意大利学者提出对欲切除的半肝，术前通过门静脉栓塞，使其萎缩，而保留的半肝代偿性肥大，以减少术后肝衰竭的发生率。②肿瘤累及肝动脉、门静脉者，可切除累及血管段并行血管重建。③少数情况，肿瘤侵及尾叶、累及下腔静脉，亦可切除相应肝段叶＋血管重建。该术式主要适用于Bismuth Ⅰ及Ⅲ型患者。某医院随访74例肝门部胆管癌扩大根治术病例，1年、3年、5年存活率分别为75.4％，24.4％及12.2％，最长1例现已无瘤存活8年，提示肝门部胆管癌应积极行手术切除治疗，对无明显手术禁忌证的患者行肿瘤切除联合肝叶切除的扩大根治术可延长患者存活期。国外学者的研究资料显示，手术治疗48例肝门部胆管癌，发现联合肝叶和（或）门静脉和（或）肝动脉切除者切缘阴性率达80％，而局部切除者仅为30％。肝门部胆管癌切除，自从采用肝门部血管"骨骼化"、扩大切除范围并附加肝叶切除术以来，手术切除率便有显著提高，但由于患者有不同程度的梗阻性黄疸，在严重黄疸的情况下，若施行广泛的肝切除术，例如施行右3叶切除术，手术的危险性也大大提高。因此，手术前引流肝内胆管使患者血清胆红素水平下降至接近正常，已成为日本医学界较为一致的意见，但因有增加感染并发症、延长治疗时间、导管并发症发生率高等顾虑在国际上尚未达成共识。扩大根治术使生存率明显提高，但同时我们也必须注意到术后并发症和病死率也随之增高。日本学者的资料显示，扩大根治术术后并发症发生率及病死率分别高达29％和48％。因此，在选择手术方式的时候要充分考虑患者的全身状况。

3）肝门胆管癌姑息性部分切除术：包括肝门胆管癌部分切除、狭窄肝管记忆合金内支架置入、肝管空肠鲁氏Y形吻合，术中可同时行胃、十二指肠动脉插管、药泵皮下埋置以利术后区域灌注化疗。这样做利于切开狭窄的肝管，充分发挥内支架的作用，减少癌瘤体积，为术后综合治疗提供方便，比如可切取小块癌组织进行化疗药物敏感性测定，挑选注入药泵的化疗药物。

4）姑息性胆管引流术：保存肿瘤的肝管空肠鲁氏Y形吻合术；间置胆囊肝管空肠鲁氏Y形吻合术；肝管置管内引流或外引流术；PTCD；经PTCD或ERCP记忆合金胆管内支架置入等；经ERCP鼻胆管引流术或塑料内支撑管置入术。

临时胆管支撑管：引流效果稍差，维持时间较短，2～3个月需更换；但费用低，可更换；良性胆管狭窄、生存时间超过 2 年以上,不宜放置金属胆管支架。金属胆管内支架的应用实践说明:①金属支架也会被胆泥堵塞(一般可用 1 年左右);②置入胆管后不能再取出;③置入下段胆管后可发生反流性胆管炎、十二指肠不全梗阻和穿孔;④肿瘤可经网眼长入管腔。

因此,放置金属胆管支架的指征为:①肝癌累及肝门部胆管、肝门胆管癌行姑息性胆管引流时;②胆囊癌累及肝门部胆管伴腹水或肝内转移;③胃肠道和腹腔癌肿肝门部转移。

下列情况则不放置金属胆管内支架:①胆管良性病变,如炎症、畸形、损伤等;②胆总管中、下段和壶腹部病变性质不明而又无手术禁忌证者。

术后肿瘤复发或胆泥堵塞胆管内支架致梗阻性黄疸者,只要病人情况尚可,可分别不同情况,经 ERCP 或 PTCD 途径,再次疏通或引流胆管,以延长病人的生存期。

近来有两种新的记忆合金支架已应用于临床。一种是具有内照射作用的金属支架,其优点是既能起到胆管支撑引流作用,同时还可进行内照射治疗。另一种是可回收金属带膜胆管支架,其优点是既能防止肿瘤或肉芽组织长入支架内,又可在金属支架被胆泥堵塞时取出重新置换。但由于临床应用时间短,还存在支架不能顺利取出以及取支架可能造成的出血、胆管感染等并发症得可能,因此在胆管癌的应用有待于观察,应慎用。

5)全肝切除后原位肝移植术:目前尚有争议。反对者认为花费大量的人力、物力,同时耗费宝贵的供肝资源而仅仅达到改善生活质量的目的不值得。提倡者认为肝门部胆管癌具有肝内转移、生长缓慢、肝外转移较晚的特点,是肝移植的良好适应证。具体做法是选用原位肝移植、胆管重建,并行肝总管与受体空肠鲁氏 Y 形吻合,最大限度地切除患者的远端胆管以防止复发。Robles 等在 1990—2003 年对 36 例已经不能切除的肝门部胆管癌患者施行全肝切除加原位肝移植术,术后 1,3,5 年的生存率分别为 82%,53% 和 30%,达到与根治性切除组相似的疗效。IwatSuki 等提出的肝门部胆管癌肝移植术的适应证为:①已确诊为 II 期患者,开腹探查无法切除者;②拟行 R_0 切除但因肿瘤中心型浸润,只能做 R_1 或 R_2 切除者;③手术后肝内局部复发者。到目前为止,尚缺乏大宗资料证实,在无有效的辅助治疗措施帮助下肝移植尚不是胆管癌的主要治疗手段。

(2)中段胆管癌手术方式

1)根治性切除术:①胆管部分切除、胆管空肠鲁氏 Y 形吻合术:肿瘤比较局限,胆管上下切缘阴性(>1cm);②胰十二指肠切除术:胆管下切缘阳性;累及胰腺者。

2)姑息性胆管引流术。

(3)下段胆管癌手术方式

1)胰十二指肠切除术。

2)姑息性胆管引流术。

3)胃空肠吻合术:出现十二指肠梗阻时,可行胃空肠吻合术;或经胃镜置入金属支架解除梗阻。

5.辅助治疗

(1)放、化疗:随着辅助治疗的研究的深入,新的放化疗技术方法的进步以及新的化疗药物的应用,越来越多的前瞻性研究显示了令人振奋的结果,放疗、化疗及免疫治疗等综合治疗能减少胆管癌根治术后的局部复发率,对不能切除的晚期和局部复发的病例也可延长生存时间和改善生活质量,因此,合理的综合治疗也是必不可少的。

胆管癌的手术切除范围有限,胆管切端累及、区域淋巴结清扫不彻底的情况较常见。因此,术后宜辅助放疗、化疗,静脉给药或行区域动脉灌注化疗。病人带 T 管引流者,采用氟尿嘧啶胆道灌注,也有一定的疗效。文献资料显示,胆管癌的化疗效果略逊于胆囊癌,但放疗效果优于胆囊癌。

　　此外,胆管癌还有一些特殊的放疗方法,如定向放疗(伽马刀)治疗;经介入方法(PTC/ERCP)或在术中置入胆道内支架放入铱[192]或钴[60]放射粒子行腔内放疗;用抗 CEA 碘[131]对无法切除的胆管癌做放射免疫治疗等。

　　(2)光动力疗法(PDT):胆管肿瘤的光动力治疗(PDT)是一项新出现的治疗方法,其原理是将特殊的光敏剂注入体内,肿瘤组织摄取和存留的光敏剂较多,然后在应用特定波长(630nm)的激光进行光照射,在生物组织中氧的参与下发生光化学反应,产生单态氧和(或)自由基,破坏组织和细胞中的多种生物大分子,最终引起肿瘤细胞的坏死,其中也可直接应用内镜引导将光纤插入胆管肿瘤部位,进行近距离局部光照射。目前光动力治疗是一种重要的姑息性治疗方法,这种治疗主要的不良作用是光毒性,可能持续 4～6 周,几个 Ⅱ 期的研究报道了光动力治疗的有益结果,中位生存期为 330～439d,1 年生存率为 45%～78%。因此,光动力治疗是胆管肿瘤局部控制的一种有前景的方法。

　　肝门胆管癌 PDT 治疗的相对适应证:已成功行胆道引流的无法切除的;因伴随疾病而不能耐受手术的;胆管切缘可疑肿瘤残留的。禁忌证:卟啉症;近期接受过光敏药物如博来霉素等;置入带膜金属胆管支架;严重的肝肾功能不全。相对禁忌证:腹膜转移;Karnofsky 评分<30%;胆汁瘤或肝脓肿等。PDT 治疗前应对胆汁淤积严重的胆管癌病人进行保肝、减黄等预处理。

　　(3)射频消融术:射频消融术是根据电流通过组织时可使电极周围组织中的正负离子高速震荡,高速震荡的离子因摩擦产生大量的热量,产生局部高温使肿瘤组织凝固坏死的原理产生的,并且射频治疗还可使肿瘤周围产生一个反应带,阻断肿瘤的血供,可有效阻止肿瘤的生长、转移。国内有学者对射频消融术联合内镜下支架置入治疗与单纯支架置入治疗作对比,发现胆管通畅期延长。

　　6.多学科集合模式诊治胆管肿瘤

　　胆管癌特别是肝门胆管癌和胆胰十二指肠结合部肿瘤,因其早期缺乏特异性症状而不易诊断,当出现梗阻性黄疸时多已属晚期,常因癌症侵犯肝和周围大血管而无法根治性切除,预后极差,是目前胆管外科的难题之一。虽经国内外学者的不懈努力,在胆管癌的诊治上取得了一定的进展,但仍存在着许多问题需要解决:早期诊断和术前定性诊断,术前肿瘤可切除性的评估不准确,术前胆管引流(术前减黄)的指征掌握不严、引流方式选择不合理,缺乏综合治疗的优化方案。特别是存在着外科、内科、介入放射科、超声科、内镜及放化疗等都独自参与治疗的“混乱”局面,易导致治疗方案选择不当,尤其是胆管金属内支架的滥用,使一些病人失去了手术根治的机会,影响了病人的疗效。

　　近年来,肿瘤多学科集合治疗模式(MDT)的提出,预示着肿瘤多学科治疗的新时代的到来,可有效提高肿瘤的诊治水平。这种新模式具有以下特点:肿瘤多学科治疗应有共同的治疗原则和明确具体的治疗目标;有总体统一的治疗模式,以供多个临床学科遵循,各学科的治疗模式相互衔接,达到统一的治疗目的;有统一的或公认的数量化的客观评价或评估疗效的方法,使各种方法之间在循证医学基础上具有可比性。多学科集合诊治模式的出现既能够充分利用各个学科高度发展的优势,又弥补了当今学科高度细分所带来的局限,从而使肿瘤的诊治趋于系统化和规范化。

　　近年来,某医院采用 MDT 模式诊治胆管肿瘤:由普外科牵头,整合了肝外科、肿瘤内科、放射诊断科、放射介入科、超声诊断科、放疗科以及内镜中心等多个重点学科,合理地利用多学科的优势,构建了胆管肿瘤的诊治流程,术前诊断和评估体系。2009 年 7 月至今,我们应用 MDT 模式诊断诊治了胆管肿瘤 100 余例,在术前诊断和评估、手术治疗、术后辅助和姑息性放化疗、胆管梗阻非手术引流等方面有着独特的经验,在提高根治性手术切除率、减少术后并发症和降低死亡率、延长了患者生存时间和改善生活质量等方面取得了满意的效果。

7.胆管癌并发症处理

(1)胆管癌相关并发症的处理:胆管癌的相关并发症主要是梗阻性黄疸和胆道感染。

(2)胆管癌术后并发症的处理:胆管癌术后并发症的处理与胆囊癌的术后并发症基本相同。

胆漏、胰漏是胆管癌术后较严重的并发症;多数患者可通过穿刺置管引流、应用生长抑素、抗感染及营养支持等非手术治疗而痊愈,少数患者需再手术引流。

8.出院后建议

(1)适当休息。

(2)调节饮食,加强营养。消炎利胆、保肝治疗。

(3)门诊定期随访复查:定期复查 B 超或 CT 及肝功能、AFP,CEA,CA19-9 等。

(4)行胆管外引流患者,保持引流通畅,并记录每日引流量。

(5)出现腹痛、发热和黄疸,及时到医院就诊。胆道感染者可予抗感染、保肝治疗;再次出现黄疸患者可根据具体情况予胆管引流。

(6)根据整体治疗方案安排辅助放化疗等治疗。

(三)预后

胆管癌的疗效很差,文献报道总的 5 年生存率仍不超过 5%。预后差的原因是由于大部分胆管癌患者出现临床症状时已经处于肿瘤进展期,手术切除率低;同时术后复发率高,术后 5 年复发率>60%;75%的患者在明确诊断后 1 年内死亡。据上海市胆道癌研究协作组资料统计,仅 26.2%的患者获根治性切除的机会,术后 1,2,3,5 年生存率分别为 58%,40%,28.3%和 11.1%。除乳头状腺癌和腺瘤癌变的近期疗效较好外,其余病理类型者绝大多数在近期内死亡。行姑息性引引流术的大多数患者在术后 1 年内死亡。不论采用何种内支撑法解除胆管梗阻,平均生存期为 7 个月左右。

胆管癌的预后与能否根治性切除肿瘤密切相关,以病理切片证实切缘阴性的患者预后最好。肝内胆管癌术后的 5 年生存率为 8%~47%;中下段胆管癌术后的 5 年生存率为 20%~54%;肝门胆管癌术后 1,3,5 年的生存率分别为 67%~80%,25%~40%,11%~21%,其中以根治性切除术切缘阴性的患者预后最好,5 年生存率达 40%,不能切除的胆管癌很少能生存超过 1 年。肿瘤切除术后结合化、放疗的患者的平均生存时间为 17~27.5 个月。不能切除但能耐受化疗和放疗的患者平均生时间为 7~17 个月。预后最差的是那些肿瘤无法切除又不能耐受化放疗的仅行内支撑引流的患者,生存时间仅为数周。提高早期诊断率和手术切除率,加强术后的综合治疗,有望进一步提高胆管癌的疗效。

1.影响预后的因素

(1)影响预后的临床和病理因素:临床因素中,病期的早晚是最主要因素。早期发现患者,手术切除率以及预后情况均高于晚期患者;术前血白蛋白低于 30g/L,血胆红素高于 $171\mu mol/L$(10mg/dl),CA19-9>1000U/ml,多处病灶、肝包膜受犯、胆管切缘阳性、区域淋巴结转移、MUC1 表达阳性等均提示预后不良。病理因素中肿瘤的组织学类型、TNM 分期、淋巴结转移、肝浸润、胰腺浸润、切缘癌残留等均影响预后。

(2)治疗方法与预后:手术切除是提高胆管癌最有效的方法,根治性手术切除患者的预后高于行姑息性切除术患者。在施行根治性切除术的前提下,预后不受胆管肿瘤位置的影响,5 年生存率为 20%~40%。姑息性手术术后,平均生存期约为 10 个月,1 年生存率为 26%~37%。大多数研究亦表明,手术和非手术胆管引流治疗胆管癌在近期黄疸缓解率、并发症发生率、早期(1 个月)病死率及远期生存率方面均无明显差异。但是,在远期并发症如黄疸复发、胆管炎等方面,非手术胆管引流发生率明显高于手术胆管引流。光动力疗法联合胆管内支架术预后优于单纯胆管内支架术。有关文献报道前者中位生存期 493d,后者中位生存期 98d。

（3）胆管癌的生物学特性与预后：胆管癌总体预后差，故加强胆管癌生物学特性的研究对于提高胆管癌的临床诊治水平以及预后具有重要意义。目前与胆管癌有关的热点癌基因有 K-ras，erbB-2，C-myc，BRAF 和 FHIT 等，抑癌基因有 p53，APC，$p16^{NK4a}$，DPC4 等。在对胆管肿瘤生物学特性研究取得进展的同时应该认识到：①今后对胆管肿瘤的研究重点该放在积极探索哪些基因或哪些标志物可以作为早期诊断标志；②建立胆管癌和胆囊癌的细胞株及动物模型，为进一步研究胆管肿瘤的生物学特性提供有利工具；③胆管肿瘤的发生是多基因协同作用、多因素参与和多阶段综合发展的结果，因而研究中应注重多因素、多基因协同作用在胆管上皮细胞癌变过程中的作用。

2.胆管癌三级预防是改善胆管癌预后的关键

能否手术切除，是胆管癌预后最重要的指标，而能否手术取决于病情的发展程度。故早期发现、早期诊断、早期治疗，对胆管癌患者尤其重要。

（1）一级预防：即病因预防。现有研究提示，原发性硬化性胆管炎、胆总管囊肿、长期的胆管内结石、胆管腺瘤等均为胆管癌的重要危险因素。建议对危险因素高的病因积极治疗，必要时进行预防性切除，从而有助于减少胆管癌的发生率。对 PSC 患者，通过十二指肠镜（包括子母镜）细胞刷刷取脱落细胞学检查或组织活检，定期观察胆管上皮细胞的异型程度；对胆管癌高发区，应积极地早期治疗那些可能导致胆管癌的疾病，如肝炎、胆石症等。

（2）二级预防：即早发现、早诊断、早治疗。对于具有高度危险因素的患者，建议定期随访 B 超以及 CEA，CA19-9。一旦确诊，根据病情具体情况，定具体治疗方案。目前仍认为手术切除是最有效的手段。姑息性切除、肝内外引流术、光动力疗法对延长患者生存时间有一定帮助。

（3）三级预防：康复预防。对不能手术或手术后的患者，争取康复治疗，这些患者可采用保肝、支持治疗等方式，以减轻痛苦，提高生活质量。

（4）胆管癌根治性切除术后预防复发转移的措施：术后辅助放化疗等综合治疗，有助于减少术后复发率，延长患者生存时间和提高生活质量。

（张为家）

第四节　壶腹癌

一、概述

壶腹癌是指胆总管末端壶腹部的癌肿，在临床上与胰头癌、胆总管下段癌、十二指肠乳头癌有很多共同点，故统称它们为壶腹周围癌。壶腹癌发病率低，约占胃肠道恶性肿瘤的 0.2％ 以及壶腹周围癌的 6％；其症状与胰头癌相似，但其手术切除率和预后都明显好于胰头癌。壶腹癌以男性多见，约为女性的 2 倍，年龄多在 40 岁以上，以 40～70 岁多见，发病率呈上升趋势。

（一）病因学

病因不明，可能与慢性胆管炎、胆石症、胆道感染、家族性腺瘤样息肉病（FAP）、溃疡性结肠炎以及壶腹部乳头状瘤、腺瘤等良性肿瘤恶变等因素有关。

（二）病理学

壶腹癌大体形态可分为肿块型和溃疡型，组织类型以腺癌最多见，其次是乳头状癌、黏液癌等。近期研究已经证实,大部分壶腹腺癌可根据其肿瘤组织上皮来源分为两亚型:肠道来源(肠型)和胰胆管来源(胰胆管型)。前者起自覆盖于乳头部的肠上皮细胞,并且经历腺瘤→不典型增生→癌变这样一个类似于结肠癌的癌变过程;后者起自远端胰管、远端胆管或者两者合并部位的上皮细胞,起发展过程与上皮内瘤样变类似,较前者更具有浸润性,组织行为上类似胰腺腺癌,预后较前者差。壶腹癌多呈浸润型生长,生长缓慢,首先阻塞胆、胰管开口,引起黄疸和消化不良。癌肿浸润肠壁及溃疡形成,可引起十二指肠梗阻和上消化道出血。淋巴结转移和远处转移总体较胰头癌晚,多转移至肝,晚期可累及周围大血管和脏器,如胰头、肝十二指肠韧带、门静脉和肠系膜上静脉等。

二、诊断及鉴别诊断

(一)临床表现

壶腹癌起病隐匿,早期缺乏典型的临床表现,其自然病程难以确定,文献报道约为 2 年。在出现梗阻性黄疸后,未经治疗的壶腹癌患者仅可存活 2~6 个月。

1.症状

(1)黄疸:最常见,出现较胰头癌早,由于肿瘤溃烂脱落,黄疸可暂时缓解,但随肿瘤的生长,又加重,呈现波动为其特点。随梗阻性黄疸的出现可有胆囊肿大、肝大、尿如浓茶、皮肤瘙痒、陶土便等。

(2)腹痛:中上腹胀痛较多见,可与黄疸同时或先后出现,在进食后明显,疼痛可放射至背部,但没有胰头癌明显。

(3)寒战、发热:合并胆道感染时可出现寒战、高热。

(4)消瘦、乏力:早期消瘦不明显,中、晚期可出现食欲缺乏、消瘦,体重下降没有胰头癌明显。

(5)出血、贫血:癌肿浸润肠壁及溃疡形成,可引起上消化道出血、贫血等,大便隐血试验可阳性。并可引起十二指肠梗阻,出现恶心、呕吐等消化道症状。

(6)胰腺炎症状:部分病人由于胆、胰管开口堵塞而引起胆汁和胰液反流,可诱发胰腺炎,多为水肿性,坏死性少见。

(7)其他:晚期病例可出现恶病质,极度消瘦、严重贫血、腹水、肝肾衰竭等。

2.体征

体检可发现梗阻性黄疸、消瘦、贫血等,中上腹可有轻压痛,可叩及肿大胆囊、肝大,晚期病人可有腹水征。

3.并发症

壶腹癌可有急性胆管炎、急性胰腺炎、上消化道出血、十二指肠梗阻、肝肾衰竭等并发症。

(二)实验室检查

壶腹癌无特异性实验室检查方式,当其发生梗阻性黄疸或者胰腺炎等不同临床表现时,可表现为血清总胆红素、直接胆红素明显升高,尿胆红素阳性,血尿淀粉酶升高等。文献报道 CA19-9 及 CEA 除在胰腺癌、胆管癌中升高以外,在壶腹癌也可升高;抑癌基因 p53 可能与壶腹癌的恶变有关,p53 蛋白染色阳性可能对壶腹癌的诊断有一定价值。

(三)医学影像学检查

1.超声显像(US)

(1)彩超:超声可显示胆总管、肝内胆管扩张,胆囊肿大,肿块<2cm 时,易受肠道气体干扰对肿块的显示更差,故对于壶腹癌适用性较差。

(2)内镜超声(EUS):内镜超声(EUS)不但对于壶腹部肿瘤的良恶性判断,而且对于恶性肿瘤的 T 分期、淋巴结转移、胰腺受侵犯等情况可做出精确的判断。文献报道内镜超声的诊断符合率为 93％；T 分期准确率为 75％，且大部分 T 分期判断偏差出现在对于 T_2 的过大估计和对于 T_3 的估计不足，这对于治疗方案的确定影响很小；对淋巴结转移判断的准确率为 53％～87％，对胰腺受犯判断的准确率为 86％。EUS 对于壶腹癌诊断价值很高，同时对指导治疗作用明显，可作为首选辅助检查。

2.薄层动态增强 CT

薄层动态增强 CT 不仅能清晰地显示出病变的部位、大小和周围组织关系，还可通过 CT 血管成像（CTA）明确门静脉、腔静脉、肠系膜上动静脉等周围血管受犯情况，对壶腹癌的分期、手术可切除性做出有效的评估。CT 是壶腹癌常规且有效的检查手段。

3.磁共振成像（MRI）和磁共振胆道成像（MRCP）

增强型磁共振成像（MRI）对于区分壶腹部肿瘤的性质、大小以及和周围组织的关系作用类似于增强 CT，磁共振血管成像（MRA）与 CTA 作用相近。磁共振胆道成像（MRCP）是一项无创，显示患者整个胆道、胰管情况的检查方式，是对于增强 CT 或者增强 MRI 的有力补充，对于诊断和鉴别诊断壶腹癌作用显著。

4.内镜下逆行胰胆管造影（ERCP）

ERCP 可直接观察十二指肠乳头部病变，行钳取组织活检，同时可做胰胆管造影。由于壶腹癌肿瘤组织往往长于黏膜深面，故活检假阴性率较高，约 38％。故 ERCP 对于早期壶腹癌容易漏诊，文献报道漏诊率达 30％。

应重视的是：十二指肠镜下可见乳头部位肿块时，仅行组织活检即可，不做胰胆管插管造影，以免诱发急性胰腺炎等并发症，甚至使病人丧失手术机会。

（四）诊断标准

壶腹癌临床诊断主要依靠影像学检查，同时结合病史、体征和实验室检查，在排除其他疾病引起的梗阻性黄疸或胰腺炎等情况下，即可诊断。

（五）鉴别诊断

1.传染性肝炎

为肝细胞性黄疸，转氨酶升高明显，胆红素和转氨酶呈平行性变化，壶腹癌则多呈"分离现象"，肝炎病毒及其抗体的血清学检查有助于诊断。

2.胆总管结石

腹痛、寒战发热、黄疸等 Charcot 三联征，常伴有胆囊结石或肝内胆管结石，B 超可见强光团回声伴声影，CT 可见高密度结石影，增强后无变化，ERCP 可见充盈缺损。

3.胰头癌

黄疸进行性加深，无波动性变化，出血、胆管炎等症状少见。体重下降和腹痛较壶腹癌为重，B 超、CT 可见胰头增大或占位病变，ERCP 及内镜超声、胆管内超声有助于诊断。

4.胆总管下段癌

胆总管下段癌与壶腹癌的鉴别比较困难，有时在术中也难以鉴别，出血、胰腺炎、胆管炎等症状少见。

5.十二指肠乳头癌

十二指肠乳头癌在早期无黄疸，胰腺炎、胆管炎症状少见，ERCP 可见向十二指肠腔内突出的菜花样肿瘤等。

6.慢性胰腺炎

黄疸少见，常有急性胰腺炎或慢性胰腺炎反复发作的病史，有腹痛、腹泻、消化不良等，如伴有胆道疾病则更增加了胆源性胰腺炎的可能性。血清淀粉酶可升高，ERCP 可见胰管狭窄、串珠样改变、胰石等。

（六）临床分期

TNM 分期（AJCC）

1.原发肿瘤（T）

T_1：肿瘤局限在 Vater 壶腹。

T_2：肿瘤侵犯十二指肠壁。

T_3：肿瘤侵犯胰腺深度≤2cm。

T_4：肿瘤侵犯胰腺深度＞2cm 或其他侵犯邻近器官。

2.区域淋巴结（N）

N_0：无区域淋巴结转移。

N_1：有区域淋巴结转移。

3.远处转移（M）

M_0：无远处转移。

M_1：有远处转移。

4.分期

Ⅰ期：T_1，N_0，M_0。

Ⅱ期：$T_{2\sim3}$，N_0，M_0。

Ⅲ期：$T_{1\sim3}$，N_1，M_0。

Ⅳ_A 期：T_4，$N_{0\sim1}$，M_0。

Ⅳ_B 期：任何 T，任何 N，M_1。

三、治疗

（一）整体治疗方案

对能耐受且有切除指征的患者推荐行根治性切除术；对部分不能耐受胰十二指肠切除术的患者和良性腺瘤患者推荐行局部切除术；对于晚期肿瘤患者，采取相应措施，解决其胆道或者消化道梗阻情况，提高生活质量，延长生存时间；辅助治疗仍有争论，需根据具体情况而定。

（二）常规治疗

1.手术治疗

（1）根治性切除术：对能耐受且有切除指征的病人推荐行根治性切除术，远期效果良好，壶腹癌的根治术有胰十二指肠切除术、保留幽门的胰十二指肠切除术等。壶腹癌淋巴结转移途径多为：胰十二指肠后淋巴结→胰十二指肠下动脉淋巴结→主动脉旁淋巴结，合理的根治术的淋巴结清扫范围应包括胰十二指肠、肠系膜上血管、胆总管周围、门静脉后和主动脉旁淋巴结。胰十二指肠切除术已经被证明是一项成熟的手术方式，其手术病死率已明显降低，据多中心报道约不到 5％。术后死亡原因主要为胰瘘。对 65 岁以上的老年患者，多数学者主张仍可行胰十二指肠切除术，取得较好疗效，文献报道术后 5 年生存率为 25％，但对 75 岁以上的老年人还应慎重，其围手术期病死率高 10 倍。术前营养支持、护理以及防止术后败血症可减低手术病死率，纠正贫血及充分清扫淋巴结可提高 5 年生存率。

（2）局部切除术：早期壶腹癌，特别是对于 Tis 患者是否适合行局部切除术，目前仍有争论，但对部分不能耐受胰十二指肠切除术的患者和良性腺瘤患者推荐行局部切除术。手术方式可分为内镜下切除术和开腹切除术。大部分专家认为,直径＜1cm的良性壶腹部肿瘤可暂时观察,直径＞1cm的良性肿瘤建议切除。随着内镜技术的提高,内镜下切除推荐为良性壶腹部肿瘤的首选。对于T_1的壶腹癌患者,多篇文献报道已证实有淋巴结转移,故首选行根治性切除术。对于无法耐受手术的部分壶腹癌患者,可行局部切除术,但术后复发率较高。对于术前判断良性壶腹肿瘤而行局部切除的患者,术中需行冷冻切片,明确肿瘤良恶性。由于冷冻切片对于分期评估困难,故最终分期仍需待石蜡病理报告,且根据具体情况,定进一步治疗方案。对于家族性腺瘤息肉病,由于息肉多发且癌变率高,则多倾向于行胰十二指肠切除术。

2.姑息性引流术

(1)内引流术:对晚期无法切除的病人,可行胆管-空肠 Roux-en-Y 吻合术、胆囊-空肠 Roux-en-Y 吻合术。或经内镜置入记忆合金胆道内支架或临时胆道支撑管。

(2)外引流术:对不能耐受手术的晚期患者可行 PTCD 外引流术,其缺点是易发生出血、感染、导管堵塞或滑脱等并发症。

(3)胃空肠吻合术:晚期肿瘤引起十二指肠梗阻时,行胃空肠吻合术,解决患者无法进食的问题。

3.辅助治疗

根治术后的辅助治疗包括:全身化疗、局部放疗和两者联合使用。化疗方案和胰腺癌化疗方案相近。尽管已经有很多患者采用这样的治疗方式,但是对于术后辅助治疗的疗效是否明显优于单纯手术治疗仍然不明确。部分文献认为,术后辅助治疗对于提高患者的总体生存率,无明显益处。

4.术后康复治疗

壶腹癌手术尤其是胰十二指肠切除术,对机体造成的创伤大,禁食时间长,多种生理功能受到干扰,因而术后的营养支持非常重要,早期可通过全胃肠道外营养补充足够的热量、蛋白质、电解质和微量元素等,肠蠕动恢复后可通过空肠造口管行肠内营养支持,患者恢复进食后应以低脂饮食为主,并可予中医药调理;对有体外引流物的病人,应使患者和家属掌握正确的护理方法;鼓励患者参加适当的体育锻炼;加强术后的心理康复治疗,对患者术后不同的心理状况予以疏导,使其配合术后进一步的治疗。

(三)疗效评估及预后

壶腹癌的手术治疗效果比胰腺癌好,其手术切除率、5年生存率远远高于胰腺癌,综合各家报道,壶腹癌的手术切除率为80%～90%,5年生存率为20%～60%,平均高于35%,术后复发率为25%～40%。

壶腹癌影响预后的因素主要为:TNM 分期,肿瘤病理特性和是否能根治性手术切除。与大部分恶性肿瘤一样,壶腹癌 TNM 分期越早提示肿瘤预后越好,反之越差。文献报道:肿瘤浸润深度、淋巴结转移和远处转移三者中,并没有哪一项对预后影响较其他两项更为显著。

肿瘤病理特性,即壶腹腺癌的2个亚型:肠型和胰胆管型。文献报道肠型的预后明显高于胰胆管型。肿瘤的大小对于预后无明显差异。

行根治性切除术的患者,预后明显好于无法手术切除的患者。无法手术切除的患者,平均生存期和无法手术切除的胰腺癌患者相似,约6个月。

(四)预防与健康教育

消除肿瘤发生的社会因素如:提倡健康饮食,多吃食物纤维、新鲜水果和蔬菜,防止过多摄入脂肪,控制肥胖,注意补充各种维生素;不吸烟、不酗酒;防治环境污染等。加强对壶腹癌等肿瘤常识的宣教,使具有中上腹痛不适、黄疸等症状的病人能及早到医院就诊;同时医务人员对本病应有足够的重视,对具有本病好发因素的病人应密切随访、定期检查,争取做到早期诊断、早期治疗、达到最佳疗效。重视心理健康教育,对治疗前后患者及其家属各种不同的心理状况进行疏导,使患者和家属能保持乐观情绪,树立战胜疾病的信心。

(张圣林)

第十二章　胰腺肿瘤

第一节　胰腺癌发病机制

目前胰腺癌的发病机制尚未清楚,与其他肿瘤一样,胰腺癌也是多因素、多步骤、多基因综合作用的结果。与胰腺癌发病的相关危险因素有多种。

一、相关危险因素

流行病学资料表明,胰腺癌发病唯一公认且致病的危险因素就是吸烟,吸烟增加胰腺癌的相对危险度超过1.5,并且与吸烟的数量成正相关,每天吸烟超过40支患胰腺癌的危险度增加10倍。研究显示吸烟者K-ras突变率较不吸烟者高,这提示吸烟与胰腺癌原癌基因K-ras突变有关,说明烟草中的致癌物质(如芳香胺类物质)导致DNA损伤可能是胰腺癌发生的重要原因之一。吸烟导致胰腺癌的机制可能有:烟草中的致癌物由胆汁反流到胰管的直接刺激;致癌物由血流至胰腺;吸烟使血脂升高,进而促使胰腺癌的发生。活组织检查已经证实吸烟可导致胰腺导管上皮细胞增生,烟草中的亚硝胺类物质可诱发动物模型产生胰腺癌。

摄入高热量、高饱和脂肪酸、高胆固醇和富含亚硝胺的食品与35%胰腺癌的发生率增加有关。而食物纤维、维生素C、水果及蔬菜等对胰腺癌的发生有防御作用。食物储存或烹饪不当能增加亚硝胺的含量;长期过度摄入动物脂肪和蛋白质,可刺激胰腺和其他胃肠道激素过度分泌,增加胰腺对致癌物质的敏感性。血清中番茄红素和硒水平低者易发生胰腺癌。流行病学调查显示,胰腺癌的发病与饮食中动物脂肪有关,当人体摄入高胆固醇饮食后,部分胆固醇可在体内转化为环氧化物,后者可诱发胰腺癌。此外摄入高脂肪饮食后可促进胃泌素和胰泌素等大量释放,这些胃肠道激素为强烈的促进胰腺增殖性刺激剂,可使胰管上皮增生、间变和促进细胞更新,并增加胰腺组织对致癌物质的易感性。

饮酒与胰腺癌的关系仍有争论。前瞻性研究认为,经常饮酒者胰腺癌发病的相对危险度为5.4,但其他资料未能证实这一观点。约5%的胰腺癌与遗传因素有关,有家庭聚集现象,也可发生于患有其他遗传综合征的人群中。胰腺癌有多种染色体核型异常,最常见的基因异常是p53和K-ras基因的点突变。胰腺的不典型增生,化学诱发胰腺癌的动物模型中,胰腺经历了正常组织到导管与腺泡不典型增生再到癌变的过程。不典型增生可能是胰腺癌的癌前病变,包括导管内乳头状增生与腺瘤及黏蛋白囊腺瘤等。胃及胆囊切除术与胰腺癌亦有关。胃大部分切除术后15～20年胰腺癌发病的相对危险度为2～7;仓鼠胆囊切除术后胰腺腺泡增生和肥大,胰腺重量和DNA增加,因此,胰腺癌的发生也可能与内分泌有关。

糖尿病和慢性胰腺炎与胰腺癌有密切的相关性,国内外大量长期跟踪随访的研究均显示既往有慢性胰腺炎和(或)糖尿病人群胰腺癌的发病风险明显高于无既往史的人群,并且该危险度随疾病的进程而增加。慢性胰腺炎发生癌变的具体机制尚不清楚,目前认为在慢性炎症过程中,细胞因子、氧自由基、趋化因子及生长因子等炎症介质会导致细胞和 DNA 损伤,反复累积的损伤将最终导致 DNA 修复失败,从而引发癌变。另外作为慢性胰腺炎的高危因素,吸烟和饮酒可增加胰腺癌发病相关基因的突变,其中以 K-ras 基因较为常见。核转录因子 κB(NF-κB)可分别作用于炎症和肿瘤,是趋使炎症向肿瘤转变的关键因子。Lu 等的研究显示 NF-κB 可通过抑制癌前病变细胞的凋亡和维持富含炎症介质的促肿瘤微环境引起癌变。有人已经提出慢性胰腺炎可能有增生—不典型增生—胰腺癌的发展过程。目前对胰腺癌和糖尿病的关系存在很大争议,部分人认为糖尿病患者胰腺癌的发病率较无糖尿病患者明显增加,糖尿病可能是胰腺癌的危险因素之一,另有些人认为糖尿病可能是胰腺癌的首发症状,是胰腺癌所引起的后果之一。关于糖尿病致胰腺癌的发病机制,国内学者总结出以下几种可能:①胰岛素样生长因子 1(IGF-1)的作用,研究发现糖尿病人群中恶性肿瘤患者血浆 IGF-1 浓度较正常人高,IGF-1 可通过自分泌、旁分泌或内分泌方式,由 IGF-1 受体或胰岛素受体介导,发挥促进细胞增殖和分化的作用,并诱发肿瘤发生。②高血糖的作用:在胰腺癌细胞株 Capan-l 中,高糖可通过增加糖醛还原酶的表达和活性,特异性地激活多元醇通路,直接促使胰腺癌的发生。③高胰岛素血症和胰岛素抵抗的作用。④糖尿病患者免疫功能降低,转化细胞能逃逸宿主的免疫监视而继续存活、增生而诱发恶性肿瘤。⑤糖尿病诱导体内激素水平的改变,影响与内分泌相关肿瘤的发生。⑥其他因素,如微量元素的缺乏可促进恶性肿瘤的发生和发展。另外,胆石症、胰胆管阻塞等与胰腺慢性炎症、胰腺导管阻塞相关的一些因素被认为可能增加胰腺癌的发病风险。

人们在日常生活中长期大量接触各种各样的物理、化学和生物因素等有害环境将增加胰腺癌的发病风险。物理因素主要包括电离辐射和紫外线,化学因素包括多种多样的诱导剂,如烷化剂和亚硝胺类。目前胰腺癌的发病机制尚未完全清楚,但其与 DNA 损伤有关已获得认可,而通过直接注射化学诱导剂可诱导出胰腺癌模型。环境因素引起 DNA 损伤的分子机制主要为碱基替换、碱基增减、DNA-DNA 交联和 DNA-蛋白质交联等。这些损伤大量累积于细胞内,干扰正常细胞的生长、增殖、分化和衰亡,最终引起肿瘤的发生。人机体还存在一些分散在基因组里的短小 DNA 重复序列,称之为 DNA 错配修复基因(MMR),其主要作用是保护基因内部的完整性并对损伤的 DNA 进行修复,目前研究发现其与癌遗传易感性具有密切关系。迄今为止已发现了 6 种与 DNA 错配修复有关的基因,包括有 hM-SR2、hMLHI、hPMSI、WAL2、bMP5H6/CTBP 以及 hMSH。DNA 错配修复基因突变主要表现称之为微卫星不稳定,异常 MMR 基因突变使整个基因组的突变或错误复制发生堆积,由此造成单一重复序列的广泛改变。研究发现基因的失活并不直接导致癌的发生,但可使得基因修复功能减弱,从而导致转录翻译过程中错误持续发生并放大。有关基因的突变,其中包括直接控制细胞分裂或死亡的基因,从而促使肿瘤很快发展。DNA 错配修复基因在胰腺癌发病中的具体机制尚不十分明确,但国内外的研究均已证实胰腺癌患者确实存在 DNA 错配修复基因。另外,遗传性非息肉病性结肠癌似乎有胰腺癌发生的高危性,可能与机体的 DNA 修配基因突变有关。过度暴露于有害环境因素,DNA 损伤不断累积,且 DNA 错配修复受到严重影响,最终引发胰腺癌。

二、癌基因

随着分子生物学的广泛应用,人们对胰腺癌在基因和分子水平上有了更多的认识。抑癌基因的失活被认为是肿瘤发病的原因之一。目前癌基因 K-ras 突变诱发胰腺癌的理论已被广泛认同;DPC4 基因的失活是近年来胰腺癌研究方面的一个热点,在胰腺癌患者当中约有 50% 存在该基因的失活,从而影响 TGF

家族的信号转导,使其不能有效地发挥抗增殖作用。

（一）Smad4/DPC4

1996 年 Hahn 等发现一种定位于染色体 18q21.1 上胰腺癌抑癌基因,称之为 DPC4 基因,属于非常保守的 Smad4 基因家族,即 Smad4/DPC4,该基因的失活约在 50% 的胰腺癌患者中发生,其中约 30% 为纯合性缺失,20% 为基因突变。Smad4 失活在胰腺癌中的具体发生机制还未完全阐明,目前国内外研究主要集中在其与 TGF-β 信号转导途径。Smad4 蛋白的一级结构包括 N-末端(MH1)、C-末端(MH2)和中间连接区。MH1 区域的突变通过影响 DNA 和 SBE 的结合,从而影响 TGF-β 信号转导,引起细胞增生。MH2 区域突变后的 Smad4 蛋白失去了 C 末端的保守序列,其构象发生改变,不能与磷酸化的 Smad2 和 Smad3 结合,导致肿瘤细胞对 TGF-β 的抑制丧失应答而出现增生。近年来发现,有点突变的 Smad4 可以与泛素蛋白酶相互作用,使该蛋白快速降解,提示 Smad4 蛋白的不稳定性可能引起肿瘤细胞丧失对 TGF-β 的反应。另外,Smad4 还可以通过影响血管生成而抑制肿瘤生长。Schwarte-Waldhoff 等将稳定表达 Smad4 的胰腺癌细胞移植入裸鼠体内后发现血管内皮生长因子(VEGF)的表达减少,而对血管生成有抑制作用的凝血栓蛋白 1(TSP-1)的表达增加,后者被认为是肿瘤生长和转移的潜在调节因子。应用免疫组化方法分析胰腺癌组织中各种不同血管生成因子表达以及瘤内微血管密度,发现 Smad4 表达缺失和瘤内微血管密度具有显著的相关性,提示 Smad4 作为调节因子在胰腺肿瘤的血管发生中起着重要的作用。

（二）ras 基因

该基因的突变改变了 Ras 蛋白与 GTP 间的相互作用方式,显著降低了 GTP 激酶的活性,使 ras 保持在活化的状态,导致肿瘤细胞发生异常增殖。K-ras 通过 Raf/MAPK 通路将信号传导至细胞核内,使 c-Fos、c-Myc 和 c-Jun 发生链激反应,其异常可引起胰腺细胞发生基因表达性质的改变。DUSP6/MKP-3 是 MAPK/ERK 的抑制因子。MAPK/ERK 的活化依赖于 K-ras 和 DUSP6 功能的失活。AuroraA 是 MAPK 通路的直接下游因子,它参与了调节胰腺癌细胞染色体中心体及分裂。ras 还能激活 PI3K 通路,PI3K 催化 PIP2 磷酸化为 PIP3,PIP3 结合 PDK-1 和 Akt,再磷酸化激活 Akt,进而激活下游目的蛋白 GSK-3p、BAD 和 NF-KB 等,导致多种生物学反应。PTEN 使 PIP3 去磷酸失活,导致 AKT 异常活化。PTEN 除了调节 PI3K/AKT 通路外,还抑制 MAPK 信号通路。这些信号通路的改变在胰腺癌的增殖,侵袭和转移机制中发挥作用。p53 的一个重要负调节因子是 mdm^2 基因产物,Ras/Raf/MAPK 通路可以通过 p53 依赖的方式上调 mdm^2 基因表达,由于癌基因 ras 的高增殖信号能上调细胞周期抑制因子 p14,当 p14 失活,癌基因 ras 将只介导 mdm^2 基因表达,使 p53 倾向于抑制功能的调节。而 PI3K 通路也对 p53 基因起抑制作用。在 p53 和 ras 基因同时出现突变时能明显增加胰腺导管细胞癌变的发生。p53 的一个重要的下游作用因子是 p21,它是细胞周期蛋白依赖的蛋白激酶(CDK)抑制因子,胰腺癌细胞中 p21 的表达是上调的,也可以影响 Rb 活性。Smad 在苏氨酸/丝氨酸激酶型受体的信号转导中起作用。目前至少发现 Smad1~9,均参与了 TGF-β 的信号通路。TGF-β 结合受体后,Smad2 和 Smad3 磷酸化,与 Smad4 组成复合体,并转移至细胞核内,行使正常细胞的功能,而这条信号通路的紊乱可使 Smad4 基因同源缺失,失活性点突变,缺少 Smad4 蛋白表达,最终导致胰腺癌的发生。而 mad7-方面由于 TGF-β 的抑制作用消失而使肿瘤细胞增殖,另一方面通过其表达促进肿瘤浸润和转移。在胰腺癌细胞中,Smad 家族成员能介导下游的 p15 和 p21 等 CDK4/CDK6 抑制因子,能抑制其细胞增殖生长。上述信号通路的改变在胰腺癌的增殖、侵袭和转移机制中发挥作用。

（三）Her-2/neu

Her-2/neu 的概念最早由 Shih 提出,因该基因与表皮生长因子受体(EGFR)基因具有同源序列,故将 EGFR 基因命名为 C-erbB-1(HER-1),而将其命名为 C-erbB-2(Her-2/neu)。人类 Her-2/neu 基因定位于

17 号染色体(17q21-22),表达产物为分子量 185kD 的单链跨膜蛋白,即 p185。p185 含有 1255 个氨基酸残基,细胞内段具有酪氨酸激酶活性。Her-2/neu 主要通过 Ras/MAPK 和 P13K-AKl 途径上调 cyclinD1,使 p21 稳定性下降,促进细胞的增殖和拮抗细胞的衰亡,导致肿瘤的形成。Her-2/neu 作为生长因子受体还可通过调控胰腺癌细胞分泌的多种血管生长因子而影响新生血管的生长,最终促进胰腺癌的生长。Her-2/neu 通过影响肿瘤细胞的体外侵袭力、细胞迁徙率和一些黏附因子的分泌而增加肿瘤细胞的转移能力。Her-2/neu 不仅可以进入细胞核内,而且还能与 COX-2 共同表达于胰腺癌组织和细胞中。COX-2 的转录激活主要依赖于 Her-2/neu 的酪氨酸激酶活性,而 COX-2 与肿瘤的增殖、血管生成和转移能力具有密切相关,可见 Her-2/neu 还能够间接促进胰腺癌的生长和增殖。另外,Her-2/neu 过度表达可激活 AKT 及 NF-κB,持续活化的 AKT 和 NF-κB 能导致抗凋亡级联反应,使癌细胞产生对 TNF-α 的抗性,降低宿主对肿瘤的防御能力。

(四)端粒酶

端粒酶有 3 种成分即 hTR(RNA 模板序列)、hTERT(端粒酶催化亚单位)和 TP1(端粒酶相关蛋白),位于真核细胞染色体末端,与细胞凋亡、细胞转化和永生化密切相关。目前认为端粒酶活性与 hTERT 有密切关系,而与 hTR 和 TP1 关系不大。正常细胞可因端粒酶失活导致端粒酶长度减少,端粒酶长度的缩短可加速细胞的衰亡,而端粒酶活性过强可使细胞过度生长。Hiyama 等的研究发现约有 95% 的胰腺癌可检测出端粒酶阳性,而良性胰腺疾病多为阴性,一定程度上证实端粒酶活化对胰腺癌的发生和发展具有重要作用,还可应用于区分腺癌和腺瘤的特异性标志物。

(五)DNA 甲基化

DNA 甲基化是由 DNA 甲基化转移酶催化,以 s-腺苷蛋氨酸为甲基供体,将胞嘧啶转变为 5-甲基胞嘧啶的一种反应。绝大多数 5-甲基胞嘧啶以双核苷酸 CpG 的形式出现,称之为 CpG 岛。胰腺癌作为一种消化科常见的癌症,也被发现存在抑癌基因启动子甲基化现象,其中比较重要的基因有 RASSFIA、p15、p16、SOCS 及 hMLH 等。DNA 异常导致肿瘤发生机制推测如下:①在正常情况下非甲基化的 GpG 岛的高甲基化,可以导致肿瘤抑制基因的失活。②DNA 甲基化促进肿瘤相关基因的突变,常见突变为 5-甲基胞嘧啶转变为胸腺嘧啶即 CpG→TpG。③癌基因的低甲基化激活。基因甲基化作为肿瘤抑制基因失活的重要途径,其具体参与胰腺癌发病的机制仍不是十分清楚,需要进一步做大量的相关研究。

某些化学物质代谢酶的基因多态性也可能参与胰腺癌的发病过程,尤其是一些与吸烟代谢相关的酶类,目前研究较多的有细胞色素-P450、谷胱甘肽转移酶(GSTT-1)、N-乙酰转移酶和尿嘧啶 5'-三磷酸葡萄糖醛酸转移酶(UGT)。

三、细胞凋亡与胰腺癌

凋亡和增殖是细胞最基本的生命活动,两者的协调和平衡是机体正常发育及保持稳态的关键。凋亡由内源性和外源性两条信号通路起作用。内源性通路在细胞内发生了由线粒体中的细胞色素 c 介导 caspase-9 激活;而外源性通路由凋亡受体结合配体后激活 TNF-α 和肿瘤坏死因子受体等肿瘤坏死因子超家族,具有共同的结构域,通过激活 caspase-8,其在激活 caspase-3、caspase-6 和 caspase-7 等,导致核碎裂,细胞骨架蛋白分解,最终导致细胞死亡。胰腺癌细胞中可见 caspase 异常表达,caspase-8 活力丧失,多种调节因子,如 IAPs、NF-κB 和 PI3K/AKT 等,参与调节 caspase 发挥作用,使胰腺癌细胞对死亡受体介导的凋亡产生抵抗。

（一）Bcl-2 家族

它是细胞凋亡信号的一个主要整合因子，按功能分为凋亡和抗凋亡两类。在胰腺癌细胞中，无论哪一水平的调控失去平衡，均会引起癌细胞的抗凋亡和促进凋亡表现型。尽管癌细胞也表达相应的死亡受体，但其对受体介导的凋亡具有拮抗性。抗凋亡可通过高表达的 decoy 受体能激活抗凋亡分子；在线粒体水平是 Bcl-2 家族表达异常和凋亡蛋白抑制因子家族的表达。而凋亡是以 caspase 非依赖型信号通路进行。

（二）凋亡抑制因子（IAP）家族

这是一组抑制凋亡功能的蛋白，IAP 可与 caspase 活性点位结合，抑制底物的结合，使 caspase 无法切断底物和启动凋亡。IAP 对凋亡的抑制可以是非 caspase 依赖的，其可激活 JNK1 和 NF-κB。在胰腺癌细胞中 XIAP 和 survlvln 呈高表达，suvlvln 在 G_2/M 期表达，并直接结合抑制 caspase-3 和 caspase-7 的活性。NF-κB 参与细胞增殖的调控和凋亡等过程。在胰腺癌细胞内活化的 NF-κB 能促进其拮抗凋亡过程，抑制 NF-κB 可以提高其对死亡受体介导凋亡的敏感性。PI3K/Akt 通路可激活 NF-κB，抑制 Akt 能降低 NF-κB 活性。活化的 NF-κB 具有促进 cyclinD1 表达的功能，导致细胞周期调节失控，细胞表现为无限增殖和自主分裂。在胰腺癌细胞中，NF-κB 能调控 IAP 的表达，提高 caspase-8 的抑制因子 FLIP 的水平，诱导 Bcl-x 和 Bcl-2 的表达，进而抑制凋亡。BRCA2 能维持基因组的稳定性，其突变可促进胰腺癌的发生，可能是在维持染色体稳定和 DNA 损伤修复等过程中发挥作用。RAB6KIFL 可降低内源性 RAB6KIFL 水平，改变 DLG5 由细胞膜转移至细胞质的亚细胞定位进一步促进胰腺癌的生长和发展。

p53、Ras/MAKP 通路、Bcl-2 家族、caspases 及 NF-κB 在胰腺癌的发生、发展过程中均发挥比较重要的作用，但尚未找到胰腺癌产生及转化的关键性基因，很多学者都在进一步尝试寻找新的基因和新的理论来阐释其发生机制。

四、生长因子与胰腺癌

胰腺癌常见的改变有 EGF、PDGF 和 TGF-β 等的高表达，这些均可促使 VEGF 表达上调。bFGF 的高表达与肿瘤细胞和内皮细胞的增殖有联系，且有利于肿瘤的生长。Kobrin 等则验证了在胰腺癌细胞中，FGFR1 呈高表达，aFGF 和 bFGF 除了具有促进血管生成的作用外，还是胰腺癌的旁分泌或自分泌生长因子。此外，某些人类胰腺癌细胞系中 FGF1～5 及 FGF7 存在高表达。当组织处于缺氧状态时，它能诱导因子-1α，可增加一系列对内皮细胞具有高度特异性的促血管生成因子的转录及增加 mRNA 的稳定性，其中包括 FGF 的表达增加。

与多数生长因子受体一样，FGFRs 是酪氨酸激酶型受体，其与配体结合后发生二聚体化，以激活酪氨酸激酶，在激活 Shc/Frs-Raf/MAPKKK-MAPKK-MAPK 信号通路的基础上，通过促进大量释放磷脂酶 C、蛋白激酶 C、磷脂酰肌醇 3-激酶系统和 Ca^{2+}，向细胞内传递信号。FGFs 的受体分为高亲和性受体和低亲和性受体两种类型。高亲和性受体具有 4 种，即 FG-FR-1、FGFR-2、FGFR-3 及 FGF-4，是内源性酪氨酸激酶活性的跨膜糖蛋白及其 FGF 信号通路中的主要介质。FGF 的 4 种高亲和性受体亦可见于正常胰腺组织，但含量较低。在 60% 的胰腺癌中，可有 FGFR-1、FGFR-3 和 FGFR-4 的表达，它们既可以单独存在，也可共同并存。不同的基因切割、拼接产生的 FGFR-1、FGFR-2 和 FGFR-3 等几种高亲和性受体，在不同类型的细胞中，各种高亲和性受体的表达程度各异。例如 KGF 受体即是 FGFR-2 的拼接变体。在大部分胰腺癌中存在 FGFR-1 的过度表达，它是调节 FGF 效益的信号分子。FGFR-1 和 FGF 家族成员在胰腺癌中的过度表达，提示高表达的自分泌及旁分泌激活的 FGF 依赖性通路可导致胰腺肿瘤的发生。在 Panc-1 细胞转染截短的 FGFR-1 后，可导致其生长明显受到抑制。低亲和性受体单独不具有信号传导的能力，但能帮助 FGF 配体递呈到高亲和性受体上。

TGF-β 对胰腺癌的作用复杂,依据其细胞株、浓度和环境的不同,其作用亦有明显的差异。TGF-β1、TGF-β2 和 TGF-β3 在胰腺癌组织中的表达成倍增加,尤其是 TGF-β1。这种高表达与肿瘤侵袭性增多和术后缩短生存期有关。胰腺癌中癌细胞来源的高表达的 TGF-β 异构体很可能通过旁分泌的途径,以刺激新生血管形成和抗肿瘤免疫反应,调节细胞外基质、导致促进肿瘤的生长和侵袭。胰腺癌细胞自身也丧失了对 TGF-β 生长抑制效应的反应,从而导致无限生长。但是,在邻近肿瘤边缘的退化性非恶性细胞中也存在 TGF-β 表达亦增加,因此,TGF-β1 通过激活 Racl 和 NF-κB,促使释放 IL-6,并增加 MMP-2 的分泌等增加胰腺癌细胞系 SW1990 的侵袭能力。

TGF-β 配体主要与 3 种受体相结合,即 TGF-βRⅠ、TGF-βRⅡ及 TGF-βRⅢ,这 3 种受体均在正常胰腺组织中有表达。TGF-βRⅠ和 TGF-βRⅡ都属跨膜糖蛋白,由细胞外受体结合区、跨膜区及具有丝/苏氨酸激酶活性的复合物胞质区构成。由 TGF-βRⅠ和 TGF-βRⅡ组成异四聚复合物是配体结合后启动TGF-β信号通路的关键部分。TGF-βRⅠ和 TGF-βRⅡ两者结合成二聚体后,使 Smad2 及 Smad3 被激活,并与 Smad4 接合成复合物,转移至细胞核内,再启动靶基因转录。研究发现约 30% 的胰腺癌中能检测到 Smad4/DPC4 基因的纯合性缺失,而另外 22% 的胰腺癌中存在失活性点突变;因此,在 55% 的胰腺癌患者中缺少 Smad4 蛋白的表达。此外 Smad4/DPC4 的出现对 TGF-β 信号的生长抑制效应是必要的。因此,Smad4 可能处于 TGF-β 信号途径的核心地位,且 Smad4/DPC4 失活性突变至少是胰腺癌 TGF-β 信号途径中断的部分原因。TGF-βRⅢ为 β 聚糖,其并不直接参与 TGF-β 信号转导作用,而是协助将配体递呈给 TGF-βRⅠ和 TGF-βRⅡ。在胰腺癌,TGF-βRⅠ和 TGF-βRⅡ受体蛋白过度表达,但是 TGF-βRⅢ的水平并不变化。研究表明,TGF-β1 在早期肿瘤的发生过程中可作为肿瘤抑制因子发挥作用;而随着肿瘤进一步发展,肿瘤细胞可以摆脱 TGF-β1 的抑制;并在肿瘤晚期 TGF-β1 作为促进因子刺激肿瘤血管生成、癌细胞播散、癌细胞外基质合成及抑制免疫等。TGF-βR 可抑制上皮细胞生长,而过度表达的 TGF-β 异构体及 TGF-βRⅡ能促进胰腺癌细胞生长,提示 TGF-β 在胰腺癌发生过程中的作用是复杂的。

EGF 和 TGF-α 是两种主要的 EGFR 的配体,其存在于正常的胰腺腺泡和导管细胞中。而胰腺癌细胞区别于正常胰腺细胞的是 EGF、TGF-α 或 EGF 受体的过度表达。EGF、TGF-α 或 EGF 受体的高表达在多种肿瘤中导致表型变异。实验表明在离体培养的人胰腺癌细胞系中加入 EGF、TGF-α、双调蛋白及 HB-EGF 后,可促进细胞的增殖。在胰腺癌组织中,无论是 EGF 还是其受体表达均明显增加。这两者表达的增加,均促进了胰腺癌细胞的生长。有学者研究显示,某些胰腺癌细胞系中存在着 EGF 的自分泌,并且该细胞系中 EGFR 呈过表达,推测这种自分泌生长因子及其受体的生长调节系统,可能使癌细胞无休止生长的原因。阻断 EGF 的信号传导,能抑制胰腺癌细胞的生长。在动物实验中发现,给予相应抗表皮生长因子受体的单克隆抗体后,胰腺癌细胞的 DNA 合成及软琼脂克隆形成率均明显下降,使肿瘤细胞的生长速度明显减缓。给予酪氨酸激酶抑制剂,可使胰腺肿瘤体积生长明显减缓,并能抑制其淋巴及肝脏转移,可使动物生存期明显延长。EGF 还可通过激活 NF-κB 的活性,诱导 MMP-9 表达,促进胰腺癌细胞的侵袭,而这一过程可以被 NF-κB 抑制物吡咯烷二硫代氨基甲酸盐抑制,在胰腺癌的浸润转移中发挥重要的作用。

IGF-Ⅰ受体和胰岛素受体都为异四聚跨膜糖蛋白,具有内源性酪氨酸激酶的活性。当配体结合后,两种受体均能发生磷酸化,并激活胰岛素受体底物Ⅰ(IRS-Ⅰ),此后启动一系列可促进细胞分裂、代谢的分子事件发生。IGF-ⅠR 不仅与正常的细胞增殖、凋亡及机体生长发育有关,而且在细胞的恶性表型的表达和维持上起了关键作用。肿瘤细胞可通过自分泌和旁分泌 IGF-Ⅰ,使 IGF-ⅠR 激活,并对组织的增殖和分化起着重要的作用。IGF-ⅠR 激活可导致细胞顺利通过 G_1/S 期,促进细胞增殖及分化,并阻止细胞凋亡。

体外试验发现,IGF-Ⅰ受体反义寡核苷酸及抗 IGF-Ⅰ受体抗体两者均可抑制人胰腺癌细胞系的增殖。IGF-ⅠR 介导的抗凋亡可通过激活 PI3K,导致 Akt 磷酸化,使 Bad 凋亡蛋白 112 及 136 位的丝氨酸磷酸化,而磷酸化的 Bad 与 14-3-3 蛋白结合,阻止其与凋亡抑制因子 Bcl-xL 和 Bcl-2 的结合,诱导 Bax 同源二聚体的形成,最终抑制细胞凋亡。此外 IGF-ⅠR 也可以通过哺乳动物雷帕霉素靶蛋白介导,增加凋亡抑制蛋白 survlvln 的合成,抑制肿瘤细胞凋亡。研究证实 IGF-Ⅰ受体介导的有丝分裂信号传导在胰腺癌发病中起重要作用。在胰腺癌 AsPC-1 细胞中,IGF-ⅠR 可活化 IRS 通过 PI3K 途径,促进肿瘤血管的生成。人胰腺癌细胞 L3.6pl 稳定转染 IGF-Ⅰ负显性受体,IGF-ⅠR 和 Erkl/2 的磷酸化作用明显减弱,缺氧诱导因子-1 和 VEGF 表达也下降。抑制 IGF-ⅠR 能使胰腺癌体积缩小、重量减轻、血管密度减少、细胞增殖减慢、而凋亡增加。尽管胰岛素受体和 IGF-Ⅰ受体都能与 3 种配体相结合,但各种受体与其特异性的配体亲和力最强。在胰腺癌中,IGF-Ⅰ、IGF-Ⅰ受体、IGFF-2 受体及 IRS-Ⅰ都有高表达。胰腺癌中 IRS-Ⅰ的过表达有助于 IGF-Ⅰ受体信号通路的过度激活。

IGF-Ⅱ受体由一条跨膜糖蛋白链组成,分子量 $250\sim300kD$,与 6-磷酸甘露醇受体极为相似,有定位溶酶体的功能。在其他生长因子作用下,IGF-Ⅱ受体与 IGF-Ⅱ结合形成复合物,激活 G 蛋白,并通过与 Ca^{2+} 通道耦联,引起 Ca^{2+} 内流,以此为 IGF-Ⅱ和其他生长因子联合控制细胞的增殖分化提供信号传导途径。IGF-Ⅱ受体仅与 IGF-I 和 IGF-Ⅱ结合。IGF-Ⅱ能激活 IGF-Ⅱ受体,继而再激活 IGF-Ⅰ受体。IGF-2 受体还具有促进细胞迁移作用,激活 TGF-β1,后者在胰腺癌中也有过度表达。综上所述,证据显示 IGF 家族中的配体和受体可能参与了胰腺癌的发生及发展。

HGF 和 HGF/c-met 受体在正常胰腺内的表达水平很低,而在胰腺癌中有显著的过表达,特别是在导管结构内。上调 HGF 信号通路能促进胰腺癌的发生和发展。体外试验显示 HGF 可使人胰腺癌细胞株 HGF/c-met 受体磷酸化,而导致细胞运动、生长及侵袭性增强,使用酪氨酸激酶抑制剂 tyrphostin 能阻断 HGF 受体依赖的信号转导。Tyrphostin 能阻断 HGF 的促生长效应,故具备潜在的治疗价值。

五、胰腺癌转移的相关分子机制

胰腺癌是预后最差的消化道恶性肿瘤之一,早期转移与其预后差有着密切的关系。虽然该领域多年来的研究揭示了胰腺癌转移的一些机制,为其诊断和治疗提供了依据;但随着研究的深入,研究者也发现胰腺癌转移是通过诸多信号通路构成的复杂网络来实现调控,许多分子机制和细胞生物学特性尚不清楚。

(一)胰腺癌细胞脱离原发灶过程中的相关调控机制

胰腺癌形成转移,肿瘤细胞脱离原发灶是最初阶段,需要肿瘤细胞间的黏附作用发生不同程度的改变。研究发现,KAI1 基因的高表达可通过上调黏连素的蛋白表达水平、抑制细胞黏附分子-1(ICAM-1)表达促进细胞间黏附。同时,肿瘤细胞还分泌多种蛋白酶,降解细胞外的基质以及各种管腔的基底膜,利于细胞脱离癌巢。研究证实 KAI1 基因的高表达可下调金属蛋白酶 9(MMP9)、金属蛋白酶 2(MMP2)的蛋白表达,从而减弱肿瘤细胞对细胞外基质的降解作用。

(二)胰腺癌细胞存活的相关调控机制

肿瘤细胞转移成功的前提是能够在多种体内环境中生存。当许多人体正常细胞脱离细胞外基质时将导致细胞死亡,但肿瘤细胞从原发灶中脱离、迁徙并经过循环系统最终完成转移多是在无细胞外基质粘连的情况下实现的。因此肿瘤细胞中的某些基因可能具有调节作用,使肿瘤细胞适应不同的环境存活下来。通过研究发现:

(1)DPC4 基因的高表达促进了 TGF-β/Smads 信号通路的活化及 P21 蛋白的转录,从而抑制了细胞周期蛋白依赖激酶(CDKs)的活性,使 CDKs 与周期蛋白不能正常结合,抑制了胰腺癌细胞的细胞周期。

(2)KAI1 基因的高表达后,通过上调 AKT 磷酸化并抑制 ERK 磷酸化,使自噬相关 Beclin1 蛋白水平及 LC3-Ⅱ向 LC3-Ⅰ转变率增高,促进胰腺癌细胞的自噬。

(3)通过组织芯片技术及 PD98059、AG490 和 Wortmannin 等阻断剂对相应通路阻断的研究,发现 EF-VEGF 抗胰腺癌细胞凋亡等作用的相关分子机制可能与 Ras-MAPK、JAK-STAT3 及 PI3K-AKT 三条信号转导通路的激活有关。

(4)PTEN 基因的缺失或突变,失去对 PI3K/AKT 途径的下调作用,增强了 HIF-Ⅰα 对 VEGF 的诱导作用,进而促进了 VEGF 的表达,增加肿瘤细胞对放射线的抵抗。

(三)肿瘤细胞迁移及侵袭的调控机制

肿瘤细胞的迁移、侵袭过程与多种异质细胞间存在复杂的相互作用,这些作用在肿瘤细胞侵入癌周组织、进出血管、淋巴管等肿瘤转移过程中有重要的意义。

(1)肝细胞生长因子(HGF)及其受体 c-Met 在多种肿瘤的侵袭转移中有重要的诱导作用,它们的结合可激活鞘氨醇激酶(SPK)在细胞内催化生成 1 磷酸鞘氨醇(SIP)。我们研究发现,KAI1 基因的高表达可有效抑制 HGF 诱导的胰腺癌细胞迁移,并发现细胞内 SIP 的表达降低。进一步的实验排除了 KAI1 与 HGF 的受体 c-Met 的直接作用关系,抑制 SPK 激活的作用可能是通过更为复杂的机制实现的。

(2)通过动物模型的研究,我们发现 KAI1 可抑制动物模型皮下成瘤组织中淋巴管新生、降低微淋巴管密度,进而抑制胰腺癌的淋巴转移。这种抑制作用可能是通过调控 Src/STAT3 信号通路的磷酸化、抑制胰腺癌细胞 VEGF-C 的合成来实现的。

六、胰腺癌的分子遗传学特征

胰腺导管腺癌中常见 1p、3p、6p、8p 和 17p 的基因结构重排或缺失。超过 90% 的病例有 K-ras 癌基因突变,但是没有浸润癌和 PIN 的慢性胰腺炎患者也常常显示 K-ras 突变,大大限制了其在组织学和细胞学的诊断价值。95% 以上病例伴有 p16 的失活,约 50% 的病例有 c-erbB-2 癌基因高表达。50% 左右的导管腺癌有 DPC4 抑癌基因失活,而良性病变中没有 DPC4 基因失活。约半数病例检测到 p53 基因突变和(或)蛋白聚积,且 p53 蛋白积聚也见于部分 PIN 组织中,提示它可能是胰腺癌发生过程中的早期基因事件。而 DNA 倍体分析发现,约半数病例存在 DNA 的非整倍体,在分化差的肿瘤中发生率较高。

(陈荣辉)

第二节   胰腺癌的临床表现

高度重视胰腺癌患者的早期诊断,在注意胰腺癌的典型表现的同时,应警惕那些不典型的腹部症状仍是胰腺癌诊治的关键。但是,当临床出现症状时,胰腺肿瘤常常已侵犯胰腺以外或已出现播散转移,难以手术根治切除;尤其在胰腺癌早期,其症状隐匿,缺乏特异性,诊断十分困难。由于胰腺的解剖结构特征,胰腺癌的临床表现呈多样化,并与肿瘤的部位、有无梗阻、有无转移以及邻近器官的受累情况等密切相关。尽早关注胰腺癌的相关临床表现,早期明确胰腺癌的诊断并进行治疗,对改善胰腺癌患者的预后具有十分重要的意义。

一、临床症状

胰腺癌早期缺乏特异性的临床症状,且表现多样性,如厌食和体重下降等不典型的症状,易于被临床医生忽视,并易与胃肠、肝胆疾病相混淆。胰腺癌约95%的患者来源于胰腺的外分泌细胞,5%源于胰岛细胞,且70%的胰腺癌位于胰头部,因此胰腺癌主要的临床表现是肿块压迫引起的相关症状,并伴随内分泌或外分泌功能的改变,且症状的变化与肿块的大小和部位及有无转移有关。临床手术中的情况显示,胰腺肿瘤浸润的范围极为广泛,腹膜、肝脏、肝十二指肠韧带、肠系膜根部以及盆腔膜等处均可发现多个大小不等的结节,这些转移灶均可导致不同的临床症状。

胰腺癌的首发症状在诊断中具有重要的临床意义。虽然胰腺癌的临床症状不典型,但仍应关注可疑的首发症状:病人年龄超过40岁、有长期大量吸烟史、梗阻性黄疸;不能解释的近期出现的体重减轻,并超过体重的10%;无法解释的上腹部或腰背部疼痛;不能解释的消化不良;突然出现的糖尿病而且缺乏易感因子如糖尿病家族史或肥胖;一次或几次"特发性"胰腺炎史;不能解释的脂肪泻等。

黄疸、腹痛和不明原因的体重减轻是胰腺癌较为常见的症状,另外,患者可表现为腹胀不适、乏力、腰背痛、纳差、腹部包块、发热和腹泻等。依据肿瘤部位不同,症状表现也存在一定的差异:胰头癌以上腹痛、黄疸和上腹饱胀不适为最多见;胰腺体尾癌以腹痛、上腹饱胀不适、上腹肿块及腰背痛为最多见;全胰腺癌以腹痛、上腹饱胀不适和黄疸为多见。

(一)腹痛

40%～70%胰腺癌患者以腹痛为首发症状,腹痛为胰腺癌的常见症状,也是胰体尾癌的最突出主诉。在胰腺癌病程中,70%～90%的患者出现腹痛症状,且常早于黄疸3个月发生。腹痛的部位以中上腹多见,但胰头癌可偏于右上腹,体尾癌可偏于左上腹,以左下腹痛为主要临床表现的胰腺癌罕见,有时腹痛也可在脐周或全腹。腹痛呈现多源性和表现多样化,且在病程中可发生变化。

腹痛主要是由于癌肿使胰腺增大,压迫胰管,使胰管呈不同程度的梗阻、扩张、扭曲及压力增高,引起上腹部持续性或间歇性疼痛。病变早期常呈中上腹部范围较广但不易定位的饱胀不适、隐痛或钝痛,并常在进食后1～2h加重。也可因饮酒或进食油腻食物而致胆汁和胰液排泌增加而使胆道、胰管内压力骤升,引起阵发性剧烈的上腹部疼痛。胰腺的血管及神经分布十分丰富,又与腹膜后神经丛相邻,故当癌肿扩展、转移而影响腹膜时引起疼痛。典型的胰腺癌的腹痛症状常在仰卧时加重,夜间尤为明显,而弯腰或屈膝位可减轻疼痛,可能是由于癌肿浸润压迫腹腔神经丛之故。研究显示胰腺癌的疼痛来自对胰腺感觉神经纤维的刺激,主要由内脏交感神经传导,胰腺的内脏神经尽管分布复杂,但均经腹腔神经丛在腹腔神经节换元后,向脊髓的相应节段投射,上达中枢产生疼痛反应。

1.阵发性剧烈上腹痛,可放射至右肩胛部,与胆绞痛相似。部分为饮酒或进食油腻食物而诱发,多见于胰头癌的初期,约占腹痛的30%。

2.上腹钝痛,是最为多见的腹痛性质,约占70%。主要表现为持续性或间断性胀痛,常在进食后约2h加重,数小时后减轻或缓解;如不进食或少量进食,疼痛可耐受,因此患者常自动限制进食量。

3.涉及腰背部的上腹痛,常见于胰腺癌的晚期,约有25%的患者有此症状,尤其以胰体尾癌多见。疼痛特点是腰背痛比上腹痛更为显著,患者取坐位、行走、弯腰、侧卧、蜷曲可使疼痛减轻或缓解,取仰卧位时加剧,夜间比白天明显。这种疼痛的原因可能是随着肿瘤的生长,超越胰腺界限,浸润、压迫腹膜后神经丛所致,仰卧时被浸润的腹腔神经丛受到伸展牵拉而致疼痛加重,屈曲时受到牵拉的神经松弛而使疼痛减轻。临床常将此症状称为"胰性疼痛",作为晚期胰腺癌的典型表现,虽该症出现率不高,但特异性较高,是诊断胰腺癌一个很有价值的线索。

(二)体重减轻

在消化道肿瘤中,体重减轻虽非胰腺癌的特异性表现,但胰腺癌患者的体重下降最为突出,约 10% 患者以消瘦为首发症状,严重消瘦发生率达 65%～90%,其发生频率甚至可略高于腹痛和黄疸。部分胰腺癌患者在发病后短期内即出现明显消瘦,伴有乏力、衰弱等症状。一般在 1 月内体重减轻 10kg 左右或更多,甚至在 2～3 个月体重减轻可达 30kg 以上;体重下降具有进行性发展、程度严重以及与肿块部位无关等特点。

引起体重下降的原因可能有:胰腺癌导致的基础能量消耗增加;胰腺癌肿压迫、梗阻胰管或对胰腺实质的破坏,导致胰腺外分泌不良或胰液流出受阻,影响消化、吸收功能;胰头癌引起十二指肠梗阻或狭窄,及胃排空障碍,而影响消化;此外还与疼痛、精神紧张、睡眠不佳、食欲缺乏、癌肿的消耗以及继发糖尿病等多种因素有关。胃排空障碍引起消化不良,十二指肠梗阻引起呕吐,常提示已为胰腺癌晚期。

(三)黄疸

黄疸是胰腺癌患者的重要症状,根据癌肿部位的特征而有不同程度的黄疸出现,乳头壶腹部癌 100% 有黄疸出现,即使在早期也发生黄疸;而阻塞性黄疸是胰头癌的最突出表现,约 90% 的胰头癌患者病程中出现黄疸,约半数患者以黄疸为首发症状;部分病人黄疸可呈波动性,可能与梗阻处炎症或水肿的消长有关。胰体、尾癌早期无黄疸,但到晚期,癌肿侵入胰头,或转移至胆总管、淋巴结、肝脏,引起肝外或肝内胆管梗阻时,也可出现黄疸。

黄疸可与腹痛同时或在疼痛发生后不久出现。大多数病例的黄疸是由于胰头癌压迫或浸润胆总管所致,少数是由于胰体尾癌转移至肝内或肝、胆总管淋巴结所致。黄疸的特征为肝外阻塞性黄疸,通常呈持续性且进行性加重,完全梗阻时,尿色如浓茶,大便可呈陶土色,皮肤黄染可呈棕色或古铜色,伴瘙痒。黄疸一旦出现,往往不会消退。但少数患者因肿瘤的炎变及水肿暂时消退、胆肠瘘形成、癌组织坏死脱落等因素,黄疸可暂时减轻或消退。

(四)其余消化道症状

1.上腹部不适

发生率约 70%,10%～30% 的患者表现为首发症状,多感觉上腹闷,进食后腹胀,限制食量或打嗝排气后症状减轻。

2.食欲缺乏

约 30% 患者有此表现,其可能原因与胰腺癌伴发的胃排空延迟有关,也与胆总管下端及胰管被肿物阻塞,胆汁和胰液不能进入十二指肠,以及胰腺外分泌功能不良等因素有关。

3.恶心、呕吐

少数患者因肿瘤侵入或压迫十二指肠和胃,引起梗阻性呕吐,呕吐物多为胃内容物。

4.排便异常

有 1%～15% 患者由于胰腺外分泌功能异常而导致腹泻。脂肪泻为胰腺癌的晚期表现,也是胰腺外分泌功能不良的特有症状,但临床少见。约有 10% 患者因经常性进食不足而出现严重便秘。

5.消化道出血

3%～10% 的患者临床出现消化道出血,以呕血、黑便或实验室检查大便隐血阳性为临床表现。消化道出血的原因可能是胰腺癌压迫或侵入胃及十二指肠,使之变形、狭窄、糜烂或溃疡所致;癌肿浸润胆总管或壶腹部,发生糜烂或溃疡引起急性或慢性出血;癌肿侵入脾静脉或门静脉引起栓塞,导致继发性门静脉高压,发生食管-胃底静脉曲张,如静脉破裂则可引起消化道大出血。

（五）精神症状

胰腺癌伴发抑郁症的患者较多,有报道胰腺癌患者抑郁的发生率显著高于其他消化道肿瘤患者。半数以上的胰腺癌患者在确诊前就有抑郁的表现,与胰腺癌引发的疼痛、化疗引起的全身不适以及肿瘤本身等因素有关。抑郁症可使患者的长期生存率降低,增加就诊或住院时间,降低生活质量。精神状态对胰腺癌的发生、发展、死亡和转归有不可忽视的影响。其他需引起重视的精神症状还有焦虑、失眠、个性改变、情绪低落以及兴趣丧失等。

（六）其他表现

1.发热

约 10%的患者在病程中有发热出现。临床可表现为低热、高热、间歇热或不规则热等。原因可能与癌组织坏死及癌细胞本身释放的内源性致热源或炎症因子,继发胆道或其他器官感染有关。

2.急腹症

以突然发作的上腹或右上腹疼痛、发热、恶心、呕吐等为主要表现,并可能以胰腺癌的首发症状出现。急腹症的原因可能与胰腺癌伴发急性胰腺炎、急性胆囊炎或急性化脓性胆管炎等相关。少数胰腺癌患者可出现急性胰腺炎,或以其为首发症状,表现为突发的上腹疼痛、发热、恶心、呕吐等症状,同时伴有血、尿淀粉酶升高等实验室检查异常。胰腺癌患者伴有胆囊炎、胆管炎的比率较高,有报道显示可达 30%以上,以急性胆囊炎或胆管炎发作为首发症状就诊的胰腺癌患者约 3%。主要临床表现为突发的上腹部或右上腹绞痛,伴有寒战、高热,并迅速出现黄疸,以急性化脓性胆管炎或胆囊炎完全相同,但实际上是胰腺癌的并发症。

3.血栓性静脉炎

5%～20%的胰腺癌患者可出现血栓静脉炎(Trousseau 征),呈游走性或多发性,且多发于下肢,以胰体尾癌较胰头癌多见,在分化较好的胰腺癌中更易出现。临床尸体解剖检查发现,动脉或静脉栓塞的发生率约为 25%,以髂静脉、股静脉栓塞最为多见,但并无临床症状表现。动脉栓塞多见于肺动脉,肾、脾、脑血管及冠状动脉也有报道,但发生概率较小。下肢深静脉血栓可导致患侧下肢水肿。门静脉血栓栓塞可引起食管下段静脉曲张或腹水,脾静脉血栓形成后出现脾大,也可能合并 Budd-Chiari 综合征。

4.症状性糖尿病

约 24%的患者在诊断胰腺癌前就已诊断为糖尿病,两者同时患病者约占 75%,约有 30%的患者空腹或餐后血糖升高,约 45%患者糖耐量异常,少数患者甚至以糖尿病为首发症状。症状型糖尿病的临床特点有:患者年龄相对较大,常高于 60 岁,且以女性多见;无糖尿病家族史;无多食、多饮、多尿的典型三多症状,但短期内体重下降明显;起病时常有腹痛或腹部不适。因此,如糖尿病患者出现持续性腹痛,或老年人突然出现糖尿病表现,或原有糖尿病无明显原因突发加剧者,应警惕发生胰腺癌的可能。胰腺癌患者糖尿病的发病率明显高于普通人群,并以胰体、尾癌患者较多见。发生原因可能与癌肿浸润、破坏胰岛组织有关。研究者通过十余项对照和队列研究发现,有 5 年以上糖尿病病史者患胰腺癌的危险性较无该病史者高 2 倍。

国外文献将胰腺癌所引起的糖尿病称为胰腺癌相关糖尿病,其发病及生化调控机制尚未完全明了。目前的假设认为该症状仅仅是由胰腺损伤引起的 B 细胞数量减少所致,患者的 C 肽浓度和胰岛素水平应该与慢性胰腺炎引起的糖尿病一样呈下降趋势,而这恰与此研究结果相悖。所以,尚不能简单地将胰腺癌相关糖尿病的病因归结为肿瘤引起的腺体破坏或继发的阻塞性慢性胰腺炎症,尤其是在小胰腺癌或早期胰腺癌中,糖尿病的发生更倾向于体液变化的结果而不是局部的肿瘤影响。

5.脾破裂

目前仅有极少数报道显示胰腺癌出现脾破裂,临床出现上腹部或左季肋部疼痛,左上腹包块、发热、上消化道出血及休克等症状。原因可能与胰腺癌侵犯脾门或形成血管栓塞等因素有关。临床应注意不明原因脾破裂是否合并胰腺癌。

6.其他少见症状

血栓性静脉炎、关节炎、嗜酸性粒细胞增多症、脂膜炎等少见表现曾被视为胰腺癌四联症,是胰腺外分泌酶增多所致。近年的临床报道显示胰腺癌还可能出现胸闷、胸痛、咳嗽、咯血、颈部淋巴结肿大、低血糖、皮下转移瘤、眼眶部转移瘤、脑血管意外、黑棘皮病、血尿、少尿、臀部脓肿、肢体水肿等少见的特殊表现。

(七)第二原发胰腺癌的临床症状

第二原发胰腺癌是指在胰腺以外的癌症之后发生的原发性胰腺恶性肿瘤。国内对第二原发胰腺癌的报道显示,首发症状为腹痛的占 34.4%,黄疸占 21.9%,上腹不适占 15.6%,同时伴有消化不良(40.6%)和乏力(18.8%)。第二原发胰腺癌的主要症状为消化不良、腹痛、黄疸、体重下降、乏力、症状型糖尿病、发热、腹泻等。与普通进展期胰腺癌相比,第二原发胰腺癌患者的消化不良症状稍多,腹痛、黄疸发生比例较少,但两者无显著性差异。因此,第二原发性胰腺癌症状更不典型,临床上更应引起重视。

(八)小胰腺癌的临床症状

小胰腺癌迄今尚无统一的诊断标准,大多数学者认为肿瘤直径≤2.0cm,无论是否有无淋巴结转移及胰周浸润的胰腺癌称为小胰腺癌。1987 年国际抗癌联盟(UICC)在对胰腺癌的 TNM 分期进行修订时,特别强调了直径小于 2.0cm 的肿瘤,将其进一步分为 T_{1a}(肿瘤直径<2.0cm)和 T_{1b}。由于胰腺癌的生物学特性,临床上所发现的小胰腺癌不等于早期癌,此时术中也可见淋巴、神经周围浸润或出现淋巴结转移,但胰腺癌肿体积越小预后越好的结论已经得到了研究者的公认。因此,小胰腺癌的合理诊治对于胰腺癌患者的预后有重要的意义。

胰腺由于其解剖位置深在,胰腺肿瘤越小临床表现越小,因此小胰腺癌的症状则更不典型。在临床发现的肿瘤直径<1.0cm 的胰腺癌患者中约 50%无任何症状和体征,另一些患者或肿块稍大(直径≤2.0cm)的小胰腺癌患者,按肿瘤部位,胰头癌常可较早地出现临床症状,特别是出现梗阻性黄疸或有阻塞性胰腺炎的表现。

胰体、尾部癌的症状较轻且不典型,以主诉心窝部疼痛较多,一些患者表现为上腹不适、消化不良、体重减轻或有突发性糖尿病的表现,一般很少能早期发现,腹痛虽是体、尾部癌中常见的临床表现,但在小胰腺癌中其表现却不突出。待胰体、尾部出现腹痛时,常已是晚期。

由于对小胰腺癌的一些常规检查多为阴性,以致多数病人延误了诊断。因此,强调对首发症状的重视,提高对胰腺癌的警惕,尤为重要。胰头癌首发症状以黄疸最多,特别是无痛性黄疸,食欲缺乏、倦怠、腹痛、心窝部疼痛、恶心、糖尿病、体重下降等亦可见于初发病例,采集病史时不容忽视。胰体尾部癌多以心窝部疼痛为首发症状。

总之,胰腺癌的临床表现少且无特异性,特别是小胰腺癌的不典型症状对诊断、治疗及改善预后尤为重要,应充分提高警惕,必要时坚持随访。在关注临床症状的同时还应注重高危人群的筛查、随访,对胰腺癌家族史者、慢性胰腺炎患者和无家族史的糖尿病患者应尤为重视。

二、体征

胰腺癌早期常无明显和特异的体征,进展期胰腺癌有多种体征,典型的胰腺癌可见消瘦、上腹压痛和黄疸,且表现形式与病程长短、癌肿位置及组织学类型等有关。胰腺癌还可出现肝脏肿大、胆囊肿大(Courvoisier 征)、胰腺肿块(肿瘤或腹腔内转移的淋巴结)和血管杂音(左上腹或脐周),晚期胰腺癌患者可有腹水,少数患者还可有锁骨上淋巴结肿大(Troisier 征).或直肠指检可触及盆腔转移癌。不同部位的胰腺癌体征上也有一定的区别,胰头癌以黄疸最多见,体尾部癌体征较少,以上腹部压痛最多见。

1.黄疸

10%~30%的患者以黄疸为首发表现,有 57%~79%的患者在病程中出现黄疸,且以男性多见。62%~90%的胰头癌患者有黄疸,绝大多数是梗阻性黄疸,90%的患者血清胆红素在 $102.6\mu mol/L$ 以上。胰尾癌常无黄疸体征,少数病例在晚期可出现,以黄疸为首发症状更是罕见。患者形成黄疸的主要原因是癌肿梗阻胆道,呈进行性,且不易消退,虽有波动但不会降至正常,波动的原因可能是由于梗阻处的肿瘤组织水肿溃烂或炎症消退所致。黄疸形成的其他原因还可能是胰腺癌患者晚期出现肝转移所致。

无痛性黄疸曾被作为胰腺癌黄疸的特征。但近年来的报道却发现黄疸伴有腹痛的患者至少占 60%,无痛性黄疸仅占 30%左右。另有约 30%的患者合并顽固性皮肤瘙痒,多呈进行性。梗阻性黄疸患者还可出现小便深黄、大便呈白陶土样。

2.腹部包块

由于胰腺深藏于腹腔后部,一般不易触及癌肿本身,但在晚期胰腺癌深触诊时可叩及固定、坚硬的结节样包块。约 8.2%的胰腺癌患者有腹部包块,其中胰头癌、胰体尾癌及全胰癌的发生率分别约为 5%、14%、16%。胰头癌的肿块多位于右上腹、中上腹,体尾癌多位于左上腹。肿块可以是肿瘤本身,也可以是腹腔内转移的淋巴结。

由于胰腺解剖结构特点,癌肿常处于较深部位,触诊有一定的困难,小的肿瘤一般难以叩及,大的肿瘤多呈边缘不清楚的质硬结节状肿块,可有轻度压痛,并常有一定的上、下活动度。如触诊时肿瘤已完全固定,表示已有较广泛的腹膜后浸润。当肿物压迫腹主动脉或脾动脉时,可在脐周或左上腹听到吹风样血管杂音,尤以胰体尾癌多见。

3.胆囊肿大

约 50%的胰腺癌患者可触及胆囊肿大,多见于胰头癌伴肝外胆道梗阻患者。临床上对梗阻性黄疸伴有胆囊增大而无压痛者称为库瓦济埃征(Courvoisier 征),是诊断胰头癌的重要指征,但胆囊大小与梗阻程度、梗阻时间、胆囊原有体积以及既往是否有胆囊炎等因素有关;部分患者因淤胆导致肝大,覆盖于肿大的胆囊上,则临床检查时不易触及。此外,腹壁肥厚和患者不合作也会导致胆囊肿大未发现。也有胆囊肿大而非癌症的病例报道,如胆石致黄疸患者,结石嵌顿于胆囊管,或因炎症使胆囊管狭窄或闭锁,导致胆囊积脓或慢性积水,可出现胆囊大。

4.肝脾大

黄疸患者因胆汁淤积而导致肝大;亦有肝淤血导致肝大;如患者在胰腺癌晚期出现质硬、表面光滑或边缘整齐的肝大则需考虑肝转移癌的可能。若癌栓阻塞脾静脉时可叩及脾大。

5.胸腔积液和腹水

约 20%的患者出现此症,一般多见于胰腺癌晚期,少数以首发症状出现。胸腔积液和腹水性状可为血性或浆液性。形成原因多为胰腺癌的腹膜浸润、扩散所致;或由于肿瘤本身或转移淋巴结压迫门静脉或门静脉、肝静脉发生血栓、癌栓而引起;胰腺癌还可导致营养不良,低蛋白血症也是胸腔积液、腹水形成原因之一。

6.其他体征

临床也有发生锁骨上淋巴结转移(Troisier 征)、直肠指检触及盆腔转移癌(Blumer Shelf 征)的报道。

(陈荣辉)

第三节　胰腺癌的化学治疗

目前唯一可以治愈胰腺癌的方法是早期诊断后手术治疗,但是即便是切缘阴性、无淋巴结转移的患者术后仍可能出现复发或转移,这部分患者的术后 5 年生存率也仅 15%～30%。手术治疗失败的最常见原因是远处转移,尤其是肝转移,其次是局部复发。单纯手术治疗后的疗效并不理想,因此胰腺癌的新辅助治疗和辅助治疗是目前临床研究方向之一。另外,临床上约 80% 的患者在出现症状而就诊时,已经无法进行手术切除或者已经存在转移,因而根治性手术切除率不到 20%。大部分患者就诊时已失去手术的机会,需要接受姑息性化学治疗,这已成为目前临床上胰腺癌治疗的主要手段。所以说,化学治疗在胰腺癌的综合治疗中占有重要的地位。

一、化疗原则

根据 2010 年 NCCN 胰腺癌临床实践指南,全身治疗被用于新辅助或辅助治疗,以及局部晚期不可切除的转移性胰腺癌。

1.强烈推荐在开始全身治疗或参加相关临床试验之前和患者探讨治疗的目的。

2.有必要在患者接受化疗期间严密随访。

3.吉西他滨 $1000mg/m^2$,30min 给药,每周 1 次,持续 3 周,每 28d 重复 1 次,该方案被认为是转移性胰腺癌患者的标准一线治疗方案(1 类)。

4.吉西他滨或基于吉西他滨的联合化疗方案(不联合放疗)可替代基于 5-FU 的化放疗方案,用于局部晚期不可切除的患者,或者作为一种辅助治疗方案。

5.吉西他滨固定剂量率给药方案[$10mg/(m^2·min)$]可替代标准吉西他滨 30min 给药方案(2B 类)。

6.吉西他滨联合方案已经被证实对体力状态良好的患者在疾病进展时间或生存指标(总生存期或 1 年生存率)方面具有良好或潜在良好的效应:吉西他滨＋厄洛替尼;吉西他滨＋顺铂;吉西他滨＋氟尿嘧啶。

7.对于既往未接受吉西他滨治疗的患者,二线治疗可包含吉西他滨,其他的选择包括卡培他滨($1000mg/m^2$,口服,每日 2 次,d1～14,21d 为 1 周期),或 5-FU/亚叶酸钙,或 CapeOX 方案。CONKO 003 试验显示,在 5-FU/亚叶酸钙基础上加奥沙利铂能显著改善总生存期。

8.CONKO 001 研究证实,对于可切除的胰腺癌患者,术后接受吉西他滨作为辅助化疗相对于观察组能显著改善无病生存期和总生存期。

9.给予吉西他滨的化疗常与基于 5-FU 的化放疗联合或序贯使用。

10.RTOG 97-04 研究比较了在化放疗之前和之后使用 5-FU 或吉西他滨作为术后辅助治疗的效果,结果未发现显著差异。但在中欧胰腺癌患者中观察的吉西他滨组的总生存率显著优于 5-FU 组。

二、新辅助治疗

新辅助治疗是相对于传统的术后辅助治疗而言,是指对可切除的胰腺癌进行术前治疗,或将不可切除胰腺癌经术前治疗降期变为可切除的胰腺癌。从理论上讲,许多学者在这个领域通过不断探索,希望新辅助治疗使患者得到根治性手术的机会。但胰腺癌新辅助治疗至今还没有前瞻性随机对照Ⅲ期临床研究来证实其确切的疗效,因此,在当今的医疗条件下,对于可切除的肿瘤患者,除了进行相关的临床研究之外,尚未被推荐为常规治疗方法。

近年来在理论上,新辅助治疗存在诸多优点,使之成为研究的一个热点。其原因是:第一,20%～50%的术后患者因恢复期较长不适合辅助治疗或者不能耐受预定的治疗方案,而尚未进行手术治疗的患者对于放化疗的耐受度比术后患者要好,因此,新辅助治疗能够给予足量的放疗和化疗,使患者取得较好的疗效。根据 ESPAC 的研究结果,术后病人通常要在 46～61d 才能接受辅助放化疗,进行新辅助治疗则避免了放化疗的推迟。第二,一部分病变已经播散的患者在初治判断时有可能被错误地评估为可手术切除,但该部分病人进行手术治疗之后很快就会被发现远处转移病灶;新辅助治疗为医生提供了一段观察期,对病变已经播散的患者可避免手术。如果新辅助治疗结束后再评估时,患者已经出现了远处转移,那么这些患者即便当时做了手术效果也不会太好。第三,手术之前肿瘤周围血管尚未被破坏,肿瘤组织处于富氧状态中,对放化疗敏感性较高,新辅助治疗的结果有可能使疾病降期。目前,对于可切除的胰腺癌,即使在手术量比较大的医院,其肿瘤切缘阳性率仍可达 20%,新辅助治疗可以提高 R_0 切除的概率,还可能使一部分原本不可切除病变降期后获得新的手术切除机会,并且术前小肠活动度好,放疗对小肠的损伤亦小。新辅助治疗还能降低术后胰瘘的发生率,并降低术中肿瘤种植的风险。

当然,新辅助治疗也有其一定的缺点。对单纯手术治疗后即可治愈的患者可能造成了过度医疗,但是考虑到胰腺癌各期患者术后均有很高的复发风险及转移可能,因此真正被过度治疗的患者会很少。病人进行新辅助治疗之前,应需要活检组织学诊断,并存在活检相关的并发症的风险。对一些术前难以发现的腹腔内弥漫播散患者应该给予单纯化疗,但有时可能会进行放化疗。

对可切除肿瘤的新辅助治疗目前大多数采用放化疗。总的来说,随着新辅助治疗方案的不断改进,其治疗效果得到一定程度的提高。Pisters 等报道采用快分割放疗(30Gy/10f/2w)加 5-FU 300mg/(m^2 · d)和持续静脉滴注对 35 例患者行新辅助治疗,其中 27 例患者治疗后仍有手术指征,20 例切除了病灶并接受了术中放疗(10～15Gy)。在手术切除的患者,其中位生存时间为 25 个月,仅有 2 例(10%)患者术后出现复发。Hoffman 等报道常规分割放疗(50.4Gy/1.8Gy)加 MMC(10mg/m^2,d2)和 5-FU(100mg/m^2,持续静脉滴注,d2～5 和 d29～32)对 53 例患者进行新辅助治疗,结果显示 23 例患者出现Ⅲ～Ⅴ级的肝脏毒副作用,24 例切除肿瘤的患者中位生存期为 15.7 个月,全组患者的中位生存时间仅为 9.7 个月。

以上 2 项临床试验均采用以 5-FU 为基础的基本化疗方案,疗效相近,之后在此方案的基础上加入铂类后疗效显著提高。Moutardier 等对 61 例患者进行以 5-FU(650mg/m^2,d1～5 和 d21～25)加顺铂(80mg/m^2,d2,22)再加同步常规分割放疗(45Gy/1.8Gy)为方案的新辅助治疗,结果显示未出现Ⅲ～Ⅳ度副作用,所有患者完成了特定的治疗方案,40 例切除肿瘤患者中位无病生存时间达到 30 个月,2 年生存率为 52.3%,而全组的中位生存时间也达到 20 个月。

吉西他滨在用于胰腺癌的治疗后,Wolff 等采用以吉西他滨为基础的放化疗方案对 86 例患者进行了新辅助治疗,61 例切除后的患者中位生存期达 36 个月。由此可见,随着化疗方案的改进,最终接受手术的患者,其生存率由以 5-FU 为基础的 50%～60%提高到以吉西他滨为基础的 70%以上,术后中位生存时间亦由 15 个月提高到 36 个月。但一些回顾性资料分析的结论并不一致,有的认为可切除肿瘤新辅助治疗可以提高局部控制肿瘤生长率,减少复发率,并提高生存率。亦有报告提出新辅助治疗除了增加手术并发症外,改善生存的意义并不明显。总之可切除胰腺癌的新辅助治疗目前尚处于研究阶段,未被推荐为标准治疗。

局部尚不能切除而无远处转移的患者,如果单纯行短路手术,其中位生存期仅 3～6 个月,放化疗后中位生存期可以提高到 9～11 个月,但几乎没有远期生存者。因此对于此类胰腺癌患者最主要的问题是如何实现降期后可切除。目前，对于局部进展期胰腺癌的新辅助治疗主要采用同步放化疗，但临床报告的疗效差异极大。2001 年 White 等报道了 1 组 58 例患者的临床研究结果，经过 45～50.4Gy 常规分割放疗和以 5-FU、丝裂霉素、顺铂为化疗方案的新辅助治疗后，11 例患者获得手术切除，在切除后的患者 1 年、2 年和 5 年的生存率分别达到 80％、32％和 28％，但其中部分为可切除的患者，因而其参考意义有所降低。此后 Kim 等报道了 1 组 87 例患者的前瞻性研究报告，经过 5-FU 或吉西他滨为基础的放化疗后，仅 3 例进行了手术探查，其中 1 例切缘阴性，并没有淋巴结转移，但术后 18 个月即死于肿瘤播散。Safran 等报道了 1 项 Ⅰ 期临床研究结果，即以联合吉西他滨（每周 75mg/m² ，6 周）、紫杉醇（每周 40mg/m² ，6 周）和同步常规分割放疗（50.4Gy/28f）的方案对 20 例不可切除患者进行治疗，10 例患者以最大剂量完成治疗，其中 3 例病人获得 R_0 切除。在 Safran 等的另 1 项 Ⅱ 期临床研究中发现 44 例不可切除的患者，接受了每周紫杉醇（50mg/m²）和同步放疗（50.4Gy）后，4 例患者获得手术切除。

　　从上述临床研究的结果可以看出，局部进展期胰腺癌经同步放化疗后，仅大约有 10％的患者可以获得手术切除的机会。2007 年 Allendorf 等公布了 1 项临床研究结果，在 245 例胰腺癌患者接受探查手术后，其中 78 例为不可切除的胰腺癌经过以吉西他滨（或紫杉醇、卡培他滨）为基础的新辅助化放疗后的患者（新辅助治疗组），其余 167 例为初诊时判断为可切除的患者（对照组）。新辅助治疗组切除率为 76％（59 例），切缘阴性率为 84.7％，对照组切除率为 83％（139 例），切缘阴性率为 72.7％，两者为 83％（139 例），切缘阴性率为 72.7％，分析其两者原因可能是由于对不可切除的定义的差别。另外该研究为回顾性研究，在文中并未提及行新辅助化放疗的患者总数，因此可能存在样本选择的偏倚。

　　临界可切除肿瘤是指肿瘤包绕一小段肝动脉而未侵犯腹腔干，或肿瘤包绕肠系膜上动脉小于 1/2 周，或胰颈下方一小段肠系膜上静脉或门静脉阻塞。对于临界可切除肿瘤即便手术能够切除而言，其切缘阳性的概率非常大，预后大多不佳，而新辅助治疗有可能使肿瘤降期，以增加根治性切除的可能性。Varadhachary 等报道了 4 例临界可切除肿瘤，在经放化疗后，3 例获得了 R_0 切除。而在 Ammori 等的研究中，18 例临界可切除的肿瘤经新辅助治疗后，有 6 例获得手术切除，但由于总的例数较少，目前还无法评价新辅助治疗对临界可切除肿瘤的意义。

三、辅 助 治 疗

　　相对于新辅助治疗而言，胰腺癌的术后辅助治疗有着更长的临床治疗的研究历史，其疗效也得到了更多的临床研究的确认。术后辅助治疗的方式包括放化疗、化疗及放化疗后维持化疗等多种治疗方式。

　　有 2 项大型的随机研究对辅助性放化疗的意义进行了评价。Klinkenbij 等收治了 218 例胰腺癌和壶腹癌患者，将其随机分配到观察组和分割放疗（40G）加同步化疗（5-FU）组，其中位生存时间观察组为 19 个月，治疗组为 24.5 个月（P＝0.208）。对于胰腺癌的病人，其中位生存时间观察组为 12.6 个月，治疗组为 17.1 个月（P＝0.099）。经过中位时间为 11.7 年的随访，2 组总的生存率无显著性差异（P＝0.54）。全组 10 年生存率为 18％，其中胰头癌组为 8％。该研究的局限性主要在于没有维持化疗，另外它的统计方法亦存在争议，因此限制了其对辅助性放化疗的评价意义。欧洲胰腺癌研究组 1 号试验（ESPAC1）首次应用随机化的研究对胰腺癌辅助治疗进行了分析。这项试验从 1994 年 2 月—2000 年 6 月收治了 289 例胰腺癌患者，其中 145 例随机入放化疗组，另外 144 例收入观察组。放化疗方案为分割放疗（50G）加同步化疗（5-FU）。同步放化疗组中位生存时间是 15.5 个月，观察组为 16.1 个月，两者统计学上无显著性差异（P＝0.24）。在 ESPAC1 最终的研究结果中，放化疗组中位生存时间为 15.9 个月，观察组是 17.9 个月（P＝0.05）。5 年生存率放化疗组为 10％，而观察组为 20％（P＝0.05）。分析认为，放化疗并没有提高生存率的原因可能是术后并发症推迟了放疗的时间,而化疗潜在益处在于术后能早期开始治疗。目前,胰腺癌术后的同步放化疗仍未被证实对延长生存期有意义,其实际治疗意义有待设计更完善的临床试验进一步研究证实。

目前胰腺癌辅助化疗最常用的化疗药是 5-FU 和核苷类似物吉西他滨,后者现已被推荐为进展期胰腺癌的标准治疗药物。胰腺癌辅助治疗的第 1 个随机研究是由 Bakkevold 等在 1993 年完成。试验入组 61 例患者,其中胰腺癌 47 例,其余为壶腹周围癌。化疗方案为5-FU、多柔比星和丝裂霉素 3 周方案共 6 个周期。结果显示中位生存时间在辅助治疗组为 23 个月,而对照组为 11 个月,两者具有显著性差异(P=0.04)。Takada 等随机入组 173 例胰腺癌患者,化疗方案为丝裂霉素和 5-FU,结果显示辅助治疗组和对照组相比无病生存、复发时间以及 5 年生存率均无显著性差异。分析其原因可能是口服 5-FU 生物利用度低。

日本的 1 项随机对照研究采用 5-FU 加顺铂 2 周方案对 89 例 R$_0$ 切除的胰腺癌患者进行研究,结果显示中位生存时间辅助化疗组为 12.5 个月,对照组为 15.8 个月,两者无显著性差异。5 年生存率辅助治疗组为 26.4%,而对照组为 14.9%。因为化疗只进行了 2 个周期,该研究的结果尚待进一步研究。

ESPAC-1 同时随机入组了可切除后胰腺癌患者对辅助化疗的研究,化疗方案为静脉应用 5-FU 6 个月。研究中期(中位随访时间为 10 个月)对 541 例入组患者进行分析,结果发现不论是 R$_0$ 切除还是 R1 切除辅助化疗对提高生存时间均有意义,中位生存时间辅助化疗组为 19.7 个月,对照组为 14 个月,两者具有显著性差异(P=0.0005)。在该研究的最终结果中(中位随访时间 47 个月),辅助化疗仍然具有提高生存率的意义,中位生存时间辅助化疗组为 20.1 个月,对照组为 15.5 个月(P=0.009)。对生存不利的预后分析因素包括肿瘤分化程度(P<0.001)、淋巴结转移(P<0.001)和肿瘤最大径>2cm(P=0.003)。

2007 年公布的 CONKO-001 研究结果是将 368 例根治性切除术后的胰腺癌患者随机分入吉西他滨辅助化疗组(186 例)和观察组(182 例)。结果证实,吉西他滨辅助化疗组无病生存时间为 13.4 个月,而观察组为 6.9 个月(P<0.001)。总的中位生存时间在吉西他滨组为 22.1 个月,观察组为 20.2 个月(P<0.06)。估计的 3 年和 5 年总生存率吉西他滨组 34% 和 22%,观察组 20% 和 11%,但差异目前无统计学意义(P>0.05),可能是因为 30% 的患者还在随访中,另外对照组的患者复发后给予了吉西他滨补救化疗,因此考虑到这些因素吉西他滨辅助化疗对提高生存率还是有积极意义的。

由此可见,胰腺癌术后的辅助化疗对提高生存期是有意义的,目前的临床研究方向是探讨最佳的化疗方案。以上 ESPAC-1 和 Oettle 的研究中使用了 2 种不同的化疗药物,究竟哪种药物的疗效更佳,ESPAC-3研究回答了这个问题。该研究发现术后吉西他滨辅助治疗并未产生优于氟尿嘧啶+四氢叶酸的生存优势。这是目前胰腺癌辅助治疗的最大样本试验,吉西他滨组和氟尿嘧啶+四氢叶酸组中位总生存分别为 23.6 个月和 23.0 个月,无进展生存期分别为 14.3 个月和 14.1 个月。而 ESPAC-04 研究正在进行,旨在探讨卡培他滨+吉西他滨与吉西他滨单药相比是否可改善生存时间。

如前所述,根治性切除后单纯放化疗未能显著提高生存率,此后化放疗加化疗成了辅助治疗研究中新的热点。胃肠肿瘤研究组(GITSG)的 1 项研究将 43 例患者随机分入单纯手术组和化放疗加 5-FU 维持化疗组。中位生存时间辅助治疗组为 20 个月,单纯手术组为 11 个月。进一步研究中另有 30 例患者接受了辅助治疗,其中位生存时间为 18 个月,2 年生存率为 46%。由于样本量较小,该研究未得出令人信服的结论,但值得注意的是该研究中辅助治疗对生存率的提高可能是维持化疗所起的作用。

肿瘤放射治疗研究组的 9704 研究中对根治性切除后辅助性同步化放疗前后加吉西他滨化疗[1000mg/(m^2·d)]和加 5-FU 化疗[250mg/(m^2·d)持续静脉滴注]进行了比较,同步化放疗均以 5-FU 为基础,放疗剂量均为 50.4Gy,化疗时间为同步放化疗前 3 周和后 12 周。共有 538 例胰腺癌患者入组,以肿瘤大小、淋巴结转移和切缘状况分层,最后对 442 例有效病例进行分析。结果显示,2 组之间总的生存无显著性差异(P=0.2),而吉西他滨组Ⅳ度血液学毒副作用发生率较 5-FU 组显著高,但胰头癌亚组(380 例)分析结果显示吉西他滨组死亡风险下降 21%。以上研究结果表明,胰腺癌术后的同步放化疗联合全身维持化疗如果能够延长生存期,也极有可能是全身化疗所起的作用,尤其是吉西他滨的作用。

Stocken 等完成了 1 项评价胰腺导管腺癌切除术后辅助化放疗或化疗对提高生存作用的荟萃分析。该研究包括了 5 项关于辅助治疗的随机研究(胰腺腺癌 939 例)其中的 4 项研究(875 例)病例一般资料完整。分析结果显示辅助化疗组比未化疗组死亡风险下降 25%(HR=0.75,90% CI:0.64~0.90,P=0.001),而辅助放化疗组和未放化疗组相比死亡风险无显著差异(HR=1.09,95% CI:0.89~1.32,P=0.43)。此结果为根治性切除术后进行辅助性全身化疗提供了强有力的证据。

四、局部晚期和转移性胰腺癌的化疗

全身化疗可用于辅助治疗,亦可用于局部晚期不可切除及有远处转移的患者。晚期胰腺癌治疗的首要目的在于对症姑息治疗并延长生存期。吉西他滨是目前晚期胰腺癌治疗的首选药物。

(一)吉西他滨单药化疗

吉西他滨化学名为 2-脱氧-2,2-盐酸双氟脱氧胞苷(β-异构体),是阿糖胞苷类似物,属抗代谢类的抗癌药。主要作用于 DNA 合成期和 G1 晚期,并可阻滞细胞由 G1 期进入 S 期。它在细胞内通过核苷激酶的作用转化成具有活性的代谢产物双氟二磷酸脱氧胞苷(dFdCDP)和双氟三磷酸脱氧胞苷(dFdCTP),且其本身还可以增强核苷激酶的活性,致使活性代谢产物的生成加快而起到自我增效的作用;dFdCDP 和 dFdCTP 通过抑制核苷酸还原酶的活性,致使合成 DNA 所必需的脱氧核苷的产生受到抑制,特别是抑制三磷酸脱氧胞苷(dCTP);dFdCTP 还可与 dCTP 竞争性掺入 DNA 链中,抑制 DNA 链的继续延长,并通过独有的掩蔽链作用干扰了 DNA 的自我修复机制,且可阻止 RNA 的合成,最终导致细胞凋亡。

大部分胰腺癌患者随着病情的进展,不同程度地出现严重疼痛、恶心、呕吐、黄疸、体重下降和全身虚弱的症状,以往的化疗药物和治疗措施作用甚微,难以改善患者的疾病相关症状,肿瘤的客观缓解率仅 0~14%,很少有超过 5 个月的中位生存期。由于胰腺组织解剖标志模糊不清,各种酶类的自身消化作用及肿瘤周围结缔组织的黏连反应,即使是三维影像学技术(CT 和 MRI 检查)亦难以对肿瘤大小做出准确测量;临床评价肿瘤治疗的指标,即客观缓解率,应用于胰腺癌较为困难。为了对这种化疗反应差的肿瘤进行合理的疗效评估,除了与其他实体瘤一样使用 WHO 客观疗效标准评价之外,有学者提出了临床受益反应的客观评价指标。临床受益反应(CBR)的定义是对疼痛、身体状态及体重做出的综合评估。

在吉西他滨与 5-FU 同期做对照的随机Ⅲ期临床研究中,126 名伴有全身症状的晚期胰腺癌患者经评价疼痛程度后随机入组,吉西他滨组 63 人每周用药 1000mg/m^2,连用 7 周后休 1 周,以后每 4 周用药 3 周,5-FU 组 63 人每周用药 600mg/m^2,结果吉西他滨组的临床受益反应率为 23.8%,而 5-FU 组为 4.8%(P=0.0022);两组的中位生存期分别为 5.65 个月和 4.41 个月(P=0.0025),吉西他滨组的 1 年生存率为 18%,而 5-FU 组为 2%,相比之下可以看出吉西他滨的疗效优于 5-FU。

1995 年 2 月至 1996 年 6 月,在全美共 823 家医院同时开展了一项吉西他滨治疗晚期胰腺癌的临床研究,总计共有 3023 例患者入住,其中 80% 为临床Ⅳ期患者,均采用吉西他滨单药 1000mg/m^2,剂量、用法与上相同。可评估的 2471 例胰腺癌患者,经平均 4 个周期治疗后,整体症状改善率达 18.4%,单纯疼痛减轻者达 43%。在 982 例可做有效率评估的胰腺癌患者中,客观有效率为 12%,对 2380 例随访患者中,中位生存期为 4.8 个月,其中 41% 的患者 9 个月生存率为 22%,12 月以上的占 15%。研究表明,吉西他滨确实可以改善晚期胰腺癌患者的生活质量和生存期,同时吉西他滨毒性较低,患者易于接受,在这 3000 多例的胰腺癌研究中,仅有 4.6% 的患者因严重不良反应而退出。由此奠定了吉西他滨在胰腺癌治疗中的重要地位。

为了进一步提高疗效,在给药方式上 Tempero 等建议用固定速率[10mg/(m² · min)](FDR)给吉西他滨比常规 30min 给法效果更好。与 2300mg/m² 静脉滴注 30min 相比,1500mg/m² 静脉滴注 150min 给药有效率为 16.2%:2.7%,生存期(6.1 个月:4.7 个月)和 1 年生存率(23%:0)均明显高于标准用法。但此后又在 832 例胰腺癌患者参加的 ECOG 6201 的 Ⅲ 期随机对照研究中 OS 分别为 6.2 个月:4.9 个月(HR 0.83,log-rank 检验 P=0.04),因未达到 OS 预设值(HR≤0.75)而被否定。因此,临床实践中可以根据具体情况决定是否采用。

(二)与铂类药物联合化疗

晚期胰腺癌的治疗是当前肿瘤治疗的难点之一,以吉西他滨为基础的化疗被认为是目前晚期胰腺癌的一线标准治疗。对随机对照临床研究进行的荟萃分析结果表明,与最佳支持治疗相比,吉西他滨治疗使得患者的生存质量及生存时间均有明显改善。有证据支持以 Gem 为基础的联合方案较单药治疗更有生存优势。然而如何选择治疗方案,是否将联合化疗作为一线治疗方案以及选择什么联合方案仍缺乏充分依据。

Gem 联合化疗方案通常是在 Gem 应用的基础上加用 1 种或 1 种以上的细胞毒性药物,通常包括铂类(常用顺铂或奥沙利铂)、5-FU、卡培他滨、伊立替康等。目前,许多学者进行了 Gem 联合化疗与 Gem 单药治疗晚期胰腺癌的直接对比研究,多数研究显示了联合化疗在提高生活质量和改善生存期方面的优势。临床前期试验表明 Gem 联合顺铂或奥沙利铂可以产生协同作用,并在随后的 Ⅱ 期和 Ⅲ 期临床试验中得到验证。Gem 联合顺铂方案治疗晚期胰腺癌的有效率为 9%~26%,中位无进展生存时间(PFS)为 3.6~5.4 个月,中位生存期(OS)为 5.6~8.2 个月。同样,Ⅱ 期临床试验证明了 Gem 联合奥沙利铂方案的有效性,不仅在随后的 Ⅲ 期临床试验中得到证实,并进一步提高了 PFS 和 OS,分别为 5.8 个月和 9 个月。已经发表的几项临床试验结果均表明,Gem 与铂类联合能有效改善晚期胰腺癌患者的生存期。然而,分别来自法国、意大利和德国的最大 2 项 Ⅲ 期多中心对照研究却未能提供显著改善生存期的有力证据。这使不少人对铂类联合方案的有效性提出质疑。因此,为证明大样本的情况下,这种联合方案对晚期胰腺癌患者的改善结果,Heinemann 等对这 2 项样本量最大的临床研究进行了合并分析,目的是通过扩大样本数量比较 Gem 与铂类联合方案是否比 Gem 单药在改善生存方面更有优势。分析结果表明,Gem 联合铂类方案对晚期胰腺癌患者 PFS 和 OS 均有明显改善。和 Gem 单药相比,联合方案不仅显著改善了患者的 PFS,并显著延长了患者的总生存时间。Gem 联合奥沙利铂在肿瘤客观反应上明显高于单药(28% VS 17%),而 Gem 联合顺铂方案则在疾病控制率方面表现出了优势(70.4% VS 48.5%)。研究结果还表明,在接受 Gem 单药治疗的患者,体能状态、分期、前期治疗方式与患者的生存预后明显相关。在联合治疗组中,只有体能状态和分期是与 PFS 和 OS 显著相关的预后因子。只有在 ECOG 0~1 分的患者中,联合方案才显著改善 PFS 及 OS。对于体质状况较差的患者,Gem 单药可能是较好的治疗选择。Heinemann 等随后对 1248 例胰腺癌患者做了荟萃分析,并通过对 5 个与铂类联合方案的再次分析也得出上述结论。在 Gem 基础上合用顺铂和联合奥沙利铂对生存改善有无差别呢? 2008ASCO 年会的 1 篇荟萃分析回答了这个问题。Yang 等对以 Gem 为基础的联合方案对单药的随机研究进行分析,其中包括 Gem 联合顺铂对单药与 Gem 联合奥沙利铂对单药的比较,分析结果发现与奥沙利铂联合有显著生存优势,而与顺铂联合未显示出生存优势。这为一线联合方案优先选择 Gem 与奥沙利铂的联合提供了依据。值得注意的是,固定剂量率(FDR)输注 Gem 的用法近来引起关注。有药理学研究表明,FDR 使 Gem 的抗肿瘤活性优于标准用法。

ECOG 6201 试验比较了 FDR 用法与标准用法的效果,遗憾的是,与标准用法组相比,FDR 组并未显示出显著的生存优势。此后没有研究再次直接评价 FDR 这种给药方法对胰腺癌的有效性。因此,2008 年 NCCN 指南中仍将 FDR 用法替代标准用法作为 2B 类推荐。谢德荣等通过对 2 项 FDR 用法的 Ⅲ 期临床研究进行荟萃分析后,发现 FDR 输注 Gem 联合奥沙利铂方案比 Gem 单药标准用法更能有效地改善了生存和预后,半年生存率较标准单药提高 9%,1 年生存率提高 5%,客观有效率提高 6%。疗效改善可能由于 Gem FDR 输注及联合奥沙利铂综合治疗作用的结果,而且 FDR 输注有可能减轻骨髓毒副作用。

(三)与氟尿嘧啶类药物联合

临床上联合应用的氟尿嘧啶类药物主要有 5-FU、卡培他滨和 S-1。S-1 在胰腺癌中主要应用在术后的辅助化疗上,而在晚期胰腺癌中的应用报道数量有限,且为 S-1 单药研究,尚未见与 Gem 联合一线应用的随机研究。Ⅱ、Ⅲ 期临床研究主要观察 Gem 与 5-FU、卡培他滨的联合用药效果。目前关于 Gem 联合氟尿嘧啶类方案是否优于 Gem 单药的研究,无论是 ORR 还是 PFS,仅 1 项研究显示有统计学意义,而未在其他类似研究中得到进一步证实。Heinemann 等对 6 项随机研究中的 1813 例胰腺癌患者进行荟萃分析,结果显示与单药 Gem 相比,Gem 联合氟尿嘧啶类方案(5-FU 和卡培他滨)能显著改善晚期胰腺癌生存状况($P=0.03$)。那么,5-FU 和卡培他滨联合方案对生存的改善是否一样呢?Sultana 等对这 2 种联合方案与 Gem 单药的优势分别进行荟萃分析,结果表明 Gem 和卡培他滨联合能明显改善患者生存,而 Gem 和 5-FU 的联合方案并未显示出对 Gem 单药的优势。因此,Gem 联合氟尿嘧啶类方案的优势可能来自卡培他滨,而非 5-FU。这个结论在 Yang 等对 Gem 为基础的联合方案对单药的随机研究进行分析后再次得到证实。

吉西他滨是 30 年来首次被美国 FDA 批准为治疗晚期胰腺癌的药物,已经取代 5-FU 成为一线标准抗胰腺癌的药物。迄今为止,尚无任何二联方案能够在生存期上超过吉西他滨单药。2008 年 Yang 等的一个荟萃分析显示与吉西他滨单药相比,吉西他滨+顺铂、吉西他滨+5-FU、吉西他滨+伊立替康、吉西他滨+奥沙利铂、吉西他滨+卡培他滨五个方案在 6 个月时生存风险差别分析显示(RD)只有吉西他滨+奥沙利铂、吉西他滨+卡培他滨等有意义,分别为 RD=11%,$P=0.0007$ 和 RD=7%,$P=0.03$。但在 12 个月时这一差别又消失了,分别为 RD=5%,$P=0.06$ 和 RD=55,$P=0.08$。因此,胰腺癌二联方案仍然有很长的路要走。

(四)晚期胰腺癌的二线化疗

尽管已经有研究评价了一些药物在二线治疗中的安全性及有效性,但由于缺乏 Ⅲ 期临床研究证据,Gem 化疗失败后的晚期胰腺癌如何进行二线治疗尚无推荐的方案。有学者提出,在一线治疗的 Ⅲ 期临床研究中应对二线用药进行报道。目前已经发表的二线治疗化疗方案主要包括伊立替康、奥沙利铂、5-FU、卡培他滨、S-1、多西他赛、紫杉醇和培美曲赛为基础的单药治疗或联合方案。其中以奥沙利铂、卡培他滨、伊立替康为基础的治疗获得总生存时间较长,为 5.2~7.9 个月。紫杉醇联合 5-FU 也有较好表现,但需扩大例数研究,而多西他赛未显示生存优势。

(田　丹)

第四节　胰腺癌的放射治疗

胰腺癌单一的放射治疗不能明显延长生存期,早期常规放疗效果不佳,而联合放化疗是目前胰腺癌的主要治疗手段。近年来随着放疗技术的不断提高,三维适形放疗(3D-CRT)与调强放疗(IMRT)是目前胰腺癌放射治疗的主要手段。通过治疗计划系统设计共面或非共面不规则野进行分次照射,不但提高治疗精度和靶区剂量,而且可最大限度地降低周围正常组织的受量,放射治疗在胰腺癌治疗中的作用越来越受到人们的重视。

一、放射治疗在胰腺癌治疗中的作用

由于胰腺癌具有高转移特征,导致大多数此癌患者丧失了手术切除的机会,而这些病人需要选择其他的治疗方法,包括放疗和化疗。放疗的主要适应证为:①拟手术切除的胰腺癌患者术前、术后放疗。②胰腺癌手术后肿瘤残留或切缘不净。③局部无法切除的晚期胰腺癌。④胰腺癌晚期行姑息镇痛放疗。

(一)术前放疗

手术前放疗的优点:①氧合较好的胰腺癌细胞对放疗更敏感。②在手术前放疗可以使瘤体缩小,局部肿瘤分期降低,提高胰腺癌病人的手术切除率,并增加手术切缘阴性的可能性。③由于胰腺癌患者术后恢复时间长,有时因术后恢复差,甚至放弃术后放疗,而术前放疗可增加患者接受放疗的概率,降低局部复发率,并可能改善患者的生存率及生活质量。④手术前放疗可减少手术中操作导致的腹腔内肿瘤播散。⑤在术前放化疗期间出现肝转移的患者可以避免外科手术。

在 Evans 等较早的Ⅱ期临床研究中,结果未显示术前诱导的放化疗(剂量 45.0～50.4Gy,每次 1.8Gy,5-FU 为基础的化疗)可改善胰腺癌患者手术切除后的生存期。而应用放疗剂量 30Gy(3Gy/次)取代放疗剂量 45.0～50.4Gy(1.8Gy/次),发现其缩短了手术前治疗的过程,获得了相似的生存曲线,并且没有显著的增加手术后并发症和死亡率。美国安德森癌症中心(MDACC)分析了在 1990—1999 年治疗的可手术切除术前放化疗的 132 例胰腺癌患者,研究结果与其相似。

Talamonti 等对胰腺癌术前放疗的Ⅱ期临床研究进行了分析,术前 20 例患者接受了 36Gy/15 次的放疗和每 3 周为 1 个疗程的吉西他滨(1000mg/m², 第 1、8 天)单药同期化疗;在放化疗结束后,20 例患者中有 17 例接受了手术切除,其中 16 例切缘为阴性;经 18 个月的随访,仅有 2 例患者出现局部复发。另有学者报道了 86 例胰头癌患者接受每周吉西他滨单药化疗并同期放疗,放疗剂量 30Gy(3Gy/次);分析结果显示总的中位生存期为 22.7 个月,可手术切除组的胰腺癌患者中位生存期为 34 个月,未能手术切除组的此癌患者的中位生存期为 7 个月(P＜0.01),经统计分析显示两组 5 年生存率分别为 36％ 和 0。Varadhachary 等进一步采用了吉西他滨与顺铂联合化疗方案,放疗剂量为 30Gy(3.0Gy/10 次),结果证实了术前采用吉西他滨与顺铂联合的化疗方案并不优于术前吉西他滨单药化疗方案。

由于常规放疗照射范围大,使过多的正常组织在照射范围内,易出现损害。因此,为了避免放疗导致严重并发症,术前放疗剂量应控制在 50Gy 以内。随着放疗技术的不断发展,采用 3D-CRT 或 IMRT 新技术,通过计算机放射治疗计划系统进行靶区以及胰腺周围正常组织的勾画和剂量设计,可最大限度地提高胰腺癌区域的放疗剂量,并降低周围正常组织照射剂量所导致的损害,以提高胰腺癌局部控制率和减少放疗带来的严重并发症。当今,对胰腺癌患者的术前治疗尚无金标准,在术前联合放化疗的多项Ⅱ期临床研究结果提示治疗耐受性良好,但需要多中心提供大宗病例的随机对照Ⅲ期临床研究才能进一步证实。

(二)术中放疗

术中放疗(IORT)是在手术中将直线加速器产生的高能电子线引导至肿瘤所需要的照射部位进行照射,并应用限光筒避免周围敏感组织和器官受到照射损害,从理论上可给易复发区瘤床较高的靶区剂量。它的主要适应证:①胰腺癌晚期手术切除不彻底者。②胰腺癌手术后可疑残留者。③行胰腺癌姑息探查术者。④术中仅进行解除梗阻治疗,而病灶不能切除者。⑤在胰腺癌病灶切除后,患者腹膜后转移灶无法行手术切除者。Zerbi 等对胰腺癌 Whipple 手术和术中放疗＋手术的治疗效果进行了比较分析,结果表明虽然术中胰腺癌放疗可显著降低局部复发率（P＜0.01），但并没有提高总生存率。Reni 等的研究结果显示，早期胰腺癌手术＋术中放疗组与单纯手术组局部复发率和 5 年生存率分别为 27%、60% 和 6%、22%，前者明显优于后者（P＜0.01）。目前普遍认为，对局部晚期无远处转移的胰腺癌治疗以外照射加术中放疗疗效优于单独术中放疗。尽管如此，仍有部分学者认为胰腺癌术中放疗＋外照射与单纯外照射相比，并不能明显延长生存期，并且副作用明显。

胰腺癌术中放疗不仅能够在直视下确定肿瘤靶区，使照射部位更精确，而且能最大限度地保护周围正常组织避免放射损伤。由于术中放疗技术复杂，需要特殊的放疗设备，并且只能作单次照射，疗效并不显著。目前有许多大型肿瘤中心不具备术中放疗设备，少数研究中心的小样本报告很难明确术中放疗在不同阶段胰腺癌中的治疗效果，无法确切评估术中放疗在胰腺癌治疗中的作用。

（三）术后放疗

胰腺癌单纯手术切除后局部复发率达 50%～80%。术后放疗的目的是通过中等剂量的照射以消灭亚临床病灶；由于单独放疗的疗效不明显，通常选用联合放化疗。术后放疗的选择时间一般在手术后 2～4 周进行，主要适用于胰腺癌术后恢复顺利，一般情况较好的病人；目前胰腺癌根治术后是否应常规施行联合放化疗仍存在争议。

早期美国胃肠道肿瘤研究组（GITSG）的分析结果表明胰腺癌的术后辅助治疗可以明显提高生存率，但欧洲癌症治疗研究组织（EORTC）的结果却得出了阴性的结论，随后研究者对该试验进行了新的统计学分析，结果显示，胰头癌患者术后联合放化疗与单纯手术相比，术后 2 年生存率提高了 14%（P＜0.05）。早期标准联合放化疗方案采用 5-FU 单药化疗，2008 年美国临床肿瘤学会（ASC）对胰腺癌根治术后标准辅助治疗前后分别应用吉西他滨化疗，与分别加用 5-FU 化疗的疗效进行了比较，放疗总剂量均为 50.4Gy（常规分割），结果发现对于胰头癌患者接受吉西他滨化疗者中位生存期和 3 年生存率均明显优于接受 5-FU 化疗者（P＜0.05），而对胰体、胰尾癌患者两者的差别无统计学意义。2010 年 Hsu 等对 Corsini 和 Herman 两人的研究结果进行了分析，结果表明胰腺癌患者在多个方面从术后辅助放化疗中获益。目前美国放射肿瘤学协作组（RTOG）推荐吉西他滨的化疗与放疗联合应用作为胰腺癌可手术切除患者的标准辅助治疗模式；而对于手术切除不彻底的胰腺癌患者，术后同样应选择联合放化疗，但放疗剂量应参考胰腺癌无法手术患者的治疗策略。

（四）不能手术切除的局部晚期胰腺癌的放疗

目前，联合放化疗是局部进展期胰腺癌（LAPC）无法切除患者的主要治疗手段，以吉西他滨为基础的同期放化疗方案已作为 LAPC 患者标准的推荐治疗手段之一。

早期美国胃肠肿瘤研究组（GITSG）完成的一项随机临床研究结果表明，对胰腺癌总剂量为 40Gy 或 60Gy 的常规放疗联合同期 5-FU 化疗，与单一放疗或化疗相比较可明显延长中位生存期。接受联合化疗＋放疗的胰腺癌患者中位生存期不及仅接受 5-FU 单药联合放疗的胰腺癌患者。因此，多年来 LAPC 患者治疗以 5-FU 单药同期联合常规外放疗为主。Hugullet 等对 LAPC 患者首先应用吉西他滨单药化疗，在化疗结束后依病情再采用同期放化疗，分析结果表明接受放疗的胰腺癌患者中位生存期优于未接受放疗者。随后他又进行了定性的系统回顾分析，结果发现放化疗联合治疗组的总生存率与单纯化疗相比无统计学差异，并且副作用增加。因此，常规放疗联合化疗在 LAPC 中的治疗作用尚无定论。目前，难以提高放疗剂量原因归结于常规放疗受周围正常组织的限制，并限制了吉西他滨的用量，且治疗效果不甚理想。因此，精确放射治疗技术为其提供了一种疗效可靠的治疗手段。对失去手术机会的 LAPC 患者采取三维适形放疗或调强放疗，能有效地提高肿瘤的局部生长控制率，同时合理地与化疗联合，可极大地提高患者的生存质量，延长了胰腺癌患者的生存期。

2003 年我国台湾省的一项随机研究对三维适形放疗同期应用化疗药物 5-FU 与吉西他滨的疗效进行了比较,结果显示吉西他滨放化疗组无论在治疗反应率、中位进展时间和中位生存期等各项指标均显著优于 5-FU 放化疗组。随后,国内外许多学者在 II 期的临床研究中证实了这一结论。美国东部合作肿瘤学小组(ECOG)对完成的 III 期随机临床研究(E4201)的结果进一步比较,发现总剂量为 50.4Gy 的放疗与同期联合吉西他滨后继以吉西他滨维持化疗,较单一吉西他滨化疗显著延长生存期。随后又有研究者通过分析得出结论,放化疗后维持化疗组较单纯放化疗组可以明显地增加生存率。考虑到吉西他滨联合放疗存在较大的毒副作用,国外学者 Saif 和 Ben-Josef 等完成了卡培他滨联合同期接受 3R-CRT 和 IMRT 放疗的 II 期临床研究,分析结果也较令人鼓舞。尽管如此,对 LAPC 患者采用联合放化疗所取得的治疗效果仍不十分理想。近年来,有许多学者尝试靶向药物与放化疗联合应用治疗胰腺癌患者,并开展了一些临床研究,但治疗效果尚未得到证实。

据目前已有的最佳临床证据,学者们建议对无法手术的 LAPC 患者可考虑使用吉西他滨联合 3D-CRT 或 IMRT 治疗;而对一般状态差,且无法接受吉西他滨化疗的患者可采用以卡培他滨为基础的同期放化疗。虽然同期放化疗较单一放疗或化疗对无法手术的 LAPC 患者显示其疗效优势,但因胰腺部位深,并与重要脏器相比邻,因此,应用 3D-CRT 或 IMRT 时针对胰腺癌的放疗剂量仍较为局限。此外,在 LAPC 患者接受高剂量的放疗同期使用吉西他滨化疗时可能导致严重的毒副作用,这被认为是 LAPC 放化疗后疗效不佳的主要因素之一。

(五)其他放射治疗方法

对于胰腺癌晚期未能手术切除的患者,在剖腹探查术时,除了可行术中照射外,亦可于手术时在肿瘤病灶内放置中空施源管若干根,并引出腹壁外,术后采用后装近距离治疗机行组织间照射。它不但对胰腺癌具有术中治疗的优点,还最大限度地保护正常组织,并可采用分次照射来增加治疗比。除后装治疗外,经皮穿刺或术中 ^{125}I 粒子植入放疗还可提高肿瘤局部放射剂量,减轻胰腺周围正常组织的损伤,止痛效果明显。近年来,随着多层螺旋 CT 成像技术的发展,为 CT 引导下粒子植入治疗胰腺癌提供了良好的技术手段,它是目前胰腺癌放射性粒子植入的最佳方法。但该技术存在的主要问题是放射性粒子种植技术的精确度不高,粒子空间分布过密(间隔<1cm)或过疏(间隔>1.5cm),而与术前治疗计划误差较大,可直接影响治疗效果。因此 ^{125}I 粒子植入在胰腺癌放射治疗中的作用尚需进一步研究。由于该项技术比较复杂,存在精确定位问题,同时较容易引起消化道出血和胰瘘等严重并发症,因此,仅在少数医院使用,没有大样本病例报道。此外,美国 RTOG 研究组在早年报道了中子治疗局部晚期不能手术切除胰腺癌的随机临床研究结果,发现与常规放疗相比无明显优势。鉴于目前中子治疗后常出现顽固性消化道溃疡等严重并发症,国内外很少再进行胰腺癌的中子治疗研究。

二、常用放疗技术

(一)常规放射治疗

1.放疗前准备

根据肿瘤在胰腺的位置、大小及与周围脏器可能受累情况进行设计。通常采用仰卧位,常规使用 3 野(腹前-野加两侧野),或 4 野盒式等中心照射技术。利用楔形板使照射剂量尽可能分布均匀,每日照射设计的全部照射野。

2.照射范围

可以仅照射肿瘤及周围外放的区域,或者加区域淋巴结预防照射。

(1)胰头癌：对肿瘤局部照射，选择肿瘤边缘外放 2～3cm，包括十二指肠内侧壁。对区域淋巴结预防照射应包括胰十二指肠淋巴结、肝门淋巴结、胰上淋巴结和腹腔淋巴结。照射范围：前后野上界为胸 11 椎体上缘或中 1/2 椎体，下界为第 2 或 3 腰椎椎体下缘，内侧界包括十二指肠内侧或肿瘤内侧缘向右外放 2～3cm，外侧界在肿瘤边缘向左外放 2～3cm。侧野前界在肿瘤前缘向前外放 2～3cm，后界在椎体后 1/3。侧野剂量在 18Gy 以下，避免损伤肾脏。

(2)胰体、尾癌：照射范围：上界为高于胸 11 椎体上缘，下界为第 2 腰椎椎体下缘，内外侧界距肿瘤边界 2～3cm。

3.照射剂量

靶区照射剂量选择总剂量 45～50Gy，每次 1.8～2.0Gy，5 次/周。

4.危及器官限量

脊髓≤40Gy；胰头癌应保证左肾 2/3 在射野外，胰体、尾癌应保证右肾 2/3 在射野外。由于常规放射治疗照射范围偏大，不能准确定位靶区，更不能采取聚焦式照射，仅能给肿瘤照射 45～50Gy 的胃肠耐受量，副作用大。因此，常规放疗技术治疗胰腺癌疗效不佳。目前大型医院已很少采用常规放疗治疗胰腺癌，只在胰腺癌骨转移患者姑息对症治疗时才使用常规放疗技术。

（二）术中放疗

术中放疗是在剖腹情况下，利用手术室安装的放射治疗设备，在直视情况下确定靶区，再通过牵拉将胰腺周围的脏器，如胃、小肠、结肠等移至照射区外，并用铅皮遮挡周围脏器和保护周围的正常组织。根据病变的厚薄可选用适当能量的电子线，通常采用 10～20MeV 电子线，5～7cm 直径限光筒，准确地将射线对准瘤体部位，一次照射 15～30Gy，照射时间为 4～6min。术中放疗对未切除胰腺肿瘤的照射范围包括肿瘤外 1cm 正常组织，除瘤体外还应包括腹主动脉、腹腔动脉旁及肠系膜上动脉在内的区域，但不包括胃肠道在内。术中放疗应配合外照射，对不能切除或非根治切除的胰腺癌患者外照射剂量为 50～60Gy，在术中放疗照射到胃肠道者，外照射剂量降为 40～45Gy，每周 5 次，每次 1.6～1.8Gy。术中放疗单次剂量一般为 30～33Gy，如受照射的胰腺组织过多，为了避免出现胰腺坏死，照射剂量控制在 25Gy 以内，射野范围内包括胃或肠道，单次剂量不应超过 15Gy。尽管术中放疗能明显地降低胰腺癌的局部复发率，但亦可导致较高的放疗并发症，如消化道溃疡、穿孔、十二指肠纤维化和胰腺坏死，这些不良反应表明单次放疗剂量应有所限制。

（三）后装近距离治疗

手术无法切除的胰腺癌或肿瘤残留的胰腺癌患者，可在肿瘤病灶内置入中空施源管若干根，术后再采用后装治疗机进行照射。用高剂量率后装机近距离治疗时，其照射量（插植体积周围 1cm 处）为每次 500cGy，2/d，间隔 6～8h，总剂量为 3000cGy/6 次/3d。

（四）粒子植入放疗技术

采用低剂量率放射性粒子植入对胰腺肿瘤进行持续照射，目前通常采用 ^{125}I 粒子进行植入。^{125}I 粒子植入属于近距离放疗，其有效半径为 1.7cm，半衰期为 59.6d，通过持续的发出低能量（27～35keV）的 γ 射线，以杀伤肿瘤，而不损伤正常组织。通常在手术直视下、通过 CT、超声或腔镜引导下将 ^{125}I 粒子植入到肿瘤的边缘，并根据肿瘤的大小，决定植入粒子的数目。植入的粒子立体距离保持在 1.0～2cm，使 ^{125}I 粒子释放的 γ 射线能有效覆盖肿瘤以及亚肿瘤的相关区域。除在肿瘤组织内或残留肿瘤组织内进行植入外，还应在亚临床病灶区域和淋巴结回流途径上植入粒子，植入点应包括肝总动脉干右下侧、门静脉后、下腔静脉及腹腔动脉干周围、肠系膜上动脉旁等淋巴结区域。

（五）三维适形放疗（3D-CRT）

三维适形放疗在每个方向上照射都与肿瘤靶区形状一致，该技术定位准确，费用适中。具体操作步骤如下。

1.CT 模拟定位

患者仰卧位，双手抱肘置于头顶，应用真空成形袋或（和）体模固定，以病人连同体部固定架一起对病变区域以 3～5mm 层距连续 CT 扫描获得图像资料，扫描范围一般从在膈肌至第 4 腰椎下缘，完整包括胰腺肿瘤、淋巴结引流区。CT 扫描后将扫描图像输送到三维适形放疗计划系统。

2.靶区勾画

三维适形放疗靶区的勾画与确定是治疗胰腺癌成败的一个关键环节，通常是根据增强 CT、MRI 提供的解剖图像来进行靶区勾画，亦可通过 PET-CT 与 CT 的融合的图像进行靶区勾画。肿瘤体积（GTV）为增强 CT 或 PET-CT 上可见的肿瘤病灶和转移淋巴结，临床靶体积（CTV）等于 GTV 外扩 5～8mm，计划靶区体积（PTV）在胰头十二指肠侧为 CTV 外扩 5mm，胰体尾为 CTV 外扩 10mm。

3.计划要求

在医生对肿瘤靶区和周围正常组织器官行勾画后，物理师再通过三维适形放疗计划系统，根据医生要求做出设计计划，获得一个 4～7 个共面或非共面的治疗计划。根据剂量体积直方图（DVH）和等剂量曲线的分布，再以 90％等剂量曲线覆盖 PTV，以保证靶区在照射野内，同时重要器官和正常组织照射量不大于正常耐受量。

4.处方剂量

总剂量 45～60Gy，每次 1.8～3Gy，5～6 次/周。危险器官的限量是 50％肝脏体积受到照射剂量≤30Gy，脊髓受量≤40Gy，30％双肾受量≤20Gy。

（六）调强放疗（IMRT）

调强放疗是三维适形调强放疗的简称，是在 3D-CRT 的基础上把每一个照射野分成多个细小的子野，再对每个子野给予不同的权重，使照射野内产生不均匀的强度分布，以达到减少通过危及器官的线束通量，而使靶区内的其他部分的线束通量增大，最终得到满意的剂量分布。IMRT 的应用过程与 3D-CRT 类似，包括 CT 模拟定位扫描、通过三维适形放疗计划系统制定放疗计划，并对重要器官的受量进行限制，在计划完成后进行验证和实施治疗计划四个环节。

IMRT 既可以在三维方向上使照射野的形状与靶区形状一致，亦可通过子野对每个照射野内的射线强度进行调整，使剂量分布达到肿瘤区域剂量最高，肿瘤周边正常组织剂量偏低的理想状态。IMRT 主要适用于肿瘤形状复杂，周围重要器官包绕或有较多放射敏感组织的患者。该项技术复杂，疗效好，但治疗时间长、价格昂贵，不利于推广。

（七）体部 γ 刀

体部 γ 刀是立体定向 γ 射线全身治疗系统的简称，由放射源体、准直体和治疗床组成。体部 γ 刀通过旋转锥面聚焦方式形成非共面照射。它的优点是胰腺病灶接受高剂量照射，而周围正常组织受到的照射剂量偏低，靶区外剂量下降陡峭类似于粒子植入的剂量分布特点。

1.胰头癌

胰头癌伴有阻塞性黄疸较重时，胰腺癌患者应先行介入减黄术后再行治疗，如采用开腹手术减黄；最好是同时行胆-肠吻合和胃-肠吻合术，这样术后再行 γ 刀治疗，有利于提高局部放射剂量，以达到较好的疗效。γ 刀治疗胰头癌可以 50％剂量线覆盖靶区，每次 3～4Gy，5 次/周，总剂量 40～51Gy/10～17 次/2～3 周。

2.胰体尾癌

胰体尾癌治疗方案和胰头癌基本相似,此部位肿瘤出现黄疸少,与十二指肠和胆总管的距离较胰头远,在 γ 刀治疗时的分次剂量可稍高一些,通常采用 50％剂量线覆盖 PTV,每次 4～5Gy,5 次/周,总剂量40～51Gy。

(八)X-刀技术

X-刀也称光子刀,是继 γ 刀之后发展起来的立体定向放射治疗技术。接受临床放疗的多数是不能手术的局部晚期胰腺癌,肿瘤较大,形状不规则。采用 X-刀治疗很难满足肿瘤特征的剂量分布要求,因此除早期局限性胰腺癌外,不宜用 X-刀治疗胰腺癌。X-刀治疗是在加速器上加三级准直器共面或非共面旋转照射。X-刀治疗胰腺癌以 90％的剂量线覆盖 PTV,5～7Gy/次,隔日照射,总剂量 35～50Gy。

三、不良反应

胰腺癌放疗后的不良反应因人而异,主要与治疗部位、范围、治疗剂量的大小和病人的身体状况及精神状态有关。胰腺癌放疗的不良反应分为两种:即早期反应和晚期反应。早期反应在胰腺癌患者治疗后不久即可产生,通常在放疗停止后几周内可完全消失。早期不良反应主要为急性胃肠道毒性及血液毒性,如胃部不适、恶心、呕吐、腹泻和食欲不振等消化道症状,另外常见的是白细胞及血小板减少等血液毒性,但多数患者可耐受。晚期反应有上腹痛,胃镜下可见黏膜出现溃疡,通常在治疗后 2～3 周出现,持续 2～3个月后好转.用抑酸药治疗有效。慢性副作用可能在放疗后几个月或几年才逐渐显现,但通常是永久性的。在上述不良反应中单独放疗最轻,放化疗联合毒性会相应增加。胰体尾癌的早期和晚期反应均较胰头癌轻。术中放疗、X-刀和体部 γ 刀对胰头癌分次量或总剂量过高,易发生消化道出血、溃疡、十二指肠纤维化和穿孔,因此要高度重视。

随着新型化疗药物(吉西他滨,卡培他滨)、靶向药物(厄罗替尼,泰欣生)等的应用及直线加速器(IGRT,ART),Cyberknife 和 TomoTherapy 等有图像引导的现代适形调强放射治疗设备的不断发展,采用局部精确放疗＋化疗或(和)靶向治疗胰腺癌,能明显提高胰腺癌的疗效。

(赵　喜)

第十三章　泌尿生殖系统肿瘤

第一节　肾细胞癌

【临床概述】

在世界范围内肾细胞癌(RCC)的发病率有性别、地区和人种的差异;男性肾癌发病率高于女性;东欧国家、德国、意大利、北美国家、澳大利亚及新西兰发病率较高,在美国约占所有成人恶性肿瘤的 2%～3%,且发病率以每年约 2% 的比例稳定上升。而多数亚洲、非洲国家及部分南美国家的肾癌发病率较低。我国近年肾癌发病率 6.63/10 万,呈现逐年上升趋势,各年龄段均可发病,高发年龄为 50～70 岁。

病因仍不明确。很多环境因素、生活方式以及遗传因素与 RCC 的发生有关。吸烟与肥胖是 RCC 发生的危险因素。来自瑞典的一组病例对照研究发现,高水果和蔬菜摄入可降低发生 RCC 的危险,而用油炸炒的肉和家禽增加发生 RCC 的危险。

RCC 分为遗传性 RCC(家族性 RCC)和散发性 RCC 两种。RCC 绝大多数都是散发性 RCC,遗传性 RCC 仅占全部 RCC 的 2%～4%。一些遗传性综合征患者易患 RCC,目前已经明确了至少 4 种与 RCC 相关的遗传性综合征,分别是 VHL 病、遗传性乳头状肾细胞癌(HPRC)、遗传性平滑肌瘤病与肾癌(HLRCC)和 BHD(Birt-Hogg-Dube)综合征。

这 4 种遗传性综合征都属于常染色体显性遗传,但每种都是由不同的遗传基因变异造成的。最常见 VHL 病,一种由 VHL 基因突变引起的透明细胞癌,这与其染色体 3p25 上 VHL 肿瘤抑制基因失活有关。遗传性乳头状 RCC 似乎与第 7 号和 17 号染色体异常有关。HPRC 是因 MET 癌基因的激活突变造成的,HLRCC 综合征是 1 号染色体长臂上的 FH 基因突变所致,而 BHD 综合征的病因则是 17 号染色体短臂上的 BHD 基因失活。约 75% 的散发性 RCC 表现有 3 号染色体短臂(3p)缺失。

【临床表现】

多数患者 RCC 初诊时是无症状的,国内文献报告无症状 RCC 占 33%,国外约 50%。最常见的症候是肉眼可见的血尿或显微镜下的血尿,其次是侧腹部疼痛、叩及肿块。但典型的"血尿、腹痛、腹胁部包块"三联症仅见于 9% 左右患者,且强烈提示为局部进展期。

20%～30% 的 RCC 患者已有转移而没有任何症状或体征。RCC 的进展常通过直接侵犯、区域淋巴结转移和血源性播散而发生,转移部位包括区域淋巴结、肺、骨和皮肤,进一步进展可出现肝、肾上腺和对侧肾转移。临床上可以以转移灶症状和体征起病,如骨痛、病理性骨折、咳嗽、胸痛、咯血。下腔静脉受累可引起下肢水肿、腹腔积液等症。

其他表现包括:发热、体质量下降、贫血,RCC 可通过多种机制导致高血压,包括高肾素血症、肾动静脉瘘、红细胞增多症、输尿管梗阻、高钙血症以及由于颅内转移而导致的颅压增高等。

RCC患者还可以表现多种多样的少见症状和体征。左侧RCC患者可能出现一种少见（2%～3%）表现，即出现左侧精索静脉曲张。肾癌可异位产生如肾素、前列腺素、促红细胞生成素、胰岛素、胰高血糖素、促性腺激素、人绒毛膜生长催乳激素、促肾上腺皮质激素（ACTH）类似物、甲状旁腺素相关蛋白、IL-6等多种激素、蛋白或细胞因子而引起多种全身症状或多种副癌综合征，表现为发热、贫血、恶病质、红细胞增多症、高血糖、高钙血症、非转移性肝功能异常（Stauffer综合征）、淀粉样变性、风湿性多肌痛等。

遗传性RCC患者常常在40岁之前的发病，且病灶多为双侧或多发，而散发性RCC一般发病较晚，且多为单侧、单发。

体格检查可能发现如锁骨上淋巴结肿大、腹部包块、下肢水肿、精索静脉曲张或皮下结节。

【诊断要点】

1.影像学检查

据临床表现应行影像评估确认肾脏肿物，初始检查常用腹部超声或CT扫描。腹部超声敏感性虽然不如CT扫描，但有助于鉴别良性囊肿和实性肿物。CT扫描可提供肿块的密度及淋巴结和静脉受累等信息。在怀疑集合系统、肾静脉或腔静脉受侵时，MRI对于确定病变范围更有优势，也常用于对造影剂过敏或肾功能差不能行增强CT扫描的患者。临床分期检查包括胸部X线或胸部CT检查。放射性核素骨扫描适于合并有碱性磷酸酶升高或伴有骨痛的患者。病史或查体怀疑脑转移时行脑CT或MRI。PET价格昂贵，且对RCC相对不敏感，不作为初始评估的常规检查。肾脏中央型肿块提示可能为移行细胞癌，应行尿细胞学和输尿管镜检查除外。

2.实验室检查

包括血常规、生化（包括血清钙、肝功能、血肌酐、LDH、碱性磷酸酶）、血沉、尿常规等。主要作为对患者术前一般状况以及预后判定的评价指标。

3.病理诊断入路

偶有因转移灶活检而确诊RCC，大多数患者通过部分或全肾切除术明确组织病理诊断并且实施治疗。

对孤立的实性肾脏肿物，由于穿刺活检特异性差，假阴性率高，且存在肿瘤腹膜播散的可能，不推荐穿刺活检作为常规检查，而优先选择部分或全肾切除术进行诊治。

以转移灶起病患者，应在治疗前明确其病理，对考虑减瘤手术患者应在术前明确病理类型，因多项随机试验显示接受减瘤性肾切除术后予干扰素治疗患者获益，而免疫治疗仅对透明细胞癌病理类型有效。

4.病理诊断类型

肾脏肿瘤约90%为RCC，其中85%为透明细胞癌。其他少见类型包括乳头，嫌色细胞和集合管癌。集合管癌占RCC不到1%。髓样RCC是集合管癌的亚型，最早被描述于镰状细胞阳性患者。

【分期和预后分层】

2010年AJCC第7版肾癌的TNM分期。

原发肿瘤（T）

Tx　原发肿瘤无法评价

T_0　无原发肿瘤证据

T_1　肿瘤局限肾脏且最大径≤7cm

T_{1a}　肿瘤局限肾脏且最大径≤4cm

T_{1b}　肿瘤局限肾脏且最大径4～7cm

T_2　肿瘤局限肾脏且最大径＞7cm

T_{2a}　肿瘤局限肾脏且最大径7～10cm

T_{2b}　　肿瘤局限肾脏且最大径＞10cm

T_3　　肿瘤侵及大静脉或肾周组织但未侵犯同侧肾上腺及未超出 Gerota 筋膜

T_{3a}　　肿瘤直接侵犯肾静脉或其分支(含肌层),或肾周和(或)肾窦脂肪但未超出 Gerota 筋膜

T_{3b}　　肿瘤侵及膈肌以下的下腔静脉

T_{3c}　　肿瘤侵及膈肌以上的下腔静脉或侵犯下腔静脉壁

T_4　　肿瘤侵犯超出 Gerota 筋膜(包括直接侵犯同侧肾上腺)

区域淋巴结(N)

Nx　　区域淋巴结无法评价

N_0　　无区域淋巴结转移

N_1　　有区域淋巴结转移

远处转移(M)

M_0　　无远处转移

M_1　　远处转移

解剖分期/预后分组

Ⅰ期　　　　　　　$T_1N_0M_0$

Ⅱ期　　　　　　　$T_2N_0M_0$

Ⅲ期　　　　　　　T_1 或 $T_2N_1M_0$

　　　　　　　　　T_3N_0 或 N_1M_0

Ⅳ期　　　　　　　T_4 任何M_0

　　　　　　　　　任何任何M_1

通过 1999—2005 年间美国 SEER 数据分析,肾和肾盂癌的 5 年总生存率为 69.4％。RCC 预后与 TNM 分期密切相关,预计 5 年生存率:Ⅰ期 96％,Ⅱ期 82％,Ⅲ期 64％,Ⅳ期 23％。

在具有转移灶的患者中,其预后可根据不良危险因素进一步分层。NCCN 指南对于 RCC 患者不良预后因素进行了定义,即 Motzer 评分系统,包括以下六项指标:LDH 高于正常值上限的 1.5 倍、血红蛋白小于正常值下限、校正血清钙水平高于 10mg/dl、确诊至开始系统治疗的时间间隔小于 1 年、KPS 评分≤70、转移器官数目≥2 个;同时具有上述 3 个或 3 个以上因素的患者为高危患者,预后不佳,中位生存期仅 4 个月。根据不良因素的多少将 mRCC 危险分组修改为低中危(0～2 项)和高危(≥3 项)两组来指导临床靶向药物的选择。

【治疗原则】

1.基本原则

根治性手术仍是唯一根治 RCC 的治疗手段,对身体状况好的Ⅰ、Ⅱ、Ⅲ期局限期患者应尽可能行根治性肾切除术。Ⅳ期患者主要采用内科药物治疗,部分可合并减瘤性肾切除手术。

2.外科手术治疗

外科手术是局限性 RCC 的唯一有效治疗手段。

对于临床诊断为ⅠA 期患者,2011 年 NCCN 指南推荐进行保留肾单位手术(NSS);指南还推荐了热消融治疗,主要是考虑其侵袭性更小,同时远处无复发生存与传统手术相似。

预期生存期短或合并症多导致手术风险较大的局限性肾肿瘤患者,应首选密切观察,部分局限性肾肿瘤患者也可考虑接受密切观察而暂缓手术。

对于肿瘤位于肾中部等无法进行 NSS 的患者应考虑根治性肾切除术(RN)。

　　无论是 NSS 还是 RN，均为ⅠB 期患者的标准治疗推荐。而对于Ⅱ、Ⅲ期患者则一致推荐 RN。根治性肾切除包括肾周筋膜、肾周脂肪、区域淋巴结和同侧肾上腺的切除。淋巴结切除并非治疗目的而是提供预后信息，因尽管行受累淋巴结切除，但随后常出现复发或远处转移。同侧肾上腺切除限于肾上极巨大病变和（或）CT 肾上腺异常的患者。如肿瘤侵犯下腔静脉首选根治性肾切除，长期生存率约 50%。

　　部分Ⅳ期患者仍可从手术中获益。初诊时发现可切除的原发肾肿瘤合并孤立转移灶的患者、根治性肾切除后出现孤立复发或转移灶的患者都是原发灶和转移灶进行手术切除的适宜人群。对于原发灶可切除同时伴有多发转移灶的患者，指南推荐在全身系统治疗前进行减瘤性肾切除术，仅有肺转移、预后良好、PS 评分好的患者最有可能从中获益。而对于伴有原发病灶所致的血尿或其他症状的转移性患者，如有手术可能，可进行姑息性肾切除术。

　　3.肿瘤内科治疗

　　(1)肾癌的术后辅助治疗：多项随机研究显示，细胞因子(IL-2、IFN-α)术后辅助治疗并未带来 RFS 和 OS 的延长。对于肾切除术后包括原发灶及孤立转移灶完全切除后达到无瘤状态的患者，观察和术后随访仍是这些患者的标准术后选择。

　　(2)复发或不可切除的透明细胞为主型 RCC 的一线治疗：IL-2 以及 IFN-α 治疗转移性透明细胞为主型 RCC(ccRCC)所报道的客观缓解率(ORR)在 5%～27% 之间，但具有较高的毒性。高剂量 IL-2 治疗在一小部分 RCC 患者中获得了长期 CR 或 PR，而 IFN-α 获得的持续 CR 非常少。因此 NCCN 专家组仍推荐高剂量 IL-2 作为 PS 评分好、脏器功能正常的转移性 ccRCC 患者的一线治疗选择之一。

　　多项临床研究的进展使分子靶向药物治疗已成为 RCC 主要的一、二线治疗。

　　舒尼替尼是多靶点激酶抑制剂，抑制靶点有 PDGFRa、PDGFRp、VEGFR1、VEGFR2、VEGFR3、c-KIT、Flt3、CSF-1R 和 RET。

　　舒尼替尼 vsIFN-α 一线治疗转移性 RCC(mRCC)的大型(750 例患者)多中心临床试验结果：舒尼替尼组显著获益，PFS(11 个月 vs 5 个月)，ORR(31% vs 6%)，OS(26.4 个月 vs 21.8 个月)。

　　AVOREN 和 CALGB90206 研究奠定了贝伐珠单抗＋IFN-α 一线治疗 mRCC 的地位，贝伐珠单抗＋IFN-α 对比单药 IFN-α 的 PFS 长(10.2 个月 vs 5.4 个月和 8.5 个月 vs 5.2 个月)、ORR 高(30.6% vs 12.4% 和 25.5% vs 13.1%)，提示贝伐珠单抗联合 IFN-α 具有更好的疗效，尽管 OS 差异无统计学意义(23.3 个月 vs 21.3 个月和 18.3 个月 vs 17.4 个月)。

　　帕唑帕尼对比安慰剂一线治疗 mRCC 的国际多中心临床研究中，PFS 分别为 11.1 个月和 2.8 个月，ORR 分别为 30% 和 3%，两者均有显著性差异。

　　以上三个方案均被 NCCN 专家组作为 mRCC 患者一线治疗的 1 类治疗推荐。

　　ARCC 研究将 626 例初治的高危 mRCC 患者随机分为三个治疗组：IFN-α 组、替西罗莫司组、替西罗莫司＋IFN-α 组。结果替西罗莫司组 OS 比 IFN-α 组延长(10.9 个月 vs 7.3 个月)，两者的 PFS 分别为 5.5 个月和 3.1 个月。而联合治疗组并未提高 PFS 和 OS，而毒性增加。NCCN 将 mTOR 抑制剂替西罗莫司作为 mRCC 高危患者一线治疗的 1 类推荐。

　　(3)复发或不可切除的透明细胞为主型 RCC 的二线治疗：TARGET 研究索拉非尼或安慰剂作为二线治疗选择(绝大多数经细胞因子一线治疗)，结果两组的 PFS 分别为 5.9 个月和 2.8 个月。Stemberg 等进行的帕唑帕尼对比安慰剂的Ⅲ期研究，部分细胞因子失败后二线治疗患者中，帕唑帕尼组与安慰剂组的 PFS 分别为 7.4 个月和 4.2 个月。Motzer 等进行舒尼替尼二线治疗细胞因子失败后的 mRCC 患者也获得了 PFS 的获益。故指南将上述 TKI 类药物均作为细胞因子失败后的后续治疗 1 类推荐。

　　RECORD.1Ⅲ期研究 mTOR 抑制剂依维莫司二线治疗经 TKI 一线治疗 mRCC 的患者，对比了依维莫司与安慰剂治疗舒尼替尼或索拉非尼失败的 410 例 mRCC 患者的疗效,两组的 PFS 分别为 4.9 个月和 1.9 个月,因此依维莫司成为一线 TKI 失败后的二线治疗 1 类推荐。

我国目前已上市舒尼替尼、索拉非尼、贝伐珠单抗。

(4)复发或不可切除的非透明细胞为主型 RCC 的治疗:ARCC 研究中亚组分析显示替西罗莫司对非透明细胞癌也同样有效,尤其是高危的非透明细胞癌患者。NCCN 指南将替西罗莫司作为高危非透明细胞癌患者的 1 类治疗推荐。

非透明细胞癌患者还能够从舒尼替尼或索拉非尼治疗中获益(2A 类推荐)。

美国西南肿瘤协作组(SWOG)Ⅱ期临床研究中厄洛替尼(3 类推荐)治疗乳头状 RCC 获得了 11% 的 ORR 和 64% 的疾病控制率(DCR),且 OS 达到 27 个月。

吉西他滨联合多柔比星治疗伴有肉瘤样分化的 RCC 获得了一定的疗效,也被 NCCN 指南作为唯一化疗方案的推荐(3 类证据)。

支持治疗仍是转移性肾癌的主要治疗手段,包括孤立脑转移灶,脊髓压迫或承重骨骨折的手术;姑息性放疗合并双磷酸盐治疗疼痛性骨转移等。

【随访/监测】

对Ⅰ～Ⅲ期患者应在 2 年内每半年随访监测,此后 5 年内每年随访,随访内容包括体格检查、生化检查、胸腹 CT 或胸片、腹部 B 超。

(陈荣辉)

第二节　膀胱癌的放射治疗

【治疗原则】

1.非肌层浸润性膀胱癌

包括 Tis、Ta、cT_1,治疗目的为控制局部肿瘤,防止肿瘤复发和进展,多以保存膀胱的保守治疗为主,即行经尿道膀胱肿瘤切除术(TURBT),可根据肿瘤的分期选择辅助治疗。

(1)Tis:及时行根治性膀胱切除术通常可以治愈,但大多数患者和泌尿科医生更愿意选择保留膀胱的初始治疗,NCCN 推荐 TURBT 后行膀胱内灌注 BCG。

(2)cTa:对低分级肿瘤,观察或术后 24 小时内行膀胱内单药灌注化疗(不用免疫治疗)和(或)诱导性的膀胱内灌注化疗。术中有膀胱穿孔或术后明显血尿时不宜进行 24 小时内膀胱内灌注。对高分级肿瘤,应反复行 TURBT 至切除完全,此后可观察或膀胱内灌注(推荐 BCG 或丝裂霉素)。膀胱内灌注化疗可每周 1 次,共 4～8 周,随后每月 1 次,共 6～12 个月。BCG 灌注一般在 TURBT 术后 2 周开始,至少持续 1 年,常规治疗剂量为 120～150mg,预防剂量较低,为 60～85mg,主要副作用为膀胱刺激症状和流感样症状。

(3)cT_1:首次 TURBT 后 2～6 周内行再次 TURBT,对高分级者可以考虑膀胱全切。如果 TURBT 后,没有残余肿瘤,可行丝裂霉素膀胱内灌注;若有肿瘤残存,考虑膀胱内灌注 BCG 或膀胱切除术。

保留膀胱的初始治疗后,应坚持随访,2 年内每 3～6 个月进行一次膀胱镜检查及尿细胞学检查,此后可适当延长。若肿瘤为高分级,还应每 1～2 年对整个尿路进行一次影像学和肿瘤标志物的检查。随访过程中,若出现复发或肿瘤持续存在,则应根据临床特点选择相应治疗手段。

①膀胱镜检查阳性,行 TURBT,根据肿瘤及分级进行膀胱内灌注化疗,然后每 3 个月复查 1 次,此后

适当延长间隔。

②细胞学检查阳性,而影像学及膀胱镜检查阴性,则行膀胱内"多点"活检及前列腺活检。当活检阴性时,观察或者 BCG 维持治疗。当膀胱活检阳性时,先行 BCG 治疗,若能完全缓解,维持 BCG;若部分缓解,则行膀胱切除或改变膀胱内灌注药物或进行临床试验,若还是部分缓解,行膀胱切除术。进行膀胱检查的同时,还应该检查上尿路或考虑输尿管镜检查,除外其他尿路的肿瘤。

(4)若复发是在膀胱内灌注 BCG 或丝裂霉素后出现,不超过 2 个连续的周期,行 TURBT,若完全缓解,则维持 BCG 治疗;Tis 或 cTa,改变灌注药物或膀胱切除;cT_1,高分级,膀胱切除。

2.浸润肌层的膀胱癌

通过综合多种手段治疗、控制肿瘤,并尽可能保存膀胱。可以选择根治性膀胱切除术和保留膀胱的综合治疗两种方式。对 cT_2、cT_3、cT_4a、cT_4b 的患者,应行腹部和盆腔的 CT 或 MRI 检查,了解有无淋巴结转移。如果影像学检查发现异常淋巴结,考虑行淋巴结活检,活检阴性按 N_0 处理,若活检阳性,则为远处播散性膀胱癌。

(1)对 cT_2N_0、cT_3N_0 的患者

①传统的治疗手段为根治性膀胱切除术。对 cT_2N_0 的患者可行新辅助化疗(顺铂为主的联合方案),对 cT_3N_0 的患者,则强烈建议以顺铂为主的联合新辅助化疗。若未行新辅助化疗且有高危病理因素($pT_{3\sim4}$,淋巴结阳性)的患者考虑行辅助化疗。

②保留膀胱的综合治疗既往认为保留膀胱的综合治疗的疗效不如根治性膀胱切除术,仅对部位合适、有实体瘤且不伴原位癌的对 cT_2N_0 的患者,可行部分膀胱切除术,术前应用顺铂为主的联合化疗,术后行辅助放疗或辅助化疗(若未行新辅助化疗,有高危病理因素如 $pT_{3\sim4}$、淋巴结阳性、切缘阳性、高分级时,应行辅助化疗)。

但是,2008 年来自英国的一项回顾性研究结果表明:接受根治性手术或根治性放疗的、有肌层侵犯的膀胱癌患者,5 年总生存率、疾病专项生存率和无原地转移生存率并无差异。2010 年他们进一步报道:接受两种治疗方式的有肌层侵犯的膀胱癌患者的 10 年总生存率分别为 22%(放疗)和 24%(根治性手术),两者并无统计学差异。

对 cT_2N_0、cT_3N_0 的患者,若需保留膀胱,可最大限度地在 TURBT 术后行同步放化疗。

对有广泛合并症或一般状况差的患者,可以仅行 TURBT 或者放疗±化疗或者单独化疗。

此两种情况应该考虑在放疗剂量达 40~50Gy 时、放疗结束时、放疗后 3 个月时进行评估,内容包括:膀胱镜、原有肿瘤区域活检或 TURBT、细胞学检查、腹盆腔影像学检查。若没有肿瘤,可以考虑观察,或者将放疗剂量提高到 66Gy 同时考虑辅助化疗。若残余肿瘤,可切除者行膀胱切除术,不可切除者或者不宜手术者,考虑完成放疗,同时使用化疗增敏和(或)化疗。

(2)对 cT_4aN_0、cT_4bN_0 的患者

行化疗或化疗+放疗,或膀胱切除±化疗(仅对选择性的 cT_4a)。每 2~3 个周期化疗后使用膀胱镜、TURBT 和影像学检查腹盆腔。若无肿瘤,考虑巩固性化疗±放疗或膀胱切除术;若有肿瘤,化疗±放疗或改变化疗方案或行膀胱切除术。

3.远处播散型膀胱癌

有转移的患者,对有异常酶或骨征象和症状的患者进行骨扫描、胸部 CT 或 MRI 检查、肌酐清除率检查。若只有淋巴结转移,考虑淋巴结活检,淋巴结活检阳性时,考虑化疗或化疗+放疗,此后使用膀胱镜、TURBT 和影像学检查腹盆腔,若无肿瘤,观察或放疗加量或行膀胱切除术;若肿瘤残存,按复发或持续存在的疾病治疗。若有其他部位转移,行化疗。

【禁忌证与适应证】

1.适应证

(1)放疗通常用于医学上不能手术、拒绝膀胱切除术或疾病进展到不能手术切除的患者。包括术前放疗、根治性放疗、术中放疗、术后放疗、组织间近距离放疗、同步放化疗等。

(2)膀胱根治性放疗目前很少单独使用,适用于病变范围广且伴有其他疾病而不能手术治疗的患者。

(3)术前放疗推荐用于大肿瘤(≥4cm)或肿瘤浸润深(T_3和可切除的T_4)或高分级的病变,因为这些病例肿瘤的分期被低估的风险较高。接受了术前放疗(45～50Gy)的患者,通常不行淋巴结清扫术。如果未接受术前放疗或只接受低剂量(例如,20Gy)术前放疗,一般在肿瘤侵犯肌层时进行淋巴结清扫术。考虑对侵袭性肿瘤节段性膀胱切除术前行低剂量的术前放疗。

(4)术后放疗适用于病变范围广、手术未能彻底切净及盆腔淋巴结有转移或肿瘤播散种植者。

(5)组织间近距离照射可以单独使用,或联合低或中等剂量外照射,适于肿瘤单发或直径小于5cm的T_2～T_{3a}、膀胱容量正常、一般情况可以接受耻骨上膀胱切除术的患者。

(6)鼓励放疗前化疗或同步放化疗以增加细胞毒作用,而且并不比单独放疗增加毒性。低到中度肾功能的患者可以使用同步5-FU和丝裂霉素C来代替顺铂。

2.禁忌证

膀胱排泄功能障碍或失禁、挛缩性膀胱的患者不适合放疗。一般不应用于复发的T_a～T_1或者弥漫的Tis患者。有肾盂积水或有广泛侵入性原位癌的患者放疗效果不佳。

【放疗方法及实施】

1.固定及定位前准备

取平卧位,可用腹膜固定。模拟定位时,排出膀胱内尿液,注入30ml造影剂和10～30ml空气充盈膀胱,直肠内灌注适量稀钡。NCCN推荐定位及治疗时排空膀胱。

2.定位及靶区勾画

(1)普通放疗:全骨盆照射野:首选盒式四野照射技术,侧野多用楔形板,亦可采用前后对穿、旋转或三野照射等。上界通常在骶髂关节中,有时在L5～S1交界处,取决于病变的侵袭范围。下界通常在闭孔下缘。除非有膀胱颈的弥漫受侵或尿道前列腺原位癌时,照射野外扩至坐骨粗隆底部。前后野左右边界(包括区域淋巴结):真骨盆外1.5cm。侧野:前界在膀胱的前面,后界设在膀胱后壁后方至少3cm处。如果肿瘤向后延伸超出膀胱壁,后界设在经触诊或CT扫描确定的肿块后3cm,排除后面一半直肠。缩野后的照射野:全膀胱外放2cm(亦可小野仅照射肿瘤:初始肉眼可见肿瘤体积,外放2cm)。

(2)三维适形放疗(3D-CRT)和调强放射治疗(IMRT):照射的范围同普通放疗。CTV:整个膀胱加或不加盆腔淋巴结引流区,包括膀胱周围、髂内、闭孔、髂外、骶前淋巴结。GTV:初始肉眼可见膀胱肿瘤。危及器官:直肠、小肠、股骨头。

3.治疗剂量

(1)根治性放疗及术后放疗剂量:普通放疗:初始大野照射45～50Gy。肿瘤区或残存肿瘤区缩野加量至60～80Gy。缩野时至少有一个照射野将膀胱的正常区域排除在外。三维适形放疗(3D-CRT)和调强放射治疗(IMRT):CTV,40～45Gy。GTV,66Gy。危及器官:直肠、小肠、股骨头,加量时尽量将膀胱的正常区域放在高剂量区外。

术前放疗:20～45Gy。美国通常使用的术前放疗的剂量为30Gy/10f/2周或者为44Gy/22f/4～5周,2～4周后行膀胱切除术。

(2)保留膀胱的综合治疗:对肉眼可见的肿瘤进行TUR、新辅助化疗2个周期(MCV,甲氨蝶呤,顺铂和长春新碱),然后行盆腔同步放化疗(39.6~45.0Gy,1.8Gy/次,顺铂),重新分期,如果活检阴性,采用小的照射野进行巩固性放化疗(总剂量 64.8~68.4Cy)。

姑息治疗受侵范围加足够的边界,给予 40~50Gy。

【疗效及毒性】

1.疗效

保留膀胱的综合治疗与根治性膀胱切除术的 5 年、10 年生存率相当(同步使用每天 2 次超分割放疗和顺铂、紫杉醇化疗,然后在 TURBT 术后使用吉西他滨和顺铂的辅助化疗),45%~50%患者保留了足够的膀胱功能。有肌层侵犯的膀胱癌患者的 10 年总生存率分别为 22%(放疗)和 24%(根治性手术),无显著统计学差异。有报道称经过经尿道手术、化疗和放疗后的膀胱癌患者 5 年生存率为 38%~43%,而仅接受保守性手术及全身化疗的患者 5 年生存率为 20%。

$T_{2\sim4a}$膀胱癌患者接受术前照射 40Gy+膀胱切除术和放疗 60Gy+必要时膀胱切除,生存率无明显差异。

侵及肌层的膀胱癌接受放化疗伴或不伴新辅助 MCV 方案化疗的患者有膀胱功能的 5 年生存率分别为 36%和 40%。MCV 新辅助化疗未显示出生存方面或消除局部肿瘤方面的获益。

TUR 治疗、2 个周期 MCV 方案的新辅助化疗和同步放化疗(顺铂和全骨盆照射剂量为 39.6Gy)的膀胱癌患者,临床完全缓解和无缓解但是不适合手术的患者接受了同步化疗和肿瘤推量至总剂量 64.8Gy 的治疗,未达到完全缓解的患者以及不能耐受诱导化疗和放疗的患者马上进行了根治性膀胱切除术。5 年总生存率为 52%,疾病专项生存率为 60%,保留了完整膀胱的 5 年总生存率为 43%。

2.治疗毒性

根治性放疗后并发症的发病率主要是膀胱(8%~10%)、直肠(3%~4%)或者小肠(1%~2%)。常见的急性副反应包括放射性膀胱炎和腹泻,采用非那吡啶和芬诺酯/硫酸阿托品(止泻宁)或洛哌丁胺(易蒙停)治疗。由延迟的放疗并发症引起的死亡率为 1%。1%的患者出现膀胱挛缩。

【操作注意事项】

(1)除非照射的是整个盆腔,根据一次静态 CT 模拟扫描所决定的膀胱的体积并不能够代表几个星期疗程中膀胱的照射野大小。

(2)根据需要选择膀胱充盈度对大多数患者,需照射整个膀胱±区域淋巴结时,可选择空虚状态。而缩野照射肿瘤时,往往选择充盈状态,这有助于保护膀胱或小肠。

(3)前列腺和精囊限制了膀胱剂量的提高。对 IMRT 通过优化可以提高膀胱剂量。

(4)首选使用高能量光子治疗(如 10~20MV)。

(5)鼓励患者饮用大量液体。

(田　丹)

第三节　前列腺癌

【临床概述】

前列腺癌是典型的老年病,50 岁以前发病率极低,80 岁为发病高峰。在美国,已经超过肺癌成为男性第一高发肿瘤,占 2009 年男性新发癌症的 25%,2009 年有超过 19 万的新发病例及超过 25000 的死亡病例。发病率有明显种族差异,美国黑人最高,白人次之,亚裔最低。我国属传统的低发病率国家,但随着我国社会老龄化提早来临,我国人均寿命的延长(男性 70 岁),加上饮食高脂化和西方化,以及前列腺癌早期筛查和诊断水平提高,前列腺癌在中国发病率有逐年增长趋势。

致病因素未明确,已知与多种因素相关。重要的因素之一是遗传,与遗传因素有关的前列腺癌发病年龄提前。高动物脂肪饮食是另一个重要的危险因素。阳光暴露与前列腺癌发病率呈负相关,阳光可增加维生素 D 的水平,可能是前列腺癌的保护因子。在前列腺癌低发的亚洲地区,绿茶的饮用量相对较高,绿茶可能为前列腺癌的预防因子。

【临床表现】

血清 PSA 的广泛应用后,无临床症状仅活检阳性的局限期前列腺癌多见。一般发展较慢,而随着肿瘤的进展,直到中晚期才表现出临床症状,可概括为两大类,即局部压迫浸润症状和肿瘤转移引起的症状。

1.局部压迫、浸润症状

肿瘤侵犯或阻塞尿道、膀胱颈时,则会发生类似下尿路梗阻或刺激症状,如尿频、尿急、夜尿、尿不尽感,严重者可能出现急性尿潴留;局部进展后因压迫前列腺周围组织中与射精功能相关的神经血管束可引起勃起功能障碍,癌肿侵犯外括约肌可引起尿失禁,血尿、血性精液少见。压迫神经,可引起会阴部疼痛,并可向股部放射。肿瘤压迫直肠可引起排便困难或肠梗阻。

2.转移症状

盆腔淋巴结转移可引起双下肢水肿;腹膜后淋巴结转移可压迫输尿管引起肾积水,影响肾功能甚至导致尿毒症,表现为腰痛以及少尿症状;前列腺癌易发生骨转移,常发生于骨盆、脊椎骨,可引起骨骼疼痛、病理性骨折、贫血、脊髓压迫导致下肢瘫痪等。

【诊断要点】

直肠指检联合 PSA 检查是目前公认的早期发现前列腺癌最佳的初筛方法。

1.直肠指检(DRE)

大多数前列腺癌起源于前列腺的外周带,DRE 对前列腺癌的早期诊断和分期都有重要价值,前列腺坚硬、有结节、形态不规则应高度怀疑为前列腺癌。考虑到 DRE 可能影响前列腺特异性抗原(PSA)值,应在 PSA 抽血后进行 DRE。

2.PSA 检查

PSA 作为单一检测指标,与 DRE、经直肠超声(TRUS)比较,具有更高的前列腺癌阳性诊断预测率,同时可以提高局限性前列腺癌的诊断率和增加前列腺癌根治性治疗的机会。

国内经专家讨论达成共识,对 50 岁以上有下尿路症状的男性进行常规 PSA 和 DRE 检查,对于有前列腺癌家族史的男性人群,应该从 45 岁开始定期检查、随访。

血清总 PSA(tPSA)>4.0ng/ml 为异常。对初次 PSA 异常者建议复查。中国人前列腺癌发病率低,PSA 4～10ng/ml 构成了进行前列腺癌判定的灰区,在这一灰区内应参考以下 PSA 相关变数:①游离 PSA(fPSA),当血清 tPSA 介于 4～10ng/ml 时,fPSA 水平与前列腺癌的发生率呈负相关,国内推荐 fPSA/tPSA>0.16 为正常值;②PSA 密度(PSAD):即血清总 PSA 值与前列腺体积的比值。前列腺体积是经直肠超声测定计算得出。PSAD 正常值<0.15;③PSA 速率(PSAV):即连续观察血清 PSA 水平的变化,其正常值为<0.75ng/(ml·年)。

3.TRUS

在 TRUS 引导下在前列腺及其周围组织寻找可疑病灶,初步判断肿瘤的体积。但 TRUS 在前列腺癌诊断特异性方面较低,在 TRUS 引导下进行前列腺系统性穿刺活检,是前列腺癌诊断的主要方法。

4.前列腺穿刺活检

前列腺系统性穿刺活检是诊断前列腺癌最可靠的检查。

5.前列腺癌的其他影像学检查

CT、MRI检查可以发现肿瘤邻近组织和器官的侵犯及盆腔内转移性淋巴结肿大,目的主要是协助临床医师进行肿瘤的临床分期。影像学检查 TRUS、CT、MRI 等在前列腺癌的诊断方面都存在局限性,磁共振波谱(MRS)在前列腺癌诊断中有一定价值。最终确诊还需要前列腺穿刺活检取得组织学诊断。前列腺癌最常见的远处转移部位是骨骼,全身骨核素扫描比常规 X 线片提前 3～6 个月发现骨转移灶,敏感性较高但特异性较差。

【病理分级】

在前列腺癌的病理分级方面,目前最常使用 Gleason 分级系统,更准确地判断预后。前列腺癌组织被分为主要分级区(指最占优势面积的生长方式)和次要分级区(指不占主要面积但至少占5%以上面积的生长方式),每区的 Gleason 分值为1～5,Gleason 评分是将主要分级区和次要分级区的 Gleason 分值相加,形成癌组织分级常数。

【分期及预后分层】

前列腺癌的病程呈多样化,部分进展缓慢,部分则快速进展。前列腺癌分期和预后分层的目的就是评估预测前列腺癌的进展风险,指导选择治疗方法和评价预后。2010 年 AJCC 的 TNM 分期系统(第 7 版)。

原发肿瘤(T)

临床	病理(pT)*
T_x:原发肿瘤不能评价	pT_2*:局限于前列腺
T_0:无原发肿瘤证据	pT_{2a}:肿瘤限于单叶的 1/2
T_1:不能被叩及和影像发现的临床隐匿肿瘤	pT_{2b}:肿瘤超过单叶的 1/2 但限于该单叶
T_{1a}:偶发肿瘤体积＜所切除组织体积的 5%	pT_{2c}:肿瘤侵犯两叶
T_{1b}:偶发肿瘤体积＞所切除组织体积的 5%	pT_3:突破前列腺
T_{1c}:穿刺活检发现的肿瘤(如由于 PSA 升高)	pT_{3a}:突破前列腺或者膀胱颈部镜下侵犯
T_2:局限于前列腺内的肿瘤	pT_{3b}:侵犯精囊
T_{2a}:肿瘤限于单叶的 1/2($\leqslant$1/2)	pT_4:侵犯膀胱和直肠
T_{2b}:肿瘤超过单叶的 1/2 但限于该单叶(1/2-1)	
T_{2c}:肿瘤侵犯两叶	
T_3:肿瘤突破前列腺包膜#	
T_{3a}:肿瘤侵犯包膜(单侧或双侧)	
T_{3b}:肿瘤侵犯精囊	
T_4:肿瘤固定或侵犯除精囊外的其他邻近组织结构,如膀胱、肛提肌和(或)盆壁	

区域淋巴结(N)▲

临床	病理
N_x:区域淋巴结不能评价	pN_x:无区域淋巴结取材标本
N_0:无区域淋巴结转移	pN_0:无区域淋巴结转移
N_1:区域淋巴结转移	pN_1 区域淋巴结转移

远处转移（M）★

M_0：无远处转移

M_1：远处转移

M_{1a}：有区域淋巴结以外的淋巴结转移

M_{1b}：骨转移

M_{1c}：其他器官组织转移

注：*：穿刺活检发现的单叶或两叶肿瘤，但临床无法叩及或影像不能发现的定为 T_{1c}；#：侵犯前列腺尖部或前列腺包膜但未突破包膜的定为 T_2，非 T_3；▲：不超过 0.2cm 的转移定为 pN_1mi；★：当转移多于一处，为最晚的分期

M 分期主要针对骨骼转移，骨扫描，MRI、X 线检查是主要的检查方法。尤其对病理分化较差（Gleason 评分>7）或 PSA>20ng/ml 的患者，应常规行骨扫描检查。

预后风险按照 T 分期、PSA 值和 Gleason 评分分为极低危、低危、中危和高危。前列腺癌的 T 分期是根据 AJCC 发布的 TNM 标准按肿瘤浸润的范围进行分期；PSA 值分为三个分层：<10ng/ml、10～20ng/ml 和>20ng/ml；根据 Gleason 评分标准，Gleason 评分越高，肿瘤恶性度越高，复发风险越高。Ⅰ期为低复发风险，ⅡA 期为中等复发风险，ⅡC 及Ⅲ期为高复发风险。见表 13-1。

表 13-1 前列腺癌 TNM 分期组别/预后*

分期	原发肿瘤（T）	局部淋巴结（N）	远处转移（M）	PSA	Gleason
Ⅰ	$T_{1a\sim c}N_0$	M_0	PSA<10	Gleason≤6	
	T_{2a}	N_0	M_0	PSA<10	Gleason≤6
	$T_{1\sim 2a}$	N_0	M_0	PSAX	GleasonX
ⅡA	$T_{1a\sim c}$	N_0	M_0	PSA<20	Gleason7
	$T_{1a\sim c}$	N_0	M_0	PSA≥10 且<20	Gleason≤6
	T_{2a}	N_0	M_0	PSA≥10 且<20	Gleason≤6
	T_{2a}	N_0	M_0	PSA<20	Gleason7
	T_{2b}	N_0	M_0	PSA<20	Gleason≤7
	T_{2b}	N_0	M_0	PSAX	GleasonX
ⅡB	T_{2c}	N_0	M_0	任何 PSA	任何 Gleason
	$T_{1\sim 2}$	N_0	M_0	PSA≥20	任何 Gleason
	$T_{1\sim 2}$	N_0	M_0	任何 PSA	Gleason≥8
Ⅲ	$T_{3a\sim b}$	N_0	M_0	任何 PSA	任何 Gleason
Ⅳ	T_4	N_0	M_0	任何 PSA	任何 Gleason
	任何	N_1	M_0	任何 PSA	任何 Gleason
	任何	任何	M_1	任何 PSA	任何 Gleason

注：若无 PSA 或 Gleason 评分值，预后分层由可得到的 T 分期和（或）Gleason 评分决定

【治疗原则】

根据患者的年龄、一般状况、疾病病期进行治疗，2011 年 NCCN 指南建议规范化的初始治疗。前列腺癌的初始治疗包括积极监测、前列腺癌根治术、放疗和雄激素剥夺治疗（ADT）。

1.局限期前列腺癌的治疗

局限期前列腺癌指肿瘤局限于前列腺，无淋巴结转移或远处转移。根据 PSA 水平、Gleason 评分和 T

分期,可将局限期前列腺癌分成极低危和低危(预后好)、中危(预后中等)和高危(预后不良)三组。

前列腺癌多发于高龄男性,年老体弱外,常伴有其他严重疾病,因此在计划和决策前列腺癌初始治疗前,应完善老年学的评估。

(1)延迟治疗:包括观察等待、积极监测。前者适用于预期寿命很短,不愿意接受治疗的患者。积极监测适用于能进行根治性治疗的低危肿瘤患者,积极监测又称等待或期待疗法,是指积极监测疾病进程,包括每 6 个月查 PSA、每 12 个月直肠指检、直至每 12 个月进行复查穿刺活检的监测,以便及早发现疾病进展,早期干预。

NCCN 在 2011 年前列腺癌临床实践指南更新中,推荐以积极监测作为 2 个患者群体的唯一初始治疗,这 2 个群体为低危且预期寿命短于 10 年、极低危并且预期寿命短于 20 年。

(2)根治性前列腺切除术:主要适用于临床分期为 $T_1 \sim T_{2c}$ 的局限性前列腺癌患者,同时要求健康状况良好,预期寿命在 10 年以上。少部分应用于分化好或分化中等的 T_3 期肿瘤。

(3)放射治疗:外照射放疗是前列腺癌的重要治疗手段之一,近年使用 3D-CRT 和 IMRT 技术与常规放射治疗相比,不仅能提高肿瘤区域照射剂量,提高肿瘤局部控制率和患者无生化失败生存率,还能改善剂量分布,降低正常组织受照射体积和剂量,更好地保护了盆腔正常组织(膀胱和直肠),减少治疗相关毒副作用。

(4)粒子植入放疗:适用于 $cT_{1c} \sim T_{2a}$ 期、Gleason 评分 2～6 分、PSA<10ng/ml 的低危患者,治疗效果与手术相当。缺点是需要全麻并可出现急性尿潴留。适应证为:低危患者;对于中危患者,需与外照射放疗和雄激素剥夺治疗配合;对于高危选择性病例,可配合外照射放疗和雄激素剥夺治疗。

2011 年 NCCN 指南中指出,对于低危患者,外照射、粒子植入放疗和根治性手术疗效相当;对于中危(预后中等)、高危(预后不良)放射治疗联合内分泌治疗的综合方案是此类患者的首选。对于中危患者,外照射和手术效果相当,而单纯粒子植入放疗效果较差,应用时需合并外照射。对于高危和 $T_{3\sim4}$ 期患者,应选择外照射加内分泌治疗,而不是手术治疗。临床上 $T_{1\sim2}N_0M_0$ 期前列腺癌根治术后,如果患者手术切缘阳性、前列腺包膜外受侵或精囊腺受侵,应予以术后辅助放疗以改善预后。对所有高危患者应给予内分泌治疗。

2.局部晚期前列腺癌的治疗

局部晚期前列腺癌患者,包括 $T_{3b} \sim T_4$ 患者,首选放射治疗联合内分泌治疗的综合方案,2011 版 NCCN 指南推荐 ADT 的治疗时间由相对较短的 4～6 个月延长至 2～3 年,且仍按照原方案与放疗联合应用。

3.转移性前列腺癌的治疗

发现转移性病变提示疾病不可治愈。骨为常见的转移部位,综合治疗的应用十分重要。内分泌治疗可延缓病变的进展,但是终末期病变通常对内分泌治疗抗拒,患者多在 1～2 年内死亡。

(1)内分泌治疗

1)去势治疗:一般使用黄体生成素释放激素(LHRH)类似物(药物去势)或双侧睾丸切除(手术去势)来实现,二者作用相当,前者具有患者选择优势、可逆、心理和生理的微创性、可长期或间歇使用、明显提高生活质量等优点。常规用于联合根治性放疗治疗中高危局限期或局部进展期前列腺癌,也是晚期前列腺癌的一线治疗方法,初始治疗有效率可达 80%,但最终会复发,治疗并发症包括潮热、性欲减退、情绪变化、代谢变化、骨质疏松和骨折的危险性增加。

2)抗雄激素治疗:雄激素拮抗剂直接同雄激素受体结合,是双氢睾酮的竞争性抑制剂。目前常用非类固醇雄激素拮抗剂,主要有三种化合物,即氟他胺、尼鲁米特和比卡鲁胺(康士得)。其不良反应有:消化道症状如恶心、呕吐、腹泻,乳房女性化,长期应用对肝功能有损害。

由于在 LHRH-α 治疗的前 2 周睾酮水平升高,会使患者症状加重,酸性磷酸酶(PAP)水平也随之升高,严重者可因脊髓压迫而死亡,因此在治疗早期应仔细监测患者病情,最好在 LHRH-α 治疗前 1 周或治疗的同时加用抗雄激素药物,以预防生化指标和临床症状反弹,尤其是有严重转移的前列腺癌患者。

ASCO 建议首选药物去势,当患者更关注自己的性生活时可考虑单一的非类固醇抗雄激素治疗;在患者充分了解全雄激素阻断治疗(MAB)存在潜在的生存率提高和可能更多的并发症后可考虑行此治疗。若进展到雄激素非依赖性,可考虑二线内分泌治疗,如雌激素、孕激素类、酮康唑、肾上腺皮质激素或者改 MAB 为单一用药,往往先停用抗雄激素药物。

(2)全身化疗:内分泌治疗中位敏感期一般为 18～24 个月。发展为激素抵抗后,中位生存期仅 12 个月。在发生激素非依赖早期二线内分泌治疗仍有效,称为雄激素非依赖性前列腺癌(AIPC),而对二线内分泌治疗无效或治疗期间病变继续发展称激素抵抗性前列腺癌(HRPC)。全身化疗主要用于激素抵抗性前列腺癌。

TAX327 临床试验证实了多西他赛联合泼尼松(强的松)较米托蒽醌联合泼尼松治疗获得更长的生存时间,延长 25%,中位生存期分别为 19.2 个月和 16.3 个月。推荐方案为多西他赛 $75mg/m^2$,d1,每 3 周 1 次,联合泼尼松 5mg PO Bid,d1～21,每 21 天为 1 疗程。

SWOG9916 临床试验比较了多西他赛联合雌二醇氮芥与米托蒽醌联合泼尼松的疗效差异。推荐方案为多西他赛 $75mg/m^2$,d1,每 3 周 1 次静脉滴注,联合雌二醇氮芥 280mg,d1～5,每日 2 次口服,每 21 天为 1 疗程。两组中位生存期分别为 17.5 个月和 15.6 个月,多西他赛联合雌二醇氮芥使患者生存时间延长了 20%。

多西他赛失败后难治性前列腺癌又有新的化疗选择,一项Ⅲ期临床研究表明,与标准米托蒽醌相比,Cabazitaxel 二线化疗可以提高 30% 的生存率。

(3)综合、支持治疗:姑息对症治疗贯穿于晚期患者治疗的始终。对骨转移癌痛患者除给予内分泌或化学治疗外,可辅以包括双膦酸盐和局部放疗、放射性核素治疗。前列腺癌骨转移大多为成骨性,其机制为成骨和溶骨过程失调引起,唑来膦酸多项研究发现可预防、治疗和延缓前列腺癌骨相关事件的发生。

近年来,新药的开发利用,靶向药物治疗及抗血管治疗、基因治疗、免疫治疗等的进展,将为前列腺癌,特别是中晚期去势复发前列腺癌的治疗提供新的选择和希望。

(陈荣辉)

第四节　睾丸肿瘤

【临床概述】

睾丸肿瘤是一种少见肿瘤,2009 年美国估计新诊断睾丸癌患者 8400 例。生殖细胞肿瘤(GCT)占睾丸恶性肿瘤的 95%,原发于睾丸外的 GCT 少见,按睾丸 GCT 处理。尽管 GCT 少见,仅占人类所有恶性肿瘤的 2%,但却是 15～34 岁年龄段男性最常见实体瘤。在过去 40 年中,睾丸肿瘤全世界发病率增长了一倍多,但由于肿瘤标志物及 CT 等影像检查的发展使肿瘤得以早期诊断,以及进展期根治性化疗的应用,死亡率显著下降。

目前已确定了导致 GCT 发生的几项危险因素,包括 GCT 既往史、阳性家族史、隐睾症、睾丸发育不全以及 Klinefelter 综合征。GCT 的发生有明显的人种和地域的差异。据报道发生率最高的是丹麦和瑞典[6.2～8.84/(10 万·年)]。睾丸肿瘤的家族聚集性已有报道,患 XY 性腺发育不全的患者发生睾丸肿瘤的危险增加。

GCT 分为精原细胞瘤与非精原细胞瘤。约 45％的 GCT 是纯精原细胞瘤。40％为非精原细胞性生殖细胞肿瘤(NSGCT),15％为混合性肿瘤。精原细胞瘤是 GCT 中最常见的类型,发病中位年龄为 35 岁。NSGCT 占所有 GCT 的 40％,发病中位年龄为 25 岁。在 WHO 分类系统中,NSGCT 包括胚胎癌、绒毛膜上皮癌、卵黄囊瘤以及畸胎瘤等多种肿瘤类型。畸胎瘤根据其体细胞分化情况,分为成熟型或非成熟型。畸胎瘤组织类型偶会表现为与体细胞肿瘤相似,如肉瘤或腺癌,则定义为畸胎瘤伴恶性分化。

【临床表现】

睾丸肿瘤最常见的症状是无痛性睾丸肿大,睾丸有沉重和下坠感。45％的患者会有睾丸疼痛。部分患者出现发热、阴囊局部红肿痛,呈急性睾丸炎表现。淋巴引流区是 GCT 最常见的转移途径。睾丸的淋巴引流直接到达腹主动脉旁淋巴结,而盆腔和腹股沟淋巴结很少受侵(3％)。可以表现为腹部包块。NSGCT 最常见的血行转移部位是肺,也常见肝、骨、脑、肾和胃肠道转移,可表现出相应症状如背痛、呼吸困难等。不常见的症状包括男性乳房发育、女性化、睾丸萎缩及不育等。查体可发现睾丸肿大,表面光滑或睾丸内有数个增大的结节,质硬,无弹性,有重坠感,透光实验阴性。

【诊断要点】

对睾丸肿大、沉重、质硬者要考虑睾丸肿瘤。

1.瘤标检测

包括 AFP、人类绒毛膜促性腺激素(β-hCG)、乳酸脱氢酶(LDH)。血 hCG 升高,绒癌者 100％增高;胚胎癌 40％升高;精原细胞瘤 5％～10％升高。血 AFP 升高,胚胎癌者 75％～90％升高;精原细胞瘤和绒癌 AFP 正常;诊断和治疗 GCT 时,检查 AFP、β-hCG 和 LDH 非常重要。精原细胞瘤未发现 AFP 升高,如升高,则提示有 NSGCT 成分存在。LDH 是 GCT 患者的一个独立的预后因素,约 60％的 NSGCT 和大部分晚期精原细胞瘤患者 LDH 升高。应多次复查瘤标以进行更准确分期,利用这些肿瘤标志物亦可以监测治疗效果。

2.影像检查

B 超示睾丸内占位性病变,腹膜后淋巴结转移情况,睾丸肿物更支持诊断。诊断分期检查包括胸部 X 线、腹盆腔 CT、胸部 CT,以了解腹膜后淋巴结转移或肺转移情况。如果出现转移的临床征象,还应行脑 MRI 和骨扫描。

3.手术探查

体格检查发现睾丸肿瘤并经超声证实后,应行根治性经腹股沟睾丸切除术,以明确诊断,亦是最重要的治疗。而对侧睾丸的经腹股沟开放性活检并非常规进行,除非存在隐睾或显著性萎缩。当存在可疑的睾丸内异常,如经超声确认低回声肿块或巨大钙化时则应行活检。相反,如除微小钙化之外未见其他异常则不必行睾丸活检。

【鉴别诊断】

应与附睾炎、鞘膜积液、精液囊肿、阴囊或睾丸血肿、附睾结核、腹股沟疝、睾丸梅毒等鉴别。

【分期与预后分层】

2010 年 AJCC 第 7 版睾丸癌 TNM 分期和睾丸癌分期组别及预后分层见表 13-2。推荐的分期系统包括了肿瘤侵犯部位和肿瘤标志物。

睾丸癌 TNM 分期

T:原发肿瘤[*]

pTx   原发肿瘤不能评价

pT_0 无原发肿瘤证据(如睾丸组织学为瘢痕)

pTis   曲精小管内 GCT(原位癌)

pT_1 肿瘤限于睾丸和附睾,无血管/淋巴管受侵;肿瘤侵入白膜,但未侵犯睾丸鞘膜

pT_2 肿瘤限于睾丸和附睾,伴血管/淋巴管受侵;或肿瘤穿透白膜侵犯睾丸鞘膜

pT_3 肿瘤侵犯精索,伴或不伴血管/淋巴管受侵

pT_4 肿瘤侵犯阴囊,伴或不伴血管/淋巴管受侵

N:区域淋巴结,临床分期

Nx   区域淋巴结不能评价

N_0 无区域淋巴结转移

N_1 单个淋巴结转移,最大径≤2cm,或多个淋巴结转移,最大径均未超过 2cm。

N_2 单个淋巴结转移,最大径>2cm 且≤5cm,或多个淋巴结转移,其中任何一个最大径>2cm 且≤5cm

N_3 转移淋巴结最大径>5cm

pN:区域淋巴结,病理分期

pNx   区域淋巴结不能评价

pN_0 无区域淋巴结转移

pN_1 单个淋巴结转移,最大径≤2cm,或阳性淋巴结数不超过 5 个,最大径均未超过 2cm

pN_2 单个淋巴结转移,最大径>2cm 且≤5cm,或阳性淋巴结数超过 5 个,最大径均未超过 5cm;或有证据表明肿瘤已侵出淋巴结外

pN_3 转移淋巴结最大径>5cm

M:远处转移

M_0 无远处转移

M_1 有远处转移

M_{1a} 区域淋巴结以外淋巴结或肺

M_{1b} 其他部位

S:血清肿瘤标志物

Sx   标志物未检测或结果不能分析

S_0 标志物结果在正常值范围内

	LDH	hCG(mIU/ml)	AFP(ng/ml)
S_1	$<1.5\times N^{\#}$ 和	<5000 和	<1000
S_2	$1.5\sim10\times N^{\#}$ 或	5000~50000 或	1000~10000
S_3	$>10\times N^{\#}$ 或	>50000 或	>10000

注:[*]:原发肿瘤的范围通常在行根治性睾丸切除术后确定,因此通常为病理分期;除 pTis 和 pT_4 肿瘤之外,原发肿瘤侵犯的范围是在根治性睾丸切除术后划分的。Tx 可用在未行睾丸切除术时。[#]:N 为 LDH 正常值的上限

表 13-2　睾丸癌分期组别及预后分层

分期系统（解剖分期/预后分层）	T	N	M	S	血清肿瘤标志物
0	pTis	N_0	M_0	S_0	
Ⅰ	$pT_{1\sim4}$	N_0	M_0	Sx	
Ⅰ A	pT_1	N_0	M_0	S_0	
Ⅰ B	pT_2	N_0	M_0	S_0	
	pT_3	N_0	M_0	S_0	
	pT_4	N_0	M_0	S_0	
Ⅰ S	任何 pT/Tx	N_0	M_0	$S_{1\sim3}$	
Ⅱ	任何 pT/Tx	$N_{1\sim3}$	M_0	Sx	
Ⅱ A	任何 pT/Tx	N_1	M_0	S_0	
	任何 pT/Tx	N_1	M_0	S_1	
Ⅱ B	任何 pT/Tx	N_2	M_0	S_0	
	任何 pT/Tx	N_2	M_0	S_1	
Ⅱ C	任何 pT/Tx	N_3	M_0	S_0	
	任何 pT/Tx	N_3	M_0	S_1	
Ⅲ	任何 pT/Tx	任何 N	M_1	Sx	
Ⅲ A	任何 pT/Tx	任何 N	M_{1a}	S_0	
	任何 pT/Tx	任何 N	M_{1a}	S_1	
Ⅲ B	任何 pT/Tx	$N_{1\sim3}$	M_0	S_2	
	任何 pT/Tx	任何 N	M_{1a}	S_2	
Ⅲ C	任何 pT/Tx	$N_{1\sim3}$	M_0	S_3	
	任何 pT/Tx	任何 N	M_{1a}	S_3	
	任何 pT/Tx	任何 N	M_{1b}	任何 S	

1997 年国际生殖细胞肿瘤协作组（IGCCCG）提出的进展期 GCT 预后分层系统（睾丸切除术后）。

IGCCCG 进展期 GCT 预后分层系统

精原细胞瘤

预后良好

　　任何部位原发灶，和

　　无内脏转移（不包括肺转移），和

　　AFP 正常

中等预后

　　任何部位原发灶，和

　　有非肺转移的其他内脏转移，和

　　AFP 正常

NSCCT

预后良好

睾丸或腹膜后原发灶,和

无内脏转移(不包括肺转移),和

AFP<1000ng/ml,β-hCC<5000mIU/ml,和 LDH<1.5×N

中等预后

睾丸或腹膜后原发灶,和

无内脏转移(不包括肺转移),和

以下任一点:

AFP 1000~10000ng/ml

β-hCG 5000~50000mIU/ml

LDH 1.5~10×N

预后差

纵隔原发,和(或)

有非肺转移的其他内脏转移,或

AFP>10000ng/ml,或

β-hCC>50000mIU/ml,或

LDH>10×N

预后良好占进展期 GCT 的 60%,5 年生存率 91%;中等预后占 26%,5 年生存率 79%;预后差仅占 14%,5 年生存率为 48%。

预后因素的确定有助于评价治疗策略,避免使预后好的患者接受过度治疗。

【治疗原则】

目前睾丸癌各个分期均已建立标准治疗,应严格遵循标准治疗以确保治愈的可能性。NSGCT 更具有临床侵袭性。当精原细胞瘤和 NSGCT 成分同时存在时,应按 NSGCT 处理。因此,精原细胞瘤的诊断限定于组织学为纯精原细胞瘤,且 AFP 的浓度正常。对预后良好患者,治疗目标是保证高治愈同时降低当前治疗方案的毒性。对预后不良患者,应考虑临床试验以提高治疗有效率和获得更长时间的生存。

治疗根据组织病理学以及分期共同决定。患者在进行任何可能影响生育能力的治疗前应考虑保存精子,如放疗、手术以及化疗。大多数 GCT 的首选治疗是经腹股沟行根治性睾丸切除术,再根据肿瘤的组织学类型和分期决定术后的治疗。精原细胞瘤和 NSGCT 的治疗将分别叙述。

1.手术

睾丸切除术同时具有诊断和治疗意义,尤其对Ⅰ期患者有很高的治愈率(60%~90%)。最近,对于双侧睾丸肿瘤,采用肿瘤摘除术、部分睾丸切除术加或不加术后低剂量放疗,为器官保留提供了可能。

2.精原细胞瘤

大多数精原细胞瘤诊断时为临床Ⅰ期,Ⅰ期患者预后极好,行睾丸肿物切除术后,有以下三种治疗可供选择:①随诊观察;②放射治疗;③卡铂单药化疗。

ⅠA 和ⅠB 期的患者接受膈下区域的放疗(20~30Gy),包括膜主动脉旁淋巴结,尤其对于 pT$_3$ 或肿瘤>4cm 患者,也可以包括同侧回肠-腹股沟区淋巴结。现有研究将卡铂单药作为放疗的替代治疗。2008 年的 ASCO 年会上报道了在睾丸切除术后Ⅰ期精原细胞瘤患者中,单次剂量卡铂预防疾病复发其疗效与辅助放疗相当,且毒性更小,因此现在 NCCN 专家组建议在ⅠA 和ⅠB 期患者中可将单药卡铂 1 或 2 周期(1 类证据)作为放疗的替代。NCCN 亦建议随诊观察为 1 类推荐,适用于那些放疗后致病风险高的患者,即指伴发马蹄肾或骨盆异位肾,炎症性肠病以及既往有放疗史的患者,也包括部分 T_1 和 T_2 可长期随访的患者。如果睾丸切除术后未行辅助放疗,约有 15%～20% 的精原细胞瘤患者会复发。复发的中位时间约为 12 个月,但在睾丸切除术后 5 年仍有可能出现复发。

Ⅰ S 期:Ⅰ S 期的患者应行膈下区放疗(30Gy),包括腹主动脉旁淋巴结±同侧回肠-腹股沟区淋巴结。

Ⅱ A 和Ⅱ B 期:对于Ⅱ A 和Ⅱ B 期的患者,应给予 30～40Gy 膈下区放疗,包括腹主动脉旁淋巴结和同侧回肠-腹股沟区淋巴结。对于放疗相对禁忌的部分Ⅱ B 期患者,建议行 4 周期的依托泊苷和顺铂(EP)治疗或 3 周期的 BEP 化疗。

Ⅱ c 期和Ⅲ 期精原细胞瘤:Ⅱ C 或Ⅲ 期的患者被定义为预后良好或中等预后,两组患者均进行标准的化疗。Ⅲ 期精原细胞瘤少见(<5%),对化疗特别敏感。对于预后良好患者,建议行 4 周期的 EP 或 3 周期的博来霉素、依托泊苷和顺铂(BEP)治疗,而中等预后的患者则建议行 4 周期的 BEP 化疗。这些建议均为 1 类证据。

根据治疗后残余病灶存在与否和血清肿瘤标志物的状态对患者进行分类。如无残余病灶或者残余病灶≤3cm,且肿瘤标志物正常则进行随诊观察。对于残余病灶>3cm,但肿瘤标志物正常的患者,建议行 PET 以评价残余病灶的肿瘤活性。为减低假阳性结果的发生率,PET 扫描应在化疗结束 6 周后进行。如果 PET 扫描为阴性,则无需进一步治疗,但该患者仍应密切观察有无复发。如果结果为阳性,则应考虑行腹膜后淋巴结清扫术(RPLND,若技术可行),或解救化疗,也可考虑行放疗(2B 类)。若病情进展,病灶增大或肿瘤标记物升高,参照 NSGCT 的二线化疗,将在 NSGCT 部分进一步探讨。

3.NSGCT

在含顺铂方案的化疗问世之前,NSCGCT 生存率很低,几乎不能治愈。采用目前的化疗方案,CR 率高。

经腹股沟睾丸切除术后按照分期进行的治疗选择包括观察,化疗以及 RPLND,建议行开放性保留神经的 RPLND 而非腹腔镜下 RPLND 治疗。由于推荐的化疗周期数是根据阳性淋巴结数来确定的,因此取样不完全可能导致治疗不足。

Ⅰ A 期:对于睾丸切除术后Ⅰ A 期的患者有两种处理的选择:①监督(对依从性好的患者);②开放性保留神经的 RPLND。每种方法的治愈率均超过 95%。然而,选择监督的患者,高治愈率依赖于患者对定期随访检查的配合,以及 20%～30% 的患者在复发后的后续化疗。监督的随访检查包括腹盆 CT 扫描,第一年每 2～3 个月一次,第 2 年每 3～4 个月一次。肿瘤标志物检查和胸片在第一年每 1～2 个月一次而第 2 年每 2 个月一次。

不能配合的患者则选用 RPLND 治疗。开放性保留神经的 RPLND 常在 CT 扫描后 4 周内以及重复的血清肿瘤标志物检测后 7～10 天内进行以确保精确的术前分期。如果切除的淋巴结中未发现肿瘤转移(pN_0),则 RPLND 术后不需行辅助化疗。然而,如果切除的淋巴结中发现肿瘤,是否行辅助化疗则取决于淋巴结侵犯的分级和患者对监督的顺应性。对于 pN_2 或 pN_3 的患者化疗优于监督。推荐的方案包括 EP 或 BEP;pN_1 或 pN_2 的患者建议行其中一种方案治疗两个周期,而 pN_3 的患者则应行 4 周期 EP 和 3 周期 BEP(更优)方案治疗。

Ⅰ B 期:开放性保留神经的 RPLND 是Ⅰ B 期患者的治疗选择之一而后续的辅助治疗与 IA 患者相似。另一种选择为两个周期的 BEP 方案治疗后(2B 类)行开放性保留神经的 RPLND 或监督。对于依从性好的 T_2 患者可以仅行监督(2B 类)。在睾丸切除术后单纯进行监督的患者中,血管侵犯是复发的重要预后因素。对 T_2 伴血管侵犯的患者一般不建议监督,因为 50% 的患者会复发。可根据个体情况对依从性好的患者可例外。当 T_2 病变的患者选择监督时,患者和医生均应遵循随访的建议。

Ⅰ S 期:Ⅰ S 期的患者表现为标志物的持续性升高但无病灶的影像学证据。这些患者应行 4 周期 EP 或 3 周期 BEP 的标准化疗。任一方案均优于初期的开放性保留神经的 RPLND,因为这些患者几乎均有播散的病变。

Ⅱ A 和Ⅱ B 期:Ⅱ A、Ⅱ B 期 NSGCT 患者的治疗取决于血清肿瘤标志物的水平。

肿瘤标志物为阴性时,有两种治疗的选择。可行开放性保留神经的 RPLND 之后行辅助化疗或监督,取决于确定的阳性淋巴结数及患者的依从性。例如依从性良好的 pN_1 患者中首选监督,而 pN_2 的患者中首选化疗,pN_3 的患者则不推荐监督。推荐的化疗包括两周期的 BEP 或 EP,无复发生存率将近 100%。也可先行 4 周期 EP 或 3 周期 BEP 的化疗(2B 类),之后行开放性保留神经的 RPLND 或监督。当Ⅱ B 患者存在多个病灶或有症状时或有淋巴引流区外的多个淋巴结转移,首先考虑这种治疗。

当肿瘤标志物的水平持续升高时,应行 4 周期 EP 或 3 周期 BEP 的化疗,之后行开放性保留神经的 RPLND 或监督。

Ⅱ C 期和Ⅲ 期:Ⅱ C 期和Ⅲ 期患者根据预后分层进行规范化疗。同样,原发部位位于生殖腺外的患者,无论是腹膜后还是纵隔,均行初期化疗。

预后良好 NSGCT:NCCN 推荐有两个标准治疗方案:4 周期 EP 或 3 周期 BEP。这两个方案的耐受性良好且对预后良好患者治愈率约 90%。

预后中等(Ⅲ B 期)和预后不良(Ⅲ C 期)NSGCT:对于预后中等的患者,4 周期 BEP 的标准治疗的治愈率约为 70%。而在预后不良的患者中(Ⅲ C 期),4 周期 BEP 治疗仅能使不到 50% 的患者获得持续性的 CR,因此治疗首选临床试验。NCCN 建议对不能耐受博来霉素的患者行 4 周期依托泊苷、异环磷酰胺和顺铂(VIP 方案)的治疗。

NSGCT 据预后分层初始化疗后的处理:初始化疗结束后应复查 CT 扫描及血清肿瘤标志物。若获得 CR 且肿瘤标志物为阴性,则有两种处理选择:监督(2B 类)或开放性保留神经的 RPLND(2B 类)。若 PR,仍有残余病灶但血清肿瘤标志物正常,应切除所有的残余病灶。若病理诊断为畸胎瘤或坏死组织,则无需进一步治疗,而进行随诊观察。还有 15% 的患者仍存在可发育的残余肿瘤,包括胚胎癌、绒毛膜上皮癌、卵黄囊瘤或存在精原细胞瘤组分,则还需行两周期化疗[EP,或 VelP(长春碱/异环磷酰胺/顺铂)或 TIP(紫杉醇/异环磷酰胺/顺铂)]。

对于检测到脑转移的患者应行初始化疗联合局部放疗,若具备临床条件也可行手术治疗。

对于一线初始治疗未获得缓解,应行解救治疗。

解救治疗:约 30% 高危 GCT 患者病情复发或一线化疗不能达到 CR。一线治疗后进展的患者被分为预后良好和预后不良两组。良好的预后因素包括术后肿瘤标志物的水平低以及病灶的体积小、一线治疗获得 CR、肿瘤原发于睾丸。对具有以上特征的患者其标准治疗为 4 周期的常规剂量顺铂和异环磷酰胺联合长春碱或紫杉醇[VeIP(长春碱/异环磷酰胺/顺铂)或 TIP(紫杉醇/异环磷酰胺/顺铂)]。若患者仍未 CR 或在解救治疗后复发,首选自体干细胞支持下大剂量化疗。对于预后不良的患者可考虑临床试验、常规剂量化疗或自体干细胞支持下大剂量化疗(2B 类),或仅给予最佳支持治疗,若存在可切除的转移灶也可考虑外科解救。

自体干细胞移植支持下大剂量化疗方案可选择大剂量卡铂联合依托泊苷,也可选择紫杉醇联合异环磷酰胺序贯大剂量卡铂联合依托泊苷。若大剂量化疗仍未获得 CR,则多不可治愈,除外罕见情况:血肿瘤标志物升高而仅孤立部位转移(常为腹膜后)可接受手术切除者。

对于既往曾密集化疗,铂类抵抗并复发进展的 GCT,姑息化疗方案可选择吉西他滨联合奥沙利铂(2A类)。Ⅱ期试验研究了在复发或顺铂抵抗的 GCT 患者中吉西他滨加奥沙利铂(GEMOX)的疗效和毒性。结果显示 GEMOX 方案对顺铂抵抗的睾丸 GCT 患者安全,并提供了长期生存的机会。

【随访/监测】

睾丸肿瘤复发模式已很明确,随访研究集中在早期发现复发或治疗引起的并发症方面。后期的复发少见。随访包括病史采集和体检,以及血清肿瘤标志物的检测及胸腹影像检查。

(张为家)

第十四章　女性生殖系统肿瘤

第一节　外阴癌

外阴恶性肿瘤少见,仅占女性生殖道肿瘤的5%,据美国癌症协会统计,2007年美国新发病例3490人,死于外阴癌病例880人。许多医师可能从未遇到过外阴癌患者。虽然偶有病人无症状,但大多数外阴癌患者会以外阴部瘙痒、疼痛或者持续性包块不消退甚至破溃而就诊。临床上,非妇科肿瘤专业医师常会忽视了外阴肿瘤的存在而仅经验性地认为炎症的可能性大,常常先按炎症处理,而没有进行适当的体检或组织活检,以致病人从症状出现到外阴癌被确诊的时间常被延误。Jones等报道,88%的外阴鳞癌患者从出现症状到确诊的时间间隔超过6个月,其中31%的妇女在诊断外阴癌之前至少已就诊3次以上,27%的妇女曾被医师经验性地给予雌激素和皮质激素。外阴常被角化的鳞状上皮覆盖,大多数外阴癌为鳞状细胞癌,因此,我们当前了解的流行病学、播散方式、预后因素和生存数据等资料基本来源于鳞癌的回顾性分析和少量的前瞻性研究。恶性黑色素瘤是第二种常见的外阴肿瘤,此外还有许多相对少见的外阴恶性肿瘤,包括基底细胞癌、腺癌、汗腺癌、佩吉特(Paget)病或异位乳房组织病和更为少见的软组织肉瘤,包括平滑肌肉瘤、恶性显微组织细胞瘤、脂肪肉瘤、血管肉瘤、横纹肌肉瘤、上皮肉瘤和卡波西肉瘤。外阴肿瘤也会继发于膀胱、直肠、肛门等邻近生殖器官的肿瘤。传统的外阴癌治疗方法是行根治性外阴切除术,包括单纯外阴切除(原发灶切除)、腹股沟股淋巴结切除及必要时盆腔淋巴结的切除。近年来研究发现,术后放疗对高危病人可以提高生存率,甚至也有报道认为,辅以术后放疗和同步放化疗可以极大程度地弥补晚期肿瘤患者的不满意根治性切除,放疗和化疗以及生物治疗的进步某种程度上使得外阴癌的手术范围相对缩小了。当今对外阴癌的治疗更强调多手段的综合治疗而不是仅仅做大范围的外阴切除,从而满足了患者保持外阴解剖学上常态及性功能的要求,使得治疗更加个性化、人性化。

一、流行病学

以往外阴癌多发生于绝经后妇女,但最近报道提示,外阴癌有明显的年轻化趋势。有研究发现,外阴癌患者中伴有高血压、糖尿病、肥胖者较多,因此推测其可能与外阴癌有关,但也有研究持否定观点,认为仅仅是伴随年龄而出现的改变,不具有特异性。

某些感染因素可能与外阴癌相关,这些感染包括肉芽肿性感染、单纯疱疹病毒感染及人乳头瘤病毒(HPV)感染。有作者发现,腹股沟肉芽肿、性病性淋巴肉芽肿或外阴梅毒与外阴癌存在相关性,提示有性传播疾病的妇女可能会有较高的外阴癌发病风险,Kaufman等也证实了血清学阳性的II型疱疹病毒感染者与外阴原位癌有相关性。尽管不少研究提示,外阴癌与性传播疾病感染之间可能存在相关性,但始终未能分离出相关病毒抗原,以至于无法确定两者之间的因果关系。

随着对 HPV 病毒研究的不断深入,近年来,越来越多的证据提示外阴癌及外阴湿疣样病变与潜在的 HPV 感染相关,HPV-DNA 也已从浸润性外阴癌和原位癌组织中分离出来,自此确定了外阴 HPV 感染与外阴癌的相关性。HPV 可有众多亚型,现已证实与外阴癌相关的亚型有 HPV16,HPV6,HPV33 型,其中 HPV16 型感染最为常见。HPV-DNA 可在 70％～80％的上皮内病灶中被发现,但在浸润性病灶中的发现率仅有 10％～50％,提示浸润性外阴癌可能不完全是 HPV 感染所致,临床上及组织学上也发现因 HPV 感染引起的外阴癌有别于无 HPV 感染者,故应分别对待。Brinton 等发现,有生殖遭湿疣史、异常巴氏涂片史及吸烟史的妇女患外阴癌的风险明显升高,其中既有吸烟史又有生殖道湿疣史者患外阴癌的风险上升 35 倍,有慢性免疫抑制者和浸润性外阴癌也有一定相关性,因此,认为 HPV 感染与非特异性免疫抑制可能均为外阴癌的致病因素。目前越来越多的观点倾向于吸烟、非特异性免疫抑制可能是外阴癌发展过程中的辅助因子,它可以使 HPV 感染更容易实现,进而导致外阴癌。

外阴营养不良、硬化性苔藓等慢性外阴感染性病变以及鳞状上皮内瘤变,尤其是原位癌,这两种因素均可能是外阴浸润性鳞癌的癌前病变。Carli 等的研究发现,32％的无 HPV 感染的外阴癌病人实际上是与外阴硬化性苔藓有关,提示硬化性苔藓可能是外阴癌的癌前病变,但 Hart 等进行的一项大样本的回顾性病理学复习并没有发现从硬化性苔藓到外阴癌的转化证据。在一项对外阴原位癌病人的观察研究中发现,8 例未被治疗者中有 7 例在 8 年内进展为浸润癌,而在 105 例接受治疗的患者中只有 4 人在 7～18 年进展为浸润癌,但随后对 405 例外阴Ⅱ～Ⅲ级上皮内瘤变病例的研究中,Jones 等发现,在 1.1～7.3 年(平均 3.9 年),3.8％的经过治疗病例及 10 例未被治疗的病例均发展为浸润癌。虽然一些上皮内瘤变可能自然消退,但持续存在或进展为浸润癌的病人仍不在少数。最近来自美国和挪威的发病率数据分析显示,从 20 世纪 70～90 年代,外阴原位癌的发生率上升了 2～3 倍,但并未看到外阴浸润癌的发生率相应上升。对此不同的解释是:①受感染的妇女随访年限还未达到患浸润性病变的年限;②浸润前病变的积极治疗阻止了向浸润癌的发展;③原位癌和浸润癌的起因不太相关。Trimble 等推断外阴鳞癌也许是异源性病因学产生的结果,根据他们的研究,具有基底样或疣状特征的两个组织学亚型的癌与 HPV 感染相关,而角化型鳞状细胞癌与 HPV 不相关,而且,基底样或疣状癌与经典的宫颈癌危险因素也相关,包括初次性交的年龄、性伴侣的数目、先前异常的巴氏涂片、吸烟和较低的社会经济地位等,而在一些病例中角化型鳞癌和这些因素的相关性不明显。

Flowers 等发现,与 HPV 阳性的外阴癌相比较,HPV 阴性的外阴癌更容易出现 p53 抑癌基因的突变。p53 是个抑癌基因,具有调控细胞生长和增生的功能,外阴癌的发生可能与 p53 基因失活有关,这种失活在 HPV 阴性的外阴癌中是基因突变导致,而在 HPV 阳性的外阴癌中则是通过 HPV 基因产物的表达所致。Mitchell 等在对 169 例外阴浸润癌的研究中发现,约有 13％的外阴癌是继发于生殖道鳞状上皮新生物的,这种继发于原发肿瘤的外阴癌与 HPV 感染明显相关,也说明一些鳞状上皮病变起初始于性传播病毒,这种病毒具有感染整个下生殖道而产生瘤样病变的能力。

二、播散方式

外阴癌的播散方式有 3 种:局部蔓延、经淋巴转移及血行转移。外阴皮下组织中淋巴系统十分发达,因此,外阴癌极易出现区域性淋巴结转移。有研究显示,当外阴癌病灶浸润＜1mm 时很少累及淋巴系统,但病灶浸润 2～3mm 时累及淋巴系统,当癌浸润＞10mm 时 50％以上可出现局部淋巴结转移。通常外阴癌从原发灶扩散至区域淋巴结遵循逐级规则,很少跳跃性转移,外阴癌灶首先转移至表浅腹股沟淋巴结和股淋巴结,再扩散至深部腹股沟和盆腔淋巴结,但偶尔也可出现直接累及深部腹股沟淋巴结、闭孔淋巴结而直接向上转移至盆腔各组淋巴结的情况,特别是当病灶累及阴蒂周围时。晚期病人的皮下淋巴管系统被广泛侵犯,可导致下腹壁或大腿间的皮肤呈现明显的炎症卫星状病灶出现。肺转移是外阴和阴道癌血行转移最常见的转移部位。

三、临床表现及诊断

大多数外阴癌病人均有外阴瘙痒、干燥等不适主诉,体检可见外阴部与其主诉相对应部位存在不同类型的病变,如白斑样、苔藓样、皲裂破溃样、溃疡状、弥漫湿疹样、湿疣样等,仅通过症状和体检来确定为外阴癌常常困难,因其表现并不具有特异性,不能与外阴良性病变所区别,因此,外阴癌的诊断必须通过活检而作出。活检的部位也有推敲,通常单一的、局限的病灶活检,其部位选择不困难,但在慢性外阴营养不良、弥漫性白斑、多点异常性病变或佩吉特病的病人选择合适的活检部位是困难的,有时不得不行多点活检。对于仅有较小单一可疑病灶的病人可在局麻下完整切除病灶,即达到活检目的又兼顾了治疗。组织活检尽量包括可疑的表皮病灶及皮下组织,以便于浸润癌的病理和深度能被准确评估。如前所述,临床医生在门诊处理外阴癌病人时,因常常不会在第一时间进行活检而导致诊断延误,使得一些妇女丧失了早期诊治的大好时机,影响预后。晚期病人主要表现为局部疼痛、出血和来源于肿瘤的渗液,有腹股沟淋巴结转移或远处转移病灶者可还出现相应的症状。

外阴癌病人的病情评估主要包括病变范围,如原发肿瘤的测量、有否累及毗邻器官或骨膜、腹股沟淋巴结累及的可能性等,以及有否内科合并症等。盆腔检查一直是外阴和阴道癌局部扩散程度评估最重要的方法。病灶定位、肉眼形态、累及部位、可见深度和触摸肿瘤质地等须仔细记录并做肿瘤图解,肿瘤是否紧挨中线结构也应该被记录。影像学检查,特别是磁共振能被用来评估膀胱或病灶下方组织的深部浸润,直肠镜或膀胱尿道镜检查也可用来确认影像学证据,包括膀胱、尿道、肛门或直肠的累及。虽然CT对于检测盆腔和腹股沟淋巴结有所帮助,但普通CT对于局部解剖提供的信息较少。外阴或阴道癌患者都必须有详细的病史和体检、胸部X线检查、全血常规和生化检查也应作为初始评估。影像学检查虽然有助于治疗计划的制定,但不能更改FIGO分期。

四、临床分期及病理分类

外阴癌的FIGO分期由1970年的临床分期修改为1988年的手术分期(表14-1),随着临床研究的不断深入,至2009年再次修正分期(表14-2)。

表 14-1　1988 年 FIGO 手术分期

0	原位癌(浸润前癌)
I	肿瘤局限于外阴或外阴和会阴,最大径线≤2cm
I$_A$	肿瘤局限于外阴或外阴和会阴,最大径线≤2cm,间质浸润≤1.0mm[1]
I$_B$	肿瘤局限于外阴或外阴和会阴,最大径线≤2cm,间质浸润>1.0mm[1]
II	肿瘤局限于外阴或外阴和会阴,最大径线>2cm
III	肿瘤侵犯下列任何部位:下尿道、阴道、肛门和(或)单侧区域淋巴结转移
IV	肿瘤侵犯上尿或膀胱黏膜、直肠黏膜;或骨质固定和(或)双侧区域淋巴结转移及远处转移

| IV$_A$ | 肿瘤侵犯下列任何部位:膀胱黏膜、直肠黏膜、上尿道黏膜;或骨质固定和(或)双侧区域淋巴结转移 |
| IV$_B$ | 任何部位(包括盆腔淋巴结)的远处转移 |

(1)浸润深度指肿瘤从表皮乳头上皮最深处至间质受累最深浸润点的距离

表 14-2   外阴癌 2009 FIGO 手术分期

I	肿瘤局限于外阴,淋巴结未转移
I$_A$	肿瘤局限于外阴或会阴,最大径线≤2cm,间质浸润≤1.0mm[(1)]
I$_B$	肿瘤最大径线>2cm 或局限于外阴或会阴,间质浸润>1.0mm[(1)]
II	肿瘤侵犯下列任何部位:下 1/3 尿道、下 1/3 阴道、肛门,淋巴结未转移
III	肿瘤有或(无)侵犯下列任何部位:下 1/3 尿道、下 1/3 阴道、肛门,有腹股沟-股淋巴结转移
III$_A$	①1 个淋巴结转移(≥5mm),或②1~2 个淋巴结转移(<5mm)
III$_B$	①≥2 个淋巴结转移(≥5mm),或②≥3 个淋巴结转移(<5mm)
III$_C$	阳性淋巴结伴囊外扩散
IV	肿瘤侵犯其他区域(上 2/3 尿道,上 2/3 阴道)或远处转移
IV$_A$	①肿瘤侵犯下列任何部位:上尿道和(或)阴道黏膜、膀胱黏膜、直肠黏膜、或固定在骨盆壁,或②腹股沟-股淋巴结出现固定或溃疡形成
IV$_B$	任何部位(包括盆腔淋巴结)的远处转移

(1)浸润深度指肿瘤从表皮乳头上皮最深处至间质受累最深浸润点的距离

外阴癌病理分类采用的是 2003 年 WHO 分类。各类肿瘤中以外阴鳞癌的发病率最高,临床最为常见。

五、预后因素

外阴鳞癌的发病率较高,病例资料较多,所以肿瘤发病与预后的相关性分析也较透彻,预后的评估也就较详细。外阴鳞癌中主要的预后因素包括肿瘤直径、肿瘤浸润深度、淋巴结的播散和远处转移,这些在 FIGO 分期中都有所体现,是肿瘤复发和死亡的最重要预后因素。Wharton 等在 1975 年提出了外阴癌的微浸润概念,并且建议对于浸润深度<5mm 的小肿瘤免于腹股沟淋巴结手术切除,但随后的报道发现 10%~20%符合此标准的病人有隐匿的腹股沟淋巴转移,随即废除了腹股沟淋巴结不需切除的理念。对于微浸润肿瘤与腹股沟淋巴转移的相关性,一致的意见是以肿瘤浸润<1mm 为界。这也反映了 FIGO 分期中将浸润<1mm 分为 I$_A$ 期的道理所在。在一项对 1342 例不同病灶直径、无淋巴结转移患者的预后研究中发现,无论病灶大小均有相近的生存率(≤2cm 94%;2.1~4cm 82%;4.1~6cm 83%;6.1~8cm 82%;>8cm 88%);另一项对 578 例患者的研究显示,同为病灶直径<2cm 者,其浸润深度不同,淋巴结状态就完全不同(淋巴结转移率:≤1mm 0;1~2mm 7.7%;2~3mm 8.3%;3~5mm 26.7%;>5mm 34.2%),说明病灶大小不是独立的预后因素,也不再是腹股沟淋巴结切除术的指征,而浸润深度要比病灶大小和淋巴结转移的关系更密切,因此术前活检应包含部分皮下组织,以判断皮下浸润深度来决定是否切除淋巴结。

淋巴结状态是最重要的独立预后因素,与临床分期及预后密切相关。腹股沟淋巴结有否转移是外阴癌的独立预后因子,有报道显示,有腹股沟淋巴结转移者在初始治疗后的 2 年内大多复发,预示着长期生存率可能减少 50%。手术前临床预测淋巴结转移是不准确的,通过影像学检测手段如 MRI,CT,PET 和超声等试图评估腹股沟股淋巴结的转移也不满意,均没有足够高的阴性预测价值来取代以手术方式切除腹股沟淋巴结所作出的评估准确,因此,目前仍然强调系统地切除腹股沟淋巴结,而不是取样或活检。至于淋巴结播散是单侧还是双侧,许多报道表明,单侧和双侧淋巴结转移的生存率没有差异,双侧淋巴结转移并不是一个独立的预后因素,而阳性淋巴结数目的多少是影响预后的重要因素。一项 609 例外阴癌的研究显示,淋巴结阳性数目与 5 年生存率极其相关(阴性:90.9%;1～2 个阳性:75.2%;3～4 个阳性:36.1%;5～6 个阳性:19%;>7 个阳性:0),但在 1988 年的 FIGO 分期中却没有体现,2009 年的 FIGO 分期中对此作出了细致规定。2009 版分期对病理报告的要求极高,要求病理报告要包括阳性淋巴结的数量、大小和是否囊外扩散,因为阳性淋巴结的大小和是否囊外扩散也是影响预后的重要因素,研究显示,淋巴结大小及是否囊外扩散,其 5 年生存率明显不同(直径<5mm:90.9%;直径 5～10mm:41.6%;直径>10mm:20.6%;局限囊内:85.7%;囊外扩散:25.0%)。

关于局部复发风险,虽然与肿瘤体积和范围有关,但更重要的是与手术切除边缘是否足够有关。De Hullu 等报道在外阴癌切缘≤8mm 的 40 个外阴癌中 9 个局部复发,而切缘>8mm 的病人没有局部复发;Heaps 等在病理组织切片中也发现,显微镜下切缘少于 8mm 时局部复发率明显上升,认为病理边缘距离≤8mm 是局部复发的重要预测因子,因此,建议在未固定的组织中切除边缘至少要达到 1cm。为了帮助手术医生设计手术切缘,Hoffman 等测量了外阴浸润性鳞癌的肉眼边缘及显微镜下病灶的边缘,结果发现肉眼和显微镜下的边缘几乎一样,因此,手术医生仅凭肉眼判断病灶边缘并在其外>1cm 作为切缘即可。

六、治疗

(一)外阴鳞癌的治疗

在 1940—1950 年推崇的双侧腹股沟股淋巴结切除的根治性外阴切除术较以往的生存率明显提高,特别是对于小肿瘤和阴性淋巴结患者,长期生存率可达 85%～90%。然而,这种根治手术也带来了相应的术后并发症增加,如伤口裂开和淋巴水肿等。近年来,手术强调个体化治疗,许多妇科肿瘤专家认为,较小的肿瘤可以采用缩小的根治手术方式,故建议对于低危人群缩小手术范围,这样做明显的好处是有效保留未受累的外阴组织、减少了手术并发症;在高危人群,基于宫颈鳞癌的治疗方法,联合放疗、手术和化疗的多重模式治疗正在逐渐探索中;对于出现播散的晚期病例,治疗方法仍欠满意。

1. 不同分期的治疗

(1) I~A~ 期肿瘤:肿瘤基质浸润≤1mm 的 I~A~ 肿瘤多发生在年轻病人,以多灶性浸润前病灶为主,但上皮内病灶中隐蔽的浸润也常见,常与 HPV 感染有关。外阴肿瘤基质浸润≤1mm 时其淋巴转移的风险很小,故这类病人的腹股沟淋巴结转移可被忽略。手术切缘要保证在正常组织外 1cm 以上,这样能明显减少局部复发。由于与 HPV 感染相关,可能会伴有下生殖道弥漫性病灶存在,故在切除病灶之前整个下生殖道和外阴应被仔细评估,以避免假复发或在其他外阴部位出现新的病灶,术后应对病人进行仔细随访检查。

(2) 传统的 I 和 II 期(2009 版的 I 期)肿瘤:处理是包括双侧腹股沟股淋巴结切除的根治性切除术,手术去除了原发灶、周边一定宽度的正常组织、外阴真皮淋巴管和区域淋巴结,这样处理后可获得较好的长期生存和 90% 的局部控制率。但根治性手术也有明显的缺点,包括因正常外阴组织的减少及形态的改变带来的外观和性功能的影响、50% 的切口裂开率、30% 的腹股沟并发症发病率(裂开、淋巴囊肿、淋巴管炎)和 10%～15% 下肢淋巴水肿的发生率,另外,10%～20% 的淋巴结阳性病人术后补充放疗也增加了淋巴水肿的发生率。因此,如何扬长避短、减少术后并发症发病率并且增强病人的生存信心,就成为外阴癌手术方式改良与否的关键。一些专家建议对于较小的外阴肿瘤行缩小范围的根治手术,该手术对腹股沟的处理倾向于保守:患侧的表浅腹股沟淋巴结通常被作为淋巴转移的前哨淋巴结,仅在靠中线处(如阴蒂、会阴体)的病灶处理时才行双侧腹股沟浅淋巴结切除术,术中病理检查淋巴结若阴性,则不再做进一步其他淋巴结的切除及术后治疗。有报道这种缩小范围的根治手术在 ⅠA 期患者可获得超过 90％ 的生存率,但另一些相对保守的专家认为,随便缩小手术范围存在诸多潜在危险,如外阴皮肤的潜在复发,腹股沟淋巴结的不充分评估,可能存在的阳性淋巴结转移未被切除等。已发表的经验性报告显示,这种手术的患侧腹股沟处理失败率≤5％,而对侧腹股沟处理失败的概率几乎罕见,因此,这种手术方式仍有应用的可行性。鉴于目前还没有随机的前瞻性研究进行评估,故何种外阴根治术更好仍难以确定。表浅腹股沟淋巴结作为前哨淋巴结的相关研究已不罕见,结论仍不一致,如果能够提供适当的敏感度和特异度,广泛淋巴结切除手术也许会被摒弃。

(3)Ⅱ～Ⅳ期肿瘤:2009 版的Ⅱ期肿瘤的定义扩展到邻近的黏膜,Ⅲ期扩展到腹股沟淋巴结。处于这些期别的肿瘤常是大块的,但一些体积虽小、侵犯重的肿瘤也可见。Ⅱ期肿瘤有可能通过根治手术治愈,例如根治性外阴切除及受累的盆腔脏器部分切除或廓清术,有报道为得到阴性手术切缘,手术切除远端尿道≤1.5cm 时不影响膀胱控制功能,但对于Ⅳ期肿瘤而言,做到满意切除十分困难,因此对于这种估计难以切净的晚期肿瘤患者,近来更多倾向于联合治疗,如放疗或放化疗结合手术治疗。一些回顾性和前瞻性研究显示,外阴癌对放疗是有效的并且对晚期患者接受联合治疗模式较为合适,过度的根治性切除手术仅用于选择性病人。虽然采用超大性手术、放疗和化疗的联合方式有治愈可能性,但权衡利弊,ⅣB 期病人一般仍选择姑息治疗。

(4)淋巴结阳性肿瘤病人:对于淋巴结阳性病人的处理策略仍不明确。在区域淋巴结的处理上,放疗能在控制或消灭小体积淋巴结上有重要作用,手术切除大块融合淋巴结也可改善区域状况并有可能加强术后补充放疗治愈疾病的概率。Hyde 等在一个多元分析中发现,将有阳性腹股沟淋巴结的病人分为手术仅行腹股沟大块淋巴结切除及手术行全部腹股沟淋巴结切除两组,术后均予放疗比较其预后情况,结果显示手术淋巴结切除的方式没有预后意义(大块淋巴结切除与整个腹股沟淋巴结切除)。对于初始治疗经历了双侧腹股沟浅淋巴结切除有阳性淋巴结、特别是超过一个阳性淋巴结的病人,可能从术后对腹股沟区域和下盆腔放疗中获益。对于有盆腔淋巴结阳性病人的处理,术后放疗优于大范围的手术。术后病率在表浅和深部腹股沟淋巴结切除加放疗的模式中容易出现,慢性腹股沟和下肢并发症率在此类病人中常见,主要是淋巴水肿。

仅行表浅淋巴结切除发现有阳性淋巴结时可有几种处理方法:①不再进一步手术。②继续扩展淋巴结切除,包括同侧深部淋巴结和(或)对侧的腹股沟淋巴结。③术后放疗。由于外阴癌表现的多样性,治疗的个性化选择是需要的。如果术后对腹股沟淋巴结的放疗是必需的,那么限制性切除肉眼阳性的淋巴结是合理的,因为这样可以缩小根治手术和后续放疗后导致的淋巴水肿的可能性,但对明显增大的可疑淋巴结仍主张术中切除。术后放疗要有仔细的治疗计划,可用 CT 测量残留病灶及需要照射的腹股沟淋巴结深度,以求精准。目前,应用选择性腹股沟淋巴结切除和精确的术后辅助放疗达到了良好的局部控制率并减少术后并发症的发病率。

(5)复发癌:不考虑初始治疗,外阴癌的复发有 3 种情况:外阴局部、腹股沟区域和远处。局部复发的外阴癌结局较好,当复发限制在外阴并且能够切除肉眼肿瘤边缘时,无瘤生存率仍能达到 75％。如果一些复发远离原发灶或原发灶治疗非常成功数年后再复发,这种情况可以认为是新发病灶,而不是疾病进展。腹股沟处的复发是致命性的,很少有病人能通过大块切除病灶和局部放疗来被挽救。有远处转移的病人只能用全身化疗及姑息性放疗,疗效不佳。

2.手术治疗

经典术式为根治性外阴切除术＋双侧腹股沟股淋巴结切除术,具体手术方式本书不作介绍。

3.放疗(放射治疗,简称放疗)

以往认为放疗对外阴癌的作用不大,且局部皮肤放疗反应大以至于病人的依从性极差,很难完成放疗剂量,故放疗效果不加。随着放疗技术及放疗理念的进步,越来越多的证据表明,放疗对于局部晚期外阴癌起着非常重要的作用,是外阴癌多手段治疗不可缺少的组成部分。目前对局部晚期外阴癌及腹股沟淋巴结阳性的外阴癌患者手术后给予外阴部、腹股沟区域及下盆腔部补充放疗已基本成为常规。

(1)外阴局部的放疗:肿瘤皮肤或基底部切缘＜8mm(固定后)被认为是局部复发及影响5年生存率的明显高危因素,术后需补充放疗。有研究报道,44例切缘＜8mm的患者中有21例复发,而切缘≥8mm的91例患者中无1例复发。另外,脉管间隙浸润和深部皮下间质浸润也是局部复发风险增加的重要因素,术后也推荐补充放疗。尽管不少局部复发可以通过再次手术和或放疗得到控制,但对有限的外阴皮肤而言,二次手术再达到满意切缘的可能性已大大减少,手术比较困难,同时局部复发也有利于区域或远处扩散。目前尚没有前瞻性的临床研究来证实术后局部放疗的优势,但在有高危因素(切缘不足、深部浸润等)的选择性病例中术后对原发肿瘤床补充放疗,明显改善了外阴癌局部控制状况,减少了局部复发。

也有人建议在明显存在高危因素可能性的晚期外阴癌患者中,术前先行一定剂量的局部放疗,其理由如下:①先行放疗后肿瘤活力降低,有利于根治性手术的完成;②先行放疗后可使局部病灶减小、边缘清楚,有利于获得满意的手术切缘,而最大限度地减少尿道、肛门等重要脏器的结构及功能破坏;③对于微卫星样外阴病灶或基底固定的腹股沟淋巴结,仅靠术前放疗即可消灭微小病灶并使淋巴结松动、缩小,有利于随后的手术切除。尽管有关术前放疗的报道不多,但有限的报道已足以鼓舞人心,采用相对温和的放疗剂量对局部晚期肿瘤照射后再行手术切除,达到了满意的局部控制率,说明放疗能够明显控制大块晚期病灶,在保证良好局部控制的前提下,使得手术更趋于保守,器官保留成为可能。

最近,同步放化疗治疗外阴癌的文章不断涌现,其初衷是受到肛门癌的治疗启发,认为同步放化疗能使患者获益更大。所用的化疗药物主要有氟尿嘧啶、顺铂、丝裂霉素,在经验性的报道中普遍认为同步放化疗要好于单纯放疗,由于在外阴癌中尚无前瞻性随机的临床研究来证实此结论,但最近在晚期子宫颈鳞癌的治疗中以放疗同步顺铂化疗的方法明显改善了局部控制率及生存率,提示可能对晚期的下生殖道肿瘤均有益处。GOG101及GOG205两项Ⅱ期临床试验也均证实其益处。对于局部晚期外阴癌患者,术前同步放化疗不但可获得约70%的完全反应率,而且也为手术及更加个性化的手术创造了条件。

(2)区域淋巴结的放疗:手术切除腹股沟区淋巴结后再补充局部预防性放疗,对于有局部淋巴结阳性者可明显预防腹股沟区复发。在一项对91个病人的复习中发现,5周内给予45～50Gy的腹股沟区外照射,只有2例复发,并发症少见,仅1例轻度下肢水肿,但对于局部淋巴结阴性者,术后补充局部预防性放疗意义不大。借鉴子宫颈癌的处理模式,在有放疗指征的患者,给予同步放化疗可能效果更好。

(3)放疗反应:急性放疗反应是剧烈的,35～45Gy的常规剂量即可诱发皮炎样潮湿脱皮,但适当的局部对症治疗,急性反应常在3～4周治愈。坐浴、类固醇软膏涂抹和对可能伴有的念珠菌感染的治疗都能帮助病人减少不适感。照射剂量要足够,虽然大多数病人至放疗第4周时均有外阴皮肤黏膜炎,但权衡利弊病人通常能坚持,实在不能耐受时可暂时中断治疗,但中断的时间应该尽量短,因为容易引起肿瘤细胞的再增殖。迟发放疗反应的发病率有许多因素影响,病人常是年龄大、合并有内科并发症的,如糖尿病、先前多次手术、骨质疏松等。单纯腹股沟放疗可致下肢水肿及股骨头骨折,但淋巴水肿不是研究的主要考虑内容,股骨头骨折却是需要考虑的内容,限制股骨头处放疗受量少于35Gy可能会缩小这一并发症的风险,也不排除严重的骨质疏松导致股骨头并发症的可能性。

4.化疗（化学治疗，简称化疗）

有关化疗治疗外阴癌的资料有限，主要是因为：①外阴癌的发生率低；②晚期外阴癌多倾向于年龄偏大者，患者体质较弱，合并症较多，化疗的不良反应明显，使化疗的应用受到限制，导致适合化疗的人选较少；③以往外阴癌的治疗理念为多采用手术治疗，用或不用术后放疗，而化疗仅被作为一种挽救性治疗来使用；④在已行广泛手术和（或）放疗的病人复发时才用化疗，初治化疗病人少，使得患者对化疗药物的敏感性及耐受性均差；⑤治疗外阴鳞癌的化疗药物在Ⅱ期临床试验中显示，仅多柔比星和博来霉素单药有效，甲氨蝶呤可能也有效但证据不足，顺铂显示在许多妇科肿瘤中有广泛作用，但在外阴难治性鳞癌病人的治疗中作用不大。近年来的研究显示，联合化疗用于不能手术的晚期外阴癌患者，在部分病人中出现明显效果，甚至创造了手术机会，尤其在初治患者中，其疗效明显好于顽固性、复发性患者。常用的化疗方案有 BVPM 方案（博来霉素、长春新碱、顺铂、丝裂霉素）、BMC 方案（博来霉素、甲氨蝶呤、司莫司汀），这些方案的毒性可以忍受，主要不良作用有黏膜炎（重度：21%），感染或发热（35%），博来霉素肺病（死亡 1/28 例）。

同步放化疗对晚期不能手术的外阴癌病人的报道越来越多，其原动力来自于子宫颈鳞癌的随机临床试验的阳性结果，由于局部晚期宫颈鳞癌病人采用以顺铂为基础的同步放化疗治疗获得了明显效果，有人认为对于同属下生殖道的局部晚期外阴鳞癌而言理论上也应有效，应可以借鉴子宫颈鳞癌的治疗方法。外阴癌由于病例少，很难进行随机临床试验。最近一项对 73 例局部外阴晚期鳞癌的 GOG 研究显示，分割剂量放疗对无法切除的腹股沟淋巴结及原发灶肿瘤进行照射联合同步化疗[顺铂：$75mg/m^2$，第 1 天；氟尿嘧啶：$1000mg/(m^2 \cdot d)$，第 1～5 天]后再手术，46% 的患者达到肉眼无瘤，其余仍有肉眼癌灶者中，只有 5 例不能达到手术切缘阴性，生存资料尚不成熟，但总的趋势是持肯定态度，不良反应可以接受。Landoni 等先采用氟尿嘧啶[$750mg/(m^2 \cdot d)$，第 1～5 天]和丝裂霉素 C（$15mg/m^2$，第 1 天）联合局部放疗（总剂量 54Gy）对 58 例晚期初治患者和 17 例复发患者进行治疗，然后行局部广泛切除和腹股沟淋巴结切除，结果 89% 的病人完成了预计的放疗和化疗，80% 出现治疗反应，72% 的患者获得手术机会，并有 31% 在原发灶及淋巴结上出现病理学完全反应，3 例出现治疗相关性死亡。Lupi 等以同样化疗方案及分割放疗照射（总剂量仅 36Gy）治疗 31 例病人，结果反应率达 94%（29/31），但术后病率达 65%，死亡率达 14%，在腹股沟淋巴结阳性的患者中，55%（5/9）术后病理阴性，复发率 32%。Whalen 等采用 45～50Gy 放疗联合氟尿嘧啶[$1000mg/(m^2 \cdot d)$，持续静脉滴注 96h]，丝裂霉素（$10mg/m^2$，第 1 天）治疗 19 例临床Ⅲ～Ⅳ期的外阴癌病人，结果总反应率达 90%，局部控制率达 74%。

（二）外阴非鳞癌的治疗

1.恶性黑色素瘤

外阴恶性黑色素瘤多见于绝经后的白种妇女中，典型表现是无症状性的外阴色素沉着病灶，可单发或多发，或者表现为外阴包块，可伴有疼痛或出血，包块可以为黑色、蓝色或棕色，甚至可以为无色素型。确诊需靠活检，免疫组化染色显示 S-100 抗原阳性有助于不确定病例的诊断。外阴恶性黑色素瘤可以新发也可以起源于原已存在的外阴色素病损基础上，因此若有怀疑，任何外阴色素病变均应考虑活检。外阴恶性黑色素瘤极易出现腹股沟淋巴结及远处转移，这种转移与肿瘤浸润的深度密切相关，故外阴恶性黑色素瘤的分期也与一般的外阴癌不同，采用的是基于病变浸润深度或肿瘤厚度与预后关系的微分期系统，目前共有 3 种分期方式，但其本质基本一致。

外阴恶性黑色素瘤主要的治疗方式是行根治性外阴切除术＋双侧腹股沟股淋巴结切除术，大多数治疗失败的病例多为出现远处转移，故想通过超大范围的根治性外阴切除术来改善预后几乎是徒劳的，相反，对于一些早期发现的外阴恶性黑色素瘤病人给予相对缩小的根治性外阴切除术可能更现实，既不影响生存率,又可减少手术创面,甚至最近有人推荐仅行患侧外阴切除术或根治性外阴切除术,双侧腹股沟股淋巴结可视情况切除。病灶浸润的深度、有否溃疡形成与预后极其相关,故在制定治疗计划时应充分考虑。Look 等发现,在病灶深度≤1.75mm的病人中无一例复发,建议对这类病人可仅行局部广泛切除术,而所有病灶深度>1.75mm的病人尽管给予了肿瘤根治手术,但仍全部复发。局部淋巴结转移也与预后相关,在对 664 例病人的多因素分析中发现,阳性淋巴结为 0,1,≥2 个的 5 年无瘤生存率分别为 68%,29%,19%,因此认为局限于真皮层、无皮下结缔组织浸润的(相当于≤Ⅲ期)可以不做淋巴结切除。对某些高危病人,放疗对于加强局部控制可能有帮助,化疗及生物免疫治疗多用于辅助、挽救或晚期姑息性治疗,效果不确定。外阴恶性黑色素瘤患者总的生存率接近 50%。

2.外阴疣样癌

外阴疣样癌多为局部浸润,很少转移,所以仅行局部广泛切除即可治愈。复发少见,多在局部复发,通常是由于局部手术不彻底所致。

3.外阴佩吉特病

多为外阴红肿病灶,可形成溃疡,局部可有瘙痒或烧灼感,将近 15% 的佩吉特病患者可伴有潜在的浸润性腺癌成分,20%~30% 的病人将会有或将发展为非外阴部位的腺癌,尽管最近的报道提示继发性腺癌的发生率较低,但仍能见到其他部位的佩吉特病,如乳腺、肺、结直肠、胃、胰腺及女性上生殖道,因此,有佩吉特病的患者应注意检查、监测这些部位。佩吉特病的病程进展较慢,但真皮层的浸润常较肉眼见到的范围广,故手术切缘应比其他外阴癌的范围要广,以保证边缘切净,避免复发。一旦局部复发,只要无浸润证据可以再次局部切除,仍可达到一定疗效。

总的来说,外阴鳞癌的治疗效果较好,约 2/3 的患者均为早期肿瘤,5 年生存率按 FIGO 1988 年的分期,Ⅰ~Ⅱ期患者可达 80%~90%,晚期生存率较差,Ⅲ期 60%,Ⅳ期 15%。在相同原发灶大小的患者,有或没有淋巴结转移其生存率相差 50%。由于外阴非鳞癌相对罕见,可靠、有效的治疗方案及长期结局尚不十分明确。鉴于外阴部位的肿瘤相对容易发现,因此对于高危患者,如 HPV 感染者、原位癌、外阴苔藓样病变等可进行严密筛查随访,使外阴癌控制在早期时被诊断。

(杨丽华)

第二节　阴道癌

一、流行病学

原发性阴道癌是一种罕见肿瘤,是指病灶来源于阴道而未累及宫颈或外阴,在女性生殖道肿瘤中发病率仅占 1%~2%,通常见到的阴道新生物 80%~90% 是通过直接转移或淋巴管或血行途径从子宫颈、外阴和(或)非女性生殖道转移而来。Creasman 等在 1998 年发表的国家肿瘤数据库(NCDB)的报告中,统计了从 1985—1994 年登记在册的诊断为阴道癌的病人共 4885 人,92% 为原位癌或浸润鳞状细胞癌或腺癌,4% 黑色素瘤,3% 肉瘤,1% 为其他少见肿瘤。在 NCDB 的报告中,72% 为浸润癌,28% 为原位癌;鳞癌占浸润癌的 72%,腺癌占 14%;20 岁以下几乎均为腺癌,而腺癌在老年人中非常少见。阴道癌易发生于老年人,60~70 岁是发病的高峰年龄,但阴道癌在年轻人中发病呈上升趋势,可能归咎于 HPV 感染或其他性传播疾病,在 NCDB 报告中,仅 1% 的病人<20 岁,且超过 80% 的人是原位癌。近年来,由于宫颈细胞学或越来

越严格的诊断标准,原发性阴道癌的发生率有所下降,而来源于邻近器官,例如宫颈、外阴或子宫内膜的恶性肿瘤有所上升。

1.阴道上皮内瘤变(VAIN)和鳞状细胞癌(SCC)

鳞癌潜在的危险因素包括 HPV 感染史,宫颈上皮内瘤变(CIN),外阴上皮内瘤变(VIN),免疫抑制和盆腔放疗史。HPV 可能是鳞癌的致病原因,在 VAIN 患者中 80% 有 HPV 感染,阴道浸润性鳞癌中 60% 有 HPV 感染。Brinton 等报道的在 VAIN 和早期阴道癌的病例对照研究中发现,与对照组相比,VAIN 患者的生殖器疣发病率上升了 2.9 倍,在以往有异常巴氏涂片者中发病率上升了 3.8 倍。认为可能和高危型 HPV 感染有关。病变大都发生在上阴道段,常为多病灶性。在这些阴道上皮内瘤变和鳞癌病人中,下列风险已被证实:≥5 个性伴侣、初次性交<17 岁、吸烟、较低的社会经济地位、有生殖器疣病史、异常细胞学史和接受过子宫切除术。Weiderpass 等发现,女性酗酒是患阴道癌明显的高危因素,这可能与生活方式例如放荡、吸烟、使用避孕药、饮食缺陷等所致的 HPV 感染有关。宫颈癌的病人有发展为阴道癌的风险,因为这些部位共同暴露于内源性和外源性的致癌物质刺激下,10%~50% 的 VAIN、阴道原位癌或阴道浸润癌患者都曾因宫颈病变接受过子宫切除或放疗,统计显示,从宫颈癌或癌前病变治疗后发展为阴道癌的平均时间为 14 年,但也有个案在宫颈癌治疗 50 年后出现阴道癌的。

盆腔放疗史是否是一个危险因子仍有争议。Boice 等报道在 45 岁之前接受过盆腔放疗的女性阴道癌风险上升 14 倍且与剂量相关,而 Lee 等则认为无关。认为有关的原因在于,有盆腔放疗史的病人多数是因为曾患宫颈癌,而宫颈癌与 HPV 感染密切相关,长期的 HPV 感染又增加了阴道鳞癌的风险,因此建议有宫颈 CIN 或宫颈癌的病人即使在手术切除子宫后也应终身监测 HPV 及阴道细胞学。此外,子宫暴露于己烯雌酚将双倍增加 VAIN 的风险性,可能的机制是移行带扩大,增加了 HPV 的感染机会。

2.黑色素瘤

恶性黑色素瘤是阴道第二常见的恶性肿瘤,占所有阴道肿瘤的 2.8%~5%。尽管常是多病灶的,但最常见的部位是下 1/3 阴道和阴道前壁。阴道黑色素瘤占所有黑色素瘤的 0.3%,每年的发病率是 0.026/100000,诊断时平均年龄为 66.3 岁。

3.透明细胞腺癌

1971 年首次报道了年轻妇女中阴道透明细胞腺癌的发生与其母在孕 16 周前应用己烯雌酚有关,其致癌机制可能是胚胎期的苗勒管发育受到影响,导致苗勒管起源的异常细胞巢残留,在青春期时受到内源性激素的刺激而出现癌变。Hicks and Piver 报道了 60% 透明细胞腺癌病人在胚胎期时接触过己烯雌酚类药物,大多病例累及阴道上 1/3 前壁,此类病人从出生到 34 岁之间发病率为(0.14~1.45)/1000,几乎 90% 病人在诊断时为 Ⅰ~Ⅱ 期,发病年龄 7~34 岁,中位年龄 19 岁,但也有报道年龄偏大者。幸运的是,近年来这种肿瘤发生率有所下降,因为在孕期已基本不用己烯雌酚了。

4.肉瘤

肉瘤占阴道原发癌肿的 3%,常见于成年人,阴道肉瘤中有 50%~65% 表现为平滑肌肉瘤,癌肉瘤、子宫内膜间质肉瘤和血管平滑肌肉瘤少见。胚胎性横纹肌肉瘤/葡萄状肉瘤是罕见的儿童期肿瘤。盆腔放疗史是一个危险因素,特别是癌肉瘤和阴道血管平滑肌肉瘤。大多数肉瘤在晚期才被诊断,组织病理学级别是最重要的预后预测因子。

二、播散方式

大多数(57%~83%)的阴道癌前病变发生在上 1/3 阴道或穹窿部的阴道后壁,31% 的病人发生在下

1/3 阴道，阴道中 1/3 的病灶不常见。阴道癌的位置在治疗计划和决定预后方面是重要因素。肿瘤可以沿阴道壁播散到宫颈或外阴，但如果初次活检宫颈或外阴为阳性，则应认为阴道是继发肿瘤。在前壁的病灶可以浸润膀胱阴道隔和尿道，后壁的病灶可累及阴道直肠隔及直肠黏膜，晚期病例中也常见向侧面扩散至宫旁组织和阴道周围组织的。阴道淋巴系统比较复杂，当病灶位于阴道下 1/3 时，淋巴引流常向下累及腹股沟淋巴结。超过 I 期的病人淋巴结转移的风险性明显升高。虽然基于分期的淋巴结切除少见，但在早期阴道癌中淋巴结转移率并不罕见。在 Al-Kurdi 等的研究中，盆腔淋巴结转移率 I 期为 14％，II 期为 32％；在 Davis 等的报道中 I 期为 6％，II 期为 26％。虽然目前没有详细的数据可提供，但估计 III 期的发生率更高。Chyle 等随访了 10 年有局部复发的病人盆腔淋巴结受累率为 28％、腹股沟受累率为 16％，而无局部复发组分别为 4％和 2％（$P < 0.001$），在初诊时腹股沟淋巴结阳性率从 5.3％～20％。晚期病人在初始治疗后复发时可能发生远处转移，在 Perez 等的报道中，远处转移的发生率在 I 期 16％、II A 期 31％、II B 期 46％，III 期 62％，IV 期 50％。Robboy 等报道年轻透明细胞癌患者复发时转移至肺或锁骨上淋巴结的占 35％，比宫颈或阴道鳞癌的发现率更高。

三、临床表现

1.VAIN 及原位癌

VAIN 常无症状，临床上通常是在细胞学检查、监测子宫颈癌时发现，也有部分患者因有阴道感染等可能会有阴道异常分泌物而就诊。在这些病例中，阴道上皮内瘤变好累及阴道上段，可能是宫颈鳞状上皮病变的延续。

2.浸润性鳞癌

性交后出血、不规律阴道出血是常见症状，也可出现阴道排液和排尿困难，盆腔疼痛多在晚期时出现，常与肿瘤扩散超出阴道有关。Tjalma 等对 84 例浸润性癌进行分析，55 例为鳞癌，62％的病人有阴道排液，16％有阳性细胞学，13％有包块，4％有疼痛，2％有排尿困难，10％～20％的患者没有症状，47％病灶位于阴道后壁，24％位于前壁，29％累及前后壁。

3.其他组织学类型

透明细胞癌病人最常见的症状是阴道出血（50％～75％）或异常分泌物，晚期病例可出现排尿困难和盆腔疼痛，细胞学异常仅占 33％，可能与取材的部位不全面有关。透明细胞癌病灶多是外生的，位于上 1/3 阴道靠近宫颈的穹隆表面浸润性生长，手指触诊多可触及阴道穹隆黏膜下异常感可能有助于诊断，97％和黏膜腺病有关。胚胎性横纹肌肉瘤，是在儿童中最常见的恶性阴道肿瘤，表现为突出、水肿、像葡萄样包块，90％的病人在 5 岁前发病，成年人中症状多为疼痛及包块。

四、临床分期及病理分类

1.临床分期

常用的阴道癌分期系统有两个，一个为 FIGO 分期（表 14-3），另一个为 AJCC 分期，目前原发性阴道癌多采用 FIGO 临床分期。根据 FIGO 分期，肿瘤若累及子宫颈或外阴时应当分别归类于原发性宫颈癌或外阴癌，故在诊断阴道癌时需同时仔细检查宫颈及外阴情况，必要时行细胞学检查或活检。下列检查可用于 FIGO 分期评价：精确的双合诊及三合诊检查、膀胱镜、直肠镜及静脉肾盂造影，但仅凭这些检查想区分出病灶是局限于黏膜还是黏膜下，即便是有经验的检查者也相当困难。盆腔 CT,MRI 及 PET 对判断病灶浸润、淋巴结受累情况甚至精确放疗计划的制定均有帮助,但不作为临床分期依据。Perez 等在 1973 年建议将 FIGO 分期中的Ⅱ期再分为ⅡA 及ⅡB 期,但大多数研究者并不赞成这一变动,表 14-3 中我们仍将ⅡA 及ⅡB 期列出,以供参考。

表 14-3　FIGO 阴道癌临床分期

0 期	原位癌,上皮内癌
Ⅰ期	癌限于阴道壁
Ⅱ期	癌侵及阴道旁组织,但未达盆壁
ⅡA 期	阴道旁浸润,未达宫旁
ⅡB 期	宫旁浸润,未达盆壁
Ⅲ期	癌扩张达盆壁
Ⅳ期	癌超出真骨盆或侵犯膀胱或直肠黏膜、膀胱黏膜泡样水肿不属于Ⅳ期
ⅣA 期	肿瘤扩散至邻近器官或转移蔓延至真骨盆以外
ⅣB 期	扩散至远处器官

2.病理分类

大多数阴道癌均为鳞癌,其他上皮类型并不多见因为正常情况下阴道黏膜没有腺体,黑色素瘤是第二常见的阴道癌。

五、诊断

通常被怀疑为阴道恶性肿瘤的病人,经过彻底的体检,包括仔细的窥阴器检查、触诊、阴道镜、细胞学检查及对异常的内生或外生组织的活检,确诊多不困难,尤对转移、复发患者,但对阴道癌的初始诊断有时会忽视,应引起高度重视。检查时窥阴器应慢慢地旋转和退出,使整个阴道黏膜可见,特别是经常出现病灶的后壁,为方便评估整个阴道壁及病变范围,对于晚期、复发、老年等阴道暴露困难的病例,可以在麻醉下检查和活检以减少病人的不适感。宫颈活检仅用以排除原发性宫颈癌。

因为宫颈癌或癌前病变有过子宫切除或放疗的病人出现异常细胞学时应行阴道镜检查,在阴道镜染色指示下进行活检,为方便检查,对于绝经或先前放疗过的病人可在阴道镜检查前适量局部应用雌激素。

六、预后因素

1.浸润性鳞癌

疾病的分期是最重要的预后因素,Creasman 等一报道的 5 年生存率:0 期 96%,Ⅰ期 73%,Ⅱ期 58%,Ⅲ~Ⅳ期是 36%。Perez 等报道的 165 例用放疗治疗的原发性阴道癌患者,10 年无瘤生存率:0 期 94%、Ⅰ期 75%,ⅡA 期 55%,ⅡB 期 43%,Ⅲ期 32%、Ⅳ期 0。病灶位置对预后的影响尚有争议,Tarraza 等发现上 1/3 的阴道癌局部复发常见,而下 1/3 的阴道癌出现侧盆壁复发及远处转移相对多见;Chyle 等报道阴道癌的盆腔复发率 17% 是在阴道上段肿瘤,36% 在阴道中下段肿瘤,42% 在累及整个阴道的肿瘤;一些研究也显示,阴道上段癌与阴道下段或累及整个阴道的癌相比,生存率较好、复发率较低。后壁病灶与其他部位相比预后较差,10 年复发率分别为 32% 和 19%,这可能反映了在这个部位行完全近距离放疗的困难性,但在一项大样本的研究中未能显示出原发灶位置与复发率之间的相关性。病灶大小对预后的重要性也被争议,在 Chyle 等的研究中,病灶最大直径<5cm 的 10 年局部复发率为 20%,而病灶最大直径>5cm 的 10 年局部复发率为 40%;在某医院,直径>4cm 的肿瘤预后明显差于较小肿瘤者。Perez 等的研究显示,分期是盆腔肿瘤复发和 5 年无瘤生存的重要预测因子,但不包括 Ⅰ 期肿瘤病人。还有报道肿瘤的体积对生存率和局部控制有负面影响。Urbanski 等认为,年龄也是预后因子,在他的研究中 60 岁以下患者的 5 年生存率为 63.2%,而 60 岁以上者为 25%(P<0.001),但也有人认为年龄与预后没有统计学意义,因为这些研究中大多没有矫正老年人死于继发病的情况,组织学类型是重要的预后因子,Chyle 等报道腺癌与鳞癌相比复发率较高(10 年局部:52% vs 20%,远处:48% vs 10%),且 10 年生存率较低(20% vs 50%)。Waggoner 等在患有阴道和宫颈透明细胞癌的 21 例病人中发现,野生型 p53 蛋白过度表达者比含有 p53 基因突变者而言有较好的预后。

2.其余组织学类型

在透明细胞癌中,远处转移常至肺和锁骨上淋巴结。分期早、肿瘤<3cm,浸润深度<3mm 被认为预后较好。阴道黑素瘤比鳞癌易于远处转移。Reid 等回顾了 115 个阴道黑素瘤病人,发现浸润深度和病灶大小(>3cm)与生存率负相关。恶性间叶细胞肿瘤较浸润癌难治,浸润深度、包膜完整性、每 10 个高倍镜下 5 个或以上的有丝分裂、肿瘤直径>3cm,细胞的异型性均与预后有关。

七、治 疗

由于阴道癌较少见,有关阴道癌的自然进程、预后和治疗数据均来源于小样本回顾性研究,因此没有权威性的治疗推荐,目前关于放疗和手术的文献多为原发性阴道鳞癌。阴道癌病人的处理比较复杂,最好能在妇科肿瘤医师和放疗医师共同评估后做出个体化治疗方案,按 1998 年妇科肿瘤医师协会的指南要求,大多数病人仍首选放疗,对于早期和表浅病灶患者放疗可达到良好的肿瘤控制,并且保留了阴道功能。手术要充分考虑到病人的年龄、病灶范围、病灶是否局限等因素,以决定病人适合于局部切除、部分切除还是完全阴道切除。有证据表明,阴道原位癌、Ⅰ 期癌和部分年轻的 Ⅱ 期癌患者其原发灶位于阴道上或下 1/3 时,仅通过手术即可能成功治疗。对较年轻的渴望保留卵巢功能和性功能的、疣状癌的、非上皮性肿瘤的及放疗后局部盆腔剂量不足的病人,手术将被考虑。为了达到足够的手术切缘以求手术彻底,手术,尤为根治性手术常需切除部分膀胱、尿道或直肠,导致尿粪排泄改道,因此相比较而言,放疗作为阴道癌的初始治疗可最大限度地治愈和改善生活质量,某种程度上替代了手术。对于许多年龄较大的病人,根治性手术也不可行。尽管放疗常作为治疗选择,但对于各期最佳的治疗方式至今尚无定论,单纯手术或放疗均可引起的并发症增加,因此缩小的手术与放疗联合的治疗模式常被考虑。腔内和组织间放疗常被用于小的表浅的 Ⅰ 期病灶中,外照射联合腔内和(或)组织间近距离照射常被用于较广泛的 Ⅰ~Ⅱ 期病人。在阴道癌中化疗的使用仅基于散在的 Ⅱ 期临床试验或是模仿宫颈鳞癌的治疗而来,没有更有利的化疗依据可循。

1.VAIN 及原位癌的治疗

多数研究者采用手术和药物来处理 VAIN,方法从部分或完全阴道切除到比较保守的局部切除、电凝、激光消融、局部氟尿嘧啶应用或腔内近距离放疗。对于不能排除浸润癌的病人,与保守治疗失败的病人一样,手术切除是治疗的选择。各种方法的控制率相似,激光为 48%~100%,阴道切除术 52%~100%,局部氟尿嘧啶外涂 75%~100%,放疗 83%~100%,Diakomanolis 等报道的 52 例病人中,发现部分阴道切除对于单发病灶的疗效较好而激光消融对多发病灶较好。尽管许多人赞成对以前无盆腔放疗史的病人采用部分阴道切除方法治疗局部 VAIN,但对于先前因其他盆腔肿瘤接受过盆腔放疗的病人而言,行部分阴道切除瘘管的风险仍很大,此时用氟尿嘧啶局部外涂也许更有益,它可刺激鳞状上皮脱落,促使正常上皮再生。

氟尿嘧啶的使用方法很多,控制率达 75%~88%,推荐的 Krebs 等的方法为每周 1~3 次,持续应用 10 周,会阴皮肤可用氧化锌等软膏来保护以防止外阴疼痛、糜烂。近来,研究者们发现咪喹莫特治疗 VAIN 有效,Haidopoulos 等的研究中发现,7 个 VAIN2~3 的病人中经咪喹莫特治疗后,6 人病灶消退或降级为VAIN1,具体用药方法为阴道内每周应用 5% 的咪喹莫特 0.25g 持续 3 周,耐受性较好,与氟尿嘧啶相比,咪喹莫特给药方便、毒性较低,但还需大样本研究来证实。

部分或全部阴道切除也常用于 VAIN 的治疗中,Hoffman 等对 32 例经历了上段阴道切除术的阴道原位癌病人进行评价,仅行手术术后随访示无瘤生存的病人占 72%,复发率为 17%。在这项研究中,44% 先前接受了包括激光消融、局部氟尿嘧啶或局部切除治疗。9 例病人在最后的病理切片中发现浸润癌,其中浸润超过 3.5mm 的 4 例患者术后补充了放疗,3 例保持无瘤;<2mm 浸润病灶的 5 例病人中,1 例因为局部复发再行放疗,其余 4 例术后保持无瘤;其余术后病理仍为原位癌的 23 例病人中,19 例(83%)在平均随访 38 个月内无肿瘤复发。28%(9/32)的病人术前未发现浸润癌,其中 55%(5/9)的浸润癌需要补充术后放疗,说明术前阴道原位癌的诊断常不准确,可能与病灶范围大或多点病灶致活检不足有关,因此,临床处理时不能完全按照活检提示进行,当怀疑有可疑浸润和病灶局限于上 1/3 或上 1/2 阴道时,上段阴道切除手术应尽量保证病灶边缘离切缘>1cm。部分或全部阴道切除的主要缺点是阴道缩短或狭窄而导致的性功能变差。Hoffman 等推荐手术切除病灶后不关闭黏膜,并用雌激素软膏涂抹、扩张器扩张阴道,并酌情皮肤移植,以便术后阴道狭窄降到最低程度。先前放疗是阴道切除的禁忌证,因为有较高的并发症率。

放疗被证实有效,控制率为 80%~100%,与其他方法相比有较好的治愈率。采用传统的低剂量率腔内放疗技术使整个阴道黏膜的受量为 50~60Gy,如果病灶多发,累及区可能接受 70~80Gy 的剂量,高剂量可引起阴道明显的纤维化和狭窄。在腔内放疗后,浸润癌中盆腔复发或远处转移的情况不多见。在全阴道放疗的病人中可出现直肠出血和中到重度的阴道黏膜反应,Macleod 等报道了采用高剂量率腔内放疗技术对 14 例 VAINⅢ 的病人进行治疗,总剂量 34~45Gy,分割剂量为每次 4.5~8.5Gy,中位随访 46 个月,1 例比人肿瘤持续存在,另一例出现肿瘤进展,总控制率为 85.7%,2 例出现重度阴道放疗损伤;Mock 等报道了 6 位原位癌患者采用高剂量率腔内放疗技术治疗,100% 无复发生存。鉴于高剂量率腔内放疗良好的局部控制和功能保留优势,可以考虑将其作为放疗时的治疗选择,但从目前有限的数据中还无法得出高剂量率腔内放疗使用的明确结论。

雌激素可用于绝经后或有过放疗浸润性癌已治愈的病人,由于放疗可以对卵巢功能造成影响并有可能使阴道穹窿纤维化,某种程度上也限制了放疗的应用。

总之,对于单发病灶的 VAIN 患者,阴道部分切除术优于激光消融,因为有大约 25% 的患者有浸润性鳞癌的危险性,一旦 VAIN 行部分阴道切除后发现为浸润癌者补充放疗则有瘘管形成的风险。激光消融和(或)局部氟尿嘧啶对于绝对排除浸润性鳞癌时可以应用。单独腔内近距离放射治疗也能提供满意的局部控制率并可保留阴道功能。

2.浸润性鳞癌及其他类型癌的治疗

(1)浸润性鳞癌的治疗

①手术治疗:通常阴道鳞癌采用放疗较多见。但有报道在经过选择的病人中手术治疗也取得了良好的结局,根治性手术后,Ⅰ期阴道鳞癌患者的生存率可达 75%~100%。有手术治疗适应证的病例包括:Ⅰ~Ⅱ期病人病灶在穹窿、上 1/3 阴道后壁或侧壁的能被根治性阴道切除并能保证足够切缘的、能行盆腔淋巴结切除的;极表浅的病灶也许通过局部切除即可;阴道下 1/3 病灶行外阴阴道切除并能达到满意阴性切缘的,能行腹股沟股淋巴结切除的。若术后发现切缘不足或阳性,应被推荐辅助放疗。若还有其他部位的病灶应选用放疗,放疗后残留的孤立病灶可手术去除。Creasman 等注意到手术治疗后良好的生存率,

但在系列研究中发现这也许存在偏差,因为相对年轻、健康的病人更可能倾向于手术治疗,而年龄偏大、有内科合并症的患者更倾向于放疗,Rubin 等报道的 75 例阴道癌患者的手术结局就不如放疗的好,因此需要有更大样本的前瞻性随机对照研究来做出结论,但无论如何,手术对于某些病人仍是治疗的最佳选择,原则上不论子宫切除否能做根治性外阴阴道切除的病人,尽量不做去脏术,除非放疗后中心性复发或初始治疗病灶还未达骨盆的病人,但手术应包括根治性子宫切除,因为子宫在位将限制手术操作及膀胱、直肠病灶的切除。

有研究认为,Ⅱ期病人手术效果明显优于放疗,如 Stock 等进行的包括 100 例(其中鳞癌 85 例)阴道癌患者的最大的单样本研究显示,40 例病人单纯手术,5 年生存率Ⅰ期为 56%,Ⅱ期为 68%;47 例病人单纯放疗,5 年生存率Ⅰ期为 80%,Ⅱ期为 31%,13 例为联合治疗,总的 5 年生存率为 47%,似乎在Ⅱ期病人手术效果更好,但研究者认为这可能与病例选择存在偏差有关,在仅行放疗的病人中以ⅡB 期的病人为主,而仅行手术的病人中多数为ⅡA 期病人。因此 Stock 建议对于癌灶位于阴道上 1/3 的患者,行上阴道段切除及根治性子宫切除和盆腔淋巴结切除比较适合,而对于广泛累及阴道旁的患者放疗应是首选,手术仅适用于严格选择后的个别病人。Tjalma 等在 55 例阴道鳞癌的研究中通过多因素分析发现,只有年龄和病灶大小是预后因子,因此建议对Ⅰ期和ⅡA 期病灶较小、体质较好的阴道癌患者进行手术治疗。虽然数个研究表明选择适当的Ⅲ～Ⅳ期阴道鳞癌病人进行去脏术能达到 50% 的控制率,但因研究的病例样本太小,目前对晚期病例仍不主张首选去脏术,较为推崇的治疗是进行同步放化疗,尽管这种治疗模式的作用还未被明确。关于手术技术,如果进行完全性阴道切除术,专家建议行经腹和会阴联合手术,会阴切口选在耻骨膀胱宫颈筋膜,在尿道下方直肠上方,以避免静脉丛出血。切口可先腹部再会阴,但更推荐先做腹部切口,因为可以自上而下游离膀胱、尿道、直肠至会阴,分离阴道侧壁组织、游离子宫、切除淋巴结,如有不能切除的病灶,病人将免于会阴切口;若手术成功,也可用带蒂的皮肌瓣、尼龙补片联合带蒂大网膜进行阴道重建。

②放射治疗:Ⅰ期病人中,病灶厚度通常在 0.5～1cm,可单发或多发,为保留阴道功能,个体化治疗是很重要的。表浅病灶可以单独用后装阴道圆筒腔内近距离放疗来治疗,整个阴道黏膜量常为 60Gy,对于肿瘤累及处另加 20～30Gy 的量。病灶厚度＞0.5cm 时,联合应用腔内后装和有单层插入的组织间插植放疗以增加深部的剂量并限制阴道黏膜放疗的过度。没有绝对的标准用于Ⅰ期病人的外照。通常认为,对于较大的、较多浸润或分化差的肿瘤常有淋巴结转移的高风险,这类病人需加用外照。整个盆腔 10～20Gy,用中间挡板后,宫旁和盆腔侧壁再照 45～50Gy 的量。Chyle 等推荐外照附加近距离放疗对于Ⅰ期患者应至少覆盖阴道旁淋巴结、大的病灶、髂内外淋巴结。通过腔内和组织间插植技术,Ⅰ期患者单独放疗能达到 95%～100% 的控制率,5 年生存率达 70%～95%。

ⅡA 期病人常有晚期阴道旁病变但没有广泛的宫旁浸润。病人一律先外照,接着腔内照射。通常全盆腔接受 20Gy,挡野后另加宫旁剂量,根据侵犯厚度,再照 45～50Gy 到盆腔侧壁。给予低剂量率的腔内后装及组织间放疗联合应用至少照射 50～60Gy,超越肿瘤边缘 0.5cm,加上整个盆腔剂量,肿瘤处总剂量为70～80Gy。Perez 等显示ⅡA 期患者接受近距离放疗联合外照的局部控制率为 70%(37/53),而单用外照或近距离放疗的局部控制率为 40%(4/10),说明联合放疗具有优越性。ⅡB 期病人因有较广泛的宫旁浸润,整个盆腔将接受 40～50Gy,中央区挡板后宫旁总剂量为 55～60Gy,再用低剂量间插植和腔内近距离放疗来追加 30～35Gy 使肿瘤区总剂量达 75～80Gy,宫旁和阴道旁外延处达 65Gy。单用放疗治疗 5 年生存率ⅡA 期可达 35%～70%,ⅡB 期为 35%～60%。

Ⅲ期疾病接受 45～50Gy 盆腔外照,可用中间挡板使宫旁到侧盆壁剂量增加至 60Gy,追加腔内近距离放疗至最小肿瘤剂量达到 75～80Gy,如果近距离照射不方便,可以用三维治疗计划缩野放疗使肿瘤剂量达到 65～70Gy。外照盆腔和腹股沟淋巴结 b 的剂量为 45～50Gy,联合低剂量率腔内放疗至阴道黏膜的最大剂量为 80～85Gy,Ⅲ期病人的总治愈率为 30%～50%。有直肠和膀胱黏膜累及或腹股沟淋巴结阳性的Ⅳ$_A$ 期病人,尽管少数经严格选择的病例行去脏术可能治愈,但大多数还是首选放疗,此时多选用外照姑息治疗。对于已出现全身广泛转移的Ⅳ$_B$ 期病人而言,放疗仅为姑息性局部控制,多采用全身化疗及支持治疗。

③化疗和同步放化疗:Ⅲ～Ⅳ期的阴道癌患者尽管给予高剂量外照和近距离放疗,但盆腔控制率仍较低,有 70%～80% 的病人病灶持续或疾病复发。对于局部晚期病人远处转移的发生率为 25%～30%,尽管远处转移比盆腔复发少见,但仅靠针对局部治疗的手术或放疗而言几乎不可能产生作用,肿瘤治疗的目的是治人,而不是治瘤。因此,我们的治疗不可能仅关注肿瘤局部,而化疗恰恰弥补了这一不足,它可经血循环作用于全身,无论什么期别,只要有远处转移可能的高危病人或已有远处转移的晚期病人,单独化疗、姑息性手术或放疗结合化疗都被推崇。常用的化疗药有氟尿嘧啶、丝裂霉素和顺铂等,与放疗合用时完全反应率可达 60%～85%,但长期疗效差异较大。Roberts 等报道了 67 例晚期阴道、宫颈和外阴癌病人,同时用氟尿嘧啶、顺铂和放疗治疗,虽然 85% 完全反应,但 61% 出现癌复发,复发中位时间仅为 6 个月,5 年总的生存率只有 22%。67 人中 9 例发生了严重的迟发并发症,其中 8 例必须手术。与在直肠和外阴癌中的使用一样,放疗加化疗可适当减少放疗的剂量,以改善器官功能和迟发的毒性。

因为病人数量有限,尚无随机对照研究评估同步放化疗的作用,进一步的研究需明确同步放化疗的治疗作用和理想的治疗方案。最近的数据表明,在宫颈鳞癌中以顺铂为基础的同步放化疗对局部控制率、总生存率、无瘤生存率等方面均有益,研究中共同的药物是顺铂,提示它可能改善放疗敏感性。基于此,相同的方法可考虑用于晚期阴道鳞癌的治疗中。

尽管放疗对浸润性阴道鳞癌的局部控制仍有限并存在放疗并发症的风险,但目前治疗的原则仍倾向于以放疗为主,酌情手术,联合化疗。在浸润性鳞癌的放疗中应特别注意确认治疗区域的完全覆盖,尤其在较大肿瘤中,既要达到局部控制的需要剂量,又要充分照顾到周围正常组织的耐受性。经仔细选择的早期病人行根治性阴道切除术可取得良好效果,但放疗仍是主要的治疗模式尤其对有多种合并症的年老病人。虽然在阴道癌的化疗方面目前尚无有力证据,但加用化疗(如顺铂周疗)作为放疗的增敏剂应被推广。

(2)其他类型癌的治疗

①透明细胞腺癌:因透明细胞腺癌患者常年轻未育,早期病人可行生育力保存的方式治疗,手术对于早期阴道透明细胞癌患者有优势,因为既可以保留卵巢功能,又可通过皮肤阴道移植成形来保留阴道功能。Herbst 等报道的 142 例Ⅰ期阴道透明细胞腺癌患者中,117 例接受了手术治疗,复发率仅 8%,存活率为 87%,而在接受放疗的病人中复发风险高达 36%,这可能与常累及阴道穹的较大病灶的Ⅰ期患者放弃手术选用放疗有关。阴道透明细胞腺癌常发生在阴道的上 1/3 及穹窿部,故手术推荐采用根治性子宫切除和盆腔、腹主动脉淋巴结切除以及广泛的阴道切除,但对于年轻未育的早期病人,也可考虑行腹膜外淋巴结切除和略广泛的局部切除,术后辅以腔内近距离放疗而尽量不做全盆外照射,这样既可有效控制肿瘤,又可最大限度的保留卵巢、阴道的功能,待病人完成分娩后再行根治性子宫切除、阴道切除和盆腹腔淋巴结切除。Senekjian 等报道了 219 例Ⅰ期的阴道透明细胞癌病人,其中 176 例行常规根治手术,43 例仅行局部治疗,两组的症状、分期、肿瘤位置、肿瘤大小、浸润深度、病理类型及分级等资料均相似,结果 5 年和 10 年的生存率在局部治疗组为分别为 92% 和 88%,在常规手术组分别为 92% 和 90%,但在复发率在局部治疗组明显增高,10 年复发率在局部治疗组为 45%,而在常规手术组仅为 13%,肿瘤的复发与肿瘤≥2cm,浸润深度≥3mm 有关,盆腔淋巴结转移率为 12%,因此建议对于想保留生育力的病人,治疗方式以广泛性局部切除、腹膜外淋巴结切除及术后腔内放疗为宜。在对Ⅱ期 76 例病人的研究中显示,5 年生存率为

83％,10年生存率为65％,其中22例仅接受了手术治疗(13例为根治性子宫及阴道切除,9例接受去脏术),38例仅接受放疗,12例接受手术＋放疗,4例接受其他治疗,结果5年生存率仅放疗组为87％,仅手术组为80％,手术＋放疗组为85％,因此建议对于Ⅱ期阴道透明细胞癌病人的最佳治疗应为全盆外照＋腔内放疗,但不排出对于肿瘤小、可切除的穹窿病灶进行手术治疗,以保留卵巢及阴道功能。晚期病人主要行放疗,对于最后确定行放疗的晚期患者去脏术应被限制,也可行去脏术或氟尿嘧啶、长春新碱为主的同步放化疗。

②黑色素瘤:阴道黑色素瘤因发病率低,治疗经验极少。由于黑色素瘤容易远处转移并且缺乏对其癌前病变的认识,一旦确诊治疗相当棘手。黑色素瘤对放疗不敏感,所以手术几乎成了治疗的首选,但效果不确定,尽管有报道根治性手术后的2年生存率可达75％,但5年生存率仅为5％～30％,即便行超大的根治手术可能改善近期生存率,但长期的生存率仍没有提高。有报道认为肿瘤大小与黑色素瘤的预后相关,中位生存时间在肿瘤＜3cm的患者中为41个月,而在≥3cm的患者中为21个月,但长期生存率无统计学意义,也有报道黑色素瘤可能对放疗有反应,放疗剂量在50～75Gy,但放疗反应率仅为23.4％～24.2％,Petru等报道了14例病人有3例获得长期生存,均为放疗或局部切除后辅助放疗,其中肿瘤≤3cm的患者5年生存率为43％,肿瘤＞3cm的患者5年生存率为0％,因此作者认为,放疗对肿瘤≤3cm的患者有效,同时放疗也能协同手术使手术范围缩小。化疗及免疫治疗对黑色素瘤的作用极其有限,但对于有远处转移者仍可应用。

③肉瘤:阴道肉瘤发病率也不高,约占阴道原发肿瘤的3％,但常常一发现即为晚期,细胞病理分级明显影响预后,大多数阴道平滑肌肉瘤起源于阴道后壁,根治性手术切除,如后盆腔去脏术可能有治愈机会。成年人的阴道肉瘤对化疗反应不好,去脏术可能有长期生存概率。在阴道肉瘤的报道中,最大的病例报道仅为17例,包括10例平滑肌肉瘤、4例恶性中胚叶混合瘤、3例其他肉瘤,其中35％接受过先前放疗,17例均对化疗耐药,结果仅有的3例生存者均为接受去脏术治疗者,5年生存率在平滑肌肉瘤者为36％,在恶性中胚叶混合瘤者为17％。有报道术后补充放疗可降低局部复发率,但不改变生存率,而化疗可能对全身转移有益,借鉴子宫肉瘤的治疗方案,异环磷酰胺、顺铂、紫杉醇可以应用,多柔比星仍是平滑肌肉瘤化疗的首选。阴道胚胎横纹肌肉瘤常见于儿童,由于发病非常罕见,没有成熟的可推荐的治疗方案,但倾向于儿童发病应采用多手段联合治疗,行局部切除＋化疗±放疗以尽量避免去脏术的应用,保证患儿的生活质量。化疗可选用VAC(长春新碱、更生霉素、环磷酰胺)方案或VAD(长春新碱、多柔比星、达卡巴嗪)方案,根治性手术尽量慎用,除非持续或复发病例。

3.鳞癌治疗失败的因素

尽管有精心设计的放疗方案,仍有85％的病人可出现局部复发,且大部分局限于盆腔和阴道。局部区域复发Ⅰ期为10％～20％,Ⅱ期30％～40％,Ⅲ～Ⅳ期的复发或持续存在率为50％～70％,单独的远处复发或与局部复发相关的远处复发在局部晚期病人中为25％～40％。复发的中位时间为6～12个月。一旦复发预后极差,虽经挽救治疗但很少有长期生存者。

Stanford等显示较早的肿瘤期别和较高的放疗剂量对生存率有益,接受≤75Gy的16人中有9人复发,＞75Gy的22人中只有3人复发,但较大样本量的研究中没有发现放疗剂量与复发率之间存在相关性,可能与较大的肿瘤接受了较高剂量的外照和近距离放疗有关。M.D.Anderson癌症中心也没有发现低于或高于75Gy的剂量和局部控制的改善或特定疾病生存率有关,有统计学意义的因素只有疾病分期和肿瘤体积。Perez等在Ⅱ_A期到Ⅳ期病人中,联合应用外照和近距离放疗比单用近距离放疗有较好的肿瘤控制率,而在Ⅰ期肿瘤中没有发现放疗方式和盆腔局部复发率之间的相关性,他们建议为了达到较好的肿瘤和盆腔控制率,治疗剂量必须达到原发灶处70～75Gy,平均宫旁剂量55～65Gy。此外,累及中、上段阴道的

100 个原发性阴道癌病人均没有接受选择性的腹股沟处放疗,没有人出现腹股沟股淋巴结转移,相反,累及下 1/3 阴道的 29 人中 3 人出现,累及整个阴道的 20 人中 1 人出现,其中可触及腹股沟淋巴结的用了约 60Gy 的放射治疗,仅有一人出现一个淋巴结复发,因此建议选择性腹股沟淋巴结区放疗仅被推荐在肿瘤累及阴道下 1/3 时应用。相似的报道 Stock 等也已发现。Lee 等通过对 65 例用放疗治疗的阴道癌患者的研究,证实总的治疗时间是预示盆腔肿瘤控制的最有意义的因素。包括外照和近距离照射,放疗时间如在 9 周内完成,盆腔肿瘤控制率是 97%,如果超过 9 周仅为 57%($P < 0.01$),Perez 等尽管没有发现延长治疗时间对盆腔肿瘤控制的影响,但仍倡导治疗应在 7～9 周内完成。

　　4.并发症及其治疗

　　由于阴道的解剖位置紧邻直肠和泌尿道下段,手术或放疗后并发症出现的风险极大。虽然在许多回顾性研究中提到了这些并发症,但有代表性的预防或处理意见几乎没有。虽然生存率是判断预后的重要指标,但不顾并发症和生活质量的高生存率也不值得推崇。由于对标准放疗常见的急性或迟发并发症认识的提高,改善了妇科恶性肿瘤病人的生存状况,特别是阴道癌患者。高剂量率放疗的快速反应使阴道上皮丢失明显,特别是靠近放疗源的部分,临床上,急性反应包括水肿、红斑、潮湿、脱皮、混合性黏膜炎、糜烂及感染等,反应程度和持续时间依赖于病人的年龄、性激素状况、肿瘤大小、分期、放疗剂量和个人卫生等,这些通常在放疗结束后 2～3 个月消退,重症者可有进行性脉管损害、继发性溃疡和黏膜坏死,这种情况可能要 8 个月左右才能治愈。

　　同步放化疗增强了黏膜急性反应,对迟发反应的作用不明显,主要为剂量累及性骨髓抑制。随着时间的推移,许多病人出现一定程度的阴道萎缩、纤维化、狭窄、弹性丧失和阴道干燥,导致性交困难,重症者局部溃疡形成的坏死能促进瘘管形成导致直肠阴道瘘、膀胱阴道瘘、尿道阴道瘘。对于在阴道癌治疗中整个阴道的放疗耐受限制剂量仍不明确,Hintz 等对 16 例患者的研究显示,阴道前壁上段黏膜表面可接受的最大剂量为 140Gy,没有严重并发症或上阴道段坏死发生,而 1 例病人接受了 150Gy 后发生膀胱阴道瘘,因此他们推荐对于阴道上段前壁黏膜而言,最大耐受量为 150Gy(外照和近距离照射的总量),剂量率应 <0.8Gy/h,推荐阴道下段剂量应不超过 98Gy。阴道后壁比前壁或侧壁更易受到放疗的损伤,阴道后壁剂量应 <80Gy,以减少阴道直肠瘘的风险性。Rubin 等认为阴道黏膜发生溃疡的最高耐受量约为 90Gy,超过 100Gy 即有瘘形成的可能性。华盛顿大学的一项研究显示,传统的低剂量率阴道黏膜接受 150Gy 的放疗,发生 2 级或以上并发症的概率为 15%～20%,合并严重并发症的为 8%～10%,严重并发症必须手术纠正或住院治疗。出现并发症的危险因素包括,先前有盆腔手术史、盆腔炎性疾病、免疫抑制体质、胶原血管疾病、低体重、病人年龄大、明确的吸烟史、有内科合并发症(糖尿病、高血压、心血管疾病)等。

　　Perez 等报道了 2～3 级并发症在 0 期和 Ⅰ 期病人中约为 5%,Ⅱ 期约为 15%。Ⅲ 和 Ⅳ 期中没有出现并发症,可能是因为病人生存时间太短以至于不足以显示治疗的并发症。最主要的并发症为直肠炎、直肠阴道瘘、膀胱阴道瘘。最小的并发症为阴道纤维化和小面积黏膜坏死,约 10% 的病人出现。Lee 等认为原发病灶的总剂量是预示严重并发症的最重要因素。Rubin 等报道的放疗后并发症发生率为 23%,包括 13% 的瘘形成、10% 的膀胱炎或直肠炎。虽然有 2 例病人是在联合治疗后出现瘘,但研究者并不认为联合治疗并发症的发生率高于单纯放疗。

　　Frank 等报道了 193 例放疗治疗者(有或无化疗),5 年和 10 年累计主要并发症率(>2 级)为 10% 和 17%,他们发现 FIGO 分期和吸烟史是两个与随后发生并发症密切相关的因素,化疗似乎与并发症发生率不相关,有趣的是有主要并发症的 73% 的病人病灶均累及阴道后壁。对于急性阴道炎的治疗包括每日用过氧化物稀释液冲洗阴道等,可持续 2～3 个月直至黏膜反应消失,以后病人每周阴道冲洗 1～2 次持续数月,保持阴道冲洗是使病人保持阴道健康和性功能的重要方法。

5.补救治疗

对于复发性阴道肿瘤的理想治疗仍不明确。对于下段阴道的复发癌,临床处理十分尴尬。复发时再治疗要考虑的因素包括先前的治疗方法、目前疾病的扩展程度、复发部位、复发的范围、无瘤间歇期、是否有远处转移、病人年龄、体力状态以及医疗条件等。远处转移预示着不良结局,虽然化疗可能出现客观反应并且在短期生存方面有所改善,但对于长期生存、减轻症状和生活质量方面的作用仍然有限。

对只有局部复发而无远处转移的病人仍有治愈的希望,因此明确病变范围是重要的。准备补救治疗时要先通过活检来确定局部复发,如有可能,宫旁复发也用病理来证实,也可通过三联征来诊断,即:坐骨神经痛、下肢水肿、肾积水。通过体检和影像学也可提示是否有局部或远处复发,PET 对复发的判断较 CT 及 MRI 更准确些,但也有假阳性和假阴性的报道。总之,对于先前行手术治疗,没有接受放疗的病人,出现孤立的盆腔或局部复发时可用外照来治疗,并且常合并近距离照射,同时行顺铂为基础的同步化疗;对于在主要或辅助放疗后的中央型复发的患者只能行根治性手术,通常行去脏术,或者对于一些病灶较小的病人,用组织内埋植剂再放疗或三维外照;化疗的反应率较低,且对生存率的影响有限,放疗后的中央性盆腔复发灶对化疗的反应率小于远处转移病灶的反应率,可能与放疗后使局部组织纤维化有关,而且先前高剂量的放疗常常损伤骨髓,使得化疗的应用受限。对肿瘤相对有效的化疗药物有异磷酰胺和多柔比星等,在一些化疗敏感的病人中化疗可能获得病情缓解。

(1)手术治疗:尽管对于准备行挽救性手术的病人事先均经过彻底的临床评估,但仍有部分病人在剖腹探查过程中发现病变已晚期而无法手术。盆腔去脏术可导致长期的功能障碍、心理改变及生活质量下降,因此医患双方均应有充分的心理准备才可应用。对于复发性阴道肿瘤在根治性盆腔手术后阴道和会阴的重建有两个目的:①恢复或创造外阴阴道功能;②通过用良好血供的健康组织替代盆腔缺失组织以减少术后并发症。

(2)放射治疗:对于先前未接受过放疗的病人应给予全盆腔外照,如可行,加用近距离放疗,通常整个盆腔受量为 40~50Gy。对于阴道下 1/3 段或外阴复发的患者,放疗应包括腹股沟股淋巴结区域。在阴道的肉眼肿瘤处、阴道旁组织和宫旁应接受额外放疗剂量,可用组织间插植放疗,使肿瘤处剂量达到 75~80Gy。用放化疗联合治疗复发病人的作用机制仍不明确,由于阴道癌复发病例罕见且表现不一,无法提供大样本研究,但从局部晚期宫颈和外阴鳞癌的资料中类推,对于盆腔孤立复发患者,联合治疗模式在局部控制和生存率方面可能有帮助。对先前曾有放疗史的患者,再次放疗需特别小心,但对于病灶体积小,有手术禁忌或拒绝行去脏术的病人,再次放疗仍应被适当考虑。

对于复发病人的放疗更强调个性化,病人的选择要合适,肿瘤的定位要准确,放疗医师的经验要丰富,应用的技术要多样。尽量做到精确放疗,利用三维技术制定治疗计划是有利的,医师还可通过超分割方案以降低延迟毒性的发生率。在一些复发灶小、边界清晰的外阴阴道或盆腔复发病人中,可以应用组织间插植技术再次放疗,局部控制率仍可达 50%～75%,3 级或更高的并发症率为 7%～15%。在年老或糖尿病病人先前用过足量放疗治疗的患者中,若阴道复发的肿瘤小,可用永久性放疗粒子植入治疗,可能得到长久的肿瘤控制。其他可能的治疗选择包括手术和术中放,剖腹或腹腔镜下高剂量率导管的置入放疗等。

术中放疗后的再次局部复发和远处转移率分别为 20%～60%、20%～58%,3 年和 5 年的生存率很差,为 8%～25%,3 级或更高的毒性在约 35% 的病人中出现。Hockel 等报道了联合手术和放疗来治疗浸润盆腔侧壁复发的妇科恶性肿瘤患者,同时行带蒂血管组织阴道移植,以保护盆腔中空器官,减少放疗迟发反应,去脏术中盆腔器官被重建,术后用高剂量近距离放疗肿瘤床 10~14d。结果用此技术治疗的 48 例病人中,5 年时总的严重并发症率为 33%,生存率为 44%,完全的局部控制率在最初 20 人中为 60%,最后的28 人中为 85%。

立体放疗技术（SBRT），是一种新的采用直线加速器的高剂量分割的体外立体靶向放疗技术，其治疗原理似伽马刀，能对病灶精确定位、准确照射。依靠良好的靶向定位和病人的制动，使得肿瘤的受量高而周围正常组织的受量极小，大大减少了治疗的并发症。这种技术无创、无痛、快速、不用住院，应用得当将不影响病人的生活质量。因此可用于复发性阴道癌的治疗。

6.姑息治疗

（1）放疗：目前对于ⅣB期病人没有治疗选择，这些病人遭受严重盆腔疼痛或阴道出血的困扰，处理阴道出血如果阴道条件允许可采用腔内近距离放疗，常可较好地控制症状，对于先前接受过放疗的病人来说，腔内剂量设定为 A 点 35～40Gy。在有选择的晚期妇科肿瘤病人中，用短疗程高剂量分割的外照方案，单次剂量为 10Gy，持续 3 次，疗程间隔 4～6 周，联合米索硝唑（RTOG 临床试验 79-05）可取得显著缓解，完成 3 个疗程后病人的总反应率为 41％，但有 45％的病人出现难以承受的 3～4 级迟发性胃肠道毒性反应。Spanos 等报道一项 Ⅱ 期临床研究（RTOG85-02）采用每日分割剂量的外照方案治疗复发或转移病人，具体方案为：每次3.7Gy，2/d，连续2d，间隔3～6 周为 1 个疗程，总共应用 3 个疗程，总照射剂量 44.4Gy，结果完全反应率 10.5％（15 例），部分反应率 22.5％（32 例），在完成了 3 个疗程放疗的 59％的病人中总反应率为 45％，27 例生存超过 1 年，晚期并发症明显减少，12 个月内仅有 5％。在随后的 Ⅲ 期试验中，136 个病人在分割剂量放疗中被随机分成间隔 2 周组和间隔 4 周组，结果发现缩短放疗疗程间隔并没有导致肿瘤反应率明显改善（34％ vs 26％），在 2 周间隔组中较多的病人完成了 3 个疗程的治疗，与没完成 3 个疗程的病人相比有较高的总反应率（42％ vs 5％）和较高的完全反应率（17％ vs 1％），对于肿瘤的退缩和症状缓解取得了有意义的结果，但间隔缩短的病人有急性毒性反应增加的趋势，迟发毒性反应在两组中无明显不同。

（2）化疗：化疗治疗转移性、复发性阴道鳞癌的报道不多，且无大样本的对照研究，有限的资料也多来自于晚期、复发宫颈鳞癌的治疗报道，目前化疗，多为同步放化疗常用于不能切除的局部晚期的阴道癌病例中，有效的化疗药物有限，Evans 等报道了 7 个阴道癌患者用氟尿嘧啶[1000mg/（m² · d），第 1～4 天]和丝裂霉素（10mg/m²，第 1 天）治疗，结合 20～65Gy 的局部放疗，结果 7 例均有反应，中位随访时间 28 个月时 66％的病人存活。复发及远处转移的治疗局限在一些 Ⅱ 期临床试验中，通常在宫颈鳞癌中有效的方案在阴道鳞癌中也有效。Thigpen 在 26 例大部分先前接受过手术和放疗的晚期或复发阴道癌病人中应用顺铂（50mg/m²，3 周 1 次）治疗，结果在 22 个可评估病人（鳞癌 16 例，腺鳞癌 2 例，透明细胞癌 1 例，平滑肌肉瘤 1 例，不明确 2 例）中，1 例鳞癌患者出现完全反应（6.2％）。Muss 等报道了用盐酸米托蒽醌（12mg/m²，3 周 1 次）治疗 19 例病人，结果均无反应，中位生存时间为 2.7 个月。Long 等报道了 3 例晚期阴道鳞癌患者接受甲氨蝶呤、长春新碱、多柔比星和顺铂的治疗，结果 3 例均在短期内完全反应。尽管报道的反应率较低，但仍建议对阴道癌患者的化疗或同步放化疗的药物选择应包括顺铂。

晚期肿瘤病人共性的姑息治疗，如止痛、营养、支持等。

（张　杨）

第三节　宫颈癌

近 60 年来，以宫颈脱落细胞涂片为主要内容的宫颈癌筛查的普及和推广使宫颈癌的发生率和死亡率在世界范围内普遍下降了 70％，但近年来其稳居不降。与发达国家相比，发展中国家常因为缺乏经济有效的筛查，仅有少数妇女能够得到宫颈癌筛查服务。因此宫颈癌仍是一种严重危害妇女健康的恶性肿瘤，在发展中国家尤其如此。

【宫颈癌的流行病学】

1.发病率与死亡率

宫颈癌是最常见的妇科恶性肿瘤。据世界范围统计,其发病率在女性恶性肿瘤中居第二位,仅次于乳腺癌。全世界每年估计有 46.6 万的新发宫颈癌病例,其中 80% 患者发生在发展中国家。在不同国家或地区宫颈癌的发病率和死亡率存在着显著差异。在已建立了宫颈癌筛查的发达国家和一些发展中国家的流行病学资料显示,宫颈浸润癌的发病率和死亡率均已大幅度下降。我国自 20 世纪 50 年代末期就积极开展了宫颈癌的防治工作,如上海市纺织系统和江西靖安县等均取得了显著成效。全国宫颈癌的死亡率(中国人口年龄调整率)由 20 世纪 70 年代的 10.28/10 万下降到 20 世纪 90 年代的 3.25/10 万,下降了 69%。我国由于幅员辽阔、人口众多、经济发展和医疗水平尚不均衡,较难实施统一完善的普查计划,每年仍有新发宫颈癌病例约 10 万,占全球新发病例总数的 1/5。

2.地区分布

宫颈癌的发病率和死亡率在不同地区和不同国家之间存在非常显著的差异。与发达国家和地区相比,发展中国家或地区宫颈癌的发病率和死亡率均较高,迄今在南非、东非、中美洲、中亚、南亚和拉美地区,宫颈癌仍是威胁妇女健康的最主要恶性肿瘤。城市妇女宫颈癌的发病率和死亡率均低于农村妇女。尽管在过去的 20 年里,我国宫颈癌的发病率和死亡率有了明显下降,但在我国的中、西部地区宫颈癌的发病率和死亡率却一直徘徊不降,如甘肃、四川、江西、陕西等。在甘肃武都、山西阳城县,宫颈癌的死亡率高达 36/10 万,超过全国宫颈癌死亡率的 10 倍,远高于世界平均水平(8/10 万)。

3.人群分布

近年来在世界范围内,宫颈癌呈发病年轻化和发病过程缩短的趋势,年轻化已成为宫颈癌防治工作面临的新的严峻挑战。数据显示小于 35 岁的宫颈癌发病率以每年 2%～3% 的速度上升,已由 20 世纪 70 年代的 8/10 万增加至 20 世纪 80 年代的 16/10 万。

宫颈癌的发生存在着种族和民族间的差异,如在非裔美国人、拉丁美洲人和美洲印第安人发病较多,而夏威夷人、新西兰毛利人等发病较少。我国曾经对 8 个民族宫颈癌的死亡率进行了调查,发现维吾尔族的死亡率最高,其次是蒙古族、回族,而藏族、苗族和彝族则较低。

【宫颈癌的病因学】

宫颈癌的病因学研究历史悠久,也提出了许多可能的病因。概括来讲主要包括两个方面:其一是行为危险因素,如性生活过早、多个性伴侣、多孕多产、社会经济地位低下、营养不良和性混乱等;其二是生物学因素,包括细菌、病毒和衣原体等各种微生物的感染。近年来,在宫颈癌病因学研究方面取得了突破性进展,尤其在生物学病因方面成绩显著,其中最主要的发现是明确人乳头状瘤病毒(HPV)是宫颈癌发生的必要条件。

1.宫颈癌发生的必要条件——HPV 感染

与宫颈癌最为密切的相关因素是性行为,因而人们很早就怀疑某些感染因子的作用。在 20 世纪 60—70 年代,人们将主要的目光投向单纯疱疹病毒(HSV)Ⅱ型,尽管 HSV 在体外被证实具有一定的致癌性,且在宫颈癌标本中有一定的检出率,但临床活体标本能检出 HSV 的始终仅占极小部分,流行病学调查也不支持 HSV 与宫颈癌的关系。而其他的因子,如巨细胞病毒、EB 病毒、衣原体等迄今尚未发现有力证据。

1972 年 Zur Hansen 提出,HPV 可能是最终导致生殖道肿瘤的性传播致病因子,1976 年德国研究者在子宫颈癌中发现有 HPV 特异序列,以后的大量流行病学和分子生物学研究肯定了 HPV 在子宫颈癌发生中的作用。1995 年国际癌症研究中心(IARC)专门讨论有关性传播 HPV 在子宫颈癌发生中的作用,认为 HPV16 和 18 亚型与子宫颈癌的发生有关。进一步的问题是 HPV 是否是子宫颈癌的必需和充足病因？最有代表性的研究是 Walboomers 等于 1999 年对 1995 年 IARC 收集来自美洲、非洲、欧洲和亚洲 22 个国家冻存的浸润性子宫颈癌组织重新进行 HPV 试验，应用 HPVLlMY09/MY11 引物检出率为 93％，对 HPV 阴性组织重新应用 LICP5＋/CP6＋引物，检出率为 95.7％，使用 14 种高危 HPVE7 引物，检出率为 98.1％，总检出率为 99.7％。实验动物和组织标本研究还表明，HPV-DNA 检测的负荷量与宫颈病变的程度呈正相关，而且 HPV 感染与宫颈癌的发生有时序关系，符合生物学致病机理。这些流行病学资料结合实验室的证据都强有力的支持 HPV 感染与宫颈癌发生的因果关系，均表明 HPV 感染是宫颈癌发生的必要条件。关于 HPV 在子宫颈癌发生中的作用或重要性，有研究者认为其重要性与乙型肝炎病毒与肝癌的关系相似，高于吸烟与肺癌的关系。

2.宫颈癌发生的共刺激因子

事实证明，性活跃妇女一生感染 HPV 的机会大于 70％，但大多为一过性的，通常在感染的数月至两年内消退，仅少数呈持续感染状态，约占 15％左右。已经证实，只有高危 HPV 持续感染才能导致宫颈癌及其前期病变的发生，但他们之中也仅有极少数最后才发展为宫颈癌。因此可认为 HPV 感染是宫颈癌发生的必要条件，但不是充足病因，还需要其他致病因素协同刺激。现已发现一些共刺激因子与子宫颈癌的发生有关，有研究者总结宫颈癌发生的共刺激因子为：①吸烟；②生殖道其他微生物的感染，如 HSV、淋球菌、衣原体和真菌等可提高生殖道对 HPV 感染的敏感性；③性激素影响：激素替代和口服避孕药等；④内源或外源性因素引起免疫功能低下。

国外有学者将宫颈癌的发生形象地用"种子-土壤"学说来解释，其中将 HPV 感染比喻为种子，共刺激因子为营养，宫颈移行带为土壤。

【宫颈癌病理】

1.宫颈癌组织学分类

2003 年版宫颈癌 WHO 组织学分类。

上皮性肿瘤

鳞状上皮肿瘤及其癌前病变

　　鳞状细胞癌，非特殊类型

　　　　角化型

　　　　非角化型

　　　　基底细胞样

　　　　疣状

　　　　湿疣状

　　　　乳头状

　　　　淋巴上皮瘤样

　　　　鳞状上皮移行细胞癌

　　早期浸润性（微小浸润性）鳞状细胞癌

　　鳞状上皮内肿瘤

　　　　宫颈鳞状上皮内肿瘤（CIN）3 级

　　　　原位鳞状细胞癌

　　良性鳞状上皮病变

　　　　尖锐湿疣

　　　平滑肌瘤

　　　生殖道型横纹肌瘤

　　上皮和间叶混合性肿瘤

　　　癌肉瘤（恶性米勒管源性混合瘤；化生性癌）

　　　腺肉瘤

　　　Wilms 肿瘤

　　　腺纤维瘤

　　　腺肌瘤

　　黑色素细胞肿瘤

　　　恶性黑色素瘤

　　　蓝痣

　　杂类肿瘤

　　　生殖细胞型肿瘤

　　　卵黄囊瘤

　　　表皮样囊肿

　　　成熟性囊性畸胎瘤

　　淋巴造血组织肿瘤

　　　恶性淋巴瘤（特殊类型）

　　　白血病（特殊类型）

　　继发性肿瘤

　2.宫颈微小浸润癌

　　宫颈微小浸润癌是指只能在显微镜下检出而临床难以发现的临床前宫颈癌，由 Mestwardt 于 1947 年首先提出微小癌的名称，此后几十年其名称、定义、诊断标准乃至治疗均很混乱。1974 年美国妇科肿瘤协会（SCO）提出微小浸润癌的定义，其诊断标准为癌变上皮浸润间质达基底膜下≤3mm，未波及淋巴管及血管，此定义被 FICO 认可。1975 年 FIGO 将其诊断标准修订为基底膜下浸润深度＜5mm，无融合，无淋巴管及血管瘤栓。为使众多的定义趋于统一，1985 年 FIGO 根据间质浸润情况将ⅠA 期（微小浸润癌）分为两个亚分期，1994 年 FIGO 对ⅠA 期又作了新的规定：

　　ⅠA 期：镜下浸润癌，可测量的间质浸润深度≤5mm，宽度≤7mm。所有肉眼可见病变甚至仅有浅表浸润亦为ⅠB 期。

　　ⅠA1 期：可测量的间质浸润深度不超过 3mm，宽度不超过 7mm。

　　ⅠA2 期：可测量的间质浸润深度＞3mm，但≤5mm，宽度不超过 7mm。血管、淋巴间质浸润不改变分期，但应记录。

　　微小浸润性腺癌也有称为早期浸润性腺癌。与原位腺癌相比，微小浸润性腺癌正常腺体结构消失，代之以分布更加密集、形状更不规则的腺体，并且出现在正常腺体不应该出现的部位。然而在具体诊断工作中，很难界定病变出现在正常腺体范围以外。微小浸润性腺癌的肿瘤细胞也可以像鳞状细胞癌一样以出芽的形式向间质浸润，但在实际工作中这种浸润形式并不多见。所以当出现不规则的筛状、乳头状以及相对实性的巢状结构时，就应考虑是否有浸润。浸润性病变通常伴随有间质反应，如间质水肿、炎症反应和促结缔组织增生性反应等。对于微小浸润性腺癌的浸润深度的界定标准也有很大差异。Ostor 发现各家文献报道的早期浸润性腺癌的浸润深度从 1mm、2mm、3～5mm 不等，但是大多数研究报道所采用的深度为 5mm,并且应用这一浸润深度作为诊断标准的病例,其淋巴结转移率仅为 2%(清扫 219 个淋巴结标本仅有 5 个转移)。WHO 分类中也没有标定出具体的浸润深度,只是在其分期中提到将微小浸润性腺癌划为 FIGO IA 期。然而在实际操作中,由于宫颈腺体结构复杂,很难准确地测量腺癌的侵犯深度,有学者提出对于微小浸润腺癌应该测量肿瘤的体积,而不只是单一测量浸润深度,其体积应小于 $500mm^3$。浸润灶还可能出现多灶状分布,Mc Cluggage 建议如果浸润灶彼此孤立应该分别测量,然后进行累加;如果浸润灶在同一区域,又彼此关系密切,应该测量整个病变的深度及宽度(包括间质)。

3.宫颈浸润癌

指癌灶浸润间质范围超出了微小浸润癌,多呈网状或团块状浸润间质,包括临床分期 IB~Ⅳ期。

(1)鳞状细胞浸润癌:占宫颈癌的 80%~85%。鳞状细胞的浸润方式大多为团块状或弥漫性浸润。

1)按照局部大体观主要有四种类型:

①外生型:最常见,癌灶向外生长呈乳头状或菜花样,组织脆弱,触之易出血,常累及阴道。

②内生型:癌灶向宫颈深部组织浸润,宫颈表面光滑或仅有柱状上皮异位,宫颈肥大变硬,呈桶状,常累及宫旁组织。

③溃疡型:上述两型癌组织继续发展、或合并感染坏死,组织脱落后形成溃疡或空洞,如火山口状。

④颈管型:癌灶发生在宫颈管内,常侵入宫颈管及子宫峡部供血层及转移至盆腔淋巴结。

2)根据癌细胞分化程度可分为:

①Ⅰ级为高分化癌(角化性大细胞型):大细胞,有明显角化珠形成,可见细胞间桥,细胞异型性较轻,无核分裂或核分裂<2/高倍视野。

②Ⅱ级为中分化癌(非角化性大细胞型):大细胞,少或无角化珠,细胞间桥不明显,细胞异型性明显,核分裂象 2~4/高倍视野。

③Ⅲ级为低分化癌(小细胞型):多为未分化小细胞,无角化珠及细胞间桥,细胞异型性明显,核分裂象>4/高倍视野。

(2)腺癌:占宫颈癌的 15%~20%。由于其癌灶往往向宫颈管内生长,故宫颈外观可正常,但因颈管膨大,形如桶状。其最常见的组织学类型有两种。

1)黏液腺癌:最常见。来源于宫颈管柱状黏液细胞。镜下仅腺体结构,腺上皮细胞增生呈多层,异型性明显,见核分裂象,癌细胞呈乳突状突向腺腔。可分为高、中、低分化腺癌。

2)微偏腺癌:属高分化宫颈管黏膜腺癌。癌性腺体多,大小不一,形态多变,呈点状突起伸入宫颈间质深层,腺细胞无异型性。常有后腹膜淋巴结转移。

(3)腺鳞癌:占宫颈癌的 3%~5%。是由储备细胞同时向腺细胞和鳞状细胞分化发展而形成。癌组织中包含有鳞癌和腺癌两种成分。

【诊断】

1.临床表现

(1)症状:原位癌与微小浸润癌常无任何症状。宫颈癌患者主要症状是阴道分泌物增多、阴道流血,晚期患者可同时表现为疼痛等症状,其表现的形式和程度取决于临床期别、组织学类型、肿块大小和生长方式等。

1)阴道分泌物增多:是宫颈癌最早出现的症状,大多为稀薄、可混有淡血性的。若合并感染,可有特殊的气味。

2)阴道流血:是宫颈癌最常见的症状。早期患者大多表现为间歇性、无痛性阴道流血,或表现为性生活后及排便后少量阴道流血。晚期患者可表现长期反复的阴道流血,量也较前增多。若侵犯大血管,可引起致命性大出血。由于长期反复出血,患者常可合并贫血症状。

3)疼痛:是晚期宫颈癌患者的症状。产生疼痛的原因主要是癌肿侵犯或压迫周围脏器、组织或神经所致。

4)其他症状:主要取决于癌灶的广泛程度及所侵犯脏器。癌肿压迫髂淋巴、髂血管使回流受阻,可出现下肢水肿。侵犯膀胱时,可引起尿频、尿痛或血尿,甚至发生膀胱阴道瘘。如两侧输尿管受压或侵犯,严重者可引起无尿及尿毒症,是宫颈癌死亡的原因之一。当癌肿压迫或侵犯直肠时,出现里急后重、便血或排便困难,甚至形成直肠阴道瘘。

(2)体征:宫颈原位癌、微小浸润癌和部分早期浸润癌患者局部可无明显病灶,宫颈光滑或为轻度糜烂。随宫颈浸润癌生长发展可出现不同体征,外生型者宫颈可见菜花状赘生物,组织脆易出血。内生型者由于癌细胞向周围组织生长,浸润宫颈管组织,使宫颈扩张,从而表现为宫颈肥大、质硬和颈管膨大。无论是外生型或内生型,当癌灶继续生长时,其根部血管被浸润,部分组织坏死脱落,形成溃疡或空洞。阴道壁受侵时可见赘生物生长。宫旁组织受侵时,盆腔三合诊检查可叩及宫旁组织增厚、或结节状或形成冰冻骨盆。

晚期患者可叩及肿大的锁骨上和腹股沟淋巴结,也有患者肾区叩痛阳性。

2.检查

(1)盆腔检查:不仅对诊断有帮助,还可决定患者的临床期别。

1)阴道检查:窥阴器检查以暴露宫颈及阴道穹隆及阴道壁时,应缓慢扩张并深入暴露宫颈和阴道,以免损伤病灶而导致大出血。阴道检查时应主要观察宫颈外形和病灶的位置、形态、大小及有无溃疡等。阴道指诊时应用手指触摸全部阴道壁至穹隆部及宫颈外口,进一步了解病灶的质地、形状、波及的范围等,并注意有无接触性出血。

2)双合诊:主要了解子宫体的位置、活动度、形状大小和质地,以及双附件区域、宫旁结缔组织有无包块和结节状增厚。

3)i合诊:是明确宫颈癌临床期别不可缺少的临床检查,主要了解阴道后壁有无肿瘤病灶的浸润、宫颈大小及形态、宫旁组织情况.应同时注意有无肿大的盆腔淋巴结可能。

(2)全身检查:注意患者的营养状况,有无贫血及全身浅表淋巴结的肿大和肝、脾肿大。

(3)实验室检查和诊断方法极早期的宫颈癌大多无临床症状,需经宫颈癌筛查后最后根据病理组织学检查以确诊。

1)宫颈细胞学检查:是目前宫颈癌筛查的主要手段,取材应在宫颈的移行带处,此为宫颈鳞状上皮与柱状上皮交界处。

2)阴道镜检查:适用于宫颈细胞学异常者,主要观察宫颈阴道病变上皮血管及组织变化。对肉眼病灶不明显的病例,可通过阴道镜协助发现宫颈鳞、柱交界部位有无异型上皮变化,并根据检查结果进行定位活检行组织学检查,以提高宫颈活检的准确率。

3)宫颈活组织病理检查:是诊断宫颈癌最可靠的依据。适用于阴道镜检查可疑或阳性、临床表现可疑宫颈癌或宫颈其他疾病不易与子宫颈癌鉴别时。宫颈活检应注意在靠近宫颈鳞柱交界的区域(SCJ)和(或)未成熟化生的鳞状上皮区取活检可减少失误,因为这常常是病变最严重的区域。溃疡的活检则必须包括毗邻溃疡周边的异常上皮,因为坏死组织往往占据溃疡的中心。取活检的数量取决于病变面积的大小和严重程度,所谓多点活检通常需要 2~4 个活检标本。一般宫颈活检仅需 2~3mm 深,约绿豆大小,当怀疑浸润癌时,活检应更深些。

4)宫颈锥形切除术:宫颈锥形切除术(锥切)主要应用于宫颈细胞学检查多次异常而宫颈活组织学结

果为阴性,或活组织学结果为原位癌但不能排除浸润癌的患者。其在宫颈病变的诊治中居于重要地位,很多情况下锥切既是明确诊断,同时亦达到了治疗目的。按照使用的切割器械不同,可分为传统手术刀锥切、冷刀锥切(CKC)、激光锥切(LC)和近年流行的环形电切术(LEEP)。锥切术的手术范围应根据病变的大小和累及的部位决定,原则上锥切顶端达宫颈管内口水平稍下方,锥切底视子宫阴道部病变的范围而定,应达宫颈病灶外 0.5cm。在保证全部完整的切除宫颈病变的前提下,应尽可能多地保留宫颈管组织,这对未生育而又有强烈生育愿望的年轻患者尤为重要。术后标本的处理十分重要,应注意以下几方面:①锥切的宫颈标本应做解剖位点标记,可在宫颈 12 点处剪开或缝线作标记,并标明宫颈内外口;②锥切标本必须进行充分取材,可疑部位做亚连续或连续切片,全面地评价宫颈病变以免漏诊;③病理学报告应注明标本切缘是否受累、病变距切缘多少毫米、宫颈腺体是否受累及深度和病变是否为多中心等,均有助于宫颈病变的进一步治疗。

5)宫颈管搔刮术:是用于确定宫颈管内有无病变或癌灶是否已侵犯宫颈管的一种方法,其常与宫颈活检术同时进行从而及早发现宫颈癌。

6)影像学检查:宫颈癌临床分期通常不能准确地确定肿瘤范围,因此不同的影像学诊断方法,如 CT 扫描、MRI 及正电子发射断层扫描术(PET),用于更准确地确定病灶范围,用于确定治疗计划。但这些检查一般不是都有条件进行,而且结果多变,因而这些检查结果不能作为改变临床分期的依据。MRI 具有高对比度的分辨率和多方位的断层成像能力,对宫颈癌分期的准确率为 $81\%\sim92\%$。MRI 在宫颈癌的术前分期中极具价值:①可以通过宫颈本身信号改变直接观察肿瘤的有无及侵犯宫颈的深度;②可以判断宫旁侵犯的程度、宫颈周围器官(膀胱或直肠)是否受侵以及宫颈癌是否向上或向下侵及宫体或阴道;③可以提示肿大淋巴结的存在,进一步判断淋巴结转移的可能。

7)鳞状细胞癌抗原(SCCA)检测:SCCA 是从宫颈鳞状上皮中分离出来的鳞状上皮细胞相关抗原TA-4 的亚单位,由 SCCA-1 和 SCCA-2 抗原组成,是宫颈鳞癌较特异的肿瘤标志物,现已被广泛应用于临床。

【宫颈癌的分期】

宫颈癌分期的历史可追溯到 1928 年,当时主要根据肿瘤生长的范围进行分期。在 1950 年国际妇科年会及第四届美国妇产科学年会上对宫颈癌的分类和分期进行了修正,并推荐命名为"宫颈癌分期的国际分类法"。自此之后,宫颈癌分期经过 8 次修正,最近一次修正于 2008 年由 FIGO 妇科肿瘤命名委员会提出并通过,随后经过国际抗癌联合会(UICC)、美国癌症分期联合委员会(AJCC)及 FIGO 的认可。并建议2009 年 1 月起生效,此次修改主要有:

宫颈癌的临床分期(FIGO,2008 年)

Ⅰ期　病变局限于宫颈(扩展至宫体将被忽略)

ⅠA 期　仅在显微镜下可见浸润癌,浸润深度≤5mm,宽度≤7mm

ⅠA$_1$ 期　间质浸润深度≤3mm,宽度≤7mm

ⅠA$_2$ 期　间质浸润深度>3mm 至 5mm,宽度≤7mm

ⅠB 期　临床可见癌灶局限于宫颈,或显微镜下可见病灶大于ⅠA 期*

ⅠB$_1$ 期　肉眼可见癌灶最大直径≤4mm

ⅠB$_2$ 期肉眼可见癌灶最大直径>4mm

Ⅱ期　癌灶浸润超出子宫,但是未达盆壁,或浸润未达阴道下 1/3

ⅡA 期　无宫旁浸润

ⅡA$_1$ 期　临床可见癌灶最大直径≤4cm

ⅡA$_2$ 期　临床可见癌灶最大直径>4cm

ⅡB期　有明显的宫旁浸润

Ⅲ期　肿瘤扩散至盆壁和(或)累及阴道下 1/3,和(或)引起肾盂积水,或无功能肾**

ⅢA期　癌累及阴道下 1/3,但未达盆壁

ⅢB期　癌已达盆壁,或有肾盂积水或无功能肾

Ⅳ期　肿瘤扩散超过真骨盆,或浸润(活检证实)膀胱黏膜或直肠黏膜,大疱性水肿的存在不应归于Ⅳ期

ⅣA期　邻近器官转移

ⅣB期　远处器官转移

* 所有大体可见病灶,即使为浅表浸润,都归于 IB 期。浸润是指测量间质浸润,最深不超过 5mm,最宽不超过 7mm。浸润深度不超过 5mm 的测量是从原始组织的上皮基底层-表皮或腺体开始。即使在早期(微小)间质浸润的病例中(—1mm),浸润深度的报告也应该始终用 mm 表示。

* * 在直肠检查中,肿瘤和盆壁之间没有无瘤区。除去已知的其他原因,所有肾盂积水或无功能肾的病例都包括在内

1.去除 0 期

国际妇产科联合会认为 0 期是原位癌,决定在所有肿瘤分期中去除此期。

2.ⅡA 期

FIGO 年报所示文献及资料一贯提示,在ⅡA 期患者中,以病灶最大直径为准则提示癌灶大小对于预后有较大影响,同样结论也见于ⅠB 期。因此,ⅡA 期的再细分定义包括如下:ⅡA$_1$ 期:癌灶大小≤4cm,包括阴道上 2/3 浸润;ⅡA$_2$ 期:癌灶大小>4cm,包括阴道上 2/3 浸润。

FIGO 妇科肿瘤命名委员会也考虑到临床调查研究,进一步推荐:

(1)宫颈癌保留临床分期,但鼓励关于手术分期的研究。

(2)虽然分期中并未包括,但所有手术,病理发现的阳性结果(如脉管浸润)需报告给 FIGO 年报编辑部办公室或其他科学出版物。

(3)推荐采用诊断性影像学技术帮助判断原发肿瘤病灶的大小,但非强制性的。对于有 MRI/CT 设备的机构,影像学评估肿瘤体积及宫旁浸润情况应记录,并送 FIGO 年报编辑部办公室作数据录入。

(4)其他检查如麻醉术前检查、膀胱镜检查、乙状结肠镜检查及静脉压检查等可选择进行,但不是强制性的。

宫颈癌采用临床还是手术分期是多年来一大重要争论要点。一方面,尽管随着近年来影像学技术的长足发展,判断肿瘤大小有更佳的评估方法,但临床分期仍没有手术分期精确。而另一方面,手术分期法不能广泛应用于全世界范围,特别在某些资源欠缺不能及早发现肿瘤的国家地区,不能手术的晚期患者比较普遍,而手术设施稀有,难以推广手术分期法。因此宫颈癌的分期仍建议采用 FIGO 的临床分期标准,临床分期在治疗前进行,治疗后不再更改,但 FIGO 妇科肿瘤命名委员会也仍鼓励关于手术分期的研究。

【宫颈癌的转移途径】

宫颈上皮内因缺乏淋巴管和血管,而且基底膜又是组织学屏障,可以阻止癌细胞的浸润,因此宫颈原位癌一般不易发生转移。一旦癌细胞突破基底膜侵入间质,病程即是不可逆,癌细胞可到处转移。宫颈癌的转移途径主要是直接蔓延和淋巴转移,少数经血循环转移。

1.直接蔓延

是最常见的转移途径,通过局部浸润或循淋巴管浸润而侵犯邻近的组织和器官。向下可侵犯阴道穹隆及阴道壁,因前穹隆较浅,所以前穹隆常常较后穹隆受侵早。癌细胞也可通过阴道壁黏膜下淋巴组织播散,而在离宫颈较远处出现孤立的病灶。向上可由颈管侵犯宫腔。癌灶向两侧可蔓延至宫旁和盆壁组织,

由于宫旁组织疏松、淋巴管丰富,癌细胞一旦穿破宫颈,即可沿宫旁迅速蔓延,累及主韧带、骶韧带,甚至盆壁组织。当输尿管受到侵犯或压迫可造成梗阻,并引起肾盂、输尿管积水。晚期患者癌细胞可向前、后蔓延分别侵犯膀胱或直肠,形成癌性膀胱阴道瘘或直肠阴道瘘。

2.淋巴转移

是宫颈癌最重要的转移途径。一般沿宫颈旁淋巴管先转移至闭孔、髂内及髂外等区域淋巴结,后再转移至髂总、骶前和腹主动脉旁淋巴结。晚期患者可远处转移至锁骨上及深、浅腹股沟淋巴结。

宫颈癌淋巴结转移率与其临床期别有关,研究表明Ⅰ期患者淋巴结转移率为15%～20%、Ⅱ期为25%～40%和Ⅲ期50%以上。20世纪40年代末 Henriksen 对宫颈癌淋巴结转移进行详细的研究,其将宫颈癌的淋巴结转移根据转移时间的先后分为一级组和二级组:

(1)一级组淋巴结

1)宫旁淋巴结:横跨宫旁组织的一组小淋巴结;

2)宫颈旁或输尿管旁淋巴结:位于输尿管周围横跨子宫动脉段附近淋巴结;

3)闭孔或髂内淋巴结:围绕闭孔血管及神经的淋巴结;

4)髂内淋巴结:沿髂内静脉近髂外静脉处淋巴结;

5)髂外淋巴结:位于髂外动、静脉周围的6～8个淋巴结;

6)骶前淋巴结。

(2)二级组淋巴结

1)髂总淋巴结;

2)腹股沟淋巴结:包括腹股沟深、浅淋巴结;

3)腹主动脉旁淋巴结。

3.血行转移

宫颈癌血行转移比较少见,大多发生在晚期患者,可转移至肺、肝、心、脑和皮肤。

【治疗】

浸润性宫颈癌诊断明确后,选择最佳的治疗方案是临床医师面临的首要问题。最佳治疗方案的选择通常取决于患者的年龄、全身健康状况、肿瘤的进展程度、有无并发症和并发症的具体情况以及治疗实施单位的条件。因此,有必要先对患者进行全面仔细的检查评估,再由放疗科医生和妇科肿瘤医生联合对治疗方案作出决定。

治疗方案的选择需要临床判断,除了少数患者的最佳方案只能是对症治疗以外,大多数患者的治疗选择主要是手术、放疗或放化疗。对于局部进展患者的初始治疗大多学者建议选择放化疗,包括腔内放疗(Cs或Ra)和外照射X线治疗。手术和放疗之间的争论已经存在了几十年,特别是围绕Ⅰ期和ⅡA期宫颈癌的治疗。对于ⅡB期及以上期别宫颈癌患者治疗,大多采取顺铂化疗和放疗联合的放化疗。

1981年,Zander等报道了在德国的20年合作研究结果,该研究对1092例ⅠB期和Ⅱ期宫颈癌患者行Meigs型根治性子宫切除术及双侧盆腔淋巴结切除术。在1092例患者中,50.6%只给予手术治疗,5年生存率分别为84.5%(ⅠB期)和71.1%(Ⅱ期,多数为ⅡA期)。在 MD Anderson 医院和肿瘤研究所,Fletcher 报道了2000例宫颈癌患者放疗后的5年治愈率如下:Ⅰ期为91.5%,ⅡA期83.5%,ⅡB期66.5%,ⅢA期45%,ⅢB期36%和Ⅳ期14%。Perez 报道单独放疗的5年生存率分别为:ⅠB期87%,ⅡA期73%,ⅡB期68%,Ⅲ期44%。Montana 报道单独放疗的5年生存率:ⅡA期为76%,ⅡB期62%,Ⅲ期33%。

Benedet 等在1998年的 FIGO 年度报告中报告了宫颈癌患者手术、放疗、手术＋放疗联合治疗的5年生存率。

在意大利的一个研究中,337例ⅠB~ⅡA期宫颈癌患者随机接受放疗或手术治疗。患者的无进展时间的中位数是87个月,手术和放疗的5年总体无进展生存率相似(分别为83%和74%)。在宫颈直径≤4cm的手术组患者中,有62例(54%)接受了辅助放疗;在宫颈直径>4cm的手术组患者中,有46例(84%)接受了辅助放疗。在手术组和放疗组中,宫颈直径≤4cm和>4cm的患者的生存率均相似。而手术+放疗组患者的严重并发症发生率(25%)大于放疗组(18%)和手术治疗组(10%)。

总体上讲,对于早期宫颈癌患者,手术和放疗的生存率是相似的。放疗的优点是几乎适用于所有期别的患者,而手术治疗则受限于临床期别,在国外的许多机构中,手术治疗被用于希望保留卵巢和阴道功能的Ⅰ、ⅡA期年轻宫颈癌患者。由于手术技巧提高和相关材料的改进,目前手术所导致的患者死亡率、术后尿道阴道瘘发生率均<1%,这使得选择手术治疗的患者明显增加。其他因素也可能导致选择手术而不是放疗,包括妊娠期宫颈癌、同时合并存在肠道炎性疾病、因其他疾病先前已行放疗、存在盆腔炎性疾病或同时存在附件肿瘤,还有患者的意愿。但在选择放疗时必须考虑到放疗对肿瘤周围正常器官的永久损伤和继发其他恶性肿瘤的可能。

1.手术治疗

是早期宫颈浸润癌首选的治疗手段之一和晚期及某些复发性宫颈癌综合治疗的组成部分。宫颈癌手术治疗已有一百余年历史。随着对宫颈癌认识的不断深入,手术理论与实践的不断完善及宫颈癌其他治疗手段尤其是放疗和化疗的不断进展,宫颈癌手术治疗的术式及其适应证也几经变迁,日趋合理,但其中对手术治疗的发展最重要的贡献者当数Wertheim和Meigs两位学者。当今开展的宫颈癌各种手术方式均为他们当年所开创术式的演变与发展。

(1)子宫颈癌手术治疗的历史:以手术治疗宫颈癌的设想最初始于19世纪初,Sauter于1827年开始采用阴道切除子宫治疗宫颈癌。1878年Freund首先提出子宫切除术为宫颈癌首选的治疗方式,但当时的死亡率高达50%。1895年,Reis最早行根治性子宫及附件切除并在尸体示范了盆底淋巴清除术。1905年,奥地利Wertheim首次报道了他施行的270例子宫广泛切除及盆腔淋巴结切除术,成为宫颈癌手术的奠基人,这一手术也称Wertheim手术。1911年,他又报道了手术治疗宫颈癌500例,并将盆腔淋巴结切除改为选择性切除,使手术死亡率从30%降到10%。但仍由于手术死亡率高及手术引起的泌尿道并发症等问题,以及1890年X线和镭的发现,并逐渐用于宫颈癌治疗,该手术未能推广。

直至20世纪30年代,美国Meigs到维也纳Wertheim诊疗所观摩,认识到Wertheim手术的合理性,并参考外阴癌淋巴浸润的处理经验,重新开展Wertheim手术,并对原有Wertherim式子宫根治术与经腹淋巴结系统切除术相结合,形成Wertheim-Meigs手术。他于1944年报道应用该手术治疗宫颈浸润癌334例,Ⅰ期5年存活率为75%,Ⅱ期54%,输尿管瘘为9%。1948年,Bmnschwig开创盆腔脏器切除术治疗晚期宫颈癌及部分复发癌。大约在30年代,Wertherim-Meigs手术传到亚洲,并经冈林、小林隆等不断改进,推广,成为Ⅰ、Ⅱ期和极少数Ⅲ期宫颈癌的主要治疗手段。我国宫颈癌根治术开始于20世纪50年代,先后在江西、天津、山东等地陆续施行。国内术式以Wertheim手术为基础,并汲取了Meigs、冈林等变式,逐渐形成了我国自己的特色。

(2)宫颈癌手术类型及其适应证:宫颈癌手术治疗的目的是切除宫颈原发病灶及周围已经或可能受累的组织、减除并发症。其原则是既要彻底清除病灶,又要防止不适当地扩大手术范围,尽量减少手术并发症,提高生存质量。

目前国外多采用Piver 1974年提出的将宫颈癌手术分为五种类型,见表14-4。

表 14-4　宫颈癌手术的分类

类别	手术范围	适用于
Ⅰ	筋膜外子宫全切;切开耻骨宫颈韧带,使输尿管向外侧绕行	ⅠA₁ 期
Ⅱ	在中点处切除主韧带和宫骶骨韧带;切除阴道上 1/3	ⅠA₂ 期
Ⅲ	切除整条主韧带和宫骶韧带;切除阴道上 1/3	ⅠB 期,ⅡA 期
Ⅳ	切除输尿管周围的所有组织、膀胱上动脉;切除上 3/4 阴道(此处仍可以保留膀胱)	发生在前面的中央型复发
Ⅴ	切除部分末段输尿管及膀胱	中央型复发累及部分末段输尿管或膀胱

1)筋膜外子宫切除术(Ⅰ型):切除所有宫颈组织,不必游离输尿管。筋膜外全子宫切除的范围国内外不同学者在描述上尽管存在一定的差异,但不管如何,与适用于良性疾病的普通全子宫切除术的范围并不相同,主要差异在于普通全子宫切除术不需暴露宫旁段输尿管,而是沿子宫侧壁钳夹、切断宫颈旁组织及阴道旁组织,包括主韧带、宫骶韧带、宫颈膀胱韧带等,为避免损伤输尿管,须紧靠宫颈旁操作,这种操作方法必然会残留部分宫颈组织,而不能很完整地切除宫颈。筋膜外全子宫切除术主要适用于ⅠA₁ 期宫颈癌。

2)改良根治性子宫切除术(Ⅱ型):这一术式基本上是 Wertheim 手术,在子宫动脉与输尿管交叉处切断结扎子宫动脉。部分切除主韧带和宫骶韧带,当上段阴道受累时切除阴道上段 1/3。选择性切除增大的盆腔淋巴结。这一术式主要适用于ⅠA2 期宫颈癌。

3)根治性子宫切除术(Ⅲ型):基本上为 Meigs 手术。在膀胱上动脉分出子宫动脉的起始部切断并结扎子宫动脉,切除全部主韧带、宫骶韧带及阴道上 1/2。主要适用于 IB 和ⅡA 宫颈癌。

4)超根治性子宫切除术(Ⅳ型):和Ⅲ型的主要区别是:a.完整切除膀胱子宫韧带;b.切断膀胱上动脉;c.切除阴道上 3/4。这一手术泌尿道瘘的发生率较高,主要用于放疗后较小的中心性复发癌。

5)部分脏器切除术(Ⅴ型):适用于远端输尿管或膀胱的中心性复发。相应部分切除后,输尿管可重新种植于膀胱。当根治术时发现远端输尿管受累时,也可采用该手术,当然也可放弃手术治疗改行放疗。

国内治疗宫颈癌手术的术式与国外略有不同,基本根据上海张惜阴教授提出的四级手术。

Ⅰ级:筋膜外全子宫及附件切除术(年轻患者保留一侧卵巢)。

Ⅱ级:扩大全子宫切除,阴道和宫旁各切除 1cm。

Ⅲ级:次广泛全子宫切除术,宫旁和阴道各切除 2～3cm。适用ⅠA 期宫颈癌,一般不行盆腔淋巴切除术,但特殊情况除外。

Ⅳ级:广泛性全子宫切除术及盆腔淋巴结清扫术,宫旁组织和阴道各切除至少 3cm 以上,适用于ⅠB～ⅡA 期宫颈癌。

目前宫颈癌根治术通常经腹施行,但也可经阴道施行。事实上经阴道根治术的历史早于经腹。经阴道子宫根治术特别适用于肥胖,合并心、肺、肾重要脏器疾病难以耐受腹部手术等。但操作难度大,主要依靠术者触觉完成手术,要完成淋巴结切除较为困难,目前临床应用较少。随着腹腔镜手术技术的日益成熟,目前腹腔镜宫颈癌根治术也在蓬勃开展,并且已经显现出其微创效优的特点。

(3)并发症:宫颈癌手术并发症可分为术中、术后及晚期并发症。

1)术中并发症:主要包括术时出血和脏器损伤。

①术时出血:根治性全子宫切除术时出血最容易发生在两个步骤,第一为清扫淋巴结时损伤静脉或动脉,第二容易出血处是分离主韧带和游离输尿管隧道。对这类出血可看清出血点者,采用缝扎或结扎止血。对细小静脉或静脉壁细小破裂出血,最简单有效的方法是压迫止血。

②脏器损伤：容易损伤的脏器有输尿管、膀胱、直肠和闭孔神经。若操作仔细、技术和解剖熟悉，多能避免。一旦损伤发生可根据损伤部位和范围作修补术。闭孔神经损伤发生后应立即修补缝合。

2）术后并发症

①术后出血：多发生于术中出血漏扎或止血不严，若出血发生在阴道残端，可出现术后阴道出血。处理方法经阴道结扎或缝扎止血。若出血部位较高，或腹腔内出血，且出血量较多，则需开腹止血。对手术后数日发生的残端出血要考虑感染所致，治疗以抗感染为主。

②输尿管瘘：游离输尿管时损伤管壁或影响其局部血供加之术后感染、粘连排尿不畅等，可形成输尿管阴道瘘或腹膜外渗尿等。近年来发生率已降至 1% 以下，防治措施除不断改进技术外，最重要的是手术细致，尽量避免损伤及预防感染，避免排尿不畅。

③盆腔淋巴囊肿：手术后回流的淋巴液潴留于后腹膜间隙而形成囊肿，发生率达 12%～24%。淋巴囊肿一般较小，并无症状可随访观察。但较大的囊肿可引起患侧下腹不适，甚至造成同侧输尿管梗阻。需要时可在超声引导下行穿刺抽吸。淋巴囊肿的预防主要靠尽量结扎切断的淋巴管，也有人提出不缝合反折腹膜可减少其发生。

④静脉血栓及肺栓塞：是宫颈癌围术期最可能致死的一个并发症，任何时候都应对此提高警惕，术中、术后应予特别的关注，以防发生这种可能致死的并发症。术中是腿部或盆腔静脉形成血栓的最危险时期，应注意确保术中腿部静脉没有被压迫，仔细分离盆腔静脉可减少在这些静脉中形成血栓。

⑤感染：其发生率已明显下降，主要取决于广谱抗生素的临床应用和手术条件及技巧的提高。

3）晚期并发症

①膀胱功能障碍：Seski、Carenza、Nobili 和 Ciacolum 等学者均认为术后膀胱功能障碍是支配膀胱逼尿肌的感觉神经和运动神经损伤的直接结果，手术做得越彻底，损伤的程度就越大，术后发生膀胱功能障碍的可能越大。膀胱功能障碍通常表现为术后排尿困难、尿潴留、尿道感染等，术后需长期给予持续的膀胱引流，但经对症治疗，几乎所有的患者都能恢复。通过控制手术范围和手术的彻底性，特别是对于早期宫颈癌患者，能够降低这个并发症。Bandy 及其同事报道了根治性子宫切除术（Ⅲ型）及术后是否予放疗对膀胱功能的远期影响，结果发现 30% 的患者术后需膀胱引流达到或超过 30 日，术后盆腔放疗者膀胱功能障碍的发生率明显高于未放疗者。

②淋巴囊肿：是较麻烦的并发症。在髂外静脉下方结扎进入闭孔窝的淋巴管有助于减少淋巴液流入这一最常形成淋巴囊肿的区域。腹膜后引流也可减少淋巴囊肿的发生，但避免盆腔腹膜的重新腹膜化就可以不再需要引流。如果出现淋巴囊肿，一般不会造成损害，而且如果时间足够长，淋巴囊肿通常会被吸收。Choo 及其同事报道认为直径＜4～5cm 的囊肿通常在 2 个月内吸收，处理上只需予以观察。当有证据表明存在明显的输尿管梗阻时需要手术治疗，手术需切除淋巴囊肿的顶，并将舌状下挂的网膜缝合到囊腔内面（内部造袋术），这样可以避免重新形成囊肿。经皮穿刺抽吸囊液常会继发感染，所以需谨慎使用。

（4）宫颈癌手术新进展

1）腹腔镜下根治性子宫切除术：根治性子宫切除术可以通过完全的腹腔镜手术（TLRH）完成，也可部分或全部经阴道手术（LRVH/RVH）完成。1992 年，法国 Dargent 等报道了腹腔镜盆腔淋巴结切除术和腹腔镜辅助经阴道根治性子宫切除术，同年美国 Nezhat 等报道了首例腹腔镜下根治性子宫切除术和盆腔淋巴结切除术。之后此技术逐渐用于临床，并取得了满意的临床效果。切除范围严格按照开腹手术的标准进行，包括切除骶骨韧带 3cm 以上，主韧带的 2/3 或完整切除，阴道切除的长度在 3cm 以上等。淋巴结切除的范围也按照开腹手术的要求，对不同的疾病切除不同范围的淋巴结。特别是对腹主动脉周围和髂血管的淋巴结均在血管鞘内切除，闭孔和腹股沟深淋巴结切除务必完整彻底，包括闭孔神经深层的淋巴结切除。Pomel 等在 8 年时间里,研究了 50 例行腹腔镜下根治性子宫切除术的患者。平均手术时间 258 分钟,只有 2 例患者发生泌尿系统并发症(1 例是膀胱阴道瘘,1 例是输尿管狭窄)。平均随访时间 44 个月,5 年生存率为 96%。Frumovitz 等对照研究了腹腔镜下和开腹根治性子宫切除术治疗早期宫颈癌患者的资料,结果显示,两组平均手术时间分别是 344 分钟和 307 分钟,平均术中出血分别为 319ml 和 548ml,术后平均住院分别为 2 天和 5 天。两组患者平均随访 7.2 个月和 15.2 个月,共 3 例复发,其中腹腔镜组 1 例,开腹组 2 例。PeHegrino 等为 107 例 1 期宫颈癌患者行腹腔镜下根治性子宫切除术+淋巴结切除术,平均切除淋巴结 26 枚,平均出血 200ml,平均手术时间 305 分钟;6 例中转开腹;平均随访 30 个月,11 例复发,无瘤生存率 95%。我国学者对 317 例浸润性宫颈癌患者行腹腔镜下根治性子宫切除术+盆腔淋巴结切除术,其中 143 例同时行腹腔镜主动脉旁淋巴结切除术,术中并发症发生率为 4.4%(14/317),膀胱损伤 7 例(5 例在腹腔镜下成功修补);术后并发症发生率为 5.1%(16/317),5 例输尿管阴道瘘,4 例膀胱阴道瘘,1 例输尿管狭窄,6 例膀胱功能障碍。因此认为腹腔镜下根治性子宫切除术+盆腔淋巴结切除术可作为宫颈癌手术治疗的可选择方式。但是,由于此术式难度较大,若无丰富的腹腔镜手术经验和技巧,及妇科肿瘤开腹手术的经验和良好的腹腔镜设备,一般不建议在腹腔镜下行此手术,因为若处理不当会致严重并发症,甚至危及患者的生命。

2)卵巢移位术　早期的宫颈癌卵巢转移率很低,Shimada 等分析宫颈癌卵巢转移的临床病理学特征,对 1981 年—2000 年ⅠB~ⅡB 期宫颈癌的 3471 例患者进行研究,结果表明卵巢转移率仅为 1.5%,其中鳞癌ⅡB 期转移率明显增加,因此提出对于ⅡA 及ⅡA 期以下期别宫颈鳞癌患者,保留卵巢是可行的,同时指出宫颈腺癌的卵巢转移率明显增加。Nakanishi 等对 1064 例宫颈鳞癌和 240 例宫颈腺癌患者的研究也发现,宫颈腺癌的卵巢转移率远高于宫颈鳞癌(6.3% vs. 1.3%),因此宫颈腺癌不应保留卵巢。由于卵巢对射线极为敏感,故对于可能需要放疗的年轻患者,可将卵巢移位于放射野之外,避免卵巢功能损伤。对于 FIGO Ⅰ~ⅡA 期年轻宫颈癌患者,如果存在高危因素,需要辅助盆腔放疗(用或不用放疗增敏的化疗),在经腹行根治性子宫切除术时,应将卵巢移位到结肠旁沟。对于局部进展的宫颈癌患者(FIGOⅠB₂~ⅣA),主要的治疗是放化疗,可预先在腹腔镜下行卵巢移位术。

卵巢移位常见的手术方式有经腹或腹腔镜下手术,将卵巢移位至侧腹部、乳房下、腹膜外、结肠旁沟外侧。目前国外多采用结肠旁沟外侧卵巢移位术。具体方法为:游离卵巢动静脉,将卵巢移位并固定于结肠旁沟腹膜处,使两侧卵巢高于腹主动脉分叉水平,并各用一金属夹固定于卵巢上,作为卵巢标志以便术后放疗定位。该术式优点为:①避免因卵巢的周期性变化引起的侧腹部不适;②若移位卵巢发生病变,便于行腹腔镜或开腹手术;③避免卵巢血管扭转打结,发生缺血坏死;④避免卵巢移位过远,造成卵巢血供不良,影响其功能。

对于行卵巢移位术的效果,多数学者认为能明显减轻放疗对卵巢的损伤,Olejek 等研究的行宫颈癌根治术加卵巢移位术和术后放疗的 101 例患者中,69.8% 的患者卵巢功能不受影响,监测血清卵泡刺激素(FSH)、黄体生成激素(LH)等卵巢分泌激素在正常水平。Morice 等对 104 例行卵巢移位术的患者随访结果表明,83% 的患者卵巢功能得到保留。该术式的术后并发症为:①卵巢良性囊肿形成;②卵巢缺血坏死;③宫颈癌卵巢转移。以卵巢良性囊肿最为常见,多数患者口服避孕药后囊肿即可消失,少数患者口服药物无效需手术治疗。卵巢移位术后卵巢功能的影响因素:①术后是否放疗;②放疗方式;③放疗剂量;④移位卵巢的位置。Morice 等分析了卵巢移位术后未接受放疗、接受盆腔外照射加阴道内腔照射以及仅接受盆腔外照射的患者 92 例,卵巢功能保存者分别为 100%、90% 和 60%,可见盆腔外照射是造成卵巢损伤的主要因素,而放疗剂量的大小和移位卵巢的位置也直接影响到移位卵巢的功能。20 世纪 90 年代 Chambers 等学者曾对 14 例行卵巢腹部外侧移位术加术后放疗的患者进行研究,71% 的患者卵巢功能未受影响,当照射剂量>300cGy 时,卵巢功能衰竭的比例明显增加。如果移位的卵巢位置低于髂前上棘,100%会出现卵巢功能衰竭。因此有学者提出卵巢移植的概念,使卵巢远离盆腔,将卵巢移植至远离盆腔且血管口径与卵巢血管较一致的部位,如上肢、乳房外侧等,已有成功病例的报道,术后患者能具有正常的卵巢功能。

卵巢移位后,盆腔放疗致卵巢功能衰竭的发生率为 28%~50%。如果散射到移位的卵巢上的放疗剂量>300cGy,就会有绝经倾向。散射剂量的大小并不取决于移位的卵巢与骨盆线之间的距离。在已经行卵巢移位的患者中,当不需要辅助放疗时,发生卵巢早衰的风险约为 5%。大约有 5%的患者出现有症状的卵巢囊肿。

3)早期宫颈癌保留生育功能的手术:对于宫颈微小浸润癌,治疗需根据其浸润的深度选择某些合适的病例行保留生育功能治疗,包括宫颈锥切与根治性宫颈切除术+淋巴结切除术。另外,对于病灶小于2cm,伴有颈管局部受累,且没有淋巴结转移病理学证据的 IB 期患者也可考虑行根治性宫颈切除术。对于选择行保留生育治疗的患者,必须没有生育功能已经受损的临床证据,而且患者需有强烈的生育要求。另外,必须进行严格的随访检测,包括定期行宫颈细胞学检查、阴道镜检查和颈管搔刮。

①宫颈锥切:对于 I A₁ 期宫颈鳞状细胞癌,因为宫旁侵犯和淋巴结转移的风险很低,几乎可以忽略,所以许多学者认为病理证实无脉管浸润的、渴望保留生育功能的年轻 I A₁ 期宫颈鳞状细胞癌患者仅给予冷刀锥切治疗是较安全的。另外,对于 I A₁ 期宫颈鳞状细胞癌患者锥切方式,国外学者认为局麻下 CO_2 激光宫颈锥切也是可以考虑的。Diakomanolis 等研究了 62 例患者,平均随访 54 个月,复发率为 6.6%(复发的均为 CIN I)。对于某些希望保留生育功能的微小浸润宫颈腺癌患者,宫颈锥切术也是一种可供选择的治疗。McHale 等研究了 1985—1996 年期间行保留生育功能治疗的宫颈原位腺癌和微小浸润性宫颈腺癌病例的生存率和生育情况。41 例宫颈原位腺癌中有 20 例行宫颈锥切术,在其中的 5 例宫颈锥切切缘阳性的患者中,2 例复发,1 例在随访 5 年时发展成为了浸润性腺癌。在 20 例 FICOIA 期的患者中,4 例行宫颈锥切术,保留生育功能,其中 3 例成功分娩健康婴儿,随访 48 个月,没有一例复发。Schorge 等利用宫颈锥切治疗 5 例 FIGOIA 期宫颈腺癌,保留生育功能,没有一例锥切标本存在脉管浸润,随访 6~20 个月,没有一例复发。

②阴式根治性宫颈切除术(VRT):1987 年,Dargent 为 I A₂ 期和某些 I B₁ 期宫颈癌患者设计了一种保留患者生育功能的手术。VRT 是经典 Shauta 阴式根治性子宫切除术的一种变化术式,VRT 之前应先行腹腔镜下双侧盆腔淋巴结切除术。VRT 手术是在子宫峡部下方将子宫离断,在手术结束时,再将子宫与阴道缝起来。从肿瘤学的角度来讲,这种手术技术可以在病灶周围切除足够宽的组织,后者包含了宫旁组织和阴道上部,而子宫体被原位保留。术中必须对淋巴结组织和宫颈切除术标本的宫颈管内膜上部切缘行冰冻切片检查。通过对 61 例 VRT 标本的回顾阅片,Tanguay 等建议当肿瘤已经侵犯距离手术切缘5mm 以内时,应在根治性宫颈切除术的基础上补充行根治性子宫切除术,他们还认为,当存在肉眼可见病灶时,纵切比横切的冰冻切片好,因为纵切的冰冻切片可以测量肿瘤与宫颈内膜边缘之间的距离。

有学者认为 VRT 对于经过良好选择的早期宫颈癌患者,在肿瘤学上是安全的。除了 1 例小细胞神经内分泌癌患者很快复发并死亡,在平均 60 个月的随访期间,有 2 例复发(2.8%)、1 例死亡(1.4%)。作者认为病灶>2cm 存在较高的复发风险。另外,1 例宫颈腺癌患者在 VRT 后 7 年发生盆腔中央型复发,Bali 等对此提出了一个问题:VRT 术后的患者(特别是腺癌患者),是否应当在完成生育后立即行子宫切除术。对四个中心发表的 224 例患者的临床结果(法国的 Dargent,n=82;多伦多的 Covens 等,n=58;魁北克的Roy 和 Plante,n=44;英国的 Shepherd 等,n=40)进行了总结,发现其复发率仅为 3.1%(n=7),其中 3 例为远处复发。同时也显示出了相当鼓舞人心的产科结局,妊娠率达 96%,其中有 51 例分娩活婴。Covens等报道在他们的研究中,所有患者在试图妊娠的 12 个月之内都成功妊娠,一年妊娠率为 37%。重要的是,大多数妇女无需辅助生育技术就能够妊娠,有 12 例因宫颈机能不全在孕中期流产。Bemardiru 等报道了 80 例患者 VRT 后产科结局,在平均 11 个月的随访期间有 39 例患者试图妊娠,结果有 18 例患者一共妊娠 22 次,18 次是活胎,其中 12 次妊娠至足月,并行剖宫产分娩。胎膜早破是早产的主要的原因。我们目前主张在子宫下段开口处经腹行环扎术,以后再以剖宫产分娩。

③经腹行根治性宫颈切除术(ART):ART 的潜在优点包括:较广的宫旁切除,可能较低的术中并发症发生率,妇科肿瘤医生对这种手术技术较为熟悉等,此外某些特殊类型早期宫颈癌患者需选此术。Cibula 推荐行 ART 术的特殊类型宫颈癌患者如下:a.合并阴道解剖结构异常;b.子宫次切术后宫颈残端癌;c.外生巨块型;d.根据肿瘤生长部位及宽度需要更广泛宫旁组织切除术者;e.妊娠合并宫颈癌。也有学者建议希望保留生育功能的早期宫颈腺癌患者只选择经腹的根治性宫颈切除术,目的在于保证切除足够的癌周组织。

ART 手术步骤如下:进腹后先切除前哨淋巴结或闭孔及髂内、外淋巴结;后在宫颈峡部水平切断并结扎圆韧带,距离宫颈内口以下至少 1cm 切断宫颈及宫旁组织以及阴道上段组织(宫颈内口的保留被认为对于保留生育能力有重要意义),切除的宫颈组织及淋巴结送冰冻切片确认有无癌细胞浸润。若冷冻结果提示阴性,则之后步骤与子宫根治术相同:从阔韧带水平至主韧带水平充分游离输尿管,并从髂内动脉起始处游离双侧子宫动脉,切断子宫骶骨韧带及宫旁组织。最后剩余宫颈处行环扎术,再与阴道穹隆吻合。Ungar 等对 30 例患者经腹行根治性宫颈切除术,10 例 IA_2 期,5 例 IB_1 期,5 例 IB_2 期。平均随访 47 个月,没有复发病例。在 5 例试图妊娠的患者中,3 例妊娠,其中 1 例在早孕期流产,2 例足月妊娠并以剖宫产分娩。虽然这项手术技术尚没有被广泛应用,但作者认为,这种手术与标准的 Wertheim 根治性子宫切除术具有同等的肿瘤学安全性。Einstein 等比较了 ART 和 VRT 这两种术式的并发症,包括 VRT 28 例和 ART 15 例,结果发现 ART 者术中出血量明显多于 VRT,手术时间明显短于 VRT,但术中、术后并发症及随访结果无显著差异。

④保留神经的根治性子宫切除术(NSRH):根治性子宫切除术是治疗宫颈癌的主要方式,但一味强调切除的广泛性会致盆腔自主神经损伤,引起术后膀胱、直肠功能紊乱及性功能障碍,根治性子宫切除术术后膀胱功能障碍的发生率高达 70%～85%。如何在保证切除范围提高生存率的同时提高患者的生活质量,越来越受到妇科肿瘤专家的关注。特别在宫颈癌发病年轻化的趋势下,保留神经功能是进一步优化根治性子宫切除术术式的一大挑战。子宫、阴道、膀胱、直肠由自主神经支配,既有交感神经,又有副交感神经。交感神经来自胸 11～腰 2,形成腹下神经。交感神经损伤会引起膀胱顺应性降低、膀胱颈关闭机能不全和尿失禁。副交感神经来自骶 2、3 和 4,形成盆内脏神经。这些神经交叉后形成下腹下神经支配子宫和膀胱。副交感神经损伤可引起膀胱对压力敏感性降低,损伤支配直肠的自主神经会引起直肠功能紊乱。自主神经对维持盆腔脏器正常生理功能起重要作用,根治性子宫切除术术中保留自主神经手术技巧的发展有望减少术后相应的并发症。最早开展 NSRH 的是日本学者 Okabayashi,他将主韧带分为两个部分:血管部和神经部,切除血管部,保留神经部就可以完整保留膀胱直肠功能,他将此术式命名为"东京手术"。此后德国学者 Hockel 等又报道另一种术式,用类似于抽脂的方法进行根治性子宫切除术,先找到腹下丛,然后沿腹下丛用抽脂法逐渐分离盆内脏神经和盆丛。而德国学者 Possover 等报道了腹腔镜下根治性子宫切除术中独特的保留神经的方法,首先分离直肠旁间隙、骶前间隙和膀胱周围间隙,清除这些间隙内的脂肪和淋巴组织,充分游离主韧带。然后以直肠中动脉为解剖标志,分离主韧带的神经部。此术式仅保留了盆内脏神经,未保留腹下神经,他认为对于维持膀胱功能而言,盆内脏神经比下腹下神经更重要。2001 年荷兰学者 Trimbos 等报道了"三步法"保留神经的广泛性子宫切除:①保留腹下神经和下腹下丛近端;②保留盆内脏神经和下腹下丛中段;③保留下腹下丛远端。首先,研究者们辨认并保留了腹下神经,它位于输

尿管的下方、宫骶韧带的外侧的一个疏松组织鞘中；然后，把位于宫旁的下腹下神经丛向外侧推开，避免在切除宫旁组织时受损；最后，在切开膀胱子宫韧带后部时，保留下腹下神经丛的最远端。Trimbos 等认为这种手术方案可行，而且安全，值得进一步考虑。

Maas 等在一个最新的系列研究中观察发现保留神经之后，排尿功能障碍的发生率很低。这些发现受到其他研究的支持，Sakuragi 等的研究结果发现，施行了保留神经手术的 22 例患者没有一例发生排尿功能障碍，而 5 例未施行 NSRH 手术的患者中有 3 例发生排尿功能障碍。

保留神经手术的关键在于既保留自主神经提高患者的生存质量，又不影响治愈率。尽管在保留神经的手术中有部分远端和外侧的宫旁组织未能完全切尽，但保留此组织是否增加复发的危险目前仍有争议。Tillaart 等将 246 例临床分期为 Ⅰ～Ⅱ期的宫颈癌患者分为两组，研究组 122 例行 NSRH 手术，术中处理主韧带、宫骶韧带、深层的膀胱宫颈韧带及阴道旁组织时，保留盆腔内脏神经、腹下神经、下腹下神经丛及其膀胱支；对照组 124 例行经典的根治性子宫切除术。对比两组患者并发症发生情况，结果发现研究组手术时间和术中出血量均少于对照组，术后残余尿量大于 100ml 的患者及留置尿管的时间明显少于对照组；随访 2 年，局部复发率两组无显著差异。因此认为，NSRH 术在不降低早期宫颈癌患者治愈率的前提下，提高了其生活质量。

总之，NSRH 术能保留宫颈癌患者术后膀胱、直肠和性功能，所以备受关注。但此术式仍有许多亟待完善的地方：①肿瘤安全性问题；②只有经验丰富的医师、具备良好的设备才能开展此类手术，限制了在发展中国家的应用，而这些国家恰恰是宫颈癌的高发区；③尚无规范的方法和评价标准。

2.放射治疗

在过去的一个多世纪中，由于技术的进步，放疗已经成为与根治性手术一样重要的一种新治疗手段。对放疗耐受的宫颈癌病灶很少，已有大量的证据表明放疗能破坏原发病灶和淋巴结中的转移灶。近年来在许多中心仍保留根治性子宫切除术用于治疗相对比较年轻的、消瘦的、健康状况良好的患者。对于Ⅰ期和ⅡA 期患者，手术和放疗这两种治疗手段都具有相对的安全性和较高的治愈率，这给了医生和患者一个真正的治疗选择。

1903 年，Margaret Cleaves 开始将放疗用于治疗宫颈癌。在 1913 年，Abbe 报道了 8 年的治愈情况。1914 年建立了放疗的斯德哥尔摩法，1919 年建立了巴黎法，1938 年建立了曼彻斯特法。在存在良好而完整的循环及充分的细胞氧合的情况下，可以获得电离辐射对肿瘤的最大效应。根治性放疗前对患者的准备应与子宫根治性手术一样仔细。应当予高蛋白、高维生素和高热量的饮食，尽可能使患者保持良好的全身状况。需控制过多的失血，血色素应维持在 10g 以上。

必须注意正常盆腔组织对放疗的耐受情况，在宫颈癌的治疗过程中，正常盆腔组织可能受到相对较高剂量的放射。穹隆部位的阴道黏膜可耐受的放射剂量为 20000～25000cGy，阴道直肠隔大约可耐受 4～6 周的 6000cGy，膀胱黏膜可接受最大达 7000cGy 的剂量，结肠和直肠可耐受约 5000～6000cGy，而盆腔内小肠的耐受性较差，可接受的最大剂量为 4000～4200cGy。全腹放疗时，小肠的耐受性限制在 2500cGy，这样的剂量显然也适合盆腔内小肠。放疗的一个基本原则是：任何脏器中的正常组织对放疗的耐受性与该脏器所受到的放射剂量成反比。外放疗与腔内放疗必须以不同的方式结合使用。必须根据每个患者及其特殊的病灶情况制订个体化的治疗计划。需要考虑肿瘤的大小及其分布情况，而不是肿瘤的分期。宫颈癌的成功治疗有赖于临床医师在治疗过程中对病灶的评估能力（也包括对盆腔空间几何的了解），并在必要时对治疗作出调整。因为腔内放疗容易到达宫颈及宫颈管，所以很适合于治疗早期宫颈癌。可以将镭或铯放置到很接近病灶的部位，使病灶表面剂量达到约 15000～20000cGy，而且正常宫颈及阴道组织可以耐受特别高的放射剂量。

（1）放疗的适应证及禁忌证：宫颈癌各期别均可行放射治疗，但ⅠA、ⅠB及ⅡA期癌的患者可以手术方法治愈，手术治疗有保留卵巢，保持阴道弹性等优点，对于年轻患者，医生及患者均乐于选择手术治疗。单纯放疗常常只用于那些不具备手术条件及不愿意接受手术治疗的患者，ⅡB期以上的患者为放射治疗的适应证。孤立性远隔转移的病灶或手术后复发也为放疗适应证。另外，早期患者术后若发现具有高危因素，应接受辅助性放疗或放化疗。禁忌证包括：患者骨髓抑制，白细胞$<3\times10^9/L$，及血小板$<70\times10^9/L$者，急性或亚急性盆腔炎症未被控制者，已出现尿毒症或恶病质的晚期患者，肝炎急性期、精神病发作期及心血管疾病未被控制者。

（2）宫颈癌的放疗方法：宫颈癌的转移方式以直接蔓延及淋巴转移为主，其盆腔淋巴结受累的概率ⅠB期为15％左右，Ⅱ期为30％，Ⅲ期为45％左右。故放疗范围应包括原发灶及转移灶。由于宫颈所处的解剖位置，适合于腔内放射源容器的安置，放射源所给予组织的放射剂量与组织距放射源的距离的平方成反比，故腔内治疗所能给予宫颈的放射剂量远远超过体外放疗，但所给予盆腔淋巴结的剂量却不足，所以宫颈癌的放射治疗应包括体外与腔内放疗的综合治疗。单纯体外放疗难以做到既达到根治剂量又不产生严重的放射性损伤，治疗效果远不如综合放疗。

1）参考点及其意义：在宫颈癌的腔内治疗中，盆腔各点距放射源的距离不同，所获得的放射剂量各异，且差异梯度很大，计算困难，只能选择有实际临床意义的点作为评估剂量的参考点：称为A点和B点。A点定位于宫腔放射源的末端之上方2cm及放射源旁2cm的交叉点，代表宫旁血管区的正常组织受量。B点为A点线外侧3cm处，相当于闭孔区，代表盆壁淋巴结的受量。因受肿瘤形态及解剖变异的影响，定位不是十分确切，A、B两点的定义几经争议及修订，仍不完善，但尽管有不足之处，迄今仍沿用以评估及比较剂量。

2）后装腔内放射治疗：后装腔内放射治疗系统按A点的剂量率不同可分为3类：高剂量率指A点剂量率为12Gy/h以上；中剂量率指A点剂量率2～12Gy/h之间；低剂量率为A点剂量率0.4～2.0Gy/h之间。高剂量率后装腔内放疗的优点为治疗时间短、机器治疗能力大、患者在治疗中无需护理从而免除患者长时间被迫体位静卧的痛苦、源容器的固定位置易维持和不至于因患者活动而移位等。而低剂量率后装放疗系统的治疗时间以小时计算，患者较长时间被动体位卧床不舒服，放射源容器可因此而移位等是其缺点，但放射生物效应好。由于每台治疗机，每个工作日只能治疗1个患者，不适合繁忙的治疗中心的工作需求，

3）体外放疗：以^{60}钴的γ线或加速器所产生的高能X线实施。体外放疗的目的是补充腔内放疗所给予的A点以外区域的剂量的不足。综合放疗时的体外照射以全盆大野开始，剂量20～30Gy，每周5次，每次1野，每次剂量2Gy，前后轮照，结束后中央挡铅成四野垂直照射，方法同前，体外放疗给予B点的总剂量40～50Gy。

单纯体外放疗作为宫颈癌的根治性治疗疗效不如综合放疗且并发症的发生率高，在有条件的医院已不再作为常规治疗，但作为晚期患者的姑息治疗，手术前后的补充治疗及对于阴道解剖不良而无法行腔内治疗者的唯一的放射治疗，以及手术后复发患者的挽救性治疗等有极其广泛的适应证。

体外照射的方法除垂直照射外，尚有四野交叉照射、六野交叉照射、钟摆照射及旋转照射等多种方法，这些方法的目的在于以体外放射为主要治疗时尽可能增加肿瘤受量并减少膀胱和直肠的受量。

4）体外与腔内放疗的配合：合并感染、空洞型、宫旁侵犯或因肿瘤浸润而阴道狭窄的患者应以全盆大野照射开始治疗。随着放射的进行，肿瘤逐渐消退，阴道的伸展性可能改善，允许腔内治疗的进行。全盆照射的剂量可适当增加，但要相应调整腔内照射的剂量。腔内放疗与体外放疗所给予A点的总剂量在70Gy左右，根据患者及肿瘤情况个别化调整。

大菜花型宫颈癌,或局部呈现外突性大结节者则以腔内治疗开始,适当增加局部剂量或给予消除量,有条件者先给外突性肿瘤间质插植放疗,使肿瘤最大限度的脱落及消退,改善局部解剖,有利于腔内放疗的进行,改善治疗效果。

常规放疗结束后,可针对残余病灶适当补充三维适形照射。手术中发现不可切除的受累淋巴结,亦应银夹标记,常规治疗结束后,适当补充适形放射治疗。适形放疗为一种治疗技术,使得高剂量区分布的形状在三维方向上与靶区的形状一致,以物理手段改善靶区与周围正常组织和器官的剂量分布,有效地提高治疗增益。但三维适形照射是一种局部治疗措施,不能作为宫颈癌的常规治疗。

总之宫颈癌的放射治疗有其原则,但不应机械套用,而应根据患者及肿瘤情况,本着负责任的精神个别化的设计。

(3)放射治疗的效果及并发症

1)治疗效果:放射治疗效果受多种因素的影响,影响预后的因素包括肿瘤临床分期、局部肿瘤的大小、肿瘤生长方式、病理类型、肿瘤分化程度、淋巴结转移的有无、转移瘤的大小、是否合并不可控制的感染或贫血及患者的局部解剖等。不恰当的治疗方式当然也影响预后,同一期别的治疗效果各家报道有区别,5年存活率大约Ⅰ期为90%左右,Ⅱ期为60%～80%,Ⅲ期为50%左右。

2)近期放疗副反应及晚期并发症:近期反应包括乏力、食欲缺乏、尿频和便次增多等,对症处理可缓解。少数患者反应较重,可出现黏液血便,严重尿频、尿急,甚至合并白细胞减少或血小板减少,须暂停放疗,适当处理,恢复后再重新开始放疗。

晚期肠道并发症包括放射性直肠炎、乙状结肠炎、直肠阴道瘘、肠粘连、肠梗阻和肠穿孔等。放射性直肠炎为最常见,按程度可分为轻、中、重3度。发生率因治疗方式及放射总剂量不同而有差别,约10%～20%。轻度放射性直肠炎不必特殊处理,嘱患者注意休息,避免粗糙有刺激性的饮食,保持大便通畅即可。中度者则须消炎、止血、解痉等药物治疗,严重者甚至须手术干预。

晚期放射性泌尿系统并发症以放射性膀胱炎最常见,表现为反复发生的血尿,可造成严重的贫血,除消炎止血、解痉、矫正贫血等治疗外,可行局部止血处理,必要时行膀胱造瘘术。

3.化疗

近年来对宫颈癌和化疗研究的进展,已成为各阶段宫颈癌重要的和不可缺少的治疗手段。化疗不仅作为晚期及复发癌的姑息治疗,而且有些化疗药物可作为放疗增敏剂与放疗同时应用或作为中、晚期患者综合治疗方法之一,以提高治疗效果。

(1)同步放化疗:1999—2000年,美国新英格兰医学杂志及临床肿瘤杂志相继发表5个大样本随机对照临床研究,结果表明,同步放化疗提高了宫颈癌患者(包括ⅠB、ⅡA期根治性手术后具有高危因素者)的生存率和局部控制率,减少了死亡的危险。从此,世界各地相继采用同步放化疗治疗宫颈癌。Green等对1981—2000年间19项采用同步放化疗与单纯放疗治疗宫颈癌的随机对照临床研究中共4580例患者的临床资料进行Meta分析,其中同步放化疗患者根据化疗方案不同分为顺铂组和非顺铂组,结果表明,与单纯放疗比较,同步放化疗患者的总生存率明显提高[其危险比(HR)=0.71,P<0.01。其中,顺铂组HR=0.70,P<0.01;非顺铂组HR=0.81.P=0.20]。临床Ⅰ、Ⅱ期宫颈癌患者所占比例高的临床研究中,患者获益更大(P=0.009)。该Meta分析表明,与单纯放疗患者比较,同步放化疗患者的总生存率和肿瘤无进展生存率分别提高了12%(95% CI=8～16)和16%(95% CI=13～19);同步放化疗对肿瘤的局部控制(OR=0.61,P<0.01)和远处转移(OR=0.57,P<0.01)均有益处。2002年,Lukka等对9项采用同步放化疗治疗宫颈癌的随机对照临床研究进行Meta分析,结果与Green等的结果一致。但目前也有一些学者持不同意见,认为宫颈癌患者同步放化疗后的5年生存率和局部控制率与单纯放疗比较无明显提高。

有关同步放化疗研究中的资料存在不足：①研究组与对照组各期别比例不合理：有的研究组Ⅰ、Ⅱ期患者占60%～70%。②分期标准不一致：有临床分期，也有手术分期，将腹主动脉旁淋巴结阳性患者排除在研究组之外，将ⅢA期或阴道下1/3受侵者不列在内。③对照组放疗方案不合适。④各组中贫血患者比例不一致：贫血影响宫颈癌患者放疗的疗效。Pearcey等报道顺铂加放疗组中53%的患者血红蛋白≤90g/L；而美国COC120号研究中，研究组中43%的患者血红蛋白≤90g/L。⑤各组病理类型比例不一致：有的研究组患者全部为鳞癌，非鳞癌不列在内。因此，目前的资料可比性较差。

同步放化疗的化疗方案繁多，包括所使用的化疗药物不同、剂量不同，有单药也有多药联合化疗。近几年报道的化疗方案多为以顺铂为主的联合化疗，如紫杉醇＋顺铂、多柔比星＋顺铂、紫杉醇＋卡铂等方案。1990—2000年，美国GOG先后进行了4次临床研究，结果表明，顺铂比氟尿嘧啶更有效、优越，可在门诊使用，且较经济，尤其适合发展中国家对宫颈癌患者的治疗。同步放化疗的顺铂剂量，各家报道也不一。Serkies和Jassem发现同步放化疗伴有较重近期并发症，半数以上患者难以完成治疗计划，顺铂40mg/m^2、1次/周的全量化疗是困难的。Watanabe等认为宫颈癌患者行同步放化疗，推荐剂量应为40mg/m^2、1次/周，或75mg/m^2、1次/月。Nyongesa等将行同步放化疗的宫颈癌患者根据顺铂剂量不同分为3组，顺铂剂量分别为20、25、30mg/m^2、1次/周。结果表明，患者能耐受的最佳剂量为25mg/m^2、1次/周。

宫颈癌同步放化疗的并发症分为早期与晚期两种，早期毒副反应有全身感乏力、食欲减退、厌食、恶心、呕吐，白细胞减少，甚至血红蛋白、血小板下降，早期放射性直肠炎者感里急后重、腹泻、腹痛。2003年，Kirwan等收集19项采用同步放化疗治疗宫颈癌患者的研究中共1766例患者的临床资料进行Meta分析，结果显示，Ⅰ、Ⅱ度血液学毒副反应发生率，同步放化疗组高于单纯放疗组，差异有统计学意义；Ⅲ、Ⅳ度毒副反应发生率，同步放化疗组与单纯放疗组比较，白细胞减少症的发生率增加2倍（OR＝2.15，P＜0.001），血小板减少症增加3倍（OR＝3.04，P＝0.005），胃肠道反应增加2倍（OR＝1.92，P＜0.001）。19项研究中，8项研究有晚期并发症的记录，其中7组资料中同步放化疗组晚期并发症的发生率与单纯放疗组比较，差异无统计学意义。导致上述结果可能的原因：①评定并发症的标准不统一；②并发症资料不全；③近期并发症的定义不同；④并发症发生率的计算方法不同；⑤缺少远期并发症资料；⑥随访时间过短。

（2）新辅助化疗：从20世纪80年代开始，新辅助化疗（NACT）逐渐应用于局部晚期宫颈癌，NACT指在主要治疗手段前给予的化疗，属辅助性化疗范畴。其主要意义：①缩小肿瘤体积，增加手术切除率和减少手术风险；②缩小肿瘤体积，提高放射治疗的敏感性；③消灭微转移，减少不良预后因素，降低复发风险，提高患者的生存率。根据NACT后主要治疗手段的不同，可分为NACT＋子宫根治术＋/－辅助性放疗和NACT＋放射治疗两种治疗策略。

NACT后可手术率为48%～100%，且不增加手术并发症；9%～18%患者术后病理证实达完全缓解，淋巴结转移率比相同临床期别和肿瘤大小的患者明显下降；更重要的发现是NACT后ⅠB$_2$～ⅡB和Ⅲ期患者的5年生存率分别为83%和45%，明显高于单纯放疗。但是否所有期别的局部晚期宫颈癌均能从NACT中得到生存期延长的益处目前还存在不同的意见。2001年Hwang等对80例ⅠB$_2$～ⅡB期局部晚期宫颈癌患者采用VBP方案化疗，3个疗程后给予子宫根治术＋后腹膜淋巴结切除术，并进行了10年随访。结果发现NACT有效率为93.7%，5年和10年无瘤生存率分别为82.0%和79.4%，结果提示NACT似乎可提高ⅠB$_2$～ⅡB期局部晚期宫颈癌患者长期生存率。Aoki等对21例年龄小于50岁、且具有高危因素的ⅠB～ⅡA（MRI提示宫颈深间质浸润和肿块大小≥4cm）和ⅡB期患者给予PVP方案化疗，2个疗程后给予子宫根治术，18例术后接受放疗。并选择具有高危因素和ⅡB期、初次治疗接受子宫根治术和术后放疗的21例患者作为对照。结果NACT有效率为86%，NACT组5年生存率为84.0%，明显高于对照组（58.9%）。2001年Benedetti-Panici等报道了一组441例多中心、前瞻性、随机对照Ⅲ期临床研究，比较

了 Ⅰ B$_2$～Ⅲ期患者 NACT＋子宫根治术和单一放疗的疗效。结果发现 NACT 组 5 年总生存率和无瘤生存率分别为 58.9％和 55.4％,明显高于对照组的 4.5％和 41.3％;Ⅰ B$_2$～Ⅱ B 期患者 NACT 组 5 年总生存率和无瘤生存率分别为 64.7％和 59.7％,明显高于对照组的 46.4％和 46.7％;而Ⅲ期患者 NACT 组 5 年总生存率和无瘤生存率与对照组比较差异无统计学意义。因此作者认为 NACT＋子宫根治术疗效与传统放疗相比,只有 Ⅰ B$_2$～Ⅱ B 期患者才能得到生存期延长的益处。与单纯的放疗相比,目前多数文献认为,NACT＋子宫根治术能使 Ⅰ B$_2$～Ⅱ B 局部晚期宫颈癌患者长期生存率得到提高,但对于Ⅲ期患者来说,尽管 NACT 使可手术率得到提高,但是否使其长期生存率得到提高目前尚有争论。

Tabata 等对 61 例Ⅲ A 和Ⅵ A 期宫颈癌随机选择 NACT＋放疗和单一放疗,发现对化疗的有效率为 72％,但两组的 5 年生存率和放疗区域外转移率差异均无统计学意义,因此作者认为与单一放疗相比,NACT＋放疗并不能提高局部晚期宫颈癌的生存率。同样有 9 个临床随机研究比较了 NACT＋放疗与单一放疗的疗效,尽管有较高的化疗反应率,但其中 7 个临床随机研究发现 NACT＋放疗组的生存率与生存期与单独放疗相比差异无统计学意义。Rose 等认为 NACT＋放疗疗效无明显上升的原因有:①化疗毒副反应导致的死亡;②先前化疗可导致耐药克隆的快速产生。也有学者认为其原因有:①以顺铂为主的化疗药物与放疗存在交叉耐受;②先前化疗导致肿瘤细胞动力学变化。Sardi 等认为,NACT 延长 Ⅰ B$_2$ 期患者生存时间的原因是 NACT 增加了手术的机会,而不是化疗的结果。

近年来有学者开展了 NACT 后同步放化疗治疗局部晚期宫颈癌的临床研究。Duenas-Conzalez 等对 14 例经 NACT(顺铂＋健择)3 个疗程后不能手术的患者给予同步放化疗,结果发现有效率为 93％,经 20 个月的随访有 50％患者无瘤生存,无严重毒副反应发生。因此,有作者认为 NACT 后同步放化疗是有效和可耐受的,同步放化疗可克服 NACT 所导致的耐药。2003 年 Duenas-Conzalez 等又报道了 43 例接受 NACT＋子宫根治术＋同步放化疗的 Ⅰ B$_2$～Ⅲ B 期患者的临床研究结果,发现该治疗方案有较高的反应率,经 21 个月(平均 3～26 个月)随访总生存率 79％,无严重毒副反应。

从目前的国内外文献来看,NACT 的适应证尚不统一,Ⅰ B$_2$～Ⅳ A 均有。2003 年国际妇产科联盟(FIGO)推荐 Ⅰ B$_2$ 和Ⅱ A$_2$ 宫颈癌患者初次治疗可选择 NACT(3 个疗程的以铂类为主的快速输注化疗),随后给予子宫根治术±放疗。Kuzuya 认为 NACT＋放疗对任何期别的宫颈癌均无效,对 Ⅰ B$_2$～Ⅱ B 期患者 NACT＋手术效果优于单纯放疗,而Ⅲ和Ⅳ期宫颈癌患者的标准治疗方案为同步放化疗。国内有作者认为 NACT 的适应证为:①Ⅰ B$_2$ 期宫颈癌;②Ⅰ B 期及Ⅱ A 期宫颈癌,但是伴有不良的预后因素;③局限性晚期宫颈癌的降分期(Ⅱ B～Ⅳ A)。

在局部晚期宫颈癌新辅助化疗中应用最广泛的药物有顺铂、博莱霉素、阿霉素和长春新碱等,这些药物的联合应用如 BIP 方案、VBP 方案等可以获得 80％左右的缓解率,而且副反应相对不高,耐受性较好,但对腺癌的有效率仍不理想,约为 67％。近年来随着化疗新药,如紫杉醇、健择、多西紫杉醇等药的开发,许多新的方案也开始应用于新辅助化疗,诸如 DDP＋CPT-11,ADM＋Taxol＋DDP 等。Park 等对 43 例 Ⅰ B$_2$～Ⅱ B 期宫颈癌患者采用紫杉醇＋顺铂(紫杉醇 60mg/m^2＋顺铂 60mg/m^2,疗程间隔 10 天)联合化疗,3 疗程后接受手术治疗,结果发现,临床有效率为 90.7％,其中完全缓解率为 39.5％,病理完全缓解率 11.6％。17 例患者出现血液学毒性,但无一例为 3 或 4 级血液学毒性。有作者对 18 例肿块＞4cm 的 Ⅰ B$_2$～Ⅱ A 期宫颈鳞癌患者采用健择与顺铂(健择 1000mg/m^2 第 1、8 日和顺铂 70mg/m^2 第 1 日;疗程间隔 21 天)联合化疗,2 疗程后接受手术治疗,结果发现,临床有效率为 84％,其中完全缓解率为 28％。只有 4 例患者出现 3 或 4 级血液学毒性或消化道反应。

2003 年 Tiemey 对 1975—2000 年发表的宫颈癌新辅助化疗随机临床试验 21 篇文献进行 Meta 分析。发现 NACT 疗程间隔＞14 天,其危险度为 1.25,死亡率增加 25％;疗程间隔＜14 天则危险度为 0.83,死亡率下降 17%。接受长疗程间隔的 5 年生存率下降了 8%（从 45% 下降到 37%），而接受短疗程间隔患者 5 年生存率则提高了 7%（从 45% 提高到 52%）。同时发现剂量强度（DI）与 NACT 疗效也存在关系，接受剂量强度每周为 <25mg/m² 与 ≥25mg/m² 者相比，低剂量强度者 5 年生存率下降了 11%，而高剂量强度者 5 年生存率则上升了 3%。

随着介入技术的成熟与发展，动脉插管介入化疗已被部分学者成功用于宫颈癌的 NACT：动脉介入化疗能够使化疗药物聚集于靶器官，可长时间、高浓度作用于癌组织，且副作用小。目前，大多数学者认为术前动脉介入化疗能显著地缩小肿瘤的体积，降低淋巴结转移、宫旁浸润、脉管浸润等的比例，增加临床和病理的完全缓解率，提高 5 年生存率。但国内学者的研究发现动脉化疗与静脉化疗有相同的疗效，且后者使用相对更简便、经济。

（3）早期宫颈癌术后的辅助性化疗：目前对具有高危因素的早期宫颈癌患者术后原则上推荐接受辅助性放疗，但由于放疗可导致患者卵巢、阴道等损伤，年轻患者往往难以接受。随着人们对化疗在宫颈癌治疗中地位的认识，近年来有学者对具有淋巴结转移、脉管内癌栓、间质浸润深度 ≥75%、手术切缘阳性、肿瘤细胞分化差，以及细胞学类型为非鳞状细胞癌等高危病例进行了术后化疗的临床研究，发现化疗可作为术后辅助治疗或补充治疗手段，有助于提高局部控制率，减少复发转移和改善患者的生存，特别是不愿接受盆腔放疗的年轻宫颈癌患者，采用术后化疗代替盆腔局部放疗，可有效保留阴道和卵巢的功能。

Takeshima 等报道了术后接受辅助性 BOMP 化疗的 65 例子宫根治术后 I B 期～Ⅱ A 期宫颈鳞癌或腺鳞癌患者的随访结果，其中 30 例间质浸润超过 50% 的患者（中危）术后接受 3 疗程化疗，35 例切缘阳性、宫旁浸润、淋巴结阳性等患者（高危）术后接受 5 疗程化疗。结果发现中危、高危患者的 5 年无进展生存率分别为 93.3% 和 85.7%，局部复发率分别为 3.3% 和 8.6%。作者认为，化疗单独作为早期患者术后辅助性治疗是一个值得考虑的选择。Iwasaka 等报道，宫颈癌根治术后有淋巴结转移、宫颈深部间质浸润 ≥75%、宫旁浸润者，分别给予辅助性化疗和放疗，两组 5 年无进展生存率非常相近，分别为 83.0% 和 81.7%。化疗组盆腔内、外复发率分别为 85% 和 23%，而放疗组为 38% 和 71%。因此，作者认为辅助性化疗的应用可显著减少早期宫颈癌患者的盆腔外复发，而放疗可减少早期宫颈癌患者的盆腔内复发。

（4）姑息性化疗：Ⅵ期宫颈癌和复发宫颈癌患者预后差，其中放疗后复发者预后更差。其对化疗的临床有效率在 10%～20% 之间。初始是放疗抑或非放疗，其化疗有效率存在明显不同。导致这种现象的原因可能为：①放疗破坏了复发癌灶的血液供应，药物难于达到较高浓度；②交叉抗拒；③患者存在的相关并发症，如肾功能不全、尿路梗阻等导致患者对化疗药物的耐受性差。

4.复发转移宫颈癌的治疗

大多数复发转移宫颈癌发生在初次治疗后的 2 年内，其治疗十分困难，预后极差，平均存活期为 7 个月。复发转移宫颈癌治疗方式的选择主要依据患者本身的身体状况、转移复发部位、范围及初次治疗方法决定。目前，国内外对转移复发宫颈癌的治疗趋势是采用多种手段的综合治疗。无论初次治疗的方法是手术还是放疗，均由于解剖变异、周围组织粘连及导致的并发症，给治疗带来了一定的困难，并易造成更严重的并发症。因此，在再次治疗前除详细询问病史外，还应做钡灌肠、全消化道造影、乙状结肠镜以及静脉肾盂造影等，以了解复发转移病灶与周围组织的关系，评价以前的放射损伤范围和正常组织的耐受程度等，从而在考虑以上特殊情况后，选择最适宜的个体化治疗。

（1）放疗后局部复发宫颈癌的治疗：大多数放疗后盆腔局部复发的宫颈癌患者并不适合再次放疗，对于这些患者来说盆腔脏器切除术是唯一的治疗方法。纵观几十年来的国外资料，由于手术不断改进如盆腔填充、回肠代膀胱以及阴道重建术等，使手术并发症及病死率明显下降，多数文献报道病死率小于 10%，5 年存活率明显改善，达 30%～60%。影响手术后生存的主要因素有：初次治疗后无瘤生存期、复发病灶的大小和复发病灶是否累及盆侧壁,文献报道初次治疗后无瘤生存期大于6个月、复发病灶直径小于3cm和盆侧壁未累及的患者存活期明显延长。由于放疗后出现广泛纤维化,导致术前判断复发灶是否累及盆侧壁比较困难,有学者认为单侧下肢水肿、坐骨神经痛及尿路梗阻这三种临床表现预示复发病灶已累及盆侧壁,实行盆腔脏器切除术的失败率增加,建议施行姑息性治疗。另外,老年妇女并不是盆腔脏器切除术的反指征。尽管术前进行了严密的评估,但仍有1/3的患者术中发现有盆腔外转移、腹主动脉旁淋巴结转移,以及病灶已累及盆侧壁,因此临床医师应有充分的思想准备,并加强与患者及家属的沟通。也有作者建议对病灶直径小于2cm的中心性复发患者可采用子宫根治术,但术后易发生泌尿系统的并发症。

(2)子宫根治术后局部复发宫颈癌的治疗:对于子宫根治术后局部复发的宫颈癌患者治疗方法有两种:一是选择盆腔脏器切除术,二是选择放射治疗。据文献报道其5年存活率为6%～77%。有关影响该类患者治疗后预后的因素主要为初次治疗后的无瘤生存期、复发灶的部位和大小。中心性复发患者的预后好于盆侧壁复发者,对于病灶不明显的中心性复发患者再次治疗后10年存活率可达77%,病灶直径小于3cm的中心性复发患者10年存活率为48%,而对于病灶直径大于3cm的中心性复发患者则预后很差。对于体积较小的复发患者往往可通过增加体外放射的剂量提高局部控制率,但对于体积较大的复发患者来说,增加放射剂量并不能改善其预后。因此,为提高子宫根治术后局部复发患者的存活率,关键是加强初次治疗后的随访,争取及早诊断其复发。

已有前瞻性的、多中心的随机研究结果显示同时放化疗与单独放疗相比,能明显改善ⅠB$_2$～ⅣA期的宫颈癌术后复发的存活率,因此有作者认为子宫根治术后局部复发的患者选择同时放化疗应是今后努力的方向。

(3)转移性宫颈癌的治疗

1)全身化疗:对转移性宫颈癌患者而言,全身化疗可作为一种姑息性治疗措施。目前有许多有效的化疗方案,其中顺铂(DDP)是最有效的化疗药物。许多研究已证明以顺铂为基础的联合化疗治疗后其缓解率、未进展生存期均明显好于单一顺铂化疗者,但总的生存期两者则没有明显差异,因此目前对于转移性宫颈癌是选择联合化疗还是选择单一顺铂化疗尚有争论。另外,迄今尚无随机研究来比较化疗与最佳支持治疗对此类宫颈癌患者生存期、症状缓解和生活质量影响的差异。

近来已有许多新药如紫杉醇、长春瑞滨、健择、伊立替康等与顺铂联合治疗局部晚期宫颈癌和(或)复发转移宫颈癌的Ⅱ期研究发现有效率为40%～66%,其中局部晚期宫颈癌的疗效明显好于复发转移宫颈癌,但与既往报道的以顺铂为基础的化疗疗效相比无明显提高。2001年5月美国ASCO会议报道GOG的初步研究结果,该研究比较了顺铂单药(50mg/m^2)与顺铂联合Taxol(顺铂50mg/m^2,Taxol 135mg/m^2)治疗28例复发和ⅣB期宫颈癌患者的有效率、无进展生存期和总的生存期,尽管最后结果提示顺铂＋Taxol组有效率、无进展生存率明显高于单一顺铂者,但两者总的生存期无明显差异。

2)放疗:作为局部治疗手段对缓解转移部位疼痛及脑转移灶的治疗具有明显作用,Meta分析结果显示短疗程放疗与长疗程化疗疗效相似,因此对于预计生存期较短的转移性宫颈癌患者给予短疗程放疗可提高生活质量。

5.正在发展中的生物治疗

(1)血管生成抑制剂:用于生物治疗在阻止肿瘤生长和进展、甚至清除较小体积残余病灶方面可能有效。近年来,积累了一些有关血管生成在局部进展型宫颈癌中发挥作用的证据。在一个对111例患者的研究中,Cooper等发现肿瘤的血管生成(可由肿瘤的微小血管密度MVD来反映)是COX多因素分析中的一个重要的预后因素,它与较差的肿瘤局部控制及较差的总生存率有关。相反的,在166例行根治性子宫切除术的ⅠB期宫颈癌患者中,Obermair等发现当MVD<20/HPF时,患者的5年生存率得到改善,为

90％,而当 MVD＞20/HPF,患者的 5 年生存率为 63％。另外,已经发现 VEGF 受体的表达也与宫颈癌中的 MVD 成正比。

中和抗-VEGF 的单克隆抗体在各种临床前实体瘤模型中表现出了治疗作用。贝伐单抗(VEGF)是一种 VEGF 单克隆抗体,Genentech 公司已经将它发展并应用于临床,在实体瘤患者中诱导肿瘤生长的抑制,与细胞毒性化疗药物联合用于延缓转移性实体瘤的进展。在最近的一项研究中,对卡铂和紫杉醇化疗加用或不加用贝伐单抗治疗进行了比较,结果发现,加用贝伐单抗使晚期或转移性非小细胞肺癌的生存时间延长了 20％,美国 FDA 因此批准此药用于治疗这种疾病。在另外一个重要的试验中,800 例转移性结直肠癌患者接受 Saltz 方案(依立替康、氟尿嘧啶、甲酰四氢叶酸:IFL)治疗,随机加用贝伐单抗或安慰剂治疗。IFL 加用贝伐单抗治疗组中位数生存时间为 20.3 个月,而 IFL 加用安慰剂组为 15.6 个月。这是用抗血管生成策略治疗人类肿瘤的第一个Ⅲ期临床试验。Monk 正在 GOG 开展一项贝伐单抗在宫颈癌中的Ⅱ期评估,这个免疫分子以 21 日为一个周期,静脉注射,剂量为 15mg/kg。

(2)治疗性 HPV 疫苗:至于预防性 HPV 疫苗,在 2003 年 WHO 召集了一群来自发展中国家和发达国家的专家来确定检测 HPV 疫苗效能的合适终点。普遍的共识是:效能终点应当是适合在公共健康机构开展 HPV 疫苗的、全球一致的、可测量的。因为从病毒感染到表现为浸润癌存在时间上的滞后,因此,一个替代终点应当可用来确定疫苗的效能。因为同一种高危型 HPV 病毒的持续感染是中度或者高度宫颈不典型增生和浸润性宫颈癌的易感因素,所以,决定将 CIN,而不是浸润癌,作为 HPV 疫苗的疗效终点。来自亚利桑那大学的 Garcla 等对 161 例活检证实为 CINⅡ～Ⅲ的患者开展了一项随机、多中心、双盲、安慰剂对照试验。研究对象接受 3 次肌注剂量的安慰剂或 ZYC10la,后者是一种含有质粒 DNA 的疫苗,这种质粒 DNA 含有编码 HPV16/18E6 和 E7 基因片段。这种疫苗具有良好的耐受性,在小于 25 岁的年轻妇女中显示出了促使 CINⅡ～Ⅲ消退的作用。近来,Einstein 等公布了一种新型的治疗性疫苗:HspE7 的Ⅱ期临床试验数据。融合蛋白由卡介苗热休克蛋白(Hsp65)的羧基端共价结合到 HPV16～E7 的整个序列组成。32 例 HIV 阴性的 CINⅢ患者接种了疫苗,在 4 个月的随访期间,研究者观察到 48％ CINⅢ完全消退,19％的 CINⅢ出现部分消退,33％的 CINⅢ保持病情稳定。

【宫颈癌预后】

影响宫颈癌预后的因素很多,包括患者的全身状况、年龄、临床分期、组织学类型、生长方式,以及患者接受治疗的手段是否规范和治疗的并发症等。但临床分期、淋巴结转移和肿瘤细胞分化被认为是其独立的预后因素。

1.临床分期

无论采用何种治疗手段,临床期别越早其治疗效果越好。国际年报第 21 期报道了 32052 例宫颈癌的生存率,其中Ⅰ期患者的 5 年生存率为 81.6％;Ⅱ期为 61.3％;Ⅲ期为 36.7％;Ⅳ期仅为 12.1％。显示了随着宫颈癌临床分期的升高,其 5 年生存率明显下降。

2.淋巴结转移

局部淋巴结浸润传统上被认为是宫颈癌预后不良的因素,是手术后患者需接受辅助性治疗的适应证。临床期别越高,盆腔淋巴结发生转移的可能性越大。目前的研究表明,无论是宫颈鳞癌还是腺癌,淋巴结转移对于患者总生存率、疾病特异性生存率、局部复发率和无瘤生存期均是一个独立的预后因素。然而,有些学者报道淋巴结状态对于早期宫颈癌的预后无重要临床意义,淋巴结转移常与其他预后不良因素有关,如临床分期、肿块大小、脉管癌栓和宫旁浸润。

转移淋巴结的数目也与宫颈癌的复发率和无瘤生存期有关,并且许多研究发现它是Ⅰ、Ⅱ期宫颈鳞癌的一个独立预后指标。有研究表明,一个淋巴结转移和无淋巴结转移的ⅠB～ⅡA 期宫颈癌患者的 5 年生存率是相似的,分别为85%和87%。但转移淋巴结数目超过1个后,则其5年生存率较低。在许多淋巴结转移的ⅠB期宫颈癌患者中,如有4个以上的转移淋巴结,则其预后更差。但也有研究发现盆腔淋巴结转移的数目与其预后无关。

转移淋巴结的位置也与宫颈癌的预后有关。Kamura等发现,ⅠB~ⅡB期宫颈癌患者有1个部位或无淋巴结转移与2个及以上部位转移的生存率差异有显著性。

3.组织学类型

迄今对于宫颈鳞癌、腺癌和腺鳞癌是否存在不同的预后和转归尚有争议。几项研究结果表明,ⅠB~Ⅱ期宫颈腺癌、腺鳞癌患者与鳞癌患者相比,前者局部复发率高、无瘤生存率和总生存率低。研究指出,腺癌患者的预后明显差于鳞癌,原因在于腺癌肿块体积大,增加了化疗的耐受及向腹腔内转移的倾向。有报道具有相同临床分期和大小相似的肿瘤的宫颈腺癌和鳞癌的淋巴结转移分别是31.6%和14.8%、远处转移分别为37%和21%、卵巢转移分别是6.3%和1.3%。另外还发现,腺癌患者卵巢转移的发生与肿瘤的大小更有关,而与临床分期无关。鳞癌患者卵巢转移则与临床分期有关。但也有研究显示,宫颈腺癌和鳞癌患者在复发和生存率方面差异无显著性。有报道显示淋巴结转移和肿瘤浸润达到宫旁的腺癌患者预后较差,而无淋巴结转移的腺癌预后与鳞癌差异不明显。

4.肿瘤细胞的分化

肿瘤细胞分化也是宫颈癌的一个重要预后因素,临床分期和治疗方法相同的患者,但由于其肿瘤细胞分化程度不一致,其治疗效果和预后也可不尽相同。Zamder分析了566例宫颈鳞癌手术切除标本肿瘤细胞分化程度与其5年生存率的关系,若取材部位为肿瘤表面,则肿瘤细胞分化Ⅰ级5年生存率为96%;Ⅱ级84.0%;Ⅲ级为72.3%;而取材部位为肿瘤中心,则肿瘤细胞分化Ⅰ级5年生存率为85.6%;Ⅱ级79.8%;Ⅲ级为71.6%。结果表明肿瘤细胞分化越差,其5年生存率愈低。

【随访】

宫颈癌的复发主要位于阴道上1/3。宫颈癌复发50%在治疗后的1年内,75%~80%在治疗后的2年内,少数复发在治疗后的4~5年内,而治疗5年后复发相对少见。盆腔内局部复发占70%,盆腔外远处转移为30%。因此治疗后的随访非常重要,尤其应注意治疗后的2年。

因为宫颈癌治疗后随访的最佳方法还没有明确的研究结果或统一意见,2008年NCCN指南推荐:随诊时间为第1年每3个月1次,第2年每4个月1次,其余3年每6个月1次,然后每年1次。随访内容主要包括定期询问病史、体格检查和涂片细胞学检查。胸片可以每年做1次。其他检查可以酌情选择,如每半年做1次全血细胞计数、血尿素氮、血清肌酐。对病变持续存在和复发的患者,需要通过影像学检查(如盆腔/腹腔,胸部CT/PET扫描)来评价,部分患者行手术探查,之后进行挽救治疗(指复发后的治疗)。2007年中华医学会妇科肿瘤学分会指南推荐:随访时间:①第1年:放疗者每月1次,手术治疗者每3个月1次;②第2年:放疗者每3个月1次,手术治疗者每6个月1次;③2年后:放疗者每6个月1次,手术治疗者每年1次。随访内容:①盆腔检查、三合诊检查;②阴道细胞学检查和HPV检测;③盆腔超声、胸片和肿瘤标志物SCCA检测;④必要时行MRI、泌尿系统和消化系统检查;⑤怀疑早期复发时,PET检查。

【临床特殊情况的思考和建议】

1.根治性宫颈切除术(RT)的适应证

RT通过保留子宫体,保留了潜在的生育功能,从而使年轻早期宫颈癌患者的治疗有了真正的突破。RT是目前得到最多数据支持的保留早期宫颈浸润癌患者生育功能的手术,虽然这些结果令人鼓舞,但缺乏比较保留生育功能手术与根治性手术的安全性和存活率的Ⅰ类证据(如随机对照研究),且这种手术需由训练有素的手术医生来实施,并需明白的是目前这种手术并不是早期宫颈癌的标准治疗,因此我们应严格掌握该手术的适应证。

从1994年至今,RT的手术适应证在不断改进中。Dargent、Bernardiru等提出的RT适应证如下:①渴望生育的年轻患者;②患者无不育的因素;③宫颈癌灶≤2cm;④临床分期为ⅠA$_2$～ⅠB$_1$期;⑤组织学类型为鳞癌或腺癌;⑥影像学检查未发现宫颈内口上方有肿瘤浸润;⑦未发现区域淋巴结有转移。现国内外大多数学者采用该适应证。也有学者认为只有鳞癌患者才适合行RT,因为腺癌患者术后有较高的复发率。但Schlaerth、Ungar分别报道的10例和30例接受RT的患者中腺癌及其他病理类型分别占60%和13%,经过平均2年以上时间的术后随访,无一例复发,故作者认为腺癌并非RT的禁忌证。病灶>2cm患者RT术后有较高的复发率,因此多数学者认为接受RT者病灶大小应小于2cm。但Cibula认为癌灶>2cm、有强烈保留生育功能的ⅠB$_1$患者可尝试此法,2008年NCCN指南并不认为病灶的大小是RT的禁忌证。

2.重视和规范宫颈癌的新辅助化疗

宫颈癌新辅助化疗的出现和广泛应用是近年来对宫颈癌治疗所取得的进展,然而,NACT系辅助治疗的手段,仅为局部晚期宫颈癌综合治疗措施中的一部分,宫颈癌的主要治疗手段仍为手术、放疗和放化疗,目前还没有足够的证据提示化疗作为主要治疗手段与根治手术和(或)放疗在疗效上的可比性。目前临床研究表明,根治手术前运用NACT的效果比放疗前运用NACT的效果优越,对于ⅡB以上级别的晚期宫颈癌,首要的治疗的选择仍然应首先考虑放疗或放化疗,因此应严格掌握NACT适应证。另外,目前化疗方案还不规范,尽管FICO指南推荐应用短期集中式的、大剂量、以顺铂为主要药物的化疗方案,长期应用小剂量的化疗方案而推迟根治手术时间不是目前最合理的选择,但具体的方案及用法尚未统一。Cochrane数据库中证据是基于静脉化疗的临床试验,动脉插管介入化疗方案的高级别循证医学的证据还未见报道。以上问题的解决有待于大样本、随机、双盲的临床对照试验,在没有肯定的循证医学的证据前,不应该在临床上广泛推广对所有宫颈癌患者进行新辅助化疗。

3.意外发现的宫颈癌

单纯子宫切除术后发现宫颈浸润癌患者的处理比较棘手,目前尚缺乏肯定的恰当治疗方案。对这些患者的全面评价包括询问病史和体格检查、全血细胞计数、血小板检查、肝肾功能检查。影像学检查包括胸片、CT、MRI或PET。对ⅠB$_1$期或期别更早的患者,以上检查为可选。但对于临床可疑膀胱或直肠侵犯的患者,应该在麻醉下行膀胱镜检查和直肠镜检查。2008年NCCN指南推荐:对有LVSI的ⅠA$_1$期、ⅠA$_2$期和更高期别(病理学发现)的患者,合理的治疗方案应该根据手术切缘的状态决定。如果切缘阳性且影像检查未发现淋巴结转移,应该推荐同步放化疗。ⅠA$_2$期和更高期别的患者,如果切缘或影像学检查为阴性,选择包括:①盆腔放疗和近距离放疗加(或不加)含顺铂的同步化疗;或②全部宫旁组织切除加盆腔淋巴结切除加(或不加)腹主动脉旁淋巴结取样。对淋巴结阴性的患者可以观察或对同时有高危因素者[如原发肿瘤大、深间质浸润和(或)LVSI]进行盆腔放疗加(或不加)阴道近距离放疗。对肉眼残留病灶、影像学检查阳性、淋巴结或宫旁转移或手术切缘阳性的患者推荐行以顺铂为基础的同步化放疗;阴道切缘阳性者完全适合给予个体化近距离放疗。ⅠA$_1$期且没有LVSI可以给予密切观察。

(杨丽华)

第四节　子宫肌瘤

子宫肌瘤是女性生殖器中最常见的一种良性肿瘤,由平滑肌及结缔组织组成,多见于30～50岁妇女,

20 岁以下少见。根据尸检资料,35 岁以上的女性,约 20% 有大小不等的子宫肌瘤。因肌瘤多无或很少有症状,临床发病率远低于肌瘤真实发病率。

【发病相关因素】

确切病因尚未明了,可能涉及正常肌层的体细胞突变、性激素及局部生长因子间的相互作用。因肌瘤好发于生育年龄,青春期前少见;在妊娠、外源性高雌激素作用下,肌瘤生长较快;抑制或降低雌激素水平的治疗可使肌瘤缩小;绝经后停止生长,萎缩或消退,提示其发生可能与女性激素相关。生物化学检测证实肌瘤中雌二醇的雌酮转化率明显低于正常肌组织;肌瘤中雌激素受体(ER)浓度明显高于周边肌组织,故认为肌瘤组织局部对雌激素的高敏感性是肌瘤发生的重要因素之一。此外研究证实孕激素有促进肌瘤有丝分裂活动、刺激肌瘤生长的作用,肌瘤组织较周边肌组织中孕激素受体浓度升高,分泌期的子宫肌瘤标本中分裂象明显高于增殖期的子宫肌瘤。细胞遗传学研究显示 25%~50% 子宫肌瘤存在细胞遗传学的异常,包括从点突变到染色体丢失和增多的多种染色体畸变,首先是单克隆起源的体细胞突变,并对突变肌细胞提供一种选择性生长优势;其次是多种与肌瘤有关的染色体重排。常见的有 12 号和 14 号染色体长臂片段易位、12 号染色体长臂重排、7 号染色体长臂部分缺失等。分子生物学研究提示子宫肌瘤由单克隆平滑肌细胞增殖而成,多发性子宫肌瘤由不同克隆细胞形成。还有研究认为,一些生长因子在子宫肌瘤的生长过程中可能起着重要作用,如胰岛素样生长因子(ICF)Ⅰ 和 Ⅱ、表皮生长因子(EGF)、血小板衍生生长因子(PDGF)A 和 B 等。

【分类】

1.按肌瘤生长部位

分为宫体肌瘤(90%)和宫颈肌瘤(10%)。

2.按肌瘤与子宫肌壁的关系

分为 3 类:

(1)肌壁间肌瘤:占 60%~70%,肌瘤位于子宫肌壁间,周围均被肌层包围。

(2)浆膜下肌瘤:约占 20%,肌瘤向子宫浆膜面生长,并突出于子宫表面,肌瘤表面仅由子宫浆膜覆盖。若瘤体继续向浆膜面生长,仅有一蒂与子宫相连,称为带蒂浆膜下肌瘤,营养由蒂部血管供应。若血供不足,肌瘤可变性坏死。如蒂扭转断裂,肌瘤脱落形成游离性肌瘤。如肌瘤位于宫体侧壁向宫旁生长突出于阔韧带两叶之间称阔韧带肌瘤。

(3)黏膜下肌瘤:占 10%~15%。肌瘤向宫腔方向生长,突出于宫腔,仅为黏膜层覆盖。黏膜下肌瘤易形成蒂,在宫腔内生长犹如异物,常引起子宫收缩,肌瘤可被挤出宫颈外口而突入阴道。

3.子宫肌瘤

常为多个,以上各类肌瘤可单独发生亦可同时发生。2 个或 2 个部位以上肌瘤发生在同一子宫者,称为多发性子宫肌瘤。

此外,还偶见生长于圆韧带、阔韧带、宫骶韧带。

【病理】

1.巨检

肌瘤为实质性球形包块,表面光滑,质地较子宫肌层硬,压迫周围肌壁纤维形成假包膜,肌瘤与假包膜间有一层疏松网状间隙故易剥出。血管由外穿入假包膜供给肌瘤营养,肌瘤越大,血管越粗,假包膜中的血管呈放射状排列,壁缺乏外膜,受压后易引起循环障碍而使肌瘤发生各种退行性变。肌瘤长大或多个相融合时呈不规则形状。肌瘤切面呈灰白色,可见旋涡状或编织状结构。肌瘤颜色和硬度与纤维组织多少有关。

2.镜检

肌瘤主要由梭形平滑肌细胞和不等量纤维结缔组织构成。肌细胞大小均匀,排列成旋涡状或栅状,核为杆状。

3.特殊类型的子宫肌瘤

(1)富于细胞平滑肌瘤:肿瘤中有丰富的平滑肌细胞,排列紧密,细胞大小及形态尚一致,仅个别细胞有异形,偶见分裂相约1～4个/10个高倍视野。

(2)奇怪型平滑肌瘤:肿瘤以圆形或多边形细胞为主,胞质嗜酸,核周呈透亮空隙。其特征为细胞多形性,核异型甚至出现巨核细胞。无分裂象可见。临床呈良性表现。

(3)血管平滑肌瘤:平滑肌瘤中血管丰富,瘤细胞围绕血管排列,与血管平滑肌紧密相连。肿瘤切面色泽较红。

(4)上皮样平滑肌瘤:平滑肌瘤以圆形或多变形细胞组成,常排列成上皮样索或巢。肌瘤呈黄或灰色。应注意其边缘部分是否有肌层浸润,若有浸润应视为恶性。

(5)神经纤维样平滑肌瘤:肿瘤细胞核呈栅栏状排列,像神经纤维瘤。

【肌瘤变性】

肌瘤变性是肌瘤失去了原有的典型结构。常见的变性有:

1.玻璃样变

又称透明变性,最常见。肌瘤剖面旋涡状结构消失为均匀透明样物质取代。镜下见病变区肌细胞消失,为均匀透明无结构区。

2.囊性变

继发于玻璃样变,肌细胞坏死液化即可发生囊性变,此时子宫肌瘤变软,很难与妊娠子宫或卵巢囊肿区别。肌瘤内出现大小不等的囊腔,其间有结缔组织相隔,数个囊腔也可融合成大囊腔,腔内含清亮无色液体,也可凝固成胶冻状。镜下见囊腔为玻璃样变的肌瘤组织构成,内壁无上皮覆盖。

3.红色样变

多见于妊娠或产褥期,为肌瘤的一种特殊类型坏死,发生机制不清,可能与肌瘤内小血管退行性变引起血栓及溶血,血红蛋白渗入肌瘤内有关。患者可有剧烈腹痛伴恶心呕吐、发热,白细胞计数升高,检查发现肌瘤迅速增大、压痛。肌瘤剖面为暗红色,如半熟的牛肉,有腥臭味,质软旋涡状结构消失。镜检见组织高度水肿,假包膜内大静脉及瘤体内小静脉血栓形成,广泛出血伴溶血,肌细胞减少,细胞核常溶解消失,并有较多脂肪小球沉积。

4.肉瘤样变

肌瘤恶变即为肉瘤变,少见,仅为0.4%～0.8%,多见于年龄较大妇女。肌瘤在短期内迅速长大或伴有不规则出血者应考虑恶变。若绝经后妇女肌瘤增大更应警惕恶性变可能。肌瘤恶变后,组织变软而且脆,切面灰黄色,似生鱼肉状,与周围组织界限不清。镜下见平滑肌细胞增生,排列紊乱,旋涡状结构消失,细胞有异型性。

5.钙化

多见于蒂部细小血供不足的浆膜下肌瘤以及绝经后妇女的肌瘤。常在脂肪变性后进一步分解成甘油三酯,再与钙盐结合,沉积在肌瘤内。X线摄片可清楚看到钙化阴影。镜下可见钙化区为层状沉积,呈圆形,有深蓝色微细颗粒。

【临床表现】

1.症状

多无明显症状,仅在体检时偶然发现。症状与肌瘤部位,有无变性相关,而与肌瘤大小、数目关系不大。常见症状有：

（1）经量增多及经期延长：多见于大的肌壁间肌瘤及黏膜下肌瘤者，肌瘤使宫腔增大子宫内膜面积增加，并影响子宫收缩可有经量增多、经期延长等症状。此外肌瘤可能使肿瘤附近的静脉受挤压，导致子宫内膜静脉丛充血与扩张，从而引起月经过多。黏膜下肌瘤伴坏死感染时，可有不规则阴道流血或血样脓性排液。长期经量增多可导致继发贫血、乏力、心悸等症状。

（2）下腹包块：肌瘤初起时腹部摸不到肿块，当肌瘤逐渐增大使子宫超过了3个月妊娠大小较易从腹部触及。肿块居下腹正中部位，实性、可活动、无压痛、生长缓慢。巨大的黏膜下肌瘤脱出阴道外，患者可因外阴脱出肿物来就医。

（3）白带增多：肌壁间肌瘤使宫腔面积增大，内膜腺体分泌增多，并伴有盆腔充血致使白带增多；子宫黏膜下肌瘤一旦感染可有大量脓样白带，如有溃烂、坏死、出血时可有血性或脓血性有恶臭的阴道溢液。

（4）压迫症状：子宫前壁下段肌瘤可压迫膀胱引起尿频、尿急；子宫颈肌瘤可引起尿困难、尿潴留；子宫后壁肌瘤（峡部或后壁）可引起下腹坠胀不适、便秘等症状。阔韧带肌瘤或宫颈巨型肌瘤向侧向发展嵌入盆腔内压迫输尿管使上泌尿路受阻,形成输尿管扩张甚至发生肾盂积水。

（5）其他：常见下腹坠胀、腰酸背痛，经期加重。患者可引起不孕或流产。肌瘤红色变性时有急性下腹痛，伴呕吐、发热及肿瘤局部压痛；浆膜下肌瘤蒂扭转可有急性腹痛；子宫黏膜下肌瘤由宫腔向外排出时也可引起腹痛。

2.体征

与肌瘤大小、位置、数目及有无变性相关。大肌瘤可在下腹部叩及实质性不规则肿块。妇科检查子宫增大，表面不规则单个或多个结节状突起。浆膜下肌瘤可叩及单个实质性球状肿块与子宫有蒂相连。黏膜下肌瘤位于宫腔内者子宫均匀增大；黏膜下肌瘤脱出子宫颈外口，检查即可看到子宫颈口处有肿物，粉红色，表面光滑，宫颈四周边缘清楚。如伴感染时可有坏死、出血及脓性分泌物。

【诊断及鉴别诊断】

根据病史及体征诊断多无困难。个别患者诊断困难可采用B型超声检查、宫腔镜、子宫输卵管造影等协助诊断。应与下列疾病鉴别：

1.妊娠子宫

应注意肌瘤囊性变与妊娠子宫先兆流产鉴别。妊娠时有停经史，早孕反应，子宫随停经月份增大变软，借助尿或血HCG测定、B型超声可确诊。

2.卵巢肿瘤

多无月经改变，呈囊性位于子宫一侧。在某些特定的情况下，两者可能难以鉴别。浆膜下肌瘤可能误诊为卵巢实体或部分实体肿瘤，囊性变的浆膜下肌瘤与卵巢囊肿可能在一般临床检查不易区别。B超检查有时可以鉴别浆膜下肌瘤、阔韧带肌瘤与卵巢肿瘤，扫描时，应特别注意寻找卵巢与肿块、子宫与肿块的关系。最可靠的方法是采用腹腔镜检查，腹腔镜兼有诊断与治疗的作用。注意实质性卵巢肿瘤与带蒂浆膜下肌瘤鉴别，肌瘤囊性变与卵巢囊肿鉴别。

3.子宫腺肌病

局限型子宫腺肌病类似子宫肌壁间肌瘤，质硬，亦可有经量增多等症状。也可使子宫增大，月经增多。但子宫腺肌病有继发性渐进性痛经史，子宫多呈均匀增大，很少超过3个月妊娠大小，有时经前与经后子宫大小可有变化。有时子宫肌腺病可和子宫肌瘤并存。B超检查是鉴别子宫肌腺病与子宫肌瘤常用的辅助检查，阴道B超、彩色多普勒，特别是经阴道进行彩色多普勒超声检查等的应用可以提高两者鉴别的准确性。两者鉴别有时较困难。

4.子宫内膜息肉

主要表现为月经量多、经期延长及不规则阴道流血等症状,这些症状与子宫黏膜下肌瘤有相似之处,特别是 B 超检查均显示出有宫腔内占位。一般可通过经阴道彩色多普勒超声检查或经阴道宫腔声学造影来进行区别。最为可靠鉴别子宫内膜息肉及子宫黏膜下肌瘤的方法是进行宫腔镜检查。不论诊断或治疗,宫腔镜均是该病的最好选择。

5.功能失调性子宫出血

主要表现为不规则阴道出血,临床症状与子宫肌瘤有相似之处。较大的肌瘤、子宫明显增大、多发性肌瘤、子宫增大不规则,以及浆膜下肌瘤、子宫表面有结节性突出等情况,一般不会与功血相混淆。鉴别较困难者为子宫肌瘤小,而出血症状又比较明显的病例。一方面是症状相似,均可出现月经过多或不规则出血。另一方面,功血患者有时子宫亦略大于正常。通过 B 超、诊断性刮宫或宫腔镜检查可以对两者进行鉴别诊断。

6.子宫恶性肿瘤

(1)子宫肉瘤:好发于老年妇女,生长迅速,侵犯周围组织时出现腰腿痛等压迫症状。有时从宫口有息肉样赘生物脱出,触之易出血,肿瘤的活组织检查有助于鉴别。

(2)宫颈癌:有不规则阴道流血及白带增多或不正常排液等症状,外生型较易鉴别,内生型宫颈癌则应与宫颈管黏膜下肌瘤鉴别。宫颈黏膜下肌瘤突出宫颈口、并伴有坏死感染时,外观有时很难与宫颈癌区别,但阴道检查可发现前者肿瘤仍较规则,有时尚可叩及根蒂。可借助于 B 型超声检查、宫颈细胞学刮片检查、宫颈活组织检查、宫颈管搔刮及分段诊刮等鉴别。

(3)子宫内膜癌:以绝经后阴道流血为主要症状,好发于老年妇女,子宫呈均匀增大或正常,质软。应该强调指出,子宫肌瘤合并子宫内膜癌,远较肌瘤合并宫颈癌为多,也比子宫肌瘤本身癌变为多。因此,子宫肌瘤患者,应警惕合并子宫内膜癌,特别是年龄偏大的患者。不少研究指出,对临床诊断为子宫肌瘤的患者,术前应常规进行诊断性刮宫,因为即使宫颈细胞学阴性者,亦可能发现意料之外的子宫内膜癌。

7.其他

卵巢巧克力囊肿、盆腔炎性包块、子宫畸形等可根据病史、体征及 B 型超声检查鉴别。

【治疗】

治疗应根据患者年龄,生育要求,症状及肌瘤的部位、大小、数目全面考虑。

1.随访观察

肌瘤小(<5cm),无症状或症状轻微,一般不需治疗,特别是近绝经期妇女,绝经后肌瘤多可萎缩或逐渐消失。每 3～12 个月随访一次,行妇科检查和(或)B 型超声检查均可。若肌瘤明显增大或出现症状,则可考虑进一步治疗。对未孕的患者,尤其要重视定期随访,以免对今后妊娠产生不良影响。

2.药物治疗

肌瘤小于 2 个月妊娠子宫大小,症状轻,近绝经年龄或全身情况不宜手术者或在手术前控制肌瘤的大小以减少手术难度,可给予药物对症治疗。但因为是非根治性治疗,停药后一般肌瘤会重新增大。

(1)雄激素:可对抗雌激素,使子宫内膜萎缩;也可直接作用于子宫,使肌层和血管平滑肌收缩,从而减少子宫出血。近绝经期应用可提前绝经。常用药物:丙酸睾酮 25mg 肌注,每 5 日 1 次,经期 25mg/d,共 3 次,每月总量不超过 300mg,可用 3～6 个月;甲睾酮 10mg/d,舌下含服,连用 3 个月。

(2)促性腺激素释放激素类似物(GnRHa):采用大剂量连续或长期非脉冲式给药可产生抑制 FSH 和 LH 分泌作用,降低雌二醇到绝经水平,以缓解症状并抑制肌瘤生长使其萎缩。但停药后又逐渐增大到原来大小。一般应用长效制剂,间隔 4 周皮下注射 1 次。常用药物有亮丙瑞林每次 3.75mg,或戈舍瑞林每次

3.6mg。目前临床多用于：①术前辅助治疗 3～6 个月,待控制症状、纠正贫血、肌瘤缩小后手术,降低手术难度,减少术中出血,避免输血;②对近绝经期患者有提前过渡到自然绝经作用;③因子宫肌瘤引起不孕的患者,孕前用药使肌瘤缩小以利自然妊娠。用药 6 个月以上可产生绝经期综合征,骨质疏松等副作用,故长期用药受限。有学者指出,在 CnRHa 用药 3 个月加用小剂量雌孕激素,即反向添加治疗,能有效减少症状且可减少这种副作用。

(3)其他药物:米非司酮为人工合成的 19-去甲基睾酮衍生物,具有强抗黄体酮作用,亦可用于子宫肌瘤治疗。一般从月经周期第 2 天开始,10～25mg/d 口服,连续服用 6 个月,作为术前用药或提前绝经使用。但停药后肌瘤会重新增大,且不宜长期使用,以防其拮抗糖皮质激素的副作用。目前,有关该药治疗子宫肌瘤的机制、剂量及疗效,尚在探索之中。此外,在子宫肌瘤出血期,若出血量多,还可用子宫收缩剂(缩宫素)和止血药(如妥塞敏、止血敏、立止血等)。但值得注意的是,子宫肌瘤患者可合并内膜病变,需注意排除。

3.手术治疗

适应证为:子宫大于 10 周妊娠大小、月经过多继发贫血、有膀胱、直肠压迫症状或肌瘤生长较快疑有恶变者、保守治疗失败、不孕或反复流产排除其他原因。手术途径可经腹、经阴道或宫腔镜及腹腔镜辅助下手术。术式有:

(1)肌瘤切除术:系将子宫肌瘤摘除而保留子宫的手术。适用于 40 岁以下希望保留生育功能的患者。多剖腹或腹腔镜下切除;黏膜下肌瘤部分可经阴道或宫腔镜摘除。

(2)子宫切除术:肌瘤大,个数多,症状明显,不要求保留生育功能,或疑有恶变者,可行剖腹或腹腔镜下全子宫切除术。必要时可于术中行冰冻切片组织学检查。依具体情况决定是否保留双侧附件。术前应宫颈刮片细胞学检查排除宫颈恶性病变。

(3)子宫动脉栓塞术:自 20 世纪 90 年代起子宫动脉栓塞术用于治疗子宫肌瘤以来,绝大部分患者疗效满意,异常子宫出血减少,症状减轻或消除,月经周期恢复正常,贫血改善,子宫和肌瘤的体积均明显减少。术后 3 个月平均减少 40%～60%。并在随后的时间内体积还会继续缩小。对于症状性子宫肌瘤,尤其是伴有严重的贫血或盆腔疼痛,传统非手术治疗失败者,子宫动脉栓塞术是有效的,尤其是对于那些希望保留子宫的患者是可供选择的治疗方案之一。子宫动脉栓塞术的治疗原理为:由于肌瘤组织与正常子宫组织相比生长分裂活跃,耗氧量大,对无氧代谢耐受力差;子宫血供的特殊性导致子宫正常组织有丰富的血管交通网,并且对血栓的溶解能力较肌瘤组织强。通过对子宫肌瘤供血动脉的栓塞,以达到阻断瘤体血供,瘤组织坏死萎缩,使瘤细胞总数减少,从而达到缓解症状的目的。对<6cm 的浆膜下肌瘤、<5cm 的黏膜下肌瘤以及<8cm 肌壁间肌瘤疗效最佳。该手术的绝对禁忌证相对较少,包括妊娠,未明确性质的盆腔肿块或子宫病变、凝血功能障碍等。手术副作用少,且多轻微。一般术后 7 天内缓解,10～14 天可恢复日常生活工作。常见的并发症有穿刺相关并发症、栓塞后综合征、感染、非靶向栓塞等。

【子宫肌瘤合并妊娠】

肌瘤合并妊娠占肌瘤患者 0.5%～1%,占妊娠 0.3%～0.5%,肌瘤小又无症状者常被忽略,故实际发病率高于报道。

1.肌瘤对妊娠及分娩的影响

与肌瘤大小及生长部位有关,黏膜下肌瘤可影响受精卵着床导致早期流产;肌壁间肌瘤过大因机械压迫,宫腔变形或内膜供血不足可引起流产。妊娠后期及分娩时胎位异常、胎盘低置或前置、产道梗阻等难产应作剖宫产。胎儿娩出后易因胎盘粘连、附着面大或排出困难及子宫收缩不良导致产后出血。

2.妊娠期及产褥期易发生红色变性

表现为肌瘤迅速长大,剧烈腹痛,发热和白细胞计数升高,通常采用保守治疗能缓解。妊娠合并子宫肌瘤多能自然分娩,但要预防产后出血。若肌瘤阻碍胎儿下降应行剖宫产术,术中是否同时切除肌瘤,需根据肌瘤大小,部位和患者情况决定。

【临床特殊情况的思考和建议】

1.妊娠合并子宫肌瘤患者剖宫产同时是否可行肌瘤切除术

足月妊娠时,子宫肌瘤边界清晰,容易分离,而且对催产素敏感性高。Hassiakos 等研究了 141 例因妊娠合并子宫肌瘤实施剖宫产术的患者,其中 47 例在剖宫产同时行肌瘤切除术。与剖宫产术时未行肌瘤切除术的患者相比,剖宫产术同时行肌瘤切除术的患者手术时间和住院天数延长,但两者在术中出血、术后感染等并发症方面的差异无统计学意义。妊娠合并子宫肌瘤患者在剖宫产同时行子宫肌瘤切除术的意义在于:

(1)避免短期内再次手术,使患者心理上和生理上得到恢复;

(2)肌瘤剔除术后子宫收缩更为协调,有利于子宫修复,对减少术后出血及盆腔感染可能也有一定的作用。但剖宫产术同时行肌瘤切除术需在术前和术中做好充分准备。术前应行 B 型超声检查,了解肌瘤与胎盘位置以决定切口位置及手术方式,并备有充足血源。术中要求手术者技术娴熟,能处理髂内动脉或子宫动脉结扎术或子宫切除术。术中一般先作剖宫产(除黏膜下肌瘤外)、缝合剖宫产切口,然后再行肌瘤切除术。肌瘤挖除前先在瘤体周围或基底部注射缩宫素,可有效减少手术出血量。对一些粟粒大小肌瘤可应用高频电刀,使其碳化,临床上亦收到良好的效果。

2.40 岁以上无生育要求的多发性子宫肌瘤患者是否可行子宫肌瘤切除术

对于此类患者,临床上一般采取全子宫或次全子宫切除术。但近年来,越来越多的患者提出了保留子宫的要求。子宫是胚胎生长发育的场所,对于无生育要求的妇女而言,保留子宫似乎并无必要,而且还有可能因肌瘤复发而再次手术。此外,肌瘤切除术还会面临术中出血多的问题。但患者丧失一个器官的心理和精神损害可能会超过这个器官疾病对她造成的生理和病理损害,且子宫肌瘤切除术后总的复发率只有 30% 左右。近年来的研究还发现子宫切除会影响卵巢的功能。英国的妇科手术大师 Bonney 曾报道了从一个患者的子宫上剔除 225 个肌瘤,亦证实即使子宫肌瘤个数过多,还是可以手术剔除的。因此,无生育要求的多发性子宫肌瘤患者若对保留子宫有强烈的愿望,可以行子宫肌瘤切除术,但需告知其术后复发的风险,并强调定期随访的重要性。同时,术前可通过阴道用米索前列醇或术中瘤体内注射垂体后叶素、丁哌卡因联合肾上腺素等药物以及放置止血带等方法减少术中出血。

3.子宫肌瘤的激素替代治疗的思考

研究发现,绝经后使用激素替代疗法的妇女,无论是单用雌激素或雌、孕激素联合应用均有促进子宫肌瘤生长的作用,但一般不会引起绝经后流血等临床症状。目前认为,绝经期子宫肌瘤妇女使用激素治疗不是绝对禁忌证,而是属慎用范围。对于有绝经期症状者可以采用激素治疗,使用时注意孕激素用量不宜过大,雌激素和孕激素采用小剂量、个体化治疗,且口服比经皮用药对肌瘤的生长刺激作用为弱。但对绝经期使用激素治疗的子宫肌瘤妇女要强调知情同意和定期检查及随访的重要性,治疗期间应注意观察有无异常阴道流血等临床症状的出现,同时定期行 B 型超声检查子宫肌瘤大小和子宫内膜厚度。一旦发现子宫肌瘤增大或出现异常阴道流血可停药,并进一步检查异常阴道流血的原因。

4.子宫肌瘤不孕患者治疗的思考

约有 30% 子宫肌瘤患者表现为不孕,这与肌瘤的大小及生长的部位有关。如子宫角部的肌瘤可造成输卵管扭曲、变形,影响精子或受精卵通过,减少受孕机会。黏膜下子宫肌瘤占据宫腔的位置、影响受精卵着床。而较大的肌壁间肌瘤既可改变宫腔的正常形态,又可压迫输卵管。对于这些患者,应考虑行肌瘤切除术。如年轻、不孕年限<2年,尚不急于妊娠,卵巢储备功能良好,但有月经多、痛经,子宫如孕10~12周大小等可先考虑药物治疗,使肌瘤缩小改善症状。如不能自然怀孕,可考虑行肌瘤切除术。年龄<30岁,不孕年限<2~3年,浆膜下或肌壁间肌瘤向浆膜突出,不影响宫腔形态,无月经改变,无痛经,生长缓慢者,输卵管至少一侧通畅,卵巢储备功能良好,可随访6~12个月。期间监测排卵,指导性生活,对排卵障碍者可用促排卵药物助孕。一般肌壁间肌瘤切除术后建议避孕一年,黏膜下肌瘤宫腔无损者避孕4~6个月后考虑妊娠。妊娠后加强管理,警惕孕中、晚期子宫破裂,适当放宽剖宫产指征。

对于拟行辅助生育技术的子宫肌瘤患者,如肌瘤小、宫腔未变形,或为浆膜下肌瘤,一般可采用IVF-ET。辅助生育的ICSI技术对浆膜下肌瘤者胚胎种植率和临床妊娠率无危害作用。有关行辅助生育技术前子宫肌瘤不孕者是否先作肌瘤切除术,尚无统一意见。有认为手术后可增加妊娠机会;也有认为增加胚胎移植数,可有较满意的效果。

5.特殊类型子宫肌瘤的治疗

特殊类型子宫肌瘤属良性肿瘤,以手术治疗为主,可按良性子宫肌瘤的手术治疗原则处理。手术术式的选择主要取决于患者年龄、有无生育要求及肌瘤本身特点等,以避免过度诊治。但术后要加强随访,以便发现复发病例,及时处理。一旦复发,要做扩大范围的手术,防止肉瘤样变。

(鲁红红)

第五节 卵巢癌

卵巢恶性肿瘤占女性常见恶性肿瘤的2.4%~5.5%。其发病率在女性生殖道恶性肿瘤中居第二位或第三位,次于宫颈癌和子宫内膜癌,但死亡率居妇科恶性肿瘤之首。其组织学类型繁杂,早期诊断困难,总的5年生存率在30%~50%,是妇科肿瘤领域的研究热点和难点。

一、解剖

卵巢是女性性腺器官,能产生卵细胞和分泌女性性激素。在成年妇女,其大小约4cm×3cm×1cm,扁椭圆形,实质性。两个卵巢分别位于子宫两侧的后下方,以卵巢系膜连接于阔韧带后叶,外观以骨盆漏斗韧带连于骨盆腔,内侧以卵巢固有韧带与子宫相连。卵巢的血管和神经走行于骨盆漏斗韧带内。卵巢表面无腹膜,覆盖单层立方上皮,其下为卵巢白膜组织,内为卵巢皮质,含大量始基卵泡,中心为髓质,无卵泡,含血管、神经、淋巴管等。

二、流行病学

卵巢恶性肿瘤的发病率和死亡率近30年来变化不大。以北美、斯堪的纳维亚和北欧国家发病率最高,而非洲国家和一些东方国家(如中国)较低。不同国家之间年龄标化发病率可相差数倍,而死亡率差别不大。根据GLOBOCAN 2008资料,世界范围内,卵巢癌每年新发病例数为224747例,在女性恶性肿瘤中排第7位,其年龄标化发病率6.3/10万妇女,年龄标化死亡率3.8/10万妇女。中国的卵巢癌发病率在女性恶性肿瘤中排第7位,年龄标化发病率3.8/10万妇女,年龄标化死亡率1.5/10万妇女。

中国肿瘤登记年报的资料显示,2003—2007 年全国肿瘤登记地区卵巢癌的发病率为 8.57/10 万妇女,中国人口标化的发病率为 5.0/10 万妇女,世界人口标化的发病率为 6.1/10 万妇女。城市发病率比农村高 1.1 倍(年龄标化)。同期卵巢癌的死亡率为 3.34/10 万妇女,城市死亡率比农村高 90%。广州城区 2006 年卵巢癌中国人口标化发病率为 6.85/10 万妇女,世界人口标化的发病率为 8.20/10 万妇女。

据美国国立癌症研究所(NCI)统计,2001—2005 年期间美国卵巢恶性肿瘤的年龄标化发病率为 13.3/10 万妇女,年龄标化死亡率为 8.8/10 万妇女。2011 年美国卵巢癌新发病例 21990 例,死于该病的例数约 15460 例。据估算,2012 年美国卵巢癌发病率在女性恶性肿瘤中排第 9 位,死亡率排第 5 位,将有 22280 例新发病例被诊断,病死例数为 1550 例。

卵巢癌发病率呈一定的上升趋势,在美国和北欧发病率最高,而在非洲和亚洲最低。

三、病因及危险因素

卵巢恶性肿瘤的病因不明,以下因素可能与发病有关:

1.生殖的影响

不育或妊娠次数少及使用促排卵药物等可使卵巢癌发生的危险性增加。而足月妊娠对卵巢癌的发病有明确保护作用,一些研究还发现不完全妊娠的次数增加也可降低卵巢癌发生的危险性,这可能与排卵次数减少有关。

2.月经的影响

绝经年龄晚轻度增加患卵巢癌的危险,但似乎影响不大;大多数研究没有发现月经初潮早是危险因素,虽然一些研究认为这是一个比较弱的危险因子。

3.外源性激素的作用

长期口服避孕药可降低卵巢癌发病危险。相反,绝经后的激素替代治疗可能增加发病危险。

4.饮食因素

高动物脂肪饮食可增加患病危险,而维生素、纤维素、水果和蔬菜可能降低危险性。

5.遗传因素

绝大多数情况下,遗传因素(多基因遗传)是与环境因素相互作用导致肿瘤的发生。约 5%～10% 的卵巢癌患者的家族中有一级亲属患过卵巢癌,而有遗传性卵巢癌综合征(HOCS)家系的妇女患卵巢癌的几率高达 20%,并随着年龄之增长患病危险增加。

四、病理类型

(一)卵巢上皮性癌

最为常见,占卵巢恶性肿瘤的 85%～90%,多见于中老年妇女,高峰年龄在 50 岁～60 岁。传统观念认为,上皮性卵巢癌来自卵巢表面及从表面上皮内陷到卵巢内的腺管和囊肿的上皮(包涵体)。近年出现上皮性卵巢癌的二元模型和卵巢外盆腔器官起源模型的学说,即将上皮性卵巢癌分为Ⅰ型和Ⅱ型,Ⅰ型为低级别(高分化)癌,可见从良性到交界性逐步发展的过程,临床多见早期病例。Ⅱ型为高级别(低分化)癌,无癌前病变期,突然发生,生长迅速,晚期病例多。二元模型的分子生物学特征也不相同,如Ⅰ型的 KRAS、BRAF、PIK3CA 基因突变多见,P53 突变少见,而Ⅱ型的 P53 突变大于 80%。此外,有大量研究证据发现,盆腔高级别浆液癌起源于输卵管伞端上皮。然而,目前尚无解释全部的卵巢癌起源的模型。

1.浆液性癌

包括浆液性乳头状囊腺癌及乳头状癌。50％为双侧卵巢同时发生,易腹盆腔播散,可伴大量腹水,是最常见的上皮性卵巢癌。肿瘤切面为囊实性,囊内液为浆液性,囊内壁常有多个质脆的乳头或实性结节,半数以上可见外生乳头。此类肿瘤镜下可根据癌细胞的分化程度分为高分化、中分化和低分化癌。高分化癌乳头分支稠密,可见核分裂,细胞呈重度间变,有明显间质浸润,砂粒体较多见。中、低分化者有较多实性区,乳头较少或消失,砂粒体不易见到。

2.黏液性癌

较浆液性癌少见,双侧卵巢同时发生率10％～20％。大部分肿瘤为多房,实性或部分囊性,囊内含胶状黏液,很少外生性乳头,实质区组织乳白或淡红色,结构致密,质脆。镜下亦分为三级,高分化和中分化者可见明显腺样结构,上皮乳头分支细密,有腺体共壁,细胞核异型性较明显,间质有浸润。低分化者腺样结构不明显,不典型核分裂增多,细胞产生的黏液很少。

3.子宫内膜样癌

我国较少见,双侧卵巢受累的发生率30％左右。肿瘤多为实性,切面灰白色,质脆,囊性者内有大片乳头状物,约1/5的病例合并子宫内膜癌。镜下组织学与子宫内膜腺癌相似,但其乳头短宽,间质成分较多,少或缺乏腺体背靠背特征。

4.恶性勃勒纳瘤和移行细胞癌均属纤维上皮癌

两种病例均较少见,多发于中老年妇女。肿瘤为囊实性或实性。恶性 Brenner 瘤镜下为良性或交界性 Brenner 瘤结构浸润间质,常合并钙化。移行细胞癌组织学类似膀胱移行细胞癌,不具有良性、交界性的区域,可并存腺癌、鳞癌成分。

5.透明细胞癌

来源于苗勒管,少见。肿瘤多为单侧性,可呈实性或囊实性,分叶状,切面鱼肉状,可有大小不等的囊腔。镜下见有三种肿瘤细胞:透明细胞、鞋钉样细胞和嗜酸性粒细胞。瘤细胞呈巢状、乳头状和腺管状排列,可见钙盐沉着。可合并子宫内膜异位症。

(二)卵巢性索间质肿瘤

包括由性索间质来源的颗粒细胞、泡膜细胞、成纤维细胞、支持间质细胞发生的肿瘤。许多性索间质肿瘤能分泌类固醇,因而产生内分泌症状。以颗粒细胞瘤和泡膜细胞瘤多见,此两种肿瘤常混合存在,可分泌雌激素。肿瘤为实性,多为单侧,切面灰白或间黄色。镜下颗粒细胞瘤细胞为圆形或角形,排列成巢、卵泡样或弥漫成片。泡膜细胞瘤细胞常呈卵圆形或梭形,排列成交织束,胞质富含脂质。颗粒细胞瘤应视作潜在恶性,其复发较晚,主要在腹腔内播散,很少远处转移。泡膜细胞瘤恶性者少,多发生在50以上妇女。二者预后均较好。

(三)卵巢恶性生殖细胞肿瘤

好发于年轻人,约占卵巢恶性肿瘤的6％。肿瘤来源于原始性腺中的生殖细胞,恶性程度多较高,易于转移,但目前已有对此类肿瘤敏感的化疗方案,使其预后明显改善。

1.胚胎性癌

高度恶性,常合并其他生殖细胞肿瘤,血清甲胎蛋白(AFP)和人绒毛膜促性腺激素(HCG)均可阳性。肿瘤体积较大,有包膜,出血坏死常见。镜下见较原始的多角细胞构成的实性片块、条索和细胞巢,异型性明显,核分裂多见,核呈空泡状,细胞内外可见糖元染色(PAS)阳性的玻璃样点滴。

2.内胚窦瘤(卵黄囊瘤)

恶性度很高,生长极快,转移率高,血清 AFP 阳性,HCG 阴性。肿瘤细胞多可排列成网状和铁丝圈样、内胚窦样(Schiller-Duval 小体)及腺体结构等,胚胎性癌无此结构,细胞内外亦可见 PAS 阳性点滴。

　　3.未成熟畸胎瘤

　　发生率次于或近似于内胚窦瘤。肿瘤多为单侧性巨大肿物,切面囊实性,多彩状。组织成分复杂,未分化的胚胎组织大多为神经上皮,尚有三个胚层来源的其他组织,如胶质、软骨等。此瘤复发和转移率高,但复发肿瘤可自未成熟向成熟转化,其规律性酷似正常胚胎的生长和发育。复发越晚,瘤组织向成熟转化程度越高,这种向成熟发展的过程需要一定的时间。

　　4.无性细胞瘤

　　是国外资料中最常见的卵巢恶性生殖细胞肿瘤,国内报告多较未成熟畸胎瘤少见。单侧性多,双侧占10%～20%,实性,表面光滑,分叶状,切面粉红至棕褐色。镜下见瘤细胞为圆形或多角形,核空泡状,居中,核仁大而嗜酸,胞质富含糖原。

(四)卵巢转移性肿瘤

　　由于卵巢丰富的淋巴和血运,使其成为一个很容易生长转移瘤的器官。一些原发于消化道或乳腺的肿瘤常首先转移到卵巢,库肯勃瘤或称印戒细胞癌是其中重要的一种。来源于生殖器官以外的卵巢转移瘤一般均保持卵巢原形,呈肾形或椭圆形,表面光滑,包膜完整,切面实性胶样,多为双侧性。镜下的组织形态多种多样,可为一般的腺癌、黏液腺癌等。最具特征的是印戒细胞癌,表现为结缔组织中多少不等的黏液细胞,细胞小圆形或不规则形,胞质黏液含量多时将胞核挤向一侧,为典型的印戒细胞。卵巢转移癌患者一般较年轻,多见于绝经前,预后差,5 年生存率仅 10% 左右。

五、转移途径

(一)盆腹腔种植播散

　　为卵巢恶性肿瘤转移的特点及主要转移方式。常见的种植部位有子宫表面、直肠前及直肠旁、膀胱腹膜反折、盆腹膜、结肠旁、小肠表面、大网膜、右膈下及肝表面等。这种转移常引起腹腔内癌性肠粘连,病人常死于转移灶引起的肠梗阻。

(二)局部直接蔓延

　　当卵巢肿瘤穿破包膜时,可直接向邻近器官组织侵犯,如蔓延至直肠、子宫、输卵管和阑尾等。这种侵犯可较浅表,仅犯及浆膜层,也可深在侵犯器官的肌层,甚至黏膜层。

(三)淋巴道转移

　　卵巢恶性肿瘤主要向腹主动脉旁淋巴结和盆腔淋巴结转移,晚期患者亦可出现腹股沟淋巴结和(或)锁骨上淋巴结的转移。某肿瘤防治中心的研究发现,无论是在初治还是复发的上皮性卵巢癌中,与腹膜播散转移相比,只有淋巴结转移的患者预后较好,淋巴结转移和腹膜转移是对卵巢癌患者的预后影响有显著差异的两种转移模式。

(四)血道转移

　　少见。一旦发生血道转移,则表明进入晚期。常见转移部位依次为肝/肺、胸膜、肾、骨、肾上腺和脾脏。

六、临床表现

(一)症状

　　早期通常无症状,或仅有轻度非特异性的症状,如食欲不振、腹胀、腹痛和消瘦等。患者最多见的主诉是腹胀不适,易误认为消化不良。腹胀可因盆块使盆腔内压增加,或腹水、腹块使腹内压增加所致。一般无腹痛或仅有隐痛,当肿瘤发生扭转、破裂、出血和感染时,可出现较明显的腹痛。腹腔内有转移播散的病人可能出现肠梗阻的症状。肿瘤压迫或侵犯局部神经时,可引起腰痛、下肢疼痛。压迫或侵犯髂血管时,可引起下肢水肿。此外,一些患者可有不规则阴道流血,多为具有分泌雌激素功能的颗粒细胞瘤和泡膜细胞瘤的症状。晚期患者可出现消瘦、贫血、发热等全身症状。

(二)体征

1.腹盆腔肿块

卵巢肿瘤位于盆腔时,妇检叩及肿物在子宫一侧或双侧,肿瘤增大时可进入腹腔。恶性肿瘤表面可呈结节状,实性或囊实性,若侵犯周围组织,则肿物固定。晚期病例常可在子宫直肠窝叩及融合的质硬结节。

2.腹水征

大量腹水时移动性浊音阳性。卵巢恶性肿瘤的腹水多为血性,淡红色,细胞学检查可找到癌细胞。

3.第二性征异常

是卵巢肿瘤分泌性激素的表现。如青春期前性早熟、绝经期阴道流血、生育期闭经、子宫不规则出血或男性化等。

4.远处转移

如锁骨上淋巴结肿大、胸腔积液、肝肿大等。出现胸腔积液时,如果在胸腔积液中找到恶性肿瘤细胞,则可诊断为Ⅳ期,应注意与卵巢良性肿瘤的麦格征鉴别。

七、诊断与鉴别诊断

(一)诊断

卵巢恶性肿瘤,特别是早期卵巢癌,无特异性症状,目前尚缺乏特异性和敏感性均较高的辅助诊断方法,因此,多数患者诊断时已是中晚期。通过年龄、病史、体格检查,并综合应用以下一些辅助检查手段,有助于提高诊断率。

1.影像学检查

(1)X射线检查:胸片检查可帮助发现胸腔积液;腹平片可见囊性畸胎瘤内钙化灶;胃肠钡餐和钡灌肠检查有助于排除胃肠道的原发肿瘤,并了解胃肠道有无受侵;泌尿道造影检查可发现膀胱和输尿管受压或被侵犯的情况。

(2)B型超声波检查:可发现妇检时不能叩清的卵巢小肿块;能分辨出肿瘤的囊实性及囊内有无乳头,这有助于判断肿瘤的良恶性;能探及腹水及较大的腹盆腔内病灶,特别对肝、脾和肾等实质性器官转移灶的诊断很有帮助。阴道B超分辨率高,且阴道探头距盆腔器官更近,能更清楚观察卵巢的大小和形态。彩色多普勒超声检查可以了解肿瘤的血供情况,亦有助于鉴别诊断。

(3)计算机断层扫描(CT)和磁共振成像(MRI):能检出B超难以发现的小病灶,且分辨率高,故准确性高。此外,CT和MRI能清楚显示肿瘤与周围组织器官的关系、腹盆腔腹膜后淋巴结情况,以及肝脾等实质器官有无转移,对肿瘤的诊断、分期有较大的帮助。

(4)正电子发射型计算机断层显像(PET/CT):是目前最先进的影像学检查手段。显像剂常用^{18}F标记的脱氧葡萄糖(^{18}F-FDG),其半衰期相对较长,可反映组织的糖代谢情况。肿瘤组织对^{18}FDG有较强的代谢作用,恶性肿瘤摄取FDG远高于正常组织和良性肿瘤,这对肿瘤良、恶性的鉴别诊断很有帮助。一般临床影像学检出肿瘤病灶大小的阈值是$1cm^3$(相当于10^9个细胞),PET有可能发现更小的病灶,用于复发癌的诊断很有价值。

　　2.肿瘤标记物检测

　　卵巢肿瘤种类繁多,并非每一种肿瘤均有相应的标记物,目前已知的肿瘤标记物的特异性均不高,必须结合其他检查结果才能作出诊断。动态监测异常肿瘤标志物的变化情况,可以作为治疗后病情监测的指标之一。

　　(1)甲胎蛋白(AFP):在卵巢恶性生殖细胞肿瘤,如内胚窦瘤和胚胎癌可出现阳性,但应排除原发性肝癌、肝炎和妊娠等可出现 AFP 阳性的情况。

　　(2)绒毛膜促性腺激素 β 亚单位(β-HCG):β-HCG 是带有绒癌成分的卵巢生殖细胞肿瘤,如胚胎癌和原发性绒癌的敏感的肿瘤标记物。

　　(3)CA125 测定:CA125 是上皮性卵巢癌的相关抗原,其他苗勒管衍生物的良性肿瘤、子宫内膜异位症的腹膜炎症也可出现阳性。此标记物特异性不高,但敏感性高,卵巢上皮癌的阳性率可达 82%～94%,是目前临床上应用最多的卵巢癌标记物。

　　(4)HE4 测定:HE4 基因最早由 Kirchhoff 等在人附睾上皮细胞中发现。检测血清 HE4 用于诊断卵巢恶性肿瘤,其敏感度与血清 CA125 检测相当,而特异度更高,卵巢良性病变患者血清 HE4 很少升高。并且,HE4 用于卵巢癌的早期诊断比 CA125 更敏感,是目前诊断早期卵巢癌最好的肿瘤标志物。

　　此外,性索间质肿瘤和一些上皮性卵巢肿瘤的血清雌二醇和黄体酮水平可增高;一些生殖细胞肿瘤和上皮性肿瘤的癌胚抗原(CEA)升高;CA199 检测对黏液性癌和透明细胞癌有较高的敏感性,这些标记物的测定可作为诊断的参考。

　　3.细胞学检查

　　主要是进行腹水或胸腔积液细胞学检查。卵巢癌腹水为渗出液,多可找到腺癌细胞,该检查对提高卵巢癌的术前诊断率至关重要,但应注意组织病理学检查才是确诊卵巢癌的依据。腹水和胸腔积液的细胞学检查可协助进行临床分期。

　　4.腹腔镜检查

　　腹腔镜有助于卵巢癌早期诊断。当妇检和 B 超检查发现疑为卵巢癌的盆腔包块,或血清 CA125 检查升高,或大量腹水难以与结核、肝硬化等鉴别时,可通过腹腔镜检查确诊。这种检查也有助于鉴别卵巢的原发癌与转移癌,以及进行卵巢癌的正确分期。

　　5.其他方法

　　随着分子生物学的发展和人类基因组学的重大突破,越来越多的分子生物技术应用于卵巢癌的诊断中,如基因芯片技术、蛋白组学技术及组织芯片技术等。但是这些诊断技术尚处于临床前试验阶段,其临床应用价值有待于进一步研究。

(二)鉴别诊断

卵巢恶性肿瘤缺乏特异性表现,易与一些疾病混淆:

　　1.卵巢良性肿瘤

　　良性肿瘤病程较长,多为单侧,呈膨胀性生长,肿物表面光滑,大多数为囊性,囊壁薄,无腹水。肿瘤标志物多正常。确诊需手术切除肿瘤进行病理检查。

　　2.盆腔炎性肿瘤

　　包括卵巢脓肿、盆腔脓肿和输卵管积脓等。患者多有发热和下腹痛病史,肿块固定,结节感,与周围组织粘连,边界欠清。血清 CA125 值正常或稍高。抗炎治疗后症状好转,肿物可能缩小或消失,确诊也需剖腹探查及病理检查。

3.腹腔结核

可出现腹块或盆块,多伴有腹水、消瘦、低热等。检查腹部有特征性的柔韧感,腹水细胞学检查和抗酸菌检查有助于诊断,必要时行腹腔镜检查或剖腹探查,术中即使见到典型的结核病变,仍需行冰冻病理检查。

4.子宫内膜异位症 常累及卵巢,易在子宫直肠窝种植,并随月经周期反复出血机化,病灶不断增大、变硬,与周围组织粘连,可形成与卵巢癌非常相似的病灶。这些患者多较年轻,有或无痛经史。血清CA125值轻度增高,一般不超过100U/ml。可通过腹腔镜检查或剖腹探查手术确诊。

5.转移性卵巢肿瘤

卵巢转移瘤多为双侧性,可伴有原发肿瘤的临床表现,如消化道症状、乳腺肿物等。通过体格检查、胃肠镜检查、乳腺B超检查等可以进行初步的鉴别诊断,确诊仍需组织病理学检查。

八、临床分期

目前仍采用国际妇产科联盟(FIGO,2006)分期法。

Ⅰ期　肿瘤局限于卵巢

Ⅰa　肿瘤局限于一侧卵巢,包膜完整,表面无肿瘤;腹水或腹腔冲洗液未找到恶性细胞

Ⅰb　肿瘤局限于双侧卵巢,包膜完整,表面无肿瘤;腹水或腹腔冲洗液未找到恶性细胞

Ⅰc　肿瘤局限于一侧或双侧卵巢,并伴有下述任何一项:

包膜破裂;卵巢表面有肿瘤;腹水或腹腔冲洗液中找到恶性细胞

Ⅱ期　肿瘤累及一侧或双侧卵巢,伴盆腔转移

Ⅱa　病变扩展或转移至子宫和(或)输卵管;腹水或腹腔冲洗液未找到恶性细胞

Ⅱb　病变扩展至其他盆腔器官;腹水或腹腔冲洗液未找到恶性细胞

Ⅱc　Ⅱa或Ⅱb期病变,腹水或腹腔冲洗液中找到恶性细胞

Ⅲ期　肿瘤累及一侧或双侧卵巢,并有显微镜下证实的盆腔外腹腔转移,和(或)区域淋巴结转移

Ⅲa　显微镜下证实的盆腔外腹腔转移

Ⅲb　盆腔外腹腔转移灶最大径线≤2cm

Ⅲc　盆腔外腹腔转移灶最大径线>2cm,和(或)区域淋巴结转移

Ⅳ期　腹腔外的远处转移

注:如细胞学阳性,应注明是腹水还是腹腔冲洗液;如包膜破裂,应注明是自然破裂还是手术操作时破裂;肝包膜转移为Ⅲ期,肝实质转移为Ⅳ期;胸腔渗出液必须有恶性细胞才能分为Ⅳ期

九、治疗

总的治疗原则是以手术为主的综合治疗。根据其组织学类型和临床分期,选择不同的治疗方案。

(一)手术治疗

手术切除是治疗卵巢恶性肿瘤最重要的手段,同时也是重要的确诊方法。除非临床检查估计肿瘤不能切除或有手术禁忌证,否则均应首先进行手术。手术方式包括:

1.全面分期手术

适用于临床拟诊为Ⅲb期以下的卵巢癌患者。分期手术的步骤包括行腹部足够长的纵切口,腹水或腹

腔冲洗液细胞学检查，全面探查腹盆腔常见的转移部位，如横膈、肝表面、结肠旁沟、子宫直肠陷凹等，任何可疑病变和粘连部位的切除或活检，切除子宫及双侧附件，切除大网膜，盆腔淋巴结切除和腹主动脉旁淋巴结切除或取样等，黏液性癌需行阑尾切除。

卵巢恶性肿瘤的分期系统是基于手术和病理检查的分期，卵巢癌全面分期手术是初治卵巢癌的标准手术方式。如果初次治疗时手术方式不规范，则无法获得准确的分期，对临床早期卵巢癌，全面分期手术尤为重要。因为一些病例术中探查见肿瘤局限在卵巢，但实际上可能已发生卵巢外的隐性转移。据统计，在临床早期的卵巢癌中，约11%外观正常的大网膜已发生隐性转移，横膈、阑尾、肠系膜和其他腹膜部位的转移率也可达到3%～9%。美国妇科肿瘤学组曾对100例初次手术诊断为Ⅰ期和Ⅱ期的卵巢癌患者，施行第2次全面分期手术，发现有31%的病例提高了分期，其中约75%其实是Ⅲ期卵巢癌。

盆腔和腹主动脉旁淋巴结是卵巢恶性肿瘤的常见转移部位。研究表明，即使是临床早期卵巢癌，腹膜后淋巴结转移的几率也很高，且转移到盆腔和腹主动脉旁淋巴结的几率相似。Ⅰ期卵巢癌淋巴结转移率约为4%～25%，Ⅱ期为20%～50%。据研究，大多数病理证实的转移淋巴结外观并没有明显增大。因此，系统腹膜后淋巴结切除术是卵巢癌全面分期手术中不可缺少的步骤，理想的淋巴结切除范围下界应达到腹股沟韧带深面，上界应达到肾静脉水平。在FIGO和美国国立综合癌症网络（NCCN）的卵巢癌临床实践指南中，均已将系统的腹膜后淋巴结切除术作为卵巢癌全面分期手术的一部分。

2.保留生育功能的全面分期手术

手术范围除保留子宫和一侧附件之外，其余同全面分期手术。对于上皮性卵巢癌患者，施行保留生育功能的手术有严格的前提条件：患者年轻；有强烈的保留生育功能的愿望；无不孕不育的因素；Ⅰa期；肿瘤细胞分化好；有良好的随诊条件。对于卵巢生殖细胞肿瘤患者，标准的手术方式是保守性手术，不论临床期别，只要患者有生育要求，子宫和对侧附件外观正常，就可行保留生育功能的全面分期手术。

3.肿瘤细胞减灭术

适用于中晚期卵巢癌患者（部分Ⅱ期、Ⅲ期和Ⅳ期）。此术式的概念是要将肿瘤（包括转移灶）大部分切净或基本切净，包括切除增大的腹膜后淋巴结和有远处转移的淋巴结（如腹股沟淋巴结和锁骨上淋巴结）。满意或理想的肿瘤细胞减灭术通常以残留病灶的最大径<1cm为标准。完成理想的细胞减灭术，有利于机体抗肿瘤免疫力的恢复，为术后辅助化疗创造有利条件。几乎所有的临床研究均得到一致的结果，即手术如能达到满意减灭可以改善患者的预后。

4.间歇性肿瘤细胞减灭术

适用于首次手术后残留肿瘤较多、较大的患者，或者首诊时估计不能满意切除的卵巢癌患者，经过2～3个疗程新辅助化疗，肿瘤情况改善后再进行的肿瘤细胞减灭术。前瞻性随机对照研究结果表明，与直接手术相比，对晚期卵巢癌患者进行新辅助化疗后再行肿瘤细胞减灭术，术中及术后并发症（如术中出血、术后血栓形成、术后感染、胃肠道瘘等）的发生明显减少，住院时间明显缩短，达到满意减瘤术的比率更高。并且，接受新辅助化疗患者的生存不差于直接接受减灭术的患者。然而，专家们仍然建议对卵巢癌患者首选直接手术治疗，间歇性肿瘤细胞减灭术只用于那些经妇科肿瘤专科医师评估后认为直接手术无法达到理想减灭的患者，对这些患者可以先给予新辅助化疗，化疗前必须获得病理诊断。

5.扩大的肿瘤细胞减灭术

适用于晚期和复发性卵巢癌。是指为了达到满意的肿瘤减灭，需要切除受累的盆腹腔器官的手术，如肝脏部分切除、脾脏切除、胰体尾切除、肠切除、胃部分切除、膈肌切除、膀胱输尿管切除，以及盆腔脏器廓清手术等。此类手术的术后并发症发生率高，要求患者有良好的体能状态，也通常需要多学科的手术团队合作，才能最大限度地切净肿瘤和减少并发症。

6.再次肿瘤细胞减灭术

适用于可切除的、病灶局限的复发性卵巢癌,有些患者需接受多次肿瘤细胞减灭术。腹膜后淋巴结的复发通常是多发病灶,但仍可认为是局限在腹膜后的区域性复发(孤立淋巴结复发),卵巢癌细胞较少形成淋巴结外浸润,多局限在淋巴结包膜内。即使出现了淋巴结囊外组织的侵犯,转移淋巴结相互融合成片块状,这种转移和复发也很少侵犯大血管壁,有时虽然与动脉或静脉壁粘连很紧,仔细耐心地分离,往往都能将包绕大血管的转移病灶(包括腹主动脉和下腔静脉后方的转移淋巴结)完全切除,对改善患者的预后非常重要。某肿瘤防治中心的回顾性临床研究发现,对这种孤立淋巴结复发患者施行再次手术治疗,满意减瘤术的比率可达到100%,5年生存率也达到70.5%,甚至高于初治患者的总生存率。卵巢癌孤立淋巴结复发可能是一种特殊的临床亚型,其肿瘤生长缓慢,在治疗策略上应区别于一般的复发性卵巢癌,宜考虑更积极更彻底的再次手术。

(二)化学治疗

由于绝大多数卵巢癌在诊断时已是晚期病例,单纯手术不能达到治愈的效果。化疗是卵巢癌综合治疗中不可缺少的重要手段。如果肿瘤细胞减灭手术能达到无肿瘤残留,术后辅助化疗的效果更好。

1.化疗方案

(1)一线方案:对上皮性卵巢癌应首选紫杉醇联合卡铂(TP)的方案,也可选择多西紫杉醇联合卡铂(DTP)方案。紫杉类药物应用于卵巢癌的治疗后,使疗效提高了30%~40%,环磷酰胺联合铂类(CP)和阿霉素(CAP)的方案已少用。最近的研究发现,紫杉醇剂量密集型给药(每周给药)能显著提高晚期卵巢癌患者的无进展生存和总生存,已被NCCN指南推荐应用于卵巢癌的一线化疗。对早期上皮性卵巢癌,术后给予3~6个疗程化疗,晚期患者应给予6~8个疗程的化疗,且在肿瘤标志物正常后至少应巩固2个疗程。

对恶性生殖细胞肿瘤,以EP、BEP和PVB方案作为一线方案,具体用法见表14-5。术后辅助3~4个疗程化疗,或肿瘤标志物正常后巩固2个疗程。

表 14-5 卵巢恶性肿瘤的一线化疗方案

化疗方案	药物	剂量	用药途径	疗程间隔
TC	紫杉醇	$175mg/m^2$	静脉滴注(>3 小时),第 1 天	3 周
	卡铂	AUC=5~6	静脉滴注或腹化,第 1 天	
TP	紫杉醇	$135mg/m^2$	静脉滴注(>3 小时),第 1 天	
	顺铂	65~75mg/m²	静脉滴注或腹化,第 1 天	
TP腹化	紫杉醇	$135mg/m^2$	静脉滴注(24 小时),第 1 天	3 周
	顺铂	$100mg/m^2$	腹腔灌注,第 2 天	
	紫杉醇	$60mg/m^2$	腹腔灌注,第 8 天	
DTP	多西紫杉醇	60~75mg/m²	静脉滴注(>1 小时),第 1 天	3 周
	卡铂	AUC=5~6	静脉滴注或腹化,第 1 天	
TC 周疗	紫杉醇	$80mg/m^2$	静脉滴注(>1 小时),第 1、8、15 天	3 周
	卡铂	AUC 6	静脉滴注(>1 小时),第 1 天	
CAP	环磷酰胺	$750mg/m^2$	静脉滴注,第 1 天	3 周
	阿霉素	$50mg/m^2$	静脉滴注,第 1 天	

续表

化疗方案	药物	剂量	用药途径	疗程间隔
	或表柔比星	$60mg/m^2$		
	顺铂	$65\sim75mg/m^2$	静脉滴注或腹化,第1天	
	或卡铂	$AUC=5\sim6$		
BEP	博来霉素	$10\sim15mg/(m^2 \cdot d)$	静脉注射,第1~3天(或第1、8、15天)	3周
	鬼臼乙叉甙	$80\sim100mg/(m^2 \cdot d)$	静脉滴注,第1~5天	
	顺铂	$20mg/(m^2 \cdot d)$	静脉滴注或腹化,第1~5天	
PVB	顺铂	$20mg/(m^2 \cdot d)$	静脉滴注或腹化,第1~5天	3周
	长春新碱	$1.0\sim1.5mg/m^2$	静脉注射,第1~2天	
	博来霉素	$10\sim15mg/(m^2 \cdot d)$	静脉注射,第1~3天(或第1、8、15天)	

对恶性性索间质肿瘤,可选择 TP 或 BEP/PVB 方案。

(2)二线方案:对复发或未控的病例,首先应区分是铂敏感型,还是铂耐药型复发。复发时间距初次化疗结束大于 6 个月的患者可认为是"铂敏感型复发",治疗结束后 6 个月以内出现的复发为"铂耐药型复发"。有证据表明,对铂敏感型复发患者,给予铂为基础的联合化疗要优于单药化疗的疗效,且仍可选择原来的一线方案(紫杉醇联合卡铂)。其他可选择的方案包括脂质体阿霉素联合铂类、拓扑替康联合铂类、吉西他宾联合铂类、多西紫杉醇联合铂类等。

铂耐药型复发是指经过连续两种化疗方案,没有获得临床缓解,或肿瘤在停药后 6 个月内复发的患者,临床预后很差。由于这些患者对于初始铂为基础的诱导化疗是耐药的,故再次治疗不推荐使用含铂类的化疗方案,而采用不含铂类的化疗方案和(或)支持治疗。可选用以下药物:拓扑替康、多西紫杉醇、异环磷酰胺、吉西他宾、脂质体阿霉素、足叶乙甙(VP16)口服胶囊等单药化疗。这部分患者最适宜参加相关的临床试验。

2.给药途径和方法

化疗的给药途径主要有静脉给药、腹腔给药和动脉给药三种方式。多数情况下采用静脉给药途径。由于卵巢恶性肿瘤具有腹盆腔内播散的特点,腹腔灌注给药可以提高肿瘤局部的药物浓度,取得良好的疗效。2006 年,美国妇科肿瘤学组报道了 $GOG_{1}72$ 的临床研究结果,随后 FIGO 及 NCCN 的临床实践指南中均推荐了用于腹腔化疗的 TP 方案。腹腔化疗适用于满意细胞减灭术后无大块残留病灶的病例,对早期病例保留生育功能者应慎用。腹腔灌注的液体总量约 2000ml,以使药物在腹腔内均匀分布。

动脉灌注化疗,即从腹壁下动脉、子宫动脉插管,或经皮股动脉穿刺插管至髂内动脉化疗,目的在于提高髂内动脉血流中药物浓度,可用于控制盆底或阴道残端周围的病灶。经胃网膜右动脉插管至肝总动脉或经皮股动脉穿刺插管至肝动脉化疗,可用于治疗肝实质转移。

(三)放射治疗

多数卵巢肿瘤对放射线仅低度敏感,其中,卵巢无性细胞瘤对放射线高度敏感。由于卵巢癌通常在盆腹腔广泛播散,放射治疗也不能作为卵巢恶性肿瘤的主要治疗手段,仅用于个别局灶复发的耐药病例,特别是腹膜后淋巴结转移的局灶复发。患者一旦接受了腹部和盆腔放疗,放疗所致的组织纤维化和粘连就很难再有手术切除的机会。因此,对卵巢恶性肿瘤患者选择放射治疗应非常慎重。

近年来,^{125}I 放射性粒子组织间近距离照射治疗被应用于各种复发恶性肿瘤的局部治疗,对控制局部病灶有较好的疗效,且创伤小,并发症少。某医院在 2009 年 10 月到 2011 年 11 月间,对 12 例复发卵巢癌患者的 25 处复发病灶进行 CT 引导下^{125}I 放射性粒子植入治疗,其中铂耐药型复发 4 例。局控有效率达 76.2%,有 10 处病灶达到完全缓解。粒子植入后继续接受全身化疗,在中位随访时间 15 个月时,生存率为 91.7%,仅 1 例患者死于肿瘤进展。所有病例没有出现放射性肠损伤,1 例出现一侧下肢麻木和疼痛,考虑 此例为经梨状肌穿刺植入粒子时损伤坐骨神经所致,半年后症状消失。放射性粒子植入不失为一种治疗 复发卵巢癌,特别是对耐药型复发的方法,其所导致的放射性纤维化和组织粘连程度及范围小,对再次手 术治疗的影响也不明显,值得进一步探讨。由于目前临床实践应用经验有限,应严格掌握适应证,主要用 于复发后化疗效果不好或残留小病灶的患者。

(四)生物治疗

生物治疗作为第四种抗肿瘤治疗手段的作用日益受到重视。对于卵巢恶性肿瘤,生物治疗仍主要处 于临床研究阶段,主要用于完成标准治疗后的巩固治疗,以及复发性和难治性患者的姑息治疗。免疫治疗 中以树突状细胞(DC)/肿瘤融合细胞疫苗和细胞因子诱导的杀伤细胞(CIK)过继免疫治疗的应用较多。 卵巢癌的分子靶向治疗包括抗体介导的靶向治疗、酪氨酸激酶抑制剂、信号传导通路抑制剂、针对细胞周 期的靶向治疗、针对凋亡途径的靶向治疗、抑制血管生成的靶向治疗等。临床上分子靶向药物多与细胞毒 性化疗药联合使用,目前已有多个研究发现抗血管生成药物贝伐珠单抗在卵巢癌的一线和二线治疗中有 较好的疗效。如 GOG 218 和 ICON 7 研究结果均提示在晚期卵巢癌的一线治疗中加入贝伐珠单抗可以延 长初治患者的无进展生存期。OCEANS 研究和 AURELIA 研究也发现贝伐珠单抗联合化疗可改善铂敏 感和铂耐药复发卵巢癌患者的无进展生存。2012 年最新版的 NCCN 指南中推荐了贝伐珠单抗用于晚期 卵巢癌一线治疗和巩固治疗,但专家们的意见尚不一致,存在较大分歧,因为尚无成熟的改善总生存的数 据。然而,可以预见,分子靶向治疗将在卵巢癌的治疗中发挥越来越重要的作用,并可能成为突破卵巢癌 治疗困境的有效途径。

十、预后

卵巢恶性肿瘤是妇科常见恶性肿瘤中疗效最差者,尤以中晚期患者的预后差,5 年生存率徘徊在 30% 左右。国内有资料显示,Ⅰ、Ⅱ、Ⅲ和Ⅳ期卵巢恶性肿瘤的 5 年生存率分别为 86%、50%、19%和 3%。影响 预后的因素有:临床分期、病理组织学类型、病理组织学分级、手术残余肿瘤的大小和术后化疗疗程数等。 寻找早期诊断方法,提高早诊率,努力实施理想的肿瘤细胞减灭术和按期完成足够疗程的化疗是改善预后 的重要途径。

(杨丽华)

第六节 子宫内膜癌

子宫内膜癌是指原发于子宫内膜腺上皮的恶性肿瘤,具有浸润肌层和远处扩散的潜能,是常见的妇科 恶性肿瘤之一。尽管 75%的患者在诊断内膜癌时处于早期,但其发生率和死亡率呈逐年上升趋势,严重威 胁妇女生命健康。在发达国家,子宫内膜癌已经成为女性生殖道最常见的恶性肿瘤。根据美国癌症协会 (ACS)报道,1999 年美国子宫内膜癌新病例数为 37000 例,因内膜癌死亡 6400 例,2007 年新增病例 39080 例,死亡病例数 7400 例,2008 年新增病例 40100 例,死亡病例数为 7470 例。年龄调整后的平均年发病率 为 22.7/10 万。子宫内膜癌发病率在北美、南美及欧洲中部最高,在亚洲南部及东部和绝大多数非洲国家较低。发达国家由于对子宫颈癌的筛查,使得宫颈癌死亡率明显下降,子宫内膜癌和卵巢癌成为了女性生殖道恶性肿瘤的前两位。国内尚缺乏大范围确切的流行病学调查资料,但根据统计,子宫内膜癌在妇科住院总数所占比较 20 世纪 50～90 年代均有明显上升。子宫内膜癌的中位发病年龄为 61 岁,高发年龄为50～60 岁,＞50 岁者占 90％,＜40 岁者占 5％,20％的妇女在绝经前发病。根据病因学、组织学和生物学特征的不同,子宫内膜癌可分为三大类。①雌激素依赖型(Ⅰ型):即子宫内膜样腺癌,与内源性或外源性雌激素增高有关,占子宫内膜癌的 80％～85％,常分化好,对黄体酮治疗有反应,预后较好,多见于绝经前妇女。②非雌激素依赖型(Ⅱ型):占子宫内膜癌的 10％～15％,组织学表现为浆液性、透明细胞性、未分化性,常分化差,侵袭性强,分期晚,预后差,发病年龄偏大,多见于有色人种。Ⅱ型内膜癌的流行病学特征还不确定。③遗传性:约占 10％,其中 5％为 LynchⅡ综合征,可伴发遗传性非息肉型结直肠癌。

一、发病的相关危险因素

子宫内膜癌的确切病因尚不清楚,已知与过多的无孕激素拮抗的雌激素长期刺激有关。由于Ⅱ型子宫内膜癌所占比例少,子宫内膜癌发病的流行病学研究主要针对Ⅰ型子宫内膜癌。凡是影响体内雌激素水平的因素均可影响子宫内膜癌的发病率,包括影响机体激素水平的生殖内分泌因素,饮食、体力活动、口服激素类药物等行为因素,以及遗传因素等。

1.内源性雌激素过多

(1)不排卵:青春期下丘脑-垂体-卵巢(H-P-O)轴激素间的反馈调节尚不成熟,雌激素对大脑中枢的正反馈作用存在缺陷,无促排卵性 LH 高峰形成,导致不排卵;围绝经期,卵巢功能发生衰退,卵巢对垂体促性腺激素的反应低下,卵泡因退行性变而不发生排卵;生育期因为外界各种因素(如精神紧张、营养不良、应激等)影响 H-P-O 轴的正常调节,发生无排卵,子宫内膜持续受雌激素刺激,无黄体酮拮抗或黄体酮不足所致。

(2)不孕不育:子宫内膜癌患者中 15％～20％有不育史。不排卵型的不孕者黄体酮水平相对不足,导致子宫内膜过度增生,甚至子宫内膜癌。有研究结果表明,没有生育过的妇女患内膜癌的风险是已经生育妇女的 2～3 倍,而患有不孕症的妇女患内膜癌的风险更高,是正常人群的 3～8 倍。正常妊娠期间和哺乳期可使子宫内膜可免受雌激素刺激,而不孕患者无此保护因素。

(3)多囊卵巢综合征(PCOS):PCOS 患者由于不排卵缺乏孕激素的调节和周期性内膜的脱落,加上雄激素的升高使体内雌酮水平增加,血清性激素结合蛋白低下,游离雌二醇浓度增加,最终在雌激素长期刺激下使子宫内膜增生甚至癌变。40 岁以下的子宫内膜癌患者有 19％～25％患有 PCOS,PCOS 患者以后发生子宫内膜癌的危险性约为同龄女青年的 4 倍。

(4)初潮早及绝经延迟:初潮早及绝经延迟,使子宫内膜接受雌激素刺激的机会增多。据报道,绝经年龄＞52 岁患者子宫内膜癌的危险性是 45 岁以前绝经者的 1.5～2.5 倍。通常初潮早及绝经延迟与排卵异常有关。

(5)卵巢激素分泌性肿瘤:分泌雌激素的卵巢肿瘤如卵泡膜细胞瘤、颗粒细胞瘤和部分浆液性卵巢肿瘤,可刺激子宫内膜增生至癌变。卵巢肿瘤合并内膜癌的概率为 4％(2.5％～27％),卵泡膜细胞瘤合并子宫内膜癌为颗粒细胞瘤的 4 倍。

2.外源性激素应用

(1)口服避孕药:口服避孕药可以降低内膜癌风险,用药妇女与未用药妇女比较,风险降低 50％,且长期应用效果更明显。Kaufman 等的研究发现,口服避孕药不但对用药期间妇女的内膜与有保护作用,而且停药至少5年内仍有保护作用。避孕药中孕激素剂量越高,对内膜的保护作用越明显,能够明显降低肥胖、未生育妇女的内膜癌风险。但那些雌激素成分较多而孕激素成分少的避孕药对子宫内膜不但没有保护作用,反而增加内膜癌风险。

(2)绝经后激素替代治疗:单一雌激素替代治疗增加子宫内膜癌的发生机会,其危险性与外源性激素的用量大小、持续时间、是否合用孕激素、是否中间停药及患者体质有关。研究结果表明,3年内单用雌激素替代治疗内膜癌的风险并不增加,超过3年则明显增加,超过10年,患内膜癌的相对风险达到20倍以上。因此,长期单一雌激素疗法是内膜发生癌变的高危因素,雌孕激素序贯疗法将使雌激素治疗的安全性明显增加,但若孕激素用量不足仍然增加内膜癌的风险。

(3)他莫昔芬(TAM):他莫昔芬是非甾体类抗雌激素制药,但有微弱的雌激素样作用。Fisher等曾报道应用TAM2年以上者,子宫内膜癌发生的危险性较不用者增加2倍,应用5年者其危险性增加5倍。Cohen等报道164例绝经后妇女服用TAM后,20.7%发生子宫内膜病变,如果连续服用48个月,30.8%将发生子宫内膜病变,包括子宫内膜增殖症、子宫内膜癌、子宫内膜息肉等。

3.体质因素

(1)肥胖:肥胖,尤其是绝经后肥胖,明显增加子宫内膜癌的危险性。绝经后卵巢功能衰退,肾上腺分泌的雄烯二酮在脂肪组织内经芳香化酶作用转化为雌酮,脂肪组织越多,转化力越强,血浆中雌酮水平也越高,子宫内膜长期受到无孕激素拮抗的雌酮影响,可导致子宫内膜由增生到癌变。下丘脑-垂体-肾上腺功能失调造成子宫内膜癌的同时也可造成代谢异常,引起子宫内膜癌三联征:肥胖、高血糖、高血压。糖尿病或糖耐量异常者患子宫内膜癌的概率是正常人的2.8倍,说明肥胖、高血压、糖尿病增加子宫内膜癌的风险。

(2)饮食习惯与运动:既然肥胖是子宫内膜癌的高危因素,与肥胖密切相关的饮食习惯与体力活动也间接与子宫内膜癌的发病有关。食物中的营养元素可能影响体内的激素水平,过多摄取动物性脂肪、蛋白将增加子宫内膜癌的风险率,膳食纤维、β胡萝卜素、维生素(A,C,E)可以降低子宫内膜癌的风险率。体力活动可能通过影响体内类固醇激素、胰岛素、胰岛素样生长因子-1等水平影响子宫内膜癌的发病率。

(3)内外科疾病:中枢神经系统的疾病,如胶质细胞瘤、脑外伤等可引起下丘脑、垂体器质性损害或功能的异常,从而影响它们对雌激素合成和分泌的调节;内分泌腺体疾病,如肾上腺皮质增生、甲状腺功能性障碍等,可能促使体内雌激素的合成增加;肝病变引起肝功能障碍可影响雌激素降解,致雌激素积聚。

4.遗传因素

(1)家族史:子宫内膜癌是遗传性非息肉型结直肠癌(HNPCC)中最常见的肠外表现,约42%的HNPCC妇女发生子宫肿瘤。在有卵巢癌、乳腺癌或子宫内膜癌家族史者中,患子宫内膜癌的风险增大。有报道遗传性子宫内膜癌属非激素依赖型,分化差,预后差。

(2)相关基因:目前发现癌基因K-ras,HER-2/neu,C-myc及人端粒酶反转录酶(hTERT)、survlvln等与子宫内膜癌的发生有关,有学者报道子宫内膜癌中19%～46%存在K-ras基因编码区12位点的突变,9%～30%存在HER-2/neu的过度表达,11%有C-myc基因的扩增。Lehner等研究发现子宫内膜癌的hTERT mRNA和端粒酶活性显著高于正常子宫内膜,且发现G_2,G_3级子宫内膜癌中survivin mRNA平均含量明显高于G_1级子宫内膜癌。与子宫内膜癌相关的抑癌基因主要有PTEN,p53,p16,p21等,其中对PTEN及p53研究最多。PTEN有9个外显子,子宫内膜样腺癌中最常见的是第5,6,7,8外显子的突变。一些研究者报道PTEN突变在子宫内膜样腺癌中的作用可能与微卫星不稳定性(MSI)有关,PTEN基因在MSI(+)的子宫内膜样腺癌中突变率可高达60%～80%,而在MSI(-)者中突变率为24%～35%。研究发现p53蛋白的表达状况与子宫内膜癌的分化程度有关,肿瘤分化越低p53蛋白的表达越高。除了上述基因外,还有一些与子宫内膜癌侵袭、转移密切相关的基因,如 β-环连蛋白基因、转录因子 Ets 差异基因5(ETV5/ERM)、基质金属蛋白酶(MMPs)基因、血管内皮生长因子(VEGF)基因等。有人认为 β-环连蛋白核表达是子宫内膜样腺癌的分子特征,似乎也与 MSI 有关,在子宫内膜样腺癌中 MSI(＋)的细胞核上β-环连蛋白表达高于 MSI(－)者。利用组织芯片技术发现 ETV5/ERM 在萎缩型子宫内膜、单纯增生内膜、复杂增生内膜和内膜癌组织中的表达逐渐增高,推测 ETV5/ERM 在子宫内膜癌发生的早期起着重要作用,并与子宫内膜肌层浸润相关。MMP-2,MMP-7 以及 MMP-9 也能促进子宫内膜癌细胞的侵袭,其中MMP-7 被认为是引起子宫内膜癌细胞侵袭以及转移的关键。Doll 等总结了子宫内膜癌不同亚型发病与相关基因的差异。

5.其他因素

流行病学调查显示地域、种族、吸烟史及教育等因素也与子宫内膜癌有一定相关性。肿瘤的发生是多基因、多因素、多步骤的过程。对于 Ⅰ 型子宫内膜癌,多种危险因素引起持续高强度的雌激素刺激及孕激素的相对缺乏,最终引起子宫内膜过度增生、癌变。在此过程中涉及多种肿瘤相关基因的调控异常,例如PTEN,K-ras,DNA 错配修复基因、β-环连蛋白基因的突变。而 Ⅱ 型子宫内膜癌的发生与雌激素无关,但与p53 突变、HER-2/neu 的过度表达相关。随着流行病学的研究以及分子生物学技术的不断发展与应用,将有利于我们进一步地认识子宫内膜癌的危险因素和发病机制。

二、病理组织类型

子宫内膜癌是指原发于子宫内膜表面腺上皮的恶性肿瘤,主要分为雌激素依赖型的子宫内膜样腺癌(Ⅰ型,占 80%～85%)和非雌激素依赖型的浆液性、透明细胞和未分化癌(Ⅱ型,占 10%～15%)。卵巢的表面上皮、输卵管、子宫和阴道上 1/3 具有共同的胚胎学起源,都来自体腔上皮及其内陷形成的苗勒管,随着胚胎的发育形成各自的器官和组织,在这些器官组织仍保留着具有多向分化潜能的未分化细胞。因此,当子宫内膜发生肿瘤时,大多数形成与原子宫内膜相同类型的子宫内膜样腺癌,而且也可出现其他部位苗勒上皮的分化,如这种分化成分为良性表现时,称为化生,如纤毛细胞化生、鳞状化生、乳头状化生、黏液性化生等;如分化的成分为恶性并达一定量时,称为混合性癌和特殊类型的癌,如浆液性和透明细胞癌。类似的情况也可见于卵巢、宫颈等,形成女性生殖道大苗勒系统的概念。认识和了解这些特征对子宫内膜癌的正确诊断是十分重要的,也是 WHO 根据肿瘤组织学特征对子宫内膜进行分类的依据。病理组织类型大体及镜下表现详见病理章节。

三、诊断和分期

(一)诊断

1.病史及高危因素

子宫内膜癌虽可发生于任何年龄,但基本属于老年疾病,多发生于绝经后。其好发年龄比宫颈癌约晚10 年,平均 55 岁左右,但近年来有低龄化倾向。对合并以下子宫内膜癌发病高危因素的妇女应注意密切随诊。①内源性雌激素增多:不孕、绝经延迟、慢性不排卵(如多囊卵巢)、分泌雌激素的功能性卵巢肿瘤(如卵巢颗粒细胞瘤和卵泡膜细胞瘤)等,肥胖、糖尿病、高血压等;②外源性雌激素增多:长期应用雌激素、乳腺癌患者术后长期服用他莫昔芬;③有乳腺癌、子宫内膜癌家族史。

2.症状和体征

子宫内膜癌的常见症状为不规则阴道出血,尤其是绝经后阴道出血,故对绝经后阴道出血、绝经过渡期月经紊乱者均应首先除外子宫内膜癌。对生育年龄妇女出现不规则阴道出血存在上述高危因素者也应警惕内膜癌的可能。有不规则阴道出血的绝经后妇女中内膜活检10%为内膜癌,如伴有年龄≥70岁、糖尿病、未生育3个高危因素时,83%为内膜不典型增生或内膜癌,而没有这些高危因素者仅为3%。阴道排液和疼痛并不多见,多因肿瘤累及宫颈内口继发感染引起宫腔积脓时可出现阴道排液,可有异味,伴下腹疼痛,并可有子宫及附件区明显触痛;晚期癌灶浸润周围组织或压迫神经可引起下腹及腰骶部疼痛。子宫内膜癌早期妇科检查常无异常,50%以上可伴子宫轻度增大,宫体一般稍软而均匀,子宫异常增大或表面突起者多为子宫肌瘤可能。有时阴道检查可见脱出于阴道的癌组织,少数晚期者子宫明显增大,癌组织可穿透浆膜层,甚至出现盆腔及远处(肺、骨骼等)转移的相应症状及体征。

3.辅助检查

(1)子宫内膜组织学检查:子宫内膜活检(EMB)是确诊子宫内膜癌最直接、有效及准确的方法,同时可对肿瘤的分级以及雌、孕激素受体进行检查,有助于判断预后及指导术后治疗。取得子宫内膜的方法有简单活检和刮宫的方式。一组来自美国妇科肿瘤学组的数据显示,63%的标本来自简单内膜活检,37%来自分段诊刮,内膜病理与最后的病理结果吻合率前者91%,后者99%,分段诊刮要优于简单内膜活检。分段诊刮是传统诊断子宫内膜癌的方法,可以了解子宫内膜癌的病理类型、分级及是否累及宫颈管。按照FIGO 2009的手术病理分期标准,术前行分段诊刮似乎没有必要,但可除外隐匿性颈管内腺癌。由于分段诊刮是盲刮,对较小的早期病灶可能漏诊,因此病理诊断与术后病理可有误差,文献报道的误差率为15%～25%,手术后病理分期升级者约占20%。分段诊刮无法判断肌层浸润和分期,但在很多医院尤其基层医院仍是非常常用的诊断方法。对分段诊刮阴性但临床高度怀疑存在内膜病变者应定期随访。

(2)细胞学检查:宫颈刮片、阴道后穹窿涂片或宫颈管吸片对子宫内膜癌辅助诊断的阳性率较低,仅有50%～60%,与柱状上皮细胞不易脱落,脱落细胞通过宫颈管到达阴道时往往已溶解变性,或颈管狭窄,脱落细胞难于到达阴道等有关。近年来应用宫腔毛刷、宫腔冲洗、宫腔细胞吸取器等行细胞学检查,准确率提高至90%以上,但操作较复杂且细胞学不作为确诊依据,故临床未推荐使用。

(3)宫腔镜检查:近年来,宫腔镜检已广泛应用于宫内膜病变的早期诊断,可在直视下行定位活检,诊断子宫内膜癌的准确性和特异性可达90%以上,特别适用于微小内膜病灶及诊刮漏诊病例,但仍无法了解肌层受累情况。Bradley等的研究表明,宫腔镜下内膜活检造成内膜癌患者腹腔冲洗液细胞学阳性的OR值为3.88,Revel等也认为宫腔镜检查增加腹腔冲洗液细胞学阳性率,增加了辅助治疗的概率,但没有前瞻性研究说明腹腔细胞学阳性对患者的预后有何影响,建议对分段诊刮已明确诊断或高度怀疑子宫内膜癌的患者谨慎选用。

(4)阴道B超检查:超声检查可了解子宫大小、内膜厚度、宫腔内有无赘生物、肌层浸润情况等,也有助于术前的临床分期。对绝经后阴道出血的妇女行阴道彩超(TVB)可检出绝大多数子宫内膜癌患者,超声可见内膜增厚(绝经后正常应<5mm)、肌层回声不均、宫腔线不清或消失、宫腔内有实质不均回声、子宫增大、盆腔积液等,判断肌层浸润深度的准确率也可达75%。彩色多普勒还可测定肿瘤内部血流阻力指数(RI),Ⅰ期以上、分化差、伴深肌层浸润或淋巴结转移的患者RI<0.4,与Ⅰ期、G_1～G_2及无深肌层浸润和淋巴结阴性者有显著差异。流速高、方向不定的混杂的斑点状或棒状血流信号也常见。经阴道彩超是目前术前判断子宫肌层浸润深度和宫颈受累情况、估计分期的有效手段之一。

(5)其他影像学检查:CT和MRI对判断肿瘤的范围、有无淋巴结转移、选择合适的治疗方式有参考价值,MRI判断肌层浸润的准确性为75%～90%,优于CT。

（6）肿瘤标志物：子宫内膜癌没有确切的血清肿瘤标志物，晚期患者血清 CA125 水平可升高。1984 年由 Niloff 等首次报道，Ⅳ期子宫内膜癌患者中 78％（14/18 例）CA125＞35U/ml，而所有Ⅰ期患者中（11例）CA125 均低于 35U/ml。Patsner 等报道，81 例内膜癌患者术前检查认定病灶局限于子宫，但在腹腔镜手术过程中发现，术前血清 CA125 升高者中 87％（20/23 例）存在隐匿的子宫外转移，CA125 正常者 58 例中仅 1 例有宫外转移。Hsieh 等研究了 141 例内膜癌患者的术前血清 CA125 能否预测淋巴结转移，结果显示 124 例进行了手术分期，其中 24 例（19％）有淋巴结转移，淋巴结阳性组中 CA125 平均值为 94U/ml（17～363U/ml），若以 40U/ml 为临界值，则 CA125 预测淋巴结转移的敏感性和特异性分别为 78％ 和84％，因此 Hsieh 提出，将内膜癌患者术前 CA125 值超过 40U/ml 作为术中切除盆腔和腹主动脉旁淋巴结的指征，说明术前常规检查血 CA125 水平具有重要意义。也有很多研究支持血清 CA125 的测定对分期晚、分化低、浆乳癌或透明细胞癌患者更有意义，可用于术后病情的监测及对化疗药物敏感性的判断。国内报道 CA125＞35U/ml 预测子宫外扩散的符合率为 87.5％，晚期子宫内膜癌远处转移的常见部位为肺、肝、骨等，胸部 X 线片、腹部超声应作为常规检查。若出现相应的临床表现疑为其他器官受累时，可针对性地选用结肠镜、膀胱镜、钡剂以及脑/骨扫描等检查。

总之，对有不规则阴道出血症状的可疑内膜癌患者，可先行 B 超检查明确子宫及盆腔情况，有怀疑者进行分段诊刮、子宫内膜活检和宫颈管搔刮以明确诊断。对经阴道 B 超检查提示子宫内膜病变，而诊刮、活检阴性仍有反复阴道出血者，最好选用宫腔镜检查。

（二）分期

1988 年以前对子宫内膜癌通常采用临床分期，但由于临床分期和术后实际分期（特别是Ⅰ期和Ⅱ期）有较大的出入，目前广泛采用的子宫内膜癌的分期是手术病理分期，此分期体系已经被国际妇产科联盟（FIGO）和美国抗癌联盟（AJCC）采纳为通用的分期标准。但对于无法手术、采用单纯放疗或首选放疗的子宫内膜癌患者仍可采用临床分期，但要说明分期体系。手术病理分期较以往的临床分期的优点在于提供了较准确的子宫内膜癌预后信息，有利于指导临床治疗和判断预后。随着国际抗癌联盟（UICC）对 TNM 分期的不断完善和发展，FIGO 也开始引入 TNM 分类法的概念，在 2000 年第 16 届 FIGO 会议上明确提出了 TNM 分期标准。以 T 表示原发肿瘤的大小，判断标准与 FIGO 临床分期标准相同；N 表示区域淋巴结状态，Nx 指无法评估区域淋巴结的转移，N$_0$ 指没有区域淋巴结转移，N$_1$ 指有区域淋巴结转移；M 表示远处转移，Mx 指无法评估远处转移，M$_0$ 指没有远处转移，M$_1$ 指存在远处转移。FIGO（1988）手术病理分期及 UICCTNM 分期。

FIGO 从 2006 年即开始外阴癌、宫颈癌和子宫内膜癌分期的修订工作，并计划在未来的 3 年内修订卵巢癌分期。经过多次讨论和与多个女性恶性肿瘤国际科学机构，包括国际妇科肿瘤协会（IGCS），妇科癌症团体（GCIG），美国妇科肿瘤学会（SGO），美国癌症联合委员会（AJCC）和国际妇科病理学会（ISGP）的共同努力，于 2008 年 3 月初形成了新的分期，并于 2008 年 5 月初提交到在日内瓦举办的国际抗癌联盟 TNM 分期核心小组会议上，得到国际抗癌联盟和 AJCC 的批准。2008 年 9 月初，FIGO 分期执行理事会正式批准了外阴癌、子宫颈癌和子宫内膜癌的新分期，并于 2009 年 5 月予以公布。

FIGO 2009 手术—病理分期

Ⅰ [1]　肿瘤局限于子宫体

Ⅰ A [1]　肿瘤浸润深度＜1/2 肌层

Ⅰ B [1]　肿瘤浸润深度≥1/2 肌层

Ⅱ [1]　肿瘤侵犯宫颈间质，但无宫体外蔓延 [2]

Ⅲ [1]　肿瘤局部和（或）区域扩散

ⅢA⁽¹⁾　　肿瘤累及浆膜层和(或)附件⁽³⁾

ⅢB⁽¹⁾　　阴道和(或)宫旁受累⁽³⁾

ⅢC⁽¹⁾　　盆腔淋巴结和(或)腹主动脉旁淋巴结转移⁽³⁾

ⅢC$_1$⁽¹⁾　　盆腔淋巴结阳性

ⅢC$_2$⁽²⁾　　腹主动脉旁淋巴结阳性和(或)盆腔淋巴结阳性

Ⅳ⁽¹⁾　　肿瘤侵及膀胱和(或)直肠黏膜,和(或)远处转移

ⅣA⁽¹⁾　　肿瘤侵及膀胱或直肠黏膜

ⅣB⁽¹⁾　　远处转移,包括腹腔内和(或)腹股沟淋巴结转移

(1)G$_1$,G$_2$,G$_3$任何一种;(2)仅有宫颈内膜腺体受累应当认为是Ⅰ期而不再认为是Ⅱ期;(3)细胞学检查阳性应单独地报告,并没有改变分期

2009年子宫内膜癌的分期改动较多,首先删除原来肿瘤局限在子宫内膜的ⅠA期,将其与原ⅠB期合并为ⅠA期。有宫颈内膜腺体受累原分期是ⅡA,现应当认为是Ⅰ期,而不再认为是Ⅱ期。其次,腹水或腹腔冲洗液细胞学阳性旧分期为ⅢC期,但新分期中删去细胞学检查结果,即认为细胞学阳性结果不改变分期,腹水细胞学阳性和腹腔或淋巴结的转移不相关。目前还没有足够的证据说明腹水细胞学阳性与复发风险和治疗效果有何关系。另外,在ⅢC期中再细分ⅢC1和ⅢC2期,将盆腔淋巴结和主动脉旁淋巴结转移分开。

注意:以前使用的分段诊刮以区分Ⅰ期或Ⅱ期的方法不再使用;少数首选放疗患者仍使用1971年FIGO临床分期,但应注明;肌层厚度应和癌瘤浸润深度同时测量。

有关病理分级的注意事项:细胞核呈明显的不典型性,病理分级时应提高一级;对浆液性腺癌、透明细胞癌和鳞状细胞癌细胞核的分级更重要;伴有鳞状上皮化的腺癌,按腺体成分中细胞核的分级定级。

四、子宫内膜癌的治疗

子宫内膜癌的治疗是以手术治疗为主,放射治疗为辅助的治疗,特别是子宫内膜癌诊断时,大约70%是临床Ⅰ期,手术治疗有较高的治愈率,而放疗对控制局部复发效果好,因此,子宫内膜癌患者大多无需进行化疗。化疗主要用于晚期子宫内膜癌或复发子宫内膜癌的综合治疗及对具有高危因素的子宫内膜样腺癌、Ⅱ型子宫内膜癌手术后为预防盆腔外复发的辅助治疗。

1.手术治疗

子宫内膜癌的治疗是以手术为主的综合治疗,术中进行手术病理分期,确定病变范围及有否高危因素,决定术后是否辅助治疗,判断预后。对不能耐受手术或晚期(Ⅲ期、Ⅳ期)患者,则采取放疗、化疗及(或)激素治疗。

(1)重视分期性手术:手术的目的是进行全面分期和切除癌瘤,为以后的治疗提供依据。子宫内膜癌手术分期一般推荐的程序是:经腹中线直切口打开腹腔后立即取盆、腹腔冲洗液,仔细探查整个盆腹腔,包括大网膜、肝、肠曲、腹膜、子宫直肠陷凹和附件表面等,仔细触摸主动脉旁和盆腔内可疑或增大的淋巴结。标准的手术方式为筋膜外全子宫切除及双附件切除术(TAH/BSO)。附件外观即使正常亦提倡切除,因为可能会有微小浸润癌。一般情况下没有必要切除阴道穹和宫旁组织,如果术前疑有或证实宫颈浸润,应采用根治性全子宫切除术。切除子宫及双附件后应立即剖视子宫,了解癌灶大小、部位及范围、肌层浸润深度等,同时测量子宫肌层的厚度,并送冷冻检查。

是否常规做盆腔及主动脉旁淋巴结清除仍有争议。GOG 33试验对621例患者进行分析,结果发现,

淋巴结转移与细胞分化和肌层浸润深度密切相关,高分化者淋巴结转移率仅 3%,低分化者为 18%,深肌层浸润者为 34%,颈管浸润者为 16%,浆乳癌或透明细胞癌即使没有肌层浸润,淋巴结转移率也高达 30%～50%,因此认为 IA 期高分化癌患者,淋巴结转移率极低,常规淋巴结清除的价值远小于对机体所造成的损伤;而高危患者应行淋巴结清除或淋巴结活检。但许多子宫内膜癌患者因过度肥胖、年龄较长或伴有内科并发症,因此,必须综合考虑患者能否耐受。深肌层浸润或术前检查提示淋巴结阳性是淋巴结清除的明确指征,同时可评估腹膜后淋巴结的状态。主动脉旁淋巴结活检的指征是:可疑的腹主动脉旁、髂总淋巴结阳性及盆腔淋巴结增大,深肌层浸润,低分化,组织学亚型为透明细胞癌、浆液性乳头状癌及癌肉瘤。术中子宫冷冻切片不能作为淋巴结清除的依据,一项前瞻性研究结果表明,冷冻切片判断肌层浸润深度与最后的病理结果吻合率仅有 67%,28% 的病例术后分期上升,因此对有高危因素者淋巴结清除应直接实施。

(2)手术方式:手术方式应根据临床分期、组织病理学类型、子宫肌层浸润深度、病变范围、CA125 检测水平、患者状况与施术者技术水平等综合考虑,个体化对待。近年来腹腔镜技术已越来越多地应用于子宫内膜癌的手术治疗,Childers 等于 1993 年首次将腹腔镜技术用于子宫内膜癌的分期手术。与开腹手术比较,腹腔镜手术可减少手术并发症、伤口感染及肠梗阻等的发生率,缩短住院日、提高康复率和患者生活质量。2006 年美国 GOG 进行了一项大的随机对照前瞻性研究(Lap Ⅱ trial),共纳入开腹手术者 3920 例,腹腔镜手术者 1696 例,比较两组的完全分期成功率、手术安全性、近期术后状况、远期癌复发率以及生存率。结果腹腔镜中转开腹手术占 26%,中转最常见的原因是视野差(15%),子宫外转移(4%)和出血(3%)。中转率的增加与患者肥胖有关,体重指数(BMI)<20 时,腹腔镜成功率为 90%;BMI＝35 时,成功率为 65%;BMI＝50 时,腹腔镜成功率为 34%。切除淋巴结的数量和阳性淋巴结数在开腹组和腹腔镜组间没有差异,术中并发症的发生率(血管、泌尿系统、肠道、神经系统或其他),开腹组为 7.6%。腹腔镜组为 9.5%。1242 例腹腔镜分期手术成功,术中并发症率为 4.9%。腹腔镜手术时间较长,但住院日明显缩短,术后心律失常、肺炎、肠梗阻等的发生以及抗生素使用等均低于开腹手术。因此,Walker 等认为腹腔镜分期手术是可以接受的,可能是早期内膜癌患者更好的选择。

(3)非子宫内膜样腺癌的手术:非子宫内膜样腺癌的生物学行为与卵巢上皮癌极其相似,按照卵巢癌的治疗方式来治疗效果明显优于按照传统的子宫内膜癌的治疗方法。目前对于非子宫内膜样癌的手术方式主要包括全子宫、双附件切除、大网膜切除、盆腔及腹主动脉旁淋巴结切除、阑尾切除,还应该包括腹水或盆腔冲洗液的细胞学检查。若肿瘤明显超出子宫范围,应行类似卵巢癌的肿瘤减灭术。术后化疗十分重要,多数需要采用卵巢上皮癌的化疗方案。

(4)复发性癌的手术:应先定性、定位诊断,局部复发可手术、放疗或两者相结合处理。在术后 1～2 年复发的,凡可切除的大的病灶均应切除,仍有治愈可能;阴道断端复发的盆腔孤立病灶应手术切除;放疗后、手术后中心性复发者,条件允许行扩大或根治性手术,必要时行盆腔脏器廓清术;腹主动脉旁复发放疗有效;盆腹腔广泛复发或导致肠梗阻者只能保守姑息处理。

2.子宫内膜癌的放射治疗

放射治疗是仅次于手术治疗子宫内膜癌的重要治疗手段。目前放疗主要用于不适合手术的中、晚期患者、复发患者及早期复发高危患者。现应用较多的是术后辅助放疗,而全量放疗或术前放疗现已很少应用。

(1)术后辅助放疗:术后辅助放疗的意义:两个大型随机对照试验比较了单纯手术组和手术加术后放疗组的预后情况。其一是 GOG99 试验,392 例内膜癌患者全部接受全子宫加双附件切除加盆腔及腹主动脉旁淋巴结取样术,其中 190 例行术后放疗,总剂量是 50.4Gy(28 次),202 例术后未接受放疗,平均随访时间为 69 个月,在术后放疗组及未放疗组的 4 年存活率为 92% vs 86%,2 年内累积复发率为 3% vs 12%,

阴道复发率为 1.05％vs6.4％,差异均有统计学意义。最近美国国家肿瘤研究所调查了 1988 年 1 月至 2001 年 12 月的 21249 例ⅠA～ⅠC 期子宫内膜癌病例,其中 4080 例接受辅助放疗,占 19.2％。该研究提示ⅠC 期 G_1 或 G_2 及 G_3 术后辅助放疗能改善总生存率(OS)。但也有认为早期子宫内膜癌术后放疗是没有必要的,有报道ⅠB 期患者术后无辅助放疗,复发率 5％,复发者再经放疗后缓解,Ⅰ期的 5 年无进展生存率(PFS)为 93％,5 年 OS 为 98％。鉴于Ⅰ期生存率高,复发后再用放疗仍可缓解,所以早期子宫内膜癌可行较保守的处理,不加放疗仍可取得较好的效果。子宫内膜癌术后放疗研究组(PORTEC)研究收录 714 例ⅠB 期 G_2 及 G_3 或ⅠC 期 G_1 及 G_2 患者,随机分为两组,354 例接受盆腔放疗,360 例观察,5 年局部复发率分别为 4％和 14％,差异有显著性,5 年远处复发率及 5 年总存活率差异无显著性。亚组分析显示,ⅠB 期 G_2 或年龄<60 岁的患者复发率<5％,认为对于这两类患者无需术后放疗。后来 PORTEC 发表了 8 年随访结果,结果显示放疗组局部复发显著减少,但 OS 差异无显著差异;10 年局部复发率分别为 5％(辅助放疗组)及 14％(无放疗组),OS 分别为 66％及 73％(P＝0.09),仍无显著差异。大部分患者死于其他疾病,因子宫内膜癌的死亡率分别为 11％和 9％;截至 2005 年的研究仍然认为术后辅助放疗并不能改善早期患者的生存率。综合近年一些大样本的临床研究,对子宫内膜癌术后辅助放疗的结论是:①盆腔放疗可以显著降低阴道残端的复发;②术后盆腔放疗较单纯手术明显增加严重并发症;③术后放疗并不能明显改善患者的长期生存率。

术后辅助放疗的适应证:根据 FIGO 1988 的手术分期,GOG 将子宫内膜癌术后复发的危险度分为 3 类:低危组:肿瘤限于子宫,侵犯肌层<40％,ⅠA～ⅠB 及 G_1～G_2;中危组:侵犯子宫肌层≥50％,宫颈受侵,ⅠC 期 G_3～Ⅱ期;高危组:子宫外或淋巴结转移。随着危险度的增高,复发率及死亡率增加。低危者术后不需放疗,而高危者则需加辅助放疗,中危者辅助放疗是否必要? GOG 的Ⅲ期临床试验显示中危组行术后放疗复发率有所降低(12％ vs 3％),但生存率无显著差异。为进一步验证放疗对中危者的实际价值,GOG 将 3 个高危因素(G_2 或 G_3,脉管浸润及外 1/3 肌层浸润)结合年龄把中危组分成 2 个亚组:高中危组(HIR)及低中危组(LIR)。HIR 的条件是:1 个高危因素,≥70 岁;2 个高危因素,50～69 岁;3 个高危因素,任何年龄。不具备 HIR 条件的属 LIR。中危组中约 1/3 属 HIR,2/3 复发的是在 HIR 组中。HIR 组中接受放疗与不接受放疗的 2 年复发率差异显著(6％ vs 26％),而 LIR 组的复发率及死亡率都较低,放疗与不放疗的复发率和死亡率皆未见有差异。因此,从疗效、并发症、生活质量及费用与效益等因素综合考虑,应将子宫内膜癌术后辅助放疗限于高危及高中危的患者,这样可以减少不必要的术后放疗及放疗并发症。

术后放疗方式的选择:术后放疗的目的主要是减少盆腔及阴道复发,术后放疗的方式主要分为全盆外照和经阴道近距离照射,全盆外照应用较多,剂量为 40～50Gy/(4～6 周),对有主动脉旁淋巴结转移或可疑转移者加用主动脉旁区域照射。20 世纪 70～80 年代中期,放疗方式由阴道内近距离照射转向盆腔外照射加阴道内照射,20 世纪 80～90 年代初趋向于单用盆腔外照射,近年来,随着手术病理分期的广泛应用,腹膜后淋巴结已被切除,故又趋向于单用阴道内照射预防局部复发。Aalders 等对 540 例ⅠB～ⅠC 的内膜癌患者全部行 TAH/BSO,不做盆腔淋巴结清扫,术后加用阴道内照射 60Gy,将这些病人随机分为观察组(n＝277)和补充盆腔外照射 40Gy(n＝263),结果加盆腔外照组的局部复发率明显要低于观察组(1.9％ vs 6.9％,P<0.01),但两组 OS 无显著性差异。Greven 等分析了 270 例内膜癌患者术后采用两种放疗方式的结局,其中 173 例接受盆腔外照射,97 例采用盆腔外照射联合阴道内近距离照射,两组 5 年盆腔控制率分别为 96％和 93％,无瘤生存率分别为 88％和 83％,均无统计学意义。这个结果提示加用阴道内近距离照射似乎没有必要。另外两项随机对照研究的结果说明,手术加术后辅助盆腔外照射,局部复发率仅为 2％～4％。纽约 Memorial Sloan-Kettering 肿瘤中心对 382 例中危子宫内膜癌用单纯子宫全切加术后高

剂量阴道内放疗,结果患者的 5 年阴道及盆腔控制率达 95％,认为术后单纯阴道内近距离放疗可取得较好的治疗效果,而且并发症较少。Touboul 等将 358 例子宫内膜癌接受术后放疗者分为两组:196 例术后单纯腔内放疗,158 例外照射后再加腔内放疗,结果显示外照不能改善局部肿瘤控制率,且明显增加放疗的远期并发症。尽管这些报道显示腔内放疗可以取得较好的阴道及盆腔肿瘤控制率,但它并不能完全取代外照射,特别对那些有宫外转移者。

(2)单纯放疗:单纯放疗适用于不适合手术的晚期癌或有严重内科并发症或年老体弱的患者。传统观念认为子宫内膜癌根治性放疗疗效差,5 年生存率 30％～40％,而今这种观念有所改变。早年单纯放疗疗效差的根本原因是腔内照射错误地采用了宫颈癌的放射治疗方法,使放疗剂量分布不合理。随着放射源的微型化、后装腔内放射技术的进步和腔内放疗剂量分布的深入研究,子宫内膜癌单纯放疗的疗效明显提高,对早、中期癌患者能起到根治作用。20 世纪 80 年代后的子宫内膜癌单纯放疗,Ⅰ 期 5 年生存率超过 70％,Ⅱ 期也超过 50％,早、中期子宫内膜癌放疗的疗效已与手术治疗相接近。但由于采用单纯放疗的病例数较少,腔内放疗技术的复杂性,目前国内多数医疗单位对此缺乏经验等原因,其疗效似不如手术治疗。

(3)术前放疗:以往术前放疗用于子宫较大、宫颈可疑受侵犯或盆腔肿瘤估计切除困难的患者,但由于术前放疗可能影响病理诊断、临床分期及预后的判断,因此目前已较少使用,仅用于估计盆腔肿瘤难以切除的晚期患者。治疗方式也从以往的腔内和盆腔照射改为以盆腔外照为主,其目的是缩小肿瘤,提高手术切除率。子宫内膜癌的治疗模式尚有许多未统一的地方,有待深入的基础与临床研究逐步解决。

3.子宫内膜癌的化疗

化疗主要用于晚期及复发或有手术禁忌的子宫内膜癌患者,以及具有高危因素的术后患者,早期患者一般不需进行化疗,化疗也不能代替手术及放疗。早在 40 余年前,化疗即开始在临床试用,有 10 余种药物渐用于晚期及复发子宫内膜癌的治疗,报道较多的药物有氟尿嘧啶(5-FU):有效率为 25％;环磷酰胺(CTX):有效率为 28％;多柔比星(ADM):有效率达 37％。顺铂(DDP)或卡铂(CBP)单独应用于晚期癌或复发癌效果肯定,有效率在 30％左右,个别报道达 40％;紫杉醇单药有效率达 36％,这些药物已初步显示出化疗对晚期或复发子宫内膜癌患者的价值。近年来联合化疗有取代单一药物化疗的趋势,常用的联合化疗方案有:ADM＋DDP(或 CBP)、ADM＋CTX＋DDP(或 CBP)及 taxol＋ADM＋DDP(或 CBP)等,文献报道联合化疗的疗效明显优于单一药物化疗。AP 方案(ADM 60mg/m² ＋DDP 60mg/m²)治疗晚期及复发宫内膜癌患者获得 60％的缓解率(CR 20％,PR 40％)。Pasmantier 等用 AP 方案治疗 16 例晚期内膜癌患者,有效率(CR＋PR)达到 81％。比较 AP 联合方案与单用 ADM 治疗晚期和复发子宫内膜癌患者的效果,联合方案采用 ADM 60mg/m² ＋DDP 50mg/m² 与单独应用 ADM 60mg/m² 比较,前者的有效率为 43％,后者仅为 17％。GOG 也进行相似的研究,281 例晚期和复发的子宫内膜癌患者分别给予 AP 联合化疗或 ADM 单药治疗,结果发现 AP 方案获得 CR19％,PR 23％,而 ADM 单药组缓解率为 CR 8％,PR 17％,中位无进展生存期(PFS)分别为 5.7 个月与 3.8 个月,说明联合化疗优于单药化疗。CAP(CTX＋ADM＋DDP)联合化疗方案同样具有较好的效果。Burke 报道,87 例晚期及复发癌患者应用 CAP 方案化疗,缓解率为 45％。而对具有高危因素的子宫内膜癌患者术后采用 CAP(CTX 500mg/m² ＋ADM 50mg/m²＋DDP 50mg/m²)治疗,共 6 个疗程,无宫外扩散者 3 年存活率为 82％,有宫外扩散者 3 年存活率为 46％。Hancock 等用 CAP 方案治疗 18 例晚期和复发的内膜癌患者,缓解率达到 56％。有报道 TAP(taxol＋ADM＋DDP)化疗方案治疗晚期及复发子宫内膜癌患者的疗效优于 CAP 方案,亦有报道与 AP 方案效果无明显区别,但毒性反应大于 CAP 或 AP 方案。对于子宫内膜浆液性乳头状癌有人认为其类似于卵巢、输卵管的浆液性乳头状癌,紫杉醇＋铂类对卵巢癌的疗效肯定,因此,也可用于子宫内膜浆液性乳头状癌的治疗。

卡铂可以代替顺铂,剂量为 $300mg/m^2$。上述这些方案每疗程间隔 3～4 周,疗程多少应根据患者的病情、全身情况和是否放疗等确定,一般以 6 个疗程为宜。化疗时应充分考虑患者的年龄、体质、内科并发症、化疗药物的毒性等,必要时进行适当调整。有报道化疗联合孕激素治疗内膜癌患者,缓解率可达 17％～86％,但尚缺乏前瞻性报道支持其优越性。

4.子宫内膜癌的激素治疗

20 世纪 40～50 年代,人们已经从病理上开始认识子宫内膜增生症与子宫内膜癌之间的关系,并且了解到孕激素可使增生过长的子宫内膜转化为正常子宫内膜的作用,因此,促发了使用孕激素治疗子宫内膜癌的设想。20 世纪 50 年代高效价孕激素类药物的问世为孕激素治疗子宫内膜癌创造了条件。1961 年 Kelly 首先报道应用高效价黄体酮治疗转移性子宫内膜癌的成功范例,此后以孕激素药物治疗难以进行手术或放射治疗的报道陆续出现。

约占 90％的子宫内膜癌、体型肥胖,多发生在绝经前后的 I 型子宫内膜样腺癌,免疫组化常提示 ER 及 PR 阳性,属于雌激素依赖型癌。自 20 世纪 70 年代后对子宫内膜癌组织的雌、孕激素受体研究较多,子宫内膜癌组织中,ER 阳性者 61％～100％,PR 阳性者 49％～88％,ER 及 PR 均阳性者 41％～80％,ER 及 PR 均阴性者 11％～36％。通常认为 PR 阳性率越高,细胞分化越好,临床分期越早,对治疗的反应及治愈率就越高;ER 及 PR 阳性率低,癌细胞分化差,对治疗的反应及治愈率也就较低。

(1)孕激素类药物:孕激素治疗子宫内膜癌的机制为:对雌激素受体产生降调作用,增加孕激素受体亚型(PR-A 和 PR-B)mRNA 在子宫内膜间质细胞中的表达水平;提高 17β-羟甾脱氢酶和芳香巯基转移酶活性,通过受体水平及细胞内酶系统等拮抗雌激素作用;通过对性激素结合蛋白及生长因子等产生影响,直接影响癌细胞代谢;一些由孕激素调节的基因可能抑制了由雌激素调节的基因刺激生长的活性。雌激素依赖型子宫内膜癌的雌、孕激素受体通常阳性,对孕激素及抗雌激素治疗反应好;而非激素依赖型子宫内膜癌的雌、孕激素受体多为阴性,对孕激素及抗雌激素治疗反应差。

目前子宫内膜癌的孕激素治疗主要用于:①晚期、复发子宫内膜癌患者和(或)因严重并发症不适宜手术治疗者的姑息治疗;②手术后激素受体阳性的辅助治疗,但对手术后常规孕激素治疗的必要性及有效性,目前还存在争议;③年轻、早期、需要保留生育能力的子宫内膜癌患者,但保守性激素治疗的标准及监测仍不十分清楚。Ramirez 等综述了日本 1966—2003 年有关子宫内膜癌应用孕激素治疗的文献,27 篇文章中包括了 81 例早期子宫内膜癌病人,复发率为 24％,平均复发时间为 19 个月(6～44 个月)。另一篇综述了 13 例子宫内膜癌病人,6 例复发,中位复发时间为 40 个月(19～358 个月)。因此,保守治疗仅适用于那些要求保留生育能力而严格筛选过的病人,治疗期间及治疗后要严密随访、监测,一旦完成生育后立即切除子宫,否则极易复发。某学者曾治疗 1 例早期子宫内膜癌患者,保守治疗成功,予分娩后 6 个月复发。单用孕激素或孕激素联合他莫昔芬是保守治疗子宫内膜癌的主要方案。有研究发现,在治疗过程中并非用药量越大疗效越好,GOG 的研究认为:口服甲羟黄体酮 1000mg/d 与 200mg/d 相比,反应率并没有提高,因此 GOG 推荐的孕激素剂量为:口服甲羟黄体酮 200mg/d 或甲地黄体酮 160～320mg/d。给药途径除口服和肌内注射外,有学者建议对手术风险大的 I A 期高分化癌患者应用含黄体酮的宫内节育器也有较好的效果。也有学者以腺病毒为载体将孕激素受体基因导入实验小鼠体内,同时应用孕激素治疗,结果发现总生存率增加了 2.6 倍,以增强孕激素受体基因表达为目的治疗有望改善内膜癌患者的预后和结局。

(2)抗雌激素类药:子宫内膜癌的发生与雌激素持续过度刺激有关,因此,对抗、消除雌激素作用已成为当今内膜癌治疗中倍受关注的治疗。抗雌激素类药物主要有两种,一种为选择性雌激素受体调节药(SERM),一种为芳香化酶抑制药(Als)。

①SERM:SERM 是一种非甾体类抗雌激素药物,通过与雌二醇竞争雌激素受体产生抗雌激素作用,同

时上调肿瘤内的孕激素受体,有利于孕激素治疗。第一代 SERM 是他莫昔芬(TAM),自 1970 年以来一直是激素治疗的一线药物,主要用于乳腺癌的治疗,在子宫内膜癌的治疗中通常用于晚期和(或)转移者,可单用(孕激素治疗无效时)或与孕激素、化疗药物联合应用。美国 GOG 对晚期及甲地黄体酮治疗后复发的内膜癌患者应用不同的联合用药方案进行研究,均显示 TAM 联合孕激素对子宫内膜癌有效;对需保留生育能力而孕激素治疗失败的病人,采用 GnRHa 联合 TAM 治疗可达到完全缓解,但生存期短;一些体外实验显示,孕激素可降低肿瘤细胞对化疗药物的耐药性,增强疗效,故可与化疗药物联合使用,其缺点为 TAM 本身具有弱雌激素作用。第二代 SERM 为雷诺昔芬,目前仅用于绝经后骨质疏松妇女的预防与治疗,无治疗子宫内膜癌的报道。第三代 SERM 为阿佐昔芬(arzox),是一种新型的具有选择性雌激素受体调节活性的苯丙噻吩类似物,可使雌激素受体蛋白的表达下调,其程度与雷诺昔芬相同。动物实验研究显示,阿佐昔芬可以抑制裸鼠体内的 ECC-1 人型子宫内膜肿瘤。Burke 等在乳腺癌病人中进行了阿佐昔芬的 I 期临床研究,在转移、复发的子宫内膜癌病人中进行了阿佐昔芬的 II 期临床研究。结果发现:在单剂量的 I 期试验中,用药期间病人病情稳定,除 2 例因肺转移而加用其他药物外,毒性反应温和,主要不良反应是潮热。其临床应用价值还有待于进一步研究。

②AIs:芳香化酶,即细胞色素 P450,是雌激素合成最后一步的限速酶,它由 CY19 基因编码,能催化 C19 雄激素转化为雌激素。近年来发现在许多雌激素依赖性疾病如子宫内膜癌、子宫内膜异位症等组织中芳香化酶异常表达,其表达量和活性直接决定了这些组织中雌激素的水平,从而影响雌激素依赖性疾病的发生、发展和预后。绝经后妇女体内雌激素主要来源于肾上腺分泌的雄烯二酮,经芳香化酶作用后转变为雌二醇及雌酮,在局部起雌激素作用,AIs 能抑制芳香化酶的活性,从而降低雌激素水平,阻断雌激素对肿瘤细胞的刺激生长作用,达到治疗目的。目前 AIs 已成功用于乳腺癌的治疗,研究显示,AIs 对乳腺癌的治疗作用优于 TAM,但关于子宫内膜癌的报道较少,AIs 单独使用或联合孕激素治疗子宫内膜癌具有潜力,能够干扰内源性外周组织中雌激素的产生,避免大剂量孕激素的不良反应,可能更适合于肥胖妇女的激素治疗。Rose 等认为 AIs 对高分化、受体阳性的子宫内膜癌治疗效果好;Sasano 等发现,AIs 能降低体外培养的内膜癌细胞的 Ki-67 及增殖能力;加拿大的一项使用来曲唑的研究显示,总反应率 9.4%;有学者发现二代 AIs 兰他隆可明显抑制雄激素诱发的细胞增殖和细胞内芳香化酶 mRNA 水平的升高,认为兰他隆是一种较具潜力的治疗雌激素依赖性肿瘤的药物,有望用于子宫内膜癌的治疗。AIs 也被认为是未来临终关怀医学中治疗雌激素依赖性疾病的最佳药物。

(3)抗孕激素类药物:米非司酮是由法国 Rossel-Uclaf 公司 1982 年首先研制成功的一种抗孕激素的新型抗生育药物,简称 RU486,为孕激素和糖皮质激素受体拮抗药。除临床上用于紧急避孕、终止早孕和引产外,米非司酮还用于治疗妇科性激素依赖性疾病,如子宫肌瘤,但对抗子宫内膜癌作用的分子生物学研究相对较少。张秋实等的实验研究发现,抗孕激素米非司酮在体内可调节动物移植瘤细胞增殖周期的分布,阻滞细胞于 G_1 期,抑制瘤细胞增殖,并且通过增强 Fas 和降低 bcl-2 的表达诱导瘤细胞凋亡。但米非司酮应用于临床还有待于进一步研究。

(4)促性腺激素释放激素激动药(GnRHa):研究发现,约 80% 的子宫内膜癌有 GnRH 受体表达,子宫内膜癌的自分泌作用很有可能依赖于 GnRH。GnRHa 可通过 GnRH 受体直接作用于子宫内膜癌,同时还可通过对性腺轴对垂体产生降调作用,使垂体分泌的促性腺激素减少,卵巢分泌的激素也下降。对于保留卵巢及保留生育能力的病人可以尝试使用。

(5)其他药物:达那唑是一种甾体衍生化合物,抑制 GnRH 的分泌,抑制甾体激素的合成,增加雌二醇和孕激素的代谢,直接抑制和竞争子宫内膜的雌、孕激素受体。但最近报道的临床观察疗效并不理想,达那唑治疗子宫内膜癌还有待于进一步研究。

　　激素治疗是一种不良作用较低、易于接受的辅助治疗,可用于晚期、复发或要求保留生育能力的早期年轻子宫内膜癌患者。但在孕激素治疗过程中应警惕血栓形成或栓塞的风险;保留生育能力者还有治疗后晚期复发及死亡的风险,分娩后应给予进一步治疗。尽管子宫内膜癌的激素治疗已在临床广泛使用,但用药剂量、方案、给药途径、临床疗效及如何达到最佳治疗效果仍有待于进一步研究。

　　5.保留卵巢与生育功能及激素替代治疗

　　(1)保留卵巢功能:符合下列条件可考虑保留一侧卵巢:年轻,<40岁;手术病理分期为ⅠA期、ⅠB期G_1的内膜样腺癌;腹腔细胞学阴性;术前或术中探查未发现可疑腹膜后淋巴结;ER及PR均阳性;有较好的随访条件;术后可接受大剂量孕激素治疗。

　　(2)保留生育功能:适用于年轻迫切要求生育的早期低危(ⅠA期G_1)子宫内膜样腺癌患者。方法是大剂量孕激素治疗,如己酸黄体酮或GnRHa治疗3个月后诊刮1次,如内膜有逆转,再治疗6~12个月,停药后监测CA125,待自然妊娠或促排卵、IVF-ET,分娩后行TAH+BSO;若刮宫病变持续存在或进展,应行TAH+BSO。Niwa等报道12例ⅠA期子宫内膜癌病人,用醋酸甲羟黄体酮400~600mg/d,6~10个月,每4周刮宫1次,直至病理活检转阴后再持续用药2个月以上。结果12例病人均获缓解,在10例有生育要求者中,7例受孕,5例足月分娩,9例长期随访30~138个月,8例复发,其中4例子宫切除,其余重复保守治疗,其中1例3次复发者最终受孕并足月分娩,除1例一侧卵巢转移外,无远处转移或死于子宫内膜癌者。

　　(3)激素替代治疗:Ⅰ期分化好,ER及PR均阳性,无复发高危因素,为提高生存质量可用激素替代治疗,用药以结合雌激素为宜,0.625mg/d,12~15个月,对早期子宫内膜癌患者的无瘤生存时间及复发无明显影响。

五、预后

　　子宫内膜癌患者的预后与年龄、期别、组织学类型、细胞分级、肌层浸润深度、淋巴结转移、淋巴血管间隙受累(LVSI)、肿瘤体积、癌周围子宫内膜增生、性激素受体表达及治疗方案等因素有关。

　　病理学上可将预后影响因素分为子宫内及子宫外因素,子宫内因素包括组织学类型、细胞分级、肌层浸润深度、宫颈受累、宫腔病灶范围、LVSI和肿瘤新生血管等;子宫外因素包括附件转移、盆腔及腹主动脉旁淋巴结转移、腹腔内种植转移灶及远处转移等。对于腹腔细胞学阳性的预后价值目前尚有争议,一般认为,腹腔细胞学阳性率与其他高危因素密切相关,若单纯腹腔细胞学阳性而无其他高危因素存在,则其对生存及复发无影响。

　　1.年龄

　　美国GOG报道,子宫内膜癌患者的5年生存率在50岁以下为96.3%,51~60岁为87.3%,61~70岁为78%,71~80岁为70.7%,80岁以上为53.6%。随着年龄的增长,子宫内膜癌患者5年生存率下降,可能与肿瘤低分化、高危组织学类型等因素有关,但年龄是独立的预后因素。回顾性研究发现,对中低危子宫内膜癌患者,年龄是唯一独立预后因素,年龄>60岁预后不良。

　　2.期别

　　手术病理分期在判断预后方面具有优越性。早期子宫内膜癌术后复发率10%~15%,5年生存率Ⅰ期81%~91%,Ⅱ期67%~77%,晚期子宫内膜癌患者虽然所占比例不高,但预后明显差于早期患者,Ⅲ期的5年生存率为32%~60%,Ⅳ期仅为5%~20%。有淋巴结转移(FIGO分期ⅢC期)与无淋巴结转移的患者比较,预后明显要差,FIGO的数据显示,5年生存率在ⅢC期患者为57%,而在淋巴结阴性的Ⅰ~Ⅱ

期患者 5 年生存率为 74%～91%。淋巴结转移是子宫内膜癌的重要预后因素,有淋巴结转移者的复发风险是无淋巴结转移者的 6 倍。北京协和医院对 108 例子宫内膜癌的分析表明,Ⅰ期患者 5 年生存率为 91%,Ⅱ及Ⅲ期均为 50%,Ⅳ期为 0,继续比较Ⅰ期中各亚分期的生存率,如ⅠA期患者 5 年生存率可达 100%,ⅠB期为 97%,ⅠC期为 93%。

3.组织学类型

组织学类型是子宫内膜癌的重要预后因素,Wilson 等对 388 例子宫内膜癌回顾性分析发现,子宫内膜样腺癌预后较好,5 年生存率为 92%;非子宫内膜样腺癌(浆液性乳头状癌、透明细胞癌和未分化癌等)患者手术时有 62% 发生子宫外扩散,5 年生存率为 33%。Creasman 等分析了 FIGO 数据,Ⅰ期浆液性乳头状腺癌与Ⅰ期 G_3 的内膜样腺癌比较,前者ⅠB及ⅠC的 5 年生存率为 81%,55%,后者则为 84%、66%。

4.细胞分级、肌层浸润

子宫内膜癌的细胞分化程度与肌层浸润、宫颈受累、淋巴结转移及局部和远处复发密切相关。G_3 肿瘤较 G_1 及 G_2 肿瘤的复发风险增加 5 倍,Ⅰ期子宫内膜癌,G_1 及 G_2 和 G_3 的 5 年生存率分别为 94%,84% 和 72%。子宫内膜癌浸润肌层越深,越容易侵及淋巴系统,因而更容易发生子宫外扩散和复发,无肌层浸润者淋巴结转移率不足 1%;有深肌层浸润者,盆腔和腹主动脉旁淋巴结转移率分别为 25% 和 17%;5 年生存率无肌层浸润者为 94%,浸润肌层内 1/3 者为 91%,浸润中 1/3 肌层者为 84%,浸润肌层外 1/3 者为 59%。

5.LVSI

不论是子宫内膜样腺癌,还是特殊类型子宫内膜癌,LVSI 都是复发和死亡的独立预后因素。LVSI 与肿瘤分化程度及肌层浸润深度密切相关,随着肿瘤组织学分级升高和肌层浸润深度增加,LVSI 发生率显著增加。G_1 浅表浸润时,LVSI 发生率为 5%,而 G_3 深肌层浸润时 LVSI 发生率为 70%。LVSI(+)的Ⅰ期子宫内膜癌患者的死亡率较 LVSI(-)者增加 2 倍。有报道显示,无 LVSI 的Ⅰ期子宫内膜癌患者的死亡率为 9.1%,而 LVSI(+)的Ⅰ期子宫内膜癌患者的死亡率为 26.7%。另有报道显示,无 LVSI 者 5 年生存率为 83%,而 LVSI(+)者 5 年生存率为 64.5%。

6.肿瘤体积

肿瘤体积与生存率有关,随着肿瘤体积增大,淋巴转移率增高,生存率下降。对临床Ⅰ期子宫内膜癌的研究显示,肿瘤体积≤2cm 者,淋巴转移率为 4%;肿瘤体积>2cm 者,淋巴结转移率为 15%;肿瘤累及整个宫腔者,淋巴结转移率为 35%;5 年生存率分别为 98%,84% 和 64%。

7.治疗方法

虽然子宫内膜癌症状出现较早,容易早期发现,预后相对较好,早期低危患者单纯手术即可达到较好疗效,但对高危及晚期患者,合理的辅助治疗方法有助于改善预后。早期子宫内膜癌的基本手术方式为筋膜外子宫切除及双侧附件切除,应同时切除 1～2cm 的阴道。Arndt-Miercke 等的多因素分析显示,肿瘤细胞低分化及未切除阴道穹是Ⅰ期子宫内膜癌的独立预后因素。腹膜后淋巴结切除对分期及指导术后辅助治疗有重要意义,但其本身的治疗价值仍存争议。Fujimoto 等报道,2 处以上盆腔淋巴结阳性者,腹主动脉旁淋巴结切除有助于改善患者生存率。术后辅助放疗有助于降低局部复发,术后辅助化疗对控制病灶、延长生存期有一定意义。

8.其他

除上述经典的组织学预后因素以外,雌孕激素受体(特别是 PR-B)阴性、DNA 非整倍体、S 期细胞比例增高、Ki-ras 基因突变、HER-2/neu 基因过表达、p53 基因突变等也可能与子宫内膜癌的不良预后有关。

（杨丽华）

第十五章　中枢神经系统肿瘤

第一节　脑膜瘤

脑膜瘤占颅内肿瘤的 20%,居颅内良性肿瘤的首位。脑膜瘤良性占 90%,恶性占 10%。发病年龄在 70 岁形成高峰,而恶性脑膜瘤则多见于 30 岁左右病人。儿童脑膜瘤少见。

【病因】

发病相关因素可能有电离辐射、颅脑外伤、病毒感染、性激素、放射线等,公认脑膜瘤与神经纤维瘤病 2 型和乳腺癌有关。

【病理】

脑膜瘤可大如苹果,或小如针头,一般有 3 种形态:球状、扁平状、哑铃状。组织学分型迄今未统一。WHO 于 1993 年将脑膜瘤分为脑膜瘤、不典型脑膜瘤、乳头状脑膜瘤、间变性(恶性)脑膜瘤、脑膜肉瘤病。

【诊断】

（一）临床表现

病人按症状出现频率排列为:头痛,性格改变,神经麻痹症状,癫痫,视力下降,肢体运动障碍,失语,意识渐下降,感觉异常,复视,头晕,听力下降。

常见体征:神经麻痹症,记忆力下降,脑神经受损体征,视野缺损,感觉障碍,失语,视盘水肿,视力减退,意识变化,眼球震颤,听力下降。

（二）特殊检查

1.影像学检查

（1）CT 及 MRI 增强检查:能提供肿瘤大小、部位、能否手术等重要信息。脑膜 MRI 特点是显示肿瘤均一强化,有硬膜尾征,有皮质扣压征,有假包膜形成,瘤周水肿,骨质破坏。

（2）脑血管造影检查:可见肿瘤染色,供血动脉增粗,颈动脉血循环增快。

（3）fMRI 及 PET 检查:对了解病变浸润范围及有无术后残留和复发有重要的参考价值。

2.组织病理学检查

立体定向活检术及手术后病理组织学检查可确立诊断。

（三）诊断要点

患者有上述临床表现并有影像学表现之一者即可临床诊断脑膜瘤。确诊及病理分类依靠术后病理组织学检查。

（四）鉴别诊断

应与脑胶质瘤、癫痫、脑寄生虫病、转移性颅内肿瘤等相鉴别。CT 及 MRI 检查、脑血管造影、术后病理组织学检查是重要的鉴别方法。

【治疗】

（一）治疗原则

以手术切除为主,辅以其他治疗。

（二）治疗方法

1.手术治疗

2.放射治疗

（1）良性脑膜瘤全切术后可以不予放疗,术后残留患者应辅以放疗。剂量5400cGy,每次180cGy。

（2）恶性脑膜瘤术后复发率达71％,不论手术切除如何均应放疗。放疗宜采用局部照射野,肿瘤量5940cGy,180cGy/次。

（3）单纯放疗对于不宜手术病人也能使大多数获得姑息效果。

3.立体定向放射治疗

X刀适用于手术难度大,不易切除,术后残留或复发,肿瘤<3cm的病例。

4.栓塞疗法

只作为颈动脉供血为主的脑膜瘤的术前辅助治疗。

5.抗雌激素疗法

可选用他莫昔芬、丙酸睾酮。

【预后】

良性脑膜瘤预后好,恶性脑膜瘤预后差。病理分型、手术是否切除彻底、术后是否辅以放疗是影响预后的重要因素。全切除后5年生存率85％,10年生存率75％。次全切术后肿瘤无复发生存5年60％,10年45％。

【随诊】

应长期MRI随诊。

（李洪涛）

第二节　神经内分泌肿瘤

神经内分泌肿瘤是起源于人体神经内分泌器官或细胞的一系列肿瘤。常见的起源部位包括:胰腺、甲状腺、甲状旁腺、肾上腺、垂体和胃肠道嗜银细胞等。某些神经内分泌肿瘤可产生前列腺素类、氨基酸类和多肽类激素,从而导致特异性的激素综合征。

美国SEER数据库统计的神经内分泌肿瘤的年龄校正发病率由1973年的1.09/10万上升至2004年的5.25/10万。挪威癌症登记数据库的数据也显示2000—2004年神经内分泌肿瘤的发病率较1993—1997年上升78％。

一、神经内分泌肿瘤的诊断和分期

（一）病理分类

1907年,SiegfriedOberndorfer首先用"类癌"来描述神经内分泌肿瘤,他认为这是一种类似癌症,但发展缓慢的疾病。1929年,Siegfried Oberndorfer发现并不是所有类癌都是惰性的,有些类癌发展迅速并可以出现转移。1963年,根据胚胎学来源,神经内分泌肿瘤被分为前肠(胸腺、食管、肺、胃、十二指肠和胰腺)、中肠(阑尾、回肠、盲肠和升结肠)以及尾肠(远端结肠和直肠)三种来源的肿瘤。然而,这种分类系统难以区分各种神经内分泌肿瘤的生物学行为。

1980年,世界卫生组织(WHO)首次根据肿瘤的组织病理学特征对胃肠胰神经内分泌肿瘤进行分类,并在2000年、2004年和2010年进行了更新。

根据原发灶的部位和症状,神经内分泌肿瘤也可分为:

1.胃肠胰腺神经内分泌肿瘤(GEP-NETs)

(1)类癌

有类癌综合征(10%)

无类癌综合征(90%)

(2)胰腺神经内分泌肿瘤

功能性的胰腺神经内分泌肿瘤

促胃泌素瘤

胰岛瘤

高血糖素瘤

血管活性肠肽瘤(VIP瘤)

胰腺多肽瘤(PP瘤)

生长抑素瘤

降钙素瘤

神经调压素瘤

肾上腺皮质激素瘤(ACTH瘤)

促肾上腺皮质激素释放激素瘤(CRH瘤)

生长激素释放激素瘤(GHRH瘤)

生长激素释放因子瘤(GRF瘤)

无功能性的胰腺神经内分泌肿瘤

2.其他神经内分泌肿瘤

甲状腺髓样癌

Merkel细胞癌

小细胞肺癌

肺的大细胞神经内分泌癌

肺外小细胞癌

宫颈神经内分泌癌

多发性内分泌腺瘤1型

多发性内分泌腺瘤2型

神经纤维瘤病1型

结节性硬化症

多发性血管网状细胞瘤

成神经细胞瘤

　　嗜铬细胞瘤

　　副神经节瘤

　　腺垂体的神经内分泌肿瘤

（二）临床表现

　　功能性的神经内分泌肿瘤可分泌一系列激素，导致相关的激素综合征。其中，常见的综合征包括：①类癌综合征：表现为皮肤潮红、腹泻、静脉毛细血管扩张、支气管痉挛和心血管损害等。②血管活性肠肽瘤（VIP瘤）产生的 Verner-Morrison 综合征：表现为水样腹泻、低钾血症、低氯血症和皮肤潮红等。③高血糖素瘤产生的 4D 综合征：表现为皮肤损害、深静脉血栓、糖尿病和抑郁症等。④促胃泌素瘤产生的 Zollinger-Ellison 综合征：表现为消化性溃疡、腹泻等。⑤胰岛瘤综合征：表现为饥饿性低血糖、神经精神症状（记忆力下降、行为改变、视力改变等）、肾上腺素相关症状（心悸、出汗、颤抖等）。⑥Cushing's 综合征：表现为向心性肥胖、满月脸、糖耐量异常、乏力、高血压、多毛症、停经、水肿等。⑦肢端肥大症：表现为超重、垂体功能不全、心血管疾病、睡眠呼吸暂停和糖尿病等。无功能性的神经内分泌肿瘤通常无特异性的症状和体征，只有当肿瘤增大到一定程度后才出现相关的症状。

（三）诊断

1.以临床表现为依据

　　对于功能性的神经内分泌肿瘤，其临床综合征和相关激素水平对诊断有所帮助。而无功能性的神经内分泌肿瘤由于缺乏特异性的临床表现，通常在无意中发现。

2.影像学检查

　　影像学检查有助于确定神经内分泌肿瘤的原发灶及判断有无转移。常用的影像学检查包括内镜检查（包括超声内镜）、B超、CT、MRI和生长抑素受体显像技术（SRS）等。PET-CT可作为以上影像学检查的补充。

3.肿瘤标志物

　　有助于诊断和判断预后的肿瘤标志物包括：嗜铬粒蛋白A（CgA）、Ki67、5-羟（基）吲哚乙酸（5-HIAA）、神经元特异性烯醇化酶（NSE）等。

（四）分期

　　1.2010年AJCC第七版神经内分泌肿瘤 TMN 分期（胃、小肠、结肠、直肠和壶腹部类癌）（高分化神经内分泌瘤和高分化神经内分泌癌）

　　（1）胃

　　T:原发肿瘤

　　Tx　原发肿瘤不能评估

　　T_0　无原发肿瘤证据

　　Tis　原位癌（肿瘤大小≤0.5cm）局限于黏膜层

　　T_1　肿瘤侵犯固有层或黏膜下层且肿瘤大小≤1cm

　　T_2　肿瘤侵犯固有肌层或肿瘤大小＞1cm

　　T_3　肿瘤穿透浆膜下层

　　T_4　肿瘤侵犯脏腹膜或邻近器官、组织

　　对于任何T，如果存在多发肿瘤，用"（m）"标记。

　　N:区域淋巴结

　　Nx　区域淋巴结不能评估

N_0 无区域淋巴结转移

N_1 有区域淋巴结转移

M:远处转移

M_0 无远处转移

M_1 有远处转移

(2)十二指肠、壶腹部、空肠、回肠

T:原发肿瘤

Tx 原发肿瘤不能评估

T_0 无原发肿瘤证据

T_1 肿瘤侵犯固有层或黏膜下层且肿瘤大小≤1cm(小肠);肿瘤≤1cm(壶腹部)

T_2 肿瘤侵犯固有肌层或肿瘤大小>1cm(小肠);肿瘤>1cm(壶腹部)

T_3 肿瘤从固有肌层侵犯浆膜下层,但未穿透浆膜(空回肠);肿瘤侵犯胰腺或腹膜后(壶腹部和十二指肠);或肿瘤侵犯无腹膜组织

T_4 肿瘤侵犯脏腹膜或邻近器官

对于任何 T,如果存在多发肿瘤,用"(m)"标记

N:区域淋巴结

Nx 区域淋巴结不能评估

N_0 无区域淋巴结转移

N_1 有区域淋巴结转移

M:远处转移

M_0 无远处转移

M_1 有远处转移

(3)结肠、直肠

T:原发肿瘤

Tx 原发肿瘤不能评估

T_0 无原发肿瘤证据

T_1 肿瘤侵犯固有层或黏膜下层且肿瘤大小≤2cm

T_{1a} 肿瘤最大径<1cm

T_{1b} 肿瘤最大径 1~2cm

T_2 肿瘤侵犯固有肌层,或肿瘤侵犯固有层或黏膜下层且肿瘤大小>2cm

T_3 肿瘤从固有肌层侵犯浆膜下层,或肿瘤侵犯结直肠旁的无腹膜组织

T_4 肿瘤侵犯腹膜或邻近器官

对于任何 T,如果存在多发肿瘤,用"(m)"标记

N:区域淋巴结

Nx 区域淋巴结不能评估

N_0 无区域淋巴结转移

N_1 有区域淋巴结转移

M:远处转移

M_0 无远处转移

M_1　有远处转移

临床分期

0 期	Tis	N_0	M_0
Ⅰ期	T_1	N_0	M_0
ⅡA 期	T_2	N_0	M_0
ⅡB 期	T_3	N_1	M_0
ⅢA 期	T_4	N_0	M_0
ⅢB 期	任何 T	N_1	M_0
Ⅳ期	任何 T	任何 N	M_1

2.2010 年 AJCC 第七版神经内分泌肿瘤 TMN 分期(胰腺)

T:原发肿瘤

Tx　原发肿瘤不能评估

T_0　无原发肿瘤证据

Tis　原位癌

T_1　肿瘤局限于胰腺,最大径≤2cm

T_2　肿瘤局限于胰腺,最大径>2cm

T_3　肿瘤侵出胰腺,但没有侵犯腹腔干或肠系膜上动脉

T_4　肿瘤侵犯腹腔干或肠系膜上动脉(不可切除)

N:区域淋巴结

Nx　区域淋巴结不能评估

N_0　无区域淋巴结转移

N_1　有区域淋巴结转移

M:远处转移

M_0　无远处转移

M_1　有远处转移

临床分期

0 期	Tis	N_0	
ⅠA 期	T_1	N_0	M_0
ⅠB 期	T_2	N_0	M_0
ⅡA 期	T_3	N_0	M_0
ⅡB 期	$T_{1\sim3}$	N_1	M_0
Ⅲ期	T_4	任何 N	M_0
Ⅳ期	任何 T	任何 N	M_1

3.2010 年 AJCC 第七版神经内分泌肿瘤 TMN 分期(阑尾类癌)

T:原发肿瘤

Tx　原发肿瘤不能评估

T_0　无原发肿瘤证据

T_1　肿瘤最大径≤2cm

T_{1a}　肿瘤最大径≤1cm

T_{1b}　　肿瘤最大径 1～2cm

T_2　　肿瘤最大径 2～4cm 或侵犯盲肠

T_3　　肿瘤最大径＞4cm 或侵犯回肠

T_4　　肿瘤侵犯邻近器官，如腹壁、骨骼肌等

N：区域淋巴结

Nx　　区域淋巴结不能评估

N_0　　无区域淋巴结转移

N_1　　有区域淋巴结转移

M：远处转移

M_0　　无远处转移

M_1　　有远处转移

临床分期：

分期	T	N	M
Ⅰ 期	T_1	N_0	M_0
Ⅱ 期	T_2，T_3	N_0	M_0
Ⅲ 期	T_4	N_0	M_0
	任何 T	N_1	M_0
Ⅳ 期	任何 T	任何 N	M_1

二、神经内分泌肿瘤的综合治疗原则

对于特定类型的神经内分泌肿瘤，如甲状腺髓样癌、小细胞肺癌、Merkle 细胞癌等，均有相应的治疗指南。

无论是有功能的还是无功能的神经内分泌肿瘤，手术被认为是唯一能到达治愈目的的手段。但因 GEP-NETs 临床表现各异，早期诊断较困难，确诊时多已发生转移，此时手术难以完全切除。肝脏是 GEP-NETs 最常见的转移部位。与其他转移性实体肿瘤不同的是：即使发生肝转移，GEP-NETs 通常还需要手术治疗。通过切除原发灶和（或）肝转移灶，可降低肿瘤负荷，减轻与肿瘤分泌的激素相关的临床症状，显著延长患者的生存期。对于不可切除的肝转移瘤还可采用射频消融、肝动脉栓塞等介入治疗方法。

对于 GEP-NETs，术前评估（包括病理类型和激素水平）和处理显得尤为重要，尤其对于有功能的神经内分泌肿瘤。伴类癌综合征的神经内分泌肿瘤术前应注意水电解质平衡、营养状况等，并进行超声心动描记术检查，排除心脏损害；同时在术前应用奥曲肽，预防内分泌危象的发生。对于胃泌素瘤，在围术期应使用质子泵抑制剂减少胃酸分泌；对于胰岛瘤，在围术期应注意血糖监测；对于胰高血糖素瘤和血管活性肠肽瘤（VIP瘤），需术前应用生长抑素类似物。

对于转移性 GEP-NETs，目前标准治疗是多学科综合治疗，除了手术外，化疗、生物治疗及靶向治疗在广泛期 GEP-NEN 中也有一定的地位。总体而言，细胞毒性药物治疗对低增殖的 GEP-NETs 肿瘤的治疗价值有限，但对于恶性程度较高的 GEP-NETs 有较好的疗效。目前，常用的化疗药物有氟尿嘧啶、链脲霉素（链佐星）、达卡巴嗪、多柔比星、依托泊苷（足叶乙苷）、顺铂等。常用的化疗方案包括链佐星＋氟尿嘧啶/多柔比星、替莫唑胺单药或联合卡培他滨以及顺铂＋依托泊苷等。

放射治疗对 GEP-NETs 的效果不佳，仅适用于脑转移或控制骨转移引起的疼痛。因 GEP-NETs 组织中生长抑素受体（SSTR）高表达，近年来应用核素标记的 SST 类药物作为转移性的神经内分泌靶向治疗取

得了一定的进展,放射性核素靶向治疗(PRTT)已成为不可手术或转移性 GEP-NETs 的重要治疗手段之一。这类药物包括[^{111}ln-DTPA^0]奥曲肽、[^{90}Y-DOTA^0,Tyr^3]奥曲肽、[^{177}Lu-DOTA^0,Tyr]奥曲肽、[^{90}Y-DOTA^0]兰乐肽和[^{90}Y-DOTA^0,Tyr3]奥曲肽等。

GEP-NETs 的生物治疗主要包括生长抑素类似物(SSA)治疗和干扰素(IFN)治疗。SSA 主要用于控制由于原发肿瘤或转移灶过量的自分泌激素或神经分泌引起的临床症状。

与传统化疗药物及生长抑素类似物取得的有限疗效相比,靶向药物最近在 GEP-NETs 的治疗中取得了明显的进展。其代表药物分别为:以抗血管生成为主要靶点的舒尼替尼、索拉非尼,以及哺乳动物雷帕霉素(mTOR)抑制剂-依维莫司等。

三、神经内分泌肿瘤的化学治疗和靶向治疗

(一)生长抑素类似物

20 世纪 70 年代初期,Guillemin 从羊的下丘脑中分离能够刺激垂体分泌生长激素,同时发现相反的具有抑制作用的物质。随后 Brazeau 在研究中证实了生长抑素(SS)是一种抑制生长激素释放的因子,并证实该物质是一种环状 14 氨基酸多肽,相对分子质量为 1637。SS 在体内分布广泛,用放射免疫法测定,在中枢及末梢神经、心脏、甲状腺、消化道及胰腺都发现 SS 样免疫活性物质,其类型包括 SS、SS-28、SS-14、SS-13 等,SS 是通过生长抑素受体(SSTR)发挥其生理学功能(即 SSTR1、SSTR2、SSTR3、SSTR4、SSTR5)。神经内分泌肿瘤及其转移灶较正常组织更多地表达 SSTR。SSTR mRNA 亚型在神经内分泌肿瘤中广泛表达,SSTR 亚型在人类 SS 受体阳性肿瘤中显示出一种特异性的亚细胞定位,大多数伴有胺前体吸收和脱羧作用。神经内分泌肿瘤有大量 SSTR 亚型的分布,其中以 SSTR2 和 SSTR5 表达最多,例如类癌、嗜铬细胞瘤、甲状腺髓样癌和胰腺神经内分泌肿瘤等。SS 通过以下几方面机制抑制肿瘤生长:①SSTR 被激活后通过抑制腺苷环化酶,降低细胞内 cAMP 浓度;②上调磷酸蛋白磷酸酶活性,使酪氨酸激酶发生去磷酸化而失活;③抑制细胞外 Ca^{2+} 内流,降低细胞内 Ca^{2+} 浓度,抑制肿瘤细胞增殖;④激活 PTPase,抑制酪氨酸激酶活化,抑制肿瘤细胞生长及过表达;⑤抑制肿瘤基因表达与转录。人类肿瘤表达 SSTR 分属不同的亚型,SS 抑制癌细胞生长主要由 SSTR2 和 SSTR5 亚型介导,体外实验研究表明,SS 对有 SSTR2 基因表达的肿瘤细胞株的生长有抑制作用。Bartolomeo 等的研究亦发现,SS 对胃肠神经内分泌肿瘤和肝转移具有明显的抑制作用,其中以类癌效果最为明显。SS 不仅对肝转移的神经内分泌肿瘤本身有抑制作用,而且能明显控制肿瘤过度分泌激素引起的相关症状。天然 SS 为 142 氨基多肽,在肝内代谢,其生物半衰期为 1～3 分钟(正常人)。因此,在临床上需要寻找半衰期更长的生长抑素类似物来抑制激素分泌。奥曲肽是第一种人工合成的生长抑素类似物,它主要抑制 SSTR2,对 SSTR5 也有中度抑制作用,其半衰期为 70～90 分钟,克服了 SS 半衰期短的缺点。长效奥曲肽采用微球技术能够持续 3～4 周产生有治疗作用的血清奥曲肽水平。兰瑞肽与奥曲肽的作用类似。多项 II 期临床试验证实生长抑素类似物能够缓解症状,但基本没有客观有效率。一项 III 期随机对照临床试验证实了长效奥曲肽较安慰剂明显延长了转移性中肠来源的神经内分泌肿瘤的无进展生存期(14.3 个月 vs. 6 个月)。此外,新的生长抑素类似物 Pasireotide 正在进行临床试验,其对 SSTR1、SSTR2、SSTR3 和 SSTR5 均由较高的亲和力。其中对 SSTR2 的亲和力是奥曲肽的 40 倍。

(二)干扰素

干扰素(IFN)包括 IFNα、β、γ 及其他亚型,他们通过诱导细胞的终末分化,逆转细胞的恶性表型,增强肿瘤细胞的主要组织相容性抗原的表达,增强自然杀伤细胞(NK)、巨噬细胞、细胞毒性 T 淋巴细胞(CTL)

活性,抑制癌基因的表达等途径显示抗肿瘤作用。目前,干扰素仍未被正式批准用于转移性神经内分泌肿瘤的治疗。然而,有基础研究显示 IFNα 可抑制神经内分泌肿瘤细胞的生长。小样本的临床研究也显示干扰素治疗晚期神经内分泌肿瘤有一定的疗效。而一项随机对照临床试验的结果显示生长抑素类似物联合干扰素治疗转移性神经内分泌肿瘤的疗效与单用生长抑素类似物或干扰素相当。

(三)化疗

多数 GEP-NETs 在诊断时已发生转移,仅少数可手术治疗。因此,化疗也是进展期 GEP-NETs 的一个治疗选择。由于化疗对于低度恶性(G_1)的神经内分泌肿瘤的疗效很低,因此,仅推荐对转移性中度恶性神经内分泌肿瘤(G_2)和高度恶性神经内分泌肿瘤(G_3)进行化疗。胰腺神经内分泌肿瘤对链脲霉素(链佐星)为基础的化疗方案较为敏感,链佐星单药的有效率约为 17%～26%。美国食品与药品管理局(FDA)已经批准链佐星用于转移性胰腺胰岛细胞瘤的治疗。在各种以链佐星为基础的化疗方案中,链佐星＋5-氟尿嘧啶(5-FU)的报道最多。据报道,链佐星＋5-FU 治疗转移性胰腺神经内分泌肿瘤的客观有效率在 29%～63%之间(基于生化和影像学标准)。一项随机对照临床试验对比了链佐星＋多柔比星与链佐星＋5-FU治疗进展期胰岛细胞瘤的疗效。结果发现链佐星＋多柔比星组和链佐星＋5-FU 组的有效率分别为 69010和 45%(P=0.05);至疾病进展时间分别为 20 个月和 7 个月(P=0.001);总生存期分别为 2.2 年和 1.4 年(P=0.004),提示链佐星＋多柔比星的疗效优于链佐星＋5-FU。另外一项回顾性分析显示链佐星＋多柔比星＋5-FU 治疗进展期胰腺神经内分泌肿瘤的研究显示,其有效率为 39%,无进展生存期为 9.3 个月,中位生存期为 37 个月。这些研究奠定了链佐星为基础的方案作为胰腺神经内分泌肿瘤标准化疗方案的地位。

近年来,替莫唑胺为基础的化疗方案正进入临床。在小样本的临床试验中,替莫唑胺单药或替莫唑胺联合卡培他滨治疗胰腺神经内分泌肿瘤有较高的有效率(40%～70%)。而对于高度恶性的神经内分泌肿瘤(G_3),可使用顺铂联合依托泊苷化疗。

(四)靶向治疗

对于化疗进展的胰腺神经内分泌肿瘤目前没有标准的治疗。神经内分泌肿瘤是血管丰富的肿瘤,存在多种靶向药物作用的靶点,如高水平表达的 EGF、PDGF、IGF-1、VEGF 和 sVEGFR 等。近年来靶向药物依维莫司和舒尼替尼在胰腺神经内分泌肿瘤的临床研究中显示出很好的疗效。

1.依维莫司

依维莫司是一种信号转导抑制剂雷帕霉素的衍生物,这类药物的作用靶点为 mTOR。它是一种多功能的信号转导蛋白,由多个上游途径获得信号,并通过多个下游途径将信息传递出去,扮演着细胞代谢状态的营养传感器和监测器的角色。它调节蛋白合成及最终的细胞生长和细胞增殖(包括血管生成)以及存活。依维莫司抗肿瘤作用的一个重要方面是其可直接抑制肿瘤细胞生长和间接通过抑制血管发生和显示出的抗血管性质对肿瘤细胞发挥作用。近年的临床研究中,它作为单药或与其他抗癌药物联合用于癌症治疗的研发,显示出很好的疗效。

一项依维莫司的Ⅱ期研究评价了 5mg 或 10mg 每日 1 次联合每 4 周 30mg 长效奥曲肽治疗低中分化的胰腺神经内分泌肿瘤的疗效和生存。结果显示有效率为 22%,42%患者疾病稳定,中位无进展生存期为 60 周。

Yao 等报道了对于化疗失败的进展期胰腺神经内分泌肿瘤每日口服依维莫司的Ⅱ期临床研究(RADIANT-1)的结果。入组患者随机分为 2 组,A 组 115 例:依维莫司 10mg/d 连续口服;B 组 45 例:依维莫司 10mg/d 连续口服联合长效奥曲肽 30mg/4 周肌内注射。按照实体肿瘤的评价标准每 3 个月进行疗效评价,基线嗜铬粒蛋白 A(CgA)和神经元特异性烯醇化酶(NSE)表达高的患者每月检测一次。结果:A 组

11 例（9.6%）患者达到部分缓解（PR），78 例（67.8%）疾病稳定（SD），16 例（13.9%）疾病进展（PD），中位无进展生存期为 9.7 个月；B 组 2 例（4.4%）PR，36 例（80%）SD，没有 PD 的患者，中位无进展生存期为 16.7 个月。CgA 或者 NSE 早期有反应的患者有更长的无进展生存期。奥曲肽和依维莫司联合使用对彼此的药物暴露没有影响，大多数药物的副作用是之前报道的依维莫司常见的轻中度不良反应。这一研究得出结论：依维莫司每日口服联合或不联合奥曲肽对于先前系统化疗失败的进展期胰腺神经内分泌肿瘤，不仅提高了客观有效率还延长了无进展生存期，患者耐受性良好。

德国学者帕维尔（Pavel）报告了随机双盲安慰剂对照多中心Ⅲ期临床试验（RADIANT-2）的结果：对于晚期神经内分泌肿瘤（NET）患者，试验组 216 例接受依维莫司 10mg/d＋长效缓释奥曲肽 30mg/28d，对照组 213 例接受安慰剂＋长效缓释奥曲肽。结果显示，试验组和对照组的中位无进展生存期分别为 16.4 个月和 11.3 个月，尽管差异无统计学显著性，但 5.1 个月的延长幅度有临床意义。中期分析显示，试验组和对照组的 2 年总生存率分别为 57.1%和 63.3%（HR1.22，P＝0.908）。试验组所有级别的口腔炎（62% vs. 14%）、感染（20% vs. 6%）和肺部事件（12% vs. 0）发生率高于对照组。

美国学者姚（Yao）则报告了 RADIANT-3 研究的结果：410 例晚期中、低级胰腺神经内分泌肿瘤患者随机接受依维莫司 10mg/d＋最佳支持治疗（试验组，207 例）或安慰剂＋最佳支持治疗（对照组，203 例），直至疾病出现进展。结果显示，试验组进展风险较对照组显著降低 65%，两组的中位无进展生存期分别为 11 个月和 4.6 个月（P＜0.0001）。所有亚组患者均可从依维莫司获益。总生存率两组间无差异，但对照组 148 例患者在疾病出现进展后接受依维莫司治疗。试验组的 18 个月无进展生存率为 34%，而对照组为 9%，表明依维莫司的治疗益处具有持久性。依维莫司和安慰剂两组最常见的不良事件为口腔炎，分别为 53.9%和 12.3%。依维莫司组 3/4 度不良事件的发生率为 53.9%，而安慰剂组只有 38.9%，最常见的是贫血、高血糖、腹泻、腹痛、口炎、血小板减少和无力。依维莫司和安慰剂组的用药时间分别为 38 周和 16 周，因不良事件停药的比率分别为 17.4%和 3.4%。因此，这个大规模的Ⅲ期临床研究表明依维莫司与安慰剂相比治疗进展期的胰腺神经内分泌肿瘤具有统计学临床意义的改善，患者的耐受性好。

2.舒尼替尼

舒尼替尼是一种小分子多靶点的酪氨酸激酶抑制剂，其靶点包括血管内皮细胞生长因子受体（VEGFR）1、2 和 3，干细胞因子受体（KIT），血小板源性生长因子受体（PDGFR）α 和 β，集落刺激因子 1 型受体（CSF-1R），神经胶质细胞源性神经生长因子受体（RET）和 Fms 样酪氨酸激酶 3（FLT3），通过与多信号通路的靶受体相互作用而产生整合效应，而这些刚好是肿瘤生长和存活的关键靶点。舒尼替尼已经被证明具有直接的抗肿瘤活性和抑制血管增生的活性，已广泛用于肾细胞癌、胃肠间质瘤的治疗。

研究发现，胰腺神经内分泌肿瘤的 PDGFR、VEGFR、EGFR 等多种受体表达上调，舒尼替尼对胰腺神经内分泌肿瘤有抗肿瘤活性。在一项舒尼替尼治疗胰腺神经内分泌肿瘤的Ⅱ期临床试验中，入组 66 名晚期胰腺神经内分泌肿瘤患者，口服舒尼替尼治疗（50mg/d，用 4 周，停 2 周）。结果：治疗的有效率为 16.7%；平均肿瘤进展时间为 7.7 个月；一年生存率达 81.1%，不良反应可耐受。该试验显示舒尼替尼在胰腺神经内分泌肿瘤治疗方面具有良好的前景。

Eric Raymond 等报告了一项舒尼替尼对比安慰剂治疗晚期低度恶性胰腺神经内分泌肿瘤的Ⅲ期临床研究结果。该研究入组 171 例 12 个月内进展的胰腺神经内分泌肿瘤患者，入组时间为 2007 年 6 月至 2009 年 4 月，随机分为舒尼替尼组（n＝86,37.5mg/d，连续每日给药）和安慰剂组（n＝85），两组均同时给予最佳支持治疗。基线特征为：49%的患者为功能性肿瘤，60%的患者 Ki-67 指数≤5%，95%的患者存在远处转移，89%的患者曾接受过手术治疗，部分患者曾接受过放疗（舒尼替尼 vs.安慰剂，52% vs. 59%）或生长抑素类似物治疗（24% vs. 22%）。主要研究终点为 PFS。结果显示：舒尼替尼组中位 PFS 为 11.4 月，而安慰剂组仅 5.5 个月(危险比 HR 0.418,95％ CI 0.263～0.662.P＝0.0001);客观有效率(ORR)舒尼替尼组为 9％,而安慰剂组为 0(P＝0.0066);两组分别有 9、21 例死亡。至研究结束时,舒尼替尼组有 9 例死亡(10％),安慰机组有 21 例死亡(25％),提示舒尼替尼组较安慰剂生存获益明显(HR0.41,95％ CI 0.19～0.89,P＝0.02)。舒尼替尼组常见的不良反应为腹泻、恶心、乏力、呕吐;3/4 级不良反应包括中性粒细胞减少症(舒尼替尼 vs.安慰剂,12％ vs. 0)、高血压(9.6％ vs. 1.2％)、手足综合征(6.0％ vs. 0),这些不良反应患者均耐受。

这项研究还进行了生活质量和预后预测的探索性分析。Vinik 等对上述研究的人组患者进行生活质量问卷调查,以了解患者对舒尼替尼的耐受情况。舒尼替尼组(n＝73),安慰剂组(n＝71),4 周为一周期,调查在每周期第 1 天进行,调查结束后对前 10 个周期的数据进行分析。结果显示,舒尼替尼组的腹泻(P＜0.001)和失眠(P＝0.0372)发生率显著高于安慰剂,但是两组的生活质量评分没有显著的统计学差异。Raymond 等进行 Cox 风险比例模型分析显示,与安慰剂相比,舒尼替尼治疗可显著降低患者风险并改善PFS,而且获益不受年龄(＜65 岁 vs. ≥65 岁)、种族(白人 vs. 非白人)、性别、体力状态评分(ECOC 评分 0 分 vs. 1～2 分)、转移灶个数(≤2 处 vs. ≥3 处)、从诊断到入组时间(≥3 年 vs. ＜3 年)、既往曾接受治疗的影响。多变量分析显示,从诊断到入组时间为唯一有价值的独立预后预测因素(≥3 年 vs. ＜3 年,HR 0.603,95％ CI 0.382～0.952,P＝0.03)。

这项研究结果显示舒尼替尼不但改善胰腺神经内分泌癌的无进展生存期,而且在亚组分析中全面改善了患者生活质量,有望成为分化良好的晚期胰腺神经内分泌肿瘤的标准治疗方案。

3.依维莫司联合贝伐单抗

Yao 等报道了一项依维莫司联合贝伐单抗治疗胰腺神经内分泌肿瘤的研究。39 例患者被随机分配至 21 天为 1 周期的依维莫司组和贝伐单抗组,第 2 周期两种药物联合使用。有效率达到 26％,稳定 69％,3％疾病进展,mPFS 为 14.4 个月。功能性 CT 显示:依维莫司的加入使单用贝伐单抗组患者的肿瘤血供减少,联合使用可以使病灶缩小。

4.化疗联合贝伐单抗

Kunz 等报道了卡培他滨、奥沙利铂联合贝伐单抗治疗进展期神经内分泌肿瘤的 Ⅱ 期研究。结果:在 31 例可评价疗效的患者中,7 例获得(23％)PR(其中 6 例为胰腺神经内分泌肿瘤),22 例达到(71％)SD,只有 2 例(6％)PD。中位 PFS 为 13.7 个月。

由于神经内分泌肿瘤包括了许多不同的亚型,其生物学行为各不相同,因此神经内分泌肿瘤的治疗差异较大。目前,GEP-NETs 的治疗在近年获得显著的进展,靶向治疗有望成为晚期 GEP-NETs 的标准治疗。根据肿瘤的生物学特性进行个体化的综合治疗是未来神经内分泌肿瘤治疗的发展方向。

(张志华)

第三节　中枢神经肿瘤的放射治疗

一、胶质瘤

【诊断标准】

胶质瘤是一组具有向胶质细胞分化特征的神经上皮肿瘤的总称,是颅内最常见的原发性肿瘤。通常指星形-少枝细胞和室管膜来源的肿瘤。按照 2007 年 WHO 中枢神经系统肿瘤分类,胶质瘤分为Ⅰ～Ⅳ级,Ⅰ、Ⅱ级为低级别胶质瘤(LGG)包括星形细胞瘤、少枝细胞瘤、星形-少枝细胞瘤和室管膜瘤。WHO 分类Ⅲ级、Ⅳ级为高级别胶质瘤(HGG),属恶性胶质瘤,包括胶质母细胞瘤(GBM)、间变性少枝胶质细胞瘤(AO)、间变性星形胶质细胞瘤(AA)、间变性少枝-星形胶质细胞瘤(AOA)、胶质瘤病(GC)、间变性室管膜瘤。

　　胶质瘤诊断前应有病史、体检以及必要的辅助检查。最重要的是病理学依据,一般采用手术或者活检取得标本。影像学诊断以 MRI 平扫加增强为主,CT 为辅。对于个别因肿瘤位置险要无法通过手术或活检得到病理的患者,需要完整的临床资料和实验室检查、多种影像学检查(MRI、CT、PET 等)资料,并由神经肿瘤多学科联合会诊做出诊断。

　　强烈推荐各级医院根据实际情况,选择性开展分子生物学标记检测,以利于患者的诊断、治疗、疗效和预后判断。推荐少枝来源的胶质细胞瘤行染色体 1p/19q 杂合性缺失检测;至少对 GBM 和 AA 行 MGMT 检测;以及 Ki-67、VEGF、GFAP、Olig2、EMA、P53 蛋白等进行检测和分类。

【治疗原则】

1.一般原则

　　胶质瘤患者的治疗应在包括放疗科、神经外科、康复科、神经病理科和神经影像诊断科医生在内的多学科小组共同研究和讨论后决定。

　　一般情况下手术应作为初始治疗,在最大程度保存正常神经功能的前提下,最大范围手术切除肿瘤病灶。不能实施最大范围安全切除肿瘤者,可酌情采用肿瘤部分切除术、开颅活检术或立体定向(或导航下)穿刺活检术,以明确肿瘤的组织病理学诊断。对于怀疑脊髓胶质瘤但肿瘤局限且没有症状时,可以考虑密切观察;若出现症状,可行最大限度安全切除。若无法切除,可行活检明确病理学诊断。脊髓胶质瘤术后治疗原则可参考颅内胶质瘤。

　　手术后 24～72 小时内应予复查 MRI,以手术前和手术后影像学检查的容积定量分析为标准,评估胶质瘤切除范围。高级别胶质瘤行 MRI 的 T_1WI 增强扫描是目前公认的影像学诊断金标准;低级别胶质瘤宜采用 MR1 的 T_2WI 或 FLAIR 序列影像。

　　术后治疗方案的确定应依据肿瘤的来源、WHO 分级、年龄、有无内科合并症、KPS 评分和患方意愿等因素,同时要密切观察术后颅内情况,如颅内血肿、脑积水、术腔周围严重水肿、中线明显移位等都是放疗的相对禁忌证。

2.世界卫生组织的分级治疗原则

　　(1)Ⅰ级:Ⅰ级的胶质瘤包括毛细胞型星形细胞瘤、室管膜下巨细胞型星形细胞瘤、节细胞瘤等,全切除术后预后良好,不需要行放射治疗。对接受部分切除或者活检术后的患者则建议行术后放疗,放疗原则同Ⅱ级胶质瘤。

　　(2)Ⅱ级:常见的有星形细胞瘤、少枝胶质细胞瘤、少枝-星形细胞瘤室管膜瘤。目前,最大范围安全切除结合术后放疗仍是低级别胶质瘤的标准治疗,但放疗的时机仍有争议。随机研究显示早期放疗与延迟放疗相比提高无进展生存期,但没有明确的生存优势。对低级别的幕上胶质瘤,59.4～64.8Gy 的剂量范围与 45～50.4Gy 相比也没有明显的益处。这些患者的生存率主要取决于年龄、组织学类型及手术切除的范围,年龄大于 40 岁和肿瘤切除不彻底的患者预后最差。

　　因此,对于低级别胶质瘤患者,如存在较多的确定高危因素(年龄在 40 岁以上、肿瘤切除不彻底及临床症状进展等),可考虑早期放疗,否则可以观察,待肿瘤进展后再行放疗。在任何情况下,出现肿瘤进展均是放疗的明确指征。

（3）Ⅲ级：Ⅲ级胶质瘤的术后辅助治疗还没有金标准。术后放疗一直以来是推荐的治疗模式，随机研究证实疗效优于单纯手术。虽然术后 TMZ 同步放化疗合并 6 个周期的 TMZ 辅助化疗已经取代术后单纯放疗成为胶质母细胞瘤治疗的金标准，但此方案对间变性胶质瘤还缺乏Ⅰ类证据。研究 TMZ、RT、1P/19q 三者关系的两项大型随机研究目前正在进行中。

①间变性星形细胞瘤（AA）：由于其生物学行为和 GBM 非常相似，治疗策略上可参照 GBM，采用放疗结合 TMZ 同步、辅助化疗。

②间变性少枝胶质细胞瘤（AO）、间变性少枝-星形细胞瘤（AOA）：可根据患者实际情况，包括一般状态、分子生物学标记、治疗需求等采用个体化治疗，治疗选择包括术后单纯放疗或放疗结合 TMZ 同步和或辅助化疗。

③间变性室管膜瘤：术后应该行脑和脊髓增强 MRI、脑脊液细胞学检查。若未出现肿瘤播散，可给予局部外照射；如果脊髓 MRI 或者脑脊液检查阳性，推荐行全脑全脊髓照射。

④大脑胶质瘤病（GC）：GC 的标准治疗仍不明确。由于 GC 病变广泛，进行全切除且不引起严重并发症是不可能的，因此手术在 GC 的治疗中作用非常有限。通常采用放射治疗作为主要治疗手段，局部照射或全脑照射。化疗是对 GC 有效的治疗手段，部分研究的结果甚至优于采用放疗作为一线治疗的研究。在化疗方案的选用上，目前也没有标准方案，常用的有单药 TMZ 化疗、PCV 或 PC 方案联合化疗。不管采用放疗或化疗，GC 的预后仍很差。

（4）Ⅳ级：多形性胶质母细胞瘤（GBM）。一个大型随机研究结果显示术后放疗加替莫唑胺（TMZ）同步和辅助化疗显著提高了 GBM 的 2 年和 5 年生存率，因此该治疗方案成为 70 岁以下、一般情况良好（KPS≥70 分）GBM 患者的标准治疗。

对于高龄患者（＞70 岁）、一般情况良好的患者，仍没有公认的标准治疗。从国外报道的几个老年 GBM 随机研究的初步结果看，同步 TMZ 放化疗是否能提高生存率仍有较大争议。尽管如此，对于该组患者仍可以考虑行术后放疗同步 TMZ 化疗。

对于一般情况较差（如 KPS＜70 分）的老年患者，术后根据个体情况选择采用单纯外照射治疗（低分割方案）、同步放化疗、化疗或者支持治疗。

同步放化疗方案：TMZ 于放疗期间同步每日口服，剂量为 75mg/（m² • d），辅助化疗方案：放疗结束后 1 个月开始口服 TMZ 辅助化疗 6 个周期。TMZ 初始剂量为 150mg/（m² • d），连用 5 天，每 28 天为 1 个周期；若耐受良好，第 2～6 个周期可将剂量提高为 200mg/（m² • d）。

3.放疗方法及实施

（1）体位固定：根据患者的一般情况和治疗需要选择体位。常选取仰卧位，头枕、热塑头膜、体膜等定位辅助器材固定体位，激光灯摆位。

（2）定位（靶区）：强烈推荐具备条件的单位采用 CT 模拟定位。使用静脉造影剂以更好地勾画靶区，勾画靶区时应参照术前、术后和最近的 MRI 资料，要细致甄别残余肿瘤和术腔、术前水肿和手术创伤所致水肿等影像学变化，PWI、MRS、PET-CT 检查有助于靶区的确定。一般采用 6～10MV 的光子射线。推荐有条件的单位开展 CT/MR 的融合。

4.治疗计划

应以 95％的靶体积定义处方剂量，依据 WHO 分级，肿瘤部位、照射体积大小不同等，推荐使用 45～60Gy 的剂量并分割为每次 1.8～2.0Cy。多数研究表明，常规放疗总剂量大于 60Gy，并未带来临床的益处。推荐采用 3D-CRT 或 IMRT 技术，精确放疗较好地保护了正常脑组织，但其提高放疗剂量的效果在临床上尚未肯定。

（1）高级别胶质瘤（AA、AO、AOA、GBM）：建议术后尽快开始放疗，常规分割 1.8～2.0Gy/次，5 次/周，6～10MVX 线的外照射，标准剂量为 60Gy/（30～33）次。推荐肿瘤局部照射，最初的临床靶体积（CTVl）为 T_1 加权像肿瘤增强区域＋FLAIR/T_2 加权像上的异常区域＋外放 2cm。缩野推量时的 CTV2 为 T_1 加权像肿瘤增强区域＋外放 2cm。2011 年美国 NCCN 指南建议：对一般状态差（如 KPS＜70）或老年患者也可采用短程放疗方案 DT（40～50）Gy/（3～4）周。

（2）间变性室管膜瘤：通常采用增强 T_1 加权像或 FLAIR/T_2 加权像上异常信号为 GTV。CTV 为 GTV 外放 1～2cm 间距，总剂量为 54～59.4Gy，每日分割 1.8～2.0Gy。如果脊髓 MRI 或者脑脊液检查阳性，推荐行全脑、全脊髓照射。对于全脑、全脊髓放疗，剂量应为 36Gy/20 次，然后行局部照射，脊髓病变到45Gy。脑部原发病灶总剂量应为 54～59.4Gy。

（3）大脑胶质瘤病：采用局部（推荐）或全脑放疗，常规分割 1.8～2.0Gy/次，5 次/周，6～10MVX 线，局部剂量 50～60Gy 或全脑剂量 40～45Gy。临床靶体积（CTV）为 FLAIR/T_2 加权像上的异常区域＋外放2～3cm。根据病理结果，谨慎推荐替莫唑胺（TMZ）的使用，方案参照以上。

（4）低级别胶质瘤：手术和放疗的最佳间隔时间仍不清楚。通常采用 FLAIR 像或 T_2 加权像上异常信号为 GTV。CTV 为 GTV 外放 1～2cm 间距，接受总剂量 45～54Gy，1.8～2.0Cy/次。

（5）脊髓胶质瘤：局部肿瘤总剂量为 45～50.4Gy，1.8Gy/次。肿瘤在脊髓圆锥以下可给予总量最高达 60Gy。

（6）危及器官剂量限定：脑干≤54Gy，晶体≤9Gy，垂体≤54Gy，视神经≤54Gy，视交叉≤54Gy，脊髓≤40Gy。

5.验证

物理师完成治疗计划后，主管医师、副主任以上医师评价并确认计划。物理师、医师均需在计划上签字。首次治疗时，主管医师应与物理师及技师共同参与摆位并进行加速器上的治疗验证，拍摄并留取验证片，保证治疗的准确进行。以后每周拍摄验证片。若采用 IMRT 技术治疗，物理师还需行剂量验证。有条件的医院可行 IGRT 验证。

6.质量评估

放射治疗实施中，医师每周检查患者，并核查放射治疗单，观察治疗反应，及时对症处理。合并化疗的患者应注意检测血常规和肝肾功能。

7.疗效及毒性作用

（1）疗效评估：疗效随访起止时间从同步放化疗结束后开始直至患者肿瘤进展、死亡。第 1 次于放疗后 1 个月进行，此后 2 年内每 3 个月随访一次；第 2～5 年每 6 个月随访一次，直到患者死亡或临床怀疑肿瘤进展。随访项目包括血常规、生化、EKG、脑增强 MRI 或 CT、PET 等。

（2）毒性作用：血液毒性反应在放化疗综合治疗中较常见。如果同步放化疗中出现 3 级或 3 级以上的非血液毒性，或 3～4 级发热性中性粒细胞下降或 4 级中性粒细胞下降持续 7 天以上，停化疗。放射性脑水肿导致颅内压增高症状，可予甘露醇、地塞米松等脱水治疗，减轻脑水肿。

其他毒性作用包括放疗所致脑组织放射性损伤，如垂体功能下降、白内障、放射性脑坏死等。重点在于预防，避免危及器官接受过高剂量的照射。假性进展在 TMZ 同步放化疗患者中尤为常见，临床上难以和肿瘤进展、放射性坏死鉴别，胶质瘤放化疗后包括假性进展、复发和坏死等多种反应的并存导致 PWI、MRS、DWI、PET 和活检的局限性。动态观察 MRI 的变化，是目前最好的建议。

二、生殖细胞肿瘤

【诊断标准】

颅内生殖细胞肿瘤起源于胚生殖细胞,依照 WHO 在 2000 年的分类,有以下类型:生殖细胞瘤、畸胎瘤(包括未成熟性、成熟性、畸胎瘤恶性变)、胚胎癌、内胚窦瘤(又称卵黄囊瘤)、绒毛膜上皮癌、混合性生殖细胞肿瘤,后 5 个亚型又称为非生殖细胞瘤性生殖细胞肿瘤(NG-GCTs),除未成熟畸胎瘤以外的 NG-GCTs 又被称为 NG-MGCTs,诊断分为病理诊断和通过诊断性放疗得到的临床诊断。

1.病理诊断

常用取得标本的方法:开颅手术切除、穿刺活检、脑脊液细胞学检查,其中以手术后肿瘤组织的全面细致的病理分析最可靠,穿刺活检因为取材较少,病理分析难以全面、真实地反映肿瘤的实际情况,较易发生误诊。脑脊液细胞学检查有时可查到瘤细胞,但难以确定瘤细胞的来源,因此临床应用十分有限。

2.诊断性放疗

诊断性放疗是生殖细胞肿瘤所特有的一种临床诊断和治疗方式。有些患者由于年幼、体弱、肿瘤位置特殊、肿瘤体积较小,以开颅手术或活检的方式取得病理的风险较大或无法取得,或者因为患者和(或)家属拒绝手术、活检时,可实施小剂量的诊断性放疗。

【治疗原则】

1.一般原则

生殖细胞肿瘤的治疗应在放疗科、神经外科、神经病理科和神经影像诊断科等多学科医师共同研究和讨论后决定,治疗方案的确定应依据患者年龄、性别、体力状况、内科和神经外科情况及术后病理和诊断性放疗结果等因素和患方意愿,来确定治疗的目的和方式方法。

2.治疗方法选择

颅内 GCTs 治疗方法的选择依赖于肿瘤的部位、大小和病理性质等诸多因素。生殖细胞瘤主要治疗手段为放疗和化疗,手术和活检的目的只是取得准确的病理。畸胎瘤主要为手术切除,而其他 NG-GCTs 则必须全面评估手术切除、术前和(或)术后放化疗的利弊,采取个体化的综合治疗。先化疗再手术、术后再化疗和放疗的"三明治"式治疗方法临床常常被采用。

(1)病理确诊生殖细胞瘤:包括通过开颅手术切除和立体定向穿刺活检二种方式取得的组织,首选以铂剂为主的化疗方案,化疗结束后需补充放疗;常用的化疗方案有:VMPP(VCR＋MTX＋PDD＋PYM),PE[PDD＋(VP-16)],PVB(PDD＋VBR＋BLM)。化疗目的:减低放疗剂量,尽量避免高剂量放疗带来的严重副损伤,减低肿瘤脑脊液播散概率。

(2)手术切除后病理 NG-MGCTs:应根据患者年龄、一般状况、病理、手术切除程度等来选择放化疗的顺序。目前对此类肿瘤治疗还没有金标准,一般认为,肿瘤切除完全,一般状况良好的患者应首先化疗,否则可先放疗。常用的化疗方案有 BEP、VIP。

(3)通过诊断性放疗临床初步诊断 NG-GCTs 或穿刺活检病理 NG-MGCTs:应根据患者年龄,一般状况,病理,诊断性放疗剂量及神经外科医生的意见等来选择手术和放化疗的顺序。一般认为,多数 NG-GCTs 应首选手术切除、绒毛膜上皮癌、混合性生殖细胞肿瘤可先化疗,如化疗后有明显残余,应考虑手术。

(4)对于通过诊断性放疗临床初步诊断为生殖细胞瘤应根据诊断性放疗剂量决定放化疗的顺序,诊断性放疗剂量低,如 5Gy,可先化疗,如剂量为 20Gy,应完成放疗后再化疗。

(5)对于通过分析肿瘤标志物、典型的临床表现和影像学特点初步诊断为生殖细胞瘤这类患者化验的特点是 β-HCG(±)，AFP(－)，通常先行试验性化疗 1～2 次，如肿瘤完全消失，则进一步证明极有可能是生殖细胞瘤，如肿瘤有明显残余则几乎肯定为非生殖细胞瘤；如 AFP(＋)则可以确认为 NG-MGCTs，手术、放疗和化疗都是可以选择的治疗方式。

3.放疗方法及实施

(1)放疗前准备

①影像学检查：头颅及脊髓 MRI、平扫＋增强。胸部 CT、腹部 B 超排除颅外疾患(纵隔和妇科生殖细胞肿瘤)颅内转移。

②肿瘤标志物检查：包括 AFP、β-HCG、CEA、PLAP。

③常规化验：除了三大常规、肝肾功能等以外，以下尤其重要。K^+、Na^+、Cl^-：鞍区生殖细胞肿瘤往往有电解质紊乱，早期以低 Na^+ 多见，较晚病例以高 Na^+ 为主。内分泌检查：病程较长的鞍区生殖细胞肿瘤患者甲状腺功能、皮质醇常常低下，相应补充足量的激素能速度改善患者症状。

(2)放疗的具体实施：放疗的实现至少要经过以下四个环节：体模阶段、计划设计、计划确认、计划执行。四个环节的有机配合是放射治疗取得成功的关键。其中肿瘤的准确定位、要害器官的防护以及优化设计的照射方案是治疗的三要素。

①诊断性放疗适应证：根据现有资料(病史、体征、影像学检查情况、化验结果等)临床初步诊断为生殖细胞肿瘤(GCTs)。目的：通过小剂量放疗，了解占位或肿瘤对射线的敏感性，达到间接判断肿瘤或占位性质的目的。方法：局部小野分次外照射，常用剂量 5～20Gy。

注意事项：诊断性放疗应在患者和(或)家属要求并签署知情同意书的情况下进行。完整的临床资料有助于减少误诊和医疗纠纷。实验室检查[血清和(或)脑脊液、B-HCG、AFP、PLAP、CEA]，多种影像学检查(头和脊髓的 CT、MRI、PET 等)，神经外科、神经影像科、放疗科等多学科联合会诊做出诊断。GCTs 放疗后影像学的变化过程十分复杂，不同剂量下的诊断性放疗结果的评估，是个人的主观判断，只有经过长期实践，积累了丰富临床经验的医生才能胜任，才能最大限度地减少误诊、误治的可能。因此，诊断性放疗只能由经验丰富的放疗团队实施。诊断性放疗是间接判断生殖细胞肿瘤(GCTs)或颅内占位具体性质的一种简便、实用、较安全的方法，多数情况下可区分生殖细胞瘤和 NG-GCTs 或其他性质占位，但通过此方法得出的初步诊断，仍然有错误的可能。

②靶区和剂量：靶区的设计包括：局部小野、脑室系统、全脑、全脑全脊髓，对于何种患者适用于何种照射模式并没有金标准，选择是困难的，临床医师往往是根据对肿瘤的认识和已往的治疗经验来抉择。

单发肿瘤：鞍区：局部小野，生殖细胞瘤总量 36～40Gy，NG-GCTs 50～60Cy。三室后部、底节丘脑和其他部位，生殖细胞瘤总量 40～50Gy，NG-GCTs 50～60Gy。

多发肿瘤：仅限于鞍区和三室后部各有一个病灶。生殖细胞瘤可采用脑室系统 24～30Gy，肿瘤局部 36～40Gy，NG-GCTs 脑室系统 36～40Gy，肿瘤局部 50～60Gy。

肿瘤播散和种植：大多应采用全脑全脊髓照射(CSI)。生殖细胞瘤全脑全脊髓 24～30Gy。脑室系统，36～40Gy。如脊髓种植，局部相应补足至 36～40CY。NG-GCTs 脑室系统 36～40Gy，肿瘤局部 50～60Gy，脊髓病灶 40～50GY。

③CSI 绝对适应证：MR 或 CT 已证实肿瘤已脑室和(或)脊髓播散种植；CSF 检查发现肿瘤细胞，全脑全脊髓种植播散的高危因素为 HCG 增高；活检或手术；鞍区肿瘤较大，突入脑室；肿瘤位于三室后部。

(3)放射治疗中需注意的问题

①患儿年龄越小，放疗导致的后遗反应越严重，特别是鞍区的照射剂量是影响患儿生存质量的重要

因素。

②不宜采用不恰当的大野照射。在肿瘤放疗过程中,肿瘤的体积变化很快,应尽可能在治疗过程中随着肿瘤的变化缩小照射野。推荐采用 3D 适形放疗和调强放疗(IMRT)。

③注意正常组织的保护和防止漏照。如全脑照射时,特别注意筛板要包括在内(此为肿瘤种植的好发部位),这对防止复发和种植非常重要。全脊髓照射时,相应部分脊柱的椎体和椎间孔应完整包括在射野内,否则部分脊柱照射易引起成年后脊柱侧弯畸形,射野下界在骶 2 或更低。有的作者主张对于年幼患儿胸段脊髓可不照,以保护心脏和肺的发育,骶尾部铲形野也是不必要的,以减睾丸或卵巢的辐射量。对于女性患儿脊髓骶尾照射时,应尽可能避免卵巢被照,可采用 B 超定位或两水平对穿野照射。

④对于年幼体弱患儿采用电子线照射脊髓以减轻放疗反应在国内外均有报道,其优点是照射野外组织受量锐减,患者反应远比采用 X 线轻,有较好耐受性,但照射深度的精确性和不同衔接处的剂量均匀性不好,其远期治疗效果不明确,应慎重。

⑤对于生殖细胞瘤,放化疗的联合是其主要治疗模式,以上剂量为放化疗联合治疗时的推荐剂量,单次量不应超过 1.8Gy,如单纯放疗时,剂量应适当增加。

⑥现有的技术和经验还不能准确预测生殖细胞肿瘤的播散,单发或多发生殖细胞肿瘤,是否进行全脑或全脑全脊髓的预防照射,应该根据患者的年龄、性别、病理、一般状况和患方意愿,来确定治疗的目的和方式方法,一般认为,局限于丘脑底节区的生殖细胞肿瘤播散概率最低,最适于局部照射,对幼小女童选择 CSI 应十分慎重。

⑦勾画靶区时,GTV:为 CT/MRI 增强病灶,外扩 0.5~1cm 为 CTV,推荐 CT/MRI 融合。

4. 疗效及毒性作用

早反应组织的放射性损伤为急性反应,损伤的出现快慢及严重程度则取决于组织的更新速率,如脊髓照射,首先出现的是胃肠黏膜反应,恶心、呕吐,其次才是白细胞、血小板的减少,而晚反应组织的放射性损伤表现为晚期反应,产生速率与剂量相关,照射剂量越高,放射性损伤也越大,出现时间也更早,如常规分次照射下的脑、脊髓的迟发反应损伤,一般发生在 6 个月~2 年之间,也有 5~6 年甚至更长时间发生的。发生放射性坏死的病例多见于 NG-GCTs。

(1)GCTs 的放射反应

①消化系统症状:厌食、恶心、呕吐、腹泻为常见症状。特别是鞍区肿瘤常常压迫下视丘导致垂体轴功能紊乱,如 T_3、T_4、皮质醇低,往往加重了患儿的消化道症状,补充足量的激素特别是糖皮质激素尤为重要。全脑全脊髓照射的患儿,有时合并轻度的生理性腹泻,对症治疗即可。患者消化道症状甚至在放疗结束后 3~6 个月仍然存在。

②循环系统:鞍区肿瘤患者多合并低钠、低钾血症,少数合并高钠、高氯血症,放疗中必须高度重视电解质的调节。

③血液系统:脊髓照射时患儿一般先有白细胞的下降,然后才是血小板和红细胞的下降。放疗期间提供高蛋白、高维生素的饮食是减轻放射性反应的简单、有效的方法。

(2)GCTs 的放射性损伤

①智力障碍:在放疗后数月至数年发生的脑白质异常、脱髓鞘改变、微血管的钙化及脑萎缩是 MRI 上最常见到的放疗后的影像学改变。这些变化导致了患儿认知功能紊乱、IQ 下降,严重的会产生较大的语言障碍,这些损伤的发生与年龄、照射剂量、单次量、照射体积、是否行化疗均相关联。

②身高的影响:儿童接受脊髓照射时,脊柱生长减慢,会出现坐高较矮(短脊柱)的现象。这些变化的产生主要与放射总量、分次量有关。如果治疗不包括脊髓,则放疗后儿童的身高主要取决于 GH。联合放

化疗治疗加重骨骼的生长缓慢。

③甲状腺：全脑全脊髓放疗的位置接近甲状腺，它有可能被照射导致甲状腺功能低下，从而影响患儿生长发育，在临床放疗的射野设计中，全脑全脊髓衔接的位置应尽量靠近颈 7 关节，同时注意头仰的角度，这是防止甲状腺少接受剂量的关键。

④性腺：研究表明，脊髓轴如果接受了 35Gy 的剂量，则睾丸卵巢接受的剂量分别为 0.5～1.2Gy 和 0.9～10Gy，由于睾丸和卵巢的位置不同，卵巢接受的剂量比睾丸要高。对患儿今后生育的影响，尚无足够病例说明。

⑤全脑全脊髓照射时，腮腺可能受照，导致急性口干症；牙床受照可导致龋齿；内听道受照导致中耳炎和听力障碍；放疗导致的继发性肿瘤如脑膜瘤、胶质瘤及肉瘤均有不少报道。它的发生与放疗剂量最密切，同时化疗引起的基因损伤同样可以诱发肿瘤的发生。

⑥放射性脊髓炎：在放疗结束后或数月后发现，临床表现为患者低头时出现背部自头侧向下的触电感，放射到双臂、双下肢。若脊髓受照剂量在耐受剂量以内，患者的上述症状可自行消失。激素、营养神经类药物等可作辅助治疗使用。

⑦放射性脑和脊髓坏死：依据放射性坏死的部位而产生相应的症状和体征，如截瘫、偏瘫、失语、视力下降、失明、电解质紊乱、高热、复视等。

5.随访

(1)放化疗结束后，2 年之内每 3 个月随访一次，第 2～5 年每半年一次，5 年之后每年一次。

(2)随访项目：血常规、生化、相关肿瘤标志物、脑平扫和增强核磁，经过治疗的生殖细胞肿瘤可以通过肿瘤标志物的变化(如再度升高则提示肿瘤复发)评价治疗效果。

三、垂体腺瘤

【诊断标准】

起源于垂体后叶神经垂体部分的肿瘤(垂体细胞瘤、神经节胶质瘤或迷芽瘤)罕见，因此本节的重点放在垂体前叶的肿瘤。垂体腺瘤是腺垂体前叶的良性肿瘤，是最常见的蝶鞍区肿瘤。绝大部分没有病理诊断，为微腺瘤。垂体腺瘤的诊断需要进行体格检查，询问神经和内分泌病史，在这些指导下进行下列生化评价，包括基线 PRL、GH、IGF-Ⅰ、ACTH、皮质醇、LH、FSH、TSH、甲状腺素、睾酮、雌二醇等，尤其是术前甲状腺素和皮质醇的不足可能导致严重的后果。在治疗前需要行眼科检查包括视野检查及视力测试。影像诊断主要依靠增强 MRI。

【治疗标准】

1.一般原则

治疗决策的制定涉及神经影像科、眼科、内分泌科、神经外科、放疗科和病理科等。其目的在于提高生存和生活质量，消除占位效应和相关症状体征，保留和恢复正常垂体功能，预防肿瘤复发。

对于非分泌型微腺瘤和无症状的小泌乳素腺瘤可以观察。当影像学检查发现肿瘤生长，出现激素分泌过多的症状和(或)视野缺损程度恶化时，则需进行治疗。手术是大多数高分泌型垂体瘤(肾上腺素腺瘤、生长激素腺瘤、促甲状腺素腺瘤)的首选治疗，药物治疗则是泌乳素腺瘤的首选治疗。经蝶窦入路显微手术是垂体腺瘤的标准术式，对选择性切除垂体微腺瘤尤其有效，也可用于超过蝶鞍的垂体腺瘤。对于肿瘤残留、激素控制不佳的患者需行术后放疗。对于分泌型垂体瘤，常需配合药物治疗。

常用的放疗技术有常规外照射(EBRT)、立体定向放射外科(SRS)和分次立体定向放射治疗(FSRT)。

有不少机构倾向于采用 SRS 技术,原因为:治疗时间短、垂体功能减退发生率少、达到生化缓解的间隔时间短以及第 2 原发癌少。但因为对 SRS 的长期毒性仍不清楚,也无随机研究比较两者的优劣,目前仍无定论。通常 SRS 的适应证为肿瘤小于 3～4cm、影像学界限清楚、距离视路 3～5mm 以上(这样视交叉和视神经的受照剂量＜8～10Gy)者。

2.常见垂体腺瘤的治疗原则

(1)泌乳素分泌型垂体腺瘤:该型为最常见的垂体腺瘤,占 27％。有症状的泌乳素分泌型垂体腺瘤患者,可首选多巴胺受体激动剂治疗,可使泌乳素水平达到正常范围,并有效减小肿瘤体积。常用的药物包括溴隐亭和卡麦角林。对于视力迅速下降、经多巴胺受体激动剂治疗后腺瘤体积仍增大、药物治疗后激素水平控制不满意的病例,可采用经蝶窦入路手术治疗。对于肿瘤残留、激素控制不佳的患者可以行放射治疗。多个研究结果显示放疗可以使泌乳素水平下降 25％～50％,但很少有患者可以恢复至正常水平。

(2)生长激素分泌型垂体腺瘤:该型占手术治疗垂体腺瘤的 15％～20％。对于该型患者,降低血中激素水平与消除占位效应同等重要。首选手术治疗,可以使 60％～70％的患者达到治愈标准。对术后有肿瘤残存和生长激素水平持续升高的患者,常规放射治疗和放射外科是合适的辅助治疗手段,而不宜手术的患者两者均可作为根治性治疗方法。局部治疗失败后,药物治疗也是有效的。有三类药物可用于生长激素分泌型垂体腺瘤的治疗:生长抑素类似物(奥曲肽和兰瑞肽)、多巴胺受体激动剂和 GH 受体拮抗剂(培维索孟)。

(3)促皮质激素分泌型垂体腺瘤:该型占手术治疗垂体腺瘤的 10％。选择性经蝶窦入路切除术是表现为库欣综合征的促皮质激素分泌型腺瘤的标准治疗方式,激素治愈率为 57％～90％。其他治疗均失败后,患者可接受双侧肾上腺切除手术。放射外科主要作为手术失败或肿瘤残留的解救性治疗。手术或放疗失败的患者可行药物治疗。药物治疗为终生治疗,因此应重视副作用。使用两类药物:一类是调节垂体 ACTH 释放,另一类则抑制类固醇合成。

(4)无功能型垂体腺瘤:该型占手术治疗的 25％～30％。此类肿瘤的治疗首先需减轻占位效应,完全切除后可行影像学随诊,不需术后放疗。对于手术后有残留的患者,应行放射治疗以降低复发率。

3.放疗方法及实施

(1)体位固定:根据患者的一般情况和治疗需要选择体位。常选取仰卧位,头枕、热塑头膜等定位辅助器材固定体位,激光灯摆位。

(2)定位(靶区):强烈推荐具备条件的单位采用 CT 模拟定位,使用静脉造影剂有助于更好地勾画靶区。一般采用 6～10MV 的光子射线。根据所有临床资料,主要是 MRI 来确定 GTV。GTV 为垂体腺瘤,包括其侵犯的邻近解剖区域。因为现在 MRI 可清晰地显示肿瘤的范围,故 CTV 仅需在 GTV 外扩 5mm。侵袭性肿瘤如侵及蝶窦、海绵窦或其他颅内结构,应考虑适当扩大靶区边界,通常将整个鞍区和完整的海绵窦也要包括在 CTV 内。构成 PTV 最主要的要素是患者每日体位的变化,一般可再外扩 5mm。

(3)治疗计划:应以 95％的靶体积定义处方剂量,无功能型垂体腺瘤通常总剂量为 45.0～50.4Gy,每日 1.8Gy;功能型垂体腺瘤剂量要稍高,为 50.4～54.0Gy,每日 1.8Gy。推荐采用 3D-CRT,精确放疗较好地保护了正常脑组织。垂体腺瘤靶区一般不存在显著凹面且体积小,不是 IMRT 的理想靶区,因此 IMRT 技术较适用于大的、不规则的垂体腺瘤。

危及器官剂量限定:脑干≤54Gy,晶体≤9Gy,视神经≤54Gy,视交叉≤54Gy,颞叶≤54Gy。

(4)验证:物理师完成治疗计划后,主管医师、副主任以上医师评价并确认计划。物理师、医师均需在计划上签字。首次治疗时,主管医师应与物理师及技师共同参与摆位并进行加速器上的治疗验证,拍摄并留取验证片,保证治疗的准确进行。若采用 IMRT 技术治疗,物理师还需行剂量验证。有条件的医院可行

IGRT 验证。

（5）质量评估：放射治疗实施中，医师每周检查患者，并核查放射治疗单。观察治疗反应，及时对症处理。

4.疗效及毒性作用

（1）疗效评估：垂体腺瘤患者治疗后，每年应至少进行一次增强 MRI 检查，同时进行激素水平监测。对于肢端肥大症患者，目前最常用的指标是治疗后 GH 水平小于 1.0μg/L。同时需监测胰岛素样生长因子（生长调节素 C 或 IGF-Ⅰ）水平。泌乳素分泌型肿瘤的治疗目标是将泌乳素水平降低至正常范围。对库欣病的治疗反应评价需要监测血浆和尿液皮质类固醇水平和血浆 ACTH 水平。性腺、甲状腺和肾上腺功能也需要定期评价，因为在治疗后几年内都可能出现垂体功能减退。最后，放疗后还应定期进行正规视野检查。

（2）毒性作用：急性毒性反应有脱发、中耳炎、脑水肿等。放射性脑水肿导致颅内压增高症状，可给予甘露醇、地塞米松等进行脱水治疗，减轻脑水肿。晚期毒性作用为放疗所致脑组织放射性损伤，如垂体功能下降、认知功能下降、白内障、视神经及视交叉损伤导致视力受损等。重点在于预防，避免危及器官接受过高剂量的照射。放射性脑坏死罕见。

四、脑转移瘤

脑转移瘤约为原发颅内肿瘤的 10 倍。美国估计每年新诊断的脑转移瘤病例约为 10 万～17 万，发病率约为（8.3～11）/10 万。绝大多数脑转移瘤患者已知原发病灶，10%～15% 的患者查不到原发灶。脑转移瘤中以肺癌转移为最常见，占 30%～60%，其他包括乳腺癌、黑色素瘤、胃肠道癌，泌尿生殖系和皮肤癌较少；儿童则以肉瘤和生殖细胞瘤多见。

转移瘤主要通过血液循环传播到脑，瘤细胞在脑灰质-白质结合部截留，该区的血管腔明显变小；瘤栓达到 1mm 时，诱导血管源性通透性增加，破坏血-脑屏障，形成生长环境。脑血流量较大区域更易发生脑转移，大脑半球占 80%，小脑占 15%，脑干占 5%；脑膜和颅骨的转移也可见到。

脑转移瘤分为结节型和弥漫型。结节型多呈球形生长，边界清楚，多发的肿瘤大小不一。弥漫型较少见，有时与结节型并存，可为脑膜种植。转移瘤的组织形态学随原发肿瘤的特点而异。对未查明原发病灶的病例，免疫组化技术可指导查明原发病灶。

【诊断标准】

1.临床表现

约 2/3 的脑转移瘤患者出现症状，包括头痛、癫痫、认知障碍、局限性神经功能障碍、颅内压增高及颅内出血等。当患者疑似转移瘤时，建议做胸部及全身检查。如果还确定不了原发病灶，立体定向活检或手术切除病灶，可以明确最终的治疗方案。

2.辅助检查

（1）影像学：多数已知原发病灶的患者，一旦出现神经系统症状、体征后，需做头部影像学检查。

（2）头颅 CT 扫描：CT 平扫时，转移瘤比周围脑组织的密度低或稍高；瘤中出血表现为高密度的影像。静脉碘对比剂（30～40g）的强化 CT 时，多数转移瘤会被强化。高剂量碘对比剂（80～85g），延迟 1～3 小时扫描，进一步增加了多发性转移瘤的检出率。强化的 CT 扫描能检出大部分软脑膜播散者。

（3）增强 MRI：为当今最好的检查方法，在确定转移瘤的表现、部位和数目上，MR 比其他影像技术更敏感，更具特异性。MRI 能清楚显示转移瘤及其周边血管源性水肿和对周围脑组织的占位性效应。病灶

在 T_1WI 上为等至稍低信号，T_2WI 或 FLAIR 上为高信号。灶周水肿为长 T_1WI、长 T_2WI。转移瘤根据病变的组织类型（如出血、坏死和色素等），可表现为不同的信号密度。Gd-DTPA 的薄层 MR 扫描，能检测出更多的小瘤灶，肿瘤被明显强化，与脑组织形成较好的对比，并且影像不受骨伪迹干扰。肿瘤的脑膜种植表现为脑膜的病理性强化。

对肿瘤全切除的患者，定期的影像观察，病灶区有新的强化处，可认为肿瘤复发。而放射治疗后的病灶区新的强化，必须鉴别是肿瘤残留或复发，还是放射性坏死。两者在 MRI 上不好区分，可综合 FDG-PET 的信息加以分析。利用 MR 波谱分析，区分放射性坏死和肿瘤复发有一些初步报道。

影像学上需要鉴别的病变包括胶质瘤、脑脓肿、脑出血甚至脑膜瘤等。

【治疗原则】

脑转移瘤的治疗方案制定涉及神经外科、神经肿瘤科、放射治疗科、影像诊断科和病理科。治疗方法包括：对症的药物、手术、放疗、放射外科、化疗、基因治疗和其他新的方法。治疗方法的选择要根据患者的年龄、现状、系统性疾病的情况、有无其他脏器的转移、既往治疗史、患者对神经认识功能的忧虑和风险承受力及患者的意愿来评估。

1. 对症的药物治疗

对肿瘤及其水肿导致症状较重的患者，皮质醇激素（地塞米松或甲泼尼龙）和降颅内压的药物能有效缓解高颅内压的症状，待病情平稳后再采取其他治疗方法。有癫痫发作的患者需要进行抗癫痫药物治疗。

2. 肿瘤切除

单发脑转移瘤，如果病灶造成明显的占位性效应，并对症药物治疗不能缓解症状时，需要手术切除肿瘤。肿瘤的部位是决定手术的重要因素。手术切除肺、乳腺、直肠和肾细胞癌的单发脑转移瘤，使患者受益；并对有颅外转移患者生存期延长有明显影响。对放化疗敏感的肿瘤，如小细胞肺癌、生殖细胞的肿瘤和原发性或继发性中枢神经系统淋巴瘤引发的症状，多不需要手术。还有对来自胰腺和肝脏的脑转移瘤很少建议手术，这类肿瘤的总生存期很短。

颅内多发转移瘤一般手术是禁忌的，但当病灶威胁性命时或诊断不清楚的情况下，需要手术治疗。放射外科和（或）放射治疗失控的肿瘤有时也需要手术治疗。

3. 全脑放疗

目前对脑转移瘤，尤其是多发病灶者，全脑放疗（WBRT）仍是"标准"治疗方案。通常采用的全脑放疗，30～40Gy 的剂量，分 10～20 次照射。在不同剂量、不同分次的临床实践中，虽然没有生存期的差异，但神经系统症状进展的中位时间，在较长时间治疗组中更长。美国放射肿瘤协会（RTOG）的研究显示，根据递归分割分析（RPA），RPA I 级（原发肿瘤控制，年龄≤65 岁，KPS≥70，没有中枢神经系统以外的转移灶者）的中位生存期为 7.1 个月；RPA III 级（KPS<70，年龄>65，有其他系统性疾病者）的中位生存期为 2.4 个月；RPA II 级者的中位生存期为 4.2 个月。用超分割（每天 2 次），局部补加剂量（54.4Gy），并不使患者总生存期受益，其毒性作用与常规（30Gy/10 次）相似。小细胞肺癌的脑预防照射可降低脑转移的发生，但不能提高 5 年生存率。

全脑放疗作为手术后的补充治疗多数可有限延长患者的生存期。WBRT 联合替莫唑胺［放疗期间 75mg/（m² · d）］，提高影像学的肿瘤控制率，患者有较好的神经症状改善，中位生存期有延长的倾向。放射敏感剂研究中，溴脱氧尿苷（BrdUrd）放疗时 0.8g/m²，4 次/周，对总生存期并没有延长，似乎在改善肺癌组患者神经系统症状进展和认知功能方面起作用。

4. 立体定向放射外科（SRS）

对新诊断的≤3 个脑转移瘤，影像学上没有明显的占位性效应的可以首选 SRS 治疗。随诊发现新病灶时,可重复 SRS 治疗;如再多发,可以联合 WBRT 或其他治疗。SRS 也可作为 WBRT 后对单个或多个脑转移瘤做强化治疗;还可用于 WBRT 或手术后残存、复发的脑转移瘤的补偿性治疗。

SRS 治疗的肿瘤局部控制率为 80%～90%,而不引起 WBRT 长期的神经毒性或认知方面的副作用。SRS 产生间接的血管损伤,最终导致肿瘤供血障碍。WBRT 辅以 SRS 强化治疗,明显地改善了患者的总生存期,RPAⅠ、RPAⅡ和 RPAⅢ级,患者的中位生存期分别为 16.1、10.3 和 8.7 个月。

有 1 级、2 级、3 级、4 级循证证据,对单发或多发转移瘤(KPS>70),SRS＋WBRT 比单纯 WBRT 的生存期明显延长。1 级、2 级循证证据,SRS＋WBRT 比单纯 SRS 的远处复发率较低,但两者的生存进展情况相当。循证 2 级证据,手术＋WBRT 与 SRS＋WBRT 均为有效治疗方法,生存率相仿。循证 3 级证据,对单发病灶,单纯 SRS 与手术＋WBRT 在维持患者功能状态和生存期方面相似;一旦发现远处复发,可反复 SRS 治疗。对<3 个病灶,SRS 治疗使患者的生存获益优于 WBRT。

5.其他治疗

(1)化疗:对多发脑转移瘤可以考虑进行化疗,药物亚硝基脲类,如 BCNU 和 CCNU;塞替派和替莫唑胺可以通过血-脑屏障。化疗或联合其他治疗方法。

(2)靶向治疗:现有几种药物吉非替尼(易瑞沙)、厄洛替尼(特罗凯)等定向作用于癌细胞生长和增殖的信号通道上,包括 DNA 修复、细胞生存、浸润、新血管形成、转移和凋亡等。这些新的生物制剂作用于细胞蛋白受体或肿瘤微环境的某些成分,对原发病灶和脑转移瘤有抑制作用,或与放疗、化疗产生协同作用。

(3)基因治疗和其他新的方法在不断的研发中。

【放疗适应证、禁忌证】

单发或多发的脑转移瘤一经确诊,均可考虑放疗和(或)放射外科治疗,但如果肿瘤产生明显占位效应,临床上高颅内压症状危及患者生命时,放疗是禁忌的。

【放疗方法及实施】

1.全脑放疗

对幕上的脑转移瘤,一般给予全脑二侧野对穿放疗(30～40)Gy/(2～4 周);对单发病灶再缩野局部追加剂量,(15～20)Gy/(1.5～2.0)周。放疗期间一般同时使用激素和降颅内压治疗。

2.立体定向放射外科(SRS)

对脑转移瘤的 SRS 技术包括单次剂量的 SRS 和 2～5 次大分割的 SRS(HSRS)。放射外科技术的设备包括伽玛刀、射波刀、质子束刀及特殊改造的直线加速器等。

3.伽玛刀

由 ^{60}Co 源发出的多条伽玛射线。每次发放的射线由准直孔校准聚焦于半球的中心。Leksell 伽玛刀是国际认可的唯一为颅内肿瘤提供高精确度的设备。用于 HSRS 的改良直线加速器设备产生高能量光子,通过不同装置将射线聚焦在形态各异的靶区上,或围绕轴心旋转不同的弧度实现聚焦。直线加速器技术可以达到全身各部位的靶区,但它不能提供基于 ^{60}Co 的头部伽玛刀技术的精确度。质子束系统是靠交叉聚焦高能量射线(非 Bragg 峰),或用 Bragg 峰效应发放射线到肿瘤上。

(1)固定:伽玛刀 SRS 用 LeksellG 型头架,1% 利多卡因局部麻醉,螺钉固定于颅骨上。对欠合作的患者可辅以镇静剂。

大分割的 HSRS,用热塑面膜或口持器及负压枕等可重复定位的方法。

首先在患者头部安装 Leksell 立体定向框架(G 型),头皮局部浸润麻醉(1% 利多卡因),并可辅以静脉注射镇静剂。戴上与立体定向框架相配的标有基准点的图框行高分辨率的 MRI 扫描,采用 3D 梯度回波扫描(1～2mm 层厚,无间距),范围包括整个肿瘤及周边重要结构,与 CT 骨窗进行融合并三维重建,或 T_2 加权 MR 扫描(三维重建),有助于观察脑神经及重建内耳结构(耳蜗及半规管)。

(2)定位影像扫描

①CT 定位扫描:采用静脉注入碘对比剂的强化扫描。用适配器将头架固定于检查床上。CT 定位不存在影像畸变,对颅骨病变表现好。但是,LeksellG 型头架的螺钉层有严重的金属伪影,佩戴头架时,最好将螺钉与病灶层差开 10mm。CT 的碘造影剂存在过敏风险,并受骨伪迹的影响,CT 对病变和脑组织清晰度远不如 MRI,尤其对后颅窝的病变。

②MR 定位扫描:Gd-DTPA 的强化轴位 T_1-WI,或 3D-TOF 扫描,无间隔 2mm 层厚。高分辨率 MR,双倍对比剂强化的全脑扫描,能探明更多的转移瘤,是治疗计划理想的定位方式。体内有金属植入物者不宜做 MR 扫描。

(3)治疗计划:伽玛刀 SRS 习惯用 50％的等剂量曲线包裹病灶。计划靶区(PTV)尽可能充分覆盖肿瘤体积(GTV),使治疗的剂量一体积直方图(DVH)中接受处方剂量的体积接近 100％。

处方剂量的选择:对单发转移瘤,最大直径≤20mm,单次周边最大耐受剂量 24Gy;直径 21～30mm,周边剂量 18Gy;直径 31～40mm,周边剂量 15Gy。多发转移瘤,预计联合 WBRT 者,单次的处方剂量减少 30％。实际上,治疗的处方剂量很大程度取决于肿瘤的解剖位置、肿瘤体积、既往放疗史和预计副作用的风险评估,一般一次性发放至病灶边缘的剂量为 14～24Gy。

大分割的 HSRS 技术常用于伽玛刀以外的 SRS 设备或肿瘤体积较大的病例中,分次给量之间使亚致死损伤有效修复,提升了破坏肿瘤的剂量,而更好地保护正常脑组织。按每次 2Gy 的等效生物学剂量,可根据肿瘤的 α/β 比值、总剂量和预分割次数推算出。正常脑组织为晚反应组织(α/β 比值为 2Gy),根据 LQ 公式推算,伽玛刀 15Gy/次的放射生物学等效剂量相当于每次 2Gy(NTD2)WBRT 的 37.5Gy/15 次。处方剂量受限于肿瘤周围脑组织的耐受性。

(4)治疗质量保证与实施照射:主管医师与物理师共同完成治疗计划,由副主任以上医师评价并确认治疗计划。核对治疗单与患者信息无误,主管医师和技术员共同启动、监测照射治疗。整个治疗过程的相关人员均需在治疗计划单上签字。

(5)治疗后随访:患者在放射外科治疗结束时可用一次大剂量的类固醇激素治疗,并且患者可遵医嘱继续进行抗癫痫或抗水肿等其他药物治疗,预防性抗癫痫治疗尚未达成共识。但当转移瘤靠近皮层,尤其多发的、灶周水肿严重者,给予适当的抗癫痫治疗是必要的。

按医生建议,放射外科治疗后 2～3 个月进行一次临床随诊和 MR 复查。病情变化随时复查,以及时发现新肿瘤、脑水肿或出血等情况。

【放疗疗效评估方法】

放疗副作用分为近期和远期两类。近期反应包括颅内高压、头痛及呕吐、发热、秃发等。中远期反应为记忆力减退、认知障碍、严重的痴呆、脑坏死等。毒副作用的发生率为 10％～50％。其病理基础是进行性血管狭窄、闭塞和广泛血-脑屏障损害,激素可以预防和治疗。

SRS 总体的副作用有限,但偶尔是非常严重的。SRS 可以引起轻度乏力,有时由于病变仅靠颅骨和头皮,还可引起一过性片状脱发。晚期副作用发生的风险率一般<5％,严重的是肿瘤或邻近脑组织的放射性坏死,并引发放射性水肿使占位效应加重,临床可表现为癫痫及神经功能障碍等。通常用皮质类固醇激素治疗奏效,偶尔需要开颅手术干预。

五、脑膜瘤

【诊断标准】

脑膜瘤按 2007 年 WHO 分类:脑膜瘤多数为 I 级,属良性,生长缓慢和复发危险度低,少数非典型脑膜瘤为 II 级,有侵袭行为,属低度恶性,间变或恶性脑膜瘤为 III 级,有高度侵袭性,预后很差。电离辐射诱导的继发脑膜瘤常常为恶性。确诊需手术后病理确认。

【治疗原则】

1.一般原则

典型的脑膜瘤生长缓慢,多数脑膜瘤病人长期没有症状,发生在邻近功能区的脑膜瘤可产生相应症状,如视力下降、头痛、癫痫、面部麻木等。无症状的脑膜瘤病人可观察,特别是年龄大、有合并症者采用积极干预的措施如 GTR、SRS 并无必须,但应持续地进行影像学随访;有症状或进展的良性脑膜瘤病人应行手术。位于海绵窦及岩斜区的颅底脑膜瘤是神经外科手术治疗的难点,术后致残率高,因此,此位置的脑膜瘤单纯追求肿瘤全切除是不恰当的;治疗应基于减少术后残障率和复发率,保护生活质量。肿瘤的位置、手术切除范围和组织病理学特征(良性或恶性)是决定其预后的重要因素。

2.脑膜瘤分级治疗原则

(1)WHO I 级脑膜瘤:首选在并发症可接受的情况下,尽可能完全切除肿瘤。全切术后,虽无需辅助放疗,但仍有部分患者的肿瘤复发,持续的影像学随访仍是必要的。术后有肿瘤残余,应辅以常规分次放疗,可提高局部控制率,延缓复发,改善生存。SRS 单独初始治疗或作为术后的辅助治疗脑膜瘤均有不少文献报道,病人的选择极大地影响了最终的疗效,通常肿瘤体积较小的病人获益显著。目前有关脑膜瘤非全切除患者采用观察方法,适形外照射和放射外科治疗的随机 III 期试验正在进行中。

(2)WHO II 级和 III 级脑膜瘤:此类患者即使行完全切除术,复发率很高(5 年复发率为 41%～100%),推荐所有患者术后放疗。

【常规分次放疗方法及实施】

1.体位固定

根据患者的一般情况和治疗需要选择体位。常选取仰卧位,头枕、热塑头膜等定位辅助器材固定体位,激光灯摆位。

2.定位(靶区)

强烈推荐 CT 模拟定位,常规使用造影剂增强,有助于确定和勾画靶区。一般采用 6～10MV 的光子射线。术后放疗的靶区,应根据 CT 或 MRI 扫描和神经外科医生对残存肿瘤的描述来确定。边界外扩取决于肿瘤蔓延方向,特别注意穿过的神经孔、受侵犯的骨组织、脑膜尾征等,GTV 通常为增强扫描后可见的肿瘤和(或)术前肿瘤侵犯的区域。WHO I 级脑膜瘤 CTV 仅需在 GTV 外扩 0.5～1cm;II 级和 III 级脑膜瘤放疗的靶区大于良性脑膜瘤,GTV 通常外扩 1.5～2.0cm,如肿瘤已经侵入脑实质,也应包括在 GTV 中。

3.治疗计划

应以 95% 的靶体积定义处方剂量。I 级脑膜瘤,放疗剂量通常为 50～54Gy,分割 25～30 次,在 5～6 周完成。II 级和 III 级脑膜瘤,推荐剂量为 60Gy,分割 30～33 次完成,当然也有些报告,更高的剂量可提高局部控制率。推高剂量需注意危及器官和重要区域(如中央前、后回)的受量以及照射体积不要过大,多野成角照射或旋转照射和 3D 适形技术的应用可以最大程度保护正常的脑组织。

危及器官剂量限定:脑干≤54Gy,晶体≤9Gy,视神经≤54Gy,视交叉≤54Gy。

【疗效及毒性作用】

Ⅰ级脑膜瘤无论是否有手术或放疗史,应每年至少进行一次增强 MRI 检查,Ⅱ级和Ⅲ级脑膜瘤增强 MRI 检查间隔不应大于 6 个月,急性反应除常见的脱发、脑水肿外,同时需注意照射相关区域的毒性作用。

【伽玛刀放射外科治疗】

1.治疗原则

(1)有临床症状或影像学有增长趋势。

(2)治疗目的:长期控制肿瘤生长、保留神经功能、保护患者的生活质量。

2.治疗适应证

(1)中、小型深部肿瘤。

(2)开颅术后残留、复发。

(3)不适合开颅手术的高危人群,如老年人、合并多种疾病患者。

3.治疗步骤

主要包括以下几个步骤:上头架、影像定位、制定治疗规划、上机照射治疗、拆除头架、随诊。应注意:

(1)充分发挥伽玛刀放射外科治疗的适形性和选择性特点,严密包裹病灶。

(2)处方剂量:一般来讲,脑膜瘤放射外科治疗的剂量为:12～15Gy。对于较大的肿瘤,采用分次伽玛刀治疗的方法,即调节剂量-体积间的关系,控制肿瘤的同时,减少水肿发生。

4.并发症

(1)脑水肿:一般不到 7%,脑水肿大多发生于照射后 3～8 个月。一旦治疗后出现脑水肿,若患者无明显症状,可暂行观察或口服药对症治疗;如出现神经功能障碍症状,则需应用类固醇激素、脱水剂甘露醇等药物治疗。极个别患者需要开颅手术减压处理。

(2)周围重要神经血管结构损害:不到 5%,多见于治疗颅底病灶,尤以视神经和面神经对射线最为敏感,临床上重点在于预防。往往采用小准直器、堵塞子的方法,使视神经的周边受量在 10Gy 以下、面神经受量 14Gy 以下。

【随诊】

每半年定期进行影像及临床检查,明确患者的疗效。伽玛刀放射外科治疗强调疗效的长期性、患者的生活质量,而非单纯以肿瘤影像学上的缩小。

六、听神经鞘瘤

【诊断标准】

听神经鞘瘤是一类生长缓慢、属颅内脑外的良性肿瘤,可分为单侧和双侧,单侧听神经瘤多发生于内听道(IAC)内位听神经的前庭段,少数发生于该神经的耳蜗部,双侧的听神经瘤现被命名为:神经纤维瘤病Ⅱ(NF-2),与基因缺失有关,遗传的概率为 50%,会伴有周围神经纤维瘤、脑膜瘤、胶质瘤等临床表现。

单侧听力的持续下降伴单侧的耳鸣是听神经鞘瘤首发的、最常见的症状,影像学上,CT 和 MRI 均有比较典型特征,确诊需术后病理。

按其临床表现和肿瘤大小可将其发展过程分为四期:第 1 期,管内型(1～10mm),仅有听神经受损的症状;第 2 期,小型肿瘤(1～2cm),增加了邻近神经及小脑症状,且无颅内压增高,脑脊液内蛋白含量轻度增高,内听道扩大;第 3 期,中型肿瘤(2～3cm),开始出现后组颅神经及脑干症状,小脑症状进一步加重,颅内压增高,脑脊液蛋白增高,内听道扩大伴骨质吸收;第 4 期,大型肿瘤(>3cm),病情至晚期,阻塞性脑积水,脑干受损,意识障碍。

【治疗规范】

较大的听神经鞘瘤应首选手术切除,对于体积较小的肿瘤,选择手术和伽玛刀有争议。常规分次放疗极少运用于听神经鞘瘤的治疗。伽玛刀一般适应证:

(1)内听道内的中小体积未压迫脑干、无脑积水症状。

(2)老年患者。

(3)全身状况影响施行开颅手术。

(4)术后复发的病例。

【方法及实施】

1.治疗前的评估

MRI 或 CT 检查评估肿瘤大小,临床症状上无明显的脑干受压的症状和体征;纯音听力检查阈值(PTA)及语言辨别力得分(SDS)在内的测听试验,听力分级可依照 Sil-verstein-Norell 分类法的 Gardner-Robertson 修正案,面神经功能分级可依照 House-Brackmann 分级标准。

2.治疗前定位

首先在患者头部安装 Leksell 立体定向框架(G 型),头皮局部浸润麻醉(1%利多卡因),并可辅以静脉注射镇静剂。戴上与立体定向框架相配的标有基准点的图框行高分辨率的 MRI 扫描,采用 3D 梯度回波扫描(1～2mm 层厚,无间距),范围包括整个肿瘤及周边重要结构,与 CT 骨窗进行融合并三维重建,或 T_2 加权 MR 扫描(三维重建),有助于观察脑神经及重建内耳结构(耳蜗及半规管)。

3.剂量计划

规划剂量时,应优先考虑处方剂量曲线完全包裹肿瘤并保护面、耳蜗及三叉神经的功能。对于大体积的肿瘤,也应考虑对脑干功能的保护。经验表明,脑神经受照射的长度与脑神经损伤有关,故应注意规避。尽量做到处方剂量曲线包裹肿瘤的高度适形性和选择性。

4.处方剂量

伽玛刀治疗听神经瘤的经典剂量是以 50%的周边剂量曲线包裹肿瘤,给予周边剂量 12～14Gy,实践证明该剂量既可有很高的肿瘤控制率,且有较低的并发症发生率。

【疗效评估】

治疗后所有患者均需做增强 MRI 的连续定期随访,建议遵循以下时间表随访:6 个月、12 个月、2 年、4 年、8 年和 12 年。所有保留部分听力的患者在复查 MRI 的同时,都应做测听试验(PTA 和 SDS)。

【并发症】

伽玛刀治疗后早期,可出现一过性肿瘤肿胀,瘤周水肿,一过性面肌抽搐,一过性面部麻木。晚期可出现听力下降、面部麻木、面部疼痛、面肌无力、脑积水及平衡不稳等,放射外科治疗后一过性体积增大与肿瘤继续生长的鉴别至关重要,仅影像显示肿瘤体积增大而临床症状无进展的患者不应考虑开颅手术。

(赵　喜)

第十六章　骨、软组织肿瘤及恶性淋巴瘤

第一节　骨肿瘤的放射治疗

【诊断标准】

诊断需临床、影像、病理和必要的实验室检查相结合。

1. 临床表现

原发性骨肿瘤临床上少见,恶性骨肿瘤约占全部恶性肿瘤的1%。但恶性骨肿瘤多发生在青少年,往往致残或者致命。最常见的是骨肉瘤、尤文瘤、软骨肉瘤、骨巨细胞瘤、纤维肉瘤、脊索瘤、恶性纤维组织细胞瘤等。其治疗前一般均要有病理学或细胞学的依据。

2. 分期

对所有疑似患者活检后应完成分期。分期检查项目应包括:影像学检查(包括:X线平片、CT、MRI、骨扫描)、血常规、生化(含乳酸脱氢酶、碱性磷酸酶)、相关肿瘤标志物;PET-CT检查能够帮助肿瘤的分期和疗效评估,因此,经济条件允许时可考虑应用。

分期:采用 Enneking 分期,2009 年 AJCC(美国癌症联合委员会)对其进行了再次修订,新的分期标准主要是指导治疗尤其是外科手术治疗,同时为辅助治疗提供依据。

原发肿瘤(T)

Tx:原发肿瘤不能评估;

T_0:无原发肿瘤的证据;

T_1:肿瘤最大直径≤8cm;

T_2:肿瘤最大直径>8cm;

T_3:原发骨出现多个肿瘤。

区域淋巴结(N)

Nx:区域淋巴结不能评价;

N_0:无区域淋巴结转移;

N_1:有区域淋巴结转移。

远处转移(M)

Mx:远处转移不能评估;

M_0:无远处转移;

M_1:有远处转移;

M_{1a}:肺转移;

M_{1b}:其他远处转移。

组织学分级（G）

G_x:无法分级；

G_1:分化良好；

G_2:中等分化；

G_3:分化差；

G_4:分化差或未分化。

分期标准

ⅠA 期	T_1	N_0	M_0	$G_{1,2}$	低恶
ⅠB 期	T_2	N_0	M_0	$G_{1,2}$	低恶
ⅡA 期	T_1	N_0	M_0	$G_{3\sim4}$	高恶
ⅡB 期	T_2	N_0	M_0	$G_{3\sim4}$	高恶
Ⅲ 期	T_3	N_0	M_0	$G_{3\sim4}$	高恶
ⅣA 期	任何 T	N_0	M_{1a}	任何 G	高恶
ⅣB 期	任何 T	N_1	任何 M	任何 G	高恶
	任何 T	任何 N	M_{1b}	任何 G	高恶

【治疗原则】

1.一般原则

根据患者的临床表现、组织学类型、临床分期,骨肿瘤的治疗模式包括肿瘤外科、肿瘤放疗科、肿瘤内科、病理科和影像科医生在内的多学科综合研究后决定治疗模式。

局部肿瘤的治疗可以通过保肢手术或截肢实现,但推荐结合新辅助化疗和放疗的保肢手术治疗。外科手术切缘应该达到阴性,切除范围应当以最大限度减少局部复发的风险,并且最大限度地减少对功能的影响为宜。要特别注意放化疗对儿童成长发育和功能的影响。

研究表明,骨肿瘤对放疗中度敏感,放疗在骨与软组织肿瘤治疗中的作用多为辅助性治疗,除少数病种外,很少单独应用放疗作为根治性治疗手段。依据病理类型、病变部位和程度、临床分期、手术情况、化疗情况等临床情况的不同,骨肿瘤的放射治疗包括术前放疗、术中放疗、术后放疗和单纯放疗模式。

2.放射治疗方法选择依据

(1)术前放疗:术前放疗的目的是使肿瘤组织出现不同程度的破坏、肿瘤缩小,并使得原不能手术切除的患者,在放疗后肿瘤得以切除。目前研究较多的是高分级骨肿瘤和软组织肿瘤保肢治疗术前放射治疗,据报道,局部复发率仅为 4.3%,保肢手术成功率为 95%,甚至好于标准的手术加新辅助化疗。研究表明,有计划地进行术前放疗并不增加手术的难度,反而在一定程度上减少了术后放疗的相关并发症的发生,同时,术前放疗可以消灭肿瘤周围的亚临床病灶,使肿瘤缩小,减少手术范围,有利于术后患者器官功能的恢复,另外也可降低局部种植率和手术物理牵拉导致的局部或远处转移,提高了肿瘤完整切除的可能性。术前放疗的剂量一般为(40~50)Gy/(1.8~2.0)Gy,与手术相隔时间 2~6 周。

(2)术中放疗:术中放疗是主要用于肿瘤部位的局部治疗。目前由于高剂量率近距离后装技术的发展,术中放疗如组织间插植治疗可以对瘤床、残存病灶和肿瘤邻近的区域进行照射,对进行保肢手术的骨与软组织肿瘤的术中放疗可使患者获益。国外的研究表明,软组织肉瘤的术中高剂量率后装治疗的局部控制率可达 90%。当然,对术中放疗的并发症要引起注意,常见的并发症是切开感染、伤口不愈合及放射性神经和血管的损伤。

（3）术后放疗：对所有术后怀疑局部有残存或切缘不净的患者都应该进行术后放疗，对某些手术困难的部位如骨盆、脊柱、胸部、头颅等部位术后需要行放疗。以下几种情况也应该行术后放疗：病理性骨折，术前化疗无效，术前影像或细胞学诊断良性病变而进行病灶切除或行髓内针固定但术后病理诊断为恶性肿瘤者。术后放疗不影响肿瘤的分级、分型，不延迟手术时间，不影响伤口愈合，同时术后放疗建立在有病理诊断的基础之上，使放疗能够有针对性和目的性更强。术后放疗应尽早开始，主张在伤口愈合后立即进行，并尽可能根据患者的实际情况给予根治性剂量。

（4）单纯放疗：临床上，很少用单纯放疗来治疗骨原发性恶性肿瘤。一般适用于不能手术、术后复发不能再次手术、姑息术后残留及姑息性治疗患者。一些对放疗相对敏感的肿瘤如尤文肉瘤、骨原发恶性淋巴瘤和骨髓瘤等，可考虑放疗为首选局部治疗手段。据报道，根据肿瘤原发病灶的大小和性质，单纯放疗的 5 年存活率为 25%～40%，局部控制率约为 30%。

【放疗方法及实施】

1.体位固定

根据患者的一般情况和治疗需要通常选取仰卧位、俯卧位、侧位、蛙形位等体位。头颈部肿瘤用热塑面膜固定，体部肿瘤用真空垫、热塑体膜固定，四肢部位的肿瘤也可用支架等定位辅助器材固定体位，激光灯摆位。

2.定位（靶区）

对于发生在肢体的骨肿瘤，可以用模拟定位机定位，但是推荐采用 CT 模拟定位，对病灶区进行连续扫描。放疗靶区基于与放疗体位相同的 CT 图像。使用静脉造影剂以利于更好地勾画靶区。照射野的设置应考虑不贯穿肢体横径，尽可能留出 2～3cm 条形区不受照射，以利于体液回流，防止病变远端肢体的水肿和紧缩型纤维化及提高患肢的功能，同时，照射野设置时也应考虑到骨与关节的保护，勾画出靶区和周围敏感器官，根据肿瘤的不同病理类型和治疗时机决定放疗范围。

骨肿瘤主要以局部浸润和髓腔蔓延为主，因此放疗不考虑淋巴引流区。

放射治疗的射线一般选择光子射线（X 线、^{60}Coγ 线、质子线），应当根据肿瘤的解剖部位和光束角度进行个体化的设定。一般术前和术后放疗常常采用 4～6MV 或更高能量的光子射线，或与适宜权重的电子线相辅应用，危险的皮下表浅部位或已受侵犯的皮肤表层应有足够的剂量照射。术中放疗常使用^{192}Iγ 源。手术残存微小病灶时可采用带有限光筒的高能射线放疗。术中植入放射性粒子也是目前研究的热点，并且取得了相当不错的疗效。调强放疗（IMRT）能够提高肿瘤靶区的治疗剂量和减低周围正常组织的受照剂量。当肿瘤发生在躯干、周围危及器官容易受到高剂量照射时，应考虑应用调强放疗。有研究表明，与三维适形放疗相比，IMRT 能够减少周围危及器官剂量达 20%，因此能够显著降低并发症的发生并且改善患者的生活质量。

脊椎或椎旁骨与软组织肿瘤如骨肉瘤、尤文瘤、软骨肉瘤、骨巨细胞瘤等由于病变部位近邻脊髓，常规放疗受脊髓最大耐受量的限制，难以达到诸如切缘阳性、肉眼残留或无法手术的肿瘤的根治剂量，此时可选择质子治疗。质子治疗由于其剂量学方面的独特优势，可以给予肿瘤区域或靶区高剂量的同时很好地保护脊髓和周围的邻近重要器官如心脏、肝脏、肾脏、肠道等。有报道，47 例躯干部位的骨肉瘤、软骨肉瘤、骨巨细胞瘤和骨与软骨母细胞肉瘤患者采用兆伏级 X 线和质子混合治疗，结果显示，5 年局部控制率和总生存率：软骨肉瘤为 100% 和 100%，骨巨细胞瘤和骨与软骨母细胞肉瘤为 76% 和 80%，骨肉瘤的 5 年局部控制率为 59%。

剂量限值：没有肿瘤侵犯的承重骨 50% 体积小于 50Gy，50% 股骨头、颈剂量小于 60Gy，50% 任何关节剂量小于 50Gy，肺 V_{20} 小于/等于 37%，肛门和女性外阴剂量小于 30Gy，睾丸剂量小于 3Gy。

3.治疗计划

(1)骨肉瘤：50％～60％的骨肉瘤位于股骨远端(膝关节周围)，其次为股骨近端，75％～80％发生在管状长骨的干骺端，发病高峰年龄为10～20岁的青少年。其标准治疗是术前化疗、手术、术后化疗。放疗用于手术切缘阳性、切除边缘不够以及无法完整切除或者用于有远处转移患者的姑息性止痛治疗。

单纯放疗仅用于拒绝手术的老年患者以及手术不能切除的部位。射野开始应设大野对病变行全骨照射，近端关节应包括在内，剂量为40～45Gy，2Gy/次，5次/周，然后缩野至病灶局部加量至66～75Gy。姑息性止痛治疗时，放射剂量为40～50Gy。

骨肉瘤保肢手术前可以进行术前放疗。术前放疗的治疗体积定义为：大体肿瘤靶区(GTV)，临床靶区(CTV)为GTV轴向外放1.5cm，纵向外放5～10cm，不跨过骨骺。计划靶区(PTV)为CTV外放0.5cm。三维适形放疗(3D-CRT)可采用2野或3野照射，辅以楔形板和组织补偿物。IMRT可采用5野共面照射技术，尽量减少周围正常组织受量。剂量选择为35Gy，3.5Gy/次或46～50Gy，2Gy/次，5次/周。

术后放疗一般在术后2～4周进行，照射范围为全部手术区域加手术瘢痕再外放2cm，剂量应达到50Gy，应用缩野技术术后残存病灶或者阳性患者切缘需提高剂量至65～70Gy。

骨肉瘤治疗失败的主要原因为肺转移。为了提高生存率，术后应用辅助性治疗以减少肺转移的发生。辅助性治疗以新辅助化疗为主，但全肺预防照射疗效与化疗接近，且毒性反应小，出现肺转移后转移病灶的数目减少，手术切除的可能性增大，因此骨肉瘤患者原发灶对术前化疗反应不佳者，可首选全肺预防照射，照射剂量26～30Gy。

(2)软骨肉瘤：软骨肉瘤是起源于软骨细胞的肿瘤，占原发恶性骨肿瘤的25％～30％，仅次于骨肉瘤和多发性骨髓瘤，好发年龄为中老年，好发部位以股骨近端、肱骨近端和骨盆多见，80％的软骨肉瘤病理为低至中分化。软骨肉瘤的治疗原则是以手术为主，可根据肿瘤的范围和侵及周围软组织范围、肿瘤部位、分化程度等来决定手术方式。

放疗用于不能切除的肿瘤或者切缘阳性以及复发及高度恶性肿瘤患者，推荐剂量不低于65Gy。应用IMRT或质子治疗颅底软骨肉瘤局部控制率可达90％。治疗完成后5年内，NCCN指南要求每3～6个月行原发部位影像学检查以及胸片检查，以后每年至少1次全面检查进行疗效评估。

放疗应用质子线或IMRT技术，切缘邻近肿瘤或肿瘤切缘阳性，累及颅底、脊柱或骶骨部位需行放疗。对亚临床病灶，可行50Gy放疗，对镜下病灶放射剂量应达70Gy。放疗时注意对周围危及器官的保护，脊髓和脑干的剂量不能大于54Gy。

(3)尤文瘤：尤文瘤是发生在青少年的第二常见的恶性骨肿瘤，约30％的患者小于10岁，另外5％的患者大于20岁，男性多于女性，常发生在长骨和骨盆，经常侵犯骨干，以下肢多见。尤文瘤的治疗原则是综合治疗，包括多药联合化疗和手术治疗与局部放疗以提高生存率和局部控制率，尽量保全器官功能和减少治疗的并发症。2010年NCCN治疗指南提示在局部治疗之前多药联合化疗至少进行12～24周，然后对病变进行再分期决定下一步治疗。

尤文瘤对放射线敏感，放疗可作为治疗首选。尤文瘤单纯放疗局部控制率可达50％～73％，放疗失败的主要原因是远地转移、肺转移。但由于目前保全功能的手术疗法配合化疗的效果明显优于单纯放疗(有报道局部失败率是手术的3倍)以及放疗相关并发症的考虑，放疗在治疗尤文瘤的作用逐渐减低。局部放疗主要用于手术不能切除的肿瘤，如发生在盆腔和椎体的肿瘤；手术切除不彻底、切缘阳性或切缘邻近肿瘤；切缘净但术前化疗后组织病理学提示肿瘤细胞坏死率小于90％的患者。

单纯放疗时的范围包括受侵骨全部骨髓腔及肿瘤邻近的软组织，MRI所见异常为GTV，外放1.5～2.0cm作为CTV，根据摆位和患者移动情况确定Prv。剂量为：PTV45Gy，肉眼可见肿瘤COG推荐剂量为

55.8Gy,显微镜下残存病灶为 50.4Gy。原发椎体的肿瘤为 45Gy,1.8Gy/次,每日 1 次。如果肿瘤位于长骨骨骺端或者接近骨骺端时,另一端的干骺板应受到保护而在照射野之外。

术后放疗可以在术后 10～20 天开始。对于发生在肢体的肿瘤,常采用前后对穿野,和其他肿瘤肢体照射一样,要避免全周性照射,以减少四肢水肿和功能障碍。对发生在体部的肿瘤可采用 3D-CRT 或者 IMRT,注意对周围危及器官的保护,儿童椎体照射剂量应该均匀。质子治疗对发生在颅底和骶骨的肿瘤有明显的优越性。

治疗时注意剂量限值:大于 20Gy 可过早地关闭骨骺板;大于 40Gy 可损伤骨髓;骨皮质照射剂量大于或等于 50Gy 时,骨折危险增加,治疗前应向患者及家属告知。

(4)脊索瘤:脊索瘤是起源于胚胎残留脊索组织的恶性肿瘤。50％发生在骶尾部,35％发生在颅底斜坡,15％发生在椎体。一般为单发,发病缓慢。颅底病变好发年龄为 30～40 岁,椎体和骶骨病变好发于 40～70 岁。手术是治疗脊索瘤的主要方法,对无法切除的肿瘤、术后复发、术后残留时应进行放疗。放疗剂量为 50～60Gy。采用光子或质子治疗。目前 ^{125}I 粒子植入在临床上已经取得良好的效果。

(5)骨巨细胞瘤:骨巨细胞瘤好发于女性,一般在骨骺发育成熟之后发病,年龄在 20～40 岁多见。约 3/4 的病变发生在长骨的干骺端,常扩展到关节软骨,仅 3％发生在椎体。手术是骨巨细胞瘤的主要治疗方法。放疗用于Ⅲ级以上的骨巨细胞瘤的治疗。手术不彻底、不能手术或者术后复发者应行放射治疗。照射范围应包含肿瘤外 2cm,照射剂量为 40～50Gy,单次为 1.8～2Gy。IMRT 能很好地保护周围正常组织和包括骨组织在内的正常器官,因此推荐使用。

4.验证

物理师完成治疗计划后,主管医师、副主任以上医师评价并确认计划。物理师、医师均需在计划上签字。

首次治疗时,主管医师应与物理师及技师共同参与摆位并进行加速器上的治疗验证,拍摄并留取验证片,保证治疗的准确进行。以后每周拍摄验证片。IMRT 治疗物理师还需行剂量验证。

5.质量评估

放射治疗实施中,医师每周检查患者,并核查放射治疗单,监测血常规及观察治疗反应,及时对症处理。

6.操作注意事项

治疗发生在肢体的骨肿瘤时放疗不能贯穿肢体全径,注意补偿物的应用,热点不能在表皮。正常骨组织尽量避免全径照射,配合皮肤防护剂应用能减轻皮肤反应。

每周进行位置和剂量验证。

青少年照射时注意对晶状体、生殖器和骨骺的保护。

胫骨前皮肤血运差,应尽量置于照射野外。

放射治疗开始后可请康复科介入,协助进行功能康复。

【疗效及毒性】

1.疗效评估

随访时根据病史、体格检查、血液检查、影像检查等对治疗疗效进行评估。由于骨肿瘤常常为综合治疗,建议评估时应用 WHO 评价标准。

2.毒性作用

(1)急性反应:皮肤及皮下组织的放射性红斑、水肿、干性或湿性放射性皮炎、伤口不愈、感染和坏死、皮瓣脱落、局部感觉异常或者疼痛。发热性嗜中性粒细胞减少症,血液毒性(中性粒细胞减少,贫血)。女性患者一过性的月经不调等。

（2）晚期反应：皮肤和软组织纤维化或溃疡、血管损伤引起的症状、外周神经损伤和部分功能的丧失、放射性骨髓炎、异常骨或软组织增生、照射后的骨组织持续性脆弱导致易发骨折、关节功能障碍和淋巴水肿、皮肤变色或毛细血管扩张、放射性骨坏死。大于 60Gy 照射时有可能诱发骨肉瘤。

（3）少见的毒性反应：有肾毒性、耳毒性、肝毒性、神经毒性；罕见为肾衰、肺水肿。

（4）并发症的发生率为 10%～30%。

【随访】

1.随访时间

治疗后随访的频率和时间还没有可用的随机化数据。国际常用的随访方案一般是：疗效随访开始时间从放疗结束后开始，首次放疗后 1 个月，此后每 6 周～3 个月随访 1 次（2 年内）；第 3～4 年每 2～4 个月全身评价 1 次；第 5～10 年，每 6 个月随访一次；之后每 6～12 个月随访 1 次。骨肿瘤的晚期转移灶可能在诊断 10 年后出现，目前还没有一个广泛接受的随访终止点，但可以考虑患者死亡为终止点。推荐在 4 年内每 4 个月做 1 次原发灶的 X 线片。

2.随访项目

病史、体格检查、血常规、生化（含乳酸脱氢酶、碱性磷酸酶）、相关肿瘤标志物；ECG、脑增强 CT 或 MR、胸部 CT、腹部 B 超或 CT、骨扫描（间隔 6 个月，如果已做 PET，则可不选择），如有条件 PET-CT 可选择。

（程久荣）

第二节　软组织肉瘤的放射治疗

软组织肉瘤（STS）是来源于间叶组织和周围神经组织的恶性肿瘤，包括起源于黏液、纤维、脂肪、平滑肌、横纹肌、间皮、滑膜、淋巴管、间叶等组织，也包括外周神经组织。

软组织肉瘤发病率在 2/10 万之内，约占成人恶性肿瘤的 0.7%，儿童恶性肿瘤的 6.5%，却占所有癌症相关死亡率的 2%，广泛分布于全身各处，好发于躯干和四肢近心端［四肢（53%）、躯干（26%）、头颈（7%）及腹膜后（1%）］。病理类型以恶性纤维组织细胞瘤最多（35%），其次为滑膜肉瘤（17%）、脂肪肉瘤（16%）、平滑肌肉瘤（12.7%）、纤维肉瘤（5.7%）、恶性神经纤维瘤（3.2%）、透明细胞肉瘤（2.7%）。

【诊断标准】

根据病史和临床表现，软组织肿瘤是不难与非肿瘤性肿块相鉴别的，其诊断要点如下。

1.临床表现

患者在几周或几个月的时间后才觉察到无痛性进行性增大的肿块，发热、体重下降及一般的不适等全身性症状则少见。临床上较少发生但很重要的肿瘤引起的综合征是低血糖症，常伴发于纤维肉瘤。

2.X 线摄片检查

X 线摄片有助于进一步了解软组织肿瘤的范围、透明度以及其与邻近骨质的关系。如边界清晰，常提示为良性肿瘤；如边界欠清楚并见有钙化，则提示为高度恶性肉瘤，该情况多发生于滑膜肉瘤、横纹肌肉瘤等。

3.超声显像检查

本法可检查肿瘤的体积范围、包膜边界和瘤体内部肿瘤组织的回声，从而区别良性还是恶性。恶性者体大而边界不清,回声模糊,如横纹肌肉瘤、滑膜肉瘤、恶性纤维组织细胞瘤等。超声检查还能引导做深部肿瘤的针刺吸取细胞学检查。本检查方法确是一种经济、方便而又无损于人体的好方法。

4.CT 检查

由于 CT 具有对软组织肿瘤的密度分辨力和空间分辨力的特点,用来诊断软组织肿瘤也是近年常用的一种方法。

5.MRI 检查

用它诊断软组织肿瘤可以弥补 X 线、CT 的不足,它从纵切面把各种组织的层次同肿瘤的全部范围显示出来,对于腹膜后软组织肿瘤、盆腔向臀部或大腿根部伸展的肿瘤、腘窝部的肿瘤以及肿瘤对骨质或骨髓有侵袭者其图像更为清晰,是制定治疗计划的很好依据。

6.病理学检查

(1)细胞学检查:是一种简单、快速、准确的病理学检查方法。最适用于以下几种情况:

①已破溃的软组织肿瘤,用涂片或刮片的采集方法取得细胞,镜检确诊。

②软组织肉瘤引起的胸腹水,必须用刚取到的新鲜标本,立即离心沉淀浓集,然后涂片。

③穿刺涂片检查适用于瘤体较大、较深而又拟行放疗或化疗的肿瘤,也适用于转移病灶及复发病灶。

(2)钳取活检:软组织肿瘤已破溃,细胞学涂片又不能确诊时,可做钳取活检。

(3)切取活检:多在手术中采取此法。如较大的肢体肿瘤,需截肢时,在截肢前做切取活检,以便得到确切的病理诊断。肿瘤位于胸、腹或腹膜后时,不能彻底切除,可做切取活检,确诊后采用放疗或化疗。

(4)切除活检:适用体积较小的软组织肿瘤,可连同肿瘤周围部分正常组织整块切除送病理检查。

【治疗原则】

合适、足够的外科手术切缘是防止局部复发的关键,切缘应包括正常组织中的筋膜或肌肉,再切除的复发病例同样要包括足够的切缘。在最大限度切除肿瘤的同时,要尽量保留功能,保肢手术同样可得到良好疗效。假如不适合外科手术治疗,术前可应用化疗或放疗控制病灶,再决定进一步治疗。病理切片要由有经验的病理专家审核报告,尤其是首次病理分类。病理报告应包括标本的上下、左右切缘及基底切缘,诊断困难的肉瘤需要免疫组化及分子生物学诊断。

1.可切除的原发肿瘤

(1)$T_{1a\sim1b}N_0M_0$ 期的肿瘤(表浅、小、低度恶性)可以考虑大于 2~3cm 的切缘,如果有足够的切缘和病理学检查无肿瘤残留,可以不放疗。

(2)$T_{2a\sim b}N_0M_0$ 期肿瘤(低度恶性,表浅或深在)推荐肿瘤广泛切除术,<5cm 肿瘤不需术前放射,术后切缘>3cm,也不必行放射治疗。

(3)Ⅱ~Ⅲ期病例(高度恶性)可以直接行外科广泛切除术,如果肿瘤位于关节部位难以保证切缘者,可以行术前或术后放疗,化疗要根据患者全身情况、病理类型决定。对于低度恶性肉瘤,化疗常不敏感。

2.可切除肿瘤的辅助治疗

术后是否行辅助治疗常依赖于外科手术切除是否足够,以及病理科医生确定切缘是否仍有肿瘤残留。表浅及中小肿瘤,切缘阴性则不需进一步辅助治疗,如果肿瘤紧邻重要血管、神经结构,易复发,危险性高,则需放疗。如果标本切缘阳性,则建议应再次补充手术,补充手术原则在 1 个月内完成,如超过 3 个月,则宜采取其他治疗方法。如果某些部位手术难以完成根治,或不能保证干净切缘,显微镜下有残留者,也可以考虑补充放疗。

术前放疗剂量可达 50Gy,某些区域肿瘤残瘤者,可用高剂量^{192}Iγ 或粒子内照射,术前放疗易产生切口并发症,有时需整形科修复。手术中发现肿瘤邻血管、神经,难以保证切缘者,应在四周放置银夹标记,以便术后放疗,也可在术中置管,管距1cm,要求平直,术后几天内行高剂量^{192}Iγ内照射,肿瘤剂量为12~16Gy。术后放疗瘤床剂量为45~50Gy。还可以根据切缘情况,再考虑增加10~20Gy剂量。

【放疗原则】

(1)肢体软组织肉瘤倾向于沿长轴方向扩散,照射野的上、下缘必须远离肿瘤边缘,但不一定要包括受累肌肉的起止端。肿瘤小、分化好的照射野超出病变上、下缘各5cm,肿瘤大或分化差的则应超出10cm或更多。只有在瘤床接近关节时才应考虑照射关节。

(2)肢体软组织肉瘤在早期一般不沿横向扩散,放疗时不必照射肢体的全部周径,至少应留出2~3cm宽的正常组织不受照射,这对预防肢体水肿,保持良好的功能是至关重要的。放疗时也应尽力保护部分骨皮质以减少病理性骨折发生。总之,肢体受照射的长度及横径应在充分包括瘤床的前提下尽可能缩小照射范围。

(3)软组织肉瘤区域淋巴结转移率低,仅为8.4%。因此,不需要常规地对淋巴引流区行预防照射。但横纹肌肉瘤、滑膜肉瘤和上皮样肉瘤淋巴结转移率可达14%~20%,对这些肿瘤可考虑行淋巴引流区预防性照射。

(4)采用多次缩野技术:初始时用大野照射,剂量达45~50Gy及60Gy时各缩野1次,使高剂量照射局限在原发肿瘤区,总量达64~70Gy,这可减轻放疗的后期并发症。

(5)照射野的设计要个别对待,按不同解剖部位采用不同照射技术。

(6)选择合适的射线能量:软组织肉瘤易累及肢体浅表组织,不宜用很高能量的X线照射。当射线能量高于6MVX线时在肢体浅层组织内产生低量区,影响疗效。射线垂直照射时应在手术疤痕处加填充物提高皮肤剂量。

(7)选择合适的时间-剂量因子:目前大多数作者仍主张用常规分割方法治疗,每次剂量以1.8~2.0Gy为宜,原发病变区总量以64~70Gy为宜。

【外照射治疗计划的设计】

(1)首先对照射范围内危险组织的放射耐受性进行仔细评估,尽量应用较小的照射体积。其次要对照射部位进行很好的体位固定,确保照射体位的可重复性。

(2)目前市场上用于体位固定的装置有很多种,如热塑膜、真空垫等,肢体固定重点要固定手、脚、肘、膝的位置。

(3)照射大腿肌肉常用大腿蛙形位,屈曲外旋外翻,保护前部肌肉腔隙,照射中间和后部肌肉腔隙;抬高一侧大腿,可以很好地保护对侧大腿免受照射;对于上肢的病变,常用屈曲外展位,治疗肱三头肌而保护了肱二头肌。放疗中还要固定病灶上下关节,以防止放疗中肢体旋转,然后根据如下原则制定软组织肉瘤外照射的治疗计划。

①根据病变部位、患者特殊情况、需要照射的范围及需要避开的重要组织设计体位固定装置。

②对治疗区域进行CT扫描,由于肢体软组织肉瘤放射治疗需要特殊的体位固定,定位CT常采用大孔径CT机,使扫描范围足够大,以免肢体部分组织落在扫描野以外。

③定义照射靶区,如CTV、CTV、PTV。照射靶区应在每层CT图像上分别勾画,有时要借助磁共振检查确定靶区位置。

④定义重要组织的范围,特别是放射敏感组织的位置。

⑤对靶区内肿瘤/肿瘤细胞的分布情况进行评估,设计一系列靶体积用于治疗中缩野技术。

⑥选择合适的放射治疗技术,包括设计复杂的照射野,每个射束的入射方向,以及应用楔形滤过板、组织补偿物等技术,使靶区获得好的适形度。

⑦避免将整个关节包括在射野内。

⑧尽量使相邻骨组织在处方剂量线以外,减少骨组织照射剂量,避免晚期病理性骨折的发生。

⑨应用楔形板及组织补偿物降低靶区剂量分布的不均匀性,在 CT 图像上逐层检查照射范围内的剂量分布情况,避免靶区及周围正常组织内出现放射剂量的冷区和热区,使放射剂量均匀分布。

(4)有时原瘤床太大,一个照射野很难包全,这时应分成 2 个或更多的照射野进行照射,此时需注意的是,两照射野之间的衔接向同一个方向每周移动一次,防止热点和冷点的出现。手术瘢痕应给予全量照射,如采用切线照射,瘢痕处不用组织补偿;垂直照射的应给予组织补偿,以提高局部皮肤剂量。

(5)照射肢体时,应至少保留一部分正常组织,以免晚期发生水肿。术前放疗一般采用单野照射或三维适形放疗/调强放疗,对于术后切缘阳性的给予补量照射。

(6)对于头颈部的软组织肉瘤,治疗计划较为复杂,普通治疗较为困难,为了达到较好的治疗效果,通常可以采用三维适形放疗/调强放疗。

【靶区和剂量】

放射治疗的靶区为在近端和远端采用 5cm 边界(术前放疗为 GTV+5cm,术后放疗为手术面+5cm),在周围采用 2cm 的边界。术前放疗剂量为 50Gy/5 周,3～5 周行保守性手术。如果切缘阴性,没用预后不良因素,手术中没有发现肿瘤破裂或卫星病灶,对于大部分患者 50Gy 足以保证较高的局部控制率;如果切缘阳性,当伤口愈合后,采用近距离治疗或外照射技术给予瘤床追加 16～18Gy 照射,总剂量 66～68Gy;如果肿瘤肉眼残留,采用缩野技术,残留肿瘤追加剂量可达 75Gy。

术后放疗一般在术后 14～20 天开始进行,这时手术伤口已经愈合。

对于较大的肿瘤要等 3～4 周后,给予血肿足够的吸收时间。开始的照射野应包括全部手术创面和引流管部位,一般为手术创面近端和远端外放 5cm,周围外放 2cm,给予 50Gy 剂量;然后缩野到瘤床,给予 10～15Gy 的剂量;如果切缘阳性或肿瘤肉眼残留,再次缩野给予 66～68Gy 或 75Gy 剂量。对于肢体肿瘤,肢体功能保护很重要,照射范围只能是横断面的一部分,绝对不能全周照射,以保证保留淋巴引流通道。大腿中部较大的肿瘤(>10cm),由于切除范围很大,即使照射范围只是横断面的一部分,患者可能出现持续的下肢水肿,需要长期应用弹力袜缓解症状。当术后放疗同时合并化疗时,每次照射剂量应从 2Gy 减少到 1.8Gy。阿霉素不应与放疗同时应用,阿霉素应用与放疗应间隔 2～3 天。术前放疗与化疗同时进行时应适当降低术前放疗剂量。

【效果及预后】

G_1 级软组织肉瘤的术前或术后放疗的局部控制率都很高,在 NCI 的一系列研究中显示,外照射可以明显地减少局部复发率,特别是对于切缘阳性的患者(切缘阳性的患者术后观察有 3/4 复发,而放疗组则有 1/10 复发)。但 Sloan-Kettering 癌症中心对术后患者行近距离治疗并不提高局部控制率。低度恶性肉瘤与高度和中度恶性肉瘤不同,很少发生远处转移,所以局部控制好了,患者有可能治愈。对于不可切除的软组织肉瘤有时也是可以治愈的,Cade 等人的早期研究结果显示,单纯放疗可以治愈软组织肉瘤。

虽然软组织肉瘤理想治疗是以手术为主,但对于不能手术切除的患者,高剂量的放疗也可以增加治愈的机会。

【随访】

Ⅰ期病例 3～6 个月随访复查,持续 3 年,包括 B 超、常规体检、X 线胸片,可以在 6～12 个月内检查 1 次,CT、MRI 检查酌情应用。

高度恶性及复发危险病例,建议治疗后 3 年内,第 1 年,每 3～4 个月体检 1 次,以后 2 年中每 6 个月复查 1 次 B 超,每年进行 CT 或 MRI 检查。10 年以内,一般复发可能性较小,但仍需长期随访,包括定期 X 线胸片、B 超或 CT 等检查。

(程久荣)

第三节　恶性淋巴瘤的放射治疗

【诊断标准】

1.临床表现

恶性淋巴瘤主要以无痛性进行性淋巴结肿大为主要临床表现。淋巴结肿大最常见于颈部、腋下、腹股沟，也可以见于韦氏环、纵隔、腹膜后和盆腔淋巴结，滑车上和腘窝淋巴结则较为少见。除此以外，结外部位也常常原发或受侵，如鼻腔、皮肤、胃肠道、骨等。部分可累及骨髓和中枢神经系统。累及不同部位时则出现相应的临床症状和体征。此外，恶性淋巴瘤患者常合并 B 组症状，包括连续 3 天发热超过 38℃，盗汗，半年内体重下降＞10％。

2.病理分型

主要分两大类：霍奇金淋巴瘤和非霍奇金淋巴瘤。霍奇金淋巴瘤可分为结节性淋巴细胞为主型霍奇金淋巴瘤和经典霍奇金淋巴瘤，后者又可分为富于淋巴细胞型、结节硬化型、混合细胞型、淋巴细胞消减型。非霍奇金淋巴瘤的具体分型则更为复杂，从细胞成熟程度可分为前驱淋巴肿瘤和成熟细胞淋巴瘤，其中前驱淋巴肿瘤可分为 B 淋巴母细胞白血病/淋巴瘤—非特殊类型、B 淋巴母细胞白血病/淋巴瘤伴重现性遗传学异常和 T-淋巴母细胞白血病/淋巴瘤，而成熟细胞淋巴瘤。

广义的恶性淋巴瘤还应该包括病毒感染或免疫缺陷相关的淋巴增殖性疾病，如 EB 病毒或移植后淋巴增殖性疾病、HIV 相关淋巴瘤等，但是这些疾病均以全身治疗为主，放射治疗应用较少。

3.临床分期

临床上新发的淋巴瘤患者应做病理检查和分期检查。其中临床分期检查常规以病史、体格检查、实验室检查、CT 和 MRI 等影像学检查和骨髓检查为主。近年来，由于 PET-CT 检查能够更好地判断临床分期，日益受到重视，尤其是霍奇金淋巴瘤和弥漫性大 B 细胞淋巴瘤推荐全身 PET-CT 检查。目前临床分期主要仍以 Ann-Arbor 分期为主，但部分亚型并不适用，如原发皮肤淋巴瘤另有分期方法。

临床医生根据上述资料做出诊断。一个完整的诊断应该包括病理分型、临床分期，最好包括预后情况，例如 IPI 指数等。

【治疗原则】

恶性淋巴瘤的治疗以综合治疗为主，包括化疗、放疗、免疫治疗、造血干细胞移植等多种疗法相结合。其中，放射治疗有重要地位，是综合治疗的重要组成部分，某些情况下可以单纯放疗。对于早期即Ⅰ～Ⅱ期滤泡性淋巴瘤、Ⅰ期的黏膜相关淋巴瘤、Ⅰ～Ⅱ期霍奇金淋巴瘤、Ⅰ～Ⅱ期鼻腔 NK/T 细胞淋巴瘤、蕈样霉菌病和早期原发皮肤型间变大细胞淋巴瘤，放射治疗具有根治作用。对于拒绝化疗或有化疗禁忌的患者，也可以选择放射治疗。此外，放射治疗还是晚期恶性淋巴瘤患者重要的姑息治疗手段，可以缓解临床症状，如减轻疼痛和压迫等。

1.放射野的概念

恶性淋巴瘤的放射野设计，应遵循恶性肿瘤靶区设置的一般原则，即包括肿瘤和亚临床病灶，同时考虑摆位误差和呼吸等因素，也要考虑淋巴瘤侵袭性强的特点。因此，受累野照射时不仅应包括受累淋巴结，也应包括整个受累淋巴区；扩大野照射时则还需包括可能存在亚临床病灶的相邻淋巴区，以减少复发率。

（1）受累野：受累野不仅包括淋巴瘤侵及的肿大淋巴结，还应完整包括该淋巴引流区域。例如纵隔受侵时,纵隔和两侧肺门应作为一个整体,均包括在照射野内。此外,颈部或腹股沟淋巴结受累时,同侧颈部和锁骨上淋巴结或同侧腹股沟和股管淋巴结,均应作为一个淋巴结区进行照射。

(2)扩大野:扩大野照射是单纯放疗的基本原则,特别是早期霍奇金淋巴瘤。扩大野照射即受累野+相邻淋巴结区放疗(可能有亚临床病灶)。例如霍奇金淋巴瘤侵犯双颈部,照此原则照射时,经典设野为斗篷野照射;类似的还有锄形野、盆腔野等,需根据不同情况灵活应用。目前,由于对单纯放射治疗远期不良反应和放疗后第2肿瘤认识的加深,以及化疗+受累野照射综合治疗方法的广泛应用,已很少对淋巴瘤患者首选进行扩大野照射治疗了。

(3)常用的照射野如下:

①斗篷野:以胸骨切迹为中心,前后两野对穿等中心照射,照射范围包括颌下、颈部、锁骨上下、腋窝、纵隔、隆突下和肺门淋巴结。上界:1/2下颌骨体与乳突尖或耳垂连线。下界:第10胸椎椎体(T_{10})下缘。内界应包括纵隔和肺门,宽度应有8~10cm,以完全包括纵隔淋巴结。外界:双侧肱骨头外缘,肱骨头挡铅块。肺挡铅:前野肺挡块上界位于锁骨下缘下2cm,后野上界位于锁骨上缘,或第3后肋下缘,未包括锁骨下淋巴引流区,以减少肺组织照射。肺挡块向外沿胸壁内0.5cm至第8胸椎椎体下缘。挡喉:前野照射时,以声带为中心3cm×3cm挡喉,如果上颈部淋巴结严重受侵,可不挡喉。小脑和颈段脊髓:斗篷野中颈段脊髓剂量较高,后野从开始即保护小脑和颈段脊髓。颈段脊髓挡铅2cm,下界至第7颈椎椎体下缘。如果颈部肿块较大,可不挡颈段脊髓。

②锄形野:为前后两野对穿等中心照射,照射范围包括腹主动脉旁淋巴结和脾脏。上界从第10胸椎椎体下缘至第4腰椎椎体下缘,两侧包括腹主动脉旁淋巴结,一般为9~10cm宽。脾切除时,术中应置银夹于脾蒂,射野包括脾蒂即可。未做脾切除时,照射野应包括整个脾脏。建议根据CT确定脾的位置,并尽量保护左侧肾脏,模拟定位时,脾脏上界位于左侧膈顶,下界在第12肋下缘,如果脾肿大,射野则相应扩大至脾下缘下1cm,脾外界至侧腹壁。

③盆腔野:为前后两野对穿等中心照射,照射范围包括髂血管、腹股沟、股管、闭孔。上界:L_4下缘,中线左右各旁开4~5cm,骶髂关节中部。下界:股骨小转子下5cm或闭孔下缘下7cm。外界:L_4下缘旁开4~5cm和股骨大转子连线,沿股骨大转子垂直向下或受侵淋巴结外缘外放2cm。内界:闭孔中缘,耻骨联合上2cm。髂总淋巴结受侵时,射野上界延伸L_4~L_5间隙和受侵淋巴结上至少2cm。照射时用铅保护双侧睾丸,防止射线对睾丸的散射剂量。

④全颈野和半颈野:以中颈部深度计算肿瘤剂量和脊髓剂量,前后野等中心照射。半颈野靶区包括一侧颈部和同侧锁骨上下区,未包括耳前区。上界:下颌骨体中线和乳突尖或耳垂连线。下界:锁骨下缘下2cm。外界:肱骨头内缘,包括锁骨内2/3。内界:如果锁骨上淋巴结未受侵,位于同侧横突,如果肿瘤位于中线,或锁骨上淋巴结受侵,则包括对侧横突。如果为临床Ⅰ期、无中线部位淋巴结受侵,可挡喉及以上椎体(脊髓)。全颈野靶区包括双侧颈部和同侧锁骨上下区,未包括耳前区。上界:下颌骨体中线和乳突尖或耳垂连线。下界:锁骨下缘下2cm。外界:肱骨头内缘,包括锁骨内2/3。挡铅:脊髓剂量超过40Gy时,再考虑后野挡脊髓。如果肿瘤未侵犯喉周围组织,应常规挡喉,3cm×3cm挡铅。

⑤纵隔野:为前后两野对穿等中心照射,靶区包括纵隔、双侧肺门、双侧锁骨上下和下颈部。虽然无双锁骨上淋巴结受侵,但锁骨上淋巴结引流区常规包括在照射野内。上界:颈6上缘。下界:隆突下5cm或T_8下缘;化疗前肿瘤下界下2cm。外界:体中线左右各旁开4~5cm,双锁骨上外界为肱骨头内缘。肺门:包括1cm边缘,如果肺门受侵,则包括1.5cm边缘。霍奇金淋巴瘤常常表现为前上纵隔受侵,小纵隔时,为减少心脏照射,下界至T_8下缘。大纵隔时,下界可移至T_{10}下缘。

⑥腋窝野:为前后两野对穿等中心照射,靶区包括一侧腋窝和同侧锁骨上下区。上界:颈6上缘。下

界:第 8 胸椎体(T$_8$)下缘水平或最低的腋窝淋巴结下缘下 2cm。内界:颈部位于体中线同侧 1cm,向下达锁骨下缘下 2cm,然后沿胸壁包括<1cm 肺组织。外界:肱骨头内缘,沿肱骨内缘向下。

上述放射野设计时某些情况下可以应用三维立体照射技术,但是由于放射野较大,形状常常不规则,因此需特别注意保护正常组织,逆向调强技术较适形照射技术更有优势,Tomotherapy 在大面积不规则野照射方面有其优点,但是国内开展较少,还需积累经验。

2.霍奇金淋巴瘤

霍奇金淋巴瘤目前主要分为二大类:结节性淋巴细胞为主型霍奇金淋巴瘤和经典型霍奇金淋巴瘤。其中结节性淋巴细胞为主型就诊时多为早期,仅 5%～20%为Ⅲ～Ⅳ期,且 80%～90%的病例经过治疗可达完全缓解,并能存活 10 年以上。经典型 HL 又可分为淋巴细胞为主型(LP)、混合细胞型(MC)、节结硬化型(NS)和淋巴细胞削减型(LD)4 种亚型。结节性淋巴细胞为主型 HL 和经典型 HL 的放射治疗的原则类似,主要依据临床分期即早期(Ⅰ～Ⅱ期)或进展期(Ⅲ～Ⅳ期),以及是否具有不良预后因素决定。

(1)早期 HL 的放射治疗:即临床Ⅰ～Ⅱ期,预后因素不同研究组略有不同,常常是数值上有一些区别,基本项目相似。

①预后好的早期 HL:首选综合治疗,先采用 ABVD 等一线联合化疗方案治疗 2～4 周期,然后行受累野照射(20～30Gy),未达 CR 的患者可适当提高照射剂量 10Gy 左右。早期结节性淋巴细胞为主型 HL 可以采用单纯受累野照射。

②预后不好的早期 HL:首选综合治疗,采用 ABVD 等一线联合化疗方案治疗 4～6 周期,然后行受累野照射(30～36Gy)。同样,未达 CR 的患者可适当提高照射剂量。

此外,如果是具有化疗禁忌的患者或患者拒绝化疗,则可以采用单纯放疗的方法,进行扩大野照射,扩大区 DT 30～36Gy,受累区 DT 36～44Gy。

(2)进展期 HL 的放射治疗:预后因素与早期有差异,可采用 IPS 来判断预后因素,包括白蛋白<4g/dl,血红蛋白<10.5g/dl,男性,年龄≥45 岁,临床分期Ⅳ期,白细胞增多(白细胞>15000/mm³),淋巴细胞减少[淋巴细胞比例占白细胞总数低于 8%和(或)淋巴细胞计数低于 600/mm³]。

对于进展期 HL 的患者,采用综合治疗的原则,放射治疗主要作为化疗的补充。放射治疗一般进行受累野照射,主要针对治疗前有大肿块的区域,以及化疗后的残留病灶,尤其是 PET 阳性者,剂量为 30～40Gy。而对于放疗后的明显残留,可适当提高放疗剂量。

(3)难治复发 HL 的放疗

①挽救性放疗:适合于化疗后未放疗,局限性复发的患者,可按根治剂量挽救性放疗。

②化疗后的补充治疗:二线化疗方案化疗后行受累野放疗,但要考虑到既往放疗的情况,避免重要器官超量。

(4)姑息性放疗:主要目的是缓解临床症状,减轻痛苦,因此没有标准方案与剂量,根据患者病变部位和具体病情而有所差异。但一般不超过 40～50Gy。

3.原发于结内的非霍奇金淋巴瘤

总的来说,非霍奇金淋巴瘤的恶性程度高于霍奇金淋巴瘤,基于形态学和免疫表型特点的病理分型达几十种,且同样细胞类型淋巴瘤发生于不同部位,其行为特征差异较大,如边缘区 B 细胞淋巴瘤结外与结内、间变型大细胞皮肤型与系统型、NK/T 细胞鼻型与非鼻型等,因此治疗原则变化较大。目前在讨论 NHL 放疗时往往根据具体病理类型、发生部位、临床分期和患者情况等因素综合考虑,制定治疗方案。通常将常见的十几种亚型,根据恶性程度的高低归为三类:惰性淋巴瘤、侵袭性淋巴瘤和高度侵袭性淋巴瘤。

(1)惰性淋巴瘤:常见的惰性淋巴瘤包括 WHO 分类中Ⅰ～Ⅱ级滤泡性淋巴瘤(FL)、小 B 细胞淋巴瘤/

慢性淋巴细胞性白血病(CLL)、蕈样霉菌病(MF)、边缘区淋巴瘤等。其中临床Ⅰ～Ⅱ期的滤泡性淋巴瘤,某些部位的早期MALT淋巴瘤和早期皮肤蕈样霉菌病均适合放疗,下面分别进行概述。

①滤泡性淋巴瘤:Ⅰ～Ⅱ期滤泡性淋巴瘤,受累野放疗是标准治疗方法之一。最新对早期滤泡性淋巴瘤长期随访研究结果显示对于小肿块患者放疗推荐剂量选择为24～30Gy,而对于高龄、多病灶Ⅱ期患者或伴有大肿块患者,局部需追加剂量至36Gy。多项研究结果显示受累野放疗治疗Ⅰ～Ⅱ期滤泡性淋巴瘤,局部控制率超过90%,10年的无复发生存率为40%～50%,总生存率为60%～80%。Ⅲ/Ⅳ期的滤泡性Ⅰ/Ⅱ级NHL:主要以化疗等全身治疗为主,放射治疗更多被用于化疗后的巩固治疗,DT 35～45Gy。研究显示单纯化疗及化疗后受累野照射比较,放疗能够提高局控率和无复发生存率。

②边缘带淋巴瘤:主要包括黏膜相关淋巴瘤(MALT)和结内边缘带淋巴瘤以及脾边缘带淋巴瘤。其中黏膜相关淋巴瘤为一类较为特殊的低度恶性NHL,常常为结外原发起病,而脾边缘带淋巴瘤,如单纯脾脏受累,条件允许可考虑手术切除脾脏,否则可采用放射治疗控制脾脏病灶。如果多部位受累,仍以化疗为主,放疗作为化疗后的补充治疗。但是对于脾脏内多发占位,脾脏内大肿块或巨脾、脾脏弥漫浸润的患者,即使多部位受累,仍应手术切除脾脏或不能手术的情况下,早期结合放射治疗,更有利于控制病情进展。结内边缘带淋巴瘤的治疗原则与滤泡性淋巴瘤类似,因此早期应给予放射治疗,DT 30～40Gy,晚期应以全身治疗为主。

③小B细胞淋巴瘤/慢性淋巴细胞性白血病:小B细胞淋巴瘤绝大多数原发于结内,放射治疗的原则与滤泡性淋巴瘤类似,Ⅰ～Ⅱ期放射治疗可以根治,Ⅲ～Ⅳ期以化疗为主。而起病于骨髓的慢性淋巴细胞性白血病则仍应以全身治疗为主。

(2)侵袭性淋巴瘤:常见的亚型有WHO分级为Ⅲ级的滤泡性淋巴瘤、弥漫性大B细胞淋巴瘤、套细胞淋巴瘤、外周T细胞淋巴瘤等。

①弥漫性大B细胞淋巴瘤:DLBCL是NHL中发生率最高的亚型。根据发生部位不同,放疗原则略有不同。此类淋巴瘤应以综合治疗为主,主要为标准一线化疗配合受累野放疗。一般在标准化疗病灶缓解后,辅以受累野放疗。对于纵隔大肿块者应先化疗,以尽量使肿瘤缩小,最好能够达到完全缓解后再放疗,从而减少对心脏、肺的照射。

发生于韦氏环的恶性淋巴瘤以弥漫性大B细胞型较多,易侵犯扁桃体、舌根和鼻咽。由于此区域结构复杂狭小,肿瘤侵袭性较强,放疗后如果复发,再程放疗有一定困难,因此放疗范围常包括韦氏环以及全颈,鼻旁窦如有受侵需包括在设野内。适形调强放疗可在一定程度上保护腮腺功能。而化疗后完全缓解的患者,放疗范围可适当缩小,例如发生于扁桃体的弥漫性大B细胞淋巴瘤,经过足量化疗后达完全缓解,可以扁桃体放疗为主,但对于部分缓解者仍应全韦氏环区域照射。

发生于纵隔的弥漫性大B细胞淋巴瘤,放射治疗剂量限制性器官包括心肺、脊髓等。临床针对纵隔淋巴瘤的设野应包括锁骨下区域直到第10胸椎下缘层面所涵盖的全纵隔区域。当治疗剂量在40Gy以下时,器官剂量的限制性作用相对较小,特别随着PET诊断和放疗设备的进步,近年来调强技术的应用,可以研究针对全纵隔淋巴结区的精确放疗,但是常常减少心脏剂量时肺脏剂量会有所增加,在技术上有一定难度,虽然限制性器官在放疗中所受剂量可得到控制和监视,但平衡好淋巴结区、心肺的各自照射剂量是治疗成败的关键。

发生于腹主动脉旁或髂血管旁淋巴结的弥漫性大B细胞淋巴瘤,可设腹主动脉旁淋巴区野或盆腔野进行放疗,单次剂量1.8～2.0Gy,总剂量35～40Gy。前者注意保护脊髓、胃肠道、肾脏等器官,后者注意保护膀胱、直肠、子宫和睾丸等器官。对于腹腔巨大肿块,考虑到肠道对放疗的耐受量,可在完成相应大野放疗后,给予肿块局部缩野追加剂量放疗,但总量最好不超过46Gy。

研究表明,弥漫性大 B 细胞淋巴瘤接受剂量大于 40Gy 后,剂量一控制曲线呈平台化趋势,增加放疗剂量并不能明显提高局部控制率。临床研究系列资料显示:对于 DLBCL,在基于阿霉素为主的联合化疗后,给予 30～45Gy 之间剂量的受累野放疗,局部控制率无明显差异;而采用受累野及扩大野放疗后,照射区及边缘区复发比率分别为 0 和 7%。因此目前 NCCN 推荐的 DLBCL 放疗原则为:Ⅰ 期/Ⅱ 期非巨块型患者,给予 3～6 周期联合化疗,CR 后采取受累野照射,剂量 30～36Gy;PR 的患者放疗剂量增至 40～50Gy。巨块型肿瘤患者,首先给予 6 周期联合化疗,完全缓解后予受累野 30～40Gy 放疗,部分缓解者可增加剂量至 50Gy,或者考虑行自体干细胞移植。对于临床 Ⅲ/Ⅳ 期 DLBCL 患者,局部放疗可显著提高局部控制率及无复发生存时间。因此,联合化疗为 Ⅲ/Ⅳ 期 DLBCL 的首选,初治如能达到完全缓解,视情况予以受累区照射或积极的定期随访;如不能达到完全缓解,则争取自体干细胞移植,之后给予受累野放疗 30～40Gy,局部残留者可增至 50Gy。

②套细胞淋巴瘤套:细胞淋巴瘤临床上具有生长缓慢,很少在早期被发现及诊断,难以治愈的特点,目前缺乏有力的治疗措施。75%～100% 患者在确诊时为 Ⅲ～Ⅳ 期,因此放射治疗作用有限。对于 Ⅰ 期/Ⅱ 期套细胞淋巴瘤或许能够通过化疗后受累野照射达到治愈,鉴于临床实践显示套细胞淋巴瘤对放射敏感,因此 2011 年 NCCN 指南推荐放射剂量为 30～36Gy,如果肿块较大,可适当提高剂量。而临床 Ⅲ/Ⅳ 期套细胞淋巴瘤推荐以化疗为首选,放疗仅在特殊情况下作为辅助治疗。

③外周 T 细胞淋巴瘤:外周 T 细胞淋巴瘤包括外周 T 细胞淋巴瘤非特异型、间变大细胞淋巴瘤(系统型)、血管免疫母 T 细胞淋巴瘤等。除原发皮肤的早期 T 细胞淋巴瘤外,如间变大细胞淋巴瘤(皮肤型)、结内的外周 T 细胞淋巴瘤等均应以全身治疗为主,主要是化疗,必要时高剂量化疗配合干细胞移植。放疗主要作为上述治疗的补充治疗,适用于治疗后残留病灶,或原有大肿块部位以及顽固性病灶等。目前外周 T 细胞淋巴瘤缺少标准的放射治疗标准。放射治疗通常按照经典型非霍奇金淋巴瘤的治疗原则,但照射剂量略高于弥漫性大 B 细胞淋巴瘤,一般在 45～55Gy,甚至可以达 60Gy。原发皮肤的早期 T 细胞淋巴瘤将在原发皮肤的淋巴瘤部分中论述。

(3)高度侵袭性淋巴瘤:主要是指 Burkitt's 淋巴瘤、淋巴母细胞性淋巴瘤等。高度侵袭性淋巴瘤由于恶性程度高,即使是早期病变,仍以全身化疗为主,包括高剂量化疗和造血干细胞移植。单纯放射治疗难以达到根治的目的,因此只作为其他治疗后的补充,针对治疗前大肿块或残留病灶以及造血干细胞移植前预处理方案中的全淋巴区照射或全身照射。如果有脑膜侵犯的患者,也可考虑全脑全脊髓照射。

4.原发于结外的非霍奇金淋巴瘤

(1)原发于胃肠道的淋巴瘤:原发胃淋巴瘤则是最常见的结外 NHL 之一,主要来源于 B 淋巴细胞,极少数来源于 T 淋巴细胞。根据 2000 年世界卫生组织 WHO 分类标准,40% 的为惰性(低度恶性)淋巴瘤,以胃黏膜相关淋巴瘤(MALT 淋巴瘤)为主,其他少见类型包括套细胞淋巴瘤、滤泡淋巴瘤等。另 60% 的 PGL 为侵袭性(高度恶性)淋巴瘤,主要为弥漫性大 B 细胞淋巴瘤,其中 1/3 为 MALT 淋巴瘤转化而来,肿瘤组织内含有惰性 MALT 淋巴瘤成分,少见类型有 Burkitt's 淋巴瘤以及淋巴母细胞淋巴瘤等。因此原发胃淋巴瘤主要为黏膜相关淋巴瘤和弥漫性大 B 细胞淋巴瘤。

①胃弥漫性大 B 细胞淋巴瘤:以化疗为主的治疗方案 5 年生存率可达 90% 以上,因此放疗目前不作为胃弥漫性大 B 细胞淋巴瘤的主要治疗,而是对化疗的补充。化疗 CR 后全胃放疗 30Gy,照射野应包括全胃和胃周淋巴结,局部残留或浸润较重的可局部加量至 40Gy。调强放疗有助于正常组织的保护。

②胃黏膜相关淋巴瘤:由于临床多处于 Ⅰ～Ⅱ 期,抗 H.pylori 治疗有良好效果,缓解率为 80% 左右,因此应首先行抗 H.pylori 治疗。对于抗 H.pylori 治疗无效或有效后复发者,侵及肌层或 H.pylori(一)、无全身转移者可以考虑胃的单纯放疗,一般行全胃照射 30Gy。放疗可以避免全胃切除,保证生活质量。需要注

意的是:放疗中胃的精确定位难度较大,同时要尽量避免对左肾、胰腺、十二指肠以及脊髓的照射。对于抗 H.pylori 治疗后是否可行化疗后放疗,尚无定论。临床Ⅲ~Ⅳ期的患者则仍以化疗为主,放疗作为补充。

原发于回盲部、肠道或肠系膜淋巴结的弥漫性大 B 细胞淋巴瘤,其易于在胃肠道或肠系膜淋巴结内扩散,由于肠蠕动,肿瘤部位不固定,因此在给予足够疗程的化疗后应给予全腹照射,单次剂量 1.6~1.8Gy,必要时还可适当降低单次剂量,直到患者可以耐受,总剂量 27~30Gy。但要保护肝脏、肾脏等重要器官。

(2)原发于鼻腔的淋巴瘤:原发于鼻腔的非霍奇金淋巴瘤最常见的是鼻腔 NK/T 细胞淋巴瘤。目前治疗上没有标准方案。

鼻腔 NK/T 细胞淋巴瘤对化疗耐药常见,特别是原发于鼻腔或鼻旁窦的鼻腔 NK/T。许多临床研究表明,鼻腔 NK/T 淋巴瘤以Ⅰ~Ⅱ期患者多见,部分化疗耐药,但对放疗相对敏感。因此放疗在鼻腔 NK/T 细胞淋巴瘤治疗中占有重要地位,特别是Ⅰ~Ⅱ期患者,大约 2/3 患者通过单一放疗能获得完全缓解,但其中有将近 1/2 患者会复发,其 5 年生存率为 65%。值得注意的是,由于对 NK/T 细胞淋巴瘤的分期方法还有争议,不同分期方法所获得的 5 年生存率差异较大。研究显示 IE 期患者单纯放疗和放化疗联合治疗的 5 年生存分别为 89% 和 92%,无显著性差异,对于Ⅰ期/Ⅱ期鼻腔 NK/T 淋巴瘤患者根据情况可首选放疗,放疗完成后给予化疗巩固。文献报道单纯放疗的患者失败的原因大多数为放射野外远处复发,因此加用化疗可能降低远处复发率,提高生存率。有学者认为首选化疗 2~4 周期后再行放疗会提高化疗敏感患者的生存率,尤其是对有 B 组症状或大肿块的患者,近年来首选化疗并早期联合放疗的方法日益受到重视,但如何进行综合治疗尚需进一步研究。鉴于 NK/T 淋巴瘤对化疗耐药常见,临床Ⅲ~Ⅳ期患者联合化放疗的 5 年总生存仅达到 15%~30%。因此,晚期患者可以考虑临床实验性治疗或造血干细胞移植治疗。但是即使是临床Ⅲ~Ⅳ期的患者,局部鼻腔放疗也有很好的局部控制作用。

鼻腔 NK/T 细胞淋巴瘤早期未超腔时可仅对原发部位适当外扩进行放疗,而中晚期因为常常侵犯鼻腔及鼻旁窦,甚至上侵颅底,因此根据具体情况要将这些部位纳入放疗范围。目前临床一般放射治疗剂量为 45~55Gy。多项研究显示放射剂量≥50Gy,局部控制率明显优于<50Gy,因此鼻腔 NK/T 细胞淋巴瘤的放射治疗剂量应较非霍奇金淋巴瘤其他亚型略高。

(3)原发中枢神经系统恶性淋巴瘤:原发中枢神经系统恶性淋巴瘤(PCNSL)指发生于脑和脊髓的结外 NHL,肿瘤侵犯脑膜、脑实质、脊髓或神经根等,占 NHL 发生率的 1%~2%。原发中枢神经系统恶性淋巴瘤最佳治疗方法仍有争议。目前的主要治疗原则为化疗和放疗的综合治疗,生存率明显优于单纯放疗。肿瘤未侵及脊髓,化疗后予以全脑照射和肿瘤区补量,如肿瘤侵及脊髓,化疗后应予以全脑全脊髓照射。

全脑照射的放射野采用以头颅颞侧平行相对两侧野,范围包括全脑,下界应在颅底骨线下 0.5~1.0cm。应注意保护眼睛,一般以眶下缘与耳后结节连线,前面挡住眼球为好,并包括第 2 颈椎下缘照射剂量(以中线计算深度);成人全脑照射组织量为 DT 30~40Gy,有文献认为 36Gy 较为适宜,然后瘤床或肿瘤局部补量 10~15Gy。全脊髓照射上界与全颅照射下界相接,下界至第 2 骶椎下缘,宽度 4~6cm。脊髓深度量计算按 X 线侧位片椎孔前缘深度计算,组织照射剂量成人:30Gy,局部病灶追加 5~10Gy。

多因素分析证明,年龄≤60 岁和一般状态好是重要的预后好的因素,而脑干受侵或脊髓受侵、多灶性、脑脊液蛋白含量增高是重要的预后不良因素。目前提出的不良预后因素主要包括年龄>60 岁,PS 评分 >1,LDH 升高,脑脊液蛋白升高和深部脑组织受累。

(4)原发骨恶性淋巴瘤:原发骨恶性淋巴瘤是起源于骨髓腔、不伴区域淋巴结或脏器受累的一类少见的原发性结外淋巴瘤,约占 NHL 的 1%。原则上采用化疗、放疗相结合的综合治疗,手术只限于诊断性活检、病理骨折需要重建稳定性和脊髓受压瘫痪需要切除减压者。对侵及骨与骨骼肌者均做所在病变的全骨长及全肌束照射,根治量 45～55Gy 左右。四肢照射时一般不超过关节面,要保留淋巴引流通道,不可全横径照射,要保护一条正常组织。在肿瘤吸收剂量达到 DT 45Gy 时,缩野到距瘤体上下各 2cm 处追加 DT 5～10Gy,再次缩野到瘤灶区追加 DT 5Gy。有学者认为,放疗剂量可以降低到 46Gy 左右较合适,超过 DT 50Gy 会导致高发的承重骨病理性骨折。

(5)原发睾丸淋巴瘤:原发睾丸淋巴瘤少见,多为单侧发病,也可双侧同时或先后发病,老年人,尤其是 60 岁以上者发病率升高。病理类型以弥漫性大 B 细胞淋巴瘤最为常见,约 80%～90%,其次为血管免疫母 T 细胞淋巴瘤。目前原发睾丸淋巴瘤的治疗共识是,ⅠE～ⅡE 首先应行睾丸切除＋高位精索结扎手术,术后行联合化疗,同时需要行脑脊液预防性化疗,然后进行放射治疗。Ⅰ～Ⅱ期患者行阴囊、腹股沟、盆腔和腹主动脉旁淋巴结的放疗,剂量 DT 40～45Gy 左右,并进行对侧睾丸的预防照射,剂量 DT 30～35Gy。Ⅲ、Ⅵ期患者以全身化疗为主。

(6)原发乳腺淋巴瘤:原发乳腺的惰性低度恶性淋巴瘤(如 MALT 淋巴瘤、滤泡性淋巴瘤)通常可选择局部治疗,如手术＋术后放疗。而原发乳腺的侵袭性或高度侵袭性中高度恶性淋巴瘤则需行全身化疗＋局部放疗、造血干细胞移植等综合治疗,并且要行脑脊液预防化疗。ⅠE 期行患侧全乳腺放疗,ⅡE 期患侧乳腺、腋窝、锁骨上窝和内乳区,剂量 DT 40～50Gy。

(7)原发眼眶恶性淋巴瘤:原发眼眶恶性淋巴瘤(POL)是一种罕见恶性淋巴瘤,约占眼眶肿瘤的 10%,占全部恶性淋巴瘤的百分比<1%。中位发病年龄为 60 岁,50 岁以上的病例占 80%,女性是男性的 1.5～2.0 倍。POL 起源于眶内淋巴组织的胚胎残留,好发于泪腺、睑、球结膜,绝大多数为非霍奇金淋巴瘤。

原发眼眶恶性淋巴瘤以综合治疗为主,尤其是对局部晚期及中、高度恶性病理亚型者应辅以化疗,但放疗是控制局部病变最有效的首选方法。放疗计划设计应根据查体和影像学检查所确定的病变部位和病变范围而高度个体化。一般不需要做颈部预防照射。对结膜和眼前部的浅表病变,选用单前野电子线照射,照射野应包括全部结膜,一般为 4cm×4cm 大小,治疗深度为 1.0～2.5cm。治疗中需眼罩或外置挡铅保护晶体。对于深部和球后病变,宜采用 4～6MVX 线,应用三维立体调强放疗技术,根据 CT 或 MRI 确定靶区范围,勾画靶区,并应用 TPS 系统确定治疗计划,确保靶区计量分布均匀和保护晶体、视网膜、视神经等正常组织。目前认为,对低度恶性肿瘤推荐照射剂量 30～35Gy,而对中、高度恶性肿瘤 36～40Gy。放射治疗中注意双眼卫生和抗炎处理。

(8)原发皮肤淋巴瘤(PCL):原发皮肤淋巴瘤是一组原发于皮肤,来源于 T 细胞或 B 细胞的异质性淋巴瘤,诊断时无皮肤外组织和器官受侵证据。PCL 病理采用 2005 年版 WHO-EORTC 皮肤淋巴瘤分类法,其中皮肤 T 细胞淋巴瘤占 PCL 的 65%～80%,皮肤 B 细胞淋巴瘤占 20%～25%。PCL 病程常表现为惰性,不同病理类型需采用不同治疗方法。

恶性程度较低的原发皮肤淋巴瘤,如原发皮肤滤泡中心淋巴瘤、原发皮肤边缘带 B 细胞淋巴瘤、蕈样霉菌病等,可采用单纯放射治疗,但晚期或有淋巴结或脏器受累者,仍需考虑联合化疗辅以放疗。恶性程度较高的 PCL,如原发皮肤弥漫性大 B 细胞淋巴瘤一腿型、CD30 阳性皮肤间变性大细胞淋巴瘤、皮下脂膜炎样 T 细胞淋巴瘤等,需联合化疗,而放疗作为补充。

全身皮肤电子线照射:目的在于避免深部组织受量过高的前提下,均匀给予全身皮肤一定治疗剂量。采用双机架角多野技术,一般用 4～6MeV 电子线,患者站立位,治疗距离 3～4m,机架角沿水平方向上下转动±15°左右,对每一机架角度分别接受前后及 4 个斜野照射,每野间隔 60°,全身共 12 野。全身一个治疗周期共 12 个照射野,分 4 天完成,一般 8～10 周内给予照射总量 30～40Gy。对于皮肤局部残留病灶,可局部补量照射到 45～50Gy。对于足底、大小腿内侧、会阴部剂量偏低处可局部补量。全身皮肤电子线照射副作用包括皮肤干燥脱屑、红斑、毛细血管扩张形成、肢端湿疹、皮肤溃疡或不可逆的毛发脱落和汗腺萎缩,几乎所有患者均会出现短暂性脱发和指甲生长停滞。

局部放射治疗:用于孤立性病灶或全身电子线照射低剂量区补量。射野边界在肿瘤周外放 2～3cm,放射剂量为(30～40)Gy/(3～4)周,通常选用电子线,根据病变范围和浸润深度选择能量。用电子线照射时,需在肿瘤表面加 0.5cm 厚的填充物以提高肿瘤表面剂量。当区域淋巴结转移时,应同时设野进行照射,肿瘤靶区剂量不能低于 90%。

（程久荣）

第十七章　肿瘤的中医治疗

第一节　恶性肿瘤的针灸治疗概述

【概述】

肿瘤是指机体中成熟的或在发育中的正常细胞在不同有关因素长期作用下,呈现过度增生或异常分化而形成的新生物。恶性肿瘤则指这种增生或分化是无规律的,且能浸润和破坏组织。一般所说的癌就指恶性肿瘤。恶性肿瘤对人类健康和生命的威胁极大,它的治疗迄今仍为医学难题,大部分难以治愈,晚期多出现恶病质。

中医学对肿瘤早有认识,甲骨文中就有"瘤"字,而 1171 年出版的《卫济宝书》则首次提到"癌"。恶性肿瘤在中医古籍中被描述为"噎膈"、"岩"、"癌"、"茧唇"、"舌菌"、"石痈"等等。

针灸治疗恶性肿瘤,在古医籍中亦早有类似记载。如噎膈症,《灵枢·四时气》即已提到。在《备急千金要方》中,载述了"发肿至坚有根"的"石痈"的针灸。明·张景岳的《类经图翼》一书还涉及"乳岩"的针灸。同时代的针灸家杨继洲,对噎膈症不仅提出穴方,还对其机理加以探讨,认为是"脾绝胃枯"之症。古代所积累的经验,不少至今仍有借鉴意义。

现代应用针灸治癌的最早报道见于 20 世纪 50 年代初,但至 60 年代仍多以个案形式出现,内容集中于乳癌、子宫颈癌、食管癌等。70 年代多病例的临床文章骤增,不少穴位刺激法都用于治癌。从 80 年代开始,海内外的针灸工作者从不同的角度进行了大量的实践,涉及宫颈癌、肝癌、胃癌、食管癌、乳腺癌、鼻咽癌、肺癌及皮肤癌等。另外尚有相当多的关于针灸治疗癌症一些临床症状的文献,如癌性高热、癌性疼痛以及治疗癌症在放化疗过程中所产生的毒副作用和手术治疗后的针灸康复。并摸索到不少宝贵的经验。首先,是关于针灸治疗癌症的地位和价值有了较明确的认识,针灸具有重要的辅助治疗作用,包括改善症状、缓解痛苦、提高患者生活质量、延长患者生存时间,特别表现在控制癌性疼痛和放、化疗以及手术所带来的形形色色的副作用。其次在穴位刺激方法上,也做了有益的探索,除针刺外,尚用艾灸、穴位注射、电热针、皮内针、割治、埋植等法。针刺手法则主张体质强者用凉泻、平补平泻法,弱者用热补、平补平泻法。

针灸治疗恶性肿瘤,从总体上来说,目前还处于探索性的阶段,其治疗规律和确切机理还有待更多的积累和研究。本节所总结的内容均以针灸作为辅助治疗的方法应用,除了控制癌症外,还包括止痛和对抗药物、手术及放射治疗所产生的毒副作用,供临床参考。

【治疗】

（一）古籍记载

1.取穴

噎膈:膈俞、膏肓、脾俞、膻中、太白、胃俞、中脘、中庭、足三里。

乳岩：肩髃、灵道、温溜、足三里、下巨虚。

石痈：阿是穴（患处）。

2.操作

噎膈症，每次取 4～6 个穴。膏肓、膈俞，可施灸法，膈俞 3～7 壮，膏肓可灸百壮，直接灸法。脾俞、胃俞、足三里，针刺先补后泻，以补为主，取针后加艾卷灸至局部皮肤潮红。余穴针刺，施平补平泻之法。留针 15～20 分钟。

乳岩，每次取 3～4 个穴，均用灸法，每穴 5～9 壮，无瘢痕直接灸法。

石痈，于病变部位灸百壮，直接灸。

3.古方选辑

《备急千金要方·卷二十三》：凡发肿至坚有根者，名曰石痈。治之法当上灸之百壮。

《普济方·卷四百二十》：治膈寒，食欲不下，腹胁满，胃弱少食，嗜卧，怠惰不欲动，身温不能食；又方主吐食，穴膈俞。

《类经图翼·十一卷》：诸膈证：心俞（七壮）、膈俞（七壮）、膏肓（百壮，以多为佳）、脾俞、膻中（七壮）、乳根（七壮）、中脘（七壮）、天府（七壮）、足三里（三七壮）。

乳痈、乳疽、乳岩……：肩髃、灵道（二七壮）、温溜（小人七壮，大人二七壮）、足三里、条口（乳痈）、下巨虚（各二七壮）。

《针灸大成·卷九》：五噎：劳宫、中魁、中脘、三里、大陵、支沟、上脘。……复刺后穴：脾俞、胃俞（以上补多泻少）、膻中、太白、下脘、食关。

（二）现代方法

针灸

本法主要治疗食管癌及胃癌。

1.取穴

主穴：分 2 组。①大椎、身柱、神道、灵台、胸夹脊 8、脾俞、胃俞、足三里；②中脘、章门、足三里、行间、三阴交、膈俞、丰隆、公孙。

配穴：食管上段癌加天突、璇玑、华盖；食管中段癌加紫宫、玉堂、膻中；食管下段癌加鸠尾、巨阙、中庭；胃癌加上脘、中脘、下脘。另可配相应部位之华佗夹脊穴（食管上段：颈夹脊 6～胸夹脊 2；中段为胸夹脊 3～6；下段胸夹脊 7～10；胃癌为胸夹脊 11～12）。

2.治法

主穴第 1 组为麦粒灸，每次取督脉穴 2 个或肢体穴 1 对。艾炷为麦粒大，以纯艾制成，用着肤灸（化脓灸法）。选定穴后，用蒜汁涂穴，粘住艾炷，施灸。为减轻疼痛，可用手在穴旁轻拍，一炷灸完再接一炷，每次灸 7～9 壮。灸完以生理盐水揩净灰烬，贴以灸疮膏，促其化脓。隔日灸 1 次，可顺次选穴，共 6 次，灸毕为一疗程。主穴第 2 组为针刺，每次选 1～2 个穴，并据病变部位酌加配穴。用 0.35mm×50mm 毫针，采取提插不留针手法，体弱者施弱刺激，小提插约 10～20 次，刺激时间为 10～20 秒；体强者施重刺激，大提插 30～40 次，刺激时间为 30～40 秒；一般用中等幅度提插，约 20～30 次，刺激时间为 20～30 秒。每周针 3 次，15 次为一疗程，停针 2 周。两组可交替进行，亦可单用一组，视病人症情而行。

第二疗程仅取配穴，其中华佗夹脊穴用针刺法，手法同前。余穴用药饼灸法。

药饼制备：白附子、乳香、没药、丁香、细辛、小茴香、苍术、川乌、草乌各等份。共研成细粉，加蜂蜜、葱水调和捏成药饼，大如 5 分硬币，2 分厚，中穿数个小孔。

第二疗程应在麦粒灸化脓期或针后 2 周进行，每次据病灶所在部位，选取 3 穴。灸时饼下垫丁桂散少许,上置艾炷,灸 3～5 壮。艾炷大小据症情而定。隔日一次,10 次为一疗程。停针灸 2 周,第三疗程可用针刺主穴第 2 组加药饼灸配穴同时进行,亦为 10 次一疗程。

3.疗效评价

疗效评定标准:临床痊愈:饮食正常,身健壮,X 线造影癌瘤完全消失,食管脱落细胞检查,癌细胞消失;有效:吞咽困难症状明显缓解,能进食半流食或普通食物,X 线造影癌瘤病变部位明显缩小,癌细胞未消失,或食管脱落细胞检查,癌瘤暂时消失但癌瘤病区无缩小;无效:症状未见改善或反有恶化。

共治 353 例食管癌、胃癌。其中 50 例配合内服中药等,有效 24 例,无效 26 例,有效率为 48.0%。303 例为配合放疗、化疗、手术、中药等法。其中,6 例早期患者,5 例临床痊愈,1 例有效;297 例晚期病人,癌瘤暂时消失率为 0.99%,癌瘤缩小率为 1.65%,而症状有效率为 96.4%。

电热针

本法主要治疗皮肤癌。

1.取穴

主穴:阿是穴。

阿是穴位置:浅表恶性肿瘤局部。

2.治法

据肿瘤的大小,在肿瘤局部以每平方厘米 2 支针的密度进针,进针方法可以采取单刺、傍针刺、齐刺、扬刺或丛刺等法。进针前先在局部做常规消毒,用 2% 利多卡因 1～4ml 局部麻醉。进针后,接通电热针仪,电流强度在 100～140mA 之间。进针 20 分钟后,开始测量肿瘤表面之温度,温度控制在 43～50℃ 之间,留针 40 分钟。每日或隔日一次,10 次为一疗程,疗程间隔 3～5 天。

3.疗效评价

疗效评定标准:按国际抗癌联盟制定的实体瘤疗效标准。完全缓解:治疗期间肿瘤的迹象全部消失;部分缓解:肿瘤消失超过 50%(两个直径的乘积),治疗期间未出现新肿瘤的迹象;改善:肿瘤的缩小少于 50%(两个直径的乘积);无变化:治疗期间肿瘤无变化。

共治 10 例皮肤癌(包括皮肤鳞癌、恶性组织细胞癌、角化上皮细胞癌等),结果 4 例完全缓解,3 例部分缓解,2 例无变化,1 例死亡,有效率为 70.0%。

电鍉针

本法主要治肺癌。

1.取穴

主穴:十二井穴。

2.治法

每次在十二井穴中取 1 对,用电热鍉针具激发感传,气至病所。治疗时室温控制在 20～25℃,穴位温度应在 20℃ 以上。鍉针针尖温度在 35～38℃ 左右,或调至可耐受为度。针尖刺激时,方向应指向病灶部,刺激强度以舒适为宜,频率 1～2 次/秒,刺激 1～2 分钟。如出现感传,但传导不远者,可在感传所达到的穴位刺激,进行接力。如无感传可将频率迅速调到 3000～4000 次/分,此时如出现感传,再缓调至 500 次/分,多可使感传继续延伸。如再无感传,先将强度调节到零位,再增大强度,使穴周微见肌跳,无痛,以患者能耐受为度。在此基础上再增加频率,多可激发感传。每日一次,每次激发 1 条经,6～12 次为一疗程,停针 3 天,继续下一疗程。

3.疗效评价

疗效评定标准:显效:临床症状、体征明显好转,可进行一般工作,肺部肿瘤缩小或消失;有效:临床症状和体征均减轻;无效:治疗后症状、体征无改善或死亡。

共治肺癌14例,结果显效4例,有效7例,无效3例。总有效率为78.5%。本法取效关键在气至病所。对肺癌患者有改善睡眠、增加体重和延长生存期等作用。

综合法(之一)

本法主要用于晚期食管癌及其他上消化道癌。

1.取穴

主穴:分3组。①天鼎、止呕、璇玑、膻中、上脘、中脘;②咽喉、食管、贲门、胃、胸、膈(耳穴);③足三里、脾俞、膈俞、胸夹脊4~9。

配穴:分2组。①内关、公孙、三阴交、中魁;②交感、神门、三焦、内分泌、皮质下、肾上腺、肝、肾(耳穴)。

止呕穴位置:廉泉穴与天突穴连线中点。

2.治法

以针灸为主,配以各法。

(1)针灸:主穴第1组与配穴第1组相配。主穴均取,配穴酌加。操作如下:以0.25mm×40mm毫针,天鼎穴双侧进针,针尖向天突穴斜刺;止呕穴横刺,针尖向下透向天突穴,其他穴位常规针法,以平补平泻手法,留针30~40分钟。如进食梗阻,舌苔厚腻,加艾条雀啄灸膻中、中魁10分钟;进食后突然梗阻,针内关,针尖向上,强刺激用泻法,并令患者剧咳,让其呕出大量痰液及食物。隔日一次。

(2)耳针:主穴第2组与配穴第2组相配。主穴均取,配穴选2~3个穴,以0.25mm×13mm毫针,于耳郭消毒后,测得敏感点,快速刺入,捻转至得气后留针40~60分钟。每次取一侧耳,两耳交替轮用。隔日一次。

(3)穴位注射:第3组主穴用于穴位注射,每次选2~4个穴,药液为肿节风注射液。以2ml一次性无菌注射器吸取药液,刺至穴位得气后,每穴分别注入0.5ml。穴位可轮用。亦为隔日治疗1次。

(4)敷贴:敷贴方:藤黄、干蟾、六神丸、生乳香、生没药、大蒜瓣、醋延胡索、人工麝香等各适量,碾极细末,用布袋装好备用。置于阿是穴(肿瘤相应部位之体表面)干敷并用膏药固定,每天6~8小时。

(5)拔罐:在中脘与上脘之间,双肋下各拔一火罐,以吸出水疱为度(一般需30~40分钟),隔日一次。如水疱过大,可放出液体并涂甲紫。

以上法连续治疗2个月为一疗程。上述疗法如第一疗程有效者,可进行第二、三疗程治疗,直至病情稳定。

3.疗效评价

共治146例。其中84例晚期食管癌患者,经三个疗程治疗,结果,显效8例,有效21例,无效55例,有效率为34.5%。平均生存期为6.5月,较未用针灸治疗者明显为高(P<0.05)。另62例均为中、晚期患者,其中食管癌18例,贲门癌5例,胃癌39例。经治疗后,食管癌、贲门癌患者症状缓解,生命延长8~15个月者4例,存活3~7年者11例,临床治愈8例;胃癌患者症状缓解、生命延长8~15个月者9例,存活3~7年者25例,临床治愈5例。

综合法(之二)

本法主要用于抑制肝癌、肺癌及胃癌之疼痛。

1.取穴

主穴:百会、内关、大椎、阿是穴、神门(耳穴)、足三里。

配穴:肝癌加肝炎点、肝俞、肾俞;肺癌加肺俞、风门、定喘、丰隆;胃癌及胰腺癌加阳陵泉、胃(耳穴)、胰胆(耳穴)。

阿是穴位置:痛点。

肝炎点位置:右锁骨中线直下,肋弓下缘2寸处。

2.治法

药液:20%胎盘组织液。

每次取主穴3~4个穴,配穴酌加。采用不同穴位刺激方法治疗:大椎、足三里,用穴位注射法。以20ml注射器,抽取药液4~6ml,分别注射于上穴中。耳穴用磁珠(380Gs)贴压。阿是穴用磁片贴敷(磁场强度1500~2000Gs,直径2~3cm不等圆片),在痛点即阿是穴贴敷时,应分别在痛点上或附近放置,如同时贴敷2块或以上时,以互不吸引的距离为准,或痛区躯体前后对贴,贴时要注意N极和S极相对,才能形成磁场,最后用胶布固定。余穴用针刺法,缓慢进针,得气为度,留针30分钟~1小时。如为肝癌,可轮流捻转3次后退针。上述方法,穴位注射为隔日或隔2日一次,穴位贴敷为每周1~2次,针刺为每日或隔日一次。10~15次为一疗程。

3.疗效评价

疗效评定标准:有效:疼痛消失或减轻;无效:不能止痛或有增无减。

共观察49例,均有不同程度减轻,止痛时间可达10小时以上。另有34例肝癌患者,经穴位注射配合中西药物,疼痛大多得以控制,且其中2例占位病变消失,另3例带病生存9月~4.5年。

穴位注射

本法主要用于治疗恶性肿瘤持续发热和化疗后顽固性呕吐。

1.取穴

主穴:足三里。

配穴:血海、肾俞。

2.治法

药液:地塞米松注射液、甲氧氯普胺注射液、黄芪注射液。

一般仅选主穴,效不显时加用配穴。药液:治疗高热用地塞米松注射液,治疗顽固性呕吐在后二者中任选一种。取足三里穴时,令患者取卧位,两腿伸直平放,充分暴露穴区。治高热时,每次选一侧穴,两侧交替。将注射针头垂直刺入穴区后,采用捻转提插等法,使之得气,运针3~5分钟。回抽无血,推入药液1ml。每日1次,5日为一疗程。治疗顽固性呕吐,如取主穴,可取双侧;如加配穴,每次取1穴(二穴可轮用),则主配穴均取单侧,双侧交替。用2ml或5ml注射器6号针头吸取甲氧氯普胺注射液1ml或黄芪注射液5ml,垂直刺入所选穴区,病人出现强烈针感(局部酸、麻、胀或向四周放射)后回抽无血,即可将药液缓慢注入,甲氧氯普胺注射液每穴注入0.5ml,黄芪注射液每穴注入2.5ml。每日1~2次,至1个疗程化疗结束为止。

3.疗效评价

疗效评定标准:

高热:显效:结束后30日内,体温降至36~37℃,以后发热要予治疗仍然有效;有效:疗程结束后15日内,体温降至36~37℃,以后发热治疗仍然有效;无效:疗程结束后体温仍在37℃以上者。

呕吐:将呕吐的程度分为4级。即无呕吐为0~Ⅰ级;每日呕吐2~3次为Ⅱ级;4~6次为Ⅲ级;7次以上为Ⅳ级。显效:治疗后呕吐为0级及Ⅰ级;有效:治疗后转为Ⅱ级;无效:治疗后仍在Ⅲ级或以上。

按上法共治疗139例,其中高热为28例,结果显效21例,有效4例,无效3例,总有效率为89.3%。顽固性呕吐111例,按上述或类似标准评定,显效67例,有效33例,无效11例,总有效率为90.1%。

穴位敷贴

本法主要用于脑部恶性肿瘤和其他恶性肿瘤的辅助治疗。

1.取穴

主穴：太阳、百会、大椎。

配穴：阿是穴。

阿是穴位置：癌肿病灶和疼痛处。

2.治法

敷药制备：①白芷 30g，地龙 15g，藁本 15g，白及 10g，桔梗 10g，川芎 15g，莪术 10g，桂枝 10g，仙鹤草 15g，土鳖虫 10g。水煎成膏为一贴，备用。②消癌膏：黄芪、三七、全蝎、制马钱子、火硝、雄黄、郁金、川贝母等。混合后粉碎制备成不同规格大小的膏药，装袋密封保存备用。

操作：脑部恶性肿瘤，主穴均取，太阳用双侧。用敷方①外敷。其他部位恶性肿瘤，取阿是穴，用敷方②贴敷。阿是穴，一般是指根据 CT 或 B 超定位确定肿瘤体表投影处，宜按照肿瘤面积大小，选取恰当的膏药规格。在贴敷时，可贴阿是穴，也可采取阿是穴前后对应部位同时贴敷。贴敷前宜清洁皮肤，将上述药膏加热使其软化后，平整贴敷在所选穴区，固定后，敷方①每 2 日换贴 1 次，宜治疗一个月以上；消癌膏每 3 天换药 1 次，每疗程 3 次，一般观察 2～3 个疗程以上。

3.疗效评价

共治 104 例，其中脑部肿瘤 40 例（各部位恶性肿瘤导致脑转移瘤病人 35 例，脑胶质瘤病人 5 例）。治疗后病人恶心、呕吐、头晕、头痛、项强等高颅压表现均有不同程度好转，40 例中 35 例病人应用西药降颅压治疗次数减少，缓解时间延长。缓解率 87.5%。另 62 例为多种恶性肿瘤，用消癌膏贴敷后，控制疼痛效果：疼痛明显缓解 9 例，减轻 50 例，无效 3 例，总有效率 95.2%。

电针

本法主要用于配合化疗治疗多种癌症。

1.取穴

主穴：足三里、太冲、合谷、内关。

2.治法

主穴均取，双侧同用。于化疗前 30 分钟开始治疗，针刺得气后，接电针治疗仪的电极，调整电量，使毫针微微颤动，以患者舒适为度。留针 30 分钟。与化疗同步进行，每 3～4 周 1 个疗程，连用 2 个疗程。

3.疗效评价

共治 32 例，包括乳腺癌、胃癌、肺癌、大肠癌、恶性淋巴瘤和食管癌。治疗后，完全缓解 5 例，部分缓解 13 例，稳定 8 例，恶化 6 例。有效率为 56.3%，优于仅用化疗的对照组（$P < 0.05$）。另外，Kamofsky 评分好转率为 53.1%，体重增长好转率为 40.6%，症状好转率 59.4%，也均明显高于对照组（$P < 0.05$）。

（韩江琼）

第二节　子宫肌瘤的针灸治疗

【概述】

子宫肌瘤，又称子宫平滑肌瘤，发于子宫肌层，是女性生殖器最常见的一种良性肿瘤。多无症状，少数表现为阴道出血，腹部触及肿物以及压迫症状等。如发生蒂扭转或其他情况时可引起疼痛。以多发性子宫肌瘤常见。本病确切病因不明,现代西医学采取性激素或手术治疗,尚无其他理想疗法。

子宫肌瘤属于中医学妇女病癥瘕范畴,而更类似于"石瘕"。

针灸治疗本病,在古籍中多载述于妇科病癥瘕中。在《备急千金要方》、《针灸资生经》及《类经图翼》、《神灸经纶》等书中,均有详略不等的记载。

现代以针灸治疗本病的早期报道见于20世纪50年代中期,在60年代初还出现过采用火针阿是穴和针刺远道穴结合的百例以上大样本的观察。自80年代后期迄今,有关临床报道始终不减,据统计,有关文献量,已居肿瘤针灸病谱的第二位。通过长达半个多世纪的针灸实践,已总结出了一些行之有效的经验。在诊断上,有人采用耳穴触诊法来诊断子宫肌瘤,以金属棒在双侧子宫、内分泌穴触诊,凡皮下组织内有1mm粗细之条索触之不消失者,即为触诊阳性,这有待更多的实践来验证。在取穴上,体穴以及包括阿是穴(病灶处)在内的下腹部穴使用频次较高,耳穴也受到重视;在治疗上,多种刺灸之法均有所应用,诸如毫针、耳针、火针、电针、温针、芒针、穴位敷贴、艾灸、穴位埋线等,且趋向于综合治疗,如体针为主,配合耳针,也有显著效果。从已有的经验看,针灸不仅有一定的缩小甚至吸收瘤体的作用,更能明显缓解相关症状。因此可作为较好的治疗手段之一。

【治疗】

(一)古籍记载

1.取穴

水道、肾俞、脾俞、子宫、子户、天枢、气海、中极、三焦俞。

2.操作

每次选3～5个穴,针刺得气后,行平补平泻法。针后腹部穴,可施隔姜灸法,3～7壮,艾炷如小指大。

3.古方选辑

《备急千金要方·卷十一》:久冷,及妇人癥瘕,肠鸣泄利,绕脐绞痛,天枢百壮。三报之,万勿针。

《针灸集书·卷上》:中极、下极、曲泉、阴交,并治血结成块。

《类经图翼·十一卷》:癥瘕:三焦俞、肾俞、中极、会阴、子宫、子户……复溜。

《神灸经纶·卷四》:癥瘕:胃俞、脾俞、气海、天枢、行间、三焦俞、肾俞、子宫、子户、中极、会阴、复溜。

(二)现代方法

体针

1.取穴

主穴:阿是穴、子宫、曲骨、横骨。

配穴:①皮质下、子宫、内分泌(耳穴);②三阴交、次髎、血海、肾俞、照海。

阿是穴位置:瘤体在体表投影部位。

2.治法

主穴每次取1～2个,可交替使用,酌加配穴。体穴均取双侧,耳穴取单侧。针前嘱患者排空膀胱,阿是穴针3～4针,直刺入0.6～0.8寸;子宫穴斜刺1.2～1.5寸,曲骨和横骨均直刺0.8～1.0寸,以得气为度,施平补平泻手法。配穴第一组为耳穴,用埋针法或磁珠贴敷;第二组体穴,每次取2～3个穴,针刺得气后,手法同主穴。留针15～20分钟,其间行针1～2次,针刺隔日一次,10次为一疗程。耳穴每周埋针或贴敷2次,两侧耳穴交替轮用。15次为一疗程。

3.疗效评价

疗效评定标准:临床痊愈:B超探查肌瘤消失,临床症状消失;显效:临床症状减轻或消失,肌瘤缩小1/2以上者;有效:症状减轻或消失,肌瘤缩小1/3者,或停药以后肌瘤稳定,症状消失,持续半年以上者;无效:

症状无改变,肌瘤未见明显缩小。

共治 573 例,临床痊愈 440 例,显效 90 例,有效 40 例,无效 3 例。总有效率达 99.5%。曾对部分病例做 3 个月～2 年的随访,未见复发。

温针

1.取穴

主穴:子宫、中极。

配穴:①次髎、肾俞、三阴交;②关元、天枢、阴陵泉。

2.治法

主穴每次仅取一穴,二穴交替应用。采用温针灸法:中极穴采用梅花形取穴法,即取中极穴,并以中极穴为中心上下左右各旁开 1 寸取一穴点。以 0.30mm×75mm 之毫针垂直慢慢刺入,深度估计到达腹膜部位即可,捻转(勿提插),使患者有较强的酸胀感,然后把艾条裁成 2cm 长艾段,点燃后分别插在针柄上,艾段距皮肤约 2.0～2.5cm,艾段下的皮肤上垫一 1mm 厚有刺孔的姜片,待艾段燃尽后再换一段,共 3 壮,使患者有温热感觉直达腹内。子宫穴二侧均取,与上法相同做温针灸。配穴每次选一组,二组交替,毫针刺至得气后,用平补平泻法施术 2 分钟后留针 30 分钟。每日或隔日一次。15 次为一疗程,一般要治疗 2 个疗程以上。

3.疗效评价

以上法共治 124 例,临床痊愈 26 例,显效 41 例,有效 46 例,无效 11 例,总有效率为 91.2%。

电针

1.取穴

主穴:关元、子宫、秩边。

配穴:气海、血海、阳陵泉、三阴交。

2.治法

穴位局部消毒,以 0.25mm×50mm 之毫针直刺穴位。得气后,接通电针仪,连续波,输出频率为 70Hz,强度以患者可耐受为度。每次刺激 10 分钟,每日 1 次,15 次为一疗程,疗程间停针 7 天。

3.疗效评价

用上述方法共治疗 42 例,结果临床痊愈 33 例,有效 9 例,有效率达 100%。

火针

1.取穴

主穴:中极、关元、水道、归来、痞根。

配穴:曲池、合谷、足三里、肾俞。

2.治法

主穴及配穴肾俞用火针法,余用毫针法。主穴每次均取,配穴酌加。火针为长 50mm,粗 0.8mm 的钨锰合金针具,针尖在酒精灯火焰上 1cm 处加热约 5 秒钟,以针体前 3cm 部分呈鲜红为度,将针快速地刺入穴位,再快速出针,全过程应在 1 秒钟内完成。针刺深度:腹部穴为 3cm,肾俞和痞根为 1.5cm。腹部穴可加用温和灸 15 分钟。配穴中照海、足三里行提插捻转补法,余穴用泻法,留针 15～20 分钟。每周治疗 3 次,12 次为一疗程,一般须 3 个疗程。

3.疗效评价

共治 50 例,临床痊愈 7 例,显效 18 例,有效 17 例,无效 8 例,总有效率 84.0%。

穴位敷贴

1.取穴

主穴:关元、气海、中极。

配穴:石门、足三里。

2.治法

敷药制备:①三棱、莪术、大黄等中药,将药物研成粉末,加上甘油、PVP等物质调配成膏状,将药膏置于纱布块上制成5cm×8cm大小,厚度约2cm的膏贴,备用。②芡实一粒和甘草一截,分别捣烂备用。

一般仅取主穴,均选用,将膏药敷于所选穴区。每日1次,每次6～8小时,3个月为一疗程,连续治疗2个疗程。如效不显,可改用配穴:取1粒芡实敲碎,敷在石门穴处,取一小截甘草捣软或捣碎,贴在右侧足三里穴上,均用纸胶布固定,晚上敷,次日早上取下,经期停用。1个月为一疗程,须治疗2～3个疗程。敷贴期间可配合服用散结镇痛胶囊或宫瘤清胶囊。

3.疗效评价

共治60例,临床痊愈26例,显效7例,有效19例,无效8例。总有效率86.7%。

耳针

1.取穴

主穴:子宫、内分泌、交感、三焦。

配穴:肾、皮质下、肾上腺。

2.治法

主穴为主,效不显时加用配穴。先取一侧耳穴,严格消毒后,寻得穴区敏感点,以毫针刺,至有痛胀等得气感后,行中强度刺激,留针30分钟。起针后,在另一侧耳穴行压丸法:以王不留行籽置于小方胶布(0.6cm×0.6cm)中,贴压于所选耳穴。嘱患者自行按压所贴之穴,1～2次/日,5～10分钟/次,强度以有胀痛感为宜。针刺、贴压可两耳轮流进行。每周2次。1个月为一疗程。经期停用。一般须治疗3～12个月。

可配服下方,药用:三棱、莪术各6g,穿山甲15g,皂角刺10g,当归15g,生牡蛎20g,夏枯草15g,桂枝、蒲公英、连翘各10g,何首乌、白芍、菟丝子、川续断各15g。上方水煎服,于月经周期第15天开始服药,每次150ml,早晚各服1次,连服至经潮,经期停服。

3.疗效评价

共治148例,显效63例,有效65例,无效20例,总有效率86.5%。

艾灸

1.取穴

主穴:子宫。

配穴:关元、中极、气海、三阴交、阴陵泉。

2.治法

主穴为主,酌加配穴。主穴采用隔姜灸,具体操作方法:将鲜姜切成厚度0.2～0.3cm(约5分硬币厚度),面积大于艾炷底面,姜片中央穿刺数个小孔,姜片上放一底面直径约2cm、高2～3cm圆锥形艾炷,由炷顶点燃艾炷施灸,至患者感到灼热不可忍耐时,连同生姜片一起提起,片刻再灸或更换姜片,连灸3壮,使温热之气透入皮肤,以局部皮肤潮红、不发疱为度。配穴每穴用平补平泻法施术2分钟后留针30分钟。每周5次,15次为一疗程。一般须2个疗程以上。

3.疗效评价

共治 42 例,临床痊愈 15 例,显效 16 例,有效 9 例,无效 2 例,总有效率为 95.2%。

穴位埋植

1.取穴

主穴:八髎、关元、子宫。

配穴:失眠取三阴交、神门,便秘取支沟、上巨虚,心烦易怒加阳陵泉、太冲,月经量多加血海、膈俞。

2.治法

主穴均取,配穴据症而加。用注线法:选用 00 号羊肠线,剪成小段备用。主穴选线长 1cm,配穴选线长 0.2~0.5cm,其中三阴交、神门、支沟、太冲用线长 0.2cm。用络合碘消毒穴位,以 6 号半注射针针头作套管,将剪好羊肠线放入针头内,右手持针,刺入到所需深度,当出现针感后左手推针芯,同时右手退针管,将羊肠线埋植在穴位的皮下组织或肌肉层内,棉球按压针孔片刻后结束。治疗后 2~3 小时内出现局部酸痛,为正常反应,无需特殊处理。每星期注线一次,经期暂停。配合内服中药桂枝茯苓胶囊,每次 4 粒,每日 3 次,饭后服用,经期停服。疗程为 3 个月。

3.疗效评价

共治 46 例,临床痊愈 2 例,有效 41 例,无效 3 例。总有效率为 93.5%。

(韩江琼)

第三节　食管癌的针灸治疗

食管癌是消化道中常见的癌肿,多发生在 40 岁以上的男性。此癌属于鳞状上皮癌,由食管黏膜直接浸润到管壁,因扩张到周围组织,亦可由淋巴转移到颈部、胸内或腹腔内淋巴结。

【临床表现】

逐渐加重的吞咽困难为其主要表现,患者最初只能吃软食如面条等,继则只能吃流质,最后饮水也很困难。另有的患者,吞咽并不感觉十分困难,但有胸痛或背痛,可有呕吐,呕吐物为食物、唾液和癌的恶臭分泌物。有时由于癌侵犯到喉返神经,而发生嘶哑,此时患者消瘦、衰弱,全身情况很快恶化。

【治疗】

1.取穴

主穴分 2 组。1 组为病变相应部位的夹脊部位。上段癌肿取颈 6 至胸 2 夹脊;中段癌肿取胸 3 至胸 6 夹脊;下段癌肿取胸 7 至胸 10 夹脊。2 组为病变相应部位的胸部穴位。上段癌肿取天突、璇机、华盖;中段癌肿取紫宫、玉堂、膻中;下段癌肿取中庭、鸠尾、巨阙。发热配大椎、曲池、合谷;呕吐配中脘、内关;胸胁痛配阳陵泉、公孙、阿是穴;食欲不振、消瘦配足三里、阴陵泉;背痛配阿是穴、委中。

2.操作方法

夹脊穴直刺 1~1.2 村,捻转刮针手法,胸部任脉经穴向下沿皮斜刺,余穴按常规针刺,均用刮针或捻转手法,间歇行针 30~60 分钟,10~20 分钟行针 1 次,每日针 1 次,7~10 天为 1 个疗程,疗程间隔 2~3 天,前后主穴隔日轮流针刺。2 组主穴在针刺留针期间均用艾条灸 30~60 分钟,阿是穴出针后拔火罐 20~30 分钟。

【按语】

针灸治疗癌症,近代文献有不少报道,大量的临床实践证明有一些疗效。几十年来笔者不断地对各种癌进行了观察治疗,收到了一些效果。据现代有关研究表明。有些晚期癌症患者接受放化疗的患者,平均存活期不及 1 年,手术治疗者大部分在术后 2 年内死亡,而有不少用针灸中药治疗癌症的个案报道,存活期超过了 2 年以上。笔者曾治疗 1 例脑部角质瘤患者,存活了 25 个月。1 例小细胞未分化癌为Ⅳ期患者存活了 18 个月。2 例食管癌晚期患者存活了 14 个月。1 例胃癌患者存活了 8 年。大连市中医院肿瘤科用针灸和穴位注射观察治疗 34 例晚期原发性肝癌患者,有 2 例占位性病变消失,回到了工作岗位。一个已存活 50 个月,另一个已存活 39 个月,1 例带病生存了 54 个月,1 例带病生存了 26 个月,1 例带病生存了 9 个月,这几例患者毫无症状,正常工作劳动。34 例治疗后平均生存期为 7.84 个月,全部病例治疗后疼痛症状明显缓解。对照组(放化疗组)10 例,无 1 例存活,其治疗后平均生存期仅 1.58 个月。针灸治疗组其疗效显著优于对照组。有学者用电热缇针气至病所治疗了 14 例肺癌患者,其中显效 4 例,好转 7 例,无效 3 例,总有效率 78.6%,有的已存活 3 年之久。治疗后患者心电图改善,免疫功能增强,食欲增加,睡眠改善,体能增强,减轻了患者痛苦,延长了生命。

针灸治疗癌症的疗效已经引起医学界的广泛关注和重视。并进行了大量的有关实验研究。机体对肿瘤的免疫,主要是由 T 淋巴细胞完成的,功能免疫反应能力的降低,对肿瘤的发生、发展有很大的影响。当人患恶性肿瘤时,可见到 T 淋巴细胞功能和数量都下降,其下降程度与病情的轻重有相应的关系。因此,测定肿瘤患者 T 淋巴细胞的数量及其功能状态,对于了解病情和患者免疫状态是很重要的客观指标。有医院对 59 例肿瘤患者同时进行了细胞免疫学(ERFC)和体液免疫的测定(IgG、IgA、IgM),以便观察针刺对人体功能的作用。实验结果表明,肿瘤患者的 ERFC 值普遍低于正常值,经放射治疗后,甚至有所下降。而针刺治疗后,ERFC 值明显提高,几乎达到正常人水平。中医研究院针灸研究所又对针刺提免疫功能的途径进一步进行了研究。迄今已知淋巴细胞表面含有脑啡肽和内啡肽的受体,通过这些受体可以调控细胞的免疫功能,诸如抗体的形成、淋巴细胞的转化、NK 细胞的细胞毒活性等。这些受体又与 CAMP 有联系。因此当受体功能缺陷,可以表现出免疫功能的失常和病变。内源性阿片样肽分布在中枢或外周,针灸刺激后可释放。从而进一步作用于免疫系统,通过免疫系统进一步又可引起免疫反应释放 ACTH、内啡肽、TSH 或淋巴细胞素等。如此继续作用于神经内分泌系统,这样的连锁反应式的作用,加强了机体的免疫功能。这就是针灸治疗肿瘤有一定疗效的原因,其机制很可能就是通过针刺调整了机体的免疫功能,达到了"扶正祛邪"的目的。

(韩江琼)

第四节　胃癌的针灸治疗

胃癌是临床常见癌肿之一,男女均可患病,男性及中年以上的人群发病率高。其病因至今虽未完全阐明,但在胃溃疡、慢性萎缩性胃炎、残胃炎等人群中高发。其发展过程分早、中、晚 3 期。

【临床表现】

胃癌早期症状常不明显,可出现上腹部不适、隐痛、嗳气、泛酸、食欲减退、轻度贫血等,部分类似胃十二指肠溃疡或慢性胃炎症状。进展期可出现持续疼痛,或伴有其他部位转移表现、伴癌综合征等。

【治疗】

1.取穴

主穴分 2 组。肝俞、胆俞、脾俞、胃俞、脊柱或椎旁压痛点为 1 组;中脘、足三里为 2 组。脾虚湿聚加章门、梁门、公孙;肝胃不和加期门、太冲;气滞血瘀加膈俞、血海;气血虚衰加三阴交、气海;发热加曲池、外关;吐血加内关或郄门。

2.操作方法

肝俞、胆俞、脾俞、胃俞向下或向脊柱方向斜刺 0.5～1 寸,捻转刮针手法,中脘、气海直刺 1～1.5 寸,刮针手法;余穴常规针刺。间歇行针 30 分钟,10 分钟行针 1 次,每日针 1 次,10 次为 30 个 60 程,疗程间隔 3～5 天。中脘、气海、足三里,针后加灸 30～60 分钟。

【按语】

胃癌属于中医学的"胃脘痛""癥瘕"等范畴。其病理改变分为四个阶段。胃癌前期多无症状,或症状轻微,仅感乏力或胃脘部偶有不适,多被忽视;初期多由情志不遂、肝气不舒或饮食不节,损伤脾胃,致使升降失调,水湿运化失常,痰热结滞,故症见胃脘堵闷不适,纳谷不香,疲乏无力等。或致肝胃不和、脾胃气滞,出现胃脘胀满,时时隐痛,攻窜两胁及嗳气吞酸等症状;继则肝气郁滞,脾胃功能进一步损伤,运化失常,气机失宣,痰浊内生,阻于血络,血滞成瘀,痰瘀互结,日渐成积,此属中期。中期胃气已虚,体弱乏力,每见虚中夹实,虚多实少,症见胃脘胀痛、堵闷不适,纳谷大减,呃逆频作。这一阶段临床表现突出,但诊断并非都很明确。因失治误治,病情迁延,久则气血耗损,脾胃衰败,气血生化无源,新血不生,恶血不去,气血双亏,病属晚期。此期既有痰瘀癥积等邪实的一面,又有气血大亏、脾胃虚衰的一面,本虚标实。症见胃脘胀痛、不能进食,或朝食暮吐,或食入经久复吐,或吐痰涎清水,伴形寒肢冷、大便溏稀、贫血、浮肿、便血呕血等。

针灸治疗胃癌,国内不乏报道,临床实践证明,针灸有减轻症状和延长患者生命的作用,在治疗过程中,应注意病情轻重、病期早晚及患者的体质强弱等。据此辨证取穴、施术,采取相应化疗措施。初期患者全身情况良好,应以祛邪为主,扶正为辅。以针刺治疗为主,少灸或不灸,治宜疏肝健脾、调理脾胃。中期患者病情加重,肿瘤较大,脾气已虚。治宜攻补兼施,扶正祛邪并举,针法、灸法并用;晚期患者因身体虚衰,肿瘤广泛转移,多有气血双亏,治宜扶正为主,祛邪为辅,并需随时注意调理脾胃,以增进食欲,增强体质。治疗应以灸法为主,针刺手法宜轻,取穴宜少。

脾胃属后天之本,从上述可见,胃癌的发生、发展与转归无不与脾胃气虚有关,故取穴背部以脊柱压痛点及肝俞、胆俞、脾俞、胃俞等穴为主。盖脊柱为督脉循行部位,督脉为阳脉之海,其络脉夹脊而上,左右别而络膀胱,故古人有"太阳与督脉之相通也""五腑之俞,皆本于太阳而应于督脉""五腑居于腹中,其气皆出背之足太阳经"等说法。因此针灸背部相应俞穴,可温运脾阳,调节脾胃气机,培补后天之本。中脘为胃之募穴,足三里为阳明经合穴,能和胃健脾、滋阴补血、升清降浊,且能疏通阳明腑气。再根据胃癌病理变化的不同阶段,先取内关、三阴交、气海、膈俞、章门、期门、公孙、太冲等穴,既能温运脾湿,活血化瘀;又能培补元阳、鼓舞正气,从而增强机体免疫力和调节躯体内脏功能,达到抗癌扶正,化瘀散结之目的。

针灸配合练气功治疗胃癌,效果更佳。

针灸治疗胃癌的作用亦被有关实验证实。实验结果表明,胃癌患者的特异性和非特异性免疫均受到损害,表现为 E 玫瑰花环形成率和血清补体 C_3 含量低下,并且免疫功能的异常与病情变化有密切关系。恶化期患者的 E 玫瑰花环形成率和血清补体 C_3 含量较稳定期及正常组明显降低,而稳定期患者血清补体 C_3 含量恢复到正常,E 玫瑰花环形成率也逐渐上升。所以从实验结果表明,针灸治疗胃癌是有效的。随着症状好转,免疫指标也改善,二者是一致的。大量的临床实践和实验研究资料均表明,针灸能提高胃癌患者的免疫功能,因此进一步探索针灸治疗胃癌这一方法,是有前途的一项重大研究课题。

(韩江琼)

第五节　腹膜假性黏液瘤的针灸治疗

腹膜假黏液瘤是发生在腹腔壁层、大网膜及肠壁浆膜面的低度恶性黏液性肿瘤。发生率较低,发病率女高于男,大多为中年或老年。治疗后容易复发,是临床上较为棘手的一种疾病。本病一般病史较长,病程可迁延数月或数年不等,有的可长达 10 余年,由于临床上无特异性的表现,主要是以腹部进行性肿大、腹部胀痛为主诉,亦有反复发作的右下腹隐痛不适,右下腹包块或以肠梗阻,腹膜炎等并发症就诊,误诊率高达 89.7%,查体可能有腹水征及边界不清的结节,因而常被误诊为肝硬化及结核性腹膜炎、腹腔囊肿等而延误了治疗。

【临床表现】

早期临床表现无特异性,后期腹水症状明显。患者自觉腹部渐进性发胀,腹围增大,腹部胀痛,呼吸费力;逐渐发展为呼吸困难,出现憋气,不能平卧,翻身困难。常伴有恶心,呕吐,消瘦,下腹疼痛或盆腔下垂感,部分患者有肠梗阻甚至阻塞性黄疸及泌尿系症状。重症患者全腹高度膨隆,甚至如足月妊娠状,腹部触痛和包块;大多数患者肝大,质地韧或略偏硬;腹水征明显。

【治疗】

1.取穴

1组以肝俞、脾俞、肾俞、肠俞、小肠俞等背俞穴;2组:以上脘、中脘、下脘、天枢、气海、关元等募穴为主,配穴足三里、三阴交、丰隆、阴陵泉、梁丘、太冲。

2.操作方法

1组取穴患者俯卧或侧卧位,肝俞、脾俞、肾俞成 30°角向下斜刺 1～1.5 寸行提插捻转补法,大肠俞直刺 1.5～3 寸,小肠俞直刺 1～1.5 寸行提插捻转法;2组取穴患者仰卧位,上、中、下脘、天枢直刺 1～1.5 寸,用捻转法;足三里、丰隆、阴陵泉直刺 1.5～2 寸,三阴交直刺 1～1.5 寸,均用提插手法,太冲直刺 1 寸,行捻转法;2组穴取俯卧位,2组穴隔日或隔疗程交替使用,间歇行针 30 分钟,每 5～10 分钟行针 1 次,10 天为 1 个疗程,疗程间隔 2 天。

【按语】

西医治疗腹膜假性黏液瘤主要以手术为主,复发不可避免,只能多次手术。本病属于中医"癥瘕积聚"范畴。《中藏经》曰:"积者,系于脏也;聚者,系于腑也;癥者,系于气也;瘕者,系于血也……癥有十二,瘕有八"。其成因多由正气不足、营卫失调,气血津液运行无力,气血阻滞,津枯痰凝血瘀所致,故《诸病源候论》卷十九曰:"积聚者由阴阳不和,脏腑虚弱,受于风邪,搏于脏腑之气所为也。"卷二十曰:"夫八瘕者,荣卫不和,阴阳隔绝,而风邪外入与卫气相搏,血气壅塞不通而成瘕也。"

目前尚未见针灸中药治疗腹膜假性黏液瘤的报道。《景岳全书·积聚》云:"治积之要,在知攻补之宜,而攻补之宜,当于孰缓孰急中辨之"学者认为本例患者虽以腹痛腹胀(标实)为主要不适,因其久病正气亏虚为主要矛盾,必须先扶正,兼活血行血、化瘀止痛。选用中药方一,重用黄芪、黄精补气健脾养精为君;臣以何首乌、灵芝、白术健脾益气,补益精血;姜黄、当归、三七、丹参活血化瘀,且有补血功用;赤白芍、甘草柔肝缓急止痛;佐以郁金、延胡索疏肝解郁止痛,泽泻健脾利水;使以地龙直达病所利水活血通络。治疗 2 个月后,正气得复,当攻补兼施,故增加鳖甲、穿山甲、山慈菇化痰软坚散结。

针灸取背俞穴肝俞、脾俞、肾俞以健脾补益肝肾,患者为腹膜假性黏液瘤,病位在六腑,"腑以通为用"取大肠俞、小肠俞以通腑散结;取足三里、三阴交健脾养血,上脘、中脘、下脘和胃健脾,且《圣济总录》载,中脘主治"五脏积聚气";《针灸大成》曰天枢主治"妇人女子癥瘕,血结成块";丰隆、阴陵泉健脾化痰通络,胃经郄穴梁丘以解痉止痛,太冲为肝经原穴泻肝火,上穴共用奏补脏通腑、益气养血活血、化痰通络之效。

（韩江琼）

第六节　宫颈腺体囊肿的针灸治疗

宫颈腺体囊肿又称宫颈纳氏囊肿,它同宫颈糜烂、宫颈息肉一样,是慢性宫颈炎的一种表现。该病是因宫颈糜烂愈合过程中,新生的鳞状上皮覆盖宫颈腺管口或伸入腺管,将腺管口阻塞;腺管周围的结缔组织增生或瘢痕形成压迫腺管,使腺管变窄甚至阻塞,腺体分泌物引流受阻,滞留形成的囊肿。

【临床表现】

检查时可以看到宫颈表面突出多个大小不一的青白色囊泡(并非紫色),内含黏液,小的如米粒大,有的如玉米粒大,有的可以长得很大,突出子宫颈,甚至到达阴道口。根部与宫颈之间有蒂相连,常合并宫颈肥大。

【治疗】

1.取穴

分2组取穴,大肠俞、秩边、委中、三阴交为1组;天枢、气海、足三里、阴陵泉、三阴交为2组。

2.操作方法

天枢直刺1～1.5寸,刮针手法;气海直刺1.5～3寸,刮针手法;大肠俞直刺3寸,徐徐提插刮针手法;秩边直刺3寸,提插捻转手法;余穴按常规针刺,每日针1次,7～10天为1个疗程,疗程间隔2～3天,2组穴按疗程轮换针刺。

附:中药处方:桃仁15g,当归20g,白芍15g,甘草20g,蒲公英30g,茜草30g,牡丹皮15g,川芎15g,木通15g,附子6g,生地黄9g,虻虫9g,白花蛇草30g,水煎服,每日1剂,2次分服。

【按语】

该病相当于中医学的"癥瘕""肠覃""石瘕""瘕聚"等。本病最早见于《内经》,当时称为瘕聚,《素问·骨空论》云:"任脉为病,女子带下瘕聚"。说明两千多年前,中医学对本病就有了一定的认识。其发病的机制、部位和症状,在《灵枢·水胀》中,根据不同的情况,分成石瘕和肠覃,并做了扼要的阐述:"石瘕生于胞中,寒气客于子门,子门闭塞,气不得通,恶血当泻不泻,衃以留止,日以益大,状如怀子,月事不以时下。""肠覃……寒气客于肠外,与卫气相搏,气不得荣,因有所系,癖而内着,恶气乃起,息肉乃生。其始生也,大如鸡卵,稍以益大,至其成,如怀子状。久者离岁,按之则坚,推之则移,月事以时下。"具体的说明了石瘕和肠覃在病因、症状上的区别。给后世治疗癥瘕指出了方向。隋朝巢元方等在《诸病源候论》中总结为:"癥瘕者,皆由寒温不调,饮食不化,与脏气相搏结所生也。其病不动者,直名为癥,若病虽有结瘕而可推移者名为癥瘕。瘕者假也,谓虚假可动也。"其致病原因,中医学认为起居不慎,精神抑郁,以致气滞血瘀而成。如《妇人规》说:"瘀血留滞作癥,惟妇人有之……或恚怒伤肝,气逆而血留,或忧思伤脾,气虚而血滞;或积劳积弱,气弱而不行……一有所逆,则留滞日积,而渐以成癥矣。"

针灸治疗本病,在中学文献中早有记载,如《针灸甲乙经》载:"胞中瘕,子门有寒,引髋髀,水逆主之。"《针灸大成》载:"瘕聚:关元。"又"食积血瘕,肤中隐痛:胃俞、行间、气海。"近代临床实践证明针灸治疗妇科囊肿有良好的效果。本文介绍的病案,就是很好的例证。针灸治疗本病主要是采用局部选穴和循经选穴的方法,天枢、气海、大肠俞是局部选穴,有破血消坚、活血祛瘀之功。足三里、三阴交、阴陵泉、足三里等穴为循经取穴,这些穴位有理气行滞、健脾化痰的作用。综上所述,本方能理气行滞,破血消坚,导痰消积,故治疗本病有显著功效。

（韩江琼）

第七节　胆囊癌的中医针灸治疗

胆囊癌为胆系原发性恶性肿瘤中最常见的疾病,占全部胃肠道腺癌的 20%。其发病率占胆囊手术者的 2%。主要发生在 50 岁以上的中老年人,发病率为 5%～9%,而 50 岁以下发病率为 0.3%～0.7%。女性多见,男女之比为 1∶3。胆囊癌的病因并不清楚,一般认为与胆囊结石引起的慢性感染所造成的长期刺激有关。

一、中医治疗

1.分证论治

(1)肝气郁结证:右胁隐痛、钝痛及胃脘胀痛,嗳气,恶心,腹胀,纳差,或口干苦,或目黄、身黄,小便黄赤,苔薄,脉弦。

治法:疏肝利胆,软坚散结。

主方:大柴胡汤(《金匮要略》)合大黄䗪虫丸(《金匮要略》)加减。

常用药:柴胡 10g,枳实 10g,黄芩 10g,栀子 10g,鸡内金 10g,䗪虫 10g,赤芍 15g,大黄 5g,桃仁 10g,石见穿 30g,半枝莲 30g,白花蛇舌草 30g。

加减:胁痛甚者,加青皮、川楝子、郁金;肝气横逆、脾运失常,症见胁痛肠鸣腹泻者,加白术、茯苓、薏苡仁;恶心呕吐者,加陈皮、藿香、生姜和胃止呕;伴胆结石,加金钱草、海金沙利胆排石。

(2)痰瘀互结证:右胁胀痛或刺痛,胸闷纳呆,恶心呕吐,腹胀乏力,胁肋下或见积块,或身目俱黄,苔白腻,舌有瘀斑,脉弦滑。

治法:健脾化痰,疏肝活血。

主方:温胆汤(《千金方》)合桃红四物汤(《医宗金鉴》)加减。

常用药:法半夏 10g,白术 15g,茯苓 15g,柴胡 10g,枳实 10g,当归 10g,桃仁 10g,红花 10g,赤芍 10g,山楂 10g,土贝母 5g,全蝎(研末冲服)3g,白花蛇舌草 30g,甘草 5g。

加减:呕吐较甚者,加竹茹、黄连;目黄者,加茵陈、栀子、大黄利胆退黄。

(3)肝胆湿热证:右胁胀痛,或向右肩胛放射痛,胸闷且痛,恶心呕吐,口苦,身目发黄,小便黄赤,大便不畅,苔黄腻,脉弦滑。

治法:清热化湿,利胆退黄。

主方:茵陈蒿汤(《伤寒论》)合五苓散(《伤寒论》)加减。

常用药:茵陈 30g,柴胡 10g,大黄 10g,栀子 10g,猪苓 10g,白术 10g,泽泻 10g,茯苓 15g,苦参 15g,重楼 20g,白花蛇舌草 30g,甘草 5g。

加减:口干欲饮阴伤者,加生地黄、麦冬养阴生津;黄疸甚者,加虎杖退黄。

(4)肝胆实火证:黄疸胁痛,高热烦躁,口苦口干,胃纳呆滞,腹部胀满,恶心呕吐,大便秘结,小便黄赤,苔黄糙,脉弦滑数。

治法:清肝利胆,泻火解毒。

主方:龙胆泻肝汤(《医宗金鉴》)合黄连解毒汤(《外台秘要》)加减。

常用药:龙胆10g,茵陈15g,赤芍30g,黄连5g,黄芩10g,栀子10g,泽泻10g,柴胡10g,车前子(布包)15g,莪术9g,重楼20g,苦参15g。

加减:湿热煎熬,阻滞胆道,症见胁肋剧痛,连及肩背者,加金钱草、海金沙、郁金;大便干结腹胀甚者,加大黄、芒硝。

(5)脾虚湿阻证:身目俱黄,黄色较淡,右胁隐痛或胀痛绵绵,脘闷腹胀,纳差肢软,大便溏薄,苔白腻,舌淡体胖,脉沉细或濡细。

治法:健脾和胃,利湿退黄。

主方:参苓白术散(《太平惠民和剂局方》)合五苓散(《奇效良方》)加减。

常用药:白扁豆10g,党参10g,桂枝10g,白术10g,茯苓15g,薏苡仁15g,大腹皮15g,泽泻10g,栀子10g,茵陈15g,炮穿山甲(先煎)10g,菝葜30g,石见穿30g。

加减:恶心呕吐者,加姜半夏、川黄连;纳食少者,加山楂、神曲健胃消食;腹胀甚者,加枳壳、厚朴行气消满。

2.中成药

(1)鳖甲煎丸:每次3g,1日3次。用于右上腹包块,胁肋部疼痛。

(2)清开灵口服液:每次10～20ml,1日2～3次。用于胆热实证之胆囊癌。

(3)犀黄丸:每次3g,1日2次。

(4)复方红豆杉胶囊胶:每次2粒,每日3次。21天为1个疗程。

(5)消癥片:每次1～2片,1日2次。

(6)鸦胆子油乳注射液:静滴,1次10～30ml,加生理盐水250ml稀释后立即使用,1日1次。

(7)华蟾素注射液:静滴,每次10～20ml加入5%葡萄糖液500ml稀释后缓慢滴注,每日1次或隔日1次。每个疗程4周,每次用药1周后休息1～2日或按医嘱使用。

3.药物外治

(1)水红花子60g,阿魏15g,急性子15g,大黄15g,麝香1.5g,甘草9g,巴豆10粒,白酒500ml。将上药除白酒外共研成细末,白酒调,外敷疼痛处,痛止停药。

(2)大黄30g,雄黄30g,天花粉100g,冰片20g,生南星20g,乳香20g,没药20g,黄柏50g,姜黄50g,皮硝50g,芙蓉叶50g。上药共研成细末,用时将药末加饴糖调成厚糊状,摊于油纸上,厚3～5mm,敷贴疼痛处,隔日换1次,2次为1个疗程。

(3)制乳香30g,制没药30g,密陀僧30g,干蟾皮30g,龙胆15g,铅丹15g,冰片15g,公丁香15g,雄黄15g,细辛15g,煅寒水石60g,生南星20g,大黄50g,姜黄50g。上药共研成细末,和匀。用时取适量药粉调入凡士林内,敷贴肿块部位,隔日1次。

4.针灸疗法

①主穴:章门、期门、胆俞、痞根、内关、公孙。

②配穴:疼痛者加外关、足三里、支沟、阳陵泉;腹水加气海、三阴交、水道、阳陵泉;上消化道出血加尺泽、列缺、曲泽、合谷。

每次取穴4～6个,虚证用补法,实证用泻法。每日1次,诸穴交替使用,2～3周为1个疗程。

二、食疗方

(1)大米 50g,薤白 10g:将薤白洗净与大米加水适量,文水久熬成粥,做早餐或不拘时食用。用于胆囊癌腹胀呕吐者。

(2)生薏苡仁 90g,大米 30g:先将薏苡仁熬烂后加入大米继续熬成粥。做早餐或不拘时食用。用于胆囊癌术后。

(3)薏苡仁 50g,杏仁(去皮心)10g,大米 20g,白糖适量:先将薏苡仁煮至半熟后放入杏仁和大米,熬成粥后加白糖适量即成。做早餐或不拘时食用。用于胆囊癌脾虚者。

(4)百合 10g,杏仁 6g,赤小豆 60g,白糖适量:先将赤小豆水煮至半熟后加入百合、杏仁同煮,文火熬成粥后加入白糖。早餐食用,可常服。用于胆囊癌热盛伤阴而湿热未尽者。

三、预防与护理

1.预防

(1)胆囊癌的病因尚不清楚,与胆囊癌发病相关的危险因素有油腻饮食、慢性胆囊炎、胆囊结石等,故应注意饮食,预防治疗胆囊炎和胆囊结石。

(2)胆囊腺瘤、腺肌瘤、胰胆管连接异常、瓷性胆囊易伴发胆囊癌,故此类病人应积极治疗原发病。

2.护理

(1)注意心理的护理,家属和医护人员应积极调整病人的情绪,使其保持心情愉快。

(2)长期卧床导致病人出现腹胀、便秘,可按顺时针方向为患者进行腹部按摩,以增加肠蠕动。

(3)晚期病人发热甚多,如为炎症引起,则需积极行抗感染治疗常见的则是癌性发热,每日定时发作,多在午后或傍晚开始,夜间消退。发热时,应嘱病人多饮温开水,或淡盐水,或含维生素 C、钾的饮料。发热较高者,可用温开水或 50％酒精擦浴,也可针刺曲池、合谷、大椎等穴位。还可用消炎痛栓半粒塞肛,最好在发热前 0.5～1h 用药,以期阻止发热。

(4)疼痛病人按规定按时使用镇痛药,并鼓励病人放松大脑,解除对癌痛的畏惧心理,多做其他娱乐活动,以分散精力,还可进行锻炼,以"静"制痛。对晚期癌症剧痛病人,麻醉镇痛药的使用不应有太多顾虑,因为怕药物成瘾而减少或停止使用只会导致痛苦的延续和加重病情。

(韩江琼)

第八节　阴茎癌的中医针灸治疗

阴茎癌是指发生于阴茎部的恶性肿瘤,占全部恶性肿瘤的 1％,占男性恶性肿瘤的 2.32％,居男性恶性肿瘤的第 4 倍,占泌尿系肿瘤的 8.9％。其发病年龄为 19～80 岁,其中 31～60 岁占 77％～88％,平均年龄为 45％。多见于有包茎或包皮过长的男性病人。最常见的发生部位是阴茎龟头部、冠状沟、包皮内板及尿道外口边缘、包皮系带处,极少发生于阴茎干皮肤。早期可表现为皮脂溢出、湿疹、丘疹、小疣或小溃疡等。包茎患者由于包皮口较小,对最初病变不易察觉。以后渐觉包皮内瘙痒,继之出现烧灼、疼痛,能触到包皮内肿块,或菜花样肿物,有糜烂,流出脓性恶臭液体等。本病的发生与包茎、包皮过长以及病毒感染、性传播疾病、紫外线药物、吸烟、免疫系统受损有着密切的联系。由于包茎或包皮过长,引起排尿不畅,经常有尿液残留于包皮囊内,又由于包皮囊内积潴包皮垢,包皮不能上翻,无法洗清阴茎头部,尤其是冠状沟,于是局部长期存在慢性刺激,最终导致癌的发生。

一、中医治疗

1.分证治疗

(1)常证

①邪毒内侵证:此证型见于乳头状阴茎癌,症见阴茎头或包皮的结节状改变,舌质偏红,舌苔薄黄或黄燥,脉弦滑。

治法:清热解毒,软坚散结。

主方:黄连解毒汤加减。

常用药:黄连6g,黄芩10g,黄柏10g,蒲公英30g,栀子10g,夏枯草12g,黄药子10g,白芷10g,甘草9g,皂角刺10g,七茯苓30g。

加减:阴茎部疼痛加乌药12g、延胡索12g理气止痛;阴茎肿胀疼痛,大便秘结,小便黄,加大黄6g(后下)、白茅根30g以清热泻火、利尿解毒。

②湿热下注证:此型多见浸润型或溃疡型阴茎癌,症见阴茎头或包皮糜烂,有恶臭味,舌红苔黄腻,脉象滑数。

治法:清热解毒,疏肝利湿。

主方:龙胆泻肝汤加减。

常用药:柴胡9g,龙胆10g,栀子10g,黄芩10g,生地黄15g,车前子12g,泽泻12g,当归尾10g,半枝莲10g,薏苡仁30g,苍术10g,土茯苓30g。

加减:阴茎头或包皮糜烂、有恶臭味,加白芷10g、蒲公英30g以清热解毒、排脓止痛;阴茎肿胀、出血,加赤芍12g、仙鹤草30g以活血止血、凉血消肿。

(2)变证

①肝经湿热证:阴茎局部肿块、瘙痒疼痛,小便不畅、有灼热感,口干口苦,身热无汗,或局部肿块破溃,脓水淋漓,伴有恶臭。舌苔黄,脉象弦滑数。

治法:泻肝清热,解毒利湿。

主方:当归拈痛汤加减。

常用药:茵陈12g,柴胡10g,黄芩10g,猪苓12g,泽泻12g,当归尾9g,苦参12g,苍术12g,知母10g,太子参18g,土茯苓30g,防风10g。

加减:热毒旺盛加蒲公英30g、白花蛇舌草15g以清热解毒、消肿散结;阴茎瘀结痛甚加桃仁12g、延胡索12g以化瘀散结、理气止痛;小便不畅加白茅根30g、车前草12g以清热利尿、凉血消肿。

②热毒蕴结证:阴茎龟头肿物处大部破溃腐烂,出血、恶臭,疼痛较甚,腹股沟出现淋巴结肿大,舌苔厚腻中黄,脉象滑数。

治法:清热解毒,消肿散结。

主方:散肿溃坚汤加减。

常用药:龙胆10g,黄芩10g,知母10g,黄柏10g,天花粉12g,桔梗12g,昆布12g,黄连6g,柴胡9g,连翘10g,莪术10g,当归尾10g,赤芍12g。

加减：阴茎溃疡肿痛加土茯苓 30g、大黄 6g 以清热利湿、泻火解毒；小便黄、刺痛加白茅根 30g、车前子 12g 以清热利尿、凉血解毒。

③脾虚气弱证：身倦乏力，四肢困重，胃纳不香，口渴不欲饮，小便疼痛，阴茎龟头处肿痛，破溃处有浑浊性分泌物，舌苔腻、边见齿痕，脉象濡细或细弱。

治法：健脾益气，除湿消结。

主方：补中益气汤加减。

常用药：黄芪 30g，太子参 18g，白术 12g，当归 9g，升麻 6g，柴胡 9g，陈皮 6g，土茯苓 30g，泽泻 10g，薏苡仁 30g，甘草 6g。

加减：纳差加麦芽 12g、淮山药 30g 以健脾和胃、消食导滞；少腹胀痛加延胡索 12g、乌药 12g 以理气止痛；低热加银柴胡 10g、地骨皮 12g 以清虚退热。

④肝肾阴虚证：头目眩晕，腰腿酸软，四肢无力，夜寐梦多，常见五心烦热，低热盗汗，口干咽干；或伴浮肿，阴茎龟头处有肿块，小便时有灼痛感，舌质红，少苔，脉沉细或细数。

治法：滋阴补肾，清肝解毒。

主方：知柏地黄丸加减。

常用药：知母 10g，黄柏 10g，生地黄 15g，泽泻 15g，土茯苓 30g，牡丹皮 10g，山茱萸 12g，枸杞子 12g，蒲公英 30g，夏枯草 10g，牛膝 12g，石斛 12g。

加减：口干欲饮加天花粉 15g、葛根 18g 以解肌生津止渴；盗汗、自汗加浮小麦 30g、煅牡蛎 30g 以清虚热。

2.中成药

(1)平消胶囊：每服 4～6 粒，1 日 3 次。用于邪毒内侵证。

(2)新癀片：每服 2 片，1 日 3 次。用于热毒蕴结证。

(3)知柏地黄丸：每次 1 丸，1 日 3 次。用于肝肾阴虚证。

(4)补中益气丸：每次 4 丸，1 日 3 次。用于脾虚气弱证。

(5)龙胆泻肝丸：每次 1 丸，1 日 3 次。用于湿热下注证。

(6)双黄连(冻干)粉针剂：每次 60mg/kg，加入 5% 葡萄糖注射液中静脉点滴，1 日 1 次，连用 7～14 天。用于热毒蕴结变证。

3.药物外治

(1)新癀片、如意金黄散、紫金锭(即玉枢丹)：任选 1 种，适量，以利多卡因调成糊状，外涂敷患处，1 日 1 次。用于阴茎头肿痛，已破溃者禁用。

(2)双黄连(冻干)粉针剂(600mg/瓶)：以利多卡因调成糊状，外涂敷患处，1 日 1～2 次。用于阴茎头或包皮肿痛、糜烂。

(3)冰片田螺液：局部涂抹，每日 5～6 次。用于阴茎头肿痛。

(4)大黄 30g，皂角刺 15g，黄柏 30g，苦参 30g，冰片 6g(冲洗)。水煎外洗患处，1 日 1 次。用于各证阴茎癌患者。

(5)氟尿嘧啶软膏：适量，外涂敷患处，1 日 1～2 次。用于阴茎头或包皮糜烂患者。

4.推拿疗法(腹部操作)

(1)取穴及部位：中极、关元、气海、小腹部。

(2)主要手法：一指禅推法、按揉法、摩法。

(3)操作方法：患者仰卧位。医生用一指禅推法或指按揉法在中极、关元、气海处施术，每穴约 2min。

用掌摩法在小腹部施术 3min 左右。脾虚气弱证:用一指禅推法或指按揉法在命门、志室、气海穴处施术,每穴约 1min;点按阴陵泉、三阴交、复溜、曲泉,每穴约 1min;用拿法拿下肢前侧和内侧肌肉 3min 左右;按涌泉穴,以透热为度。热毒蕴结证、肝经湿热证:用一指禅推法或指按揉法在肝俞、天枢、期门、章门处施术,每穴约 1min;用点法或按法点按阳陵泉、行间、丰隆、阴陵泉、太溪各 1min 左右;用拿法拿下肢前侧和内侧肌肉 3min 左右。发热:用按揉法在百会、曲池穴操作 1～2min;擦大椎,擦背部膀胱经(重点擦大杼至膈俞部位),透热为度;拿双侧肩,稍用力以酸胀为度。呕吐:用一指禅推法沿背部两侧膀胱经往返操作 5～8 遍;用指揉法在脾俞、胃俞、膈俞、足三里穴施术治疗,以有酸胀感为度。便秘:用轻快的一指禅推法或擦法沿脊柱两侧从肝俞、脾俞到八髎穴往返施术,时间约 5min;用轻柔的按揉法在肾俞、大肠俞、八髎、长强穴施术,每穴约 1min。

5.针灸疗法

(1)体针:主穴取三阴交、阴陵泉、膀胱俞、中极、三焦俞、肾俞。邪毒内侵证加风池、少商;热毒蕴结证加商阳、曲池、大椎;阴茎肿痛加太冲、曲泉;脾虚气弱证加气海、足三里、脾俞;肝经湿热证加阳陵泉、胆俞、肝俞、内庭;肝肾阴虚证加命门、关元、八髎、太溪。用平补平泻法,每日 1 次,每次留针 30min,或点刺放血。

(2)耳针:取膀胱、肾、交感、肾上腺。每次选 2～3 穴,中强刺激,留针 20～30min。每日 1 次,10 次为 1 个疗程。或用耳穴压丸法,2～3 天 1 次。

(3)耳穴贴压:取皮质下(脑)、肾上腺(下屏尖)、内分泌(屏间)。用王不留行子按压在穴上,胶布固定,按压每个穴位,以耳郭发热为度。每日按 4～5 次,一般 3～4 日为 1 个疗程。用于阴茎肿痛。

6.灯火燋法

取阴陵泉、三阴交。取一根火柴棒点燃,对准穴位迅速灼灸。1 日 1 次,连用 3～4 日。用于阴茎头肿痛。

二、预防与护理

1.预防

(1)为预防阴茎癌的发生,凡有包茎或包皮过长者,应劝其手术治疗。

(2)加强卫生宣传,养成良好的卫生习惯,经常翻转、清洗包皮,也是预防阴茎癌的重要方法。

(3)预防性传播疾病,有阴茎癌的患者其妻子宫颈癌的发病率增加 3～8 倍,两者相关,有人推测,可能与单纯疱疹病毒(HSV)Ⅱ型或人乳头状瘤病毒(HPV)感染有关。包皮过长或包茎可将性传播疾病的阴道分泌物停留在包皮内,加重刺激包皮和阴攀头上皮。

(4)避免紫外线照射,因为紫外线照射可以增加阴茎癌和阴囊鳞癌的危险性。

(5)戒烟,避免致癌物质。有人统计,吸烟可能增加阴茎癌的发病。但也有报告否定其相关性。

2.护理

(1)居室宜洁净、通风、凉爽、安静,忌潮湿闷热。

(2)做好心理护理,关心、体贴病人,解除病人抑郁、焦虑、怕歧视、自责等恐惧症。保持乐观情绪,以增强抗病信心。

(3)注意外生殖器清洁干燥卫生,禁忌房事。病人的衣物、用具应严格分开,禁止不洁性交。

(4)局部护理:做好阴茎头及包皮皮肤护理,擦洗时动作轻柔,防止损伤皮肤引起感染。若有下肢浮肿,注意抬高肢体。

(5)饮食调护:给予清淡、营养丰富、易消化的食品,如可服食薏苡仁粥,或冬瓜、薏苡仁汤以清热利湿、解毒消肿。黄芪配薏苡仁可加强渗湿利水作用;多食新鲜水果、蔬菜,如番茄、橘子汁、生梨、西瓜、荸荠、鲜藕汁等。忌食辛辣、油腻食品,禁烟酒。

(6)加强基础护理,预防并发症,促进机体康复。

(7)康复指导:病人应根据自身体力恢复状况进行适宜的体能锻炼,注意动静适宜、劳逸结合,以逐步增强体质,提高机体抗病能力,预防疾病复发与转移。

(8)口腔护理:晨起、睡前用银花甘草水煎液,或黄芩水煎液漱口,不限次数,以清洁口腔,消除口苦及口臭。

(韩江琼)

第九节　肿瘤的气功疗法

中医学称肿瘤为痈、瘤、癌、岩、癥、瘕、积聚等,其病因较为复杂,但归纳起来不外乎外因和内因两个方面。外因为六淫不正之气,内因为七情刺激和正气不足。由于致病因素的长期作用,导致机体阴阳失调,脏腑功能障碍,经络阻塞,气血运行失常,气滞血瘀,痰凝邪毒等互相交结而形成肿瘤。发病亦与年龄、家庭遗传因素、饮食生活习惯等方面有一定关系。

气功治病有多个学派,主要有道家气功,儒家气功,医家气功,佛家气功。佛家健身气功有静功和动功两种。静功主要是禅修。动功也有很多种类,主要的可参考《大方等大集贤护经》。

一、主选功法

(一)增压冲气法

1.站立姿势,吸气到丹田、气海、腹腔,闭气,膈肌中速或者快速上下运动。加压、增压。

2.意想将高温、高压的内气运行到患癌症的脏腑,部位。

3.快速鼻呼气,以股部为中心全身高度地紧张,产生冲击力、爆发力。

4.意识导引将患癌症的脏脑,部位的病毒邪气迅速从穴位。汗腺毛孔排出体外。

5.每接出一次有轻松一点的变化,使气自变清,以治愈癌症。

6.全过程闭气完成。必须闭实。闭气时间的长短,根据自己的身体状况而定。

7.开始做3次,熟练后逐步增加。每次练功,以排出病毒邪气至自己感觉比较轻松为宜。

8.收功:合掌片刻等手温增加,搓手擦面,梳头。松肩,松腰、松膝,松跟。自我感觉平静后。即为收功。练功要点:意识相对集中,意想练本功法的重点是增压排病毒邪气。

(二)新气功疗法

1.中度风呼吸法自然行功

(1)预备功法

1)松静站立:两足平行开立,与肩同宽;两膝微曲,不超过足尖;双膝双胯自然放松,身体重心落于两足中间;双臂自然下垂,置于两腿的外侧稍前方,手指自然微弯曲;沉肩坠肘,虚腋松腕;含胸拔背,百会朝天;松腰、收腹、沉胯;两目先平视远方片刻,然后再缓慢轻轻地闭合;舌抵上颚,神态自然。松静站立是新气功功法各种行功的一个基础式子,通过此式能使心安神静,气血流通。所以要严格按照练功的具体要领操作,不可草率行事。

2)中丹田三个气呼吸:气呼吸即是鼻吸口呼的呼吸。松静站立后,双手轻缓地由胯旁向中丹田聚拢,开始时两手心相对,指尖向下,待移至中丹田时两掌心转向腹部,先将左手(男先左、女先右)的劳宫穴贴于肚脐处,再将右手(女为左手)掌心重叠在左手手背,使左右手的内、外劳宫穴相叠。双手位置放好后,开始做呼吸动作。先用口呼,随呼气两腿慢慢下蹲,使身体缓慢下降;呼气尽便用鼻吸气,先呼后吸为补,体虚久病者较为适宜。当吸气满后稍憋住,待身体上升,两腿慢慢直立后再呼气。整个呼吸过程为一呼、一吸、一平,为一个气呼吸,共做3次。

操作提示:三个气呼吸要遵循自然的原则,切不可用力或勉强追求深长,不可用力呼尽吸足。用口呼气时,口不要张得太大,微露一缝即可;要松腰、松胯、松膝,身体随着呼气作缓慢的下降,下降的位置和降速可根据自己的病情而定。如高血压病人,身体下降的位置可以低一些,速度慢一点,而低血压不做下蹲动作。呼到一定程度后,就开始吸气,吸时身体先不要伴随上升动作,保持呼气时的原位,切不要边吸边直立身体,以免胸部发生不适感或憋气现象,一定要吸完后再慢慢地直立起来。

通过三个气呼吸,促使大脑逐渐进入轻松可控制的安静状态,使失调的大脑机能得到合理的调整,充分地恢复大脑作为人体最高司令部的功能。

3)中丹田三开合:①开法:最后一个呼吸结束后,恢复自然呼吸。然后将双手从"抱丹田"式向体两侧慢慢地分开。开时两手手背相对,掌心向外,手指并拢;开到略比自己的身体稍宽些为止,此称为一"开"。②合法:开后,双手同时缓慢翻掌,变掌心相对,并向腹前丹田处聚拢至双手将要接触而尚未接触时止,称为一"合"。一开一合反复做三次,称中丹田三开合。

操作提示:丹田开合时要意守丹田。

意守丹田可以生发元气,调和血脉,增强脾胃功能。

(2)行功

1)迈步法:预备功后,慢慢睁开双目,目光平视前方,然后像散步似地向前行走。行功出脚的顺序一般依照男左女右的原则(即男子先迈左腿,女子先迈右腿),若是病患者,可根据不同的病症决定出脚的次序。如高血压、心脏病患者,可以不分男女,一律先左后右;肝病患者与之相反,先右后左;癌症患者根据病情所在一侧,决定出脚次序。以先迈左脚为例,左腿迈出,左脚跟先轻轻着地,前脚掌自然竖起,随身体重心的左移,左脚自然放平;再开始迈右脚,右脚脚跟先着地,脚掌自然竖起,随身体的重心右移,右脚逐渐放平。

如此左右交替,一步一步地向前走。

操作提示:步法要有节奏,不要形成"八"字脚,要注意松腰、松胯。眼向前方平视(睁眼或闭眼可自行酌定)。要做到"视而不见"、"听而不闻",以排除外界干扰。同时,舌抵上颚,以沟通任、督二脉。若口津增多,不要边走边咽,等到收功时再咽,以免发呛。戴假牙者,可将其摘除。头部随身体的扭转而转动,当左脚迈出放平时,身体的重心移至左脚,躯干略向右转,头也随之向右转。转头时要注意放松天柱穴处和后颈、肩等部位。行走的速度及呼吸的长短根据自己的身体状况而定,以轻快不感到憋气为宜。

2)手臂摆动:迈步时手臂的摆动要自然,与迈步配合好。当迈左腿,左足跟轻轻着地时,右手随之摆至中丹田前,左手臂自然向左后侧摆至左胯边。当左脚放平时,随之右脚向前迈进,左手臂由左后侧顺势摆至中丹田前,右手臂自然摆到右胯边。如此左右两脚轮流前行,左右两手也随之自然地前后摆动。

操作提示:当左脚跟着地时,左手臂再开始向左后方摆动;右手向中丹田处摆动,当左脚放平时,右手正对中丹田。手与丹田的位置相距约一拳左右。左手正放在左胯边。手摆动与迈步要自然而有节律,不用力,不拿憋劲,肩、肘、腕、全身诸关节均要放松,腋要空虚,臂要保持弧形运动,不要绷直,轻松愉快。所以此功叫做自然行功。

3)调息:自然行功的调息方法是风呼吸法。风呼吸法是以鼻呼吸,先吸后呼。吸气时略带"风"声(即气息声),声音大小以自己刚能听到为度,不可太大。吸比呼声短促而略重,呼气声缓而略轻。自然行功的风呼吸法是两吸一呼为一息,即吸、吸、呼。而且呼吸要与步子互相配合。当迈出的左脚足跟着地时,马上做两个吸、吸的动作,然后迈出右脚,右足跟着地时再做一个呼的动作。如此吸、吸、呼,吸、吸、呼,一步一步向前行进。

操作提示:两个短"吸"的时间与一个长"呼"的时间基本相等,不可偏长偏短,呼吸节律要自然,气顺神安。如果患有高血压、心脏病者将风呼吸法改为自然呼吸法。

(3)收功法:行走 15min 后,恢复开始松静站立姿势,站立一会儿后,再做中丹田三开合和三个气呼吸,然后自然松静站立 2min 后慢慢睁开双眼。本功法从预备功开始,行走 15min,再做简式收功为 1 段,休息 5～10min 后可以再作 1～2 段。

2.中度风呼吸法一、二、三步行功

(1)中度风呼吸法一步行功

1)预备功:方法同上。

2)迈步法:做完预备功即按病情出脚。以先出左脚为例,迈步前先将身体重心放于右腿上,使左脚变虚,左脚尖点地,然后迈出左脚,左脚跟着地,脚后跟略带点蹬劲,左脚掌翘起,膝关节保持一定弯曲,接着再将左脚放平。当左脚放平后,身体重心移至左脚上,右脚变虚顺势将右脚提起,右脚尖在左脚内侧中间旁开约 6～7cm 处轻轻点地。点地时松腰,再将右脚向右前迈出,其脚跟先着地与左脚同。右脚迈出放平后,顺势提左脚,左脚在右脚内侧中间旁开 6～7cm 处点地后再迈出。如此左右交替前行。

此势特点是轮流交替点右足大趾(肝经)和左足大趾(脾经),能调整阴阳,激发经气,通畅经脉。

3)双手摆动:手的摆动,要与步法相配合。当左脚变虚、脚尖点地准备出脚时,右手先放于中丹田前,左手放于左胯边。当左脚迈出脚跟着地时,右手仍停在中丹田,左手仍停在左胯边;在左脚放平的过程中,右手逐渐摆回右胯边,左手逐渐摆至中丹田。摆时手心要朝向中丹田。此时身体重心已移至左腿上,右脚变虚,顺势将右脚提起,用右脚尖点地,左手仍在中丹田前,右手仍在右胯边。接着迈出右脚,在右脚跟着地时,左手仍停在中丹田,右手仍停在右胯边;在右脚放平的过程中,左手逐渐向左胯边摆去,右手逐渐向中丹田摆去,摆时手心要朝向中丹田,接着,左脚尖点地。如此左右手交替摆动。

4)转头法:方法同上。

5)呼吸法:以先出左脚为例,当迈左脚脚跟着地时,做两个连续的吸,即"吸、吸"的动作;当左脚放平与右脚尖点地的同时做"呼"的动作。然后,再迈右脚,脚跟着地时,同样做两个连续的"吸、吸"动作;当右脚放平,左脚尖点地时做"呼"的动作。如此每迈一步、点一脚便配合着做一次"吸、吸、呼"的呼吸动作。

操作提示:操练此功时,每走 20min 要进行 1 次平气(即做 1 次中丹田三开合的动作),如气还不平可以再做 1 次中丹田三开合。中度风呼吸法一步行功可以连续做 3 段,约 60min。做完 3 段后,按收功法收功。

(2)中度风呼吸法二步行功

1)预备功:方法同上。

2)正功的练法:此功的迈步法、摆手法、转头法以及呼吸法与中度风呼吸法一步行功大体相同,只是在呼吸与迈步的配合方面有些不同,因此侧重介绍呼吸与迈步配合。仍以先出左脚为例,脚跟着地时做一个"吸"的动作;当左脚放平时,即迈出右脚,脚左脚迈出,跟着地时,再做一个"吸"的动作;当右脚放平,身体重心移至右脚时,左脚变虚,顺势将左脚提起,用左脚尖在右脚中间旁开 6～7cm 处点地,此时做"呼"的动作。接着再将左脚迈出,在脚跟着地时再做一个"吸"的动作;然后迈右脚,脚跟着地时又做一个"吸"的作;在右脚放平时,左脚又做一个点脚动作,同时配合做一个"呼"的动作。如此一步一步地向前迈进。二步功的特点是先出哪只脚就总是点那只脚。同样是每走20min要进行1次平气,做3个中丹田开合,然后接着再做。

操作提示:此功因出脚和点脚都是在一只脚上,所以特别适宜于肝病患者操练。肝病患者操练时应先出右脚,做1段(20min)后,进行平气;平气后再出左脚,再做1段,进行平气;再出右脚做1段,共做3段。收后脚,两脚站平,做中丹田三开合,如果气不平,再做3个气呼吸。

(3)中度风呼吸法三步行功

1)预备功:方法同上。

2)正功的练法:以先出左脚为例,左脚迈出,脚掌竖起、脚跟着地时,做一个"吸"的动作;当左脚放平时,即迈出右脚,也是脚掌竖起、脚跟着地,再做一个"吸"的动作;右脚放平后,再迈出左脚,左脚跟着地及放平过程中,再做一个"呼"的动作。此时左脚变实要站稳,右脚放松变虚,虚到可以提起的程度用右脚脚尖在原地点地,此时变为自然呼"平"。如果这样做感到憋气,也可以在做"呼"的同时做右脚尖点地。在做右吸,即所谓脚尖点地时上体向右侧转45°,头部保持正直姿势,但头要略向右后方转,用眼的余光看右肩,这样随脚尖点地,可以导气下行。接着又迈出右脚,脚掌竖起、脚跟着地时,做一个"吸"的动作,当右脚放平时,再迈出左脚,当脚跟着地时,再做一个"吸"的动作;在左脚放平时,再迈出右脚,脚跟着地及放平的过程中,再做一个"呼"的动作;当右脚放平时,左脚脚尖在原地点地,此时变为自然呼吸。如此左右交替一步一步向前行走。

操作提示:此功的特点是"三步一点",并配合着做"吸、吸、呼、平"的呼吸动作。行走20min后收后脚平站,然后做3个中丹田开合、3个气呼吸收功。三步行功的呼吸较之"中度风呼吸法:二步行功"更慢一些,步子更稳一些。如改用自然呼吸法,还可以代替慢步行功。

中度风呼吸一、二、三步行功操作要点为,迈步时脚跟落地要轻,移动身体重心时要稳,脚掌踏地时要五趾轻轻抓住地。点脚时"松透、点住"。所谓"松透"指的是脚趾在点地之前腿先要松透,所谓"点住"指的是脚趾在点地时要实,脚趾点在地上要停顿一下,再向前迈步,千万不要像蜻蜓点水那样,不可虚而不实。肝脾病患者,在练一、二步点时,应点大趾端,这样便于刺激大敦或隐白穴。练三步功时,在点脚之前,必先将重心移稳,上身略向前倾,但百会穴仍须保持朝天的姿势。在转腰转头、后腿虚透的基础上再做点脚的动作。练一、二、三步行功中,"吸"在正面,"呼"在侧面。癌症兼有心脏病的患者练此功,可以三种呼吸法交替运用。

(三)放松功

1.意松法　意松法是在大脑皮层意念的主动调节下,意念配合呼吸,对人体进行从头到脚,或逐段、分块,或整体、局部地进行放松的一种方法。常用的方法有:

(1)松通养心法:松通养心法是有意识将身体从上到下进行放松,要求目内视、意内想、耳内听,结合默念"松"和存想放松部位如发面、水波、电波一样一圈圈扩大,从而体会"松"感的方法。

1)姿势:站、坐、卧、行均可。

2)呼吸:采用自然呼吸或腹式呼吸。

3)意念:头→颈→肩→上臂→肘关节→前臂→腕关节→手→胸背→腰腹→髋关节→大腿→膝关节→小腿→踝关节→脚。

意想每个部位,连续"松"3次。然后,男子左手在内,女子右手在内,双手轻轻按于腹部,意守肚脐,眼看肚脐,耳听肚脐;意守脐下3寸丹田,眼看丹田,耳听丹田;意守两肾间的命门穴,眼看命门,耳听命门。再静立片刻,待口中津液增多,将津液先后分三次吞咽,用意引至下丹田,名为"玉液还丹"。咽律3次后,两手相搓如火,做干洗面、梳头,缓慢转动颈部,松肩,活动腰,随意散步,即可收功。

操作提示：操作时目内视，意内想，耳内听，每想到一处时默念"松"，意想该处象发面一样松开"变大"。并且，借助意想"松"的动力向外扩散、变大。能感受到"松"、"变大"是练习本功法的关键。如有"松弛感"、"轻松感"、"通畅感"等体验是"松"的效应。

该法通过"松"而达到"通"的目的，"松"是"通"的关键，而"通"是治愈疾病的关键环节，能使浊气下降，清气上升，气血畅通，身体轻捷。

此外，玉液吞咽有助于健胃、消食，治疗消化不良等病症。具有补养精气，使肾水上升，心火下降，水火既济，实于腹田，虚其心怀的作用。

（2）三线放松法：三线放松法是将身体划分成两侧、前面、后面三条线，各线均有 9 个放松部位，4 个静养止息点，练功时自上而下依次放松的方法。此法比较适合于初练习气功意念难以集中者，是放松功的基本方法之一。

1）姿势：初练功者采用仰卧或坐式较易放松，练功熟练者，可在各种姿势，如站、坐、卧、行中练习。

2）呼吸：一般从自然呼吸开始，逐步过渡到腹式呼吸。呼吸与默念相结合，吸气时静静的观想松的部位，呼气时默想部位"松"，同时意想放松的部位如海绵一样柔软。

3）意念：属于流动式意守，松到哪个部位时，意念观想那个部位，意导气行，以意导松，静心体会松后的微观变化。

第一条线：头部两侧松→颈两侧松→两肩松→两上臂松→两肘关节松→两前臂松→两手松，静养中指尖的中冲穴 1～2min。

第二条线：面部松→颈前松→胸部松→腹部松→两大腿前面松→两膝关节松→两小腿前松→足背松→足大趾端松，静养大脚趾大敦穴 1～2min。

第三条线：后脑松→后颈松→背部松→腰部松→大腿后面松小腿后面松→足跟松→足心松。注意力放在足心上，静养脚心涌泉穴 1～2min。

操作提示：呼吸、意念和默念"松'字要协调配合，并且要细细体会"松"的感觉。如体会不到"松"感，可先使四肢肌肉紧张起来，再突然放松，体验"松"的感觉，这样可加速松弛反应的到来。

收功：做完三条线的放松练习后，将意念收回，观想肚脐内丹田处，意守 3～5 分钟结束。

（3）分段放松法：把全身分成若干段，自上而下分段进行放松，常用的分段有 2 种：

1）头部→肩臂手→胸部→腹部→两腿→两脚。

2）头部→颈部→两上肢→胸腹背腰→两大腿→两小腿及脚。

注意一段，默念"松"2～3 遍，再注意下一段，周而复始，放松 2～3 个循环，止息点在脐中。本法适用于初练功对.三线放松感到部位多，记忆有困难者。

（4）局部放松法：在三线放松的基础上，单独就身体的某一病变部位或某一紧张点，默念"松"20～30次。本法适用于三线放松掌握得比较好，而病变部位或紧张点有可能进行放松者，如青光眼的眼部、肝病的肝区等。

（5）整体放松法：就整个身体作为一个部位，默想放松。整体放松有 3 种方法：

1）似喷淋流水般从头到足笼统地向下放松。

2）就整个身体，以脐为中心，笼统地向外放松并默念"松"。

3）依据三线放松的三条线，逐条线流水般地向下放松，不停顿。

本法适用于三线放松、分段放松掌握得比较熟练，能较好地调整身体、安定情绪者。或初练功感到进行三线、分段放松均有困难者。或肝阳上亢、阴虚火旺等上实下虚的患者。

（6）倒行放松法：把身体分成前后两条线进行倒行放松。

第一条线:脚底→足跟→小腿后面→腘窝→大腿后面→尾闾→腰部→背部→后颈→后脑→头顶。

第二条线:脚底→足背→小腿前面→两膝→大腿前面→腹部→胸部→颈前→面部→头顶。

2.振颤放松法   自然站式,均匀呼吸,意想全身像网状一样,将体内病气、浊气向下抖动排出到地底下。全身振颤、抖动,重点在两手腕和两脚踝及脚跟,每次振颤 2~5min,每分钟振颤频率约 130~160 次。振颤后静立 3~6min。也可以根据身体状况适当延长时间,或练习其他动静功法。

临床实践证明,通过对全身有节律的振颤运动,对促进气机的下降,调气、降气具有重要作用。该功法动静结合,单独练这一功法,持之以恒,不但能强身健体,而且对肝阳上亢或上实下虚症,如高血压、神经衰弱、血管神经性头痛、更年期综合征等有显著作用。振颤常作为其他功种放松、入静的预备和引导方法。通过对手脚的振颤,锻炼调节人体的十二经脉及脏腑。凡不适宜做其他放松法者,均可通过振颤放松法的锻炼而达到松静效应。

3.拍打放松法   适用于初学气功或学练其他放松法不见效者,采用拍打的方式,由外动促使内动调节放松,容易见到效果。如果将拍打放松法与按摩点穴位的方式结合起来,效果会更好。拍打放松法从头到脚依次分段有节律拍打放松,同时口中默“松”字导引。

拍打路线:头部→颈部→两肩→两肘关节→两手背→两手指头→胸腹→背腰→两髋→两大腿→两膝→两脚背→两脚趾。

二、辨证施治

(一)气滞血瘀,痰瘀交阻型

此型患者肿瘤部位多在人体内,成重要器官,手术去除困难,如肝癌、脑部肿瘤、全身多发性骨肿瘤等。表现为形体疼痛,全身消瘦,肢体乏力,纳呆眠差,精神恐惧等症状。

1.功法搭配   增压冲气疗法或新气功疗法为主。辅以中度风呼吸法自然行功。

2.操作要点   ①新气功疗法用于防癌治癌。主要选用风呼吸法快步行功部分,但应循序渐进。从中度风呼吸法自然行功开始。②中度风呼吸法自然行功,在预备功充分熟练的情形下。迈步法。摆手法、呼吸法、收功法可连贯做成。每天至少 2 次,每次在 60min 以上。③晚期、中期、早期癌症病人。开始时都应先操练中度风呼吸法自然行功。对“行功”有了初步的体会之后,可以安排其他功法。晚期癌症患者。应以特快功、稍快功为主;中期癌症患者,应加强全套的中度风呼吸法一、二、三步行功;早期癌症患者可以不练特快功,面应强调中度风呼吸法一、二、三步行功。

(二)气血两虚,正气内损型

此类型病者多是久病耗伤或手术后,气伤血亏,正气内损。表现为全身消瘦,面色萎黄或少华。神疲乏力。夜寐不香或多梦,头晕目眩。耳鸣。腰酸肢软,或四肢阴冷。食少无味,舌淡,脉细弱无力。

1.功法搭配   增压冲气疗法或新气功疗法为主,辅以内养功、强壮功。

2.操作要点   ①新气功疗法可选用自然呼吸法慢步行功。通过中丹田 3 开合。慢步行功,意念导引,使内气产生。正气妇元,以达扶正祛邪固本复原之目的。②内养功卧式或坐式,意念采用良性意念法。呼吸多采用第一种呼吸法,每天早晚 2 次,每次 20~40min,③高位下按式强壮功每天 2 次。每次 30min 左右,一般根据体质情况循序渐进。④晚期肿瘤患者手术后应继续加练“风呼吸法快步行功”,以巩固手术疗效。

(韩江琼)

参考文献

1.石远凯,孙燕.临床肿瘤内科手册.北京:人民卫生出版社,2015

2.魏于全,赫捷.肿瘤学.北京:人民卫生出版社,2015

3.万德森.临床肿瘤学.北京:科学出版社,2016

4.殷蔚伯.肿瘤放射治疗手册.北京:中国协和医科大学出版社,2010

5.王若峥,尹勇.肿瘤精确放射治疗计划设计学.北京:科学出版社,2015

6.陈杰,周桥.病理学.北京:人民卫生出版社,2015

7.侯恩存,梁健,邓鑫.中西医结合肿瘤临床.上海:第二军医大出版社,2014

8.刘孟忠.常见恶性肿瘤放射治疗手册.北京:北京大学出版社,2010

9.沈铿,崔恒,丰有吉.常见妇科恶性肿瘤诊治指南(第四版).北京:人民卫生出版社,2014

10.石一复,郝敏.妇科肿瘤生殖医学.北京:人民卫生出版社,2014

11.郑文新,沈丹华.妇产科病理学(精).北京:科学出版社,2013

12.刘琦.妇科肿瘤诊疗新进展.北京:人民军医出版社,2011

13.周岱翰.中医肿瘤学.北京:中国中医药出版社.2011

14.何奇,杨剑横.常见肿瘤中医临证治要.北京:科学技术文献出版社,2014

15.刘涵,肖晶.头颈部癌肿瘤干细胞候选标志物的研究进展.大连医科大学学报,2011,33(03):297-299+308

16.吴隆秋,李金高.头颈部癌腮腺淋巴结转移的研究进展.实用癌症杂志,2010,25(01):107-109

17.池畔.腹腔镜低位直肠癌根治术.中国实用外科杂志,2011,31(09):867-870

18.李伟,杜瑞凤,张萍.21例头颈部癌患者放疗不良反应分析及监护.中国现代药物应用,2017,11(13):63-64

19.唐磊,薛华丹,金征宇.腹部肿瘤靶向治疗的影像学评价:现状与展望.协和医学杂志,2017,8(Z1):82-89

20.殷涛,周颖珂,吴河水.壶腹部肿瘤的诊断和治疗.临床肝胆病杂志,2017,33(02):268-271

21.王娟,张宏涛,高贞,底学敏,王泽阳.腹部肿瘤放射性粒子植入并发症处理及预防.山东大学学报(医学版),2017,55(02):8-13

22.贾桂芝.探讨妇产科常见恶性肿瘤的临床治疗方法及疗效.世界复合医学,2016,2(04):80-82

23.苗传望,胡旭东,于金明.螺旋断层放射治疗在胸部肿瘤中的应用.中华肿瘤防治杂志,2016,23(18):1268-1271+1276

24.董兆祥.妇产科相关孤立性纤维性肿瘤的探讨.大连医科大学,2016

25.周华,张颖,张楠,林羽赫,张天翔,王颖.晚期结直肠癌治疗及临床特点.现代肿瘤医学,2016,24(07):1075-1079

26.黄珍,孙丽萍,姚舒,宋坤.卵巢癌与宫颈癌合并血栓栓塞性疾病临床特点分析.现代妇产科进展,2016,(02):123-126

27.黄舒颖.EGR-1 在正常卵巢及卵巢良、恶性肿瘤组织中的表达及其临床意义.南昌大学,2015

28.李道娟,李倩,贺宇彤.结直肠癌流行病学趋势.肿瘤防治研究,2015,42(03):305-310

29.李国东,董新舒,刘明.直肠癌外科治疗进展.中华肿瘤防治杂志,2015,22(05):402-406

30.徐常力,李赞滨,邱法波,韩冰,徐波.壶腹部肿瘤局部切除术式的改进.中华普外科手术学杂志(电子版),2014,8(04):325-329

31.陈晓婕,覃晓波,张琴,杨苏萍,吴洁.胸部肿瘤调强放疗后动态心电图异常的研究.中国医药导报,2014,11(07):78-80+84

32.段莲花.妇产科肿瘤患者术后血栓性疾病的治疗分析.中国实用医药,2013,8(23):261-262

33.程琪梅,易小英,刘越峰.腹部肿瘤患者术后肺部感染的危险因素分析.中华医院感染学杂志,2013,23(16):3927-3928+3934

34.许剑民,任黎.结直肠癌肝转移诊断和综合治疗指南(V2013).中国实用外科杂志,2013,33(08):635-644

35.罗国军,张利,陈晓波,涂东,石云,张晓燕.胸部肿瘤手术治疗的研究进展.华南国防医学杂志,2013,27(03):206-207+214

36.王越华,陈德杰,郑颖,肖天林,刘晖杰,刘晓洪,邱慧斌,袁佳,刘曾.炎性细胞因子在腹部或盆腔恶性肿瘤术后急性下肢深静脉血栓形成中的意义.肿瘤,2013,33(03):280-284

37.肖毅.直肠癌外科手术治疗的发展历程.中国普外基础与临床杂志,2012,19(10):1130-1135

38.李燕红,王希成,赖德星,罗晓丽.腹部肿瘤放疗真空袋体位固定的应用.现代医院,2012,12(10):38-40

39.所剑,夏明杰.直肠癌局部复发外科治疗策略.中国实用外科杂志,2012,32(09):785-786+789

40.吴云来,闻素玲,赵家成.胸部肿瘤患者放疗体位固定技术探讨.实用医学杂志,2012,28(06):921-923